제2판

Medical Service MarKeting

이훈영 교수의 의료서비스마케팅

도서출판 청람

■ 제2판을 출간하며…

저자는 1997년 국내 최초로 경희대학교 경영대학원에서 의료경영학과를 만든 이후로 경영대학원과 일반대학원에서 의료서비스마케팅을 가르쳐 왔다. 그러나 처음 의료서비스마케팅을 가르칠 때와는 달리, 이제는 병원을 비롯한 다양한 의료산업에 종사하는 대부분의 사람들이 '의료서비스마케팅' 의 중요성을 인식하게 되었다. 그 이유는 인터넷과 모바일 폰 등을 이용한 커뮤니케이션 기술의 발달로 인하여 많은 기업들이 글로벌 시장경쟁에 직면하게 되었듯이 병원들도 일반 기업들처럼 지역과 국내는 물론 치열한 글로벌 경쟁의 장으로 내몰리고 있기 때문이다. 경쟁이 심할수록 시장을 정확하게 분석하고 고객의 니즈에 대하여 충분히 이해할 필요가 있다. 급변하는 시장환경에서 생존하고 발전하기 위해서는 병원 또한 일반 기업과 마찬가지로 경쟁력 제고를 위해 지속적으로 신상품을 개발하고 고객서비스 확대를 위해서 꾸준히 노력해야 한다. 즉, 치열한 시장경쟁하에서의 병원이 경쟁력을 유지하기 위해서는 마케팅 역량이 더 이상 선택이 아니라 필수적인 요건이 되었다.

이 책은 의료서비스마케팅에 관한 추상적인 상식을 이해와 지식으로 바꾸는 데에 필요한 징검다리 역할을 한다. 논리적으로 의료서비스마케팅에 관한 내용을 전반적으로 이해하고 숙지할 수 있도록 함과 동시에 의료서비스마케팅의 핵심이라 할 수 있는 부분에 대해서도 충분히 다루었다. 특히, 효과적인 학습을 위해서 실제적인 사례를 예로 많이 들어 설명함으로써 지루한 내용을 재미있게 이해할 수 있도록 하였다.

그러나 원래의 마케팅을 예술과 과학의 복합체라는 측면에서 보면, 이 책은 의료서비스마케팅의 예술적인 측면만을 주로 다루고 있다. 의료서비스마케팅에 대한 이해가 높아질수록 마케팅의 과학적 요인에 관한 니즈와 중요성이 점차 부각되고 있다. 왜냐하면 기업의 대부분 활동들은 궁극적으로 매출과 수익 그리고 성장률이나 소비자만족지수 등과 같이 숫자로 나타낼 수밖에 없기 때문이다. 모든 기업의 경영활동이 숫자화되듯이 병원의 모든 활동도 측정되어 숫자로 수집되고 관리된다. 효과적인 병원경영을 위해서도 마케팅활동을 비롯하여 병원의 모든 활동은 측정되고 관리되어야 한다.

또한, 마케팅에 대한 인식도 바꾸어야 한다. 일반적으로 마케팅은 기업이나 조직이 당연히 지출하여야 하는 비용의 개념이 강하였다. 따라서 마케팅 지출에 대해서는 신규투자에 관한 의사결정과는 달리 매우 신중하게 진행되지 않는 것이 일반적이다. 이렇게 마케팅 비용을 쉽게 지출하는 이유는 마케팅 결과를 측정하기 어렵다는 데에 있다. 그러나 점차 치열해지는 경쟁환경에서 더욱 늘어가는 마케팅비용을 더 이상 건물이나 시설 혹은 임금과 같이 당연히 지출해야만 하는 비용으로 보아서는 안 된다. 이제 마케팅은 비용이 아니라 투자의 관점에서 신중하게 결정해야만 한다.

저자가 다음에 의료서비스마케팅에 관한 책을 쓴다면 측정과 관리 그리고 투자의 관점에서 마케팅을 설명하고 논하는 책을 쓰고자 한다. 이렇게 마케팅의 과학적인 측면에 관한 내용을 본 서에서 같이 다루지 못함이 못내 아쉽기는 하나 이에 대한 욕심을 다음으로 미루고 일단 의료서비스마케팅 제2판을 출판하게 되었다. 그러나 비록 미흡한 책이기는 하나 이 책 하나만을 완전하게 학습하면 의료서비스마케팅뿐만 아니라 일반 마케팅의 기본적인 이론과 예술적인 측면에 관해서는 충분히 이해할 수 있지 않을까 생각된다.

이 책이 출간되기까지 많은 사람들의 도움이 있었다. 특히, 서두르는 교수를 옆에서 성실하게 지원한 안성식 박사, 서상윤 박사, 차재빈 박사 그리고 조성찬, 김민석, 조아람 조교들이 있었기에 제2판 수정을 효과적으로 진행할 수 있었다. 그리고 초판에 대한 지속적인 피드백과 진솔한 조언을 주신 도서출판 청람의 이수영 대표와 임직원 여러분께 감사의 말씀을 드리고자 한다.

모든 사람들이 자존감을 가지고 당당하고 정의롭게 살 수 있는 날을 기다리며…

2016년 1월에 회기동 연구실에서

저 자

■ 의료서비스마케팅 책을 마치며…

일반적인 마케팅이 아닌 의료서비스마케팅란 이름으로 책을 쓰게 된 이유는 의료산업의 급작스런 변화와 요구에 적극적으로 대응하기 위해서였다. 저자는 1997년 국내 최초로 경희대학교 경영대학원에서 의료경영학과를 만든 이후로 대학원에서 매년 의료서비스마케팅을 가르쳐왔다. 저자가 10여 년전 처음으로 의료서비스마케팅을 가르칠 때, 즉 병원이 마케팅까지 해야 하나 하고 생각되던 시대에, 의료서비스마케팅은 비교적 생소한 과목으로 인식되었다. 대부분이 의료분야의 종사자들로 구성된 학생들에게 마케팅이라는 분야가 과연 필요한지 의문스럽게 생각하는 듯하였다. 그러나 시간이 지남에 따라 의료서비스마케팅의 필요성에 대한 인식과 니즈가 점차 높아져서, 이제는 가장 관심이 많고도 인기 있는 과목이 되었다. 이러한 의료종사자들의 지속적인 니즈와 관심이 저자로 하여금 의료서비스 마케팅이라는 책을 집필하도록 독려하는 계기가 되었다.

이제는 병원들도 치열한 경쟁의 장으로 내몰리고 있다. 경쟁이 심할수록 시장을 정확하게 분석하고 고객의 니즈와 만족에 대하여 새롭게 인식하여야 하며, 새로운 시장환경에서 경쟁력 제고를 위한 신상품 개발과 고객서비스 확대를 위한 병원의 노력이 더욱 필요하다. 이렇게 치열한 경쟁하에서 생존을 위해 병원이 갖추어야 할 대표적인 역량 중의 하나가 바로 마케팅 능력이다.

그러나 병원이 자신을 홍보하고 마케팅하는 행위 자체를 바람직하지 않게 볼 수도 있다. 특히 누구에게나 골고루 평등하게 제공되어야 한다는 보편적 서비스에 속하는 의료서비스를 홍보하고 마케팅한다는 것이 그렇고, 또한 실제적인 의료시설이나 진료기술이 아니라 자금이나 기타 다른 요인들의 힘을 빌어서 고객들에게 왜곡된 의료정보를 전달할 수 있다는 우려도 사실이다. 그러나 의료서비스마케팅은 마케팅이 갖는 부정적인 요인보다는 고객의 니즈를 정확하게 분석하고 이들이 원하는 질 높은 의료서비스 상품과 서비스를 제공함으로 의료산업 전체가 발전하기 위한 정보의 순기능을 목표로 하고 있다. 실제적으로도 경쟁이 심화되어 고객에 대한 인식이 바뀌어 감에 따라 의료서비스의 질과 대고객서비스가 크게 향상되고 있다.

그러나 아직도 보편적 서비스를 제공해야 하는 병·의원들이 수익을 목표로 경쟁해야 한다는 점을 쉽게 받아들이기 어려운 것 또한 사실이다. 그러나 반면에, 병·의원들이 수익을 목표로 하지 않는다고 해서 경영을 도외시 할 수 없다는 것 또한 분명한 사실이다. 동일한 시설과 자원을 활용해서 최대한의 성과를 거둘 수 있도록 하기 위하여, 즉 병원의 효율성과 효과성을 제고하기 위해서라도 경영이 필요하다. 특히 경영의 여러 분야들 중에서도 시시각각의 변하는 고객의 니즈를 충족시키기 위해서는 고객을 잘 분석하고 이에 맞는 최선의 서비스를 제공하기 위해서 효과적인 마케팅이 필요하다.

최근에는 사회가 급변함에 따라 의료서비스에 대한 인식 또한 크게 변해가고 있다. 의료서비스도 치료보다는 건강을, 그리고 더 나아가 보다 즐겁고 행복한 생활을 지향하는 필수적인 서비스로 새롭게 인식되고 있다. 이제 의료서비스는 인간의 질병을 치료하는 진료서비스에 국한되지 않고, 사람들이 보다 안전하고 편리하게 그리고 궁극적으로 행복한 삶을 영위할 수 있도록 도와주는 서비스로 변모해가고 있다. 특히 이러한 변화의 일환으로, 최근에는 의료와 관광의 결합, 의료와 호텔의 결합 그리고 의료와 금융의 결합과정에서 의료산업이 또 다른 새로운 산업으로 탈바꿈하고 있다.

이제 병원도 다른 산업과 유대관계를 유지하여 경쟁력을 강화시킴은 물론, 원활한 병원 운영을 위해서는 병원의 역량을 효과적으로 홍보하여 환자들을 많이 유치하고, 이들을 지속적인 고객으로 유지하기 위한 마케팅 역량이 절대적으로 필요하다. 또한 병원의 브랜드 인지도를 높여서 우수 고객을 유치하기 위해서는 의료서비스 소비자의 심리상태와 의사결정과정 그리고 행동에 관한 충분한 이해를 바탕으로 수행되는 효과적인 마케팅과 철저한 고객관계관리가 필요가 하다. 이상을 종합하여, 저자는 병원이 효과적으로 마케팅 활동을 수행하기 위해서 필요로 하는 다양한 마케팅 지식과 사례를 모아서 이 책을 쓰게 되었다.

이 책이 나오기까지 많은 사람의 인내와 노력이 있었다. 우선 계속되는 집필로 인하여 항상 피곤해 하는 저자를 가까이서 보필하고 지원해준 아내 정연과 딸 정은에게 감사한다. 또한 지루한 집필과정에서 지도교수를 처음부터 끝까지 같은 노력과 정성으로 도와준 안성식 박사, 서상윤(박사과정), 노건창, 황인광 조교들에게 고마움을 표현하고 싶다. 특히 경희대학교 의료경영학과 정기택 교수를 비롯한 선배동료 교수님들의 배려와 격려는 저자에게 큰 힘이 되었다. 또한 저자의 집필과정을 지켜보면서 어려운 출판환경과 여러 가지 무리한 부탁에도 불구하고, 흔쾌히 응해주신 도서출판 청람의 이수영 대표와 임직원 여러분께 감사의 말씀을 드리고자 한다.

모든 사람들이 자연스럽게 즐겁고 행복하며 행운이 늘 함께하기를 바라면서…

2008년 7월에 회기동 연구실에서

저 자

■ 차 례

CHAPTER 01 의료서비스마케팅의 기본개념

CHAPTER 02 병원의 STP전략

CHAPTER 06 유통경로전략

CHAPTER 07 촉진관리

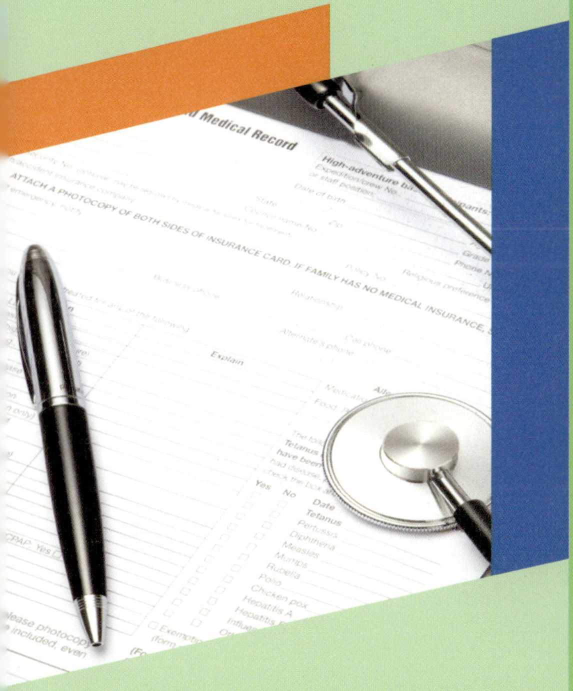

CHAPTER 1

의료서비스마케팅의 기본개념

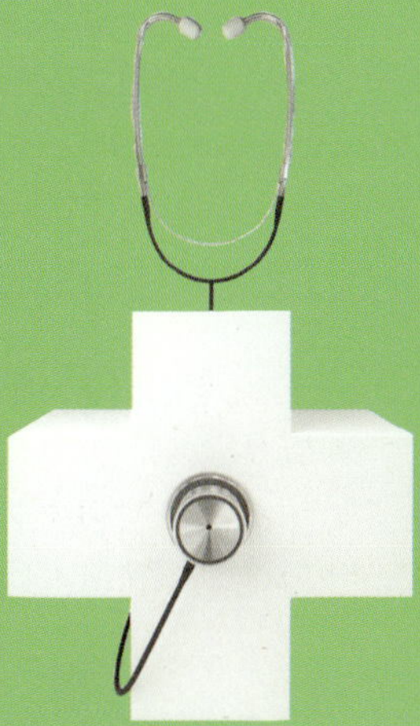

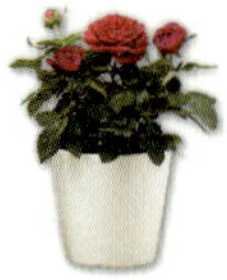

나무들

김기택

또 겨울,

나무들이 몸을 말린다

한여름 내내 나뭇잎에서 쏟아낸 푸른 분비물이

누렇게 되도록 말린다

하루 세 끼 꼬박꼬박 햇빛을 빨아먹던 팽팽한 잎이

갑자기 쭈글쭈글해지도록 말린다

바람에 흔들릴 때마다 반짝거리던 잎이

과자 봉지처럼 바삭바삭 구겨지도록 말린다

아스팔트 위를 구르는 잎에서

양철 조각 갈라지는 소리가 나도록 말린다

가지마다 커다란 파도를 만들며 출렁거리던

무서운 바람도 말린다

한여름 광합성으로 부지런히 키운 높다란 물통을

기둥째 말린다

두꺼운 나무껍질 쩍쩍 갈라지도록 말린다

한겨울 독한 추위가 또 몸속에 들어와 살도록

그 매운 맛에 단내가 나도록

말린다.

의료서비스마케팅의 기본개념

CHAPTER 01

제1절 마케팅의 정의 및 발달과정

1.1 마케팅의 정의

마케팅은 실행주체에 따라 영리조직의 마케팅과 비영리조직의 마케팅이 있다. 영리조직이란 이윤추구를 최선의 목표로 하고 이를 추구하는 일반 영리법인인 기업체를 말한다. 비영리조직이란 영리추구를 목적으로 하지 않고, 이와는 다른 자체 조직의 목표를 추구하는 정부, 공공단체, 종교단체 및 각종 지역사회단체 등이 포함된다. 그러나 영리조직이든 비영리조직이든 마케팅에 있어서 근본적인 의미의 차이는 거의 없다.

마케팅의 정의는 마케팅환경의 변화에 따라 다르게 정의되고 있다. 1985년 미국마케팅학회(AMA)는 "마케팅이란 개인이나 조직의 목적을 만족시키기 위하여 아이디어, 상품 그리고 서비스의 개념과 가격, 판촉 및 유통을 계획하고 수행하는 프로세스다"라고 정의하였다. 그러나 2004년에는 "마케팅이란 조직과 그 이해관계자들을 위해서 고객에게 가치있는 것을 창조하여 이를 알리고 전달하며 또한 고객과의 관계를 관리하기 위한 조직의 기능 및 일련의 프로세스다"(Marketing is organizational function and a set of process for creating, communicating and delivering value to customer and for managing customer relationships in ways that benefit the organization and it' s stakeholders)라고 다시 정의하였다. 2004년의 정의에서는 1985년의 정의에 비해 고객과의 관계가 한층 강조되었다.

그리고 2007년에는 "마케팅이란 고객과 파트너 그리고 포괄적으로는 전체 사회에 유용한 가치를 제공하는 오퍼(상품)들을 창조하여 이를 알리고 전달하며 교환하는 활동과 일련의 제도 및 프로세스다"(Marketing is the activity, set of institutions, and processes for creating, communicating, delivering, and exchanging offerings that have value for customers, clients, partners, and society at large)라고 새롭게 정의하고 있다. 2004년의 정의에서는 가치를 제공받는 대상만을 고객으로 한정하고 있으나, 2007년의 정의에서는 그 범위가 확장되어 파트너와 전체 사회까지도 포함하고 있다. 즉, 조직과 관련된 모든 것들이 마케팅의 대상이 되도록 그 범위가 점차 확대되고 있다.

또 다른 각도에서 생각해보면, "마케팅은 고객이 받을 혜택이 고객이 지불하는 비용보다 크도록 만드는 모든 활동"이라고 간단히 정의할 수도 있다. 고객이 상품을 구입함으로 얻고자 하는 편익 모두를 통합해서 이를 고객이 평가하는 상품의 가치라 할 수 있다. 반면에, 고객이 상품을 얻기 위해서 지불하는 가격을 비롯해서 고객이 구매를 위해서 투자하는 모든 시간과 노력 등을 고객이 상품으로부터 얻는 가치를 위해 지불하는 비용, 즉 대가라고 할 수 있다. 일반적으로 고객은 상품으로부터 얻는 가치가 이를 얻기 위해서 지불하는 모든 비용보다 큰 경우에 상품을 구입하게 된다. 따라서 "마케팅은 고객이 상품을 얻기 위해서 지불하게 되는 비용보다 상품으로부터 얻는 가치가 월등히 커서 상품을 더욱 매력있게 만드는 모든 활동"이라고 볼 수 있다.

예를 들어, 만일 고객이 상품으로부터 얻는 가치가 고정되어 있다면, 고객이 상품을 얻기 위해 지불하게 되는 대가, 즉 비용을 줄이고자 하는 노력도 고객의 상품에 대한 매력도를 높이는 결과를 초래할 수 있기 때문에 이 또한 마케팅활동으로 볼 수 있다. 따라서 요약하면, 고객이 상품으로부터 얻을 수 있는 가치를 높이면서 반면에 이를 얻기 위해서 고객이 지불하게 되는 비용을 줄이고자 하는 모든 활동, 즉 상품의 가치와 비용 간의 차이를 더욱 크게 벌릴 수 있도록 만드는 모든 활동이 바로 마케팅이다. 다시 말해서 고객이 상품으로부터 얻는 가치에서 고객이 지불하는 비용을 차감한 고객의 순가치를 극대화하고자 하는 모든 활동이 바로 마케팅이다. 따라서 마케팅은 마케팅부서만의 일이 아니라 고객의 가치를 높이거나 고객의 비용을 줄이고자 하는 조직 내 모든 부서들을 포함하는 전사적인 활동이다.

그렇다면 마케팅을 효과적으로 수행하기 위해서는 어떠한 역량과 능력이 필요한가? 효과적인 마케팅을 위해서는 무엇보다도 창의적인 예술적 사고와 과학적 분석이 필요하다. 즉,

그림 1-1 | 마케팅의 정의

마케팅의 정의	마케팅이란 고객과 파트너 그리고 포괄적으로는 전체 사회에 유용한 가치를 제공하는 오퍼(상품)들을 창조하여 이를 알리고 전달하며 교환하는 활동과 일련의 제도 및 프로세스다

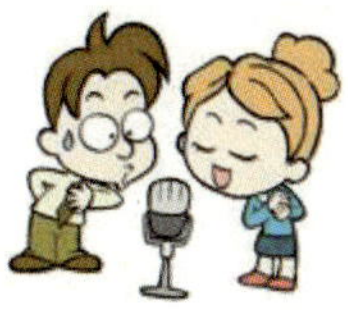

Marketing is the activity, set of institutions, and processes for creating, communicating, delivering, and exchanging offerings that have value for customers, clients, partners, and society at large.
– *American Marketing Association* –

동전의 이면을 볼 수 있는 상상력과 창의적 아이디어 상품으로 창출할 수 있는 능력이 필요하다. 또한 고객과 경쟁기업 그리고 시장에서 발생하는 활동들을 정확하게 조사 · 분석하여 추출한 정보를 바탕으로 의사결정하는 과학적 분석능력과 수리적 이해능력이 필요하다. 따라서 마케팅은 이러한 창의적 사고와 과학적 분석을 바탕으로 계획하고 실행한 다음 그 결과를 분석한 정보를 다시 피드백하여 다음 의사결정에 활용하도록 하는 지속적인 피드백 활동(closed-loop activity)으로 실행적 측면에서 다시 정의해 볼 수도 있다.

그림 1-2 | 마케팅은 상품을 더욱 매력있게 만드는 모든 활동이다

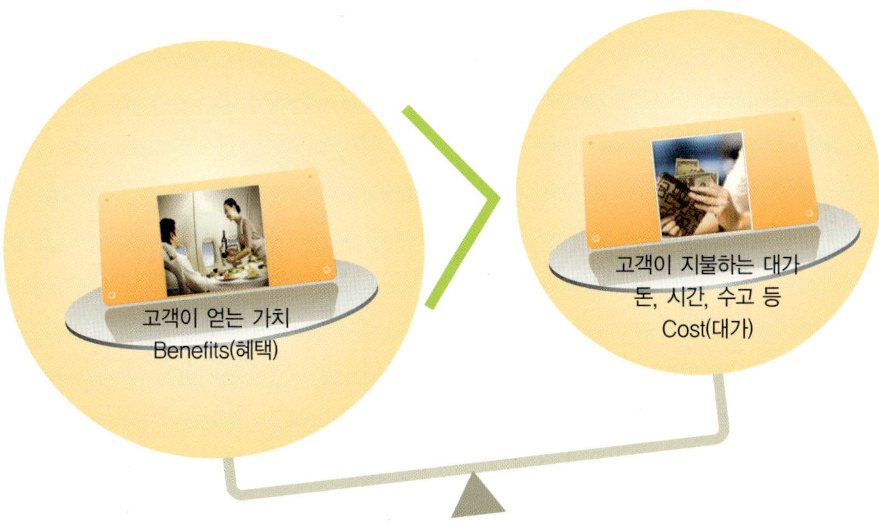

마케팅은 이러한 부등호를 확대하는 모든 활동이 됨

그림 1-3 마케팅은 예술(Art)과 과학(Science)의 복합체이다

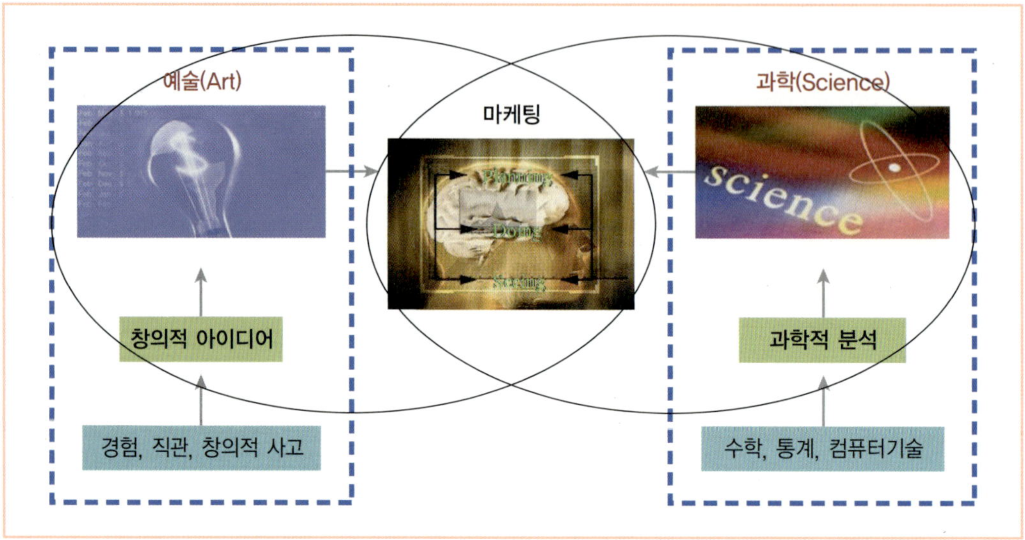

1.2 마케팅 콘셉트의 발달

마케팅 콘셉트는 물물교환이 이루어지는 단계로부터 현대의 마케팅 콘셉트에 이르기까지 [그림 1-4]와 같이 다섯 단계를 거쳐 발전하였다. 즉, 생산 콘셉트, 상품 콘셉트, 판매 콘셉트, 마케팅 콘셉트 그리고 마지막으로 사회지향적 마케팅 콘셉트로 발전하였다.

각 단계별로 구체적인 내용과 발전과정을 살펴보면 다음과 같다.

(1) 생산 콘셉트

생산 콘셉트는 상품의 수요가 공급을 초과하는 상태에서 상품을 생산하면 그것이 바로 판매로 연결되는 상태를 말한다. 예를 들면, 과거 1950년대나 1960년대에는 설탕과 검정고무신 같은 제품은 없어서 못 팔 정도였으며 포드자동차가 처음으로 자동화 생산공정을 도입해서 모델 T를 생산했을 때, 사람들은 자동차를 주문하고 몇 달을 기다려야 받을 수 있었다. 이러한 경우 생산은 곧 판매이자 마케팅이다. 최근에도 일시적이나마 이러한 현상이 일어나는 경우도 있다.

1990년 러시아 모스크바 푸쉬킨광장에 700석 규모의 맥도날드 1호점이 문을 열었을 때

그림 1-4 | 마케팅 콘셉트의 발달과정

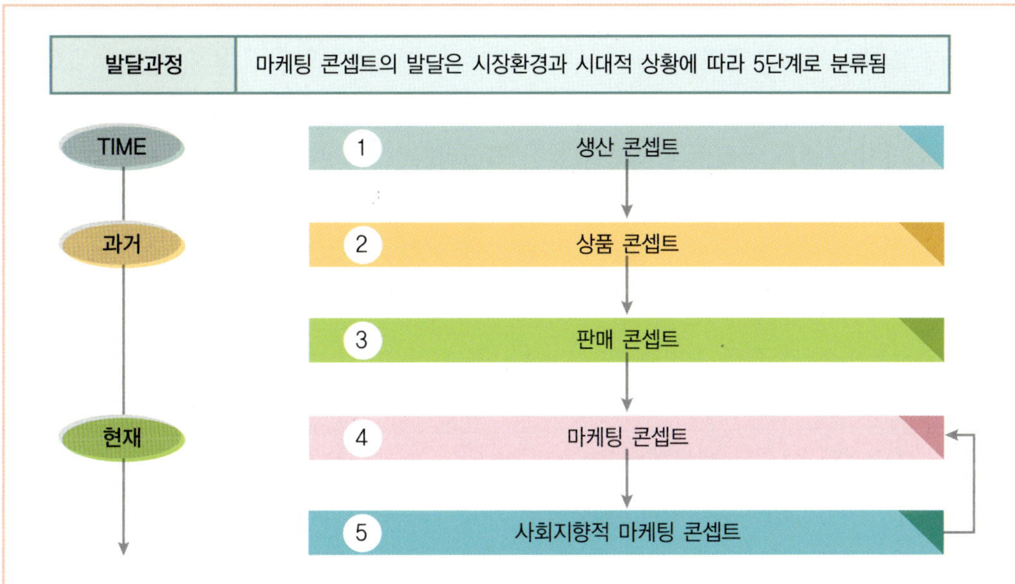

사람들은 빅맥(Big Mc) 하나를 사먹기 위해 한 시간여 동안 긴 줄로 늘어서 기다려야만 했다. 또한 PCS폰이 처음 시장에 나왔을 때, 사람들은 미리 예약하여 주문해도 2~3개월을 기다려야 했다. 그러나 이것은 일시적인 현상에 불과하며, 수요의 공급초과현상은 바로 사라졌다. 앞으로도 이러한 생산 콘셉트는 극히 예외적인 경우에 아주 짧은 제한된 기간 동안만 나타날 수 있을 것이다.

사례 1-1 생산 콘셉트 사례

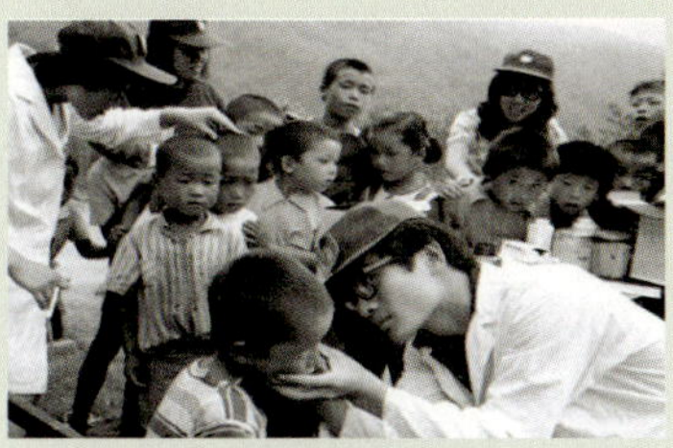

1960년대 환자들에 비해 의사와 의료시설이 턱없이 부족해서 아이들은 한 번 진료를 받기 위해 몇 시간을 기다리거나 그 기회조차 얻지 못하는 경우도 많았다.

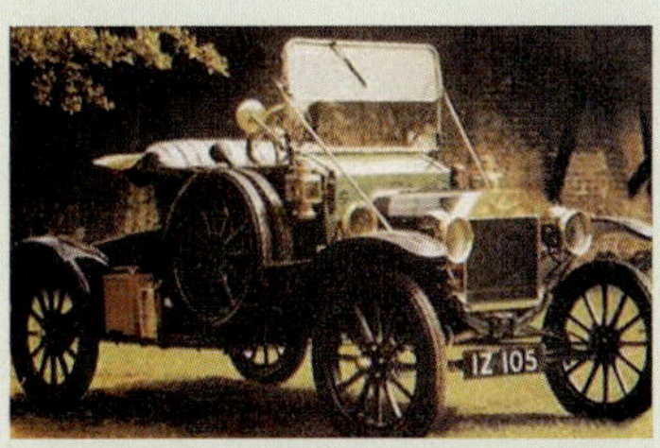

최초로 자동화 생산공정을 도입해서 생산한 포드자동차의 모델 T이다. 생산이 수요에 못미쳐 주문 후 몇 개월을 기다려야 했다.

(2) 상품 콘셉트

상품 콘셉트는 무조건 좋은 품질의 상품을 만들면 소비자가 이를 필요로 하여 구입할 것이라는 가정을 기반으로 시작하였다. 즉, "상품의 품질이 곧 마케팅이다"라는 생각에 최상의 품질을 가진 상품을 만들어 판매하는 것이 최선이다. 그러나 고객이 필요로 하는 상품을 개발하기보다는, 생산자 입장에서 최고의 품질이라고 생각하는 상품을 만드는 데에 문제가 있다. 왜냐하면 생산자가 최고의 품질이라고 생각하는 상품에 대하여 소비자는 큰 반응을 보이지 않을 수 있기 때문이다.

상품 콘셉트의 예로 듀퐁사의 케블라(Kevlar)라는 섬유가 있다. 나일론을 만들어 세계적으로 유명해진 듀퐁사는 1972년에 케블라라는 강철만큼 강한 섬유를 만들었다. 듀퐁사는 케블라의 대대적인 성공을 예상했다. 그러나 아직도 그 쓰임새가 많지 않아 언젠가 성공하리라고 기대만 하고 있는 실정이다. 왜냐하면 케블라는 강철만큼 강하지만 사용할 수 있는 분야가 적어서 어선의 그물망이나 방탄조끼, 밧줄과 타이어 등 한정된 분야에서만 이용될 수 있기 때문이다.[1] 옷을 만드는 섬유는 떨어질 때가 되면 떨어져야 된다. 만약에 케블라를 이용해서 옷을 만들어 그 옷을 평생 입는다고 하면, 옷을 만드는 회사의 입장에서 바람직하지 못할 것이며, 소비자 또한 이러한 옷을 원치 않을 것이다.

예를 들어 어느 산부인과 병원장은 자신의 병원에서 첫째 아이를 출산한 고객들이 둘째 아이를 출산하러 다른 산부인과병원을 찾는 경우가 많다고 이상하게 생각하고 있었다. 더욱이 애를 가졌을 때부터 초음파 기록을 남겨 모든 내용을 퇴원 시 제공하고, 병원에서 출산한 애가 5살이 될 때까지 생일카드를 보내는 등 고객을 위해 이렇게 좋은 서비스를 제공하는 데에 왜 다른 산부인과병원을 찾는지 답답해 하였다. 그러나 산모들을 인터뷰해 본 결과, 이렇게 병원에서 준비한 서비스에 대하여 큰 의미와 가치를 두고 있지 않음을 알 수 있었다. 산모들은 자신들이 바라는 서비스가 아니라고 하면서, 이러한 서비스는 이미 모든 병원에서 제공하는 일반화된 서비스에 불과하다고 생각하고 있었다. 따라서 이처럼 생산자인 병원에서 생각하는 의료서비스 상품의 품질을 높인다고 고객이 느끼는 품질이 같이 높아진다고 단언하기 어렵다. 이처럼 생산자가 생각하는 품질이 좋아야 하는 것이 아니라, 고객이 인정하고 필요로 하는 품질이 좋아야 한다. 따라서 높은 품질의 상품을 개발하는 것이 곧 마케팅이라고 생각하는 상품 콘셉트는 한계가 있다.

---

1) Philip Kotler, *Marketing Management*, Prentice-Hall Professional Technical Reference, 2002.

사례 1-2 상품 콘셉트 실패 사례

생산자가 생각하는 품질이 아니라 소비자가 생각하는 품질이 중요하다.

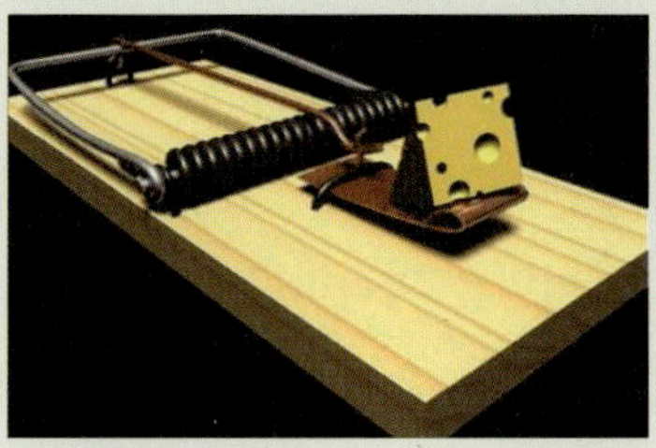

영구적으로 사용할 수 있는 쥐덫은 실패하였다. 사용 후에 지저분해진 쥐덫을 다시 사용한다는 것이 소비자의 취향에 맞지 않았던 것이다.

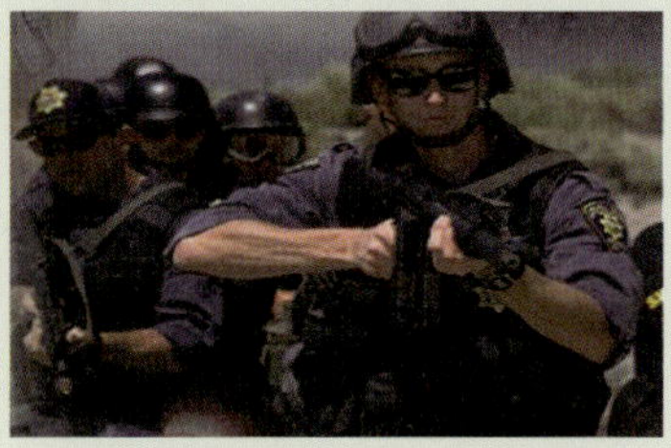

듀퐁사의 케블라 섬유는 강철만큼 강하여 품질은 좋지만 사용분야가 제한되어 그물망이나 방탄조끼와 같은 특정 제품에만 사용된다.

(3) 판매 콘셉트

판매 콘셉트(selling concept)는 소비자는 그냥 내버려두면 절대 상품을 구매하지 않는다는 가정에서 비롯되었다. 이러한 경우 시장은 공급이 수요보다 많은 상태로서 자사와 비슷한 상품들이 많기 때문에 소비자에게 적극적으로 접촉하여 상품을 구매하도록 판매와 촉진 활동을 해야 한다는 것이다. 그러나 판매지향개념의 문제점은 소비자가 구매하고자 하는 상품을 만들어 판매하는 것이 아니라 이미 만들어진 상품을 소비자에게 밀어붙이듯이 판매한다는 것이다.

마케팅을 판매의 개념으로 생각하는 예로는 과거의 보험 및 백과사전 판매 그리고 외판원을 이용한 자동차 판매 등을 들 수 있다. 이러한 분야에서는 고객을 밀어붙여서 부담을 주거나 부탁을 하여 상품을 구입하도록 하였다. 그러나 엄밀한 의미에서 이것은 마케팅이 아니라 영업이다. 판매 콘셉트의 가장 큰 문제점은 고객이 구매하고자 하는 상품을 만들어 판매하는 것이 아니라, 이미 만들어진 상품을 고객에게 강매하는 식으로 판매한다는 것이다. 즉, 상품이 스스로 고객을 유인하는 풀마케팅(pull marketing)이 아니라 푸시마케팅(push marketing)을 기초로 하는 판매 콘셉트는 진정한 마케팅이라 할 수 없다.

(4) 마케팅 콘셉트

우리나라의 기업이 마케팅에 관하여 관심을 보이기 시작한 것은 불과 얼마 전의 일이다.

1997년의 통화위기를 겪으면서 기업의 세계화와 개방화에 대한 압력이 강화되었으며, 또한 산업의 보호막 역할을 하던 산업 간의 경계가 없어짐으로써, 개방화에 의한 경쟁이 내부로부터도 강한 탄력을 받아 더욱 가속화되기 시작하였다. 경쟁이 심화될수록 마케팅에 대한 기업의 관심이 점차 높아져 마케팅 콘셉트를 보다 적극적으로 수용하게 되었다.

마케팅 콘셉트(marketing concept)는 소비자의 욕구에 집중하여 소비자가 원하는 것을 생산하고 그 결과로 소비자에게는 만족을 주며 기업은 이익을 획득하는 것이다. 마케팅 콘셉트를 구성하고 있는 핵심적 개념들은 시장중심적 개념과 고객중심적 개념으로 구성되어 있다. 시장중심적 개념은 아무리 큰 기업이라도 전체 시장의 모든 고객을 만족시키기는 불가능하다는 관점에서 시작된다. 기업은 고객 니즈를 분석하여 시장을 세분화(segmentation)하고, 그중에 기업이 효과적으로 공략할 수 있는 표적시장을 선정(targeting)하여야 한다. 또한 기업은 선정된 표적시장 내에서 자사 상품의 위상을 고객의 마음속에 효과적으로 포지셔닝(positioning)시켜야 한다. 이러한 마케팅의 STP(segmentation, Targeting and Positioning)전략이 바로 시장중심적 개념에서 비롯되었다.

두 번째의 중요 개념은 고객중심적 개념이다. 최근에는 모든 기업들이 고객의 중요성을 깨닫고, 더 이상 상품중심이 아니라 고객중심으로 기업의 모든 경영활동을 계획하고 실행하며 고객만족경영을 주장하고 있다. 즉, 상품이 아니라 고객을 사랑하여야 한다. 따라서 기업

그림 1-5 | 마케팅 콘셉트의 발달과정

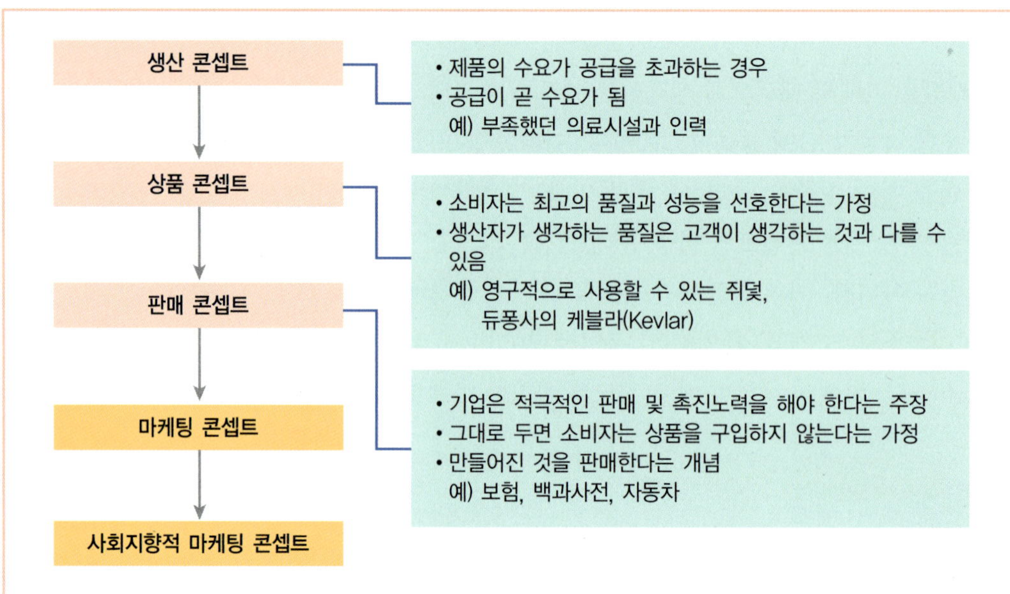

은 고객의 취향을 파악하여 고객에게 가치있는 상품을 제공함으로써, 고객을 만족시키고, 더 나아가 고객을 기쁘게 하여야 한다.

그러나 기업의 입장에서 고객을 만족시키는 것보다 더 중요한 것은 고객을 불만족하게 만들지 않는 것이다. 왜냐하면 불만족한 고객은 만족한 고객보다 기업에게 더 치명적이기 때문이다. 일반적으로 만족한 고객은 자신이 만족한 사실을 주변에 있는 3명에게 전달한다. 그러나 불만족한 고객은 11명의 사람들에게 자신의 불만사항을 이야기한다. 따라서 기업의 입장에서는 3명의 고객을 만족시키기보다는 1명의 불만족한 고객을 만들지 않는 것이 더 중요하다.

마케팅 콘셉트의 두 개념 모두 고객에 그 기반을 두고 있다. 마케팅에서의 시장은 물리적인 시장이 아니라 특정한 니즈를 가지고 있는 고객들의 집합이다. 따라서 시장중심적 개념도 고객에 대한 분석과 이해에 그 뿌리를 두고 있다. 따라서 시장중심적 개념과 고객중심적 개념 모두 고객에 대한 내용이다. 즉, 마케팅은 경쟁상황에게 모든 권한을 갖게 된 고객에 대하여 새롭게 인식하는 것으로부터 출발한다.

우리나라의 의료기관이 마케팅에 관하여 관심을 보이기 시작한 것은 불과 얼마 전의 일이

그림 1-6 | 마케팅 콘셉트의 발달과정

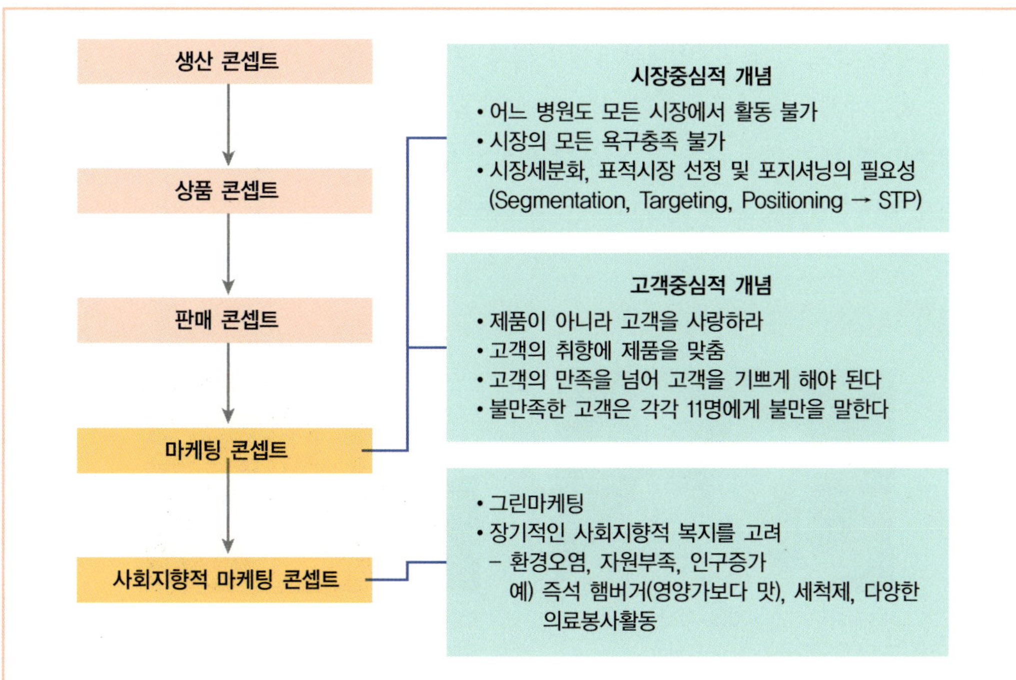

다. 2006년 6월부터 시행된 의약분업에 의한 진료와 처방의 이원화, 병원 도산의 증가와 한미 FTA 체결로 인해 의료시장의 개방화에 대한 압력이 강화되었으며, 자본력과 기술력을 가진 외국계 병원의 국내 시장진출로 인한 경쟁이 가속화되기 시작하였다. 경쟁이 심화될수록 국내 의료기관의 관심이 마케팅에 집중된 것이다.

(5) 사회지향적 마케팅 콘셉트

사회지향적 마케팅 콘셉트(The societal marketing concept)는 기업의 이윤을 창출함에 있어 사회 전체의 이익을 동시에 고려해야 한다는 콘셉트로 사회복지와 고객만족 및 기업목적의 실현을 모두 고려하는 것을 말한다. 세계가 공업화되고 발전함에 따라서 환경오염, 자원부족, 인구증가 등과 같은 문제가 심각하게 대두되고 있으며, 앞으로는 사회 전체의 복지를 고려하지 않은 경영활동은 더 이상 용납되지 않는다.

오늘날 사회지향적 마케팅 콘셉트는 소비자들로부터 폭넓은 지지를 받고 있으며, 소비자들로 하여금 상품을 누구로부터 구매하느냐에 대해 다시 생각하도록 하고 있다. 즉, 소비자의 욕구를 만족시키는 데는 탁월한 기업이지만 전체 사회의 복지와 같은 분야를 소홀이 한다면 소비자는 선택을 달리 할 수 있다는 것이다. 예를 들어, 햄버거와 같이 영양가보다 맛에 치중된 패스트푸드는 너무 많은 광고를 해서는 안 된다는 주장도 있고, 세제의 사용을 자제해야 한다는 말도 있다. 또 언제부터인가 과자 포장을 낱개로 하고 있다. 낱개 포장은 사용하는 소비자에게는 위생적이며 편리하나, 썩지 않는 비닐을 사용함으로써 향후 전반적인 사회복지에 악영향을 끼칠 수도 있다. 또한 의료산업의 경우에도 이윤만을 추구하는 의료행위가 아닌 의료소외계층을 돌보는 다양한 의료봉사활동들을 확대하고 지향할 필요가 있다.

사례 1-3 사회지향적 마케팅 콘셉트

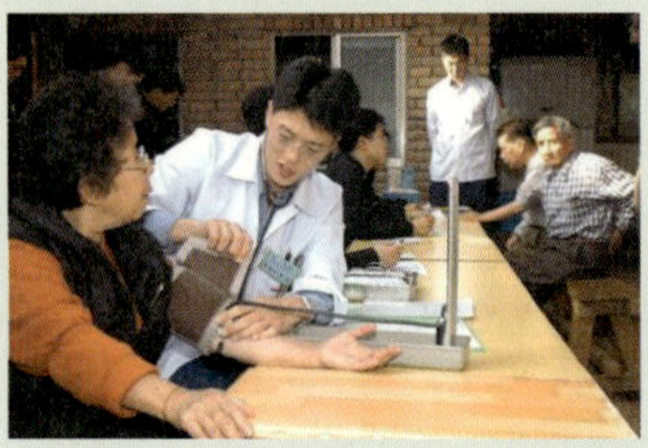

혼자 사는 노인분들을 위해 복지시설을 찾아 진료활동을 하고 있다.

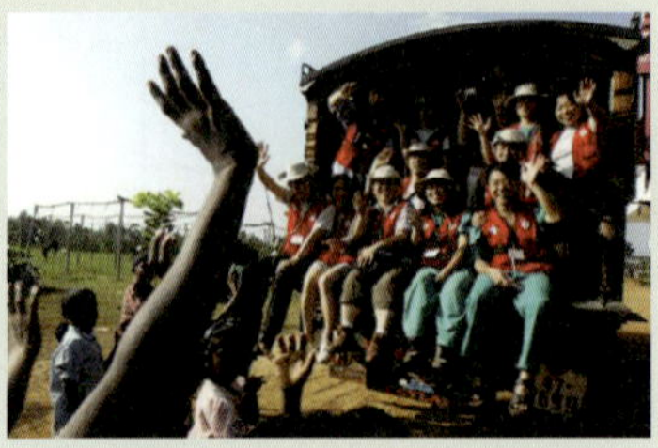

의료시설이 열악한 아프리카를 찾아 진료봉사활동을 마치고 돌아가고 있다.

사례 1-4 사회지향적 마케팅 콘셉트 사례 – SK그린스포츠

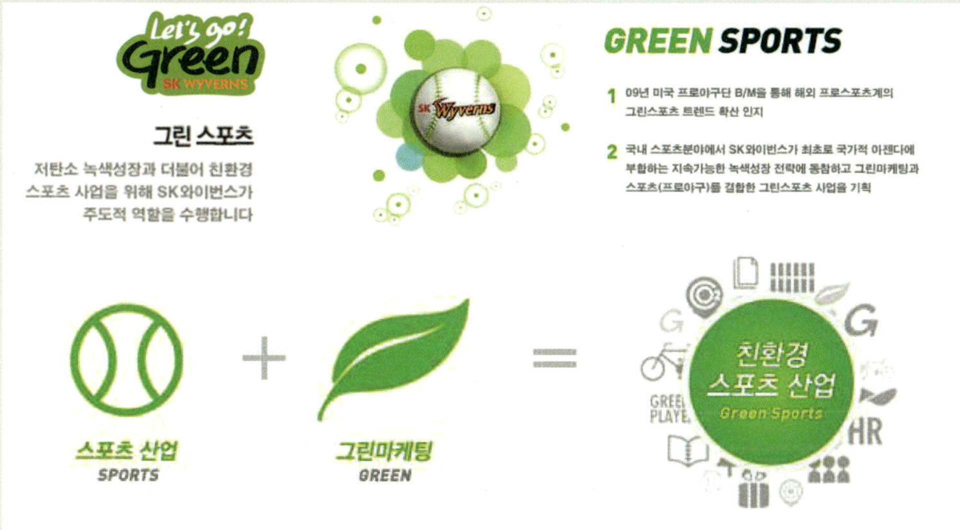
Let's go! Green
SK WYVERNS
그린 스포츠
저탄소 녹색성장과 더불어 친환경 스포츠 사업을 위해 SK와이번스가 주도적 역할을 수행합니다
SK Wyverns
GREEN SPORTS
1 09년 미국 프로야구단 B/M을 통해 해외 프로스포츠계의 그린스포츠 트렌드 확산 인지
2 국내 스포츠분야에서 SK와이번스가 최초로 국가적 아젠다에 부합하는 지속가능한 녹색성장 전략에 동참하고 그린마케팅과 스포츠(프로야구)를 결합한 그린스포츠 사업을 기획
스포츠 산업
SPORTS
그린마케팅
GREEN
친환경 스포츠 산업
Green Sports
HR

SK와이번스는 인천광역시, 에너지관리공단과 연계한 친환경 스포츠마케팅 활동을 전개하고 있다. 인천의 문학야구장을 중심으로 저탄소 녹색성장, 환경보호 등의 지속가능한 그린마케팅을 펼친다. 문학야구장에 설치된 450kw의 태양광 발전설비로 구장 전력의 30%를 공급하고 있으며, Green Day에는 패트병을 재활용하여 만든 그린 유니폼을 선수들이 착용한다. 이외에도 그린봉사대, 녹색생활실천 시민 100만 명 서명운동 등 스포츠산업 전반에 지속가능한 그린마케팅을 확산시키기 위해 앞장서고 있다.

이처럼 환경오염과 자원부족, 생태균형, 인구증가, 인플레이션, 고용창출 등과 같이 환경과 사회문제를 충분히 고려한 마케팅을 사회지향적 마케팅 콘셉트라고 부른다.

제2절 의료산업과 마케팅

2.1 마케팅의 전반적인 프로세스

마케팅의 전반적인 개관은 [그림 1-7]과 같이 도식화해 볼 수 있다. 이 그림에 우리가 접하는 마케팅의 전반적인 내용이 대부분 요약되어 있다.

그림 1-7 | 마케팅의 전반적인 프로세스

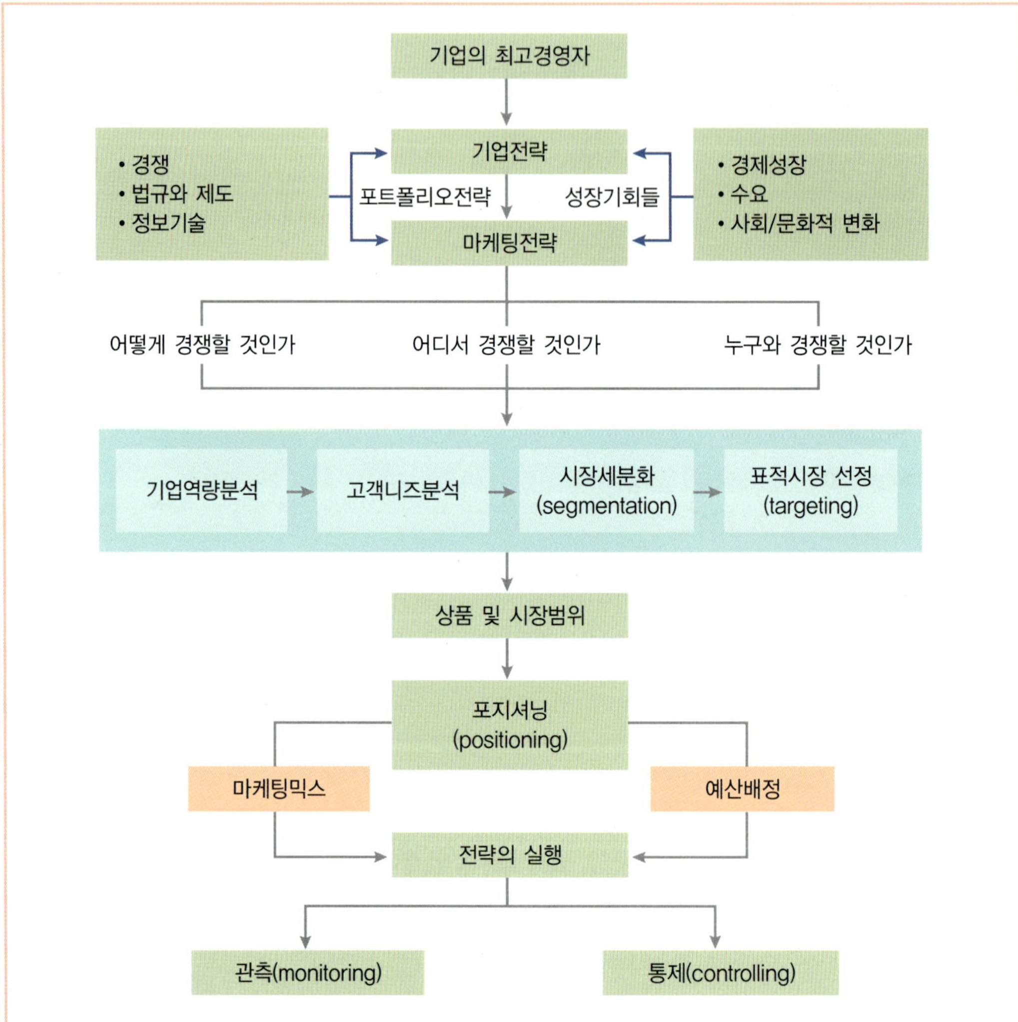

(1) 기업전략의 수립

마케팅은 기업의 최고경영자로부터 시작한다. 즉, 기업의 최고경영자가 기업전략을 수립할 때부터 마케팅은 시작된다. 기업전략의 수립 시 최고경영자는 일반적으로 다음과 같은 사항들을 검토한다.

- 산업 내의 경쟁상황이 어느 정도이고, 앞으로 어떻게 변할 것인가?
- 산업에 적용되는 법규와 제도는 어떠한 영향을 미칠 것인가?

- 향후 국내외 경제는 어느 정도 성장할 것으로 예상되고, 이에 대한 변수요인은 무엇인가?
- 최근에 급격하게 발전하고 있는 정보기술은 우리 산업에 어떠한 영향을 미칠 것인가?
- 우리가 생산하는 상품의 시장수요는 어느 정도가 될 것인가?
- 대체품은 무엇이 될 수 있는가?
- 사회 · 문화적 변화가 어떻게 이루어질 것인가?

이러한 모든 경영여건을 고려하여 경영자는 기업경영의 방향과 전략을 수립한다. 병원의 경우도 크게 다르지 않다. 병원의 최고경영자인 원장이 병원경영에 영향을 미칠 수 있는 다양한 요인들을 파악한 다음 병원경영전략을 수립해야 한다.

기업의 경영전략을 수행하는 데에는 다양한 분야의 세부 전략이 필요하다. 자금의 원활한 조달을 위한 재무와 인적자원을 관리하는 인사 등 부문별 세부전략이 필요하다. 그러나 여러 부문별 전략들 중에서 일반적으로 마케팅전략은 기업의 최고경영자가 수립한 기업전략을 실제적으로 구현하는 데 가장 핵심적인 역할을 한다.

(2) 마케팅전략의 수립

마케팅은 일종의 싸움이고 전쟁이다. 좋은 의미로 선의의 싸움인 경쟁이라고 할 수 있다. 경쟁을 할 때는 어떻게 경쟁할 것인가? 무엇을 경쟁할 것인가? 누구와 경쟁할 것인가?를 명확히 하여야 한다. 이와 같은 내용을 과학적으로 분석하고 파악해서, 주어진 환경에서 가장 효과적으로 경쟁할 수 있는 방법을 선택하여 수행하는 것이 바로 마케팅전략이다.

어떻게 경쟁할 것인가에 관한 결정은 경쟁자와 경쟁에 관한 분석을 하기 전에 자신의 역량, 즉 병원의 내부와 외부역량을 먼저 분석할 필요가 있다. 다시 말해서 병원은 자신의 강점과 약점 그리고 핵심역량이 무엇인지를 먼저 파악할 필요가 있다. 이것이 파악되어야 병원은 가려가면서 자신에게 유리한 입장에서 경쟁에 참여할 수 있기 때문이다.

병원 외부역량 분석방법으로는 상품 포트폴리오분석(BCG 매트릭스)과 경쟁 5요인분석(five force analysis)이 대표적으로 쓰인다. 병원 내부역량 분석방법으로는 가치사슬분석과 SWOT (strength, weakness, opportunity, threat)분석이 많이 사용된다. 이 중에 SWOT분석은 상대방의 강점과 약점에 대한 우리의 강점과 약점이 무엇인지를 분석하고, 그에 따른 기회와 위협요인을 파악하는 것이다. 이러한 분석을 통하여 병원은 가능하면 자신의 강점이

그림 1-8 | 기업 내부역량 및 외부역량분석

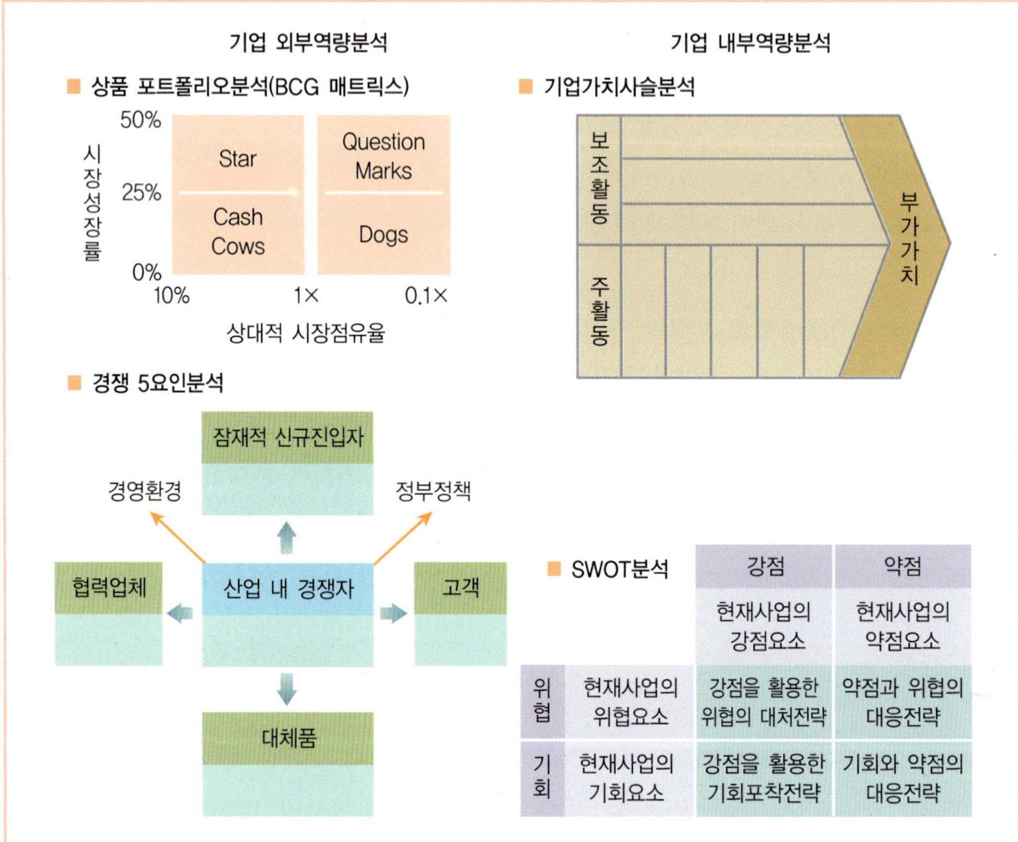

상대의 약점이 되는 분야를 파악하여 경쟁할 수 있도록 하여야 한다. 예를 들어, 적과 대결함에 있어 만일 칼을 잘 쓰면 칼싸움으로, 총을 잘 쓰면 총싸움으로 겨루기를 원하는 것과 마찬가지이다. 따라서 병원은 자신과 상대방의 강점과 약점을 과학적으로 분석함으로써 보다 효과적인 경쟁을 할 수 있다.

(3) STP(Segmentation, Targeting, Positioning)전략의 수립

그러나 최근 들어 어떻게 경쟁할 것인가 하는 문제를 해결하기 위하여 경쟁병원분석보다 더 중요한 것으로 인식되는 것이 바로 고객니즈분석이다. 보통 경쟁이라 하면 같은 업종 내의 다른 병원들과의 경쟁만을 생각하기 쉽다. 그러나 병원의 진정한 경쟁자는 더 이상 경쟁병원들이 아니라, 인터넷 등과 같은 정보기술의 발달로 인하여 급변해가고 있는 의료소비자이다.

정보통신기술로 무장한 의료소비자들은 매우 빠른 속도로 정보를 취득하며 급속히 변해가고 있다. 그들의 취향은 시시각각으로 변하여, 그들은 더 이상 고정되어 있는 타깃이 아니라 움직이는 타깃(moving target)이다. 따라서 변화하는 의료소비자들의 취향을 파악하는 것은 전쟁에서 적을 아는 것과 마찬가지로 현대 정보사회에 속한 병원이 수행하여야 할 가장 필요한 사항이다.

병원이 의료소비자의 니즈를 분석하는 목적은 신상품 개발과 시장세분화(segmentation)에 활용하기 위해서이다. 여기서 말하는 시장의 개념은 무엇인가? 마케팅에서 말하는 시장은 동대문시장이나 남대문시장과 같이 상품의 거래가 이루어지는 장소를 의미하는 것이 아니다. 마케팅에서 말하는 시장은 특정한 니즈(needs)를 가진 의료소비자들의 집합이다. 따라서 시장을 세분화한다는 것은 비슷한 니즈를 가진 의료소비자들끼리 한데 묶어서 분류하는 것을 말한다. 중요한 점은 의료소비자들을 나누어 분류하는 이유가 무엇인지를 정확하게 이해하는 데에 있다. 병원은 자신이 가지고 있는 자원을 가장 효과적으로 활용할 수 있도록 하기 위하여 의료시장을 나누어 보는 것이다. 즉, 시장을 나누어 마케팅전략을 수행하는 것이 나누지 않고 시장을 동일한 하나의 시장으로 간주한 상태에서 마케팅전략을 계획하고 수행하는 것보다 더 효율적이며 효과적일 것으로 판단될 경우에, 병원의 경영전략과 마케팅목적에 부합되도록 시장을 세분화한 다음 마케팅 자원을 분배하고 활용한다.

예를 들어, [그림 1-9]에서와 같이 의료서비스의 경우 잠재고객을 높은 수준의 진료를 필요로 하는 고객군과 적정한 진료비를 목표로 하는 고객군 등과 같이 고객의 니즈를 바탕으로 시장을 세분화할 수 있다. 또한 어떠한 의료시설을 선호하는가에 따라 세분화하면, 종합병원, 개인병원, 보건소 등으로 나눌 수 있다. 이와 같이 병원이 효과적으로 고객을 이해하고 접근할 수 있도록 고객의 니즈에 따라 고객을 분류하는 과정이 시장세분화이다.

세분화에 대한 자세한 내용은 제2장에서 상세히 다루도록 한다. 이렇게 시장을 세분화한 다음, 병원이 가장 효과적으로 공략할 수 있는 세분시장을 선택하는 것이 표적시장 선정(targeting)이다. 즉, 현재 병원의 이미지와 역량 그리고 경쟁상태에 비추어 볼 때, 가장 효과적으로 공략할 수 있는 세분시장을 찾는 것이다. 즉, 병원의 제한된 자원을 보다 효과적으로 활용할 수 있도록, 나름대로 시장을 분류해서 가장 효과적으로 접근하여 병원의 이미지와 의료수익을 높일 수 있는 특정한 시장을 찾아 병원의 역량을 집중하는 것이 필요하다.

또한 시장을 세분화하여 표적시정을 선정하는 마케팅전략을 구사하고자 하는 많은 대형병원들이 “우리가 선정한 표적시장 외에 나머지 시장은 포기해야 하는가?” 하는 의문을 가지기도 한다. 분명히 답하자면 절대로 포기하는 것을 의미하지 않는다. 병원의 자원과 역량

그림 1-9 | 고객니즈에 의한 시장세분화

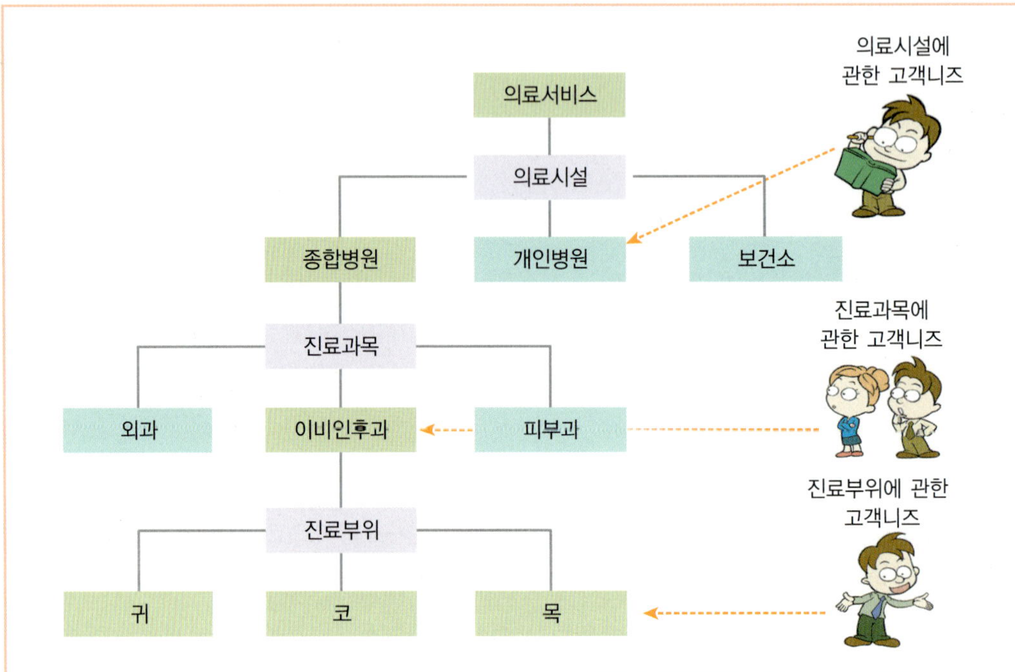

이 충분하다면 자원과 역량이 허용하는 한도 내에서, 각각의 세분시장별로 적절한 마케팅 믹스전략을 세우고 별도의 마케팅 팀을 만들어 각각의 세분시장을 공략할 수 있다. 따라서 대형병원들도 이와 유사한 전략으로 시장을 분석하여 세분화한 다음, 세분시장별로 그에 적합한 마케팅전략으로 접근하는 것이 보다 효과적이다.

병원이 가장 효과적으로 공략할 수 있는 표적시장을 선정하고, 그 세분시장을 분석해 보면, 이미 다른 병원들이 그 시장 내에 존재하거나 시장을 공략하고 있는 것이 일반적이다. 이 경우 병원은 경쟁병원의 이미지에 비추어 자신들의 병원 이미지를 어떻게 차별화시켜 고객의 마음속에 각인시킬 것인가 하는 문제에 봉착하게 된다.

이것이 바로 마케팅 STP전략[2] 마지막 단계인 포지셔닝(positioning)이다. 마케팅은 상품의 싸움이 아니라 인식의 싸움이다. 고객의 마음속에 포지셔닝되어 있지 못하다면 그 병원이나 병원이 제공하는 의료서비스상품은 존재하지 않는 것과 마찬가지이다. 따라서 포지셔닝은 시장중심의 마케팅에서 매우 중요한 개념이다.

2) 시장중심의 현대 마케팅 콘셉트에서 가장 중요한 3가지 프로세스가 바로 시장세분화(segmentation)와 표적시장 선정(targeting) 그리고 포지셔닝(positioning)이다. 이 3가지의 영문 첫 글자를 따와 일반적으로 STP전략이라고 한다.

(4) 마케팅믹스전략 수립

일반적으로 마케팅믹스는 상품(product), 가격(price), 촉진(promotion), 유통(place)의 4P를 말한다. 마케팅믹스는 포지셔닝을 위해서 사용할 수 있는 전략적 도구로 볼 수 있다. 예를 들어, 비급여 분야에서 경쟁하고 있는 병원이 타병원들에 비하여 비교적 고급스러운 포지션을 얻고자 한다면, 고급의 의료서비스상품을 개발하여 비교적 높은 의료수가를 책정하고 그에 맞는 시설과 장비 및 인력을 갖추어 제공해야 한다. 판매채널도 일반 대중매체나 유

사례 1-5 확장된 마케팅의 3P를 강조하는 임피리얼팰리스

서울 논현동의 임피리얼팰리스 치과병원은 추가된 3P인 인적자원(People), 프로세스(Process), 유형적 증거(Physical evidence)의 세 가지 요인에 특별한 노력을 기울이고 있다. 임피리얼팰리스 치과병원은 병원 근무자들(People)의 능력 향상을 통하여 고객들에게 더 나은 서비스를 제공하고 있다. 근무자들의 능력 향상을 위하여 모든 구성원이 참석해서 회의하는 'W Moring Break Can Meeting'을 진행하고 있다. 매주 수요일 아침 7시부터 준비한 주제를 발표하고 토론하는 교육시간을 통하여 직원들의 역량 향상에 힘쓰고 있다. 기존 치과와 다른 프로세스(Process)제공을 위하여 외국인 진료를 위한 전문통역서비스, 맞춤형 진료프로그램, 의료관광객을 위한 전문 패키지 프로그램, 호텔 내 객실 · 객장과의 프로모션 및 이벤트 등의 서비스를 제공함으로써 호텔과 병원을 접목한 메디컬 분야의 새로운 패러다임을 제시하고 있다.

또한 서비스상품의 유형적 증거(Physical evidence)가 되는 직원들의 복장이나 병원 로비를 항상 깨끗하게 유지하고 특히 호텔의 고급스런 분위기 접목시키고 최고의 첨단장비를 도입함으로써 고객들의 치과에 대한 두려움과 거부감을 줄이고, 반면에 고급호텔의 편안함과 신뢰감을 느끼도록 하고 있다. 이와 같이 임피리얼팰리스 치과병원은 서비스의 3P를 강화시킴으로써 고객들에게 더 높은 질의 진료서비스를 제공하고 있다.

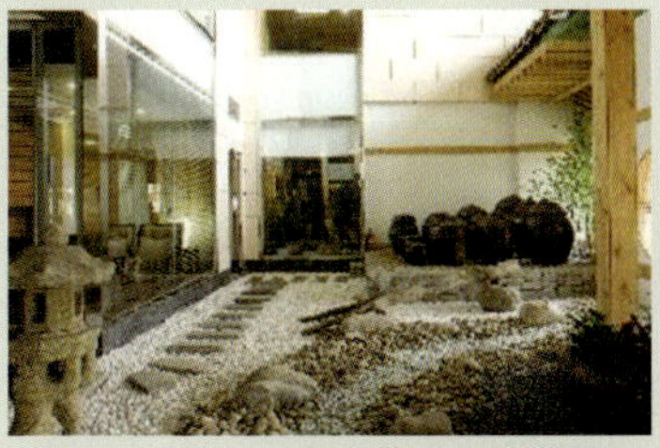
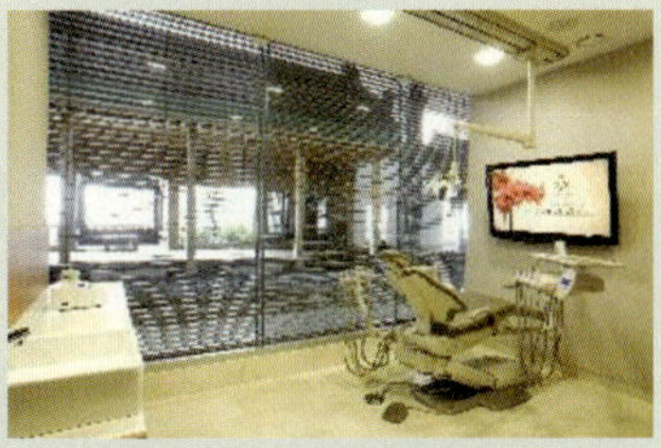
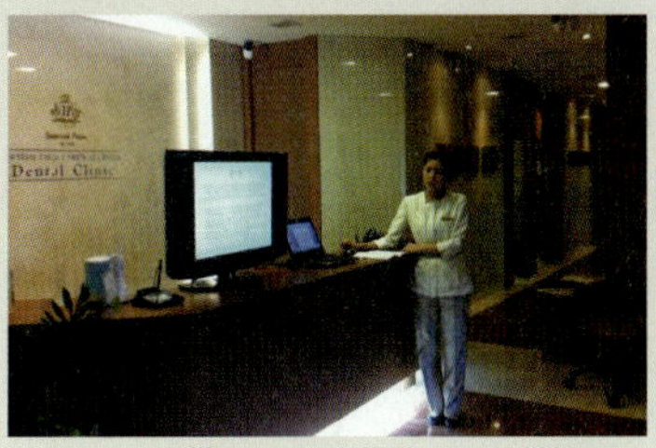
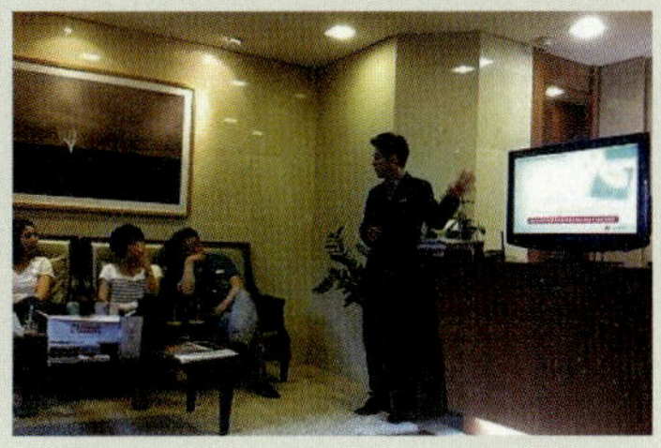

통채널을 사용하기보다는 명품을 취급하는 잡지나 특정 모임이나 단체를 통한 입소문을 통하여 홍보할 필요가 있다. 판촉활동 역시 소득수준이 높은 소비자들을 대상으로 하여야 한다. 이와 같이 마케팅믹스는 병원이 계획한 포지셔닝을 효과적으로 달성하기 위해서 병원이 사용할 수 있는 마케팅 도구이다. 따라서 병원들도 자신들이 얻고자 하는 포지션을 위해서 모든 마케팅믹스전략을 이에 맞추어 구상하고 실행해야 한다.

최근에 의료서비스를 비롯한 서비스산업의 급격한 성장과 고객지향적 마케팅 콘셉트가 발달함에 따라 서비스의 중요성이 강조되고 있다. 이에 따라 병원이 활용할 수 있는 마케팅 믹스도 기존의 4P 외에 병원의 의료서비스에 지대한 영향을 미칠 수 있는 인적자원(people), 프로세스(process), 유형적 증거(physical evidence)의 3가지 요인을 추가적으로 활용할 수 있다.

병원의 경우, 의료진에 대한 신뢰감을 줄 수 있도록 의료지식과 기술수준이 높아야 하며, 고객을 접하는 간호사나 코디네이터들의 복장이나 태도 등이 매우 중요하다. 또한 프로세스를 정형화하고 표준화하여 어떠한 경우에나 동일한 프로세스를 거쳐서 진료가 수행될 수 있도록 해야 한다. 또한 병원시설의 현대화와 장비의 최신화를 통하여 높은 수준의 진료와 고객서비스를 제공할 수 있음을 고객들에게 간접적으로 전달하고 있다. 예를 들어, 시설이 열약한 병원에서 높은 진료비를 청구하게 되면 고객의 불만족 수준이 더욱 높아질 수 있는 개연성이 있다. 반면에, 상대적으로 현대적인 시설과 장비를 갖춘 병원의 경우에는 진료비를 높게 책정하여도 불만족 정도는 크지 않는 경우도 여기에 해당된다. 따라서 병원은 훌륭한 인적자원과 표준화된 프로세스 그리고 현대적인 장비와 시설로 무형의 진료서비스를 실제로 감지할 수 있는 유형의 서비스로 바꿀 수 있도록 해야 한다.

(5) 전략의 실행 및 관측과 통제

병원이 얻고자 하는 포지션이 확정되면, 이를 효과적으로 달성하기 위한 마케팅믹스전략을 수립하고 이에 따른 자원 및 예산을 배정하여 전략을 실행한다. 마케팅담당자는 수행되는 전략이 계획대로 추진되고 있는가를 지속적으로 관찰하고 통제하여야 한다.

전략수행 후에 병원은 자신이 원하는 포지션을 확보하였는지를 확인한다. 만약에 확보하지 못하였으면, 수행한 마케팅믹스와 필요한 예산배정을 수정하여 다시 실행한다. 또한 새로 확보한 포지션이 생각한 것만큼 만족스럽지 못하면 포지션 자체를 바꾸어 재포지셔닝(repositioning)하여야 한다. 재포지셔닝도 만족스럽지 못하면, 필요에 따라 STP전략을 혹은 그보다 상위 단계에서의 전략을 수정하여야 한다.

마케팅에서는 이상과 같은 전반적인 내용을 다룬다고 볼 수 있다. 이 중에 시장세분화, 표적시장 선정 및 포지셔닝은 시장중심적 현대 마케팅 콘셉트의 핵심이다. 그러나 이러한 시장중심적 마케팅 콘셉트는 정보통신기술의 발달과 인터넷을 이용한 고객의 정보취득능력의 향상과 능동적인 시장참여로 인하여 급속도로 변해 가고 있다. 향후에는 개별고객 하나 하나를 세분시장(segment of one)으로 취급하여, 1 대 1 마케팅활동을 계획하고 실행해야 하는 경우도 있을 수 있다.

2.2 니즈와 원츠 및 디멘드

마케팅의 중요한 개념 중에 고객의 니즈(needs)가 있다. 그러나 막연한 고객의 니즈를 논하기 전에 고객니즈와 관련된 좀 더 구체적인 내용을 명확히 할 필요가 있다. 일반적으로 고객니즈와 관련된 것으로 니즈(needs), 원츠(wants) 그리고 디멘드(demand)가 있다. 마케팅 담당자는 이들 개념을 분명하게 이해하고, 각각의 개념에 상응하는 적합한 마케팅전략과 활동을 계획하고 실행하여야 한다.

니즈와 원츠 그리고 디멘드는 어떻게 다른가? 니즈(needs)란 기본적인 만족이 결핍된 것을 느끼는 상태를 말한다. 예를 들어, 겨울철에는 보온을 위하여 옷을 입고자 하는 니즈가 있으며, 배가 고플 경우 무엇인가 먹어야겠다는 음식에 대한 니즈가 있다. 이외에도 안전하게 보호를 받아야겠다, 몸이 아파서 치료받아야겠다 하는 등과 같은 인간의 근본적인 욕구에 해당하는 것을 니즈라 한다.

원츠(wants)는 근본적인 욕구인 니즈가 구체적인 상표로 표출화된 것을 말한다. 예를 들어, 배가 고파서 점심식사를 하려고 한다. 무엇을 먹을까? 옆 집에 가서 진국 설농탕을 먹어야겠다, 버거킹에 가서 햄버거를 먹어야겠다 등으로 니즈가 구체적인 상품으로 표출된 것이 원츠이다. 몸이 아플 때 특정한 K병원에 가고자 하는 것도 일종의 니즈가 원츠로 표현된 것이 된다. 즉, 햄버거는 버거킹의 와퍼, T셔츠는 폴로, 골프웨어는 Astra, 안전은 Secom, 중풍은 경희의료원 등으로 니즈가 특정한 브랜드로 표출된 것이 바로 원츠이다.

다음으로 디멘드(demand)는 무엇인가? 특정한 브랜드로 표출된 원츠가 모두 이루어질 수 있는 것은 아니다. 만약에 오늘 저녁에 일류 레스토랑에서 바닷가재 요리를 먹고 싶다고 할 경우, 최소한 15만원 정도의 돈이 필요하다. 그러나 모든 사람이 이 정도의 돈을 한 끼의 저녁식사 비용으로 쓸 수 있는 것은 아니다. 그 정도 금액을 저녁식사 비용으로 지급하고자 하는 사람은 극소수일 것이다. 원츠에 구매력이 보장될 때, 바로 이 원츠는 디멘드(demand)가 된다. 결국 바닷가재 요리를 먹고 싶을 때, 바닷가재 요리를 먹을 수 있는 돈이 있어야 한다는 것이다.

우리가 일반적으로 소비자들의 니즈를 많이 언급하는데, 사실 마케팅담당자가 가장 먼저 신경을 써야 하는 부분은 니즈가 아니라 디멘드이다. 디멘드 다음으로 원츠이고, 마지막으로 니즈이다. 마케팅담당자의 입장에서는 우선 자사의 상품에 대한 디멘드를 가장 집중적으로 관리하고, 타사의 상품에 대한 원츠와 디멘드를 자사의 상품으로 전환시킬 수 있도록 하여야 한다. 또한 소비자의 니즈를 자사의 상품에 대한 원츠로 유도하여야 한다.

더 나아가서 마케팅담당자는 소비자의 마음속에 존재하지만 소비지 자신도 인식하지 못하는 잠재적 니즈를 발굴하여 이를 상품화하는 역할도 병행하여야 한다. 예를 들어, 셀룰러폰(cellular phone)이 개발되기 전까지만 하여도, 언제 어디에 있더라도 서로 대화할 수 있다는 데 대한 니즈가 없었다. 없었다기보다는 소비자의 마음속에는 있었으나 외부로 표출되지 않고 있었다. 마케팅담당자가 무선통신기술을 이용해 셀룰러폰을 상용화시키면서 이러한 잠

그림 1-10 | 니즈와 원츠 및 디멘드

니즈 (needs)	• 어떤 기본적인 만족이 결핍됨을 느끼는 상태 • 의 · 식 · 주, 안전, 소속감, 존경, 치료 등에 대한 욕구
원츠 (wants)	• 기본적 니즈를 충족시킬 수 있는 구체적인 것에 대한 바람 • 눈 : 드림성모안과, 한방 : 경희의료원, 암 : 서울대병원
디멘드 (demands)	• 제품을 구입할 능력과 의지에 의해서 뒷받침되는 특정 상품에 대한 Wants • 원츠는 구매력이 뒷받침될 때 Demand가 됨

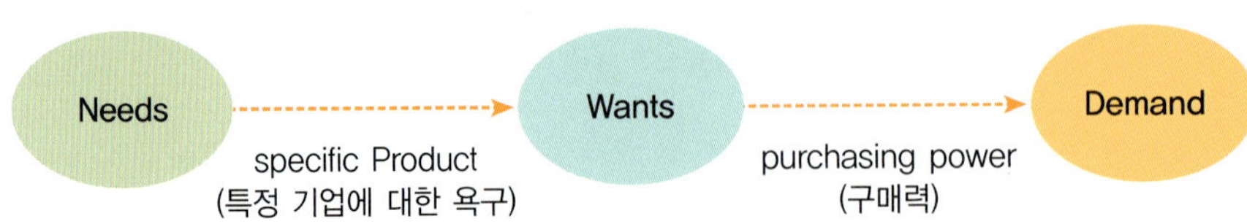

※ 마케팅담당자는 니즈를 만드는 것이 아니라 이미 존재하고 있는 니즈를 찾아 소비자가 이를 인식하도록 유도하는 역할을 함

재된 니즈를 자극함으로써, 소비자는 무선통신에 대한 자신의 니즈를 인식하게 되었다.

이러한 소비자의 강한 니즈를 파악한 여러 기업들이 무선통신사업에 참여하여, 소비자의 니즈를 자신의 상표에 대한 원츠로 바꾸려는 노력이 치열한 마케팅 전쟁의 형태로 나타나고 있다. 처음에는 고가의 제품이어서 그에 대한 충분한 구매력을 가진 비즈니스맨이나 극히 제한된 소비자를 대상으로 하여 마케팅하였다. 그러나 기술의 발달과 경쟁으로 가격이 인하되어 감에 따라 구매력을 가진 소비자층인 디멘드층이 확대되었다.

새로운 기술의 발달과 이를 이용하여 상품화하고자 하는 마케팅담당자의 적극적인 노력으로 인하여 사람들의 잠재된 욕구 중의 하나인 자유로운 통신에 대한 니즈가 점차 보편적인 서비스로 충족되어 가고 있다. 이와 같이 마케팅담당자는 병원의 성장과 발전을 위해서뿐만 아니라 소비자의 생활 향상에 매우 중요한 역할을 하고 있고, 앞으로도 그 중요성은 점차 높아질 것이다.

또 다른 예를 들면, 라식수술이 개발되기 전까지만 하여도, 안경이나 렌즈 없이 잘 볼 수 있다는 것을 인식하지 못하여 이에 대한 니즈를 인식하지 못하고 있었다. 그러나 의료기술의 발달로 인하여 레이저 장치를 이용한 라식수술이 가능해지면서 이러한 잠재된 니즈를 자극함으로써, 사람들은 시력교정에 대한 자신의 니즈를 새롭게 인식하게 되었다. 이러한 니즈를 파악한 수많은 안과전문의들이 라식수술 장비를 들여와서 이러한 사람들의 니즈를 더욱 자극하고, 또한 자신의 병원에 대한 수요, 즉 원츠로 유도하려는 치열한 마케팅 전쟁의 형태로 나타나고 있다. 초기에는 적지 않은 액수의 수술비 때문에 이에 대한 충분한 구매력과 동기를 가진 비행기 조종사나 소방관 그리고 운동선수 등만이 수술을 하곤 하였다. 그러나 더 좋은 기술이 개발되고 병원 간의 경쟁으로 인하여 수술비용이 인하됨에 따라 일반인들도 관심을 보이며 구매력을 갖춘 디멘드로 등장하게 되었다. 또한 오늘날 치과치료 중의 하나인 임플란트치료가 새롭게 개발되어서 이제는 치과병원을 크게 발전시키는 것을 넘어 의료산업 자체에도 큰 영향을 미치고 있다.

제3절 마케팅믹스전략

일반적으로 마케팅믹스는 상품(product), 가격(price), 유통(place) 및 촉진(promotion)의 4P를 의미한다. 이 중에 상품은 상품의 품질, 특징, 옵션, 상표명, 포장, 보증서비스 등을 모두 포함한다. 가격은 가격할인, 정찰제, 신용조건 등을 포함하고, 유통은 유통경로, 범위, 점포위치, 재고수송 등에 관한 내용을 포함한다. 촉진은 광고, 인적판매, 판매촉진, 홍보, 직접마케팅을 말한다.

3.1 상품전략

과거 상품의 개념은 공학이나 수학과 같은 이론적인 분야가 중심이 되어, 상품기획과 생산과정을 통하여 만들어지는 것만을 상품으로 생각하는 협의의 개념이 일반적이었다. 그러나 소비자만족이 중요시되는 마케팅이 발달함에 따라 현대의 상품개념은 그 범위가 크게 확장되었다. 즉, 상품기획부터 시작하여 생산, 판매, 구매, 사용, 욕구충족 등에 이르는 모든 과정을 포함하고 있다. 소비자의 상품구매로부터 상품사용 및 욕구충족에 해당하는 정보와 판매까지를 포함하는 광의의 상품개념이 일반화되고 있다.

또한 상품은 지속적인 개념이다. 고객이 만족하게 되면 재구매가 이루어지고, 욕구충족의

그림 1-11 | 마케팅믹스(4P's)

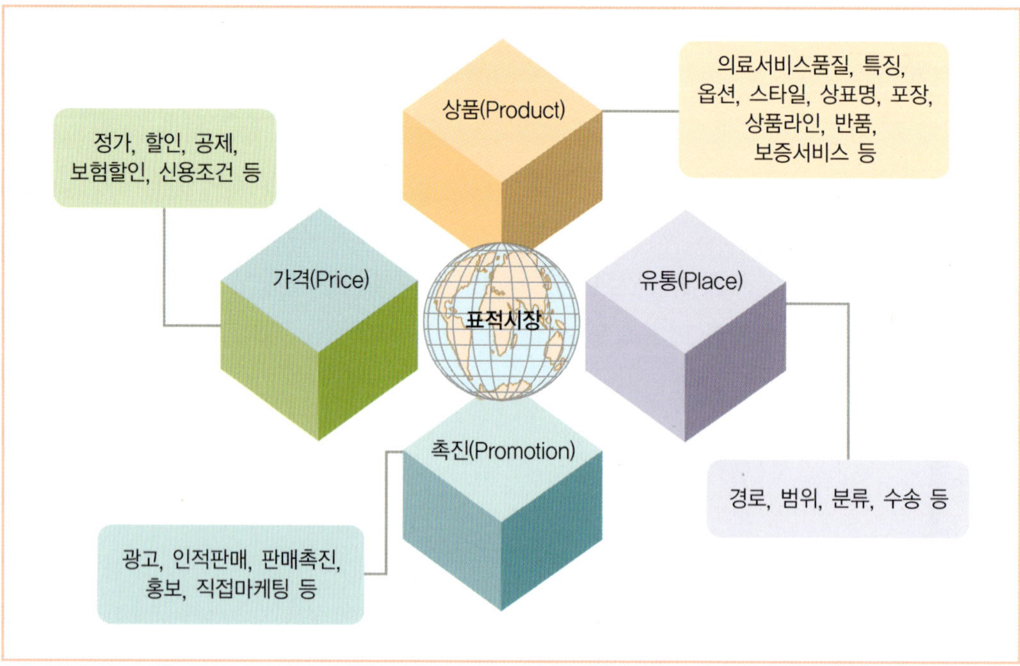

그림 1-12 | 마케팅믹스 – 상품

과거의 상품개념	공학이나 수학 등 이론분야에서의 연구중심의 개념
현재의 상품개념	소비자만족이 중시되는 마케팅의 발생에 따라 상품기획에서 소비자의 욕구충족에 개입된 과정까지를 포함하는 포괄적인 상품개념으로 재정립

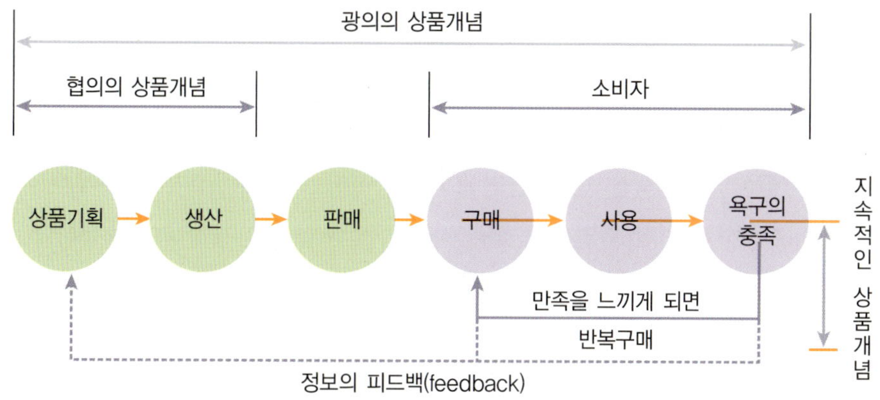

정도는 새로운 상품기획에 반영됨으로써, 상품은 소비자의 피드백을 받아 지속적으로 개선되며 발전한다. 상품에 관한 자세한 내용은 신상품 개발에서 설명하도록 한다.

3.2 가격전략

가격은 병원의 마케팅 노력으로 생산된 상품과 소비자의 필요와 욕구를 연결하여 교환을 실현시키는 매개체 역할을 한다. 그러나 최근에는 이러한 가격의 역할이 축소되거나 변질되어 가고 있다. [그림 1-13]에서 볼 수 있듯이, 과거의 가격은 마케팅 4P에서 가장 중요한 한 분야에 해당하는 것으로 인식되었다. 그러나 최근에는 점차적으로 가격의 요인이 다른 마케팅 요소, 특히 촉진분야에 흡수되어 하나의 촉진도구로 전락하는 현상이 나타나고 있다. 이러한 현상은 정보통신 및 인터넷의 발달로 가속화되는 경향을 보이고 있다. 이들은 가격을 하나의 마케팅믹스전략으로 보기보다는 촉진의 도구 중의 하나로 사용하고 있다.

일반적으로 상품의 가격은 상품비용, 품질, 디자인, 독창성, 광고비, 유통경로, 영업력, 서비스 정도, 병원에서 상품의 위치, 유행, 타이밍, 경기, 판매지역 및 범위 등을 고려하여 결정한다. 이 외에도 병원이 목표로 하는 매출액, 재무상태, 이미지, 거래처와의 역학관계 및 경쟁상태 등이 가격결정에 영향을 미친다.

특히 포지셔닝전략과 더불어 병원의 단기적인 목표가 가격결정에 핵심적인 역할을 하고 있다. 즉, 병원이 단기적인 이익이나 시장점유율 확대를 위하여 매출을 늘리고자 할 경우에는 경쟁사와의 관계를 고려하거나 병원이미지 개선을 목표로 하는 경우와 다른 기준으로 가격을 설정하게 된다.

병원의 가격정책수준을 고가정책, 중용가정책, 할인가정책의 3단계로 나누어 본다면, 병원이 이미지나 이익률을 제고하고자 하거나, 차별화된 마케팅 능력으로 인한 풀(pull)마케팅이 가능한 경우에는 고가정책을 쓴다. 반면에 시장점유율을 확대하고자 할 경우나 경쟁병원의 경영악화를 조장하기 위한 특별한 목적을 가지고 있다면 할인가정책이 유용하다. 그러나 위의 경우 외에 대중시장을 표적으로 할 경우에는 중용가정책이 적합하다.

그림 1-13 마케팅믹스 – 가격

- 가격은 기업의 마케팅 노력으로 생산된 상품과 소비자의 필요와 욕구를 매치시켜 교환을 실현시키는 매개체 역할
- 가격의 역할저하현상 : 단순한 촉진의 도구로 전락

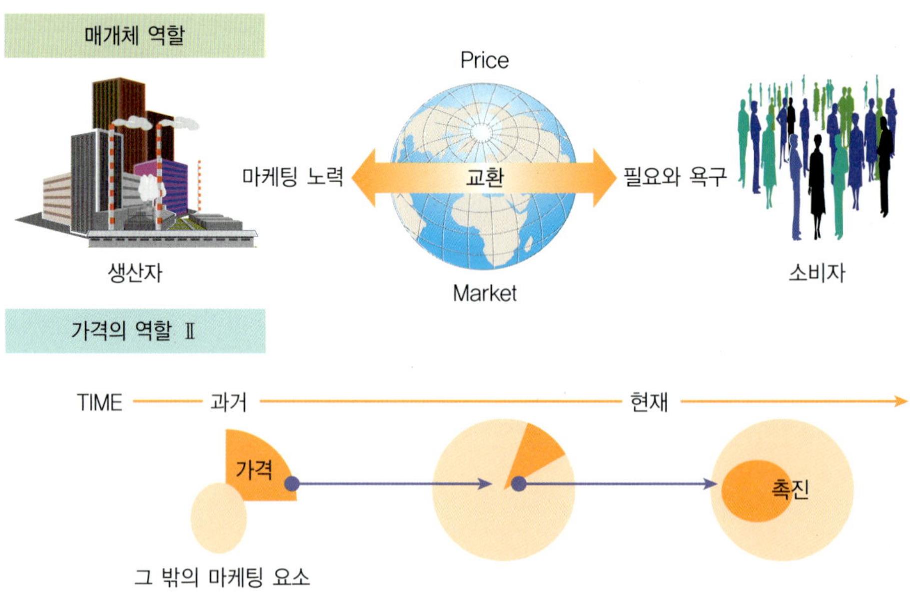

예를 들면 시카고병원(Chicago Hospital)은 경기침체와 실업문제로 응급실 이용요금이 환자들에게 우수한 진료를 제공하는 데 장애가 될 수 있다고 보고 1980년대 중반 응급실 이용요금을 절반으로 인하해 병원이용률을 큰 폭으로 높였다. 반대로 가격차별화전략으로서 메사추세스병원(Massachusettes General Hospital)은 필립하우스(Philip House)라는 고급스런 병실과 서비스를 제공받는 환자에게는 다른 병실의 환자보다 더 많은 입원료를 받고 있다.

한편 우리나라의 경우 정부가 의료수가를 통제하고 있기 때문에 가격을 병원마케팅에 활용할 수 없어 가격은 큰 관심의 대상이 아니었다. 또한 의료수요의 가격탄력성은 특별한 경우를 제외하고는 가격(진료비)에 대해 둔감해서 비탄력적이다. 그러나 경우에 따라서는 국민보험으로 인하여 환자가 직접 지불하는 가격이 하락함으로써 병원의 수요가 비정상적으로 증가하는 도덕적 해이(moral hazard) 현상이 나타나기도 한다.

3.3 유통경로전략

일반적으로 유통경로는 유통, 유통경로, 유통채널, 판매경로, 유통시스템 및 유통기구 등으로도 불리어지기도 한다. 이러한 유통경로는 상품이 생산되어 소비되는 과정에 관련된 생산자, 도매상, 소매상 및 소비자까지 포함한 조직이나 이들의 활동을 의미한다. 즉, 유통경로는 생산자로부터 소비자에게로 거래, 교육, 정보, 영업 및 촉진의 흐름을 원활하게 하여 궁극적으로 상품 및 서비스가 효과적으로 전달되도록 하는 역할을 한다. 또한 이와는 역으로 유통경로는 상품대금이나 상품에 대한 평가 및 클레임 그리고 자신의 니즈에 관한 정보 등을 소비자로부터 생산자에게 전달하는 역할을 한다.

또한 의료서비스 유통경로라 함은 의료기관으로부터 의료이용자에게 서비스가 효과적으로 전달될 수 있도록 흐름을 원활하게 하는 활동을 의미한다. 즉, 의료기관이 어떤 과정을 통해 이용자에게 의료서비스를 효과적으로 전달하는 역할을 할 것인가를 말한다. 예를 들어, 감기에 걸렸을 경우 이용자는 어떠한 것이든 간에 의료서비스의 유통경로를 선택하게 된다. 시내에 있는 종합병원 또는 동네에 있는 가까운 개원의나 보건소를 갈 것인지, 아니면 약국이나 한의원을 이용할지 결정해서 선택한다. 이렇게 환자에게 의료서비스를 제공하는 방식이나 유형을 통틀어서 의료서비스의 유통경로(channel)라 한다.

요약하면, 유통경로는 생산자와 소비자 사이의 양방향 커뮤니케이션을 원활하게 하여 서로 간의 효용을 극대화시키는 통로이며 채널이다. 이러한 유통경로는 소비자의 선호성향이나 구매형태에 따라 그 기능과 구조가 변하기도 한다.

최근 들어, 이러한 유통경로에 급격한 변화가 일어나고 있다. 인터넷 등 정보통신의 발달로 생산자와 소비자 간의 재화 및 정보의 전달이 급속도로 빨라지고 다양해지고 있다. 인터넷쇼핑몰과 온라인(on-line)중개상이 생기고, 전자화폐 및 휴대폰을 이용한 새로운 결제수단이 개발되고 있다. 마케팅믹스 중에 정보통신기술의 발달에 따라 마케팅담당자가 앞으로 가장 유의하여야 할 분야가 바로 유통경로이다.

(1) 유통경로가 필요한 이유

이러한 유통경로가 필요한 이유는 생산시점과 소비시점이 서로 다르며, 생산장소와 소비장소 또한 일치하지 않고, 생산되는 형태와 소비되는 형태에도 차이가 있기 때문이다.

첫째, 유통경로는 생산시점과 소비시점이 일치하지 않아 발생하는 문제점을 해결한다. 예를 들어, 쌀의 경우 가을에 생산된 쌀은 모두 생산시점에서 소비하는 것이 아니다. 저장해두면서 다음 가을까지 일년 내내 아니면 그 이후까지도 소비하게 된다. 이러한 경우 생산과 소비를 가장 효과적으로 할 수 있도록 도와주는 유통의 역할이 중요하다. 그러나 일반적으로 서비스상품을 생산하여 판매하는 의료서비스의 경우에는 생산과 소비가 동시에 발생하기 때문에 이러한 문제점은 없다.

그림 1-14 | 마케팅믹스 – 유통경로

유통경로의 정의	상품이 생산되어 소비되는 과정에 관련된 생산자, 도매상, 소매상 및 소비자까지 포함한 조직이나 이들의 활동

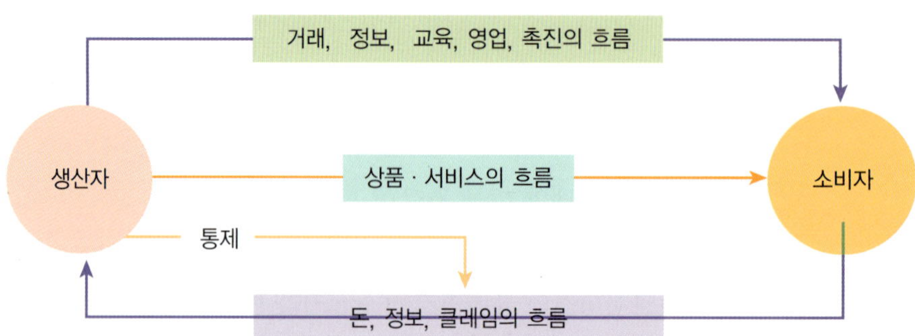

둘째, 유통경로는 생산하는 장소와 소비하는 장소가 다르기 때문에 발생할 수 있는 문제점을 해결해 준다. 예를 들어, 농촌에서 생산되는 쌀을 도시에서 소비되도록 도와주는 역할을 유통이 하고 있다. 의료서비스의 경우에는 원격진료 등을 이용할 수 있는데, 이 또한 일종의 정보통신기술을 이용해서 진료서비스가 전달되는 유통으로 볼 수 있다.

셋째, 유통은 생산되는 형태와 소비되는 형태가 다르기 때문에 발생하는 문제를 해결한다. 농촌의 생산자는 쌀을 생산하여 가마니에 담는다. 그러나 도시의 소비자는 대부분 가마니로 쌀을 구입하지는 않는다. 경우에 따라서는 20kg이나 10kg 아니면 그보다 작은 단위로 쌀을 구입하고자 한다. 따라서 이러한 소비자들의 다양한 욕구에 맞추어 생산된 쌀이 원활하게 소비될 수 있도록 규격과 포장을 준비하는 것도 유통의 몫이다. 제약회사에서 정해 놓은 규격을 소비가 용이하도록 의약품을 포장하고 판매하고, 특정한 유통기관을 통해서 전달하는 것도 일종의 생산과 소비를 연계하는 유통의 역할에 해당된다.

(2) 유통경로의 기능

유통경로는 구체적으로 다음과 같은 기능을 가지고 있다.

첫째, 유통경로는 거래의 수를 감소시키고 거래를 촉진시킨다. 유통경로에 존재하는 중간상은 생산자와 소비자 간의 접촉(거래)횟수를 줄이고 거래비용을 감소시킴으로써 분배의 효율성 향상에 핵심적인 역할을 한다. 의료서비스의 경우, 유통경로는 서비스 과정을 보다 체계화 · 조직화 · 지역화함으로써 이용자가 효과적으로 서비스를 받을 수 있도록 한다.

둘째, 유통경로는 거래를 표준화하는 역할을 한다. 유통경로는 거래과정에서 이용되는 상품, 가격, 구입단위, 지급조건 등을 표준화함으로써 거래가 효율적으로 이루어질 수 있도록 한다.

셋째, 유통경로는 생산자에게는 규모의 경제를 실현할 기회를 제공하고, 구매자에게는 다양한 상품을 선택할 수 있는 기회를 준다. 중간상이 생산자에게 특정한 양의 구매를 보장함으로써, 생산자는 대량으로 상품을 생산하여 규모의 경제를 실현할 수 있다. 또한 다양한 상품을 구매하여 소비자가 편리하도록 상품의 구색을 갖춤으로써, 중간상은 배분효과의 증진에 기여하고 있다. 의료산업의 경우에도 의료기관들이 유통경로를 통해 자본과 정보를 결합 또는 공유함으로써 규모의 경제를 실현할 수 있으며, 의료환자들에게는 보다 다양한 종류의 의료서비스를 선택할 기회를 제공하고 있다. 특히 인터넷이라는 경로매체는 소비자의 선택의 폭을 크게 늘려 주고 있다.

넷째, 유통경로는 생산자에게 구매자와 경쟁자 그리고 기타 시장환경요인들에 대한 정보를 제공하고, 소비자에게는 상품에 대한 정보를 제공한다. 정보의 교차제공을 통하여, 유통경로는 생산자와 소비자를 효율적으로 연결하고, 서로 간의 관계를 강화시키는 역할을 한다.

다섯째, 유통경로는 대고객서비스를 제공한다. 즉, 상품의 배달에서부터 설치, 사용방법의 교육 및 수리와 같은 대고객서비스를 제공한다.

마지막으로, 유통경로는 외상이나 할부판매를 통한 간접금융기능을 제공함으로써 생산자의 위험을 분담한다. 특히 수요가 불확실한 신상품의 경우에 생산자로부터 일정한 양을 미리 구입하여 재고로 유지함으로써 생산자의 금융위험을 덜어주는 역할도 한다.

(3) 의료서비스 유통경로의 종류

일반적으로 유통경로는 다음과 같이 다섯 가지 종류로 나누어 볼 수 있다.

1) 의료 전달체계

일반적으로 의료전달체계는 의료기관 간의 기능을 분화시키고 의료서비스의 이용을 단계화하여 제한된 의료자원을 효율적으로 활용하고자 하는 의료서비스 유통경로이다. 즉, 의료

그림 1-15 | 의료전달체계

의료전달체계는 가벼운 질병의 예방이나 치료는 주로 지역사회의 1, 2차 의료기관에서 진료를 받도록 하고 중증도가 높고 치료가 복잡한 질병은 전문적인 장비와 시설이 있는 3차 의료기관에서 진료를 받도록 하는 의료서비스 유통경로이다.

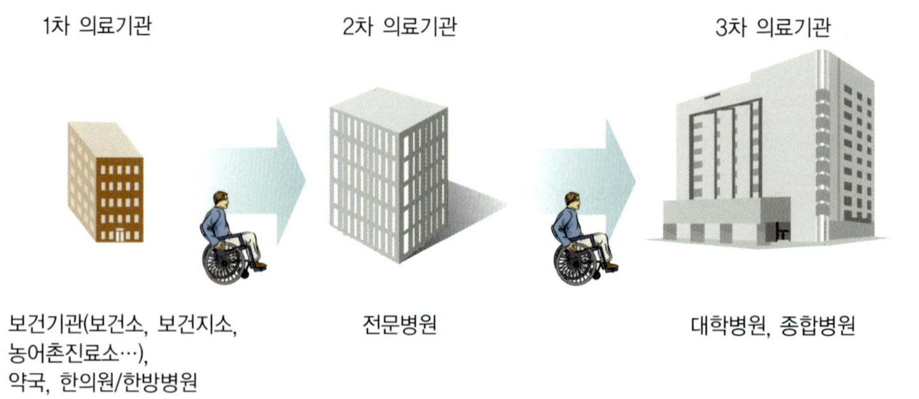

사례 1-6 1차 진료기관 – 보건소

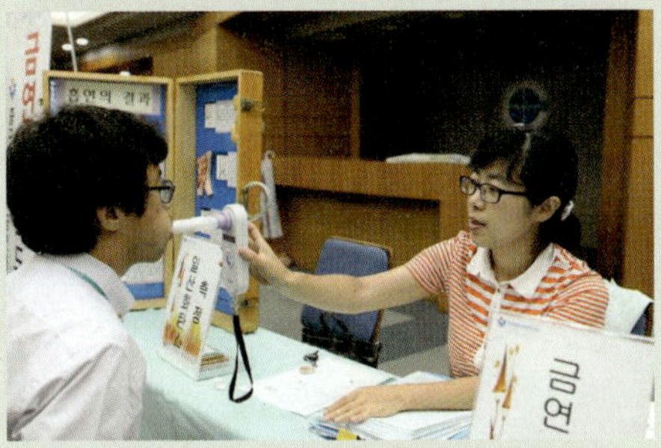

대구중구보건소 금연클리닉센터에서 금연상담 도중 몸 안의 일산화탄소량을 측정하고 있다.

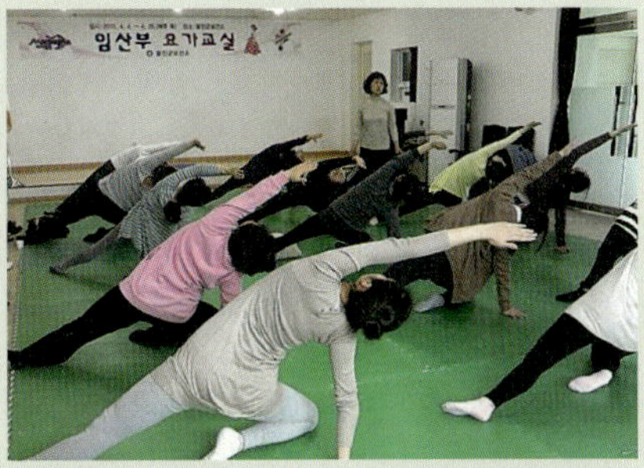

춘천시보건소의 '임산부를 위한 요가교실'에 참가하고 있는 주민들이 강사의 동작을 따라하고 있다.

일반적으로 1차 진료기관인 보건소라고 하면 낙후된 시설, 실력 없는 의사, 불친절한 공무원을 떠올린다. 또한 보건소에서 할 수 있는 일이라곤 방역소독이나 예방접종 아니면 간단한 검사뿐이라고 생각하는 사람들이 대부분이다. 그러나 요즈음은 동네 보건소를 100% 활용하는 것만으로도 저렴한 비용으로 건강관리에 큰 보탬이 된다. 이제 보건소에는 가정의학과, 내과, 소아과 등 1차 의료에 정통한 전문의들이 근무하는 보건소들도 많아졌고, 진료 이외에 상시적으로 노인질병이나 임산부와 주부를 위한 '전신 스트레칭 수업'과 '출산교실' 그리고 어린이와 청소년의 비만예방을 위한 '뱃살줄이기' 등 세대별 질병예방 프로그램을 다양하게 운영하고 있다. 이외에도 금연상담을 통해 니코틴 예방 패치도 제공하고, 골밀도 등 18가지 검사를 한 후, 이를 바탕으로 개인의 생활습관 등을 고려해서 건강향상을 위한 맞춤형 운동 스케줄까지 짜주기도 한다. 이처럼 최근 1차 진료기관에 속하는 보건소는 주민들에게 질병의 예방 및 치료뿐만 아니라 주민들의 요람으로부터 무덤까지의 건강을 책임진다는 생각으로 최선의 의료서비스를 제공하고 있다.

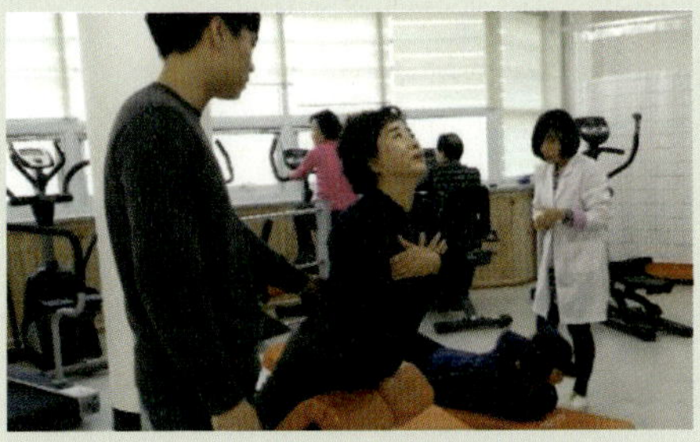
해남군보건소의 건강증진센터를 찾은 주민들이 윗몸 일으키기, 스트레칭, 자전거타기 등 다양한 운동을 하고 있다.

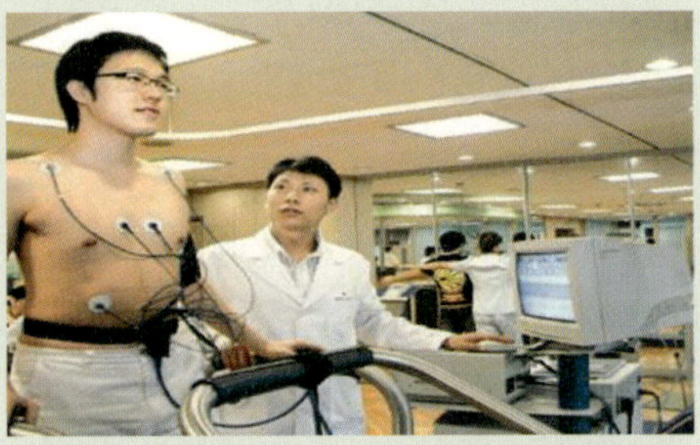
서울 송파보건소에서 20대 남성이 운동부하 검사를 받고 있다.

전달체계는 가벼운 질병의 예방이나 치료는 주로 지역사회의 1, 2차 의료기관에서 진료를 받도록 하고 중증도가 높고 치료가 복잡한 질병은 전문적인 장비와 시설이 있는 3차 의료기관에서 진료를 받도록 권장하는 체계이다. 의료전달체계는 지역적으로 이용체계를 구축함으로써 의료서비스가 보다 효과적으로 전달되도록 하는 역할을 한다. 또한 이러한 유통경로는 의료서비스 이용자가 의료기관을 선택하는 과정에 있어서 정책적인 관여가 존재함을 의미한다.

예를 들어, 의료이용자는 먼저 1차 의료기관인 가까운 병의원을 방문하여 진료를 받는다. 진료내용이 복잡하거나 보다 정밀한 의료장비가 필요하다고 판단되는 경우 이 환자는 상위의 전문병원에서 검사를 받고, 다시 어려울 경우에는 3차 의료기관인 종합병원으로 호송되어 진료를 받는다. 의료서비스 이용자에게 서비스를 보다 체계적이고 효율적으로 제공하기 위하여 일반적으로 의료서비스는 이렇게 3종류의 의료기관에 이르는 경로를 통해 의료서비스를 제공한다. 그러나 최근 들어, 의료전달체계의 지속성 미비로 인하여 의료기관의 역할과 기능이 중복됨으로써 오히려 비효율성이 높아지고, 의료서비스 제공자의 자율성과 전문성의 침해 정도가 높아지고 있다는 비난이 나오고 있다. 따라서 1차, 2차, 3차의 의료전달체계가 정비되고, 의료서비스 제공의 자율성과 전문성을 제고하는 방향으로 제도적으로 개선하려는 지속적인 노력이 필요하다.

2) 프랜차이즈시스템(franchise system)

일반적으로 프랜차이즈시스템은 서비스시스템의 창안자 및 생산자(franchiser)가 프랜차이즈를 사는 사람(franchisee)에게 회사의 이름 · 상호 · 영업방법 등 노하우를 제공하고 권리를 부여함으로써 일정한 대가를 받는 의료서비스 유통경로이다. 프랜차이지(franchisee)는 창안자인 프랜차이저(franchiser)와 계약관계로서 그 통제를 받지만 독립된 사업자이고, 자기자본을 투자하여 사업을 전개하는 것이 일반적이지만 미세한 점에 있어서는 조금씩 차이가 있다.

최근 들어, 신규 의료기관들 간에 프랜차이즈시스템을 도입하는 경우가 빠르게 늘어나고 있다. 왜냐하면 의료기관들은 단독으로 개원할 때보다 신규투자비용을 줄일 수 있고, 기술상 · 경영상의 각종 노하우 전수와 브랜드이미지 효과를 쉽게 얻을 수 있기 때문이다. 또한 의료서비스 이용자들도 충분히 개발된 양질의 의료서비스를 전국 각지에서 편하게 제공받을 수 있기 때문이다. 프랜차이저(franchiser) 역시 적은 자원으로 시장확대를 할 수 있다. 따라서 모두에게 편익을 주는 프랜차이즈시스템에 의한 의료서비스 유통경로방식이 확산되고 있다.

그림 1-16 | 프랜차이즈시스템

프랜차이즈시스템은 서비스시스템의 창안자 및 생산자(franchiser)가 프랜차이즈를 사는 사람(franchisee)에게 회사의 이름 · 상호 · 영업방법 등 노하우를 제공하고 권리를 부여함으로써 일정한 대가를 받는 시스템이다

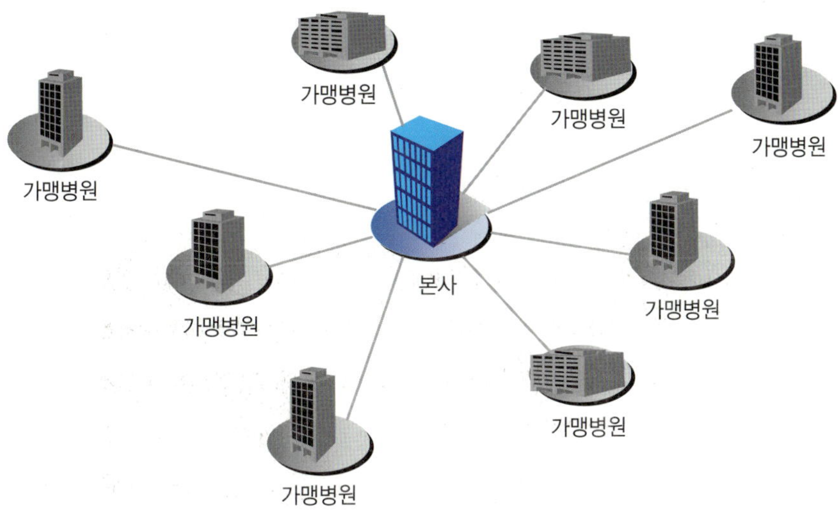

사례 1-7 병원 프렌차이즈 성공 사례

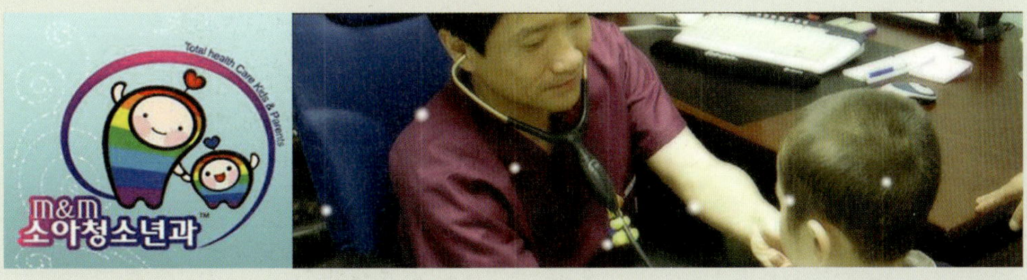

출산율 저하와 타 진료과의 영역 확대, 그리고 대형병원 확장 등으로 인하여 소아청소년과 개인병원의 경영난이 심각한 상황이다. 이런 가운데 M&M 메디칼 네트워크는 의료산업에 프랜차이즈시스템을 도입해서 새로운 수익모델 창출로 차별화를 꾀하였다. 총 12개의 가맹점(2015. 6)이 운영되고 있으며, 기존의 보험환자만을 중심으로 하는 치료 및 진료중심의 소아청소년과 운영방식을 탈피하여 토탈 헬스케어로서 탈바꿈하여 특수클리닉시스템을 구축해 아토피피부염, 알레르기비염, 저신장증 등 각종 소아질환 치료에의 전문성을 강화하고 있다. 또한 영양상담실이나 피부상담실을 운영하여 비만관리와 노화방지 등 아이들의 부모들을 위한 의료서비스도 제공하고 있다. 특히 의료품 유통기관 및 의료장비 업체와 제휴해서 가맹병원에 안정적으로 물품 및 장비를 공급하는 유통시스템과 신속한 A/S시스템을 구축하고 있다. 또

한 가맹병원 원장들에게는 전문클리닉 진료지도를 정기적으로 실시하고 있으며 새로운 경영 및 관리 노하우를 수시로 제공하고 있다. 즉, M&M 메디칼 네트워크는 새로운 유통경로방식인 프랜차이즈시스템을 통해 효과적인 병원경영과 양질의 의료서비스를 제공하고 있다.

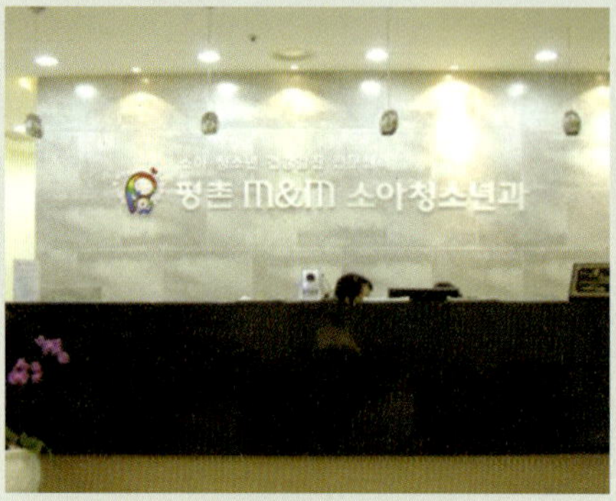
평촌 M&M 소아청소년과

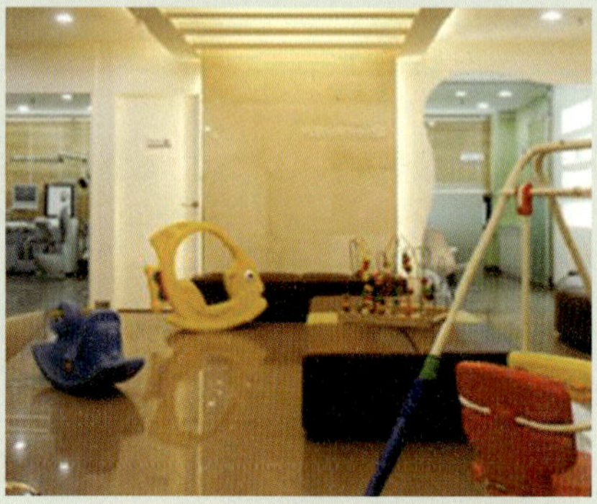

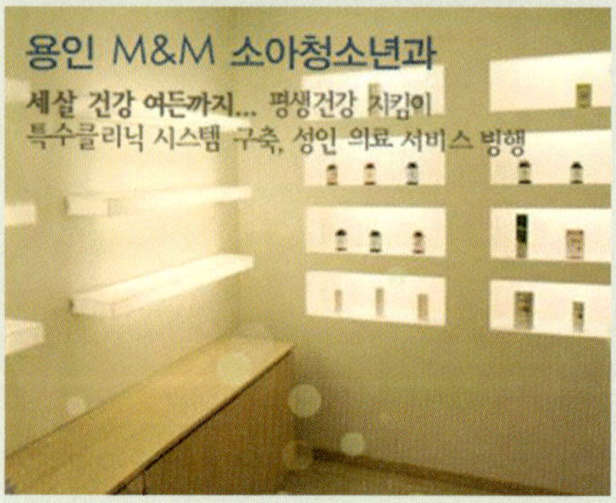
용인 M&M 소아청소년과
세살 건강 여든까지... 평생건강 지킴이
특수클리닉 시스템 구축, 성인 의료 서비스 병행

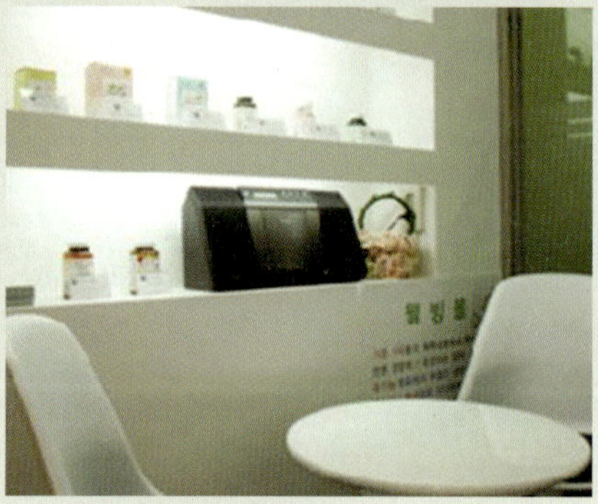

3) 집단개원체계(group practice)

일반적으로 집단개원체계(group practice)는 3명 이상의 의료인이 법적으로 구성된 조직을 통하여 시설과 보조인력을 공동으로 이용하되 진료활동은 독자적으로 진행하는 의료서비스 유통경로이다. 즉, 집단개원체계는 3명 이상의 의료인이 공동투자하여 투자비용을 축소하고 관리효율을 증대함으로써 단독개원에 따른 위험부담을 줄일 수 있다. 또한 집단개원은 단독개원에 비하여 진료수준을 향상시켜 의료서비스 이용자들의 신뢰도를 향상시킬 수 있다는 장점이 있다.

그러나 의료인들은 경영상의 비효율을 초래할 수 있다. 왜냐하면 의료인들은 이익분배 등의 의사결정과정에서 공동으로 협의하여 결정해야 하므로 그에 따른 갈등이 야기될 수 있기 때문이다.

그림 1-17 | 집단개원체계

집단개원은 3명 이상의 의료인이 법적으로 구성된 조직을 통하여 시설과 보조인력을 공동으로 이용하되 진료활동은 독자적으로 진행하는 의료서비스 유통경로이다

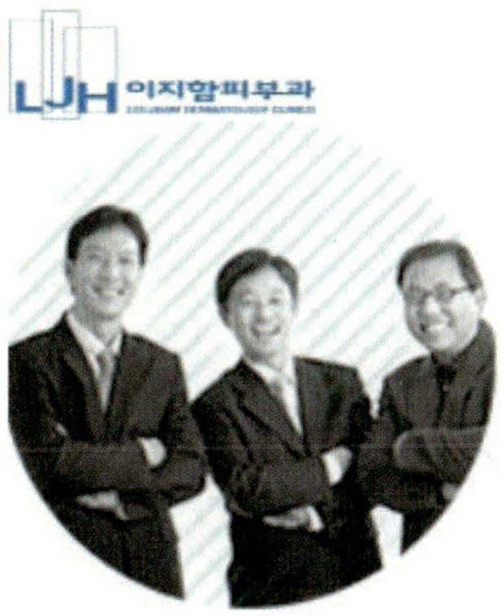

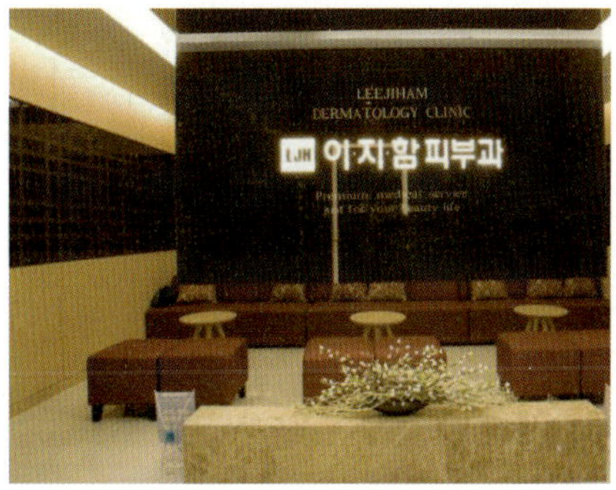

4) 병원합동관리체계(multihospital system)

일반적으로 병원합동관리는 둘 이상의 의료기관이 경영활동과 재원관리 과정을 연계·공유·통합하는 의료서비스 유통경로이다. 즉, 병원합동관리체계는 두 지역 이상에 의료기관을 설치하여 운영·관리하는 유통경로이다. 이는 자본과 정보를 결합함으로써 비용절감과 보다 높은 질의 의료서비스를 제공하는 것을 가능하게 한다. 또한 네트워크시스템을 통한 의료 선진기술 습득이 용이하고, 브랜드 파워 향상을 통한 시너지효과 창출에 효과적인 유통체계이다.

특히 의료시장 개방화에 따른 병원 간 인수·합병이 활성화됨에 따라 시장규모를 확대하려는 의료기관들의 유통경로전략으로 확대되어 활용되고 있다. 그러나 신속한 의사결정과 집행이 용이하지 않으며, 특히 특정한 분원의 부정적 이미지가 합동체계 전체에 대한 이미지 손상으로 확대되기 쉽다. 또는 분원의 재정적 적자를 본원이나 다른 분원들이 감당하게 되는 문제가 있다.

그림 1-18 | 병원합동관리체계

병원합동관리는 둘 이상의 의료기관이 경영활동과 재원관리과정을 연계 · 공유 · 통합하는 의료서비스 유통경로이다.

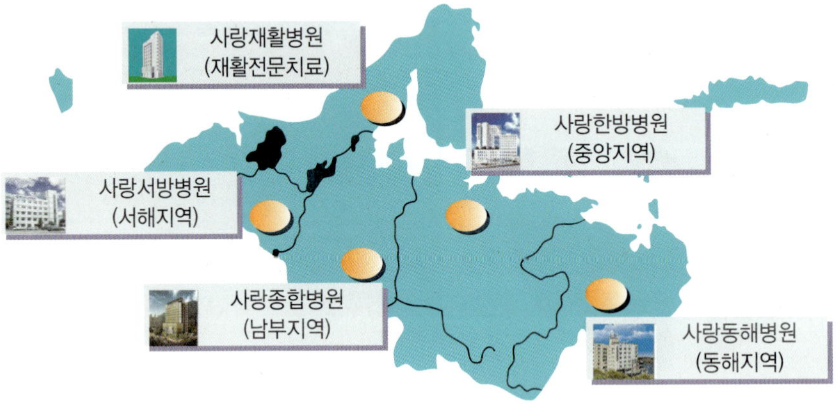

사례 1-8 병원합동관리체계(multihospital system) 성공 사례

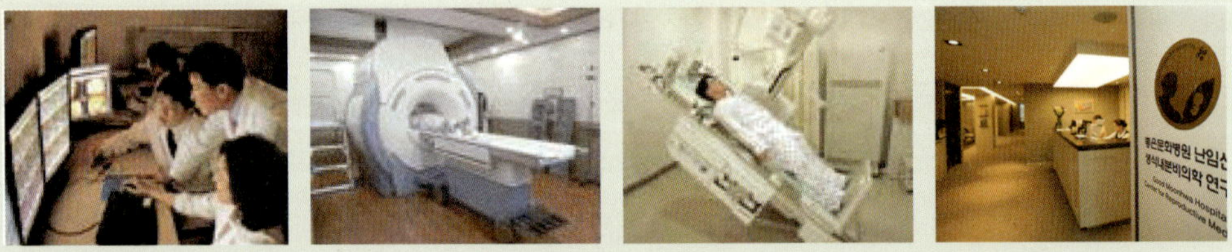

은성의료재단은 부산 및 경남지역의 최대 병원합동관리체계를 갖춘 병원이다. 각 지역에 있는 여섯 개의 병원들은 종이매체에 의해 기록돼 온 모든 의료기록을 그 업무처리구조나 정보의 범위, 그리고 정보내용의 변형 없이 동일하게 전산화를 통해서 이를 업그레이드 시킨 EMR(Electronic Medical Record System)을 도입하였다. 따라서 환자의 진료행위를 중심으로 발생한 업무상의 자료나 진료 및 수술 · 검사기록을 전산에 정리 · 입력 · 보관할 수 있게 되었다. 이를 바탕으로 6개 병원은 업무를 표준화하여 여러 가지 병원경영시스템을 통합적으로 관리 · 운영할 수 있었다. 예를 들어, 공동구매를 통하여 구매비용을 절감하고, 병원의 인사관리를 비롯해서 다양한 병원경영과 의술노하우를 공유하고, 이외에도 직장문화 등 다양한 정보를 공유함으로써 시행착오를 최소화하여 높은 통합운영 시너지효과를 창출하고 있다. 특히 각 병원이 위치한 지역과 진료상의 특수성을 차별화하면서 '좋은 OO병원'이라는 일관된 병원브랜드를 사용함으로써 병원정체성과 일체감을 유지하고, 또한 각종 지역사회 공헌활동으로 지역네트워크를 더욱 탄탄히 하고 있다.

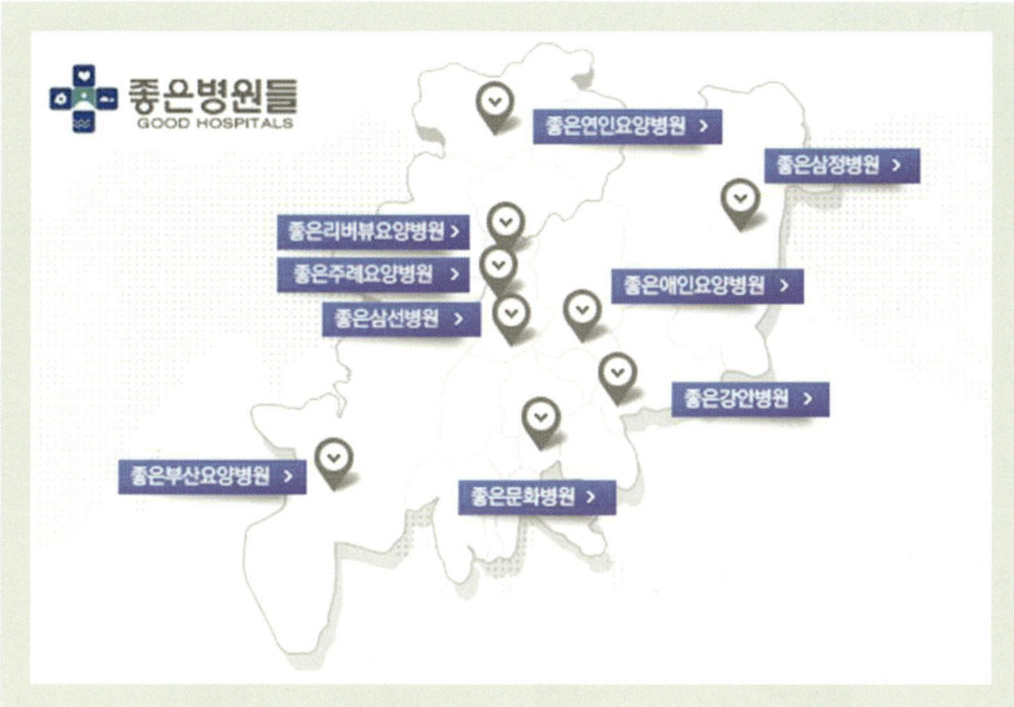

5) 의원가

일반적으로 의원가는 서로 다른 전문과목의 의사들이 동일건물에 모여 각각의 의료기관을 운영하는 의료서비스 유통경로를 말한다. 이는 각각의 의료기관이 독립적으로 운영된다는 점에서 집단개원과는 차이가 있다. 의원가는 전문병원 간 협진을 통해 의료서비스 이용자들이 종합병원과 같은 효과를 저렴하게 얻을 수 있다는 장점이 있다. 또한 초기 잉여금이 공공의료시설에 재투자됨에 따라 이용자들에게 양질의 의료서비스를 제공할 수 있게 된다. 예를 들면, 신경정신과, 정형외과, 재활의학과 등의 경우 공동요양시설 · 재활치료시설 등의 개설과 고가재활장비나 진료장비의 공동투자가 가능해짐으로써 의료서비스의 질적 향상이 가능하다.

그림 1-19 | 의원가

서로 다른 전문과목의 의사들이 동일 건물에 모여 개원을 하는 방식이다

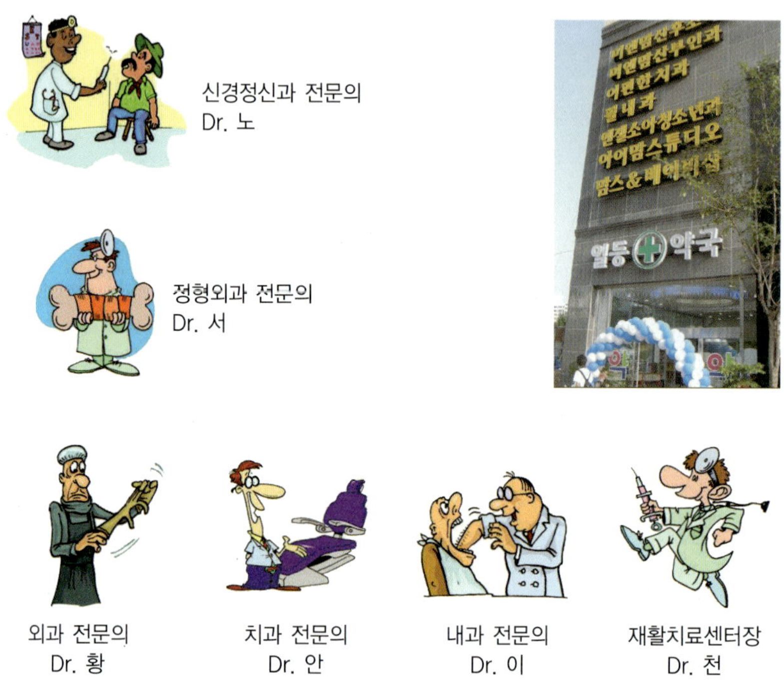

3.4 촉진전략

촉진은 보다 포괄적인 의미로 판매활동을 원활하게 하며, 매출액을 증가시키기 위해서 실시되는 모든 마케팅활동을 말한다. 이러한 촉진은 광고, 판매촉진, 인적판매, 홍보의 4가지 요인으로 나누어 볼 수 있다.

상품에 대한 소비자의 인식증가를 목표로 하는 광고는 소비자를 교육시키는 교육적인 효과가 있다. 광고는 소비자의 인식을 도와 장기적으로 상표에 대한 인지도를 증가시켜, 소비자가 상품을 선택할 때 고려대상이 되도록 이끄는 역할을 한다.

판매촉진은 단기적인 매출증가를 목표로 한다. 주목률이 높아 단기간 매출은 증가하나 망각률 또한 높아 그 효과는 매우 단기적이다.

그림 1-20 | 마케팅믹스 - 촉진

촉진의 정의	판매활동을 보다 원활하게 하는 동시에 매출액을 증가시키기 위해 실시되는 모든 판매활동

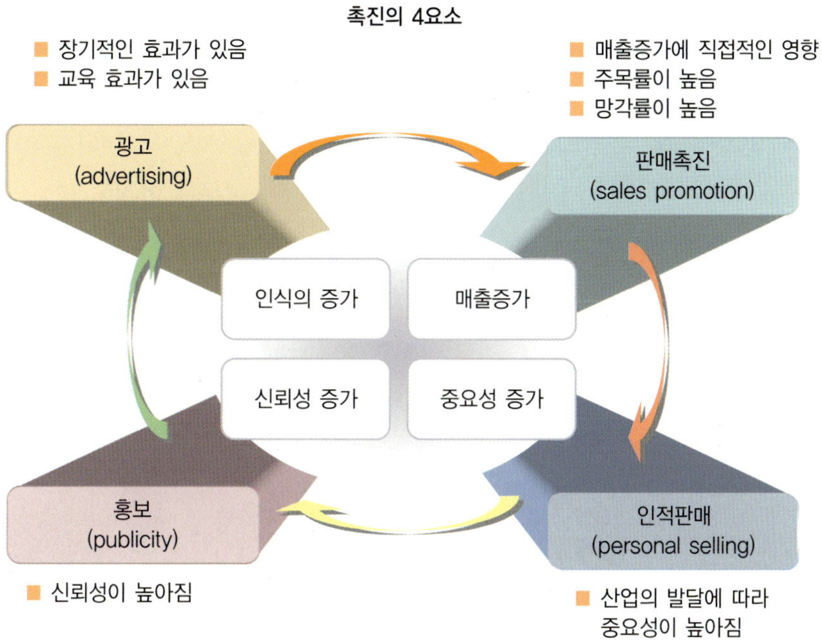

인적판매는 산업이 복잡해짐에 따라 그 중요성이 강조되고 있다. 폭발적으로 늘어나는 광고와 판촉은 소비자 설득에 더 이상 효과적이지 못하다. 반면에 인적판매의 효과는 상대적으로 꾸준하게 그 중요성이 부각되고 있다.

홍보는 병원의 신뢰성 증가를 목표로 한다. 홍보는 광고와 달리 소비자에게 신뢰감을 줌으로써 자연스럽게 병원의 정보를 받아들이게 한다. 또한 홍보는 광고보다 소비자의 기억 속에 오래 남아 그 효과가 매우 높으며, 병원의 사회적 이미지에도 지대한 영향을 미친다.

(1) 광고

일반적으로 병원은 소비자의 인식이 무의식에서부터 구매 및 충성도 강화에 이르는 과정 중에 어느 단계에 있는지를 파악하여 광고를 디자인한다. 광고의 매체로는 TV, 신문, 라디오, 잡지의 4대 매체 외에도 간판, 에드벌룬, 팸플릿, 네온, 비행선, 전화번호부, 차량, 차내 광고, 영화, 포스터, 카탈로그, 다이렉트 메일, 엽서, 차내 방송 등이 있다.

그러나 최근 들어 병원의 대표적인 판촉수단인 광고가 많이 퇴보하는 현상을 보이고 있다. 예를 들면, 에너자이저와 에버레디(Energizer and EverReady)라는 미국 배터리회사의 경우를 보면, 토끼가 북을 치고 돌아다니는 내용의 광고로 상을 받는 등 많은 성공을 거두었다. 그러나 실제 그 광고가 나간 후에 에너자이저와 에버레디사의 매출이 증가한 것이 아니라 경쟁사인 듀라셀의 매출액이 약 40%나 증가하였다. 고객들을 대상으로 조사해본 결과 그 광고는 재미있었는데, 듀라셀의 광고가 아니었냐는 반응을 보였다. 이와 같이 광고의 효과가 퇴색되는 경향이 있으나 그 효과가 빠르고 지속적이기 때문에 아직도 병원의 대표적인 판촉수단이 되고 있다.

사례 1-9 광고의 효과가 퇴색한 사례

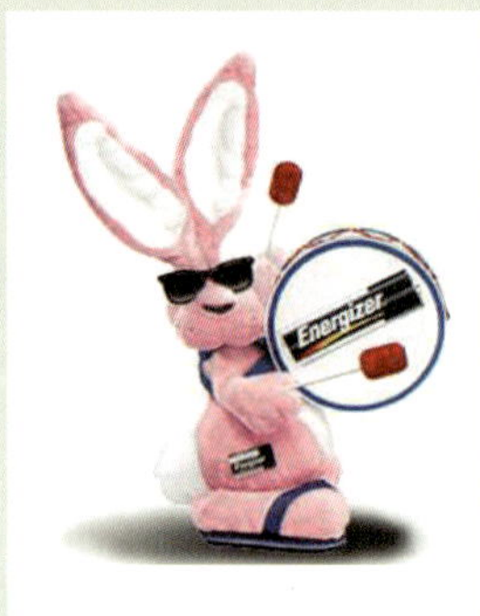

에너자이저의 Bunny

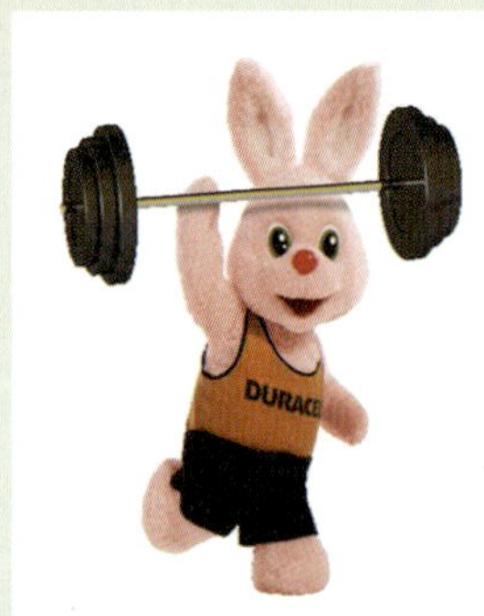

듀라셀의 Bunny

토끼가 북을 치고 돌아다니는 내용의 광고로 에너자이저와 에버레디(Energizer and EverReady)는 상을 받는 등 많은 성공을 거두었으나 경쟁사인 듀라셀의 유사한 광고로 인하여 그 효과가 크게 퇴색되었다.

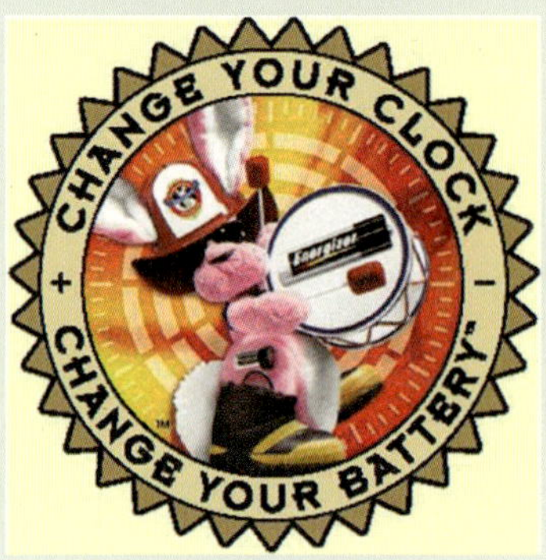

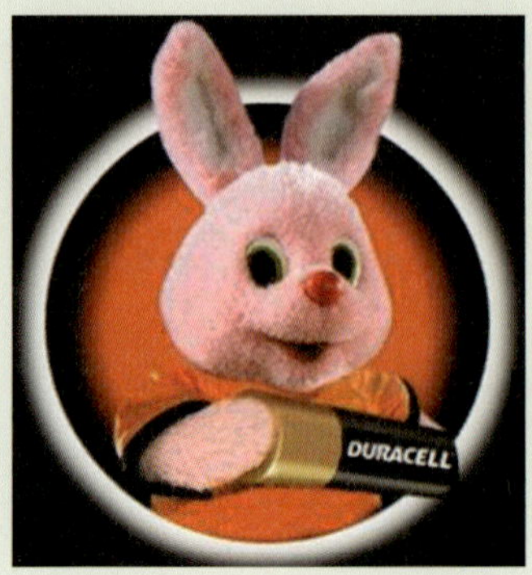

광고의 효과적인 실행을 위한 광고전략의 입안과 실행과정을 보면 다음과 같다. 우선 광고의 목표를 설정하고 광고전략을 디자인한다. 다음으로 광고기간과 매체별 비율을 결정한다. 이어서 메시지를 작성하고 예산결정을 한 다음 광고 디자인을 결정한다. 다음으로 광고를 제작하고 매체를 선택한 다음 스케줄을 결정한다. 광고를 실행하고 그 효과를 측정 · 분석하여 평가하고 필요하면 광고전략을 수정한다.

이러한 광고전략 실행과정 중에 광고효과 측정 및 분석과정이 가장 어려우나 이것은 효과적인 광고의 수행을 위해서 필수적인 과정이다. 광고효과 측정과정에서 성과요인으로 고려하여야 하는 사항으로 호의도, 이해도, 상기율, 매출액 및 충성도의 상승과 무관심비율이나 망각률의 감소 등이 있다. 비용에 대비하여 이러한 성과를 비교함으로써 광고의 효과를 평가할 수 있다. 그러나 광고의 효과는 장기적으로 나타나는 것이기 때문에 정확한 광고효과를 측정하기는 매우 어렵다.

그림 1-21 | 광고전략의 실행과정과 효과측정

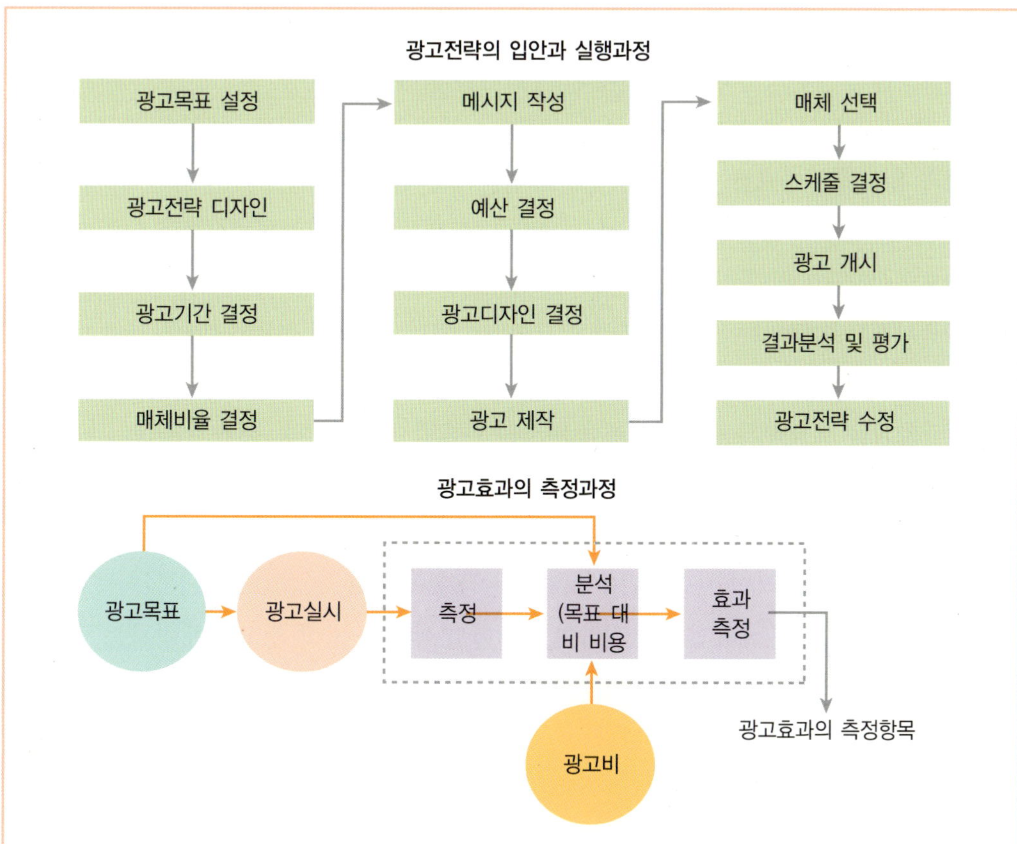

그러나 의료광고는 사람의 생명을 다룬다는 점에서 좀 더 차별화되어 외국에 비해 많은 제약이 있다. 한동안 현행 의료광고 관련법은 특정한 몇 가지를 제외한 나머지를 금지하는 소위 포지티브(positive) 방식으로 의료광고를 극히 제한하고 있어서 이러한 현행법을 준수하며 의료광고를 하는 것은 대단히 어려운 일이었다. 즉, 출신학교, 의사의 진료과목, 전문의 경우 인턴, 레지던트 등 수련기간을 거치고 딴 전문 과목만을 표시하고 전문의가 아닌 경우 반드시 진료과목이란 단어와 간판글씨엔 병원명 사이즈 절반크기 이하로 작게 표시하도록 되어 있다. 이러한 포지티브 방식의 의료법이 2007년 1월 2일 공포한 의료법 광고제한규정 완화입법에 의하여 네거티브 방식으로도 가능하게 되었다. 즉, 무엇 무엇만 되는 게 아니라 무엇 무엇만 안 되고라고 표시할 수 있으나, 여전히 안 되는 항목이 많으며, 그것도 부족해 사전심의제 노입과 처벌강화로 사실상은 의료광고가 더 어러워졌다는 의견까지 있다. 현재 네거티브제에 의해 제제를 받는 의료광고를 정리하면 다음과 같다.

① 제10조 규정에 따른 평가를 받지 아니한 신의료기술에 관한 광고

보건복지가족부 장관은 국민건강을 보호하고 의료기술의 발전을 촉진하기 위해 대통령령으로 정하는 바에 따라 제101조에 따른 신의료기술평가위원회의 심의를 거쳐 신의료기술의 안전성과 유효성 등에 관한 평가를 하여야 한다.

제1항에 따른 '신의료기술'은 새로 개발된 의료기술로서 보건복지가족부 장관이 안전성과 유효성을 평가할 필요성이 있다고 인정하는 것을 말한다.

보건복지가족부 장관은 신의료기술 평가 결과를 '국민건강보험법' 제55조에 따른 건강보험심사평가원의 장에게 알려야 한다. 이 경우 신의료기술 평가의 결과를 보건복지가족부령으로 정하는 방법에 따라 공표할 수 있다. 그 밖에 신의료기술평가의 대상 및 절차 등에 필요한 사항은 보건복지가족부령으로 정한다.

② 치료효과를 보장하거나 암시하여 소비자를 현혹할 우려가 있는 내용의 광고
③ 다른 의료기관, 의료인의 기능 또는 진료방법과 비교하는 내용의 광고
④ 다른 의료법인, 의료기관 또는 의료인을 비방하는 내용의 광고
⑤ 수술장면 등 직접적인 시술행위를 노출하는 내용의 광고
⑥ 의료인의 기능 · 진료방법과 관련하여 심각한 부작용 등 중요 정보를 누락하는 광고
⑦ 객관적으로 인정되지 아니하거나 근거가 없는 내용을 포함하는 광고
⑧ 신문, 방송, 잡지 등을 이용하거나 기사 또는 전문가의 의견 형태로 표현되는 광고
⑨ 제66조의 규정에 따른 심의를 받지 아니하거나 심의받는 내용과 다른 내용의 광고
⑩ 이 밖에 의료광고의 내용이 국민건강에 중대한 위해를 발생하게 하거나 발생하게 할

우려가 있는 것으로서 대통령령이 정하는 내용의 광고

의료인의 경력광고 허용범위는 예전과 동일하게 의료인의 출신학교, 전문과목, 외국연수(1년 이상), 시술건수 집계 등만을 인정한다. 단, 여성전문, 소아전문, 천식전문, 노인전문 등 학회상 인정이 되지 않는 세부 전문에 관한 표시, 의학박사 등의 표시와 클리닉이란 표현도 불법이다. 또한 모든 의료광고는 지역 의사회의 사전심의를 받아야 한다. 정기간행물 · 신문 · 잡지 · 기타 간행물, 인터넷신문, 옥외광고물은 다 심의대상이다. 사전심의는 각 지역 의사협회(치과의사협회, 한의사협회)에 비치되어 있는 신청서에 신청을 해야 하며, 30일 이

사례 1-10 재미있고 창의적인 광고들

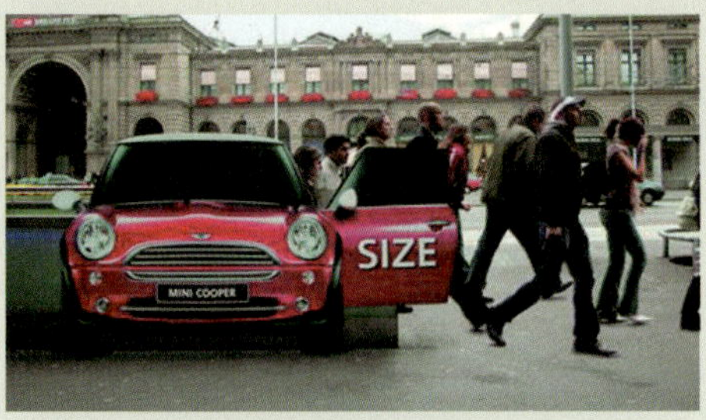

BMW의 미니(MINI)쿠퍼의 광고
"도대체 조그만 차에서 몇 명이나 내리는 거야?"
지하도로 오르내리는 사람들을 이용한 광고

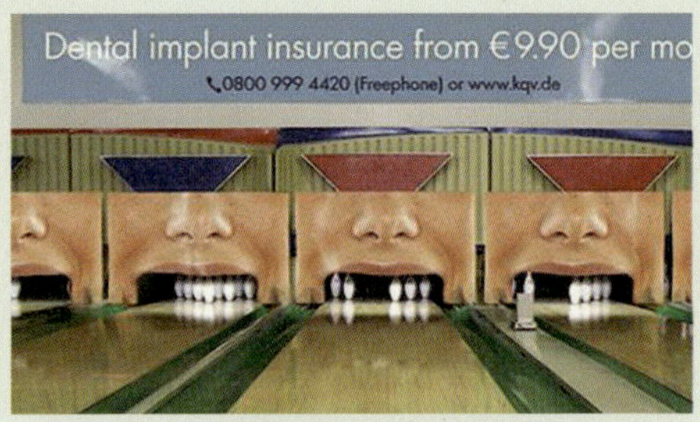

치과관련 보험상품 광고
이빨이 빠진 볼링핀을 통한 임플란트
치아보험 광고

매스미디어와 정보통신기술의 발달과 더불어 홍수처럼 쏟아져 나오는 광고들로 인하여 과연 어느 광고가 어떤 상품의 광고인지, 또한 어느 연예인이나 운동선수가 어떤 광고에 나왔는지 매우 혼돈스러운 경우가 많아짐에 따라 광고의 효과가 크게 떨어지는 경향이 있다. 이러한 다양한 매체와 수많은 광고들 속에서 살아남아 소비자들에게 인식되기 위해서는 창조적인 톡톡 튀는 아이디어를 바탕으로 하는 광고가 필요하다.

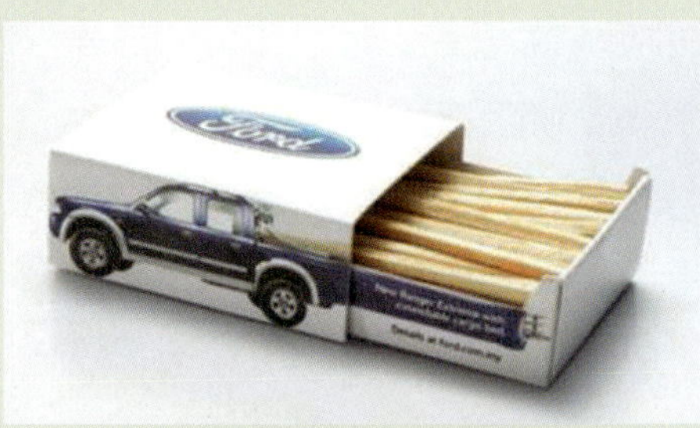

Ford Ranger Extreme
사은품으로 만든 성냥갑을 열 때마다 가득 실은 성냥개비를 통해 포드 레인저의 특징을 알리고 있다.

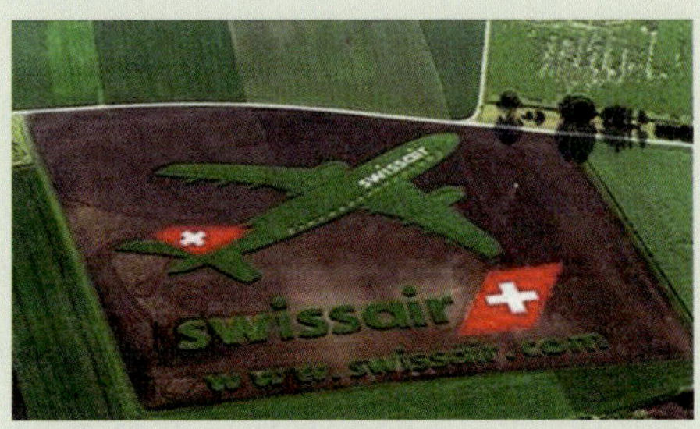

스위스항공
비행기를 타고 하늘에서도 선명하게 보일 만큼 크게 농작물을 이용하여 만든 광고

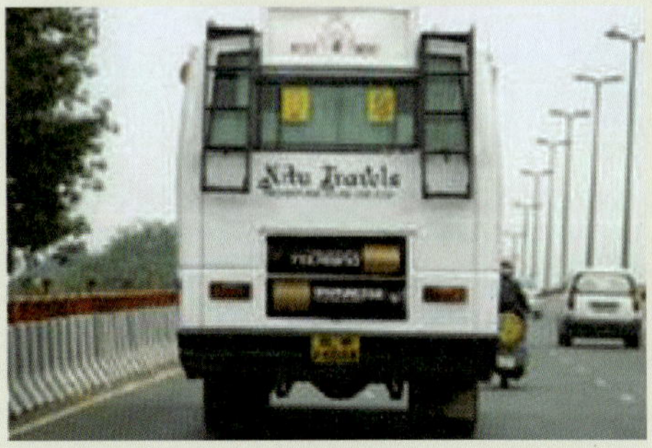

듀라셀건전지
대형버스가 듀라셀 건전지로 움직이는 것처럼 보임으로써 강력한 파워를 강조함

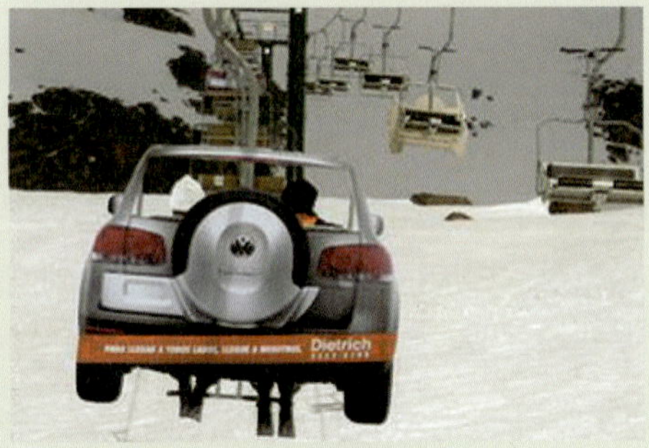

폭스바겐
스키장 리프트 뒤에 광고판을 달아 눈이 내린 높은 산에도 거침없이 올라가는 4륜구동 자동차라는 점을 광고함

내에 결과 통보를 받으며 소정의 심의료가 필요하다.

(2) 판매촉진

판매촉진은 샘플이나 판촉물을 이용하거나 이벤트를 이용하여 상품의 매출을 증대시키는 마케팅방법이다. 판매촉진은 시장에 즉각적인 자극을 줌으로써 매출증가에 직접적인 영향을 미친다. 일반적으로 광고는 소비자의 인식을 통해서 매출증가에 이르기까지 상당한 시간이 필요하지만, 판매촉진은 그 효과가 매우 즉각적이다. 그러나 그 효과는 광고에 비하여 매우 단기적이다.

이러한 판매촉진에는 크리스마스세일, 연말사은세일, 창립기념행사와 같이 정기적으로 실시하는 정기적인 판매촉진과 신제품발표회 및 매출촉진캠페인 등과 같은 부정기적인 판매촉진이 있다. 판매촉진에 사용되는 것의 예로는 바겐세일, 쿠폰, 경품, 퀴즈, 시제품, 시승회, 전시회주차권, 트레이드 인(trade in), 패션쇼, 점포의 내장, 포장지 등이 있다.

판매촉진에서 일반적으로 자주 쓰는 캠페인이라는 말이 있는데, 이것은 전사적으로 일정기간 동안 실시되는 대규모적인 판매촉진을 뜻한다. 이러한 캠페인은 일반적으로 매출액 증가를 비롯하여 회사명 변경 등으로 인한 지명도 및 이미지 향상, 신상품 도입 및 병원의 창업기념이나 매출목표액 돌파 등 특정 목표달성을 기념하기 위한 목적으로 실시한다.

병원의 경우에는 병원의 이미지와 인지도 향상을 위하여 다양한 이벤트를 계획하여 실행하기도 한다. 예를 들면, 새해를 맞아 병원의 첫 번째 환자와 첫 아기 · 산모, 입원환자에게

사례 1-11 판매촉진 – 성형외과

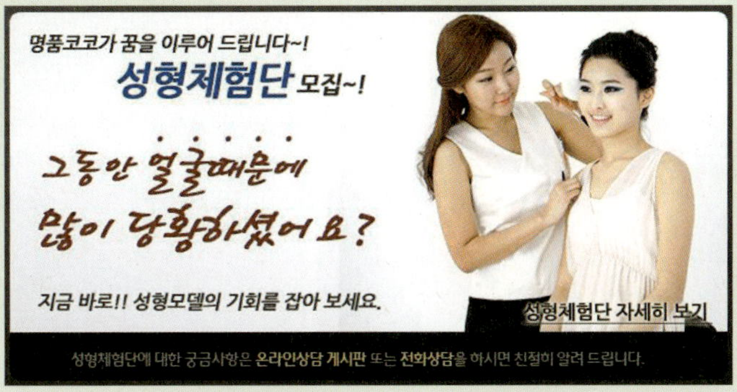
명품코코가 꿈을 이루어 드립니다~!
성형체험단 모집~!
그동안 얼굴때문에
많이 당황하셨어요?
지금 바로!! 성형모델의 기회를 잡아 보세요.
성형체험단 자세히 보기
성형체험단에 대한 궁금사항은 온라인상담 게시판 또는 전화상담을 하시면 친절히 알려 드립니다.

최근 성형수술이 보편화되면서 병원 판매촉진활동의 일환으로 성형외과의 '성형체험단' 모집이 자주 등장해 눈길을 끌고 있다. 평소 외모 콤플렉스로 자신감이 부족했던 취업준비생이나 일반인을 대상으로 콤플렉스의 원인을 찾아 개선해 줌으로써 당당한 자신감을 되찾아 준다는 취지이다. 이러한 병원의 판매촉진활동은 일정기간 동안의 이벤트를 통해 병원의 수익뿐만 아니라 이미지와 인지도 향상을 목적으로 실행하는 것으로서, 최근에는 '성형모델 선발대회' 또는 '수술비 지원 이벤트' 등으로 그 수가 점차 증가하고 있다.

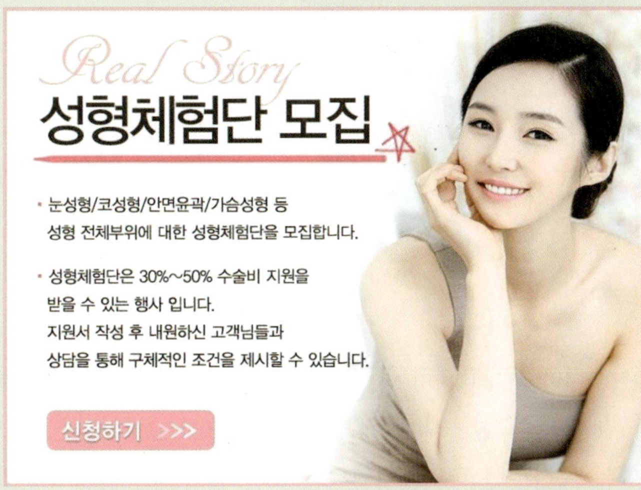
Real Story
성형체험단 모집
• 눈성형/코성형/안면윤곽/가슴성형 등
성형 전체부위에 대한 성형체험단을 모집합니다.
• 성형체험단은 30%~50% 수술비 지원을
받을 수 있는 행사 입니다.
지원서 작성 후 내원하신 고객님들과
상담을 통해 구체적인 조건을 제시할 수 있습니다.
신청하기 >>>

황금돼지와 건강검진권을 증정하는 이벤트를 함으로써 특정 목표 달성을 기념하거나, 병원 이미지 향상을 위하여 설날 혹은 추석 같은 명절에 유명 서예가를 초청해 무료 가훈 써주기 행사 등이 일종의 판매촉진에 해당된다.

사례 1-12 판매촉진을 위한 이벤트

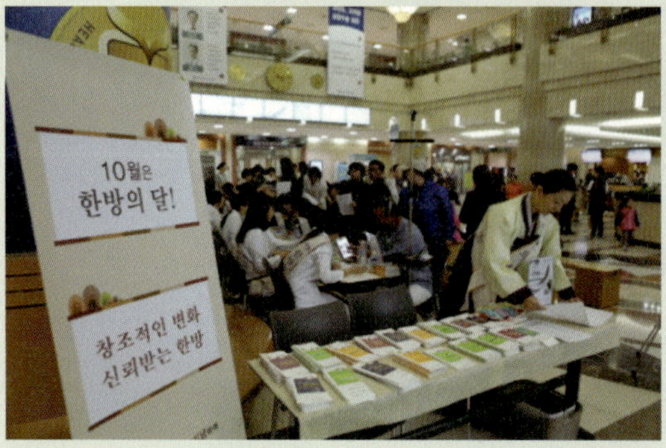
10월은
한방의 달!
창조적인 변화
신뢰받는 한방

강동경희대한방병원 '한방의 날 기념행사'

강동경희대한방병원에서는 한방의 날을 기념하여 진료과별 상담과 이침, 전자뜸, 공진요법 등의 체험을 제공하였다. 또한 한방병원에서 처방되는 각종 제재약 및 한약재에 대한 전시를 같이 진행하여 강동경희대한방병원의 인지도 향상을 위해 노력하고 있다.

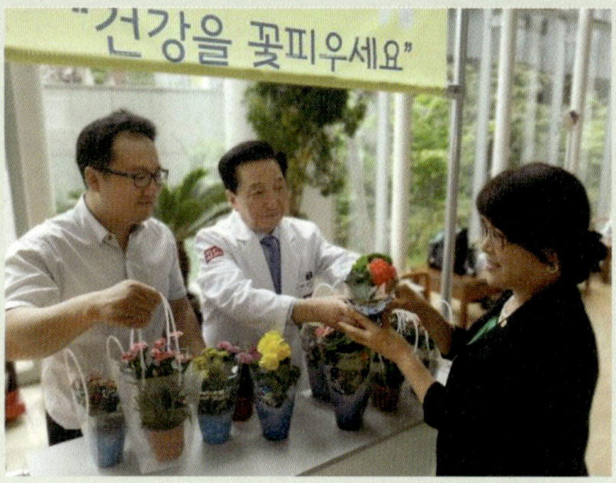
"건강을 꽃피우세요"

에이치플러스 양지병원의 '건강을 꽃피우세요' 이벤트

에이치플러스 양지병원이 가정의 달을 맞아 '건강을 꽃피우세요' 이벤트를 마련하여 병원의 장기적인 수익증대뿐만 아니라 병원의 이미지 향상을 꾀하고 있다.

(3) 인적판매

인적판매(personal selling)란 고객과의 직접적인 접촉을 통하여 자사 상품에 대한 정보를 제공하고 고객이 구매하도록 설득하는 커뮤니케이션 활동을 의미한다. 즉, 판매원(sales person)을 매개로 하는 촉진수단으로 판매원판매 혹은 종업원판매라고도 한다.

일반적으로 인적판매는 촉진의 속도가 느리고 고객 1인당 촉진비용이 매우 높기 때문에 일반대중을 타깃으로 하는 상품에는 적합하지 않다. 그러나 고객에게 필요한 정보를 정확히 제공할 수 있고 융통성있는 대응이 가능하므로 산업재 촉진이나 중간상을 대상으로 하는 촉진에 적합하다. 특히 구매과정상 일정단계 이후, 즉 상품을 인지하고 있는 고객을 대상으로 구매를 유발시키는 데 가장 효과적인 수단이다.

이러한 인적판매는 제약회사나 의료장비 판매회사들의 대표적인 촉진방법으로 사용되어 왔다. 반면에 병원이나 진료기관에서는 아직 인적판매를 효과적으로 사용하지 못하고 있는 실정이다. 그러나 의료서비스가 치료 이외의 건강유지나 요양 등이 다른 산업의 서비스, 예를 들어 관광 등과 결합하는 경우에는 보다 효과적인 인적판매를 통한 마케팅도 고려해 볼 필요가 있다.

일반적으로 인적판매는 다음과 같은 장점을 보유하고 있다.

첫째, 소비자에게 많은 정보를 즉각적으로 제공해 줄 수 있다. 다른 커뮤니케이션 수단과는 달리 인적판매는 판매원이 고객의 욕구, 표정 및 행동에 맞추어서 즉석에서 커뮤니케이션을 달리 할 수 있는 융통성이 있다.

둘째, 구매자와 판매자 사이에 역동적인 상호작용이 존재한다. 이로 인하여 양자 사이에 쌍방향 커뮤니케이션이 가능하여 특정한 소비자 욕구에 즉각적으로 대응할 수 있다.

셋째, 고객이 될 만한 사람에게만 초점을 맞추어 접근할 수 있다. 광고의 경우 메시지를 고객이 될 만한 사람에게만 전달할 수 없다는 점에 비추어 보면 인적판매의 장점은 더욱 두드러진다. 이로 인해 커뮤니케이션 자원의 낭비를 최소화할 수 있다.

넷째, 인적판매는 소비자들의 구매행위가 바로 이루어질 수 있도록 유도할 수 있다. 다른 커뮤니케이션 수단들은 즉각적인 구매행동이 행해질 수 있도록 유도하기보다는 잠재고객들이 차후에 구매의사결정을 할 때의 조언자 역할을 할 뿐이다. 그러나 인적판매는 구매와 직접적인 연계가능성이 매우 높다.

다섯째, 광고에 비해 시간낭비가 적기 때문에 즉각적이고 명백한 피드백이 이루어진다. 이는 인적판매가 확인되고 집중화된 목표시장에 대하여 대중매체를 이용하는 광고보다 효율적으로 자원을 집중할 수 있기 때문이다.

이러한 인적판매도 적지 않은 단점을 가지고 있다.

첫째, 인적판매는 판매원이 한정된 수의 소비자에게만 접근이 가능하기 때문에 광범위한 소비자 인식을 발생시키는 데에 많은 어려움이 있다.

둘째, 인적판매는 고객 1인당 드는 비용이 상당히 많다. 판매원이 한정된 수의 고객과 1 대 1의 대면접촉(face-to-face)을 통한 커뮤니케이션을 한다. 따라서 대중매체를 이용하여 광범위한 소비자에게 소구하는 광고에 비해 고객 1인당 소요비용이 높다.

셋째, 판매원의 출장비, 임금, 커미션, 보너스 등으로 인해 많은 비용이 발생한다. 따라서 이러한 인적판매의 높은 비용을 해결하기 위해 많은 병원들이 텔레마케팅을 활용하기도 한다. 이 방법은 고객을 직접 찾아가 대면하는 것이 아니라 전화나 컴퓨터 같은 매체를 통해 고객과 대화한다. 특히 이 방법은 상품의 조작방법이나 기술적인 조언을 주고자 할 때, 멀리 있는 고객과의 판매상담, 아주 적은 액수의 구매상담 등에 매우 효과적이다.

넷째, 최종소비자를 대상으로 하는 인적판매는 많은 소비자들에게 부정적인 이미지를 남길 수 있다. 인적판매가 이루어지는 과정에서 판매원의 진실성이 결여되거나, 강력한 구매압력을 넣는다거나, 즉각적인 구매의사결정을 강요할 경우 소비자들로부터 많은 비판을 받을 수가 있다. 따라서 판매원들에 대한 훈련과 마케팅개념의 활용으로 이러한 부정적인 요소를 제거하도록 노력해야 한다.

(4) 홍보

홍보는 신문이나 잡지, TV를 통해서 판매목적으로 회사나 상품을 알리는 광고와 다르다. 홍보는 객관적인 공공집단에서 기사 형식으로 평가하여 취재하는 것이기 때문에, 광고와 달리 정보에 대하여 소비자들의 신뢰성이 높다. 즉, 선전의 냄새가 없기 때문에, 소비자들은 홍보의 내용을 믿으며 자연스럽게 병원의 정보를 받아들인다. 또한 홍보는 광고보다 소비자의 기억 속에 오래 남는다. 따라서 홍보는 그 효과가 매우 높으며, 병원의 사회적 이미지에도 지대한 영향을 미친다.

최근에는 일반적인 매체를 이용한 홍보 외에도 스포츠나 문화활동을 통한 홍보가 많다. 예를 들어, 야구나 농구와 같은 병원의 스포츠팀이나 특정한 운동선수를 병원이 후원하는 것이 이에 해당한다. 이와 같이 스포츠를 이용한 홍보는 병원의 이미지를 거부감없이 자연스럽게 소비자에게 각인시킬 수 있는 좋은 방법이다. 또한 필요에 따라 자신이 목표로 하는 이미지를 손쉽게 바꿀 수 있다는 장점도 있다.

광고 등 다른 촉진행위가 크게 제한을 받고 있는 병원의 입장에서 홍보는 가장 효과적인 병원의 촉진 마케팅 수단으로 인식되어 왔다. 그러나 이 또한 전략적으로 구상하여 하기보다는 임기응변식으로 진행되어 온 경우가 대부분이다. 앞으로 본격적인 병원경영과 마케팅을 필요로 하는 경쟁의 시대에서 홍보는 병원 전체의 전략적인 입장에서 재조명되어야 한다. 따라서 홍보효과를 극대화하기 위하여 보다 체계적으로 홍보전략을 수립해서 실행하는 것이 필요하다.

사례 1-13 스포츠를 이용한 홍보

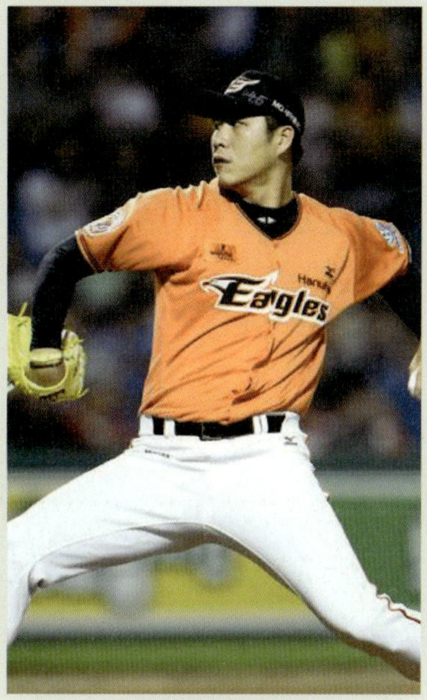

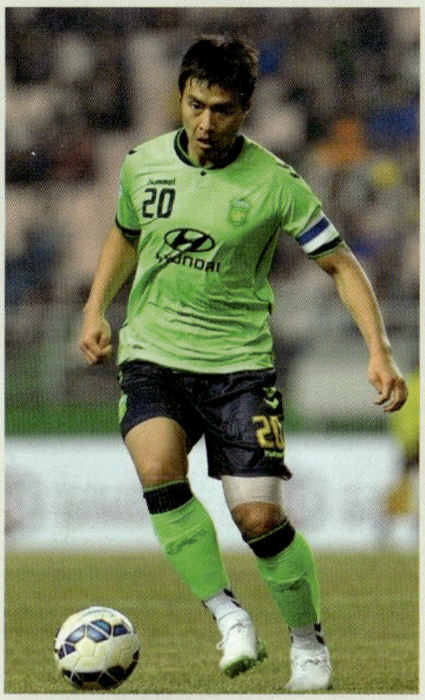

프로축구팀 전북 현대 모터스

프로야구팀 한화 이글스

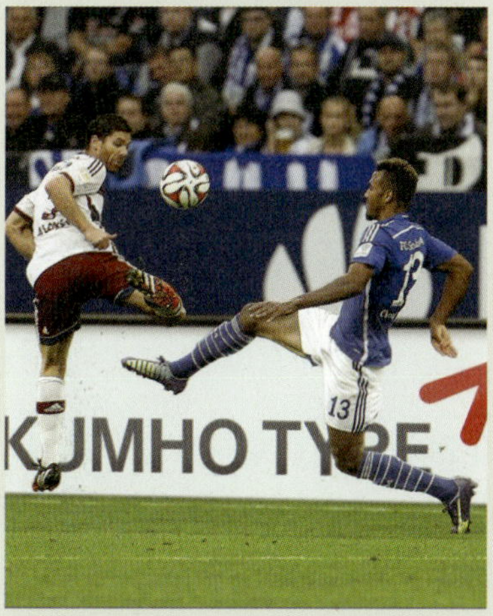

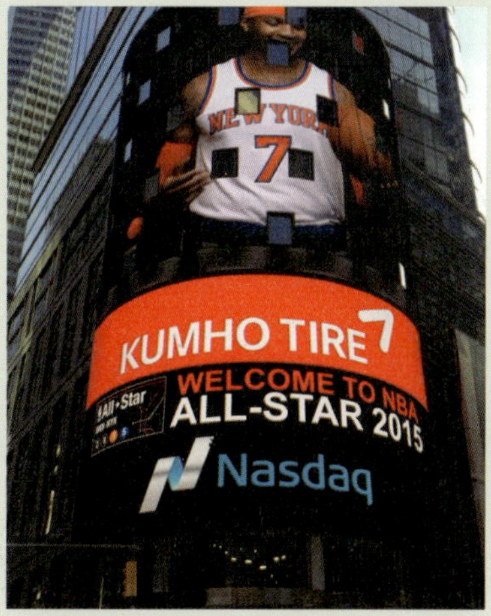

독일 분데스리가 축구 클럽인 FC 살케04의 홈구장 벨틴스 아레나 내 금호타이어 광고

NBA 공식 후원사인 금호타이어의 타임스퀘어 나스닥타워 LED광고

3.5 확장된 마케팅의 4P+3P

일반적인 마케팅믹스로는 4P가 많이 알려져 있다. 그러나 최근에는 서비스산업의 발달과 서비스의 중요성이 새롭게 인식됨에 따라 유형적 증거(Physical evidence), 사람(People) 그리고 프로세스(Process)의 3P가 추가되었다.

그림 1-22 마케팅믹스 - 4P's + 3P's

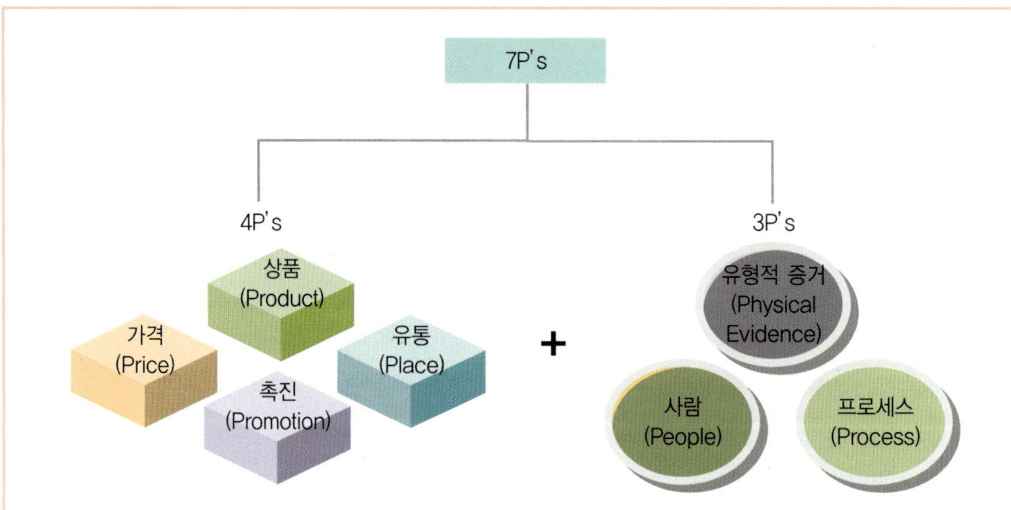

(1) 유형적 증거

유형적 증거(Physical evidence)는 시설 및 기구와 같은 유형적인 증거를 제시함으로써, 소비자가 무형의 서비스상품을 구매할 때 느끼는 불안감을 효과적으로 줄이고자 하는 전략과 방법이다. 즉, 무형성에 따른 소비자의 불안감을 떨쳐버리기 위해서 서비스의 무형적인 요인을 유형적인 요인으로 바꾸기 위한 전략을 말한다.

병원 로비에 들어서면, 그 병원의 서비스 수준이 어느 정도인지 짐작할 수 있다. 따라서 병원 로비를 고급스럽게 꾸미고, 안내원이나 간호사들의 복장을 단정하고 깔끔하게 하는 것도 바로 유형적인 힌트를 주기 위함이다. 금융기관에서 창구를 새로 단장하거나 백화점의 매장 분위기를 바꾸는 것도 일종의 무형적인 서비스의 유형화 작업이라고 볼 수 있다. 즉, 적절한 내부 디자인을 비롯하여 진열 및 배치, 근무자의 복장(아시아나항공사의 여승무원),

사례 1-14 유형적 증거의 예

어린이병원이나 산부인과를 중심으로 친근한 느낌을 주기 위해 동물그림의 로고를 사용하거나 병원시설과 인테리어를 고급화하는 것도 무형의 의료서비스를 유형화하려는 노력의 일환으로 볼 수 있다.

함소아 한의원 HAMSOA ORIENTAL CLINIC

아이퍼스트 아동병원

리앤아이산부인과 LY & Baby Women's Hospital

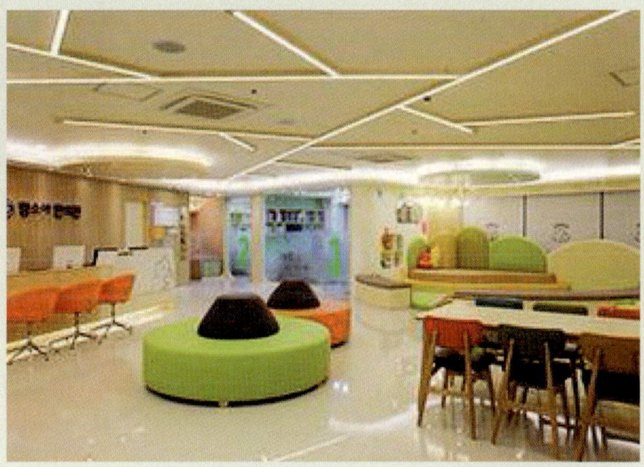

색상, 향기, 배경음악, 분위기, 팸플릿 등도 유형화작업에 속한다.

또한 병원 브래드의 로고나 상징물을 비롯하여 음악회나 영화상영 같은 이벤트성 행사를 실시하는 것도 중요한 유형적 증거를 제시하기 위한 노력의 일환으로 볼 수 있다. 미국의 트래블러즈(Travelers)라는 보험회사는 고객을 안전하게 보호한다는 의미로 우산을 자신의 상표 로고로 사용하고 있다.

(2) 사람

또 하나의 새로운 마케팅믹스 요인은 사람(People)이다. 서비스를 직접 수행하여 상품을 직접 생산하는 것이 대부분 사람이기 때문에, 마케팅믹스의 한 요인으로 사람이 강조되고 있다. 즉, 서비스제공 및 생산자로서의 사람의 능력, 예절, 신뢰성, 적응성, 커뮤니케이션능력, 외모, 말투와 같은 인적요인들은 병원의 중요한 차별화 및 마케팅 요인이 된다. 예를 들어, 함소아 어린이 한의원의 간호사들은 밝은 웃음과 따뜻함으로, 싱가포르항공은 여승무원의 미모와 우아함으로, 씨티은행은 구성원의 전문성과 같은 인적요인을 이용하여 차별화하고 있다.

사례 1-15 사람(People)의 예

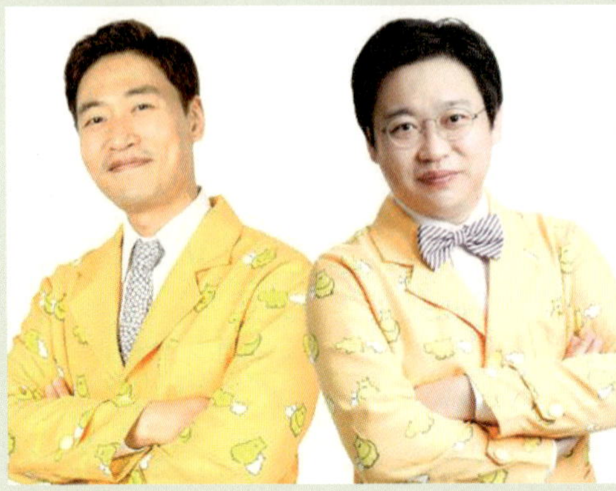

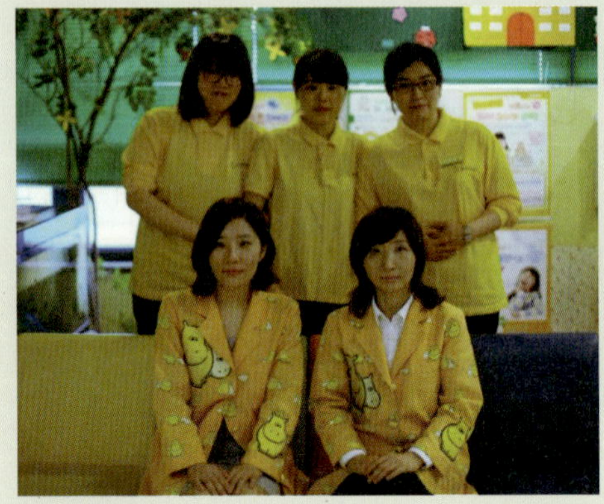

함소아 어린이 한의원의 의사와 간호사들은 노란 하미가 그려진 유니폼을 입고 항상 밝은 웃음과 따뜻함으로 어린이 환자들을 맞이함으로써 사람(people)이란 마케팅믹스 요인을 통해 다른 병원과 차별화를 꾀하고 있다.

(3) 프로세스

프로세스(Process)는 사람들에 의해 생산되고 소비됨으로써 발생하는 서비스의 이질적인 특성과 무형성에 따른 문제점을 효과적으로 극복하기 위한 방안으로 중요하다. 서비스는 불완전한 인간이 많이 개입하기 때문에, 순간순간 그 상황에 따라 생산되고 소비되는 서비스상품의 질에는 큰 편차가 있을 수 있다. 이러한 서비스품질의 편차는 고객에게 적지 않은 불안감을 줌으로써 서비스상품의 품질에 치명적인 영향을 미칠 수 있다.

이를 극복하기 위한 방안 중의 하나가 서비스 프로세스를 표준화하는 것이다. 프로세스의 표준화는 무형적인 서비스를 유형화하는 중요한 요인 중의 하나이다. 예를 들어, 병원의 입원절차나 보험문제에 관한 절차를 체계화하여 서비스 수행 속도와 질을 효과적으로 통제하는 것과 같은 프로세스의 표준화는 중요한 마케팅믹스전략 중의 하나로 인식되고 있다.

카메다 메디컬센터는 입원과 외래기능을 완전히 구분해 새로운 개념의 의료시설을 운영하고 있다. 즉, 카메다병원은 외래기능 없이 입원만을 전담하고, 카메다클리닉은 외래기능만을 전담하고 있다. 입원해서만 가능하였던 검사나 치료의 많은 부분이 외래에서 통원하며 치료하는 것도 가능하게 되었다. 이에 따라 병원에서 행하던 외래진료기능을 입원시설로부터 공간적 · 기능적으로 독립시켜 당일 수술이나 주사센터, 통증클리닉, 외래전용 재활시설 등을 신설하여 보다 효율적이며 질 높은 의료를 제공하고 있다. 그리고 모든 정보를 통합한 전자화된 새로운 통합형 병원정보시스템은 건강관리로부터 재활, 재택의료 등 여러 분야에 걸친 의료서비스를 연결해 제공함은 물론 개개인의 전 생애에 걸친 건강 데이터베이스 구축으로 생활의 질을 향상시키고 새로운 의료기술, 의료제도 개발의 기반 조성에도 큰 역할을 하고 있다.

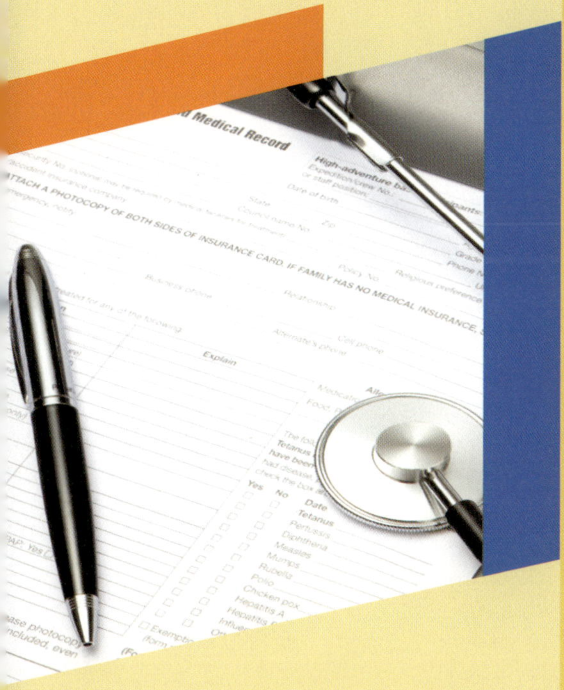

CHAPTER 2

병원의 STP전략

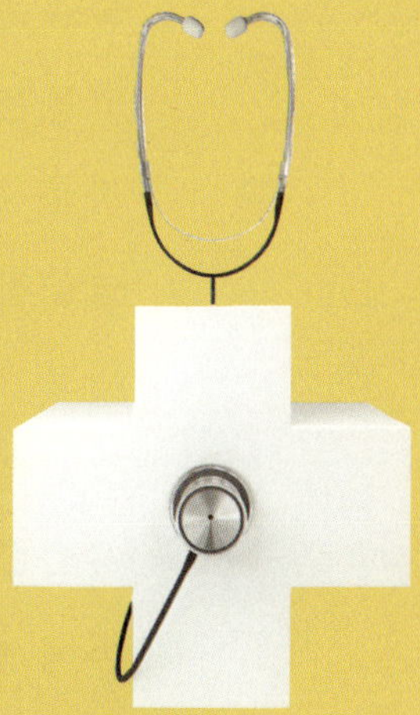

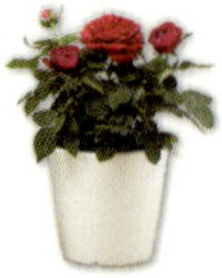

사람들은 왜 모를까

김용택

이별은 손 끝에 있고
서러움은 먼데서 온다
강 언덕 풀잎들이 돋아나며
아침 햇살에 핏줄이 일어선다
마른 풀잎들은 더 깊이 숨을 쉬고
아침 산그늘 속에
산벚꽃은 피어서 희다
누가 알랴 사람마다
누구도 닿지 않은 고독이 있다는 것을
돌아앉은 산들은 외롭고
마주 보는 산은 흰 이마가 서럽다
아픈 데서 피지 않은 꽃이 어디 있으랴
슬픔은 손 끝에 닿지만
고통은 천천히 꽃처럼 피어난다
저문 산 아래
쓸쓸히 서 있는 사람아
뒤로 오는 여인이 더 다정하듯이
그리운 것들은 다 산 뒤에 있다
사람들은 왜 모를까 봄이 되면
손에 닿지 않는 것들이 꽃이 된다는 것을

CHAPTER 02

병원의 STP전략

제1절 STP전략

1.1 시장의 개념

시장은 소비자들로 구성되어 있으나 모든 소비자가 '고객'은 아니다. 그러면 시장이란 무엇인가? 마케팅에서 말하는 시장은 물리적인 개념의 동대문이나 남대문시장을 의미하는 것이 아니라 잠재고객, 즉 소비자의 니즈(needs)나 편익(benefit)의 집합이다. 즉, 마케팅에서 말하는 시장은 특정한 니즈를 가진 소비자들의 집합이다. 따라서 시장세분화는 잠재고객의 니즈나 상품으로부터 얻고자 하는 편익이나 가치가 서로 비슷한 소비자들끼리 동일집단으로 분류하는 것을 말한다. 시장을 세분화하고 표적시장을 선정하여 포지셔닝하는 목적은 궁극적으로 시장에 대하여 보다 잘 이해해서 병원의 제한된 자원을 보다 효과적으로 활용하기 위함이다.

그림 2-1 | 시장의 개념

물리적 관점에서의 시장

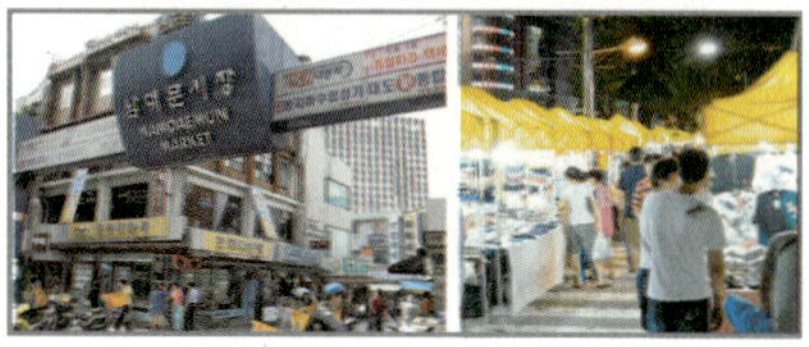

■ 남대문시장이나 동대문시장과 같이 판매자와 구매자가 만나서 교환이 일어나는 장소

VS

마케팅 관점에서의 시장

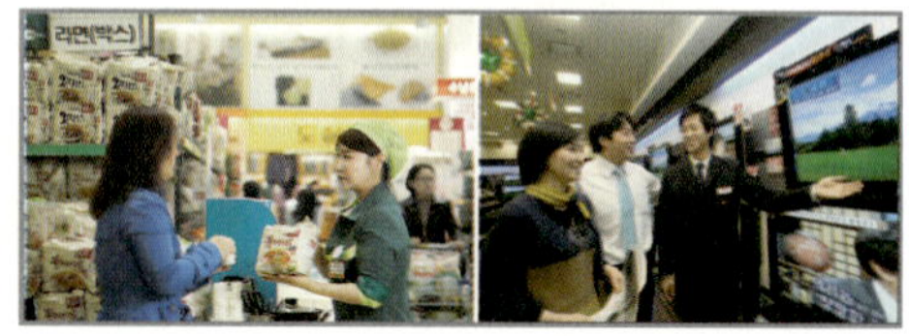

■ 특정한 니즈(needs)와 편익(benefit)을 추구하는 고객들의 집합

1.2 STP전략의 개념 및 과정

(1) STP전략의 개념

STP는 고객의 니즈를 조사 · 분석하여 먼저 시장을 몇 개의 기준들을 사용하여 의미 있는 몇 개의 세분시장으로 분류(S : Segmentation)하고, 세분화된 여러 세분시장들 중에서 자사의 능력과 경쟁상황 등을 고려하여 가장 효과적으로 공략할 수 있는 표적시장을 선정하여 타깃팅(T : Targeting)한 다음, 선정된 표적시장 내에 있는 여러 경쟁상품이나 브랜드들과 비교하여 자사의 상품이나 브랜드를 잠재고객들의 마음속에 각인시키는 포지셔닝(P : Positioning)전략을 의미한다.

병원의 경우에도 막연히 전체 의료소비자들을 잠재고객으로 보기보다는 이들의 서로 다른 니즈를 파악하여 세분화한 다음 가장 매력적인 표적시장을 공략하는 것이 효과적이다. 또한 마케팅은 상품의 싸움이 아니라 인식의 싸움이므로 병원의 우호적인 이미지를 잠재고객의 마음속에 효과적으로 포지셔닝시키는 것이 무엇보다도 중요하다.

(2) STP전략의 필요성

소득수준의 향상에 따라 고객들의 의료에 대한 욕구와 선택이 다양해지고 이에 따른 병원 간의 경쟁도 점차 치열해지고 있다. 과거에 수요에 비하여 공급이 턱없이 부족하던 시절에는 환자를 유치하기 위한 특별한 노력 없이도 별 어려움 없이 병원을 운영할 수 있었다. 그러나 의료인력과 의료기관의 증가로 인하여 공급과잉 현상까지 나타나고 더욱이 높아진 생활수준에 익숙해진 의료소비자들은 단순한 진료보다는 양질의 의료서비스를 제공하는 병원을 찾고 있다. 이러한 현상은 의료산업시장의 개방으로 외국 의료기관이 국내에 진출해서 경쟁이 치열해짐에 따라 더욱 가속화되고 있다. 이러한 의료시장의 환경변화로 인하여, 고객에 대한 철저한 분석을 바탕으로 고객이 원하는 의료서비스를 제공하여 병원의 경쟁력을 강화하기 위한 노력의 일환으로 의료서비스마케팅에 대한 관심이 높아지고 있다.

아무리 자금과 인력이 풍부한 병원이라도 의료시장 내의 모든 잠재고객을 만족시키기는 어렵다. 왜냐하면 병원의 자원은 한정되어 있고, 의료시장 내에 존재하는 잠재고객의 니즈(needs)나 원츠(wants), 디멘드(demand)는 매우 다양하기 때문이다. 즉, 어느 병원도 모든 잠재고객의 니즈를 충족시키는 것은 불가능하다.

따라서 병원은 다양한 욕구를 지닌 고객들을 분석하여, 비슷한 욕구를 지닌 사람들끼리 묶어 의료시장을 세분화하고, 주어진 한정된 자원을 이용하여 가장 효과적으로 공략할 수 있는 표적시장을 선정한 다음, 이들을 대상으로 병원의 우호적인 이미지를 포지셔닝시키는 STP전략이 필요하다. 이러한 STP전략은 병원의 크기와 관계없이 소형에서 대형에 이르는 모든 병원에서 고려해 보아야 할 가장 근본적인 마케팅전략이다.

(3) STP의 진행과정

일반적으로 STP전략은 크게 3단계로 구분된다.

첫째 단계는 시장세분화 단계로 이 단계에서는 소비자의 니즈를 파악하고 분류하여 유사한 니즈를 가진 소비자들끼리 그룹핑하여 각각의 세분시장을 규명한다. 이 경우 병원의 마케팅전략을 충분히 반영할 수 있는 시장세분화 요인으로 시장을 세분화하여야 한다. 두 번째 단계는 표적시장을 선정하는 단계로써 세분시장들 중에서 가장 효과적으로 공략할 수 있는 세분시장을 한 개 또는 몇 개를 선정한다. 세 번째 단계는 포지셔닝 단계로써 각각의 표적시장에서 병원의 이미지를 소비자들의 마음속에 효과적으로 각인시키기 위한 마케팅믹스 전략을 계획하고 수행한다. 만일 선정된 세분시장이 2개 이상일 경우에는 각각의 세분시장별로 그에 적합한 마케팅믹스전략을 별도로 수립하여 수행해야 한다. 이러한 STP전략의 실행절차를 간략하게 도식화하여 표현하면 [그림 2-2]와 같다.

그림 2-2 | STP전략의 수행과정

Segmentation
최적의 시장세분화 방법을 탐색함
세분화된 시장정보를 수집함

- 소비자의 니즈(Needs)를 파악하고 분류하여 시장을 세분화하고 각각의 세분시장을 규명함
- 기업의 마케팅전략을 효과적으로 반영할 수 있는 세분화 변수를 선정하여 시장을 세분화함
- 세분시장별로 시장을 규명하는 프로필을 생성함

Targeting
각 세분시장의 매력도 및 효과성을 검토함
가장 매력적인 세분시장을 선택함

- 각 세분시장의 매력도를 분석함
- 가장 효과적으로 공략할 수 있는 세분시장을 표적시장으로 선정함

Positioning
적절한 마케팅 믹스를 활용하여
소비자의 마음속에 기업의 이미지를 각인시킴

- 소비자의 마음속에 각인시키고자 하는 병원의 이미지를 정함
- 가장 효과적인 방법으로 병원의 이미지를 각인시킴
- 각인된 병원이미지를 추적하고 관리함

제2절 시장세분화

2.1 시장세분화의 정의 및 목적

(1) 시장세분화의 정의

시장세분화(segmentation)는 시장을 의료소비자들이 의료상품을 구입함으로써 얻고자 하는 편익(benefit)이나 니즈, 라이프스타일 혹은 인구통계적 요인 등을 기초로 하여 시장을 분류하는 것을 말한다. 즉, 시장세분화는 의료상품으로부터 얻고자 하는 소비자편익이나 니즈 혹은 라이프스타일 및 인구통계적 요인이 유사한 잠재고객들끼리 동일한 집단을 구성할 수 있도록 분류하는 것을 말한다. 이러한 분류작업, 즉 시장세분화는 동일 집단내의 소비자들은 구매형태나 라이프스타일 등이 비슷하여 의료상품의 구입목적과 추구하는 니즈가 어느 정도 유사할 것이라는 전제하에 수행된다. 따라서 시장을 세분화한 결과로 얻게 되는 각각

그림 2-3 | 시장세분화의 정의

시장세분화의 정의	시장세분화(segmentation)는 시장을 소비자의 니즈와 그들이 상품을 구입함으로써 얻고자 하는 편익 그리고 인구통계적 요인 등을 기초로 하여 시장을 분류하는 것을 말함

- 전체시장을 욕구, 선호, 행동 등이 유사한 몇 개의 동질적인 집단으로 분류하는 것
- 소비자의 욕구를 보다 정확하게 세분화하기 위해서는 투입되는 비용도 상대적으로 점차 증가함
- 세분화된 고객의 욕구에 대한 정보가 정확할수록 이를 충족시키는 것이 보다 용이함

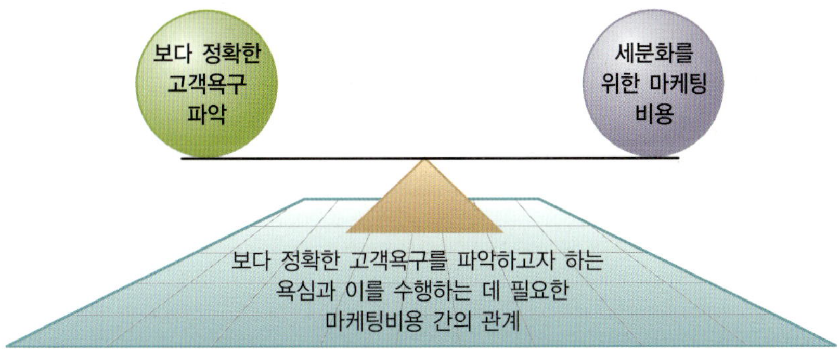

의 세분시장 내에서의 소비자니즈나 편익 등은 가능한 한 서로 유사해야 하며, 반면에 구분된 세분시장들 간에는 서로 달라야 한다.

이렇게 함으로써 병원은 각각의 세분시장에 적합한 마케팅전략을 계획하고 수행하여 병원의 제한된 마케팅 자원을 보다 효과적으로 사용할 수 있다.

시장을 세밀하게 세분화하려면 적지 않은 비용과 노력이 필요하나 세분화된 시장 내의 고객욕구를 보다 정확하게 파악할 수 있다. 그러나 시장을 지나치게 세분화하다 보면 시장의 크기가 점차 작아지기 때문에 세분된 시장의 크기와 그에 따른 경제성도 고려해야 한다. 따라서 정확한 소비자욕구 파악을 위해서 필요로 하는 노력과 비용 그리고 세분화 효과와 세분시장의 경제성을 동시에 고려하여 시장을 세분화하는 것이 필요하다.

(2) 시장세분화의 목적

시장세분화의 목적은 시장상황을 정확하게 파악하고, 병원의 경쟁좌표를 확인하여, 표적시장을 명확하게 설정함으로써 병원의 제한된 마케팅자원을 효과적으로 배분하는 데에 있다.

따라서 시장세분화의 목적은, 첫째 의료소비자의 욕구, 구매동기 등을 구체적으로 분석하여 정확한 시장상황을 파악하고, 변화하는 시장수요에 적극적으로 대응할 수 있는 전략을 수립하는 데에 있다. 둘째, 병원의 강점과 약점을 확인하여 병원의 경쟁좌표 설정에 관한 정보를 획득하는 것이다. 셋째, 정확한 표적시장 설정을 통하여 병원의 마케팅활동을 집중하는 것이다. 마지막으로, 병원의 마케팅활동에 따른 소비자의 반응을 분석함으로써, 병원이 가지고 있는 제한된 자원을 적절하게 배분하여 높은 효과를 얻기 위한 전략을 수립하는 것이다.

요약하면, 세분화의 목적은 의료소비자의 니즈와 편익, 그리고 인구통계적 요인 등을 분석하여 변화하는 시장의 수요에 적극적으로 대응하고, 병원의 강점과 약점을 파악하여 유리한 표적시장을 정확하게 선택하여 집중함으로써, 궁극적으로 병원의 제한된 자원을 효과적으로 활용하기 위함이다.

그림 2-4 | 시장세분화의 목적

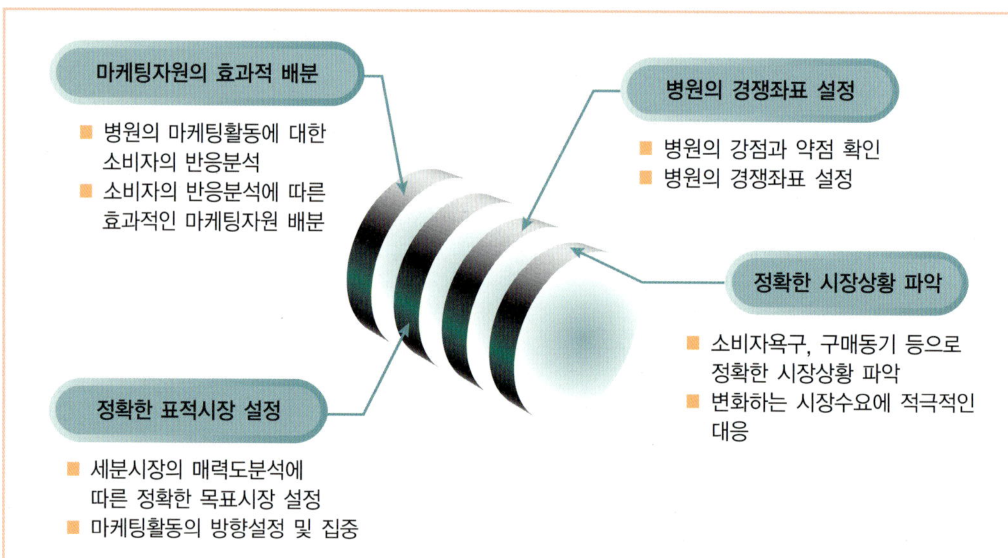

(3) 시장세분화의 전제조건

병원은 의미 있는 세분화 변수를 사용해서 시장을 세분화해야 한다. 의미 있는 세분화 변수란 병원의 경영전략과 마케팅전략에 부응하는 각도에서 시장을 분석할 수 있는 데에 도움이 되는 변수를 말한다. 한국의 자동차시장의 예를 들어보자. 한국의 자동차시장은 동일한 하나의 시장이다. 그러나 한국의 자동차시장을 공략하고자 하는 각각의 자동차회사들은 서로 다른 각도에서 한국의 자동차시장을 분석하여 이해하려 한다. 즉, 자신들의 자동차를 가장 효과적으로 마케팅 할 수 있는 세분시장을 정확하게 찾아낼 수 있는 세분화변수를 사용해서 분석한다. 따라서 세분화 변수는 병원에 따라, 더 나아가서는 마케팅전략에 따라 서로 다르다. 만일 모든 병원이 동일한 세분화 변수들을 사용해서 시장을 세분화한다면 서로 동일하게 시장을 보게 됨으로써 상품 간 그리고 마케팅전략 간의 차별화요인은 사라지고, 경쟁이 치열해져서 궁극적으로는 가격에 의해서 모든 것이 결정되는 가격경쟁에 떨어지게 될 수 있다. 따라서 병원은 어떻게 하면 시장을 정확하게 자신들의 목적에 맞게 세분화할 수 있는가에 대하여 많은 노력을 경주해야 한다. 이러한 전제하에 병원이 시장을 어떻게 세분화하였는가를 알면 마케터는 그 병원의 마케팅전략을 어느 정도 이해할 수 있다.

병원이 의미 있는 세분화 변수를 사용한다 하여도 다음 사항을 고려하여 세분화를 수행하여야 한다. 첫째, 세분시장은 정보의 측정 및 획득이 용이해야 한다. 즉, 병원이 세분시장의 규모와 잠재고객의 구매력 및 세분시장의 프로필 등에 관한 정보를 손쉽게 얻을 수 있어야 한다. 이를 위해서는 가능한 한 세분시장의 특성을 손쉽게 파악할 수 있는 변수를 이용하여 세분화하는 것이 필요하다. 일반적으로 인구통계적 변수나 지리적 변수로 세분화할 경우에는 라이프스타일이나 개성변수로 세분화하였을 때보다 세분시장에 대한 정보수집이 용이하다. 그러나 인구통계적 변수보다 라이프스타일과 같은 변수를 사용하여 세분화하였을 때, 세분시장에 대한 보다 깊이 있는 정보를 더 많이 얻을 수 있다. 즉, 측정용이성과 정보의 양과 질은 서로 트레이드 오프(trade off) 관계에 있다. 따라서 병원은 자신의 역량과 시장의 상황을 잘 판단하여 세분화 변수를 선택하여야 한다.

둘째, 세분시장은 수익성이 보장되어야 한다. 즉, 세분시장은 충분히 크고 잠재구매력이 높아서 병원이 선택하여 공략하면 충분한 이윤을 창출할 수 있어야 한다. 수박을 자르는 경우에도 너무 작거나 껍질 부분이 많아서 먹을 것이 없으면 그 쪽은 서로 택하지 않으려 하는 것과 마찬가지로, 수익성이 결여된 세분시장은 이윤추구를 목표로 하는 병원에게는 의미가 없다. 따라서 세분화된 시장은 수익성과 가치가 어느 정도 보장될 수 있어야 한다.

셋째, 세분시장은 전달성이 높아야 한다. 병원은 세분시장에 손쉽게 접근하여 전달하고자 하는 메시지를 효과적으로 전달할 수 있어야 한다. 즉, 병원은 특정한 세분시장에 속한 잠재고객들을 언제든지 선별하여 접근할 수 있어야 한다.

넷째, 세분시장은 명확한 구분성과 차별된 반응성이 높아야 한다. 각각의 세분시장은 서로 분명하게 구분되고, 병원의 다양한 마케팅믹스전략에 따라 다르게 반응하여야 하며, 그 반응을

그림 2-5 | 시장세분화의 전제조건

1. 세분시장은 정보의 측정 및 획득이 용이해야 한다
2. 세분시장은 수익성이 보장되어야 한다
3. 접근 용이성과 전달성이 높아야 한다
4. 세분시장은 명확한 구분성과 차별된 반응성이 높아야 한다
5. 세분시장은 일관성과 지속성이 있어야 한다

병원이 측정할 수 있어야 한다. 특히 선정된 세분시장은 병원의 입장에서 가치 있는 잠재고객군이다. 따라서 모든 마케팅활동에 대한 이들의 반응을 측정할 수 있어야 병원은 보다 효과적으로 마케팅활동을 수행할 수 있다.

마지막으로, 세분시장은 일관성과 지속성이 있어야 한다. 즉, 세분시장은 일정기간 동안 유지될 수 있어야 한다. 세분시장을 나눈 기준이 수시로 변하면 병원은 세분시장에 따른 체계적인 마케팅전략을 수립하여 실행하기 어렵다. 따라서 세분시장은 병원이 마케팅전략을 수행하는 동안 지속될 수 있어야 한다.

2.2 시장세분화 과정

시장세분화 과정은 크게 5단계로 나눌 수 있다.

첫째, 병원이 다른 병원에 비하여 경쟁우위를 달성하고자 하는 경우 시장세분화를 어떻게 활용할 것인지, 또는 병원이 특정 목표를 달성하기 위해서는 어떤 활동을 필요로 하는지를 명확하게 규명하여 전략의 취지와 핵심역량을 고려해서 시장을 세분화해야 한다.

둘째, 시장세분화를 위한 변수들은 잠재고객의 욕구(needs) 또는 바램(wants)의 관점에 기초해서 선정하되, 고객 간의 차이를 명확하게 반영할 수 있는 변수들을 선정해야 한다. 시장세분화는 식탁 위의 수박을 자르는 것과 같다. 수박을 자르는 방법이 수없이 많이 있듯이 시장을 세분화하는 방법도 무수히 많다. 또한 수박을 자를 때 잘 드는 칼로 잘라야 보기 좋게 잘라지듯이, 시장을 세분화하는 경우에도 좋은 변수를 사용하여야 효과적으로 세분화할 수

그림 2-6 | 시장세분화 과정

1. 시장세분화의 역할(role)을 명확하게 한다
2. 세분화 변수를 선택한다
3. 수학적 · 통계적 지식을 적용하여 고객들을 세분화한다
4. 세분시장의 수를 결정한다
5. 세분시장의 특성에 대해 기술한다

있다.

셋째, 각각의 소비자들을 집단 또는 세분화그룹으로 묶기 위한 수학적 · 통계학적인 절차와 방법을 적용하여 고객들을 세분화하는 경우, 각각의 고객들을 단지 1개의 세분시장에 포함할 것인지, 아니면 중복적으로 여러 개의 세분시장에 포함될 수도 있도록 할 것인지에 대해서 판단하여 결정해야 한다.

넷째, 이 단계에서는 시장의 규모와 시장세분화 변수들을 고려해서 전체 세분시장의 수를 결정한다. 세분시장의 수를 결정하는 데에는 명확한 이론적 기준은 없다. 따라서 일반적으

그림 2-7 | 세분시장의 수 결정

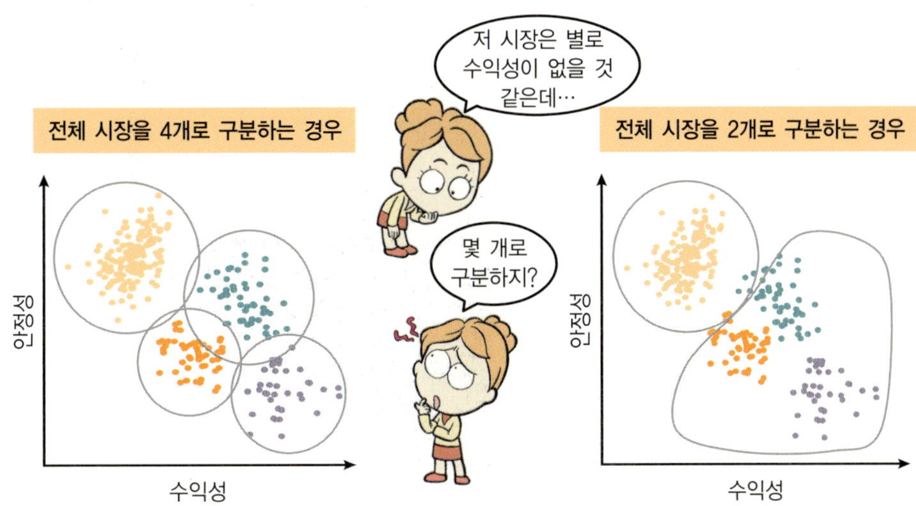

로 병원은 잠재시장에 대한 통계나 사용가능한 세분화 변수들, 그리고 마케터의 경험적 판단이나 마케팅 목적 등을 기반으로 세분시장의 수를 결정해야 한다.

마지막으로 시장에서 몇 개의 관심 있는 세분시장을 찾아냈다면, 다음으로는 도출된 세분시장의 특성을 정확하게 해석하고, 각 세분시장의 특성에 맞게 정의하는 것이 필요하다. 이러한 과정을 세분시장 프로파일링(profiling)이라 한다. 프로파일링에 사용되는 변수들은 세분시장들 간에 서로 차이가 있는 변수들이어야 한다.

2.3 시장세분화 변수

세분화 변수들은 잠재고객의 욕구를 기초로 해야 하고 잠재고객들 간의 차이를 반영해야 한다. 하나의 세분시장으로 구분되는 그룹 내에서는 서로 유사한 값들을 가져야 하나, 서로 다른 세분시장에 속한 집단들과는 서로 다른 값을 갖는 변수가 시장세분화 변수로 적합하다. 다시 말해서, 집단 내에서는 서로 유사하고 집단별로 명확하게 차이가 있는 변수들을 세분화 변수로 사용해서 세분화해야 한다. 또한 세분화 변수값의 측정이 비교적 용이해야 한다. 그러나 무엇보다도 중요한 점은 병원의 마케팅전략에서 꼭 필요로 하는 의미 있는 변수들을 사용해야 한다는 것이다.

(1) 시장세분화 변수의 종류와 구분

시장세분화를 위한 변수는 그 역할에 따라 잠재고객들을 세분화하는 기준이 되는 세분화 기준변수(segmentation bases)들과 각 세분시장에 속한 잠재고객들의 특성을 나타내는 기술변수(descriptor)로 구분할 수 있다. 그러나 기준변수와 기술변수를 서로 명확하게 구분하는 것은 용이하지 않다. 일반적으로 기준변수와 기술변수에 대한 판단은 세분화의 목적이나 실제로 세분화를 실행하는 과정에서 구할 수 있는 정보의 수준에 따라 달라진다.

다시 말해서, 병원 전체의 잠재고객을 대상으로 하는 전략적인 세분화의 경우에는 전체 잠재고객으로부터 얻을 수 있는 정보는 극히 제한되는 경우가 많다. 따라서 잠재고객의 나이나 성별 등과 같은 간단한 인구통계적인 정보만이 있는 경우에는 이러한 인구통계적 정보를 세분화 기준변수로 사용하고, 동시에 기술변수로 사용할 수밖에 없다.

그러나 특정 상품을 대상으로 하는 보다 세부적인 전술적 세분화의 경우에는 대상 잠재고

그림 2-8 | 시장세분화 변수의 구분

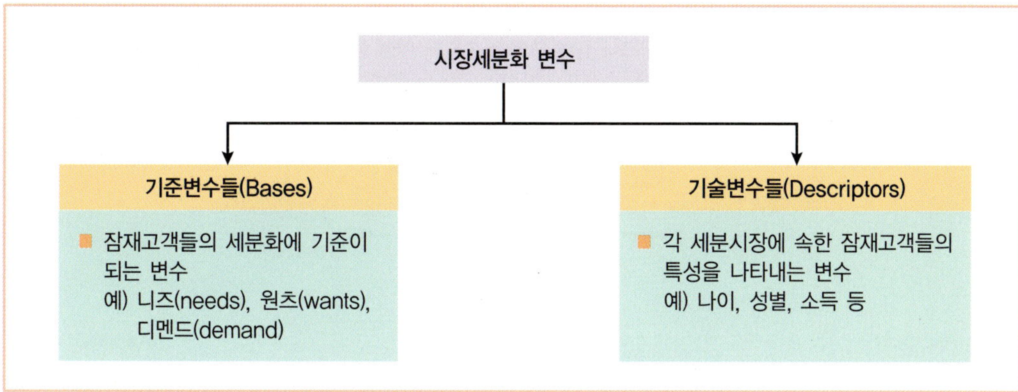

객의 니즈에 관한 정보를 세분화 기준변수로 사용하고, 각 세분시장에 속한 구성원들의 특성을 나타내는 기술변수로 나이나 성별 등과 같은 인구통계적인 변수를 사용하는 것이 바람직하다. 그러나 잠재고객의 니즈나 편익에 관한 정보를 구할 수 없으면, 쉽게 구할 수 있는 인구통계적 변수들을 사용해서 시장을 세분화하고, 다시 이들을 이용해서 세분시장을 설명하는 기술변수로 사용할 수밖에 없다. 이처럼 세분화 기준변수와 기술변수 간에는 명확한 구분이 없다. 다만, 세분화 상황과 얻을 수 있는 정보에 따라 마케터가 판단하여 사용해야 한다.

일반적으로 시장세분화에 사용되는 대표적인 변수로는 ① 나이, 성별, 가족수, 소득수준, 직업, 교육, 종교, 인종, 가정, 생활주기, 국적, 인구 등과 같은 인구통계학적 변수, ② 지역, 도시규모, 인구밀도와 같은 지리적 변수, ③ 특정 개인이나 집단의 활동, 관심거리, 라이프스타일(life style) 등의 심리적 변수, ④ 이용시기, 이용수준, 브랜드충성도 등의 행동적 변수, 그리고 ⑤ 소비자가 상품을 구매함으로써 얻고자 하는 편익(benefit)과 같은 가치변수 등이 있다. 이들 중에 어느 것들이 기준변수가 되고 기술변수가 되는지에 대한 판단은 세분화의 목적과 구할 수 있는 정보의 수준에 달려 있다.

[그림 2-9]와 같이 시장을 세분화하는 데 사용되는 변수들로는 지리적 변수, 인구통계학적 변수, 심리적 변수, 행동적 변수 등이 있다. 이들 중에 어느 것들이 기준변수가 되고 기술변수가 되는지에 대한 판단은 세분화의 목적과 구할 수 있는 정보의 수준에 달려 있다. 한편 [그림 2-10]은 위에서 제시한 변수를 이용한 시장세분화의 예를 나타낸다. 지리적 변수나 소득에 의한 1차 세분화를 실시하고 세분시장을 다시 행동적 변수로 2차 세분화를 실시한 예이다. [그림 2-11]은 연령과 환자타입을 사용하여 시장을 세분화한 예이다.

그림 2-9 | 시장세분화 변수

■ 가능하면 상품에 대한 소비자의 니즈나 원츠 그리고 편익에 대한 정보를 이용해서 세분화하는 것이 바람직함

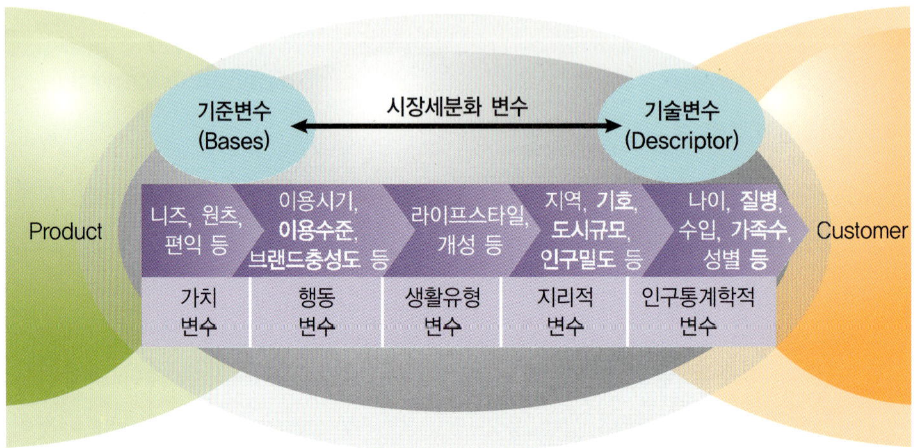

그림 2-10 | 시장세분화의 예 1

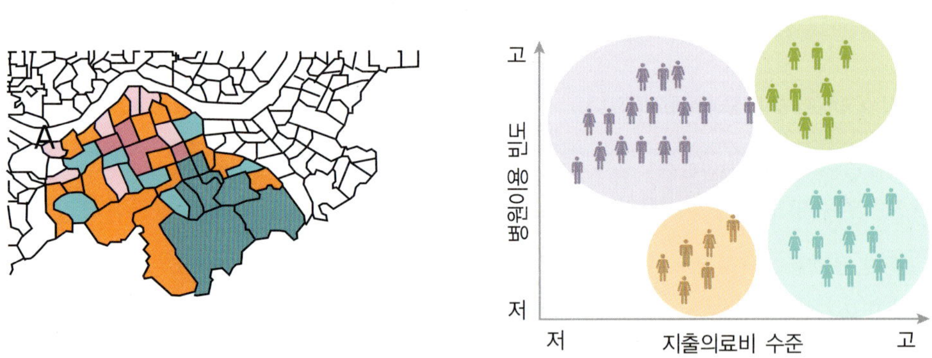

1. 지리적 변수, 인구통계학적 변수(소득)에 의한 1차 시장세분화

2. 행동적 변수에 의한 2차 시장세분화

이와 같이 다양한 방법으로 시장을 세분화할 수 있으며 병원의 목표, 제품과 서비스의 특성 등에 따라 수도 없이 많은 종류의 변수를 세분화 변수로 활용할 수 있다. 또한 산업의 종류 및 병원의 목표와 상품의 특성 등에 따라 수도 없이 많은 종류의 변수를 세분화 변수로 활용할 수 있다. 예를 들어, 안과의 경우 소비자들을 안경착용 여부가 중요한 세분화 변수가

그림 2-11 | 시장세분화의 예 2

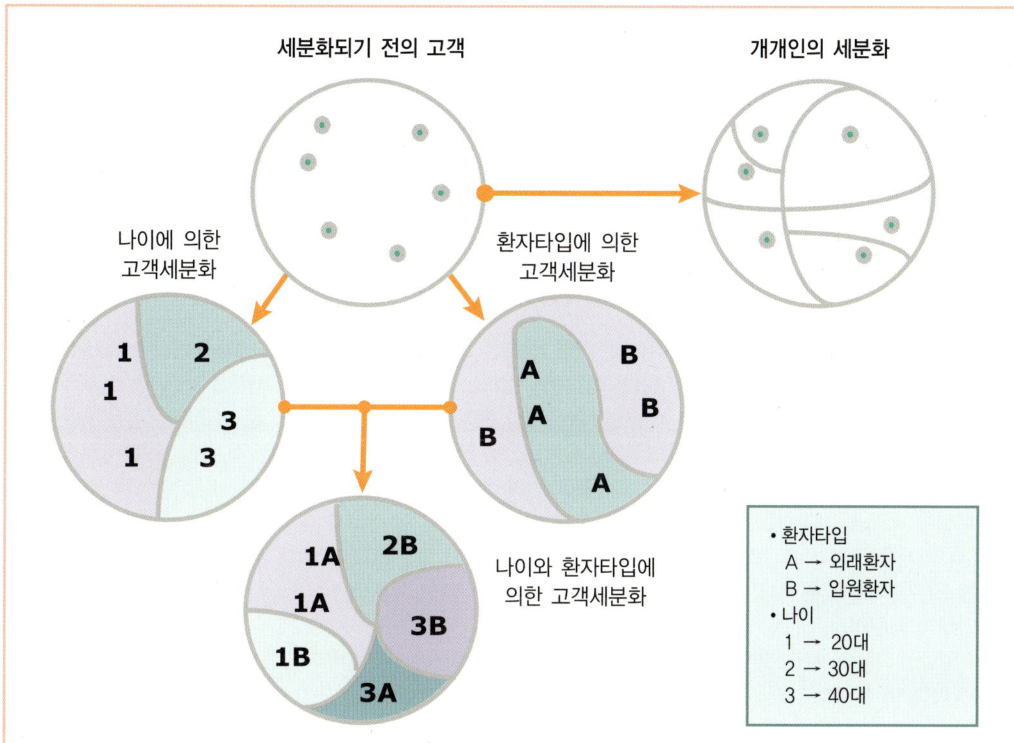

될 수 있다. 비만클리닉은 소비자의 키나 몸무게를 세분화 변수로 사용할 수 있으나, 보험이나 은행과 같은 금융기관에게 키와 몸무게와 같은 변수들은 세분화 변수로서 의미가 없다. 은행이나 보험 같은 금융기관에서는 키나 체중으로 세분화하기보다는 강남이나 강북 등 지리적 요인이나 아파트와 단독주택과 같은 주거 형태, 혹은 직업 등으로 나누는 것이 의미가 있다.

이와 같이 매우 다양한 변수가 시장세분화에 사용될 수 있으나 병원이 속한 의료산업의 특성이나 병원이 추구하고 있는 마케팅전략에 따라 그에 적합한 세분화변수를 선정해서 사용해야 한다. 즉, 같은 진료분야에 있는 병원들이라도 각각의 병원이 의도하고 있는 목표에 따라 시장을 달리 볼 수 있다. 이에 따라 시장세분화 변수도 달라질 수밖에 없다. 이는 마치 예를 들어, 동일한 물건인 컵의 경우에도 보는 각도와 방향에 따라 컵의 모양이 달리 보이듯이 병원이 시장을 어떻게 보느냐를 결정짓는 것이 바로 시장세분화이다. 따라서 병원의 시장세분화 정보만 알면 해당 병원이 어떠한 병원경영전략 및 마케팅전략을 구사하고자 하는가를 예견할 수 있다.

그러나 분명한 것은 세분화에 사용된 변수는 병원의 입장에서 고객을 분류하여 마케팅활동을 수행하는 데에 유용한 정보를 제공할 수 있는 변수이어야 하며, 또한 그 값들을 고객으로부터 얻기가 비교적 용이해야 한다. 따라서 병원은 시장을 세분화할 수 있는 무수히 많은 방법 중에 마케팅활동에 유용한 세분시장 정보를 제공할 수 있는 변수를 선정하여 세분화하여야 한다. 많이 사용되는 세분화 변수들에 대하여 간략하게 설명하면 다음과 같다.

사례 2-1 P&G의 시장세분화

Procter & Gamble은 10가지 이상의 다른 상표의 세제들(Tide, Cheer, Gain, Dash, Bold 3, Dreft, Ivory Snow, Oxydol, Solo 등)을 생산하고 있다. 또한 비누는 7가지, 샴푸 6가지, 식기 세제 4가지, 치약 4가지, 화장실용 화장지 4가지를 생산해서 판매한다. 이에 더하여 이들 상표들은 같은 제품이더라도 각기 3~4가지 종류의 서로 크기가 다른 포장을 가지며, 또한 가루로 된 것, 액체로 된 것, 향기가 있는 것 또는 없는 것 등으로 또다시 그 종류가 여러 개로 나누어진다.

이렇게 제품을 세분화하는 이유는 소비자의 층이 다양하고, 각 소비자 층마다 니즈와 원츠가 서로 다를 수 있기 때문이다. 즉, 소비자가 세제를 구입할 때는 경제적인 세제, 표백이 잘되는 것, 천을 부드럽게 하는 것, 냄새가 산뜻한 것 그리고 강한 세제, 약한 세제 등의 특징에 따라 각자가 자신이 원하는 것을 구입하기 때문이다.

P&G는 이렇듯 시장세분화를 통해 다양한 고객집단들의 욕구를 만족시킴으로써 미국 세제시장에서 50% 이상의 시장점유율을 차지하게 되었다.

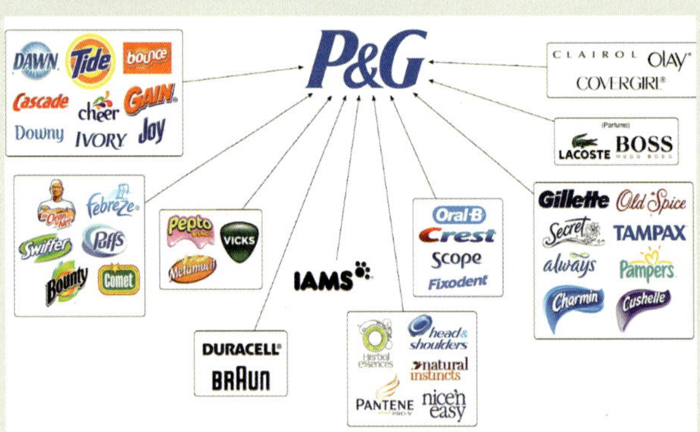

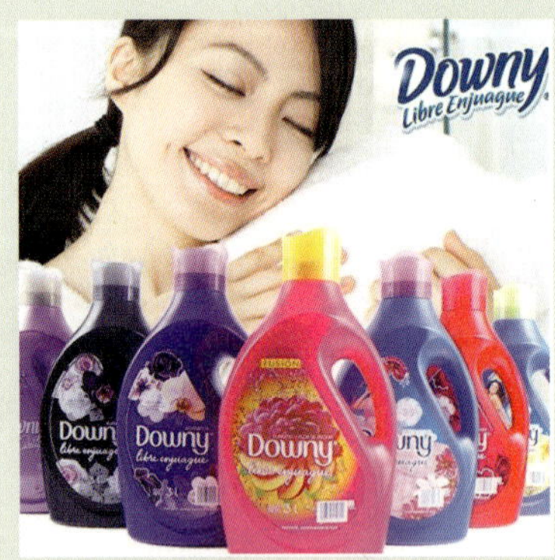

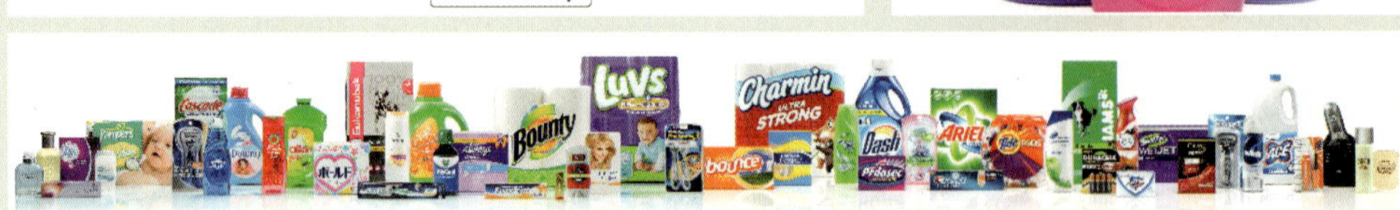

1) 인구통계학적 변수(demographic variables)

인구통계학적 변수는 연령, 성별, 가족생애주기, 소득, 직업, 교육, 종교, 인종, 국적 등 소비자의 특성을 나타내는 인구통계학적 변수들을 기준으로 집단을 나누는 것을 말한다. 인구통계학적 변수는 고객의 욕구 또는 구매행동과 밀접한 관련이 있으며 비교적 측정하기가 쉽기 때문에 많은 의료산업에서 가장 보편적인 세분화 변수로 사용된다.

성별에 따라 주로 발생하는 질병이 서로 차이가 있다. 미국의 한 병원에서 남녀 간의 질병추이를 분석한 결과 여성이 남성의 발병률보다 14%나 작은 것으로 조사되었다. 정신적으로 건강하지 못한 상태, 즉 스트레스 등의 원인이 질병으로 발전된 경우가 여성보다 남성이 더 많았기 때문이라 한다. 질병유무와 성별 간의 비교연구에서는 암, 중풍, 당뇨병은 성별 간 큰 차이가 없으나, 고혈압, 관절염, 심장병 등은 차이가 많은 것으로 나타났다. 남성은 대장암이나 폐암 그리고 전립선암 등이 음식선택에 있어 맛을 중시하고 육류를 선호하며 디저트보다 주메뉴를 선호하고 친숙한 음식에 편안해 한다. 반면에 여성은 영양에 많은 관심을 갖고 있으며 과일을 선호하고 음식선택에 있어 모험적이며 달콤한 스낵류를 좋아 하는 것으로 나타났으며, 생활습관으로 인하여 관절염이 여성에서 많이 발생한다. 또한 성별외에도 나이나 소득수준이 영향을 미치는 경우가 있다. 예를 들어, 고혈압, 중풍, 당뇨병, 관절염과 심장병은 나이가 1세 증가함에 따라 발생위험성이 점차 증가하고, 중풍과 당뇨병은 소득이 증가함에 따라 감소하는 경향이 있다. 이처럼 인구통계학적 변수가 중요한 마케팅 변수가 된다. 따라서 인구통계학적 변수로 세분화하는 것이 의미가 있다.

2) 지리적 변수(geographic variables)

지리적 변수는 지역, 인구밀도, 도시크기, 기후 등의 지리적 단위로 시장을 구분하는 것을 말한다. 지역에 따라 고객의 욕구, 구매패턴, 선호도가 모두 다르기 때문에 그 지역의 고객욕구에 맞는 제품을 개발하는 경우가 있다. 예를 들어, 맥도날드는 지역에 따른 변화의 중요성을 인식하고 그 지역에 맞는 신제품을 개발하여 판매하고 있다. 텍사스에서는 그 지역 사람들이 좋아하는 상추, 토마토, 그리고 피클과 머스터드 등의 식재료와 향신료가 첨가된 텍사스 버거를 제공하고 있다. 또한 미국을 대상으로 커피를 판매하는 Maxwell House는 비교적 연한 커피를 좋아하는 미국동부지역에는 연한 커피를 팔고, 서부지역에는 그보다 진한 커피를 제조해서 팔고 있다. 또한 작게는 한 도시 내에서도 지역에 따른 소비자 차이를 반영하기도 한다. 예를 들어, R.J. Reynolds 담배회사는 시카고지역을 3개로 나누어 담배를 팔고 있다. 시카고 북쪽지역의 주민들은 비교적 교육수준이 높기 때문에 건강에 많은 관심을 가지고 있다고 판단하여 타르가 적은 담배 판매를 적극 광고하고, 공장근로자들이 많이 사는 남동쪽지역은 보수적인 색체가 강한 Winston을 집중적으로 판매한다. 한편 흑인이 많이 사는 남쪽지역은 흑인들을 위한 담배라는 이미지가 강한 Salem을 적극적으로 광고한다.

한 신문사에서 서울의 강남과 강북에서 환경이 비슷한 지역을 선정한 후 대형마트와 약국, 프랜차이즈 빵집, PC방, 편의점, 미용실, 아르바이트 시급, 케이블TV 월 사용료 등 물건과 서비스 가격을 조사한 결과를 발표했다. 결과에 따르면 강남 물가가 확실히 비싼 것으로 나타났다. 약국에서 파는 일반의약품인 간보호제나 잇몸치료제 등은 용량이 똑같은데도 적게는 2,000원에서 많게는 1만원 넘게 차이가 났다. 똑같은 브랜드 빵도 개당 300~400원이 더 비쌌다. 동일한 브랜드의 미용실 미용가격이나 한 업체에서 운영하는 케이블TV 월 사용료도 강남이 강북보다 훨씬 더 비싼 것으로 조사되었다. 옛말에 남귤북지(南橘北枳)라는 말이 있다. 강남에서는 분명 귤나무인데 강북에 심으면 탱자나무가 된다는 뜻이다. 중국 양쯔강을 기준으로 강남 · 북 환경이 달라 같은 씨앗을 심어도 열매가 다르다는 데서 유래한 말로, 사람이 처한 환경에 따라 심성이 달라진다는 말이다. 소비자의 소비행대도 소비자가 소비하는 곳의 지리적 위치에 따라 다르게 나타난다. 따라서 소비자의 지리적 위치 또한 중요한 시장세분화 변수로 활용된다.

3) 심리적 변수(psychographic variables)

심리적 변수는 소비자들을 라이프스타일, 개성, 사회계층 등의 변수를 기준으로 시장을 나누는 것을 말한다. 똑같은 인구통계학적 집단에 속한 사람일지라도 서로 다른 심리적 특성을 나타낼 수 있다. 예를 들어, 한방병원을 선호하는지, 아니면 양방병원을 좋아하는지의 차이는 인구통계학적 차이라기보다는 심리적 특성의 차이라고 할 수 있다. 심리적 변수는 표적시장의 특성을 규명하고 촉진전략을 계획하는 데 널리 사용된다.

심리적 세분화변수로 가장 널리 이용되는 것이 라이프스타일(lifestyle)이다. 라이프스타일의 개념은 초기에는 사회학, 심리학에서 연구 · 발전되어 오다가 1960년대에 들어서면서 마케팅에서도 활용되기 시작하였다. 라이프스타일은 특정한 문화나 집단의 생활양식을 표현하는 독특한 구성요소와 관련된 것으로 타인과 구별되는 특징적 생활양식을 의미한다. 라이프스타일은 특정 개인이나 특정 집단의 문화, 가치관, 생활양식 및 행동양식의 총화로서 이러한 정형화된 문화, 가치관, 생활양식 및 행동양식은 라이프스타일을 구성하면서 특정 제품이나 서비스의 구매 및 재화의 소비에 영향을 끼친다. 따라서 라이프스타일을 기준으로 하는 시장세분화의 기본적 전제는 같은 태도를 가진 사람들은 유사한 구매행동을 보인다는 것이다. 따라서 세분화된 집단이 갖는 라이프스타일의 특성을 이해하는 것은 곧 그들의 구매행동을 파악할 수 있다는 것을 의미한다. 라이프스타일은 집단에 따른 광고제작은 물론 매체를 선택할 때 소비자의 마음속에 특별한 세분시장의 욕구를 디자인할 수 있도록 도와주며, 표적시장을 정확히 선정함으로써 판매와 이익을 증가시킬 수 있도록 하는 데 도움이 된다.

라이프스타일을 측정하는 방법으로 AIO분석과 VALS프로그램이 널리 이용되고 있다. AIO분석은 [그림 2-12]와 같이 개인의 활동(activity), 관심(interest), 의견(opinion)을 기준

그림 2-12 시장세분화 – 라이프스타일과 인구통계학적 요인

활동 (activities)	관심 (interests)	의견 (opinions)	인구통계학적 요인 (demographics)
일	가족	자기자신	연령
취미	가정	사회적 이슈	교육
사회적 행사	직무	정치	소득
휴가	지역사회	사업	직업
오락	레크리에이션	경제	가족수
클럽	패션	교육	주거
지역사회	음식	제품	지리
쇼핑	미디어	미래	도시규모
스포츠	업적	문화	사이클단계

자료 : Plummer, Joseph T.(1974), "The Concept and Application of Life Style Segmentation", *Journal of Marketing*, Vol. 38(1) : 34.

그림 2-13 VALS의 라이프스타일 분류

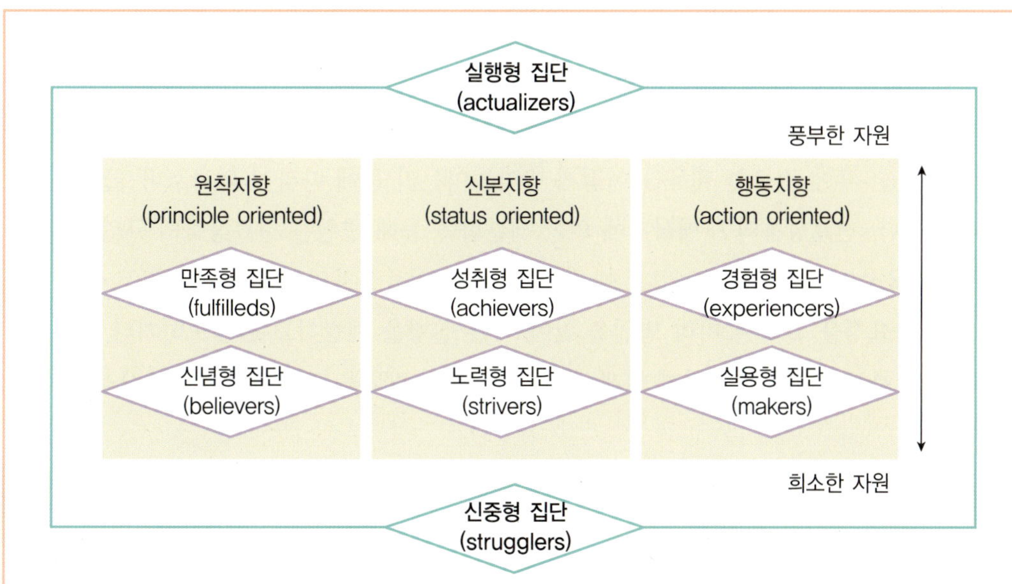

자료 : SRI Consulting Business Intelligence(2001), VALS Network.

으로 몇 개의 집단으로 구분하는 것이다. VALS(Value and Lifestyle)는 SRI컨설팅이 개발한 것으로 [그림 2-13]과 같이 소비자의 이상, 성취, 자기표현 등이 포함된 자기지향(self-orientation)과 연령, 소득, 학력, 건강, 자신감 등이 포함된 자원(resource)이라는 두 가지 차원을 사용하여 여덟 가지 집단으로 구분한 것이다.[1] 그리고 라이프스타일 유형은 광고는 물론 매체를 선택할 때 소비자의 마음속에 특별한 세분시장의 욕구를 디자인하는 데에 도움이 되며, 바람직한 표적시장을 찾는 데에도 효과적이다.

4) 행동적 변수(behavioral variables)

행동적 변수는 제품에 대한 고객의 구매상황, 사용률(usage rate), 충성도, 편익 등과 같이 고객이 시장에서 보이는 구매행동을 기초로 구분하는 것이다. 건강검진의 경우를 예를 들면, 사람들은 얼마나 자주 건강검진을 받는가, 검진을 받는 가장 큰 이유는 무엇인가, 건강검진을 통하여 의료소비자가 얻고자 하는 편익에는 무엇이 있는가, 검진하는 고객들은 얼마나 충성스러운 고객인가, 이들은 경쟁병원의 광고 등에 의하여 검진병원을 바꾸려는 생각을 하는가 등이다. 이러한 행동적 변수들은 고객을 보다 잘 이해하는 데에 도움이 되고, 궁극적으로는 고객의 욕구를 보다 효과적으로 만족시킬 수 있는 마케팅믹스 개발에 도움이 된다. 대부분의 마케팅관리자는 행동적 변수가 시장세분화에 가장 유용한 변수라고 믿고 있다. 대표적인 행동적 변수들에 대하여 간략하게 설명하면 다음과 같다.

가) 구매상황(purchase occasions)

의료소비자는 어떤 상황에서 병원에 가야겠다고 생각하며, 언제 실제적으로 병원을 찾고, 병원을 방문한 후에 진료한 내용을 어떻게 받아들이는지 등에 따라서 의료소비자들을 나누어 볼 수 있다. 진료상품의 구매상황에 의한 세분화를 통해 병원은 진료상품의 구입 및 사용을 보다 적극적으로 유도할 수 있다. 예를 들면, 독감 인플렌자의 위험성을 상기시키거나 치석제거의 중요성을 알려서 미리 병원을 찾아 나쁜 질병을 예방하도록 유도하거나, 또한 건강검진권을 부모님이나 지인에게 쉽게 전달할 수 있는 방법을 홍보하여 검진수요를 증가시킬 수 있다.

---

1) Kerin Hartley Rudelius(2004), *Marketing*, McGraw-Hill, p.110.

나) 사용률(usage rate)

소비자를 라이트유저(light users), 미디움유저(medium users), 해비유저(heavy users) 등과 같이 사용률에 따라 시장을 세분화할 수 있다. 일반적으로 해비유저는 매장이나 점포를 자주 방문하고 더 많은 거래를 하기 때문에 전체 매출에 있어 비교적 높은 비중을 차지한다. 이것이 대부분의 산업에서 적용되는 파레토의 법칙으로 이탈리아의 경제학자이자 사회학자인 파레토가 주창한 80:20법칙이다. 사회에서 발생하는 모든 결과 중 80%가 전체 원인 중 불과 20%에 해당하는 원인으로부터 기인된다는 것이다. 병원의 경우에도 전체 20%의 의료소비자가 병원전체 의료수입의 80%를 차지할 수도 있다는 말이다. 병원들도 이를 이해하고 특히 비급여진료를 많이 하고 있는 병원들은 해비유저를 위한 VVIP마케팅전략을 수립하여 실행하고 있다.

사례 2-2 병원의 VIP 마케팅

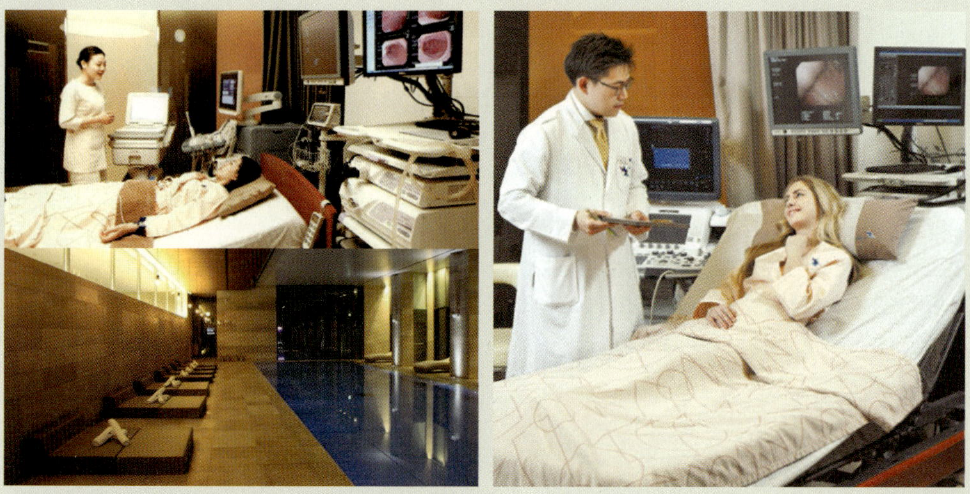

2010년 개원한 차움은 그동안 전 세계 부호와 유명 인사들이 전용기를 타고 올 정도로 대표적인 프리미엄 의료관광지로 자리잡았다. 사르키샨 대통령 외에도 시나 이스턴, 크리스틴 데이비스 등 할리우드 배우는 물론 중국 여배우 장징추 등도 차움을 자주 찾는 것으로 알려졌다. 유명 미식축구선수 테릴 오웬스도 차움을 찾았다. 중국의 6대 부호인 옌빈 화빈 회장, 캐나다 나이가드 인터내셔널의 나이가드 회장, 카자흐스탄 총리, 사우디아라비아와 아랍에미리트 왕족도 이곳의 고객이다. 중동 부호들은 한 번 올 때마다 수억 원을 쓰고 간다. 8,000만원짜리 건강검진과 안티에이징 검사, 면역세포 보관, 피부 성형 등을 각각 따로 받기 때문이다. 오는 10월 28일 개원 5주년을 맞는 차움 국제진료센터는 서울 강남구 청담동의 명물이 됐다. 프리미엄 검진센터를 비롯해 파워에이징센터, 세포성형센터, 테라스파센터, 베네핏센터(피트니스와 수영장) 등으로 구성돼 있다. 총 5개 층에 2만㎡(약 6,000평)의 규모로 세계 최대다. VIP 원스톱 검진시스템을 이용하면 국내 최초로 11개 독립된 공간으로 구성된 개별 셀 안에서 안락하고 전문

서울 주요 대학병원 VVIP 검진 비교

검진	비교	특이사항
삼성서울병원 (프리미어 헬스 프로그램)	1박 2일, 2박 3일, 3박 4일에 따라 2,500만~3,500만원	1년간 24시간 주치의 전화 상담, 해외출장 시 현지 응급헬기 사용 등 응급조치서비스 포함
서울대병원 강남센터 (파트너스 프리머어 CEO 프로그램)	1일 건강집중검진 + 건강관리 프로그램 운용, 1,800만원	1년간 주치의, 간호사, 영양사, 운동처방사의 전문 상담 및 건강증진 프로그램 운영, 해외출장 시 현지 응급의료헬기 사용 등 응급조치서비스 포함
서울아산병원 (아산프리미엄 멤버십)	2박 3일, 1,700만원	1년간 주치의 전화상담, 왕진서비스, 가족건강관리, 해외출장 시 현지 응급의료헬기 사용 등 응급조치 서비스 포함, 건강 이상 시 해당 진료과원스톱서비스 제공
세브란스병원 (세브란스 VIP검진)	2박 3일, 900만원	검진 뒤에 병원 방문시원스톱 서비스, VIP 전담 간호사 배치, 주치의와 24시간 전화 상담
서울성모병원 (마리안 프레스티지)	2박 3일, 1,118만원	하루 병실료 400만원 최고급 병실 사용, 검진 기간 동안 24시간 1 대 1 전담 의료진 배치

화된 검진을 받을 수 있다. 장비를 갖춘 의료진이 직접 환자를 찾아온다. 예약을 통해 하루 30명만 검진이 가능하고 오전에 검진을 받을 경우 당일 검진 결과를 알 수 있다. 방사선 노출을 최소화한 컴퓨터단층촬영(CT)을 비롯해 방사선의 양을 최저로 낮춰 주는 방사선경보시스템 등 안심검진서비스가 제공된다. 질병가능성을 미리 알 수 있는 유전체 검진도 가능하다. 가격은 남성 496만~1,200만원, 여성 520만~1,500만원 선이다. 차움은 오픈 당시 국내 최초의 멤버십 병원으로 화제가 됐다. 회원들은 건강검진과 안티에이징관리는 물론 줄기세포 보관과 스파서비스를 함께 이용할 수 있다. 이 서비스를 받기 위한 입회비는 1억 7,000만원으로 매년 수백만원의 연회비를 별도로 내야 한다. 차움 관계자는 "건강보험 적용이 되지 않는 비급여분야를 중심으로 고급형 서비스가 늘고 있다"며 "단가가 높은 외국인 환자를 대상으로 시작했지만 최근에는 국내 고객들도 계속 늘어나는 추세"라고 말했다.

자료 : 한국경제매거진, 2014. 9.

다) 충성도(loyalty)

소비자는 브랜드의 충성도 정도에 따라 여러 집단으로 구분할 수 있다. 어떤 의료소비자는 언제나 특정한 병원만을 이용하는 충성적인 고객인 반면 어떤 소비자는 여러 병원들을 특정한 구분 없이 방문한다. 병원은 고객들의 충성도 유형을 파악하여 병원의 자원을 보다 효율적으로 사용할 필요가 있다. 예를 들어, 상표전환을 자주하는, 즉 병원에 대한 충성도가 없는 의료소비자의 경우 이들이 해비유저인지를 파악하여 해비유저인 경우에는 적극적으로 유지할 수 있도록 마케팅하고, 라이트유저인 경우에는 병원의 자원을 절약할 필요가 있다. 병원의 예는 아니지만 [그림 2-14]는 치즈구매량과 충성도 정도를 파악해서 치즈 소비자들

그림 2-14 | 치즈구매량과 고객충성도에 따른 쿠폰판촉 전망의 예

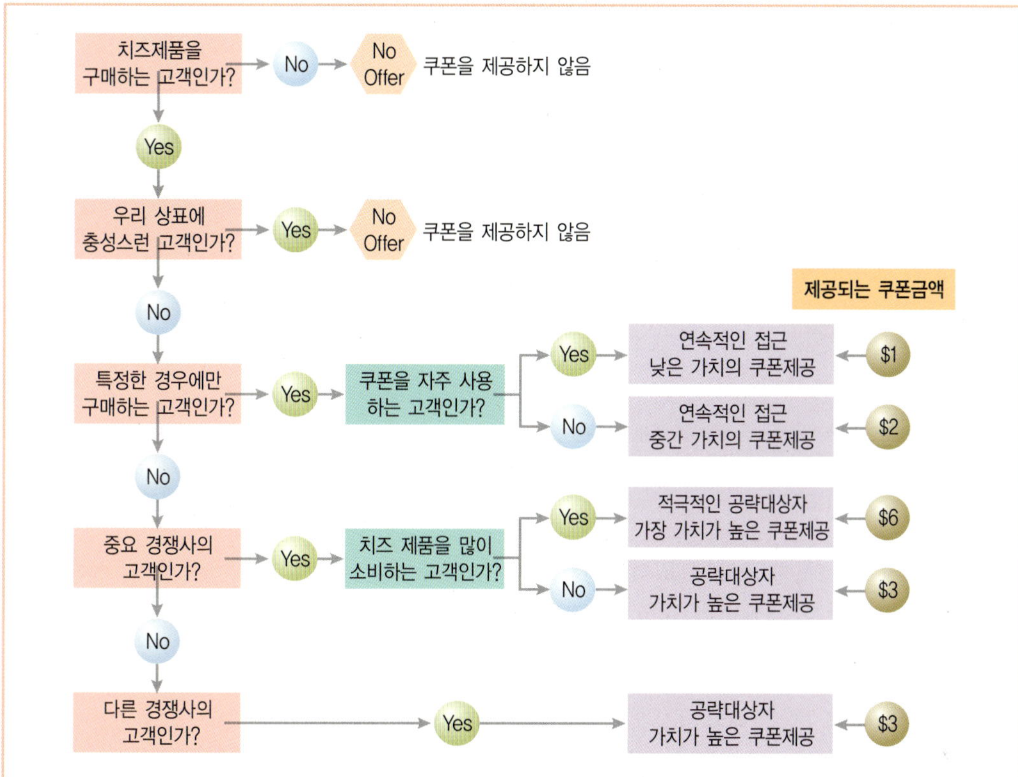

자료 : Arthur M. Hughes, *The Complete Database Marketer*, McGraw-Hill, 1996.

의 유형을 분류한 다음 각각의 유형에 맞는 판촉전략을 구사한 미국의 치즈회사가 계획하고 수행한 판촉전략의 예이다.

5) 가치 변수

가치 변수는 의료소비자가 의료상품으로부터 얻고자 하는 궁극적인 가치, 즉 편익(benefit)을 말한다. 편익에 의한 시장세분화(benefit segmentation)는 동일한 진료상품을 구매해도 고객마다 상품으로부터 얻고자 하는 편익은 서로 다를 수가 있으며, 또한 같은 편익을 기대한다 해도 고객마다 편익으로부터 기대하는 수준과 중요도에는 차이가 있다는 것을 전제로 하고 있다. 예를 들어, 치과병원의 스케일링상품을 구입하는 의료소비자들이 궁극적으로 추구하는 편익은 서로 다를 수 있다. 일부 소비자는 튼튼한 잇몸을 원하고, 일부는 미백효과, 그리고 또 일부는 입냄새제거 등을 원하기 때문에 스케일링을 한다. 일반적으로 의

료소비자가 추구하는 편익을 잘 살펴보면 이들의 구매행동을 예견할 수 있다. 따라서 마케터는 의료소비자가 추구하는 편익이 무엇인지를 잘 파악해서 편익을 기준으로 시장을 세분화하고 세분시장별 그에 맞는 효과적인 마케팅전략을 계획하고 실행할 필요가 있다.

제3절 표적시장의 선정

3.1 표적시장의 정의 및 선정

(1) 표적시장의 정의

STP전략의 'T'에 해당하는 표적시장의 선정(targeting)은 각각의 세분시장의 매력 정도를 분석하여, 병원의 한정된 자원을 가장 효과적으로 활용할 수 있는 세분시장을 선택하는 것이다. 표적시장 선정은 다양한 세분시장을 평가하여, 병원이 가장 효과적으로 공략할 수 있는 하나 또는 몇 개의 세분시장을 선택하는 것으로 정의된다. 예를 들어, 노보텔 강남은 88년올림픽 특수 후 공급과잉이 발생한 호텔숙박산업시장에 자신있게 뛰어들었다. 노보텔은 고객층을 최고급 호텔에 묵기는 부담스럽고 그렇다고 여관이나 모텔에서 숙박하고 싶지는 않은 외국의 비즈니스맨들을 표적시장으로 선정했다. 가격은 특1급 호텔보다 5만원 정도 저렴하나 서비스가 부족한 것은 아니다. 단지 고급스러운 분위기를 유지하기 위해서 설치하는 부대시설이나 레스토랑과 커피숍과 같은 영업장 수를 대폭 축소했다. 강남에서 성공한 노보텔은 공단과 연구소 단지가 있어서 황량한 지역으로 호텔이 들어서기에는 어울리지 않는 독산동에 진출하였다. 이 역시 공단과 연구소를 찾는 외국의 바이어를 표적시장으로 삼고 시작한 것이다. [그림 2-15]의 예에서와 같이 밀폐용기 제작회사가 나름대로 분석한 여러 개의 세분시장들 중에서 40대 초반~50대 중반 여성으로 구성된 특정한 세분시장을 자신들의 마케팅 역량을 집중할 세분시장으로 선정하는 것을 표적시장 선정이라 한다.

그림 2-15 | 표적시장 선정의 정의

표적시장의 정의 각각의 세분시장의 매력 정도를 분석하여, 기업의 한정된 자원을 가장 효과적으로 활용할 수 있는 세분시장을 선택하는 것

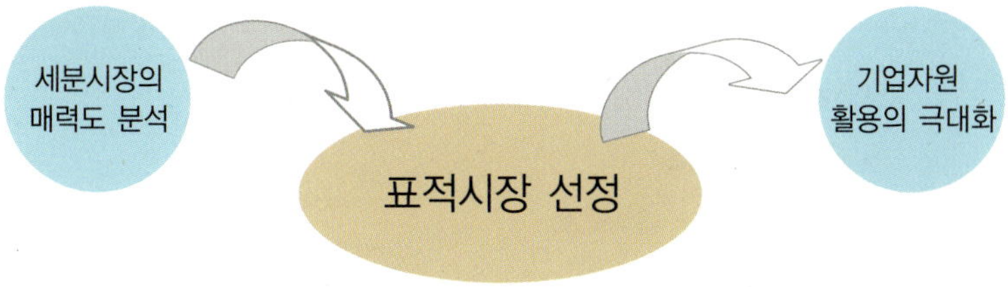
세분시장의
매력도 분석
표적시장 선정
기업자원
활용의 극대화

밀폐용기 KOMAX 표적시장 선정

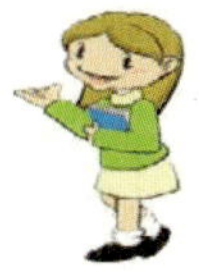

10대 후반~20대 중반 미혼녀
- 밀폐용기에 대한 인식 有
- 밀폐용기의 특정 브랜드 인지도 거의 없음

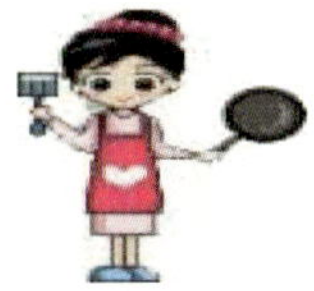

20대 후반~30대 후반
- 밀폐용기 Heavy User
- 확고한 밀폐용기 브랜드(락앤락) 로열티 有
- 타 밀폐용기 브랜드의 집중공략 세대
  → 현 시점에서는 이미 포화상태

No.1

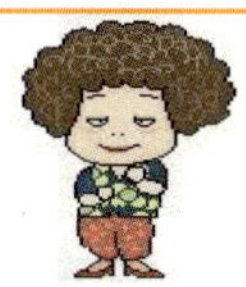

40대 초반~50대 중반
- 밀폐용기 Heavy User
  특정 밀폐용기에 대한 브랜드(락앤락) 선호도 높음
- 상대적으로 KOMAX에 대한 인지도 및 신뢰도가 높은 세대

사례 2-3 고객라이프스타일에 따른 시장세분화 – 현대카드의 알파벳마케팅

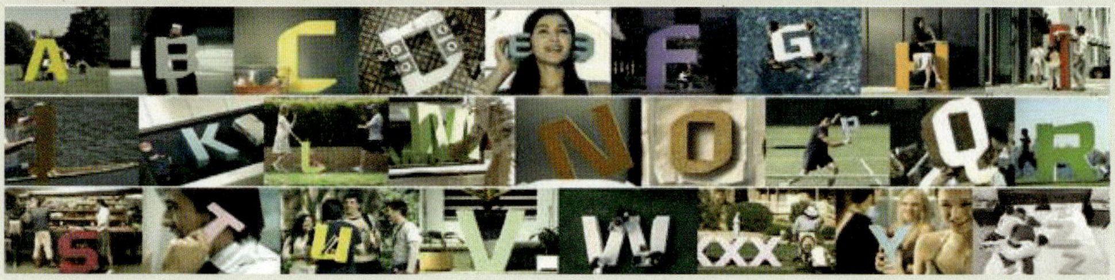

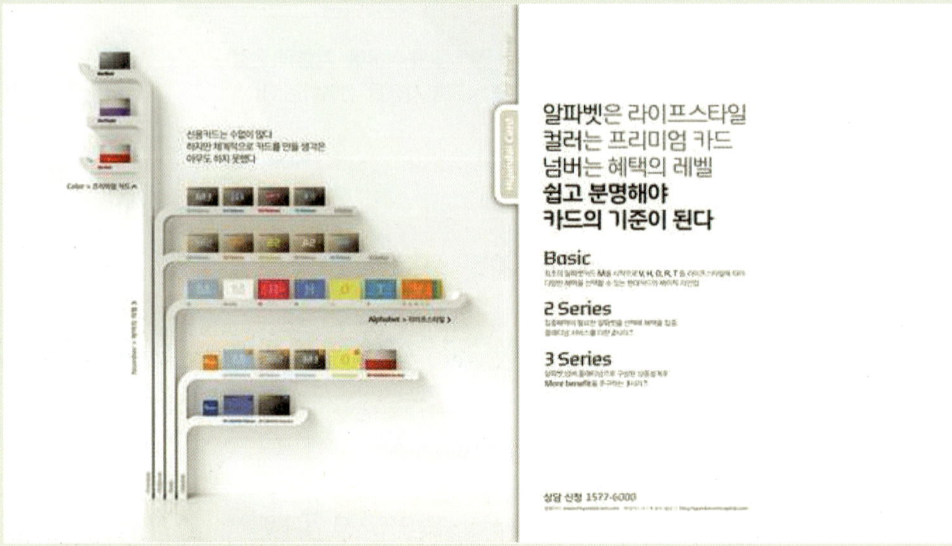
알파벳은 라이프스타일
컬러는 프리미엄 카드
넘버는 혜택의 레벨
쉽고 분명해야
카드의 기준이 된다
Basic
2 Series
3 Series
상담 신청 1577-6000

금융업계의 후발주자인 현대카드는 출범 당시 1.8%의 시장점유율을 보유하고 있었으나, 라이프스타일(lifestyle)을 알파벳으로 표현한 마케팅으로 업계 2위로 도약하는 성공을 이루었다. 고객의 라이프스타일에 따라 시장을 세분화하여, 각각의 알파벳이 뜻하는 단어와 라이프스타일을 결합한 카드상품은 현대카드의 차별적 마케팅 요소로 작용하였다.

사례 2-4 성공적인 표적시장 선정의 예

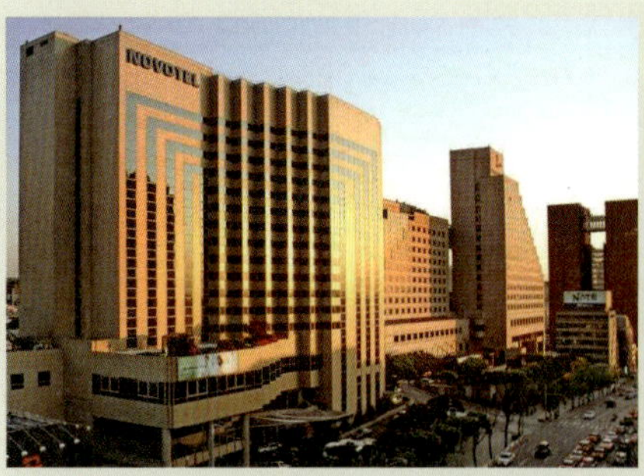

노보텔은 여관이나 모텔은 원치 않으나 고급호텔에 숙박하는 것이 부담스러운 외국인 바이어들에 맞춘 서비스와 가격으로 표적시장을 선정했다.

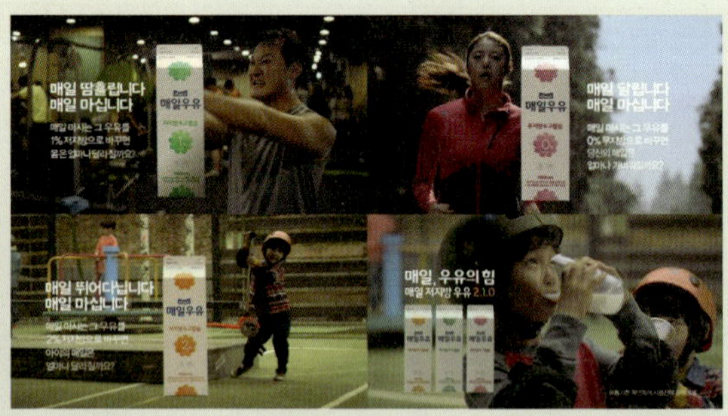
매일 땀흘립니다
매일 마십니다
매일 달립니다
매일 마십니다
매일 뛰어다닙니다
매일 마십니다
매일 우유의 힘

매일유업은 소비자의 연령, 체질, 습관 등의 라이프스타일에 따라 기존의 저지방우유를 세분화했다. 움직임이 많은 아이, 땀을 많이 흘리는 성인, 다이어트를 하는 여성을 중심으로 지방의 함량을 달리 한 우유를 생산한다. 이를 통해 저지방우유 시장의 점유율과 매출증대 효과를 보고 있다.

(2) 병원의 표적시장 선정 시 고려사항

표적시장을 선정하는 기준은 ① 이익을 창출할 수 있을 정도로 충분한 현재와 미래의 시장규모, ② 미래의 수요를 고려한 잠재적 경쟁 정도, ③ 병원목표와의 일치 여부 그리고 ④ 병원의 능력과 자원이다.

이들을 좀 더 자세히 설명하면, 첫째 병원이 특정한 세분시장을 선정하여 집중할 경우 어느 정도의 수익을 창출할 수 있겠는가를 판단하여야 한다.

둘째, 장기적으로 미래의 수요를 고려한 경쟁수준에 대한 예측과 그에 대한 대응전략을 마련해 놓는 것이 무엇보다 중요하다.

셋째, 병원이 추구하는 목표와 표적시장이 일치하여야 한다. 병원은 자신의 비전과 미션 그리고 목표를 표적시장에서 얼마나 효과적으로 달성할 수 있겠는가를 신중하게 고려하여 표적시장을 선정하는 것이 중요하다.

마지막으로, 병원은 자신들이 보유하고 있는 능력과 자원의 수준을 고려해야 한다. 아무리 좋은 세분시장일지라도 병원의 인적, 진료기술적 그리고 규모적 능력으로 감당하기가 어렵다면 표적시장으로 선정하여 역량을 집중하기에 문제가 있다.

또한 병원이 특정 세분시장을 표적시장으로 선정한다고 하여 다른 세분시장을 포기하거나 소홀하게 취급해도 된다는 것은 아니다. 다만 선정된 세분시장에서는 병원의 이미지와 상품이 더욱 두드러지게 나타날 수 있으므로, 그 세분시장에 병원의 역량과 마케팅활동을 집중하는 것이 바람직하다는 뜻이다.

그림 2-16 | 표적시장 선정 시 고려사항

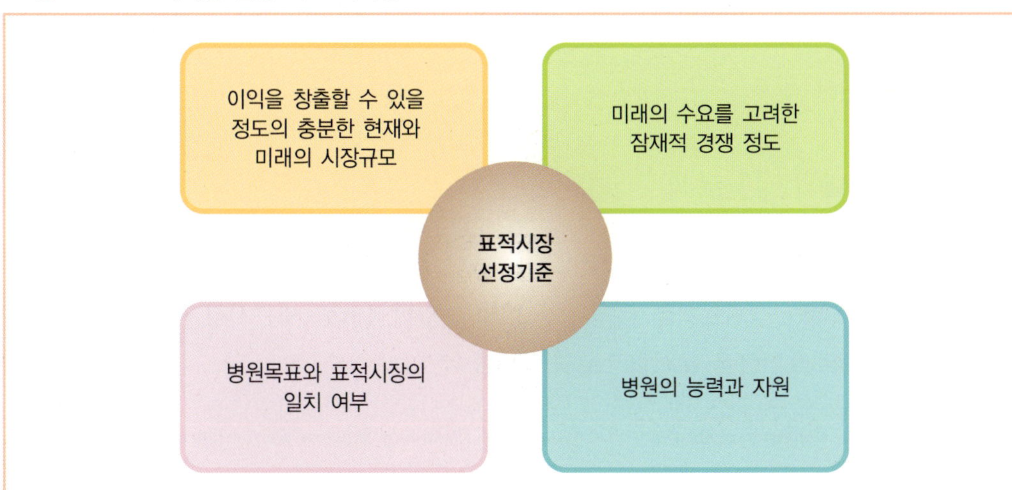

3.2 마이클 포터의 5요인분석을 이용한 세분시장의 매력도분석

일반적으로 시장의 매력 정도는 시장 내의 경쟁력, 새로운 병원의 잠재적 진출력, 공급업자의 협상력, 구매자의 협상력, 그리고 대체품의 대체력으로 분석할 수 있다. 이들 5개 요인들을 이용한 시장의 매력도분석을 마이클 포터의 5요인 분석[1]이라고 한다. 병원은 이러한 5요인분석으로 각각의 세분시장을 분석 · 평가함으로써 가장 매력적인 세분시장을 표적시장으로 선정할 수 있다.

그림 2-17 | 세분시장의 구조적 매력성을 결정하는 5가지 요인

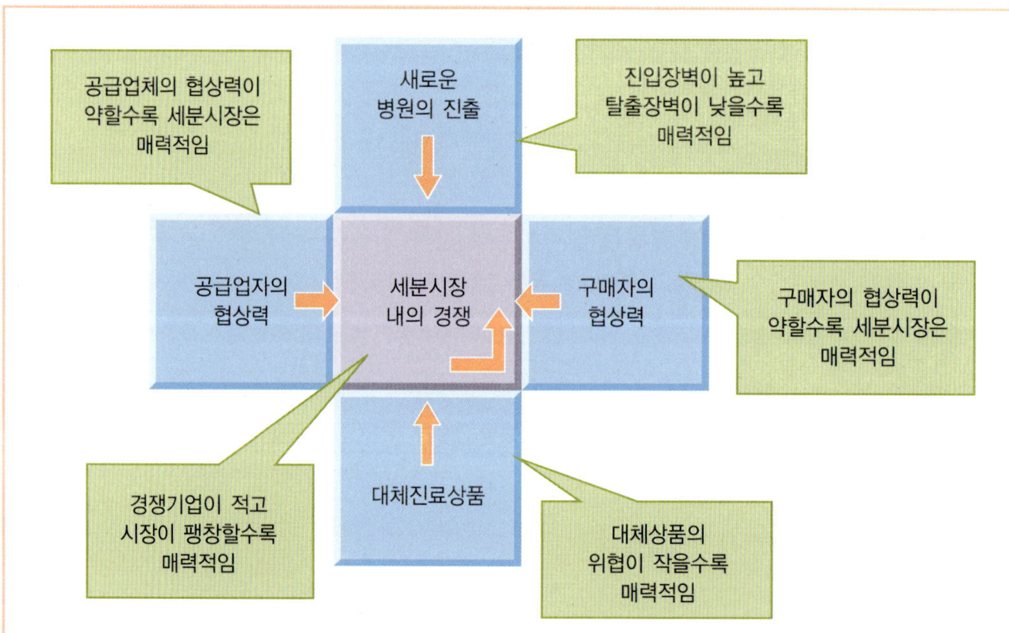

(1) 세분시장 내의 경쟁분석

세분시장 내의 경쟁분석은 얼마나 많은 경쟁병원이 세분시장 내에 있는가와 그들의 시장점유율과 영향력이 어느 정도인지를 분석하는 것이다. 일반적으로 세분시장 내의 경쟁강도는 [그림 2-18]과 같은 요인들을 분석함으로써 평가할 수 있다.

1) Michael E. Porter, *Competitive Advantage ; Creating and Sustaining Superior Performance*, Free Press, 1985. p.235.

그림 2-18 | 세분시장의 경쟁강도 분석요인

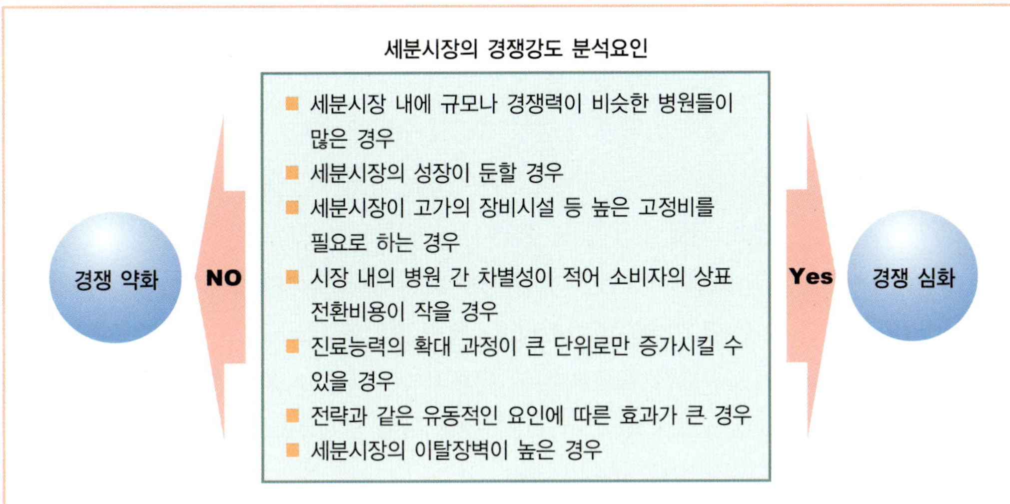

첫째, 세분시장 내에 규모나 경쟁력이 비슷한 병원들이 많은 경우에 경쟁이 치열하다. 어른과 아이들이 같이 있을 때보다 같은 또래의 아이들끼리만 모였을 때 다투는 경우가 많은 것과 마찬가지이다. 확연한 차이가 나면 서로 경쟁상대가 되지 않기 때문에 경쟁이 덜하게 된다.

둘째, 세분시장의 성장이 둔할 경우 경쟁이 치열하다. 확장되지 않고 고정된 파이를 서로 나누어야 하기 때문에 경쟁은 당연히 치열해 질 수밖에 없다.

셋째, 높은 고정비를 필요로 하는 세분시장이 낮은 고정비를 필요로 하는 세분시장보다 경쟁이 치열하다. 높은 고정비를 투자하여 시장에 참여하였기 때문에 상대적으로 낮은 변동비의 추가적 투자에 대해서는 모두 적극적일 수밖에 없기 때문에 경쟁이 치열해진다.

넷째, 세분시장 내 병원 간의 차별성이 적어 소비자의 진료병원전환비용이 작을수록 경쟁이 치열하다. 예를 들어, 감기와 같은 간단한 질병의 경우에는 병원 간 처방의 차이가 크게 나지 않으므로 소비자들은 접근이 용이한 병원을 찾게 된다. 또한 가솔린이나 경유를 파는 주유소들 간에 가격경쟁이 치열한 이유는 바로 차별성이 적은 유류라는 제품의 특성으로부터 비롯된다.

다섯째, 병원이 진료능력(capacity)을 늘리고자 할 경우 약간씩 증가시키는 것이 어렵고 큰 단위로만 증가시킬 수 있을 경우에 경쟁은 치열해진다. 예를 들어, 원활한 진료를 위하여 PAT 등 고가의 진료장비의 추가적인 도입이 필요한 경우, 추가적으로 도입하여 진료능력이 향상되면 장비를 많이 활용하기 위해서도 고객유치 경쟁이 더욱 치열하게 된다. 또한 반도체산업의 경우도 대용량 생산라인의 증설을 필요로 한다. 이외에도 항공이나 철도 및 해운과 같은 서비스산업도 대규모 수송능력의 변동을 필요로 한다. 이러한 시장은 생산능력을 증가시키면 갑작스러운 공급의 증대로 인하여 경쟁이 치열할 수밖에 없다.

여섯째, 다른 고정된 경쟁요인보다도 마케팅전략과 같은 유동적인 요인에 따른 효과가 큰 경우에 경쟁이 높다. 즉, 좋은 전략을 수행할 경우 그에 대한 성과가 높고 반면에 잘못되었을 때 치러야 하는 대가 또한 높은 시장이 그렇지 못한 시장보다 경쟁이 심하다. 예를 들어, 대형 대학병원들보다는 중소 병 · 의원이 마케팅 등 병원 전략에 따라 수요가 크게 변할 수 있으므로 효과적인 병원 경쟁전략을 필요로 하는 세분시장일수록 경쟁이 치열하다. 또한 압구정동에 밀집해 있는 성형외과들은 병원 마케팅전략을 어떻게 세우는가에 따라 그 효과가 크게 달라질 수 있으므로 상대적으로 경쟁이 치열하다.

마지막으로, 병원이 현재의 세분시장에서 나가고자 할 경우 이탈장벽이 높아 많은 대가를 지급해야 한다면 그 세분시장은 경쟁이 심할 수밖에 없다. 왜냐하면 해당 세분시장에 들어오는 병원은 있어도 나가는 병원이 적기 때문에 당연히 경쟁이 치열해 질 수밖에 없다. 예를 들어, 고가의 장비와 시설을 필요로 하는 진료의 경우 개원비용이 너무 비싼 경우 이탈장벽이 높기 때문에 쉽게 위치를 바꾸지 못하고 계속 같은 지역에 남아 있게 됨으로써 경쟁을 높이게 되는 효과가 있다.

이러한 내용을 바탕으로 세분시장 각각의 경쟁적 매력도를 분석할 수 있다. 이와 더불어 세분시장의 잠재적 성장능력에 대하여 평가하는 것이 필요하다. 경쟁이 심하여도 시장의 잠재적 성장능력이 충분히 크다면 가치 있는 세분시장으로 판단할 수 있다. 따라서 단순한 경쟁 정도만을 가지고 평가하기보다는 시장의 잠재적 성장능력에 대비한 경쟁 정도를 평가하여야 한다.

다양한 지표를 이용한 여러 세분시장의 경쟁분석 결과를 [그림 2-19]의 그래프와 같이 정리하여 봄으로써 경쟁적 측면에서의 세분시장 매력도를 종합적으로 파악할 수 있다. 예를 들어, [그림 2-19]에서 세분시장 A와 세분시장 B를 비교할 경우, 각각의 평가요소에 적절한 가중치를 부여하고, 각 세분시장이 나타내는 도형의 면적을 비교함으로써 효과적으로 평가할 수 있다. [그림 2-19]에 나타난 예의 경우 세분시장 B가 A보다 경쟁이 심한 세분시장으로 평가될 수 있다.

그림 2-19 | 세분시장의 경쟁강도분석의 예

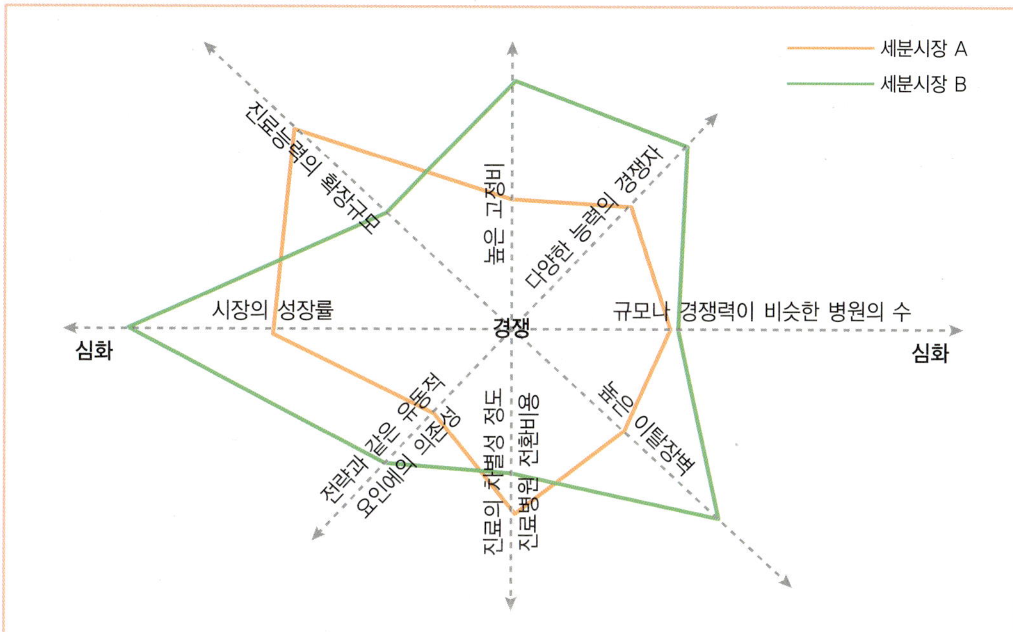

(2) 잠재적 진출 병원

다음으로 세분시장에 잠재적으로 진출할 병원들이나 진료상품들이 얼마나 있는지 조사해야 한다. 세분시장에 다른 병원들이 비교적 용이하게 진출할 수 있다면 이 세분시장은 별로 매력적이지 못하다. 얼마 전까지만 해도 인터넷을 기반으로 한 많은 병원들이 생겨났었고 지금도 인터넷 사업을 위한 창업은 계속되고 있다. 그러나 인터넷 비즈니스 시장의 경우에는 너도 나도 쉽게 시장에 진출할 수 있기 때문에, 즉 진입장벽이 낮기 때문에 경쟁이 심해져서 좀처럼 성공하기 힘들다.

따라서 시장에 독특하고 높은 진입장벽이 있어서 쉽게 들어오지 못할 경우, 이 세분시장은 높은 매력도를 가진다고 볼 수 있다. 예를 들어, 세분시장 진입에 대하여 정부의 규제가 있거나, 규모의 경제나 대규모 초기 투자가 필요한 경우, 혹은 고도의 기술로 상품의 차별성이 높다든가, 새로운 판매채널의 확보가 어렵다든가, 아니면 일단 진입하였으면 빠져 나오기가 어려운 시장은 진입장벽이 높다고 볼 수 있다. 이외에도 새로운 진입자에게 현재 세분시장 구성원들이 저가정책을 수행하는 등 강한 보복이 예상되는 시장도 진입장벽이 높은 시장으로 평가된다. 삼성전자가 처음 반도체시장에 뛰어들었을 때에도 기존의 반도체 업체들이 저

그림 2-20 | 시장진입의 위험요소

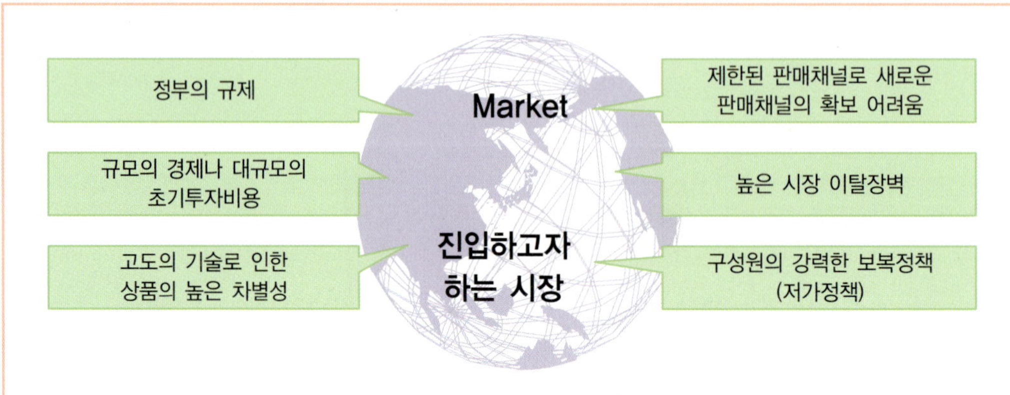
정부의 규제
규모의 경제나 대규모의 초기투자비용
고도의 기술로 인한 상품의 높은 차별성
Market
진입하고자 하는 시장
제한된 판매채널로 새로운 판매채널의 확보 어려움
높은 시장 이탈장벽
구성원의 강력한 보복정책 (저가정책)

가정책을 펼치며 강력하게 반발했던 사례도 있다.

(3) 공급업자의 협상력

공급업자의 협상력에 대하여 평가하면, 진료활동에 필요한 원자재를 공급하는 공급자들이 손쉽게 담합할 수 있으면 그 시장은 매력적이지 못하다. 예를 들어, 석유수출국인 OPEC 국가들이 손쉽게 담합하여 생산량을 조정한다면 원유를 주원료로 하는 산업이나 시장은 공급업자의 손에 좌우될 수 있으므로 그렇지 않은 시장보다 매력적이지 못하다. 즉, 공급자의 협상력이 너무 크면 그 세분시장은 매력적이지 못하다. 의료산업의 경우 공급업자들의 협상력을 크게 고려해야 되는 상황은 별로 없으나 특정한 진료분야에 한해서 일시적으로나마 공급자의 협상력에 대해 신경을 써야 하는 경우가 있을 수 있다.

(4) 대체진료상품

세분시장에 현재 있는 진료상품을 대체할 수 있는 다른 진료상품들이 많이 있으면, 그 세분시장은 매력적이지 못하다. 예를 들어, 치과병원에서 시술하던 틀니시장은 임플란트라는 새로운 진료상품으로 대체되어 가고 있으며, 치아미백시장의 경우 라미레이트 치아성형진료가 강력한 대체품으로 부상하고 있다. 또한 시력교정을 위한 컨택트렌즈나 라식이나 라섹과 같은 안과수술이 안경시장의 강력한 대체상품으로 등장하고 있다. 따라서 이러한 시장 내에서 특정한 시장을 표적시장으로 선정하고자 하는 경우, 대체품에 대하여 각별히 분석하고 파악할 필요가 있다.

또한 인터넷 유통이나 정보통신기술이나 기타 과학기술의 발달로 인하여 전혀 예견하지 못한 대체품의 영향을 받을 수 있는 표적시장의 경우 기술이 발달하는 트렌드를 보다 정확하게 반영하는 노력이 필요하다. 예를 들어, 음반산업에서 오랫동안 사용되던 카세트나 일반 CD(compact disk) 그리고 최근까지 선호되던 MP3(고음질 오디오 압축기술, motion picture expert group)마저 휴대폰으로 대체되어 가고 있다. 이처럼 하나의 표적시장의 대체품은 동종의 산업 내의 다른 표적시장 상품이 아니라 타 산업의 상품이 되는 경우가 대부분이다. 따라서 대체품의 경쟁력을 고려할 경우에는 유사한 타 산업 상품뿐 아니라 기술 및 유행 트렌드까지 고려해야 한다.

(5) 구매자의 협상력

구매자들의 성장가능성과 구매능력 그리고 생존 및 결제능력에 대한 전반적인 평가가 필요하다. 또한 구매자들이 가격에 어느 정도 민감한가도 중요한 평가요인이 된다. 가격에 민감한 구매자가 많을수록 그 시장은 매력적이지 못하다. 저가의 생필품시장이 고가의 수입품시장보다 매력적이지 못한 이유 중의 하나가 바로 구매자의 높은 가격민감성이다. 고가의 상품을 구매하는 사람들은 저가의 상품을 구매하는 사람들보다 오히려 가격에 덜 민감하다. 따라서 일부 병원들이 특정 고객만을 표적으로 하는 고가의 진료상품, 예를 들어 VIP 건강검진, 여행과 함께하는 진료 등의 새로운 상품들을 출시하는 것도 가격에 민감하지 않은 고객들을 대상으로 하는 마케팅활동으로 볼 수 있다.

또한 구매자들의 단합력이나 소비자단체 등을 통한 협상력이 타 산업이나 시장에 비하여 강하다면 그 시장은 매력적이지 못하다. 의료시장에서도 건강검진이나 성형수술 등도 여러 구매자가 공동구매하듯이 서로 모여 단체로 의료상품을 구매하게 되면 자동적으로 구매력이 높아져 이에 대한 고려가 필요하다. 이외에도 구매자를 대하는 데에 어려움이나 과도한 비용, 그리고 우수한 구매자를 선정하는 데에 있어서의 어려움 정도 등도 구매자 평가에 중요한 요인이다. 이상 설명한 바와 같이, 병원들은 이러한 5요인분석을 통하여 각 세분시장의 매력도를 정확히 평가함으로써 가장 효과적인 표적시장을 선정할 수 있다.

그림 2-21 | 5가지 종류의 표적시장 선정방법

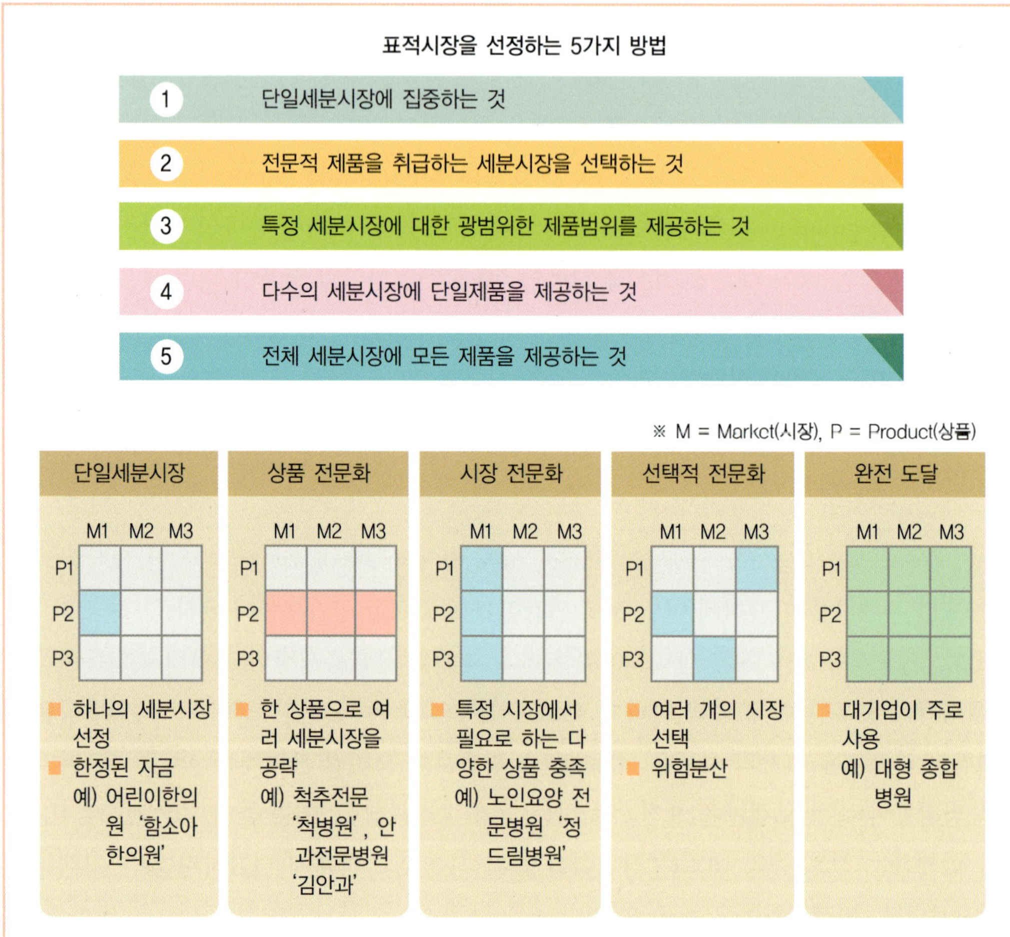
표적시장을 선정하는 5가지 방법
1 단일세분시장에 집중하는 것
2 전문적 제품을 취급하는 세분시장을 선택하는 것
3 특정 세분시장에 대한 광범위한 제품범위를 제공하는 것
4 다수의 세분시장에 단일제품을 제공하는 것
5 전체 세분시장에 모든 제품을 제공하는 것
※ M = Market(시장), P = Product(상품)
단일세분시장
M1 M2 M3
P1
P2
P3
하나의 세분시장 선정
한정된 자금
예) 어린이한의원 '함소아 한의원'
상품 전문화
한 상품으로 여러 세분시장을 공략
예) 척추전문 '척병원', 안과전문병원 '김안과'
시장 전문화
특정 시장에서 필요로 하는 다양한 상품 충족
예) 노인요양 전문병원 '정드림병원'
선택적 전문화
여러 개의 시장 선택
위험분산
완전 도달
대기업이 주로 사용
예) 대형 종합병원

3.3 표적시장 선정방법

각 세분시장의 매력도 평가를 통해 매력적인 세분시장을 발견할 수 있는데, 이때 어느 세분시장에, 얼마나 많은 세분시장에 진출할 것인지를 결정해야 한다. 병원이 진입할 세분시장과 그 범위를 결정하는 방법은 전체시장 도달전략으로 구분되며 위와 같은 5가지 형태가 있다. 병원은 자신의 역량과 경쟁 정도 그리고 병원의 장기적인 목표를 감안하여 가장 효과적인 방법으로 표적시장을 선정해야 한다.

제4절 포지셔닝

이미지는 인간의 행동에 중요한 영향을 미친다. 사람들이 어떤 실체에 대해서 반응하는 것은 실체 그 자체에 대한 반응이 아니라 실체가 주는 이미지에 대한 반응이다. 즉, 인간의 행동은 항상 정확한 지식이나 정보와 같은 객관적 사실에 반응하는 것이 아니라, 자신의 가치관과 신념에 따라 사실이라고 믿는 것에 대하여 반응한다는 의미이다. 따라서 고객들에게 병원의 우호적인 인상을 깊게 심어주는 포지셔닝이 매우 중요하다.

4.1 포지셔닝의 정의

포지셔닝(positioning)이란 인간의 마음속에 뛰어드는 길이다. 원래 포지셔닝이란 말은 1972년 라이스(Ries)와 트라우트(Trout)가 처음 소개한 말로, 고객의 마음속에 행해지는 어떤 창의적인 활동으로 인식되고 있다. 일반적으로 포지셔닝은 상품, 서비스, 병원, 심지어는

그림 2-22 | 포지셔닝의 정의

인간의 마음속에 뛰어드는 길

"포지셔닝은 상품에서 시작한다. 물론 상품, 서비스, 기업, 심지어 사람에게서도 시작할 수 있다. 그러나 포지셔닝은 어떤 상품 자체에 대하여 무엇을 행하는 것이 아니라 잠재고객의 마음속에 자신의 이미지와 상품을 위치(인식)시키는 것이다."

– 알 라이스와 잭 트라우트(Al Ries and Jack Trout, 1972) –

[정의 1] 병원의 이미지나 상품을 고객의 마음속에 각인시키는 것

[정의 2] 상품이나 서비스 등 병원이 고객을 대상으로 하는 모든 활동에서 가능함

[정의 3] 마케팅은 상품이 아니라 인식의 싸움임

➡ 표적시장에서 병원의 이미지나 진료상품을 고객들의 마음속에 각인시키기 위한 제반 마케팅활동

사람을 포함한 특정한 대상의 이미지를 사람들의 마음속에 위치(인식)시키는 것으로 정의되고 있다. 마케팅 측면에서 포지셔닝은 병원이 자신의 차별적인 이미지를 상품이나 서비스 혹은 특정한 병원활동 등을 이용하여 고객들의 머릿속에 각인시키는 것이다.

이러한 포지셔닝이 중요한 이유는 마케팅은 궁극적으로 상품의 싸움이 아니고 인식의 싸움이기 때문이다. 시장에 먼저 나왔다고 성공하는 것이 아니라 고객의 마음속에 먼저 들어가야만 성공할 수 있기 때문이다.

일반적으로 시장에 나와 있는 대부분의 상품들은 소비자들의 마음속에 어떤 위치를 차지하고 있다. 예를 들어, IBM은 세계에서 가장 규모가 큰 컴퓨터회사로, 코카콜라는 세계에서 가장 큰 청량음료회사로, 롤스로이스는 세계에서 가장 고급스러운 자동차로 인식된다. 이러한 상표들은 소비자들의 머릿속에 확고한 위치를 차지하고 있기 때문에 경쟁자가 그 위치를 빼앗는 것이 무척 어렵다. 그러나 만일 어떤 특정 병원의 상품을 소비자가 인식하지도 못하고 있다면, 그 상품은 시장에 나와 있어도 소비자의 마음속에 포지셔닝되어 있지 않아 구매될 가능성이 거의 없다. 왜냐하면 이러한 상품은 시장에는 존재하나 실제 구매를 결정할 소비자의 마음속에 존재하지 않기 때문이다.

포지셔닝은 상품에서 뿐 아니라 개인들에게도 중요하다. 예를 들어, 마케팅팀에 근무하는 김 대리가 누구인지 동료나 상사 직원들이 모른다면, 김 대리는 회사에 책상과 모든 것이 다 있지만, 실제적으로 그를 평가하거나 필요로 하는 사람에게는 존재하지 않는 것과 마찬가지이다.

그러면 과연 자신의 병원과 상품을 소비자들의 머릿속에 성공적으로 포지셔닝하기 위한 전략으로는 무엇이 있을까?

4.2 대표적인 포지셔닝전략

(1) 고객의 기억 속에 최초가 되라

포지셔닝을 경쟁병원과의 차별성을 고객들에게 널리 알리는 것이라고 보았을 때 과연 어떠한 전략이 효과적인가? 포지셔닝전략은 현재 병원능력이나 주변상황에 따라 달라진다. 그러나 가장 대표적인 포지셔닝전략은 무엇보다도 소비자의 마음속에 최초가 되는 것이다. 더 좋은 것이 되는 것보다 맨 처음의 것이 중요하다. 왜냐하면 대부분의 사람들은 최초로 인식된

그림 2-23 | 포지셔닝전략

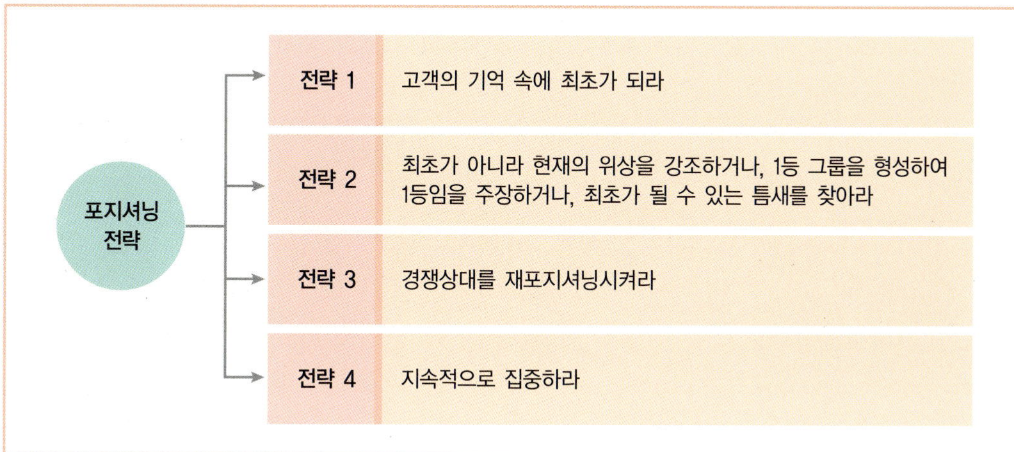

것을 가장 좋은 것이라고 생각하고, 처음 것만 기억하는 습성이 있기 때문이다.

예를 들어, 대서양을 최초로 횡단한 비행사는 찰스 린드버그로 많은 사람들이 잘 알고 있다. 그러면 린드버그보다 1주일 정도 늦게 대서양을 횡단했지만, 더 짧은 시간 내에 더 적은 연료로 횡단한 두 번째 비행사는 누구인가? 이를 버트 힝클러라고 알고 있는 사람은 극소수에 불과하다. 또한 달 표면에 최초로 발을 디딘 사람은 닐 암스트롱이다. 그러면 암스트롱과 함께 같은 우주선을 타고가 그보다는 몇 초 늦게 달표면에 발을 디딘 사람은 누구인가? 거의 대부분의 사람들은 이들을 모르고 있다. 그 사람은 불과 몇 초 차이로 세상 사람들의 기억 속에 남지 못하였다. 반면에 최초로 인식된 닐 암스트롱은 지구상의 수십억 인구에게 기억되면서 미국에서 상원의원까지 지낸바 있다.

예전에 TV에서 높은 인기를 끌며 방영되고 있는 'TV는 사랑을 싣고' 라는 프로가 있었다. 여기에 출연한 많은 사람들이 가장 찾고 싶어하는 사람으로 첫사랑을 꼽고 있다. 대부분의 경우 첫사랑의 기억은 아름답고 강하게 기억되는 반면에 두 번째나 세 번째 사랑의 기억은 흐릿하며, 경우에 따라서는 그 상대가 누구인지조차 기억하지 못하기도 한다. 결국 사람들은 최초만을 기억하고 또한 최초의 사건에 대한 좋은 이미지를 간직한 채 오랫동안 기억한다.

이와 같이 사람들은 최초를 기억한다. 따라서 시장경쟁에서는 남보다 앞서 나가는 것이 무엇보다 중요하다. 더욱이 일단 업계선두가 되기만 하면 그것을 지키는 것은 선두의 위치를 탈환하는 것보다는 쉽다. 이러한 것은 의료시장의 예에서도 살펴볼 수 있다.

1994년에 개원한 삼성서울병원은 의료진의 진료능력으로 1등이 되기보다는 서비스부문

그림 2-24 | 찰스 린드버그와 버트 힝클러

1927년 5월 20일부터 21일까지 뉴욕-파리 간 단독 무착륙횡단 비행에 성공한 찰스 린드버그(Charles Lindbergh).

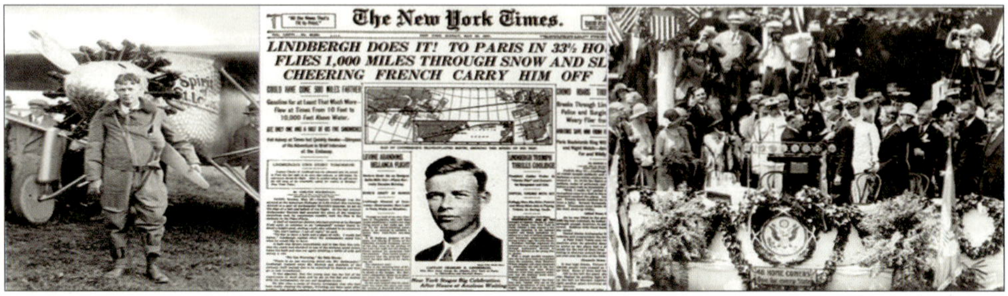
The New York Times.
LINDBERGH DOES IT! TO PARIS IN 33½ HO
FLIES 1,000 MILES THROUGH SNOW AND SL
CHEERING FRENCH CARRY HIM OFF

– The New York Times –

대서양을 최초로 횡단한 비행사는 찰스 린드버그로 많은 사람들이 잘 알고 있다.

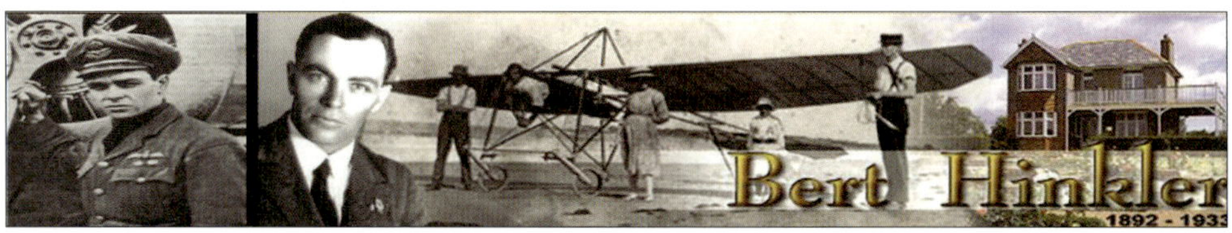
Bert Hinkler
1892 - 1933

그러나 린드버그보다 1주일 정도 늦게 대서양을 횡단했지만, 더 짧은 시간 내에 더 적은 연료로 횡단한 두 번째 비행사가 누구인지 알고 있는가? 이를 버트 힝클러라고 알고 있는 사람은 매우 극소수에 불과하다.

에서 1등이 되어야 겠다고 포지셔닝하였다. 개원 직후 삼성전자 등 삼성 브랜드의 후광을 업고 의료산업에 큰 변화를 야기시키고 있다. 소비자들의 생활환경이 향상되어 감에 따라 의료소비자들은 진료도 중요하지만 서비스도 중요하다고 인식하게 되었고, 이때 타 경쟁병원보다 서비스를 주장해 온 삼성의료원이 그 중심에 서게 되었다. 모든 서비스 평가부문에서 수년간 1등의 자리를 유지하며 그 인지도를 크게 넓혀 가게 되었다. 또한 당시만 하여도 많은 병원방문객들이 꺼려 하는 장례식장을 역발상으로 오히려 더 깨끗하고 쾌적한 환경과 시설을 가진 장소로 바꾸었다. 사실 장례식장을 방문하는 사람들은 환자들이 아니다. 한 사람의 장례식에 수많은 일반인들이 조문객으로 방문한다. 이들을 대상으로 삼성을 알리고 삼성서울병원을 알리는 훌륭한 커뮤니케이션 매체가 된 것이 바로 장례식장이다. 많은 일반사람들이 쾌적하고 산뜻한 삼성서울병원의 장례식장을 방문하고 가면서 '역시 삼성이구나' 하는 생각을 다시 하곤 했다. 이처럼 삼성서울병원은 포지셔닝의 성공이고 의료서비스마케팅의 훌륭한 성공사례가 되었다. 개원초부터 서비스부문에서 1위의 자리를 차지하던 삼성서울병원이 이제 진료능력에서도 1위가 되기 위해서 암센터를 개원하는 등 발 빠른 행보를 하고 있다.

또한 1963년 12월에 개원한 국내 최초의 여성전문 종합병원인 제일병원은 아시아 최대 규모인 40여 명의 산부인과 전문의가 활동하며 주산기과, 불임 · 생식내분비과, 부인종양학과, 부인 · 내시경과 등 산부인과를 세분화하여 보다 전문적이고 차별화된 의료서비스를 제공하고 있다. 여성질환 진료실적 및 출산분만건수 전국 1위를 차지하고 있는 제일병원은 개원 반세기에 걸쳐 여성질환 치료와 연구에 매진해 오며 쌓아온 임상적 경험과 노하우를 바탕으로 해외환자 유치에도 적극적으로 나서고 있다. 이에 따라 여성암센터와 불임센터 중심으로 연 2만 5천여 명의 해외환자들이 병원을 찾는 등 해외에서도 대한민국 대표 여성전문병원으로 널리 알려지면서 환자수가 최근 급증하고 있다. 이처럼 제일병원은 선두를 차지한 다음 장기간 동안 최고의 자리를 고수할 수 있었다. 비록 경쟁병원에서 특정 서비스나 기타 유용성이 부가된 의료상품을 출시하여도, 고객들의 머릿속에 산부인과라고 하면 제일병원 라는 이미지가 그려져 있기 때문이다. 즉, 제일병원의 포지션 장벽을 넘지 못하기 때문이었다. 따라서 제일병원이 단지 환자들에 있어서의 그러한 포지션만을 믿고 의료서비스 등 기본적인 병원활동을 태만히 하지 않는 한, 업계의 선두를 지키는 것은 그리 어려운 일은 아닐 것이다.

이외에도 최초가 되어야 겠다는 마음으로 병원을 효과적으로 포지셔닝한 예들로는 화상 전문병원으로 포지셔닝한 한강성심병원이나 베스티안병원이나, 대장과 항문치료 전문으로 포지셔닝한 대항병원, 그리고 척추전문병원으로 포지션닝한 우리들병원, 비만관리 및 지방 줄기세포로 포지셔닝한 디올메디컬센터 등이 있다.

요약하면, 무엇이든지 최초가 되어야 한다. 용의 꼬리가 되기보다는 뱀의 머리가 되라는 속

그림 2-25 | 대표적인 포지셔닝전략 1

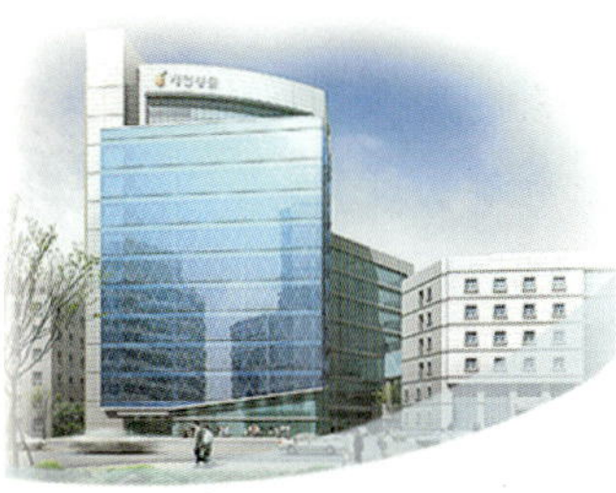

전략 1 고객의 기억 속에 최초가 되라!

- 사람들은 최초로 인식된 것이 가장 좋다고 생각한다
- 시장이 아니라 고객의 기억 속에 최초가 되라
- 더 좋은 것보다는 맨 처음이 낫다
- 더 좋은 것이 되기보다는 다른 것이 되려고 노력하라

그림 2-26 | 최초로 달 표면에 발을 디딘 닐 암스트롱

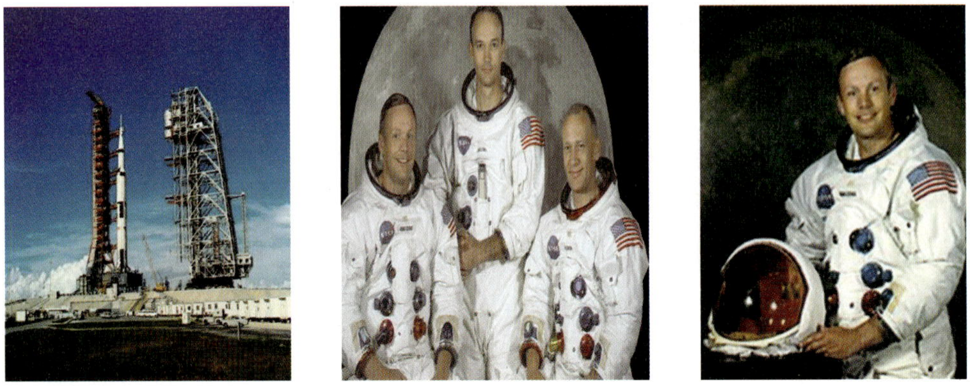

- 1969년 7월 20일 인류 최초로 달 표면에 발을 디딘 닐 암스트롱
- 아폴로 11호 세턴 5로켓과 39A발사대
- 닐 암스트롱, 에드윈 버즈 올드린, 마이클 콜린스 세 명의 우주비행사
- 버즈 올드린(Buzz Aldrin)은 닐 암스트롱(Armstrong)에 이어 두 번째로 달에 발을 디뎠지만 사람들은 그를 기억하지 못한다

담과 같이, 최초가 될 수 있도록 노력을 해야 한다. 따라서 병원의 가장 좋은 포지셔닝전략은 최초가 되는 것이다. 단, 여기서 최초라는 것은 시장에서 최초가 아니라 잠재고객의 기억 속에서의 최초를 의미한다.

(2) 최초가 아니면, 현재의 위상을 강조하거나, 1등그룹을 형성하여 1등임을 주장하거나, 최초가 될 수 있는 틈새를 찾아라

특정 분야에서 선두를 내준 병원이나 상품은 어떠한 포지셔닝전략을 수립해야 하는가? 잠재고객의 인식 속에 최초의 위치를 점유하지 못한 병원이나 상품들의 포지셔닝전략으로 다음의 3가지를 들 수 있다.

1) 현재의 포지션(위상)을 더 강하게 강조하며 높여라

미국의 자동차대여 회사인 아비스(Avis)는 렌트카시장에서 1위를 하고 있는 허츠(Hertz)를 추월하는 것이 어렵자 "우리는 업계의 2위입니다. 대신 우리는 더욱 열심히 노력하겠습니다"라는 문구로 광고를 하였다. 이 광고 후에 아비스의 매출이 급상승하였다. 아비스는 자신이 1등이 아니고 2등이라는 사실을 스스로 밝힘으로써 신뢰감을 주었고, 2등까지 기억해

그림 2-27 | 대표적인 포지셔닝전략 2

전략 2 **최초가 아니면 현재의 위상을 강조하거나, 1등그룹을 형성하여 1등임을 주장하거나, 최초가 될 수 있는 틈새를 찾아라**

■ 현재의 포지션(위상)을 더 강하게 강조하며 높여라
예) • Avis의 "우리는 업계 2위입니다"
• 교보생명의 "지금은 2등이다. 그러나… more!"

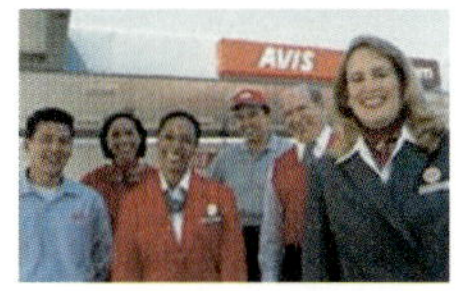
AVIS

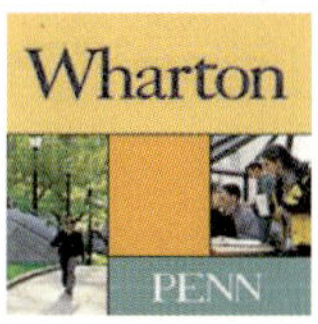
Wharton
PENN

■ 1등이 아니면 1등그룹을 형성하라
예) • Big eight, Big 3, Top 10, 가전 3사, 6대 생보사, 서울 대학교
• 미국의 Top 10 University(Ivy League의 대학)

■ 최초가 될 수 있는 조그만 틈새를 찾아라
예) • 성(性) : Marlboro담배, 여성전용 당구장, 여성전용 고시원
• 유통 : 약국에서 파는 비누와 치약
• 나이 : 고시 최연소 합격자와 최고령 합격자

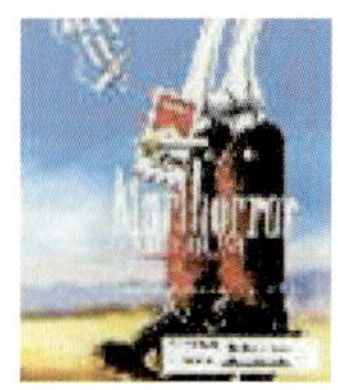

그림 2-28 | 현재의 포지션을 더 강하게 강조

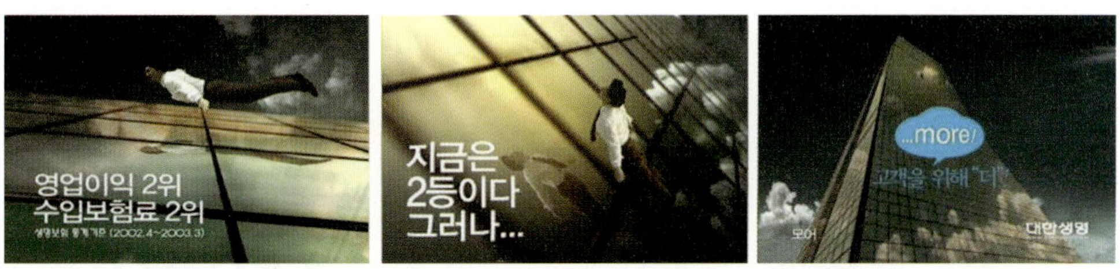
영업이익 2위
수입보험료 2위
지금은
2등이다
그러나...
...more!
고객을 위해 "더"
대한생명

■ 국내 최초로 2위임을 인정한 광고로서 생명보험업계의 빅 3(삼성생명, 대한생명(2012년 10월 한화생명으로 사명이 바뀌었음), 교보생명) 중 업계 2위를 달리고 있는 대한생명이 내놓은 전략임
■ "고객을 위해 좀 더 노력하고 열심히 하겠다"는 뜻으로 'more'라는 광고카피를 제시하고 있음
■ 광고가 나간 후 많은 고객들이 대한생명이 2위와 3위 중에서 2위였다는 것을 명확하게 인식하게 됨

주고 2등을 밀어달라는 내용으로 소비자들의 동정심을 자극하여 매출이 증가하였다. 지금의 한화생명, 즉 예전 대한생명의 "지금은 2등이다. 그러나… more!"라는 광고카피도 아비스의 경우와 비슷한 의미를 전달하고 있다.

2) 1등이 아니면 1등그룹을 형성하라

미국 기업의 예를 들면, Big Eight이라고 해서 미국에서 가장 큰 여덟 개의 회계법인(accounting firm)을 지칭하는 말이 있다. 이 용어는 8개 회계법인 중에 가장 규모가 작은 여덟 번째 회계법인이 만들어 일반화시킨 것이다. 이렇게 알림으로써 1등그룹인 Big Eight과 나머지를 갈라 놓고, 1등그룹에 속한 기업 간에는 차이가 거의 없음을 강조하고 있다. 또한 Big 3는 미국의 3대 자동차 제조회사인 GM, Ford, Chrysler를 말하고 있다. 이 Big 3라는 용어 또한 3번째 기업인 Chrysler가 만들어냈다. 이외에도 미국의 Big 10은 중부의 대표적인 주립대학 10개를 일컫는 말이고, Top 10은 동부의 아이비리그(Ivy League)에 속한 10개의 사립대학을 칭하는 말이다.

우리나라의 경우에도 이러한 포지셔닝전략이 종종 쓰이고 있다. 예를 들어, '가전 3사' 라는 말은 대우일렉에서 삼성전자와 LG전자를 포함해서 만든 말이다. 그리고 '3대 생보사' 도 3번째 생보사에서 만든 말이다. 또한 최근에는 '서울 대학교' 라는 말도 많이 쓰이고 있다. 이 말은 실제 서울대학교와 다른 의미로 쓰이고 있다. 다시 말하여 서울에 있는 대학교는 모두 서울 대학교라는 말이다. 이러한 말은 실제 서울대학교가 아닌 서울에 있는 다른 대학교에서 만들어낸 말일 것이다. 이처럼 대부분 산업에서 1등기업이 아니라 1등그룹일 지칭하는 말이 있다. 의료산업에서도 'Big 5' 라는 용어를 유행시키고 있다. 이들 모두 1등그룹 내에서는 별 차이가 없음을 강조하는 실제 1등이 아닌 기업이나 병원들이 자신들의 포지셔닝을 위하여 만들어 낸 말이다.

그림 2-29 | 1등그룹을 형성한 국내 3대 생보사

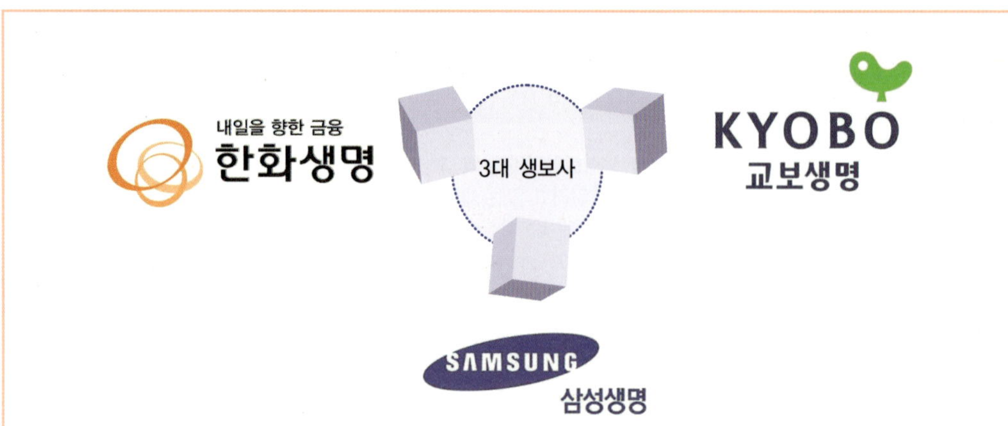

3) 최초가 될 수 있는 조그만 틈새를 찾아라

지금까지 우리나라의 부모님들은 공부만을 중요시하며 자녀를 키워 왔다. 그러나 요즘은 공부보다는 운동, 컴퓨터, 노래나 춤 등 자녀들이 가장 소질이 있고 자신 있어 하는 분야로 진출하도록 도와주는 식으로 의식구조가 변화되고 있다. 자녀가 1등이 될 수 있는 분야로 준비시키는 것이 훨씬 빠르며 성공할 확률이 높다고 인식하였기 때문이다. 이것이 바로 틈새시장전략이다.

모든 사람이 1등이 못 되어도 같은 방향을 보고 뛰어가야만 하는 것은 아니다. 어느 정도 가치가 있다고 판단되는 다른 방향을 선정하여 뛰고, 그곳에서 1등이 된 다음 그 방향의 중요성을 인식시키는 것이 보다 효과적이다. 예전 국가고시에서 최고득점자의 이름은 신문에 발표되나, 2등으로 합격한 사람은 발표되지 않는다. 그러나 최고령 합격자나 최연소 합격자의 이름은 신문에 발표되는 것을 볼 수 있다. 왜냐하면 이 사람들은 나이라는 기준의 틈새에서 1등을 하였기 때문이다. 따라서 틈새시장전략은 모든 것을 기존에 사용하던 잣대를 가지고 측정하고 판단하는 것이 아니라 새로운 분야를 찾아내어 이를 측정할 수 있는 잣대를 개발하는 것으로부터 시작된다.

그러면 무엇을 기준으로 어떠한 새로운 틈새를 찾아야 하는가? 가능하면 고객에게 충분히 가치가 높으며 완전히 새로운 분야를 탐색하여 그것을 차지하여야 한다. 즉, 시장에서 새롭고 빈 공간인 틈새를 찾아내어, 자신이 그 틈새에서 확고한 위치를 차지하든가, 아니면 기존의 잣대가 아니라 시장을 구분하는 새로운 잣대를 제시함으로써 소비자의 인식을 전환하여 자신의 이미지를 부각시키는 것이다. 이를 위해서는 대세의 흐름에 역행하여 생각할 수 있는 창조적 능력이 있어야 한다. 모든 사람들이 동쪽으로 갈 때 서쪽으로 갈 수 있는 용기

그림 2-30 | 틈새를 찾아라 - 작은 것을 생각하라

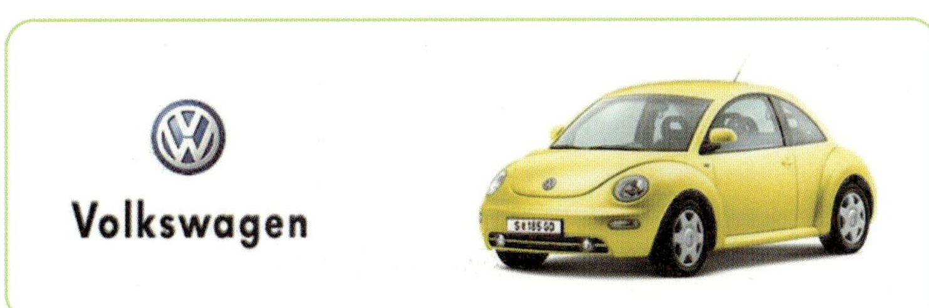

"작은 것을 생각하라(Think Small)" 고 광고하면서 당시에 만연되고 있던 대형자동차 선호의식에 정면으로 도전하여 소비자 머릿속의 크기(size)에 의한 틈새를 찾는 데 성공하였다

와 능력이 있을 때 완전히 새로우며 가치가 있는 좋은 기회를 찾을 수 있는 것이다.

폭스바겐은 "작은 것을 생각하라(Think Small)"고 광고하면서 당시에 만연되고 있던 대형자동차 선호의식에 정면으로 도전하여 크기(size)에 의한 틈새를 찾는 데 성공하였다.

성에 의한 틈새시장을 개척한 예로 말보로담배가 있다. 필립 모리스사가 말보로담배회사를 인수하였을 때, 말보로담배는 여성전용 담배였다. 필립 모리스사는 카우보이의 이미지, 남성의 강인한 이미지를 부각시켜서 말보로담배를 강한 남성적 이미지로 포지셔닝하는 데에 성공하였다.

또한 여성만의 피자, 여성전용 당구장, 여성전용 고시원, 여성전용 백화점 등도 성이라는 틈새를 이용한 포지셔닝의 사례이다. 성 외에도 약국에서 파는 비누나 치약 같은 것은 유통 분야의 틈새를, 밤에 먹는 감기약 나이콜과 한미약품의 종합감기약 써스펜 데이(Suspend Day)와 써스펜 나이트(Suspend Night)는 시간이라는 틈새를 이용하여 포지셔닝한 것이다.

그림 2-31 | 틈새를 찾아라 – 시장의 분류기준을 바꾸어라

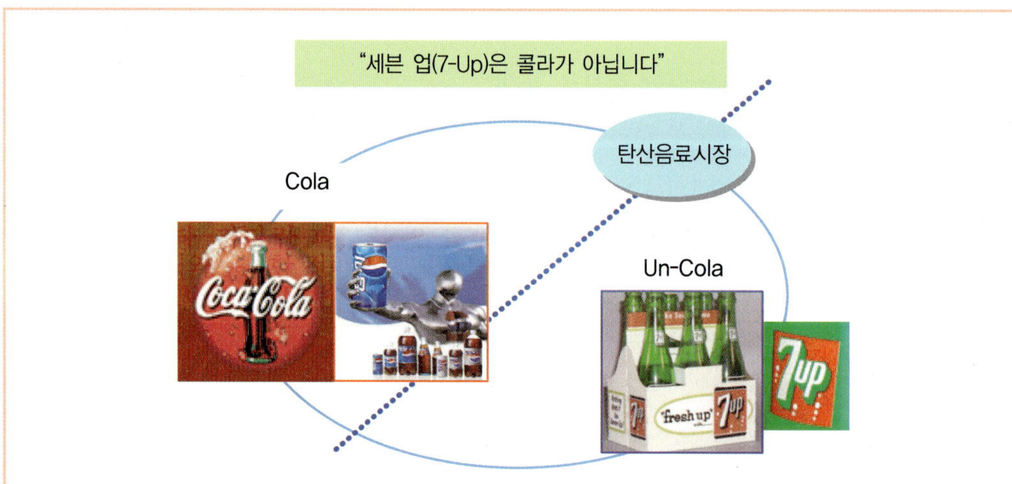

이외에도 소비자가 상품을 평가하는 새로운 기준을 제시함으로써 틈새를 찾는 경우도 있다. 예를 들어, 7-Up은 청량음료시장의 최대 상품인 콜라와 대비시켜 자신을 "콜라가 아니다(uncola)"라고 광고함으로써 소비자들에게 전체 음료시장의 범위가 콜라와 비콜라시장으로 양분됨을 암묵적으로 주지시켰고, 비콜라시장이라는 틈새시장에서 선두의 위치로 포지셔닝하는 데에 성공하여 청량음료시장에서 크게 부상하였다.

의료시장에서도 시대가 변모하면서 질환 · 대상별 치료병원에 따라 여러 가지 특화된 한

의원들이 나타나게 되었다. 1999년부터는 소아를 대상으로 하는 한의원들이 생겨나게 되었는데, 현재 이들 한의원은 네트워크 조직을 갖추고 각각의 브랜드별로 지역에 따라 첨예하게 경쟁하고 있다. 이들 한의원의 특성은 기존의 한의계에서 소아에게 적용하기 어려웠던 여러 가지 애로점을 현대적인 감각으로 새롭게 극복하여 눈부실 정도로 빠른 성장을 하였다. 예를 들어, 증류한약과 향기탕약을 개발하게 되어 쓰지 않는 한약, 맛이 좋은 한약으로 소아들에게 거부감을 없애는 동시에 무통치료를 추구함으로써 한층 더 소아들에게 용이하게 접근할 수 있게 되었다. 또한 양방치료의 한계성으로 인해 아이들의 떨어진 저항력을 한의학으로 향상시킬 수 있다는 강점을 부각시키며 포지셔닝하고 있다.

그러나 시간이 지남에 따라 경쟁 한의원들 간에 차별화가 없이 비슷한 양상을 나타나게 되었으며 이러한 판단을 바탕으로 소아 진료에서 새로운 영역 개발의 필요성을 인지하게 되었다. 이러한 시장상황에서 '사랑이 꽃피는 한의원' 은 자체분석을 통해 상품성이 가장 높고 사회적으로 키에 대한 관심이 높은 것을 인지하고 성장부진의 치료에 병원의 포지셔닝을 구축하여 성공하였다.

또한 시간이라는 틈새를 겨냥한 포지셔닝이 있다. 생계를 위해 건강검진을 포기하는 이들을 위해 일요일 건강검진을 실시한 병원이 그것이다. 에스메디센터는 바쁜 현대인을 위하여 일요일 건강검진을 실시하고 있다. 기존 검진기관들은 주중 근무시간에만 건강검진을 실시했기 때문에 건강검진을 받기 위해서는 휴가를 따로 내야만 하는 번거로움이 있었고, 간혹 보호자가 반드시 있어야 하는 검사를 시행할 경우 보호자 역시 시간을 따로 내야만 하기 때문에 환자뿐만 아니라 보호자까지 일상생활에 큰 지장을 줄 수밖에 없었다. 이렇게 에스메디센터는 시간이라는 틈새시장을 공략해서 포지셔닝하고자 한 병원이 된다.

(3) 경쟁상대를 재포지셔닝시켜라

포지셔닝의 3번째 대표적인 전략은 경쟁사 상품에 대한 소비자의 생각을 바꾸는 전략이다. 예를 들어, 도자기를 판매하는 로얄 달튼은 자사보다 명성이 높은 레녹스를 재포지셔닝시키기 위해 "레녹스는 영국에서 생산하지 않습니다. 뉴저지 포크너에서 생산합니다. 로얄 달튼만이 영국에서 직접 생산합니다"라고 광고를 하였다. 상대방의 위치를 재포지셔닝해서 자신의 위치를 높이려 한 것이다.

타이레놀과 아스피린의 경우도 비슷하다. 타이레놀은 아스피린의 명성이 높은 두통약시장에 뛰어들었다. 그리고 타이레놀은 "아스피린이 받지 않는 사람을 위해 여기에 타이레놀

그림 2-32 | 대표적인 포지셔닝전략 3

전략 3 경쟁자를 재포지셔닝시켜라

1 소비자 마음속의 경쟁사 상품을 재포지셔닝함으로써 자신의 포지션을 구축하라

2 자사상품이 아닌 경쟁상품에 대한 소비자의 생각을 바꾸어라

예) 타이레놀과 아스피린, 도자기의 레녹스와 로얄 달튼, 보드카의 스탈리쯔 나야, 파스퇴르우유, 포테이토칩의 와이스와 P&G의 프링글스

3 재포지셔닝과 비교광고

- 근거제시 없이 막연히 경쟁사보다 우리가 우수하다고 주장하는 것은 비교광고임
  예) 펩시 챌린지 → 근거가 명확한 자료를 가지고 구체적인 속성을 비교하여 경쟁사를 재포지셔닝한 것이 아니라 경쟁자 브랜드와 비교하여 자사의 브랜드 위치를 측정하는 데에 그침으로써 실패함

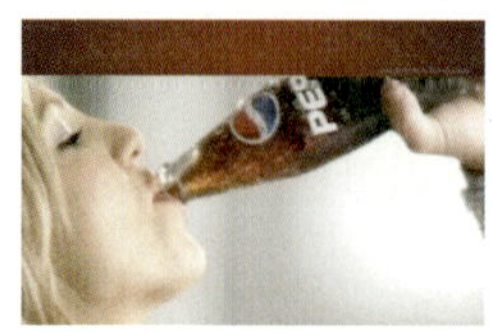

그림 2-33 | 경쟁상대를 재포지셔닝시켜라 – 아스피린과 타이레놀

"아스피린이 받지 않는 사람들을 위해 여기에 타이레놀이 있습니다"

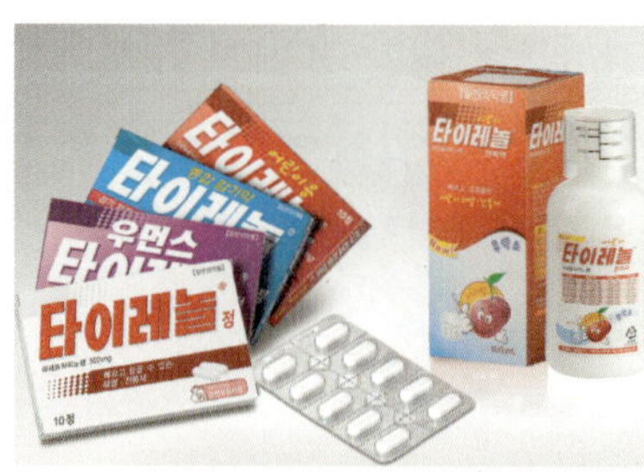

타이레놀 ER을 복용함으로 인해 자유롭게 움직일 수 있고 효과의 지속성도 일반 아스피린에 비해 위장장애 없이 두 배 이상 지속된다는 타이레놀 ER의 본질을 알리는 광고를 통해 타이레놀의 신뢰성과 믿음을 소구하였다

이 있습니다"라는 광고를 하였다. 그 당시 아스피린은 속쓰림 등과 같은 부작용이 문제가 되고 있었다. 타이레놀의 광고는 아스피린을 부작용이 많은 약으로 재포지셔닝시킨 것이다. 요즘에는 아스피린보다 타이레놀이 더 많이 팔리고 있다.

사례 2-5 틈새시장 구축 – 사랑이 꽃피는 한의원

'사랑이 꽃피는 한의원'은 2000년 8월에 개원한 소아전문 한의원이다. 업종 간의 경쟁이 치열한 상황에서 사랑이 꽃피는 한의원은 다양한 진료영역 중 한방 소아진료 영역을 그리고 더 나아가 소아진료 영역 중에서 성장치료라는 틈새시장을 찾아 포지셔닝하는 데 성공하였다.

'성장치료'와 같은 새로운 진료영역을 개발하기 위해서는 시술의 다양성을 구비해야 하고 주변의 한의원들과 확연하게 차별될 수 있어야 한다. 또한 단순히 의약적인 접근뿐만 아니라 운동, 영양, 심리 등과 같은 요소들을 혼합하여 독창적이면서도 접근하기 용이해야 한다.

이를 위해 사랑이 꽃피는 한의원은 성장부진을 치료하기 위한 '성장체조실'을 마련해서 이를 핵심진료영역의 일부로 구축하기에 이르렀다. 또한 이러한 성장체조실을 아이들의 동선을 고려할 뿐만 아니라 놀이방과 연계하여 설계하였으며, 진료와 병행해서 효과적으로 운영될 수 있도록 운영 메뉴얼을 작성하고 전문 체육인으로 하여금 성장체조실을 운영하도록 하였다.

성장체조실의 성공적인 운영으로 인하여 많은 사람들이 성장체조가 소아 성장부진을 치료하는 진료영역에 있어서 중요한 수단이 됨을 알 수 있었고, 성장체조실을 통한 대외 홍보로 병원의 인지도를 높이고 더불어 경영성과도 같이 높아지는 계기를 마련할 수 있었다.

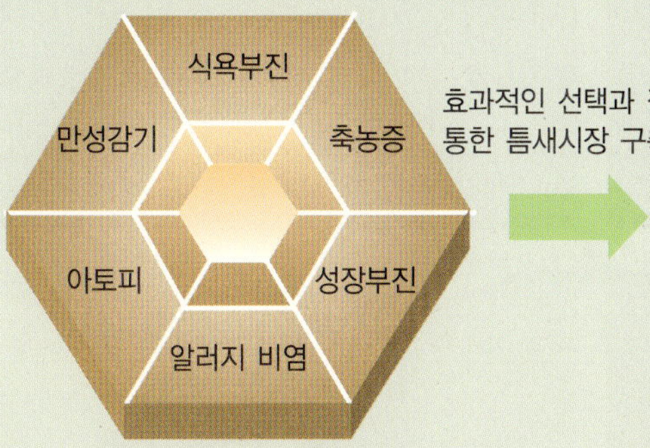

효과적인 선택과 집중을 통한 틈새시장 구축

1. 성장부진의 치료에 역량을 집중함

2. 성장체조실 개설
   • 소아전문 한의원 내에 체조실을 두고 운동요법 치료에 응용한 첫 사례

소아진료에서 많은 비중을 차지하는 질환들

*선택과 집중 : 병원의 자체 분석 결과 상품성이 가장 높고 사회적으로 키에 대한 관심이 높은 것을 인지하여 여러 가지 소아진료들 중 성장부진 치료에 병원의 역량을 집중하기로 함

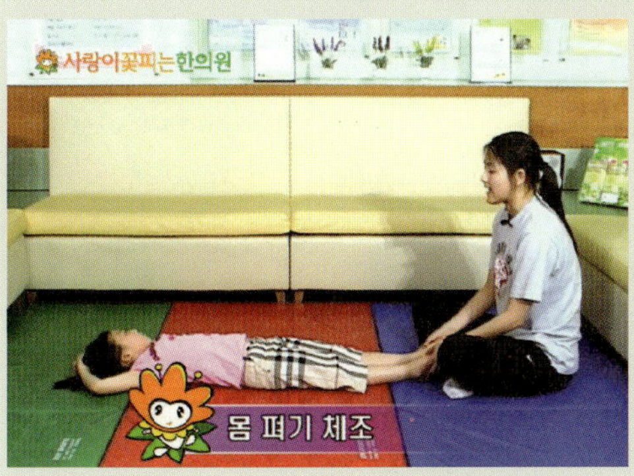

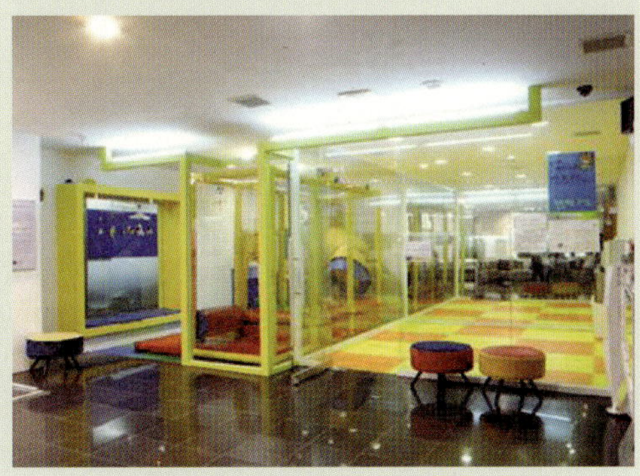

성장체조실을 사랑이 꽃피는 한의원의 핵심역량영역으로 구축함

보드카의 스탈리쯔 나야는 "보드카 중에는 미국에서 생산하는 보드카도 있습니다"라는 내용의 광고를 하면서, 스탈리쯔 나야는 미국에서 생산하지 않은 진품이라는 사실을 강조하였다. 진짜 러시아산 보드카라는 사실을 강조하기 위해서 로얄 달튼과 비슷한 형태로 광고를 하였다.

다음으로 포테이토칩의 예를 보겠다. P&G의 프링글스가 상당히 바삭바삭한 포테이토칩으로 명성을 얻고 있을 때, 버든사는 와이자라는 새로운 포테이토칩을 만들었다. 버든사는

사례 2-6 재포지셔닝 – 김안과

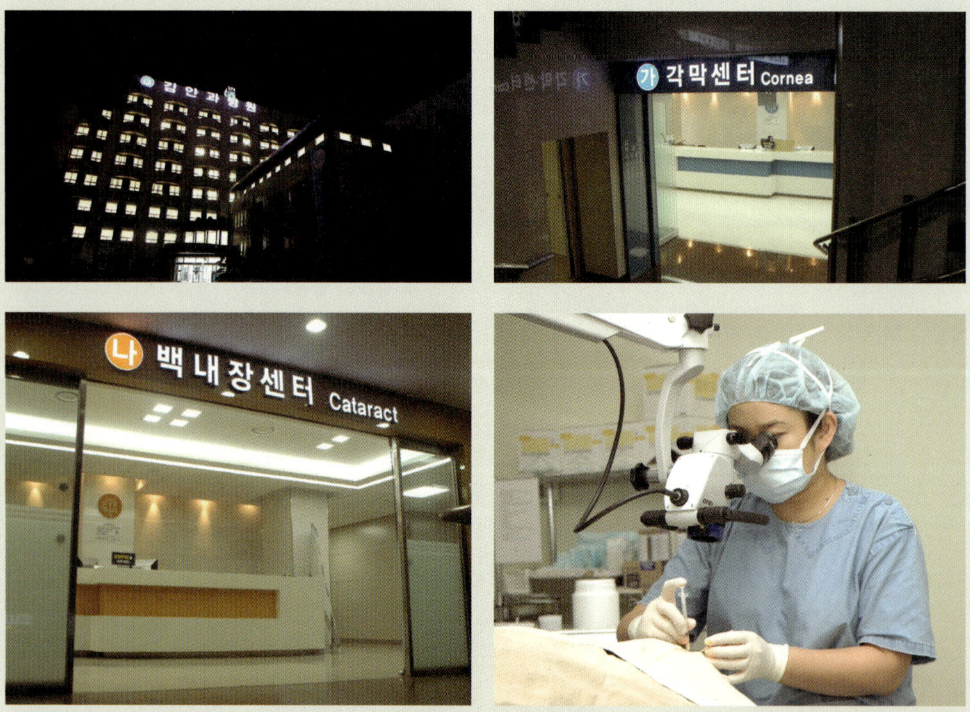

건양의대 김안과는 안과 종합병원으로서 안과에만 40여 명의 전문의들이 세분화된 진료와 협력진료로 높은 질의 의료서비스를 제공하고 있다. 또한 국내에서 가장 많은 안과 환자를 진료하여 높은 임상 경험을 보유하고 있다. 산학협동 측면에서도 1991년도에 대학을 설립하고 다음 연도에 부설대학병원을 개원하는 등의 업무다각화를 통한 진취적인 발전을 꾀하고 있다. 동양최대의 안과 병원으로서 연간 수술건수는 지난 1996년 8,500여 건에서 2000년에 1만 건, 2004년 1만 6천여 건, 2009년과 2010년에는 2만 2천여 건을 넘어서고 있다. 또한 2015년 4월에는 안과병원 최초로 JCI 인증을 획득하기도 하였다.

특히 '365일 연중 무휴, 24시간 진료'라는 슬로건을 내세우며 40년 동안 이 원칙을 지켜와 그 명성이 전국적으로 확고하게 자리매김하고 있다. 이렇듯 김안과는 하나의 안과의원에서 안과전문병원, 대학병원, 대학으로 업그레이드하면서 더욱 강하고 새로운 포지션으로 이동하고 있다.

프링글스 포장 뒤의 제품 원료 표시에 화학약품이 적혀 있는 내용을 읽어주고, 와이자만이 순수한 감자와 순수한 식용유를 사용한다는 내용의 광고를 하였다. 재료와 첨가물에 대한 주의를 집중시키면서 프링글스를 재포지셔닝시키고자 하는 광고이다.

우리나라에서도 경쟁사의 재포지셔닝을 이용한 마케팅 사례가 많이 있다. 예를 들어, 파스퇴르우유가 고온살균우유에 대한 문제점을 제시함으로써 경쟁사 제품을 재포지셔닝한 사례가 있다. 그 당시에 대부분의 우유는 고온에서 살균처리되었다. 파스퇴르유업은 이렇게 고온살균된 우유는 우유가 아니라고 주장함으로써, 고객의 마음속에 자리잡고 있던 서울우유나 남양우유 등을 고객의 마음속에서 떨어져 나가게 했다. 그리고 그 자리를 파스퇴르우유가 차지하였다. 이후 비방에 대한 소송이 있었지만 그 결과와 관계없이 이미 고객의 마음속 한가운데에 파스퇴르우유가 자리잡게 되었다. 그 후 법원은 파스퇴르유업의 부도덕성에 대한 진실성이 입증되지 않았다고 하여 파스퇴르유업의 손을 들어 주었다.

최근에는 바나나우유인 "바나나는 원래 하얗다"라는 말로 효과적인 재포지셔닝전략을 활용한 예를 볼 수 있다. 바나나우유는 여러 종류가 있고, 그 수요가 급격히 늘어나야 할 근거는 별로 보이지 않았다. 따라서 1974년 출시된 빙그레 '바나나맛우유'가 바나나우유 시장을 장악하고 있는 가운데 빈틈이 별로 없기 때문에, 새로운 바나나우유를 출시하고자 하는 기업은 경쟁사인 빙그레 제품을 재포지셔닝할 필요가 있었다.

따라서 매일유업은 "바나나는 원래 하얗다"라는 광고를 내걸고 '노란 우유'와 '하얀 우유'의 대결 국면으로 만들겠다는 전략적 목표를 세운 것이다. 하얀 우유는 단 하나이고 나머지는 모두 노란 우유이니, 이렇게 재포지셔닝이 이루어지고 나면 하얀 바나나우유를 선택하

그림 2-34 경쟁상대를 재포지셔닝시켜라 – 바나나는 원래 하얗다

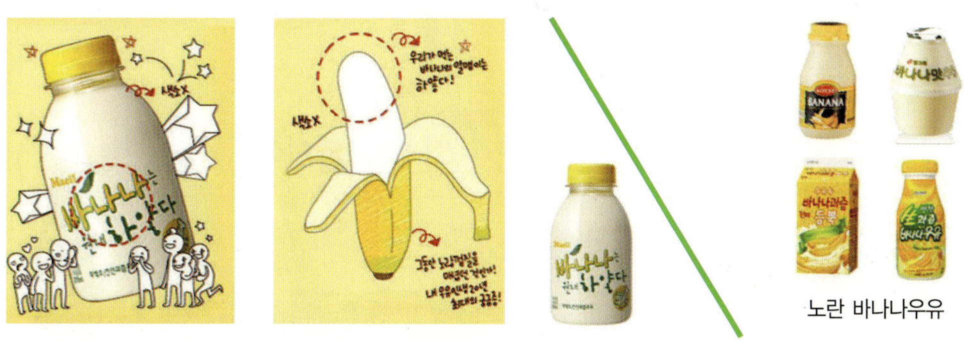
우리가 먹는 바나나의 알맹이는 하얗다!
BANANA
노란 바나나우유

매일유업에서는 노란색 일색이었던 바나나우유 시장에 "바나나는 원래 하얗다"라는 슬로건으로 기존의 경쟁사 제품들을 재포지셔닝함

는 소비자는 자연스레 "바나나는 원래 하얗다"를 구매하게 된다는 생각에서 나온 전략이다.

이외에도 칠성사이다의 "콜라를 마시겠습니까? 무색소, 무카페인, 무로열티의 사이다를 마시겠습니까?"라는 광고나 진로의 참이슬 후레쉬를 출시했을 때 "참이슬은 천연대나무 숯으로 정제하는 데 반해 처음처럼은 일반 필터로 여과해 정제효과에 차이가 있다" 등도 일종의 비교광고(참고로 우리나라도 2001년 공정거래위원회가 자사 제품에 유리한 속성만으로 비교광고를 할 수 있다고 규제를 완화하면서 비교광고 시대가 열렸다)를 이용한 재포지셔닝 전략의 예가 된다.

이러한 비교광고는 소비자가 상품 선택 시 간과할 수 있는 중요한 내용에 대하여, 근거가 명확한 자료를 제시하여 상기시켜줌으로써, 소비자에게 상품 선택 시에 필요한 중요한 기준을 제공할 수 있다. 특히 광고를 수행하는 병원에게 유리한 항목만 골라서 비교하는 것이 가능하므로, 소비자 입장에서는 자신이 더욱 가치를 두는 근거에 따라 상품을 고를 수 있는 기회를 얻을 수 있고, 병원의 입장에서는 소비자의 판단기준을 자신의 병원에 맞게 바꾸도록 하는 교육의 효과를 얻게 된다.

그림 2-35 | 경쟁상대를 재포지셔닝시켜라 – 카페인이 없는 칠성사이다

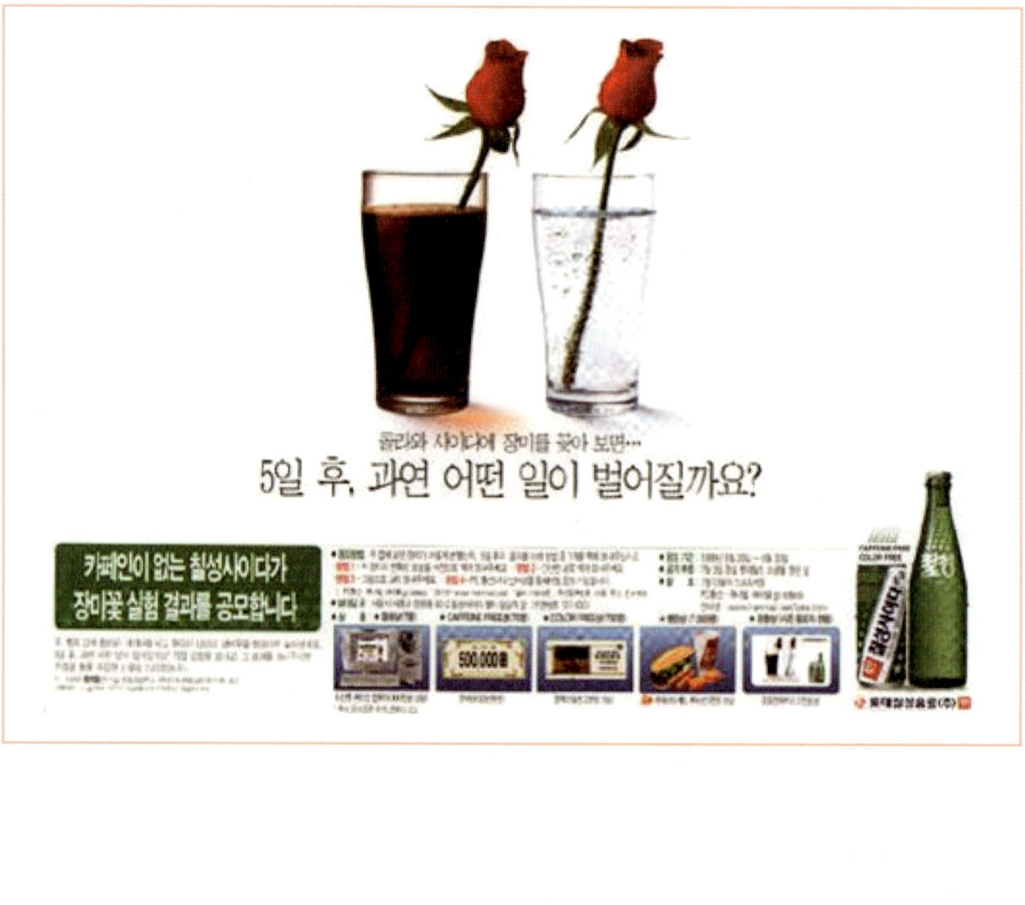
콜라와 사이다에 장미를 꽂아 보면…
5일 후, 과연 어떤 일이 벌어질까요?
카페인이 없는 칠성사이다가
장미꽃 실험 결과를 공모합니다

예를 들어, 연비가 뛰어난 차는 연비를 비교하고, 엔진 성능이 우수한 차는 엔진을 비교하여 광고함으로써, 소비자의 판단기준을 연비 혹은 엔진으로 바꾸도록 상기시켜주고 있다. 이렇게 함으로써 연비를 가장 중요하게 생각하는 소비자는 연비비교를 보고, 엔진을 중요시하는 소비자는 엔진에 대한 비교를 중점적으로 평가하여 판단할 수 있기 때문에 효과적인 정보수집 및 판단이 가능하다.

그림 2-36 | 재포지셔닝과 비방광고

아반떼 린번

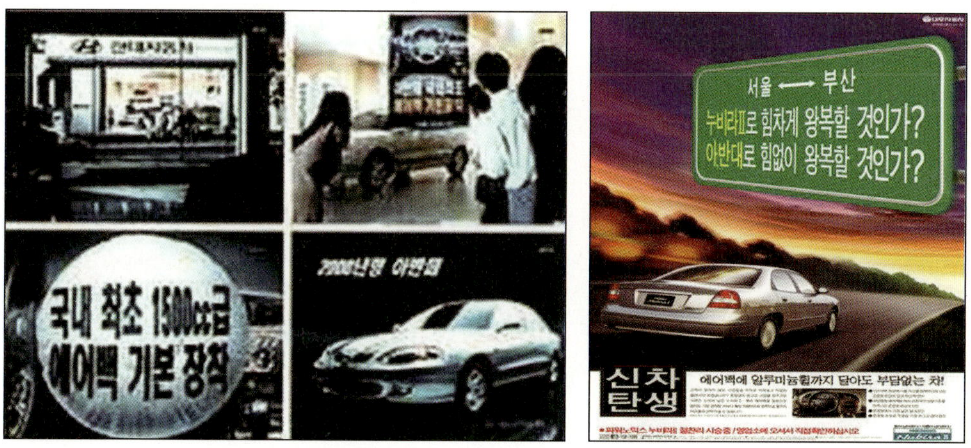
국내 최초 1500cc급
에어백 기본 장착
서울 ⟷ 부산
누비라Ⅱ로 힘차게 왕복할 것인가?
아반떼로 힘없이 왕복할 것인가?
신차 탄생
에어백에 알루미늄휠까지 달아도 부담없는 차!

- 대우의 누비라는 "힘차게 왕복할 것인가?"라는 신문광고를 통해, 기존에 서울-부산 왕복을 강조해 온 아반떼를 우회적으로 비방광고함
- 이로 인하여 공정거래위원회의 제제를 받기도 하였음
- 재포지셔닝은 불특정한 다른 브랜드들에 비하여 자신의 객관적인 장점을 우회적으로 내세우는 것으로써 이는 명확한 경쟁브랜드를 보이면서 이를 비방하는 비방광고와는 전혀 다름

이와 같이 비교광고를 이용한 재포지셔닝은 효과적인 마케팅전략임에는 분명하다. 그러나 지나치면 상대방의 약점을 비방하여 이점을 취하고자 하는 치졸한 비방광고전략으로 전락되어, 당장은 소비자들의 시선을 끌 수 있겠지만 장기적으로는 소비자들로부터 외면을 당하고 말 것이다. 결국 광고 당사자들 모두가 서로 손해만 보는 일도 생길 수 있음을 명심해야 한다.

1990년대에 붐을 일으킨 녹즙기의 경우, 회사 간의 과열광고가 상호 비방으로 이어지고, 쇳가루 논쟁으로 퍼져 모든 회사의 녹즙기가 소비자들로부터 외면받고 말았다. 쇳가루를 둘

그림 2-37 | 재포지셔닝의 실패 – 펩시 챌린저 캠페인

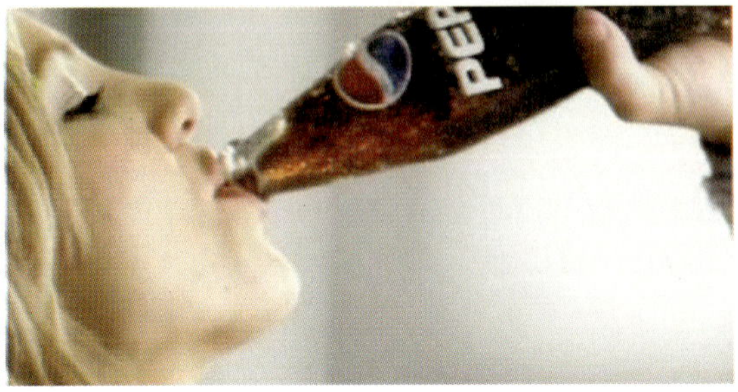

- 제품의 속성에 대한 소비자의 선호를 확실하게 제공함으로써 경쟁사를 재포지셔닝하거나 자사상표를 포지셔닝하기보다는 주관적인 맛에 관해 단순히 비교함으로써 실패한 펩시 챌린저 캠페인
- 맛이라는 것은 개인마다 취향이 다르기 때문에 펩시가 구체적으로 어떠한 맛이나 속성이 뛰어나다고 객관적인 관점에서 말할 수 없음

러싼 녹즙기회사 간의 비방광고는 결국에는 서로 공멸하는 결과를 초래하였다. 또한 1995년 파스퇴르유업의 '고름우유 공방'[2]은 대표적인 비방광고로 이러한 과정 끝에 파스퇴르유업은 부도에 처하기도 하였다.

또한 진로의 '참이슬'과 두산의 '처음처럼'도 과도한 비방광고로 인해 공정거래위원회로부터 시정명령을 받은 적이 있다. 따라서 비교광고를 이용하여 재포지셔닝하고자 한다면, 상대편을 비방하고 깎아내리기보다는 선의의 경쟁과 공정한 비교만이 소비자가 객관적인 중요한 정보로 인정하여 추구하는 포지셔닝효과를 얻을 수 있을 것이다.

또한 이러한 재포지셔닝전략은 신중하게 판단하여 수행하여야 한다. 펩시콜라는 재포지셔닝을 위한 캠페인인 '펩시 챌린저'를 수행하였으나 실패하였다. 왜냐하면 펩시는 캠페인을 통하여 경쟁사를 재포지셔닝한 것이 아니라, 단순하게 경쟁사 브랜드와 비교해서 자사 브랜드의 위치를 측정하는 데 그쳤기 때문이다. 앞의 재포지셔닝의 예들처럼 경쟁사의 상품에 비하여 우리 상품의 특징을 부각시킨 것이 아니라, 펩시와 코카콜라를 비교해서 어느 콜라가 더 맛있다는 식으로 근거 제시 없이 단순한 비교를 하였기 때문이었다.

(4) 지속적으로 집중하라

미국의 경영학 교수인 마이클 포터(Michael Porter)는 그의 유명한 저서 『Competitive

2) 고름우유 공방은 1995년 10월 유방염에 걸린 젖소에서 짜낸 원유가 우유원료로 사용된다는 보도가 나가자 파스퇴르우유는 고름우유를 절대 팔지 않는다는 내용의 광고를 대대적으로 실시하여 고름우유 논쟁을 촉발하였다. 공정거래위원회는 이 광고에 대해 마치 시중에 고름이 섞여 있는 우유가 판매되거나 타사는 고름우유를 제조판매하는 것처럼 소비자를 오인시킬 우려가 있는 부당한 광고로 판단, 시정명령을 지시하였다. 이에 대해 파스퇴르는 고등법원, 대법원에 차례로 상소하였고, 결국 1998년 3월 대법원은 공정거래위원회의 손을 들어 주었다.

그림 2-38 | 마이클 포터의 기본적인 경쟁전략

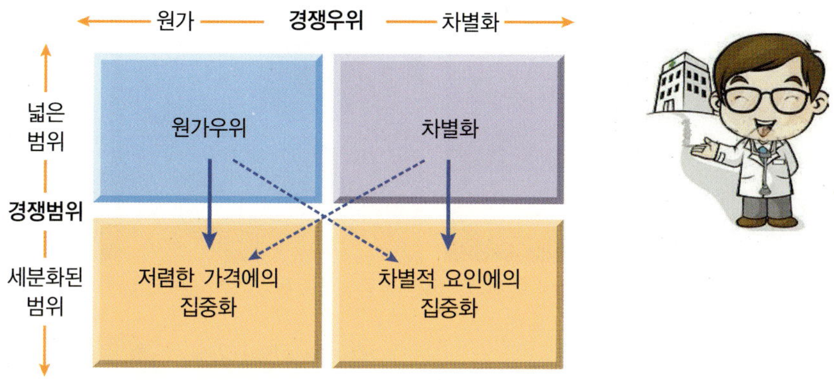

원가우위	• 규모의 경제를 통하여 비용상의 우위를 확보하는 것
차별화	• 병원의 독특한 상품, 서비스, 인적자원 및 이미지를 경쟁병원과 구분되게 구축하려는 전략 • 포지셔닝전략의 중요한 동인이 됨
집중화	• 한정되어 있는 병원의 역량을 효과적으로 집중해 사용함으로써 경쟁우위를 확보하려는 전략 예) 나무 책상 위를 엄지손가락으로 꾹 눌러도 아무런 흔적이 남지 않지만 엄지손가락 앞에 압정을 하나 놓고 같은 힘으로 누르면 쑥~ 들어감

Strategy』에서 병원이 산업 내에서 경쟁우위를 달성하기 위하여 추구해야 할 3가지의 기본적인 경쟁전략으로 원가우위(cost leadership), 차별화(differentiation), 집중화(focus)를 들고 있다. 이 중에 원가우위전략은 규모의 경제를 통하여 비용상의 우위를 확보하는 것을 말한다.

둘째, 차별화전략은 병원의 독특한 상품, 서비스, 인적자원 및 이미지를 경쟁병원과 구분되게 구축하는 것으로서 포지셔닝의 중요한 동인이 될 수 있다. 세 번째 전략인 집중화는 한정되어 있는 병원의 역량을 효과적으로 집중해 사용함으로써 경쟁우위를 확보하자는 것이다.

마지막으로 병원도 효과적인 포지셔닝을 위하여 자신의 제한된 역량을 지속적으로 집중하는 것이 필요하다. 예로부터 모든 분야의 약자보다는 한 분야의 강자가 낫다는 속담이 있다. 대부분의 유명한 음식점은 한 종류의 특화된 음식으로 명성이 있다. 따라서 여러 종류의 음식을 팔지 않고, 한 종류의 음식을 집중적으로 연구하여 제공하는 음식점이 포지셔닝에 성공

그림 2-39 | 지속적으로 집중하라

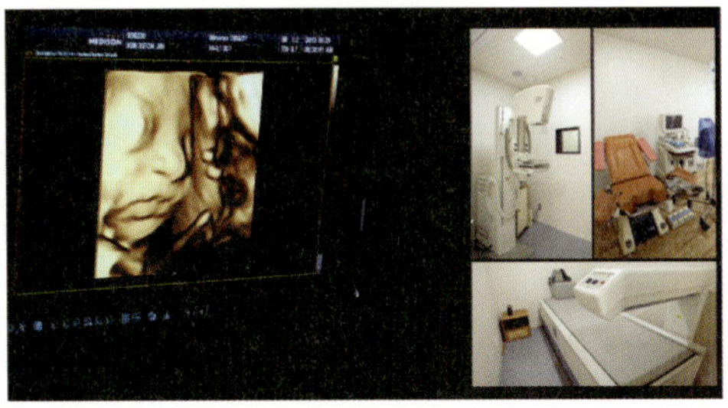
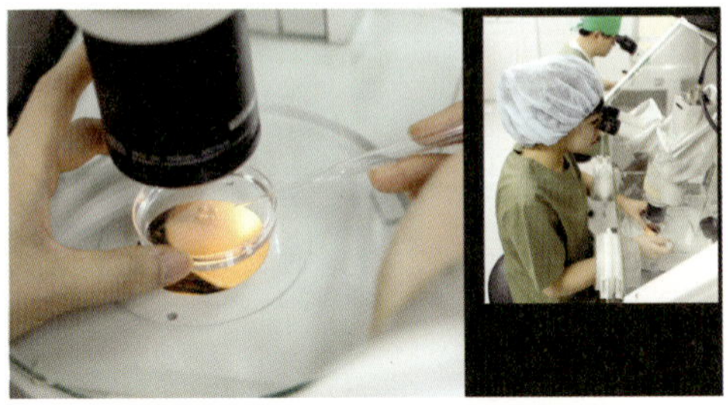

미래와 희망산부인과의 경우 산부인과의 여러 진료분야 중에서도 불임전문병원으로 병원을 특화함

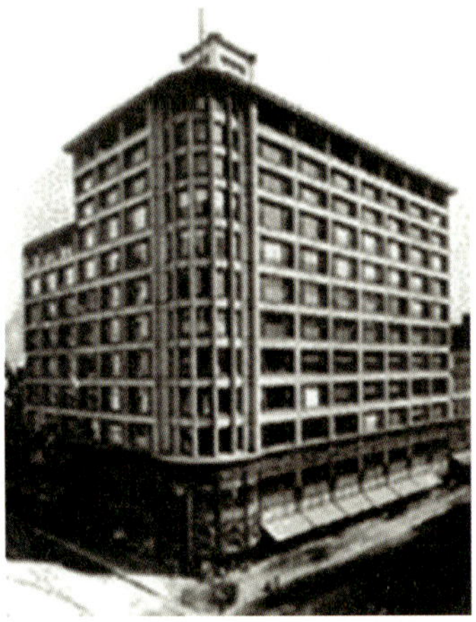
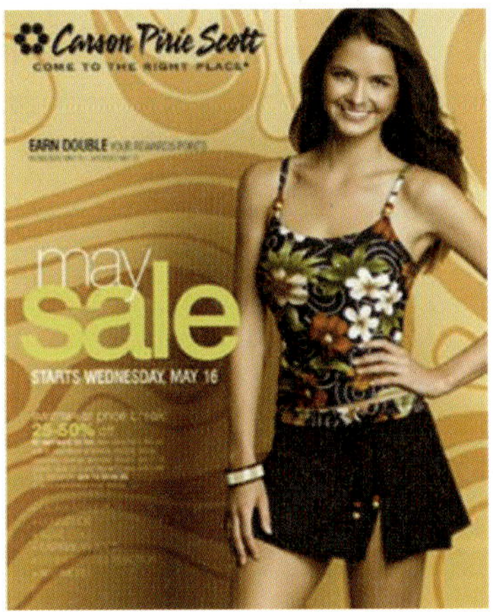

시카고의 카슨백화점의 경우 "모든 사람에게 모든 물건을 파는 시대는 지났다"라고 인식하면서 특정 고객에게 특정 상품을 팔기 위한 여성전용 백화점으로 다시 태어났다

하는 예가 많다.

예를 들어, 나무 책상 위를 엄지손가락으로 꾹 눌러도 아무런 흔적이 남지 않는다. 그러나 엄지손가락 앞에 압정을 하나 놓고 같은 힘으로 누르면 쑥 들어간다. 즉, 원하는 포지션을 얻기 위해서는 한 곳에 집중하는 것이 중요하고, 이를 위해서는 포기할 줄도 알아야 한다. 병원들이 너무나 많은 분야로 사업을 확장하는 것은 포지셔닝과 병원정체성에 문제가 있다. 가능한 한 축소하고 집중하는 노력이 필요하다. 예를 들어, 카슨백화점의 경우, "모든 사람에게 모든 물건을 파는 시대는 지났다"라고 인식하면서 특정 고객에게 특정 상품을 팔기 위한 여성전용 백화점으로 다시 태어났다.

의료시장에서도 '미래와 희망산부인과'와 같이 불임클리닉에 집중하거나, 외과 중에서도 화상치료에 집중하는 전략을 사용하는 한강성심병원의 예도 여기에 속한다. 또한 최근에 많이 나타나는 소아비만, 소아한방, 소아치과 등도 집중화전략을 통하여 특화병원으로 거듭나기 위한 전략의 예가 된다.

요약하면, 병원의 자원은 한정되어 있다. 자기의 위치를 고객에게 분명하게 알리기 위해서는 계획하고 있는 것에 지속적으로 집중해야만 그 이미지가 고객에게 부각될 수가 있다. 따라서 지속적으로 집중하는 것 또한 매우 중요한 포지셔닝전략이 된다.

4.3 포지셔닝전략의 수립 및 실행

포지셔닝전략은 고객의 머릿속에 확실하게 포지셔닝하여 고객의 선택행위에 절대적인 영향력을 행사하기 위한 전략이다. 일반적으로 포지셔닝은 사람들의 마음에 영향을 주는 활동이기 때문에 한 경쟁시장에만 국한되게 적용할 수 있는 것이 아니라 사람이 참가하는 모든 영역에 다양하게 적용할 수 있는 전략이다.

그림 2-40 | 포지셔닝전략의 수립 및 실행과정

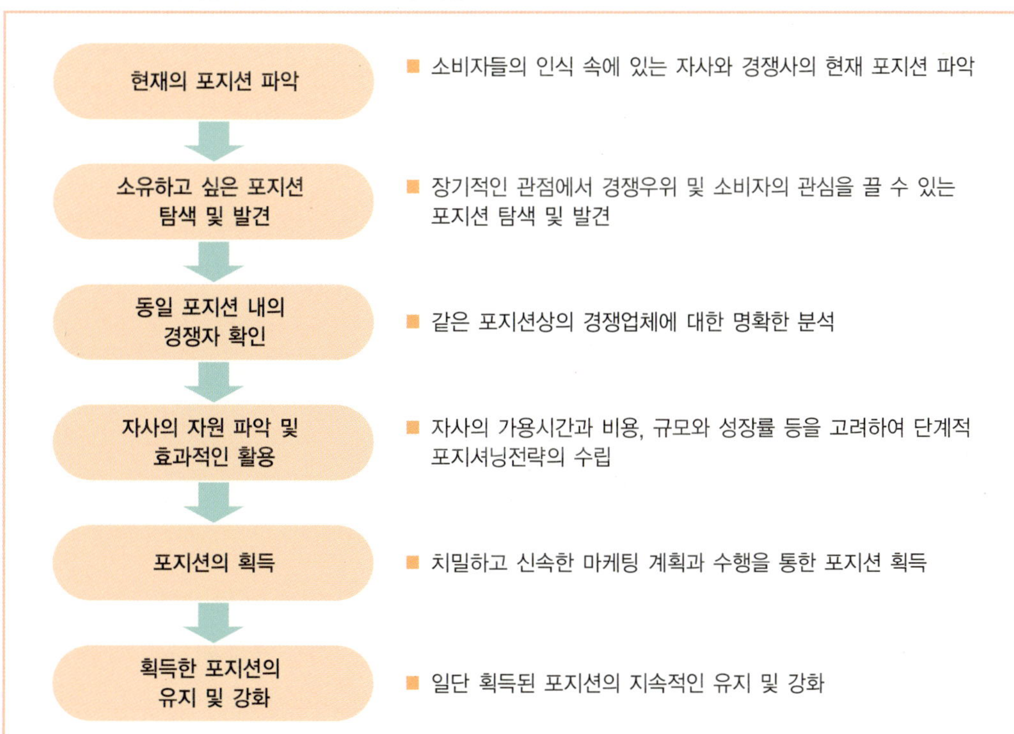
현재의 포지션 파악
■ 소비자들의 인식 속에 있는 자사와 경쟁사의 현재 포지션 파악
소유하고 싶은 포지션 탐색 및 발견
■ 장기적인 관점에서 경쟁우위 및 소비자의 관심을 끌 수 있는 포지션 탐색 및 발견
동일 포지션 내의 경쟁자 확인
■ 같은 포지션상의 경쟁업체에 대한 명확한 분석
자사의 자원 파악 및 효과적인 활용
■ 자사의 가용시간과 비용, 규모와 성장률 등을 고려하여 단계적 포지셔닝전략의 수립
포지션의 획득
■ 치밀하고 신속한 마케팅 계획과 수행을 통한 포지션 획득
획득한 포지션의 유지 및 강화
■ 일단 획득된 포지션의 지속적인 유지 및 강화

그러나 포지셔닝은 병원 및 상품에 대한 소비자의 지각을 기초로 하여 수행하는 것이다. 따라서 이러한 포지셔닝을 마케팅전략으로 활용할 경우에는 전체 시장을 대상으로 하기보다는 규모와 능력에 맞는 세분화된 표적시장을 상대로 전략을 구사하는 것이 효과적이다. 일반적인 포지셔닝전략의 수립 및 실행을 단계적으로 살펴보면 [그림 2-40]과 같다.

(1) 현재의 포지션 파악

현재의 포지션을 파악하기 위해서는 우선 소비자들의 마음속에 자신의 병원이 어떻게 위치하고 있는가를 알아야 한다. 특히 경쟁병원들과 비교하여 어떻게 인식되고 있는가를 파악하는 것은 자사의 상품이나 서비스 콘셉트를 경쟁병원과 차별되게 포지셔닝하기 위하여 필요한 가장 기본적인 작업이다.

(2) 소유하고 싶은 포지션 탐색 및 발견

장기적인 관점에서 소유하고 싶은 포지션을 탐색하고 발견하는 과정이다. 일반적으로 경쟁관계가 치열한 경우에는 가능한 한 소비자가 중요하게 생각하는 부문 중에서 빈 공간을 찾아낼 수 있도록 하여야 한다.

(3) 동일 포지션 내의 경쟁자 확인

만일 같은 포지션을 놓고 경쟁하여야 한다면, 누구와 경쟁할 것인가를 결정한다. 오늘날 시장에는 너무나 많은 경쟁상대가 있기 때문에 경쟁없이 효과적으로 포지셔닝하는 것은 거의 불가능하다. 그러나 중요한 것은 가능한 한 마켓리더와 정면 대결하는 무모함을 범하지 말고, 자사의 특성을 냉철히 파악하여 현재 시장에서 점유되지 않은 틈새를 찾아서 포지셔닝하는 것이 바람직하다.

(4) 자사의 자원 파악 및 효과적인 활용

목표로 하는 포지션 획득 및 유지를 위한 자사의 가용자원을 파악한다. 고객 홍보활동에는 많은 비용과 노력이 필수적이다. 따라서 처음부터 전국 규모의 전체 시장을 소구대상으로 하기보다는 규모와 성장률, 구조적인 유인, 자사의 목표와 재원 등을 고려하여 평가한 후, 진출할만한 가치가 있고 가장 효과적으로 공략할 수 있는 한두 개의 세분된 표적시장을 선정하여 집중하는 것이 바람직하다. 일단 표적시장에서 효과적으로 포지셔닝한 후 그곳에서의 성공을 기반으로 하여 적용 시장을 넓혀가는 전략이 효과적이다.

예를 들어, 삼성테스코의 홈플러스는 최초에 수도권이 아닌 대구지역에서 시작하여 점차 명성을 얻어 가며 수도권으로 진출하고 있다. 만일 홈플러스가 경쟁이 심한 수도권에서부터 시작하였다면 지금과 같은 명성과 수익기반을 확보하기가 어려웠을 수도 있다. 이와 같이 성공적인 포지셔닝은 자사의 자원과 역량 그리고 이를 이용한 발전가능성에 대한 명쾌한 분석을 바탕으로 수행되어야 한다.

또한 개인병원에서도 한정된 병원의 자원을 효과적으로 활용하기 위하여 대학병원과의 제휴로 이미지를 제고시키거나, 지역 의료에 충실하거나, 브랜드전략을 중시하는 차별화가 필요하다.

(5) 포지션의 획득

목표로 하는 포지션을 획득하는 단계이다. 치밀하고 신속한 마케팅계획과 실행으로 소유하고 싶은 포지션을 획득한다.

(6) 획득한 포지션의 유지 및 강화

일단 획득한 포지션은 지속적으로 차별되게 유지되도록 하여야 한다. 이를 위해서는 기본적인 포지션의 차별성을 중도에 크게 바꾸지 말고 일관되게 유지하는 것이 중요하다. 고가의 고급스러운 포지션을 구축하고 있던 브랜드가 수시로 바겐세일을 실행한다면 축적된 가치의 포지션을 스스로 벗어던지는 우를 범하는 것이 된다. 따라서 일단 구축한 포지션은 이에 위배되지 않도록 모든 분야에서 세심한 주의가 요구되며, 획득된 현재의 포지션이 목표로 하는 포지션과 일치하는가를 수시로 점검하여야 한다.

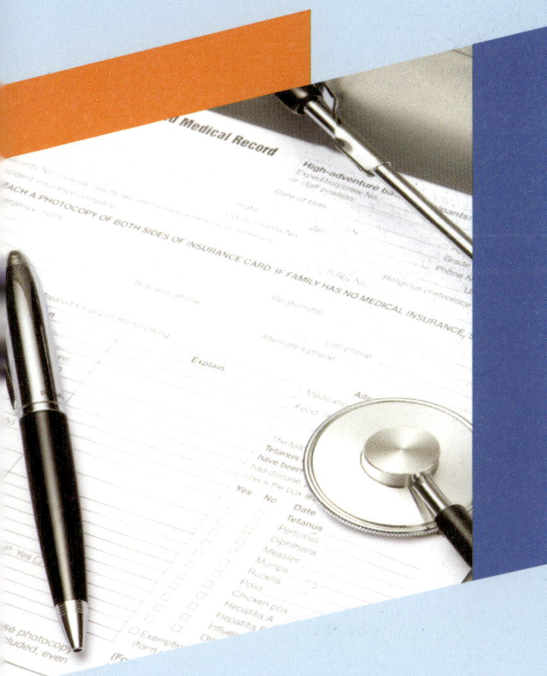

CHAPTER 3

브랜드 및 브랜딩전략

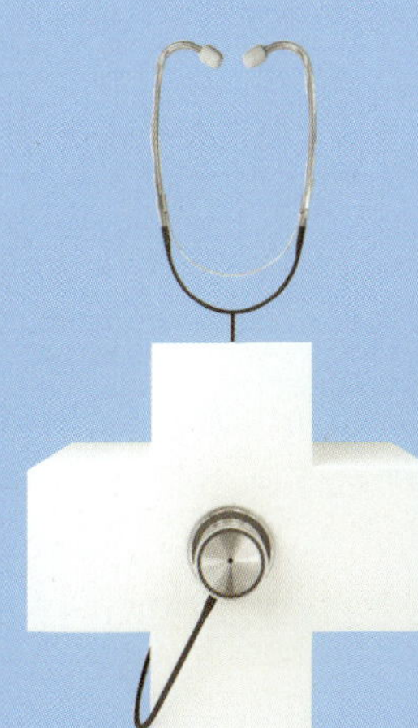

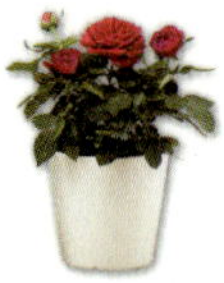

스무살

곽재구

길 가다
꽃 보고

꽃 보다
해 지고

내 나이
스무살

세상이 너무
사랑스러워

뒹구는
돌눈썹 하나에도
입맞춤하였다네

CHAPTER 03

브랜드 및 브랜딩전략

제1절 브랜드의 정의 및 구성요소

마케팅은 인식의 싸움이다. 다시 말해 소비자의 머릿속에 자사의 이미지와 제품을 명확하게 인식시키기 위한 경쟁이다. 그렇다면 잠재고객의 마음속에 병원의 무엇을 인식시켜야 경쟁에서 살아남을 수 있겠는가? 그것은 바로 브랜드이다. 그 이유는 궁극적으로 병원의 이미지와 진료상품이 다른 병원의 것들과 구별되는 것은 브랜드이기 때문이다.

예를 들어, 경희의료원, 아산현대병원, 서울대학교병원, 삼성병원, 세브란스병원, 건대병원, 서울성모병원 등과 같은 병원들이 소비자의 머릿속에 기억되는 것은 사람이나 건물 또는 은행에 축적해 놓은 돈이 아니라 바로 병원의 브랜드이다. 병원의 모든 경영활동은 재무성과로 그 결과가 나타나지만, 소비자에게는 브랜드로 나타난다. 즉, 소비자 입장에서 병원은 곧 병원브랜드가 된다. 제2장의 STP전략에서 병원이 최종적으로 추구하는 포지셔닝에서, 무엇을 포지셔닝하는가에 대한 답이 곧 브랜드임을 알 수 있다. 따라서 병원은 진료하는 것만큼이나 고객에게 어필할 수 있는 병원의 브랜드를 구축하는 것이 중요하다. 즉, 병원은 자신의 브랜드를 소비자 마음속에 명확하게 각인시키는 것이 최대의 마케팅 과제이며 최선의 마케팅전략이 된다.

그림 3-1 | 브랜드의 정의

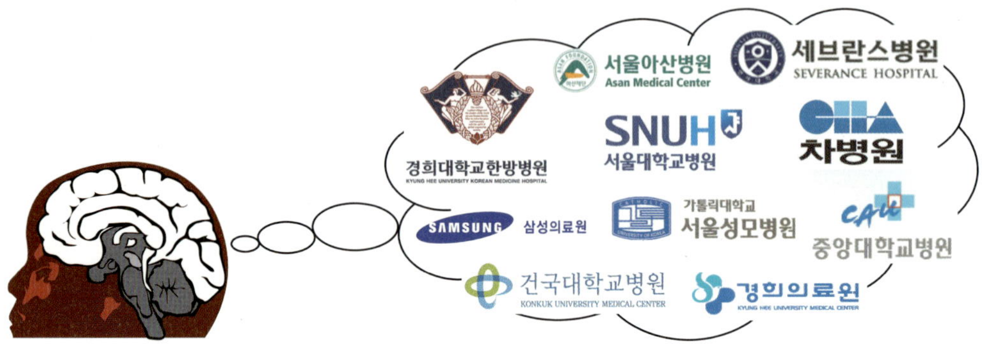

■ 브랜드는 판매자가 자신의 상품 혹은 서비스를 다른 경쟁자의 것들과 구별하기 위하여 사용하는 명칭, 용어, 상징, 디자인 혹은 그 결합체이다 – American Marketing Association –

■ 브랜드는 단순한 상품의 이름이 아니라 다른 상품들과 차별될 수 있는 상품과 관련된 모든 것을 총칭한다

본 장에서는 포지셔닝의 대상이며 소비자의 병원 선택에 결정적 역할을 하는 브랜드에 대해 살펴보고자 한다. 브랜드의 개념과 브랜드 힘의 원천이 되는 브랜드자산, 그리고 브랜드의 본질적 역할을 하도록 만드는 브랜드 아이덴티티와 그 구성요소에 대해 살펴본다. 또한 브랜드의 종류, 브랜드 아이덴티티를 구축하기 위한 브랜딩전략, 브랜드자산을 효율적으로 활용하는 브랜드확장에 대해 살펴본다.

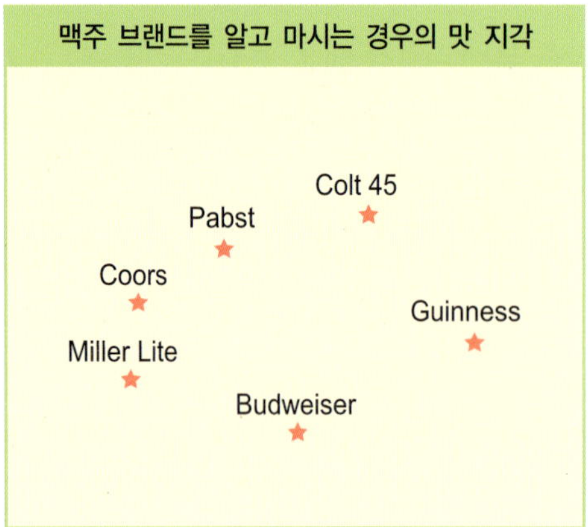

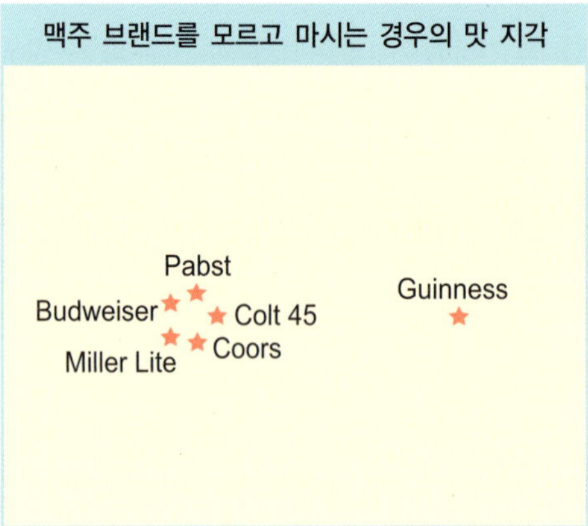

Gucci와 Louis Vuitton 방독면

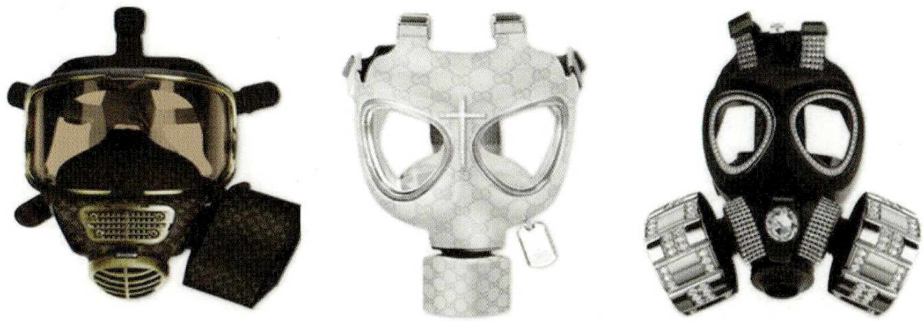

- 루마니아 부다페스트의 한 럭셔리 쇼에서 공개된 이 방독면은 Diddo Velema라는 디자이너가 기획하고 구찌, 루이비통 등 유명브랜드의 협조를 얻어 제작함
- 방독면은 모노그램 디자인과 다이아몬드로 구성됨
- 실제 판매되지는 않았으나 럭셔리 패션을 홍보하는 계기가 됨

Gucci 지우개, Hermes 연필, Louis Vuitton 필통

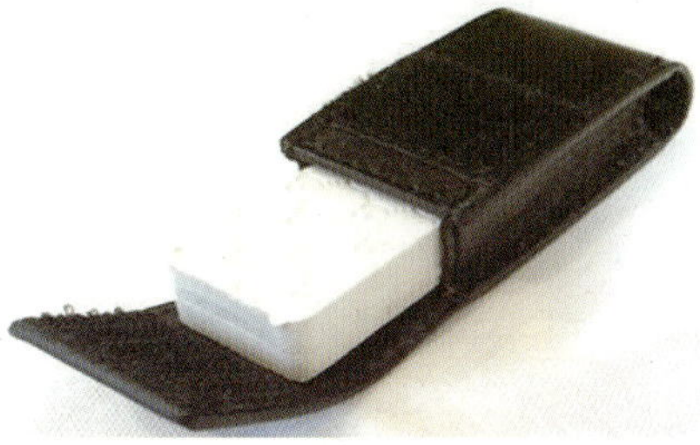

14만원 상당의 구찌 지우개

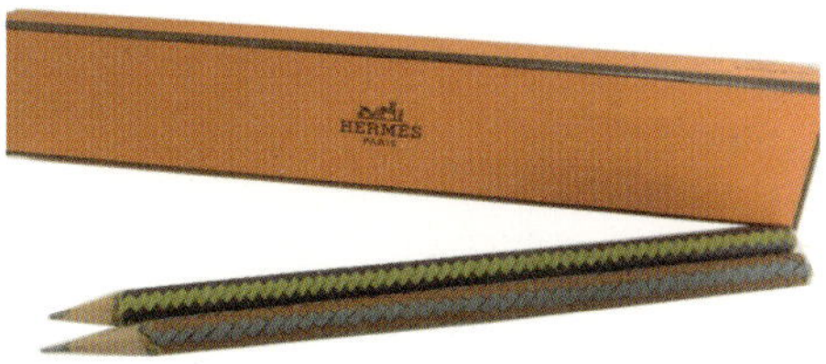

7만원 상당의 에르메스 연필

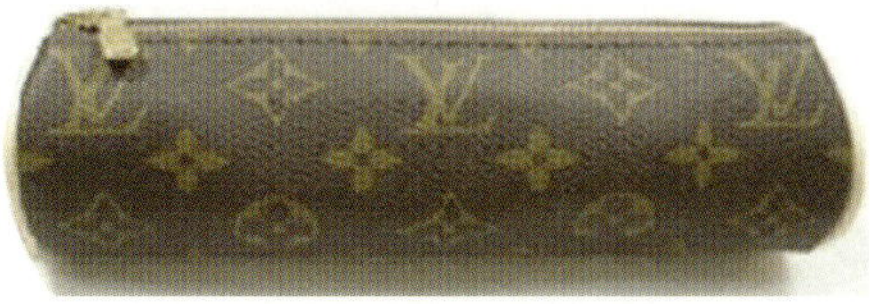

33만원 상당의 루이비통 필통

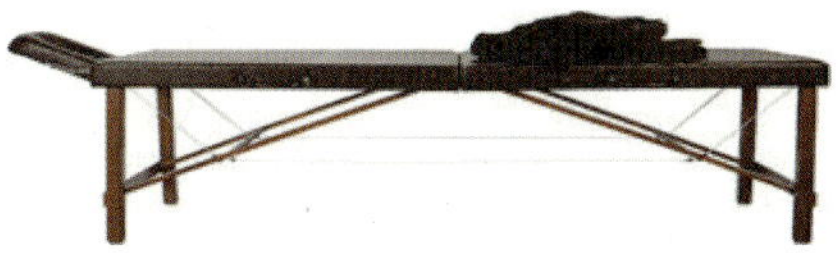

구찌 간이침대

1.1 브랜드에 관한 개념들

병원의 궁극적인 마케팅목표는 소비자의 마음속에 자사 브랜드에 대한 호의적인 인식과 태도를 형성하는 것이다. 즉, 경쟁병원과 명확하게 구분되는 병원의 브랜드이미지를 소비자

그림 3-2 | 브랜딩(Branding)

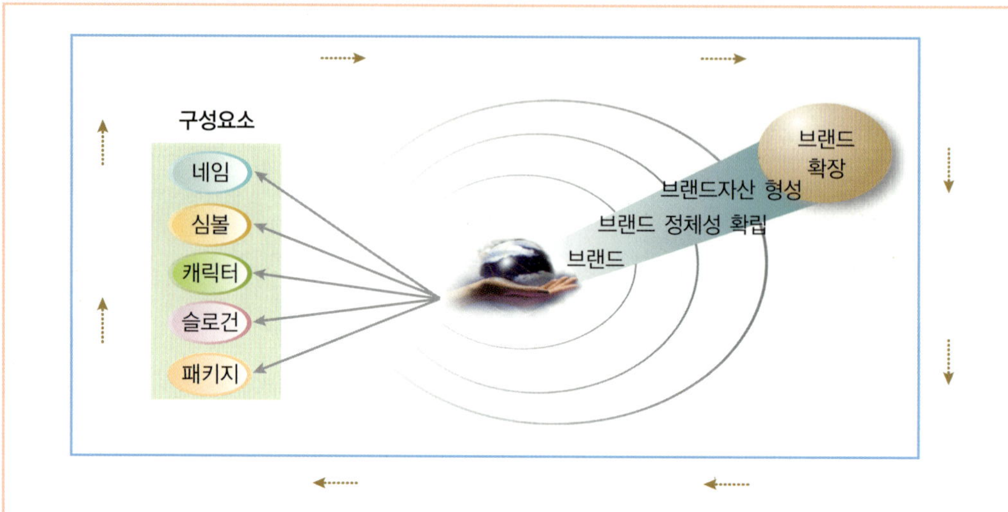

마음속에 각인시킴으로써 브랜드 아이덴티티(brand identity)를 구축하는 것이다. 이를 위해서는 브랜드네임을 비롯하여 심볼, 캐릭터, 슬로건 그리고 패키지와 같은 브랜드 구성요소 하나 하나를 신중하게 선정함은 물론이고, 이를 효과적으로 전달하여 소비자들의 머릿속에 각인시켜야 한다.

최근에는 브랜드를 넘어 러브마크(lovemark)라는 말이 유행하고 있다. 그러면 러브마크는 기존의 일반 브랜드와 어떠한 차이가 있는가? 브랜드는 많은 사람들이 정보에 근거하여 이성적이며 객관적으로 판단하여 그 선호를 결정한다. 반면에, 러브마크는 이성적이기보다는 감성적이며, 객관적이기보다는 주관적이며 정신적인 내용을 포함하고 있다. 또한 브랜드는 고객들로부터 그 가치가 인식되어 조건적인 선호의 대상이 되는 반면에, 러브마크는 많은 사람들로부터의 무조건적인 사랑의 대상이 된다. 예를 들어, 할리 데이비슨은 일반 사람들이 선호하는 브랜드인 혼다와 분명한 차이가 있다. 할리 데이비슨이 판매하는 것은 오토바이가 아니라 오토바이를 타는 즐거움, 즉 거친 개성과 일탈의 경험을 판매하고 있다. 즉, 할리 데이비슨은 "검정 가죽재킷을 입은 나이 든 회계사가 할리 데이비슨을 타는 것은 오토바이가 아니라 할리 데이비슨이 제공하는 자유를 타는 것이다"라고 주장하면서 할리 데이비슨에 대한 무조건적인 사랑을 요구하고 있다. 이렇게 함으로써 할리 데이비슨은 이성적인 판단에 근거한 일반 브랜드가 아니라 러브마크로 도약하고 있다.

고객의 마음속에 브랜드 아이덴티티가 확립되면 병원의 브랜드는 자산으로서 그 가치가 인

그림 3-3 | 일반 브랜드(brand)와 러브마크(lovemark)와의 차이점

브랜드(brand)	러브마크(lovemark)
정보적이며 이성적이다	관계적이며 감성적이다
고객들에 의해 인식된다	모든 사람들로부터 사랑을 받는다
일반적이다	개인적이다
하나의 이야기를 표현한다	하나의 사랑 이야기를 창조한다
품질에 대해 보장한다	육감적인 터치를 제공한다
상징적이다	우상적이다
명확하게 정의된다	우러나서 주입된다
진술적이다	일화적이다
속성들이 명확하다	신비적이다
가치적이다	정신적이다
광고대행사를 이용한다	아이디어 회사를 이용한다
프로적이다	정렬적으로 창조적이다
조건적인 선호(like)의 대상이 된다	무조건적인 사랑(love)의 대상이 된다

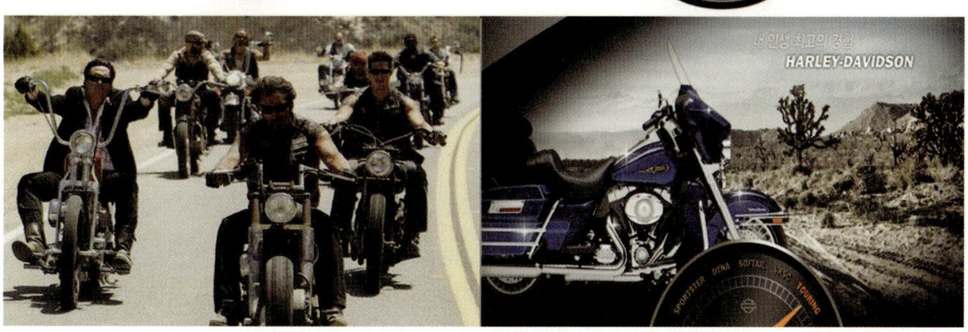

"검정 가죽재킷을 입은 나이 든 회계사가 타는 것은 오토바이가 아니라
할리 데이비슨이 제공하는 자유를 타는 것이다"

할리 데이비슨은 거친 개성과 일탈의 경험을 판매함으로써 일반 브랜드를 넘어 러브마크로 도약하고 있다

정된다. 이것이 브랜드자산이다. 형체가 없는 브랜드자산을 평가하는 일은 쉽지 않다. 그러나 그 중요성을 인식하여 이에 대한 많은 연구가 진행되어 다양한 평가모형이 개발되었다. 이 중에 어느 평가모형이 가장 적합하고 정확하다고 단정지어 말할 수는 없다. 그러나 분명한

것은 고객의 마음속에 형성된 브랜드 아이덴티티는 병원의 자산으로서 그 가치가 평가되어야 한다는 사실이다.

최근에는 브랜드자산에 대한 인식이 확산되면서 브랜드확장에 대한 관심도 높아지고 있다. 기업이 자산을 운용하여 이를 증식시키듯이 병원도 자신의 브랜드자산을 효과적으로 운용하여 이를 확장함으로써 브랜드의 자산적 가치를 증대시킬 수 있다. 일반적으로 기존에 구축된 브랜드자산을 기반으로 한 신상품이 성공하면 브랜드자산은 증가하고, 반대로 실패하면 브랜드자산은 감소한다. 따라서 일반 기업처럼 병원도 자신의 브랜드자산을 남용하지 말고, 치밀한 계획하에 이를 효과적으로 관리하여야 한다.

브랜드의 생성에서부터 확장 및 관리에 이르기까지 이와 관련된 병원의 마케팅활동은 다양하다. 이러한 병원의 마케팅활동을 총괄하여 브랜딩이라 한다. 따라서 브랜딩(branding)이란 단순히 상품에 이름을 정하는 것이 아니라 브랜드와 관련된 병원의 모든 마케팅활동을 총칭하는 말로서 브랜드 마케팅관리라고도 한다. 경우에 따라서는 브랜딩을 브랜드 아이덴티티(BI)와 혼동하여 쓰기도 하나 브랜딩은 브랜드 아이덴티티(BI)보다 더 포괄적인 의미를 가지고 있다.

1.2 브랜드의 정의와 기능

브랜드(brand)란 라틴어의 '각인시키다' 라는 뜻의 어원에서 출발하였다. 그리고 현재 미국마케팅협회(AMA)에서는 "브랜드는 판매자가 자신의 상품 혹은 서비스를 다른 경쟁자의 것들과 구별하기 위하여 사용하는 명칭, 용어, 상징, 디자인 혹은 이들 모두의 결합체이다" 라고 정의한다. 따라서 브랜드는 단순한 병원이나 진료상품의 이름이 아니라, 다른 병원들이나 진료상품들과 차별될 수 있는 모든 것을 총칭하는 말이다.

브랜드가 병원과 고객에게 제공하는 기능과 의미를 소비자 측면과 기업 측면에서 살펴보면 [그림 3-4]와 같다. 소비자 측면에서 살펴보면, 첫째 브랜드는 상품의 본질을 규명한다. 즉, 브랜드 자체만으로 소비자가 그 상품이 무엇인지 알 수 있도록 하는 기능이 있다.

예를 들어, '베브리힐스성형외과' 나 '강남아이메디안,' '임페리얼펠리스치과' 하면 소비자는 어느 분야를 진료하는 병원인지 알 수 있고, '경희의료원' 이나 '아산현대병원' 하면 종합병원임을 알 수 있다. 또한 제약분야로 약국에서 '두통약 주세요' 라고 하는 대신 '타이레놀 주세요' 라고 하는 경우가 있는데, 이는 소비자가 타이레놀이라는 브랜드 자체를 두통약

그림 3-4 브랜드의 기능

소비자 측면

- 상품의 본질을 규명함
- 생산자의 책임을 증명함으로써 신뢰감을 줌
- 상품 선택에 있어서 소비자의 위험부담과 비용을 덜어줌
- 쇼핑의 편의를 제공함
- 소비자 자신의 의사를 간접적으로 표출할 수 있음

기업 측면

- 상품을 법적으로 보호함
- 해당 기업 전체의 이미지를 평가하는 잣대가 됨
- 신상품을 효과적으로 출시할 수 있음
- 효과적인 브랜드관리는 기업의 마케팅비용을 절감시켜 줌

래리 라이트 (Larry Light)

- 브랜드는 비즈니스를 개발하고 강화하며 경쟁자로부터 보호해 주는 역할을 수행하기 때문에, 기업경영의 전략적 비전을 제시해 주는 매우 중요한 콘셉트임
- 제조공장을 소유하는 것보다 시장을 소유하는 것이 더욱 중요하며, 또한 시장을 소유할 유일한 방법은 브랜드를 소유하는 것임

으로 인식하고 있기 때문이다. 또한 우리에게 '한 게임 더' 라는 광고카피로 익숙한 박카스의 경우도 자양강장제나 피로회복제라고 인식되기보다는 박카스라는 브랜드네임 자체로 기억되고 있다. 이와 같이 브랜드는 상품의 본질을 나타낼 수도 있다.

다음으로, 브랜드는 생산자의 책임을 명확하게 증명함으로써 소비자에게 신뢰감을 주는 역할을 한다. 서울대학교병원이나 삼성의료원, 세브란스병원, 경희의료원 등은 그 브랜드 자체가 소비자에게 신뢰감을 준다. 우리가 병원을 찾을 때, 아산현대병원이나 서울성모병원 등 특정 브랜드만 보고 병원을 선택하는 경우가 많다. 그 이유는 소비자가 이러한 대학병원의 브랜드를 신뢰하고 있기 때문이다. 따라서 브랜드는 상품 구매결정에 있어서 소비자의 위험부담과 선택 과정에 따른 노력과 비용을 덜어줌으로써 병원선택의 편의를 제공하는 기능을 한다. 즉, 소비자는 브랜드를 통해 진료상품과 서비스를 구분하고 가격과 품질을 예견할 수 있기 때문에 브랜드는 선택에 따른 위험과 비용을 줄여 주는 역할을 한다.

병원의 입장에서 브랜드는 상품을 법적으로 보호한다. 브랜드가 없다면 경쟁병원에서 똑같은 상품을 모방하여 생산하고 판매하여도 이를 막을 방법이 없다. 예를 들어, 어떠한 동의도 없이 경희대 한방병원 이름으로 홍삼 등 건강보조식품 등을 판매하는 것은 불법이 된다. 따라서 브랜드는 병원과 관련된, 즉 병원의 이름을 무단으로 사용하는 것을 금지함으로써 병원을 보호해주는 역할을 한다. 또한 브랜드는 병원이미지에 직접적인 영향을 주어 해당병원

그림 3-5 | 브랜드 자체만으로 그 상품이 무엇인지 알 수 있다

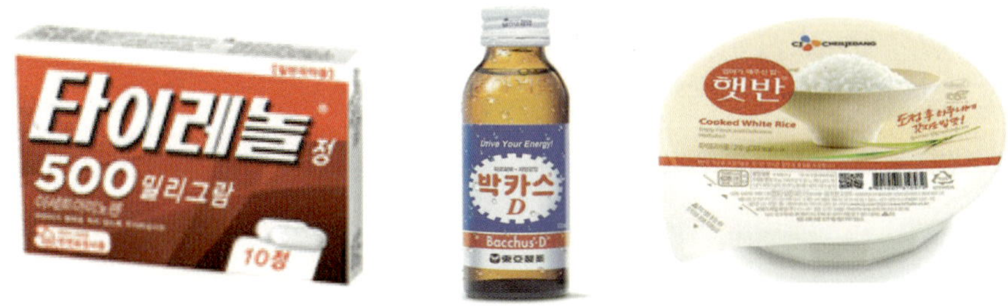

두통약 → '타이레놀 주세요'

자양강장제, 피로회복제 → '박카스 주세요'

즉석조리밥 → '햇반 주세요'

소비자들은 이들 브랜드의 본질이 무엇인지를 이미 알고 있음

전체의 이미지를 평가하는 잣대로 사용된다. 이렇게 형성된 브랜드와 병원 이미지는 해당병원이 새로운 상품을 출시하는 경우에 효과적으로 사용될 수 있다. 이와 같이 브랜드는 소비자와 병원의 측면에서 많은 역할을 하고 있다.

타임지의 유명한 편집장였으며, 브랜드 컨설턴트로 활동하고 있는 래리 라이트(Larry Light)는 기업이 제조공장을 소유하는 것보다 시장을 소유하는 것이 더욱 중요하다고 말하

그림 3-6 | 브랜드를 소유해라 – 나이키

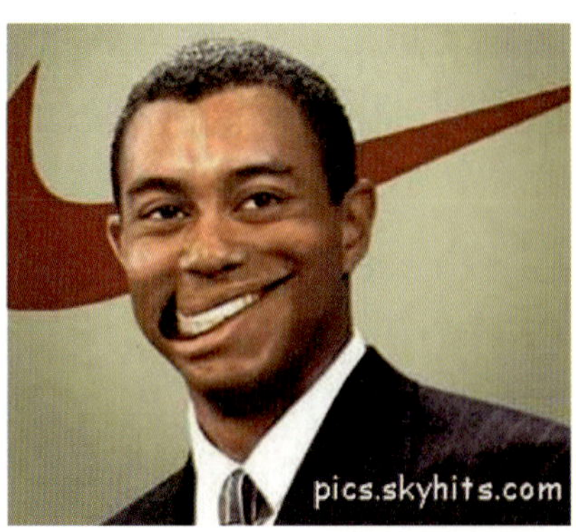

"브랜드를 소유하는 것이 곧 시장을 소유하는 것"

브랜드만 가지고 막대한 수익을 창출하는 나이키
→ 나이키라는 브랜드를 이용 시장,
즉 소비자를 소유하고 있기 때문이다

면서, 기업은 시장을 소유하기 위하여 브랜드를 소유해야 한다고 강조하였다. 이 말은 브랜드를 소유하는 것이 시장을 소유할 수 있는 가장 효과적인 방법임을 다시 한 번 상기시키고 있다. 여기서 시장은 곧 소비자들의 집합이므로, 사실 브랜드를 소유한다는 것은 소비자를 소유함을 의미한다. 나이키가 제조공장 하나를 직접 소유하지 않고도 오직 브랜드만 가지고 막대한 수익을 창출할 수 있는 것은 나이키가 브랜드를 이용해서 시장, 즉 소비자를 소유하고 있기 때문이다.

1.3 브랜드의 종류 및 분류

(1) 브랜드의 계층구조

브랜딩전략을 수립하기 위해서는 브랜드의 계층구조에 대한 개념을 명확하게 이해하여야 한다. 브랜드의 계층구조는 그룹브랜드, 기업브랜드, 패밀리브랜드, 개별브랜드 그리고 브랜드수식어로 형성된다. 예를 들어, [그림 3-7]에서 삼성은 그룹브랜드이고, 기업브랜드는 삼성전자이며, 개별브랜드는 갤럭시가 된다.

그림 3-7 | 브랜드의 계층구조

SAMSUNG	SAMSUNG 삼성전자	Samsung GALAXY S
그룹브랜드	기업브랜드	개별브랜드

병원의 경우는 이와 같이 적용하기는 어려우나 대학병원의 경우 대학의 이름은 그룹브랜드에 속하고 서로 다른 지역에 있는 같은 대학병원은 지역이름을 붙여서 사용하는 기업브랜드라 볼 수 있다. 네트워크 병원의 경우에도 네트워크병원 이름은 그룹브랜드에 속하고 지역의 이름을 앞이나 뒤에 덧붙여 사용하게 되면 이는 기업브랜드에 해당한다. 예를 들어, 가톨릭대학교의 성모병원의 경우 가톨릭대학교는 그룹브랜드에 속하고 서울성모병원, 여의도

성모병원, 의정부성모병원 등은 기업브랜드에 속한다. 또한 예치과의 경우에도, 예치과는 그룹브랜드가 되고, 분당예치과, 목동예치과, 수원예치과 등은 기업브랜드에 속한다. 또한 병원 내의 독특한 진료방법이나 명성이 높아서 잘 알려진 의사 개인이 개별브랜드에 속한다고 볼 수 있다. 이외에 패밀리브랜드의 예로는 강동경희대병원의 '우리아이 건강검진'이나 양한방 협진프로그램 혹은 여러 진료과를 두루 거치거나 공조하여 진료하는 공동진료 프로그램 등이 새로운 브랜드로 소개되면 일종의 패밀리브랜드에 속한다고 볼 수 있다. 이러한 다양한 계층의 브랜드 중에 어느 계층의 브랜드를 강조하는가에 따라 마케팅효과가 달라지기 때문에, 병원은 이들 중에 어느 브랜드를 강조할 것인가에 대하여 신중하게 고려하여 결정해야 한다.

그림 3-8 | 브랜드 계층구조

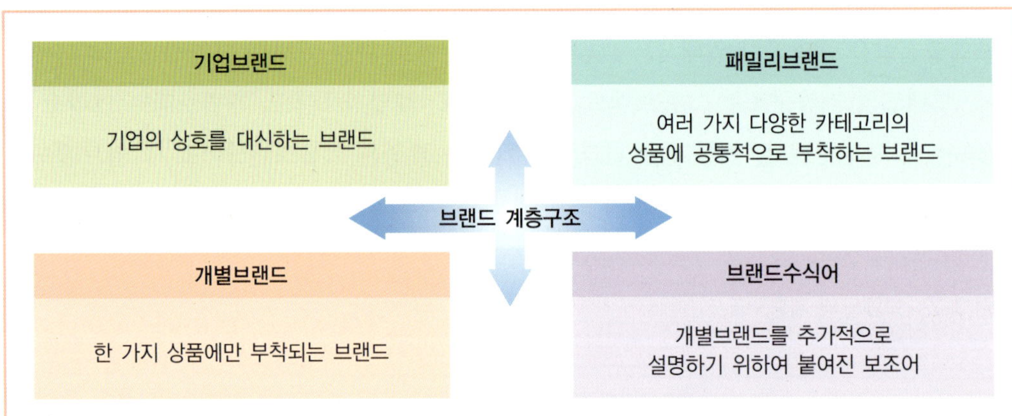

사례 3-1 브랜드 계층구조 사례

'삼성노트북 Sens Q'는 '삼성+노트북+Sens+Q'로 구성되어 있다. 이것은 삼성전자에서 현재 판매하고 있는 노트북의 브랜드이다. 개별브랜드인 'Sens'와 브랜드수식어 520, 820 등을 브랜드네임으로 제시했었지만, 이제는 'Q'(Quality)라는 브랜드수식어를 붙임으로써 기존 이미지에서 한 단계 업그레이드되었다는 인상을 풍기기 위한 의도가 담겨져 있다.

두 번째 제시한 현대자동차의 사례에서도 현대자동차라는 기업브랜드, 소나타라는 개별브랜드를 제시한 후에 브랜드수식어인 Ⅰ, Ⅱ, Ⅲ, EF, NF의 브랜드를 붙인 자동차를 출시함으로써 "우리는 끊임없는 변화를 시도한다"는 인상을 심어주기 위한 의도를 엿볼 수 있다.

브랜드 계층구조는 수직적 계층구조를 이루고 있다. 이러한 수직적 계층구조는 모든 기업체들이 적용할 수 있는 것이 아니라 이미 시장에서 기업브랜드로서 명성을 인정받고 있는 기업체들에게 유리하다. 즉, 위에서 설명하고 있는 대기업(삼성, 현대)에서 가장 흔하게 사용하는 방법이다. 이러한 방법은 대기업의 보증효과를 높일 수 있고, 기존 브랜드보다는 신선하고 한 단계 업그레이드된 이미지를 제시해 줄 수 있다는 이점이 있다.

그러나 모든 조건을 갖추고 있는 상태에서도 이러한 브랜드가 제 기능을 다하지 못하는 경우가 많기 때문에 각 계층구조에 대해 명확히 이해하고 기업에 활용하는 것이 무엇보다 중요하다.

자료 : 한국경제신문(X-pert 컬럼) e-Branding전략

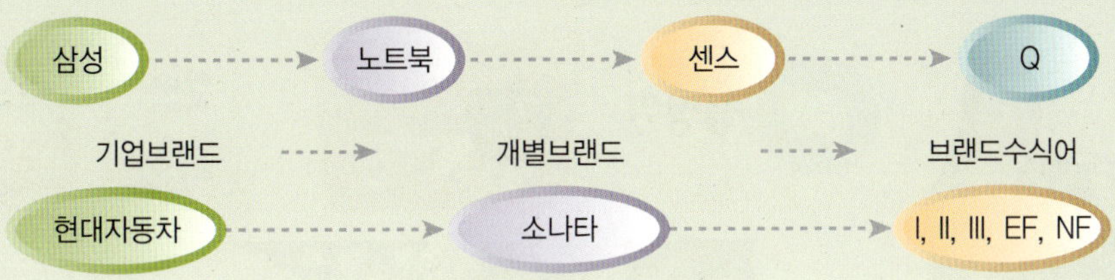

1) 병원브랜드

병원브랜드란 병원의 상호를 대신하는 브랜드를 말한다. 병원브랜드는 한 번 확정되면 좀처럼 변경하기가 어렵고 오랫동안 지속되는 경향이 있기 때문에 신중하게 고려하여 개발하여야 한다. 병원브랜드는 병원의 상호, 즉 법인명과 일치하는 경우가 많다. 이러한 병원브랜드는 소비자들에게 일관성, 신뢰성, 상품이나 서비스의 품질과 가치에 대한 확신을 제공할 수 있다는 점에서 하나의 브랜드로 취급될 수 있다. 병원브랜드 중심전략은 새로운 진료상품에 대한 수용도가 낮은 경우나, 진료과나 진료상품의 품목이 많은 경우에 병원브랜드 중심전략이 효과적이다.

2) 패밀리브랜드

패밀리브랜드(family brand)란 여러 가지 다양한 카테고리의 상품에 공통적으로 부착하는 브랜드를 말한다. 패밀리브랜드는 스킨, 로션, 에센스, 파운데이션, 트윈케익 등과 같은 화장품이나, 된장, 고추장, 식용유 등 식품, 그리고 연필, 자, 노트 등과 같은 문구류에서 많이 사용하고 있다. 패밀리브랜드는 동일한 소비자가 비슷한 콘셉트의 상품들을 한 장소에서 동시에 구입하는 경향이 높은 상품군에 적용하여 사용하는 것이 좋다.

예를 들어, 식품기업인 대상에서는 자연과 정성이라는 콘셉트로 청정원이란 브랜드를 만들어 패밀리브랜드전략을 구사하였다. 그 결과 대상은 많은 마케팅비용과 시간을 절감할 수 있었다. 청정원 외에도 제일제당의 백설, 동원의 양반과 상쾌한 아침 등은 기업의 다양한 상품 카테고리들을 포괄하고 있는 대표적인 패밀리브랜드이다. 또한 샘표, 곰표, 노루표와 같은 브랜드들도 각각 샘표식품과 대한제분, 그리고 대한페인트라는 기업브랜드를 거의 대체

사례 3-2 패밀리브랜드전략 - 대상(주)

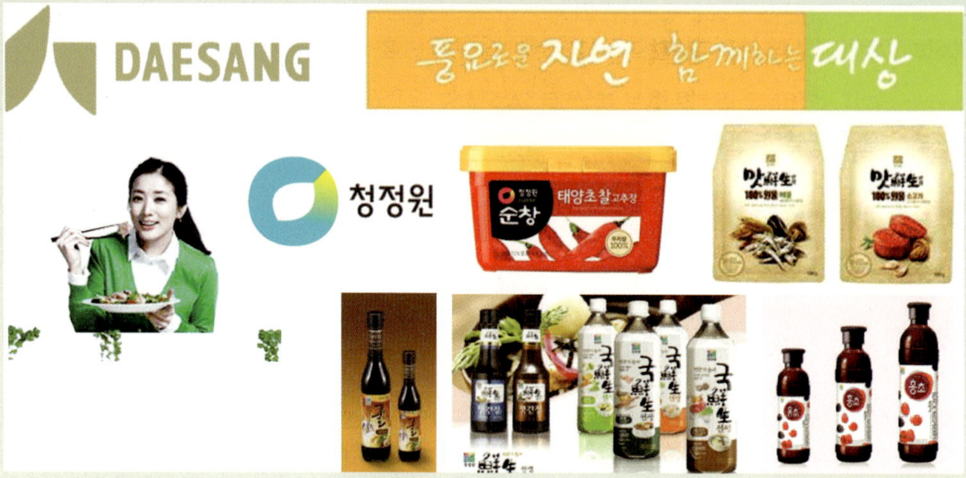

국내 대표적인 종합 식품브랜드인 '청정원'을 중심으로 순창고추장, 된장 등 전통 장류부터, 천연지향의 고급조미료 감치미, 맛나 등의 조미료류, 식초, 당면, 까나리액젓 등의 농수산식품, 서구식품, 냉동식품 등을 생산하여 고객의 풍요롭고 건강한 식생활 문화를 선도하고 있다.

하고 있는 하우스브랜드 수준의 패밀리브랜드이다.

병원의 경우 특정한 패밀리브랜드를 사용하는 사례가 많지 않으나 여러 진료과의 진료를 통합한 건강검진이나 협진의 독특한 특성을 살려서 패밀리브랜드로 개발할 수 있다. 특히 진료아이템이 이미 고정되어 있는 것이 아니라 소비자의 욕구나 시장상황에 따라 새로운 진료 패키지상품을 개발하는 경우, 패밀리브랜드를 사용하면 비교적 짧은 시간에 새롭고 독특한 진료 패키지상품을 비교적 효과적으로 마케팅할 수 있다.

3) 개별브랜드

개별브랜드(individual brand)란 한 가지 상품에만 부착되는 브랜드를 말한다. 특정한 개별 진료방법이나 진료의사에 붙여진 이름으로, 고유의 브랜드 아이덴티티를 가지고 있다. 특별히 개별브랜드전략을 사용하는 것이 바람직한 경우는 특정한 진료방법 혹은 의사 개인이 기존 다른 진료방법들과 달라서, 독특한 자신만의 고유의 브랜드 아이덴티티를 구축하고자 하는 경우에 사용한다. 또한, 1위가 아닌 병원들이 기존의 병원브랜드 이미지를 벗고 새로운 틈새시장을 공략하고자 할 경우 사용한다. 예를 들어, 차병원은 현재의 병원이미지에서 한층 높은 최고급 명품 프리미엄 검진센터의 콘셉트로 건강검진시장에 새롭게 들어가기 위해

그림 3-9 | 개별브랜드전략이 유리한 경우

1. 신상품의 실패가능성이 높은 경우
2. 신상품이 기업의 기존상품과는 달라서, 신상품 고유의 브랜드 아이덴티티를 구축하고자 하는 경우
3. 2위 기업이 기존기업의 브랜드이미지를 벗고 새로운 틈새시장을 공략하고자 하는 경우

서 '차움' 라는 개별브랜드를 만들어 성공하였다.

4) 브랜드수식어

브랜드수식어(brand modifier)란 개별브랜드를 추가적으로 설명하기 위하여 붙여진 보조어를 말한다. 브랜드에 이미지를 추가하는 것으로서, 상품의 속성이나 형태를 나타내기 위해서 사용되는 것이 일반적이다. 병원의 경우에는 사용되는 예가 많지 않으나, 사랑이 꽃피는 한의원, 아름다운피부과 등에서 한의원과 피부과를 수식하는 '사랑이 꽃피는' 과 '아름다운' 을 수식어로 볼 수 있으나 이들은 이미 하나의 브랜드명으로 보는 것이 더 옳다고 본다. 일반 제품의 경우 현대자동차 LF 소나타의 'LF' 그리고 맥주 디스 플러스의 '플러스' 또한 과자명 뒤에서 '매운 맛', '고소한 맛' 또는 '바비큐 맛' 등을 붙이는 경우, 이것이 바로 브랜드수식어에 해당된다.

(2) 온라인브랜드

인터넷상에서의 온라인브랜드(on-line brand)는 기업브랜드, 커뮤니케이션브랜드 그리고 도메인까지 한 개의 브랜드로 통일되어 있는 것이 일반적인 특징이다. 대부분의 인터넷 비즈니스 기업들이 이런 형태를 취하고 있는 이유는 가능한 한 커뮤니케이션 요소를 분산시키지 않으려는 의도에서 생겨난 것이다. 이와 같은 단일형 브랜드시스템은 기존의 오프라인 기업들처럼 대량의 마케팅비용을 투입할 수 없는 온라인 기업들에게 바람직한 브랜드전략으로 볼 수 있다.

이러한 온라인브랜드는 기존의 오프라인브랜드와 다음과 같은 점에서 차이가 있다. 첫째, 오프라인브랜드는 현상, 개성, 성과에 의해 형성되는 반면에, 온라인브랜드는 이들 외에 온라인

경험이라는 중요한 요소가 작용한다. 세계적 컨설팅회사인 맥킨지에 따르면 오프라인에서의 브랜드 형성은 사람의 마음속에 비춰진 현상(presence), 개성(personality), 성과(performance)라는 3요소에 의해 브랜드가 형성된다. 그러나 인터넷상에서 온라인브랜드를 형성하기 위해서는 이러한 3P 이외에 소비자의 온라인 경험(experience)이 중요하다.

둘째, 오프라인상에서의 브랜드는 구전과 노출 혹은 직접적인 경험을 통해 느린 속도로 전파된다. 그러나 온라인상에서는 회선을 타고 순식간에 전파된다.

셋째, 오프라인상에서의 브랜드는 상대적으로 오랫동안 지속된다. 그러나 온라인상의 브랜드는 사용하는 커뮤니케이션 매체가 빠른 만큼 빠른 속도로 변화한다. 세상이 빛의 속도로 바뀌고 있다. 마우스로 클릭만 하면 지구 반대편의 소식이 0.5초만에 네트워크를 타고 자신의 PC로 전송되는 시대를 살아가고 있다. 이로 인해 온라인브랜드의 전파 및 형성속도가 빠른 반면에 쇠퇴속도 또한 매우 빠르다. 따라서 온라인상에서 형성된 브랜드로열티도 순식간에 물거품으로 변할 수도 있다.

넷째, 오프라인상의 병원의 브랜드와 소비자는 시장에서 직접적인 만남이 이루어진다. 그러나 온라인상에서는 병원브랜드와 소비자는 직접 만나지 않고 정보만을 교환한다. 즉, 온라인상에서의 소비자는 사이트와의 상호작용을 통하여 상품에 대한 상세한 정보를 파악한다. 따라서 온라인브랜드는 단순히 보기 좋은 상품의 외양과 느낌만을 강조하기보다는, 사이트를 통하여 소비자의 정보수집과정은 물론 고객서비스에 이르기까지 체계적으로 준비하여 소비자가 완벽한 경험을 가질 수 있도록 최선의 노력을 기울여야 한다.

그림 3-10 | 오프라인브랜드와 온라인브랜드의 차이

	오프라인브랜드	온라인브랜드
브랜드 형성	• 현상, 개성, 성과에 의해 형성됨	• 현상, 개성, 성과와 온라인 경험에 의해 형성됨
브랜드 전파속도	• 구전과 노출, 직접적인 경험을 통해 느린 속도로 전파됨	• 순식간에 전파되는 특징이 있음
브랜드 지속성	• 상대적으로 오랫동안 지속됨	• 빠른 속도로 바뀜
시장 특성	• 기업브랜드와 소비자의 직접적인 만남이 이루어짐	• 직접 만남이 없이 정보만을 교환함

1.4 브랜드의 구성요소

위에서 정의한 바와 같이 브랜드는 단순한 상품의 이름이 아니라, 상품과 관련된 주변의 모든 요소를 총칭하는 말이다. 그러면 이러한 브랜드를 구성하고 있는 구체적인 요소는 무엇인가? 일반적으로 브랜드는 브랜드네임(brand name), 심볼과 로고(symbol and logo), 슬로건(slogan), 캐릭터(character) 그리고 패키지(package)의 5가지로 구성되어 있다.

그림 3-11 | 브랜드의 구성요소

1 브랜드네임(brand name)

- 브랜드이미지를 인식시키고, 고객과의 커뮤니케이션에서 가장 중요한 브랜드의 핵심요소
- 친숙성과 차별성 그리고 독특성을 고려하여 만들어야 함

2 심볼과 로고(symbol and logo)

- 기호화된 모양이나 색 등의 시각적인 정보
- 상품의 내용을 논리적 판단이 아닌 감정적으로 이해시키는 수단

3 캐릭터(character)

- 기업이나 특정한 상품의 특징을 강조할 목적으로 브랜드를 의인화한 것
- 개성의 표출이나 친근감 조성을 위한 효과적인 수단

4 슬로건(slogan)

- 기업의 구체적 시장전략에 사용되는 두 단어 이상의 문장
- 구체적이고, 적절하고, 기억하기 쉬운 문장을 선택하여 전달해야 함

5 패키지(package)

- 1차적 기능 : 상품의 보호, 유통, 사용상의 편리함을 제공
- 2차적 기능 : 상품의 정보제공, 시각요소를 통한 브랜드이미지 전달

(1) 브랜드네임(brand name)

메르세데스라고 하면 우리는 흔히 자동차, 그 중에서도 고가의 자동차를 떠올리고, 맥도날드 하면 소비자의 기억 속에서 황금빛 아치, 로널드 맥도날드, 빅맥, 효율성, 청결 등의 이미지가 떠오른다. 여기서 메르세데스와 맥도날드는 브랜드네임이다. 브랜드네임(brand name)은 고객에게 브랜드이미지를 인식시키고, 고객과의 커뮤니케이션에서 가장 중요한 역할을 하는 브랜드의 핵심요소이다.

브랜드네임은 새로이 진입하려는 경쟁자들에게는 진입장벽의 역할을 하고, 확립된 브랜드네임은 병원에게 이익을 창출할 수 있는 기회를 마련해준다. 그러나 브랜드네임은 병원이 추구하는 모든 것을 담을 수 없고, 도형인 로고나 문장인 슬로건에 비해서 상대적으로 유연성이 떨어진다.[1]

브랜드네임을 새로 만들 때에는 친숙성과 차별성 그리고 독특성을 고려하여 만들어야 한다. 친숙한 단어로 구성된 브랜드네임은 모든 고객들이 쉽게 연상할 수 있고 기억하기도 쉽다. 만일 잠재고객이 그 브랜드네임을 접하였을 때 자동적으로 연상되는 이미지가 있다면, 그 브랜드네임은 좋은 것으로 평가된다. 예를 들어, 미즈메디(MizMedi)는 Miss와 Mrs.를 통칭하는 Mis(Miz)를 Medicine(의학)을 의미하는 Medi와 결합한 합성어로서 여성의학전문병원을 의미함을 쉽게 알 수 있다. 또 다른 예로, 하겐다즈(Haagen-Daz)는 독특한 브랜드네임으로 소비자에게 강력하게 기억되고 있다. 이러한 하겐다즈의 최초 이름은 시로(Ciro)였다. 그러나 시장이 확대되면서 경쟁에서 밀리기 시작하자, 고급 아이스크림으로 경쟁하기 위해 신선한 크림과 천연과일을 사용하고 브랜드네임도 덴마크를 연상하게 하는 하겐다즈라는 특이한 이름으로 변경하여 기존의 브랜드들과 차별화하였다. 이러한 브랜드네임에 대한 반응과 평가는 브랜드자산의 형성과 평가에도 중요한 영향을 미치고 있다.

사례 3-3 마법의 네 글자 브랜드네임

네 글자의 이름을 가진 상품이 시장에서 많은 성공사례를 낳고 있다.

2002년 월드컵 당시, 축구장에서 울려 퍼지는 붉은 악마의 구호는 네 글자의 '대~한민국'이었다. 전통적으로 일본의 두박자, 서양의 네박자 문화와 달리 우리 개개인의 몸에 밴 박자코드는 삼박자이다. 그럼에도 불구하고 손뼉과 함께 맨 첫 음에 악센트를 붙이는 '대~한민국'은 한국적 박자감으로 변형되어 행진곡의 네박자가 어울리는 2002년 월드컵 축구경기장에서 매우 효과가 컸다.

소주 시장에 저도주 돌풍을 일으키며 지난 2006년 2월에 출시된 '처음처럼'은 국내 모든 소주 신제품 판매 기록을 갈아치우면서 단 1년만에 소주업계의 전국 6위에서 2위로 발돋움했다. '처음처럼'의 성공은 웰빙열풍을 타고 알칼리환원수라는 차별화된 원료와 더불어 독특한 네이밍도 성공에 한 몫을 했다. 네이밍은 명사형이며 주로 세 글자라는 주류업계 불문율을 깨고 최초로 신영복 교수의 시 제목인 '처음처럼'이란 네 글자 네이밍을 시도하여 히트를 친 것이다.

웅진식품은 외래음료가 넘쳐나는 시장에서 대추, 쌀, 매실 등 우리 음료로 전에 없던 히트상품을 만들어냈다. '가을대추', '아침햇살', '초록매실', '하늘보리' 등 순우리말 네 글자의 브랜드명은 디지털적인

---

1) David A. Aaker, *Managing Brand Equity : Capitalizing on the Value of a Brand*, The Free press, 1991.

상품들이 주를 이루는 현대에서 아날로그를 추억하는 소비자들의 감성을 자극하여 성공할 수 있었다.

제약업계에서도 성공한 제품 가운데 유독 네 글자의 이름을 가진 것이 많아 관심을 모으고 있다. 제약업계의 블록버스터 상품은 '비아그라', '노바스크', '시알리스' 등으로써 네 글자 약물의 전성기를 이루고 있다. 이에 따라 제약사 측에서도 네 글자 네임의 신약을 출시하면서 내심 성공을 기대하고 있다.

네 글자 네이밍의 열풍은 비단 상품뿐만이 아니라 엔터테인먼트 사업에서도 불고 있다. 특히 최고의 인기를 누리고 있는 그룹 '동방신기' 멤버들은 '유노윤호', '영웅재중', '시아준수' 등 독특하게 네 글자 이름을 사용하여 팬들에게 크게 어필할 수 있었다. 이와 같이 기존의 관습을 뛰어넘어 성공한 결과물을 만들 수 있었던 것은 만드는 사람 입장이 아니라 고객 입장에서 생각하고 고민하였기 때문이다.

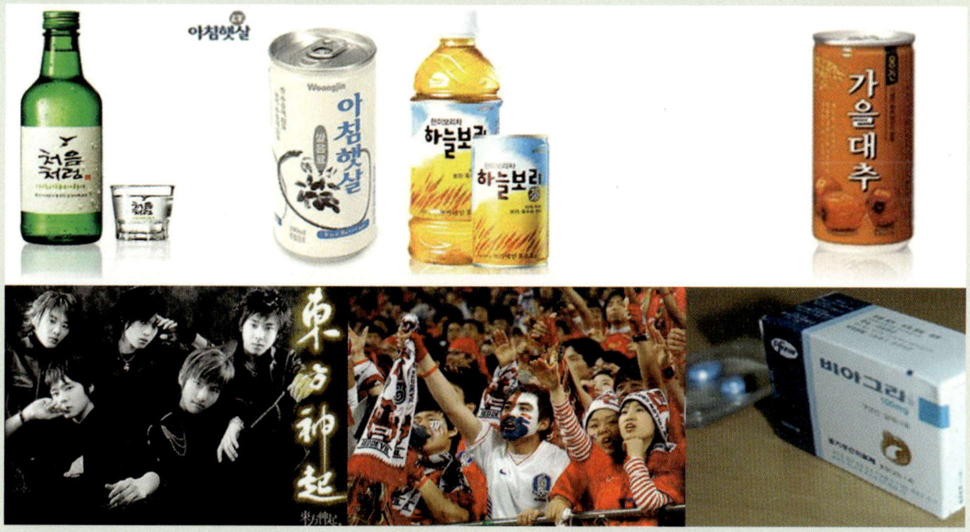

사례 3-4 브랜드네임 – 미즈메디병원

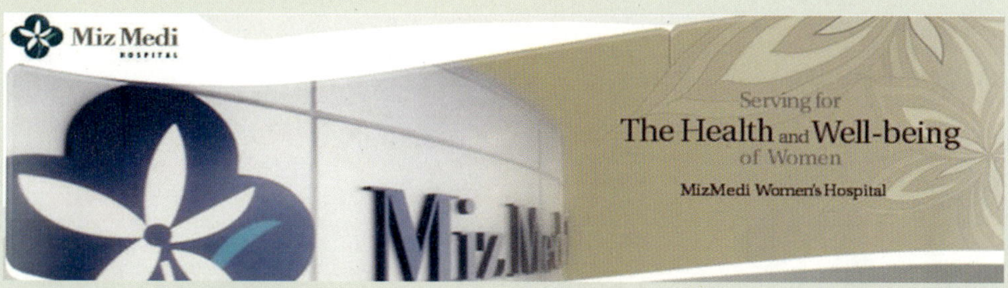

미즈메디(MizMedi)병원은 1963년 제일병원(현, 삼성제일병원)을 창설하고 30여 년간 원장과 이사장을 역임하신 故 낙세(樂世) 노경병 원장과 그의 아들 노성일 산부인과 전문의가 2대에 걸쳐 여성의학의 전통을 잇고 있는 병원이다. 서울 강남과 강서 지역에 위치하여 연간 4,000여 명의 신생아를 분만시킴으로써 서울에서 세 번째(전국 5~6위)로 많은 아기가 태어나고 있는 병원으로, 여성과 아기의 건강을 위해 다양한 의료서비스를 제공하고 있다.

미즈메디(MizMedi)라는 병원 이름은 Miz, 즉 여성이름 앞에 붙이는 존칭인 Miss와 Mrs.를 통칭하는 Mis(Miz)를 Medicine(의학)을 의미하는 Medi와 결합한 합성어로서 여성의학전문병원을 의미한다. 즉, "여성과 아기가 건강한 삶을 영위할 수 있도록 양질의 의료서비스를 지속적으로 제공하고, 치료법을 꾸준히 개선하며 새로운 지식과 기술을 후세에게 교육해야 한다"는 '노경병 초대 이사장'의 설립이념이 MizMedi병원이라는 브랜드네임에 그대로 반영되고 있다.

현재 미즈메디병원은 브랜드네임이 의미하는 바와 같이 여성과 관련된 모든 것에 새로운 의료기술을 접목시켜 지속적인 발전을 꾀하고 있다.

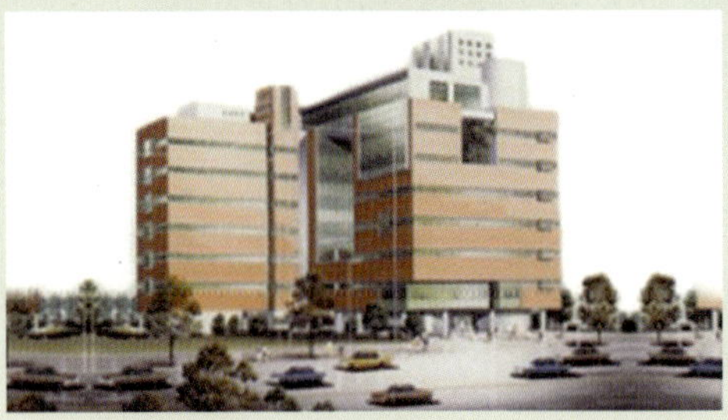
강서 미즈메디병원

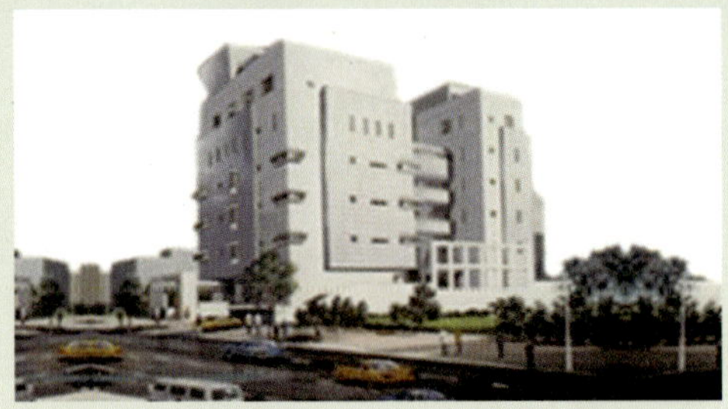
강남 미즈메디병원

사례 3-5 소비자가 기억하기 쉬운 브랜드네임

YES 24.COM

24시간 언제나 주문이 가능한 온라인 서점임을 쉽게 알 수 있는 'YES 24'

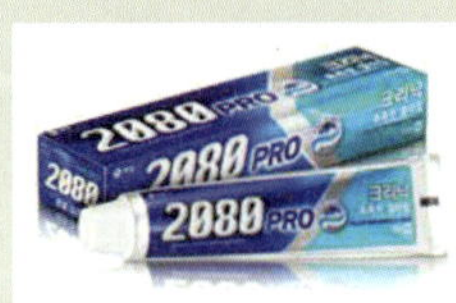

20세의 건강한 치아를 80세까지 지켜주는 '2080치약'

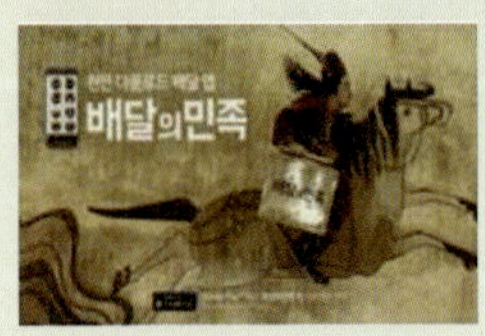

우리 민족을 부르는 말인 '배달민족'을 이용한 재치 있는 핸드폰 어플리케이션 '배달의 민족'

Life is cool WHISEN

센바람이 거칠게 지나가는 소리를 표현한 '휘센'

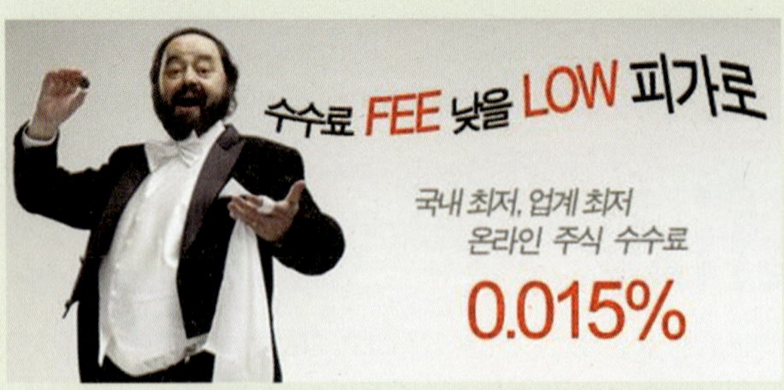

피가로는 하나대투증권에서 출시한 '국내 최저 수수료의 온라인 주식거래서비스'의 브랜드이다. 파바로티가 '피가로의 결혼'을 부르면서 '수수료(Fee)가 낮다(Low)'라는 영어의 의미로 다시 표현되는 '피가로'란 네이밍을 통하여 소비자가 브랜드네임을 쉽게 기억할 수 있도록 하였다.

사례 3-6 브랜드네임 – 참眞이슬露

참眞이슬露

국내 최고 역사를 가진 주류업체 '진로'가 대표 상품인 '참眞이슬露'을 주류시장에 내놓았다. 지난 1998년 10월 시장에 출시된 이 술은 소주시장을 완전히 평정해 버렸다.

진로는 소주가 처음 나올 때부터 붙여진 이름이다. 순곡으로 소주를 증류할 때 술방울이 이슬처럼 맺힌다 해서 제품명을 '진로'로 만들었으나 이제는 소주의 대명사격인 브랜드로 자리잡고 있다. '참진이슬로'는 '참이슬'이라는 진로 본래의 의미를 되살리고 맑고 깨끗한 제품의 속성을 표현하기 위해 붙여진 이름이다. 또한 진로의 유구한 전통과 젊고 발랄한 세대적 의미를 아울러 담고 있다.

참이슬의 시장점유율은 갈수록 높아져 2000년 10월에는 소주시장에서 50%를 넘어섰고, 특히 가장 큰 시장인 수도권에서는 93%의 시장점유율을 기록해 거의 독점상태에까지 이르렀었다. 진로의 경우 브랜드네임은 '참眞이슬露'이며, 국내 최고역사를 가진 주류업체인 진로의 '참이슬'은 브랜드네이밍에서 성공한 대표적인 사례로 꼽히고 있다.

사례 3-7 브랜드네임 – 처음처럼

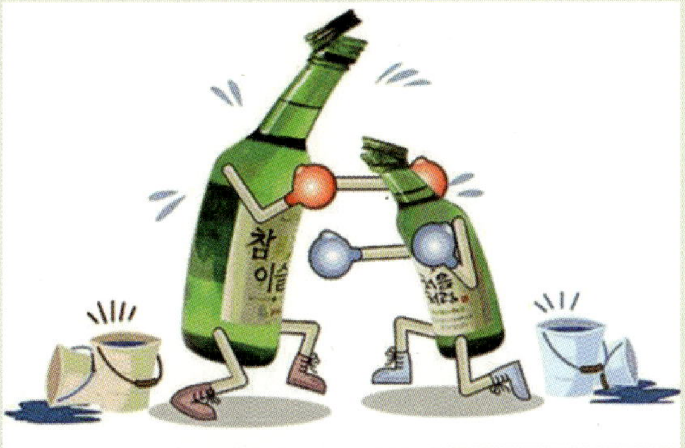

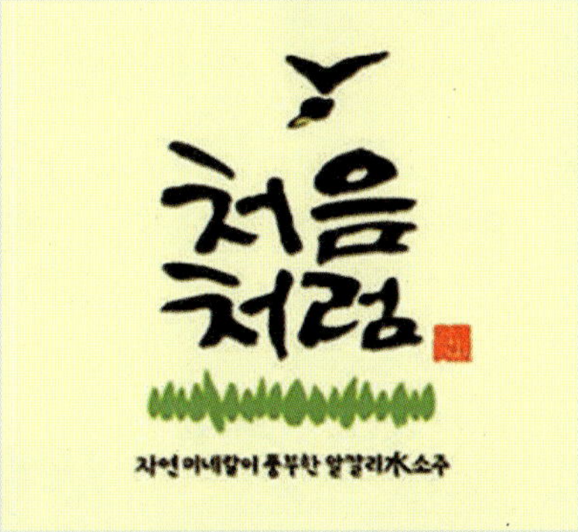

그러나 두산의 반격도 예사롭지 않았다. '산'에 이어 2006년 2월 '처음처럼'을 출시함으로써 '참이슬'이 장악하던 소주시장의 주도권을 흔들어 놓았다. '참이슬'보다 알콜 도수가 1도 낮은 20도짜리 소주인 '처음처럼'은 맹렬한 기세로 '참이슬'의 기록을 40일이나 앞당기며 출시 51일 만에 3,000만 병을 돌파했다. 이에 55%대를 넘었던 진로의 시장점유율도 50%대로 내려갔다.

사실 두산은 '처음처럼' 출시 전, 3개의 네이밍 업체와 사내공모 등을 통해 제시된 2,000여 개의 브랜드 안을 가지고 1년 동안 고민을 거듭했다. 왜냐하면 주류시장에서 브랜드네임의 가치는 중요하고 위력적이기 때문이다. '처음처럼'은 신영복 성공회대 사회학과 교수의 시(時)의 제목으로, 브랜드 글씨체 역시 신 교수의 작품이다. 네 글자여서 부르기 어렵다는 지적도 있었지만, "숙취해소 기능을 통해 술 마시기 전 몸상태인 '처음처럼' 만들어 준다"는 제품 콘셉트에 잘 맞았기 때문에 붙여졌다. 특히 네임 위에 있는 새 소식을 전하는 까치와 아래의 처음 돋아나는 새싹들을 넣어줌으로써 '처음처럼'이란 의미를 더욱 강조하고 있다. 기존 소주와 차별화된 참신하고 독특한 네이밍을 통해 두산은 출시 이후 2007년 12월까지 6억 병 이상의 판매량을 기록하게 됐다.

사례 3-8 제품 이름이 길어야 잘 팔린다?

제품명은 '단순명료해야 한다'는 오랜 세월 동안 고착화된 고정관념이 깨지고 있다. 최근들어 브랜드명을 직설적이고 설명적인 문장형태로 표현하는 것이 유행처럼 번지고 있다.

롯데칠성의 '미녀는 석류를 좋아해'에서 시작된 서술형 이름 열풍은 '계란을 입혀 부쳐먹으면 정말 맛있는 소시지', '몸이 가벼워지는 시간 17茶', '봉지째 렌지에 데워먹는 부추 찐만두' 등 긴 이름의 제품들이 출시되어 매출 면에서도 같은 유사제품의 신장률을 훨씬 웃돌고 있는 것으로 조사됐다. 결국 서술형 제품명이 소비자의 눈길을 사로잡아 판매까지 호조를 보이고 있기 때문에 긴 이름의 제품명을 사용하는 유행은 앞으로도 한동안 지속될 전망이다.

제품명을 이렇게 길게 풀어 쓰는 이유 중 하나는 성분이나 제품명이 서로 비슷한 제품이 많아서 단순한 이름만을 사용하면 유사제품과 차별화하기 힘들기 때문이다. 서술형 이름의 제품은 이름에 제품의 정보와 특징을 함께 설명함으로써 소비자에게 신뢰와 호감을 줄 뿐 아니라 쉽게 기억할 수도 있도록 한다는 장점까지 있다. 이렇듯 제품의 특징을 풀어 쓴 서술형 이름은 제품의 정보를 효과적으로 전달함과 동시에 이름이 생생하고 재미있어 많은 고객들의 호응을 얻고 있다.

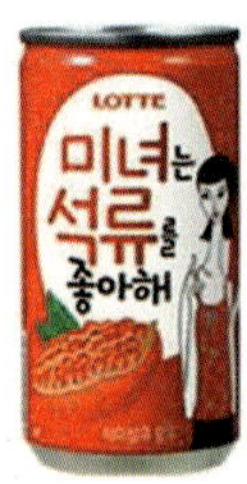

롯데칠성
'미녀는 석류를 좋아해'

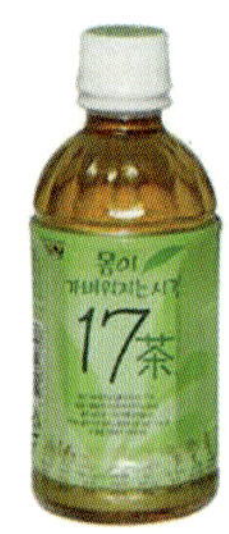

남양유업
'몸이 가벼워지는 시간 17茶'

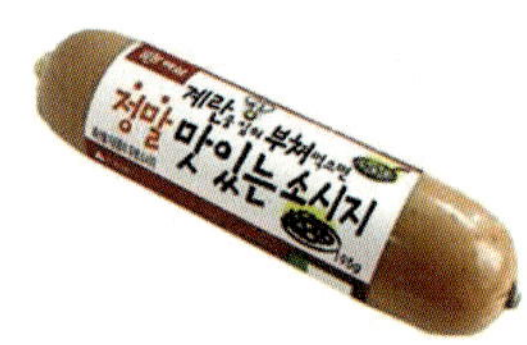

CJ제일제당
'계란을 입혀 부쳐먹으면 정말 맛있는 소시지'

어린이한의원
'사랑이 꽃피는 한의원'

치아교정 전문치과
'연세 해맑은 치과'

사례 3-9 튀는 쌀이름 매출도 풍년 – 쌀 브랜드네임

최근 들어, 소비자들에게 친근함을 심어주고 다른 브랜드와 차별화를 하기 위해 온갖 재미난 이름들이 쌀포대에 새겨지고 있다. 즉, 톡톡 튀는 쌀 브랜드네임이 많아지고 있다.

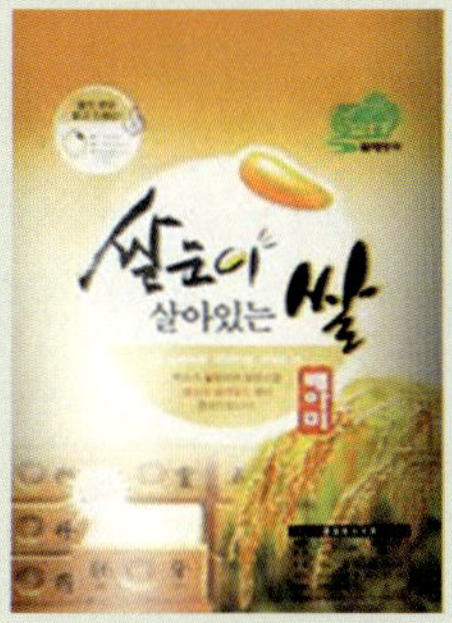

'쌀눈이 살아 있는 쌀'
영양이 풍부한 쌀눈(배아)은 그대로 두고 껍질만 벗겨내 현미의 영양과 백미의 부드러운 밥맛을 그대로 살린 쌀

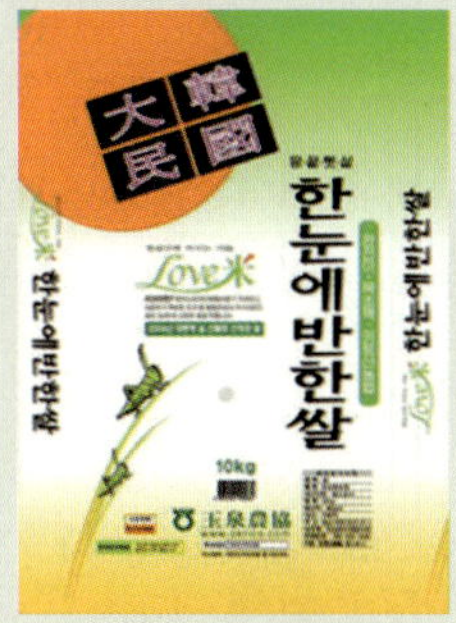

'한눈에 반한 쌀'
한번 먹어 보면 그 맛에 반할 만큼 우수한 품질의 쌀

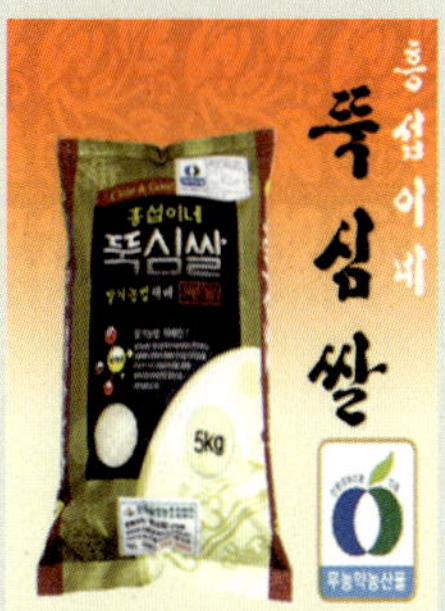

'흥섭이네 뚝심쌀'
충남 서산 간척지에서 쌀농사를 짓는 이흥섭 씨가 재배한 쌀로, 이씨는 이 브랜드로 인터넷쇼핑몰 '옥션'에서 히트를 쳤다.

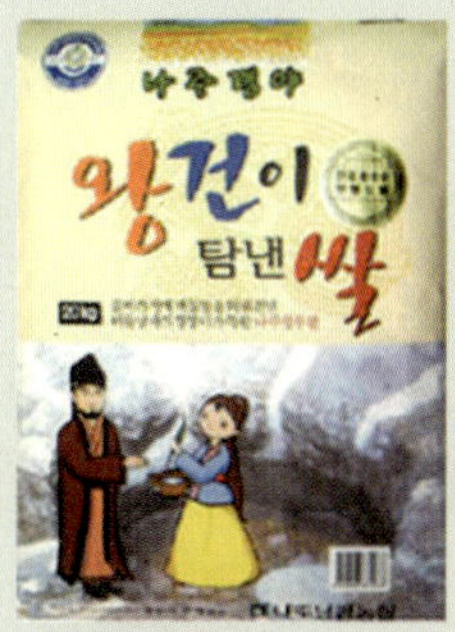

'왕건이 탐낸 쌀'
한국소비자단체협의회와 농림부가 공동으로 실시한 '2006년 브랜드 쌀 평가'에서 뽑힌 전남 나주의 왕건이 탐낸 쌀

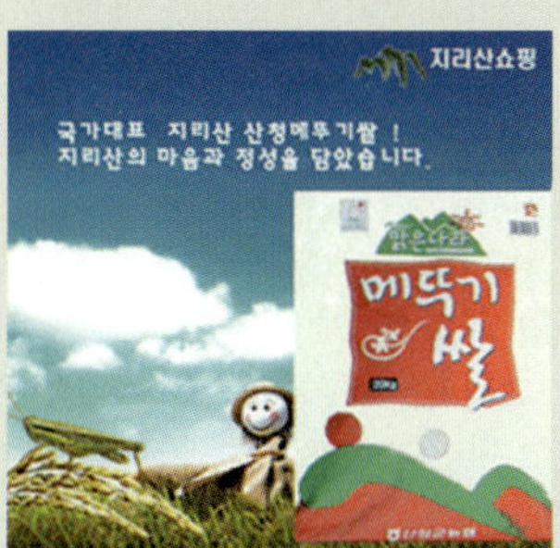

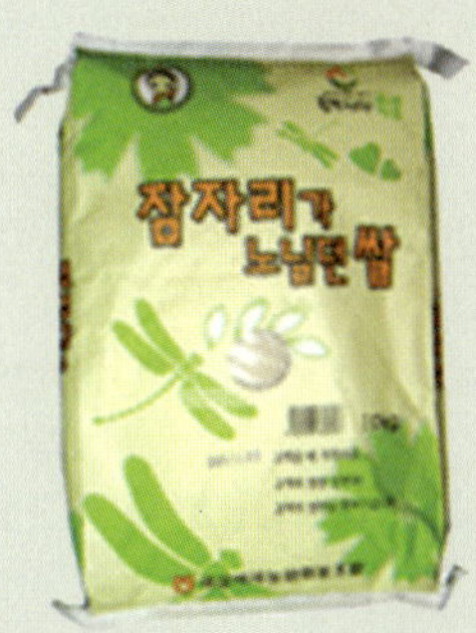

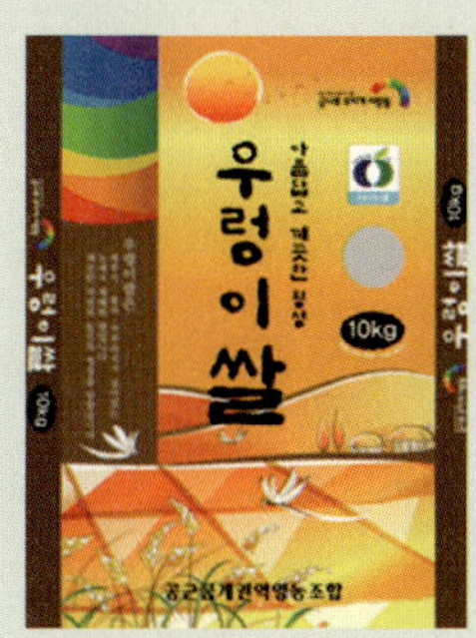

'메뚜기와 잠자리가 많은 지역에서 재배했다는 뜻'을 담아 청정 이미지를 강조한 '산청 메뚜기쌀'과 '잠자리가 노닐던 쌀', 우렁이를 이용해 재배한 '우렁이쌀'

(2) 심볼과 로고(symbol and logo)

문자 혹은 숫자를 브랜드네임이라고 한다면, 기호화된 모양이나 색 등의 시각적인 정보를 심볼이라고 한다. 강력한 심볼은 브랜드인지도를 높이고 소비자가 브랜드를 쉽게 연상할 수 있도록 해준다. 메르세데스는 둥근 원 안에 있는 뾰족한 삼각형의 로고를 사용하고 있다. 그리스어의 어원인 symbolon(심볼론)은 기호라는 뜻을 가지고 있으며, 사물을 전달하는 매개적 작용을 하는 것을 통틀어 이르는 말이다. 따라서 심볼은 병원이나 단체의 이념과 비전을 함축적으로 설명하는 것이라 볼 수 있다. 반면에, 로고는 병원이나 단체의 정식 명칭을 시각화한 것으로 독창적인 형태의 디자인을 말한다. 요약하면, 심볼은 병원이나 단체의 추상적인 이념이나 미션 등까지도 포함할 수 있는 포괄적인 것이며, 로고는 병원이나 단체를 구분짓는 것이 주된 기능이다.

최근 들어, 새로운 CI 및 심볼을 제작·활용하는 상급종합병원이 크게 늘어나고 있다. 그 이유는 거액을 들이지 않고도 병원이미지를 크게 개선할 수 있기 때문이다. 즉, 병원의 이미지를 개선하기 위해 CS교육이나 리모델링에 투입되는 많은 비용에 비하면 비용 대비 그 효과가 크다.

또한 브랜드네임은 바꾸기가 어려우나 로고는 상대적으로 바꾸거나 변형하기가 쉽다. 시간

사례 3-10 심볼과 로고

JINRO

'진로 주세요' = '소주 주세요'

'두꺼비 한 마리 잡자'

'두꺼비 한 마리 까자'

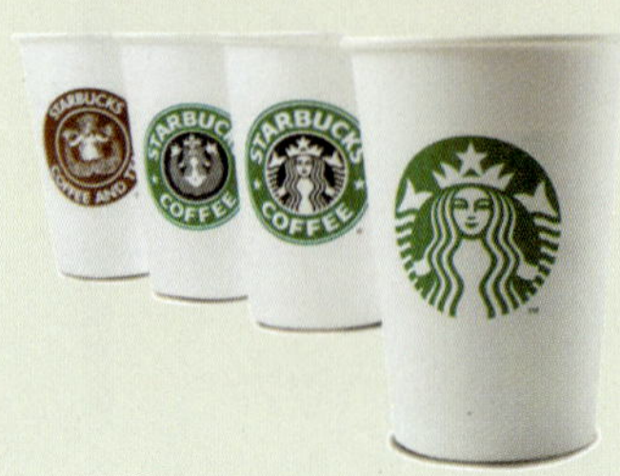

'진로'의 과거 심볼은 두꺼비였다. 두꺼비의 의미는 의젓한 생김새에서 풍기는 이미지가 '떡 두꺼비 같은 아들!'이고, 콩쥐팥쥐 등 민간설화에서의 '기복 이미지', 아침 저녁으로 차고 깨끗한 이슬을 받아먹는 장생동물이라는 이미지가 떠오르기 때문에 '진로'라는 브랜드와 이미지가 일치하여 채택하게 되었다. 이러한 심볼은 1960년대 들어 진로가 급격히 발전하자, '진로 주세요' = '소주 주세요', '두꺼비 한 마리 잡자', '두꺼비 한 마리 까자' 등으로 소주의 대명사가 되었다.

본래 스타벅스의 로고는 그리스신화 속 전설의 인어인 '세이렌'을 본따서 만들었다. 그러나 가슴과 다리를 모두 드러내고 있는 인어의 모습을 그린 로고는 많은 비판을 받았다. 이후 스타벅스는 로고를 차츰 단순화하였으며, 결국 현재의 로고가 탄생했다.

이 지남에 따라 로고나 심볼은 구시대적 이미지를 버리고, 세련되고 현대적인 이미지를 풍길 수 있도록 새롭게 만들어져야 한다. 예를 들어, 진로의 경우 최초에는 과거 서북지방에서 사용하던 원숭이의 이미지를 심볼로 사용했었다. 그러나 우리나라의 정서에는 원숭이가 속임수를 잘 쓰고 교활하다는 나쁜 이미지가 강했기 때문에 두꺼비로 심볼을 교체하게 되었다. 또한 스타벅스가 처음에 로고로 사용했던 인어는 가슴과 다리를 모두 드러내 놓고 있었다. 그러나 이러한 모습이 대중에게 민망한 모습으로 비쳐질 수 있다고 하여 현재와 같은 중립적인 이미지로 바꾸었다.

사례 3-11 심볼과 로고 - 지앤미 네트웍스

전문 의료서비스 브랜드

知&美 ZI & MI CLINIC

2001년에 시작한 지앤미 네트웍스는 의료네트워크를 통해 양질의 의료서비스를 제공하는 전문 의료서비스 네트웍스 브랜드이다. 지앤미의 심볼은 '의료지식을 발전시켜 건강한 삶을 만들어 가는 것'을 의미하며, 이는 '지적인 아름다움'과 '건강한 아름다움'을 상징한다.

의학 더하기 미학 | 꽃 플러스 병원 | 친근, 정직, 신뢰

전문 의료서비스 브랜드 知&美 ZI & MI CLINIC 지 앤 미 치 과

전문 의료서비스 브랜드 知&美 ZI & MI CLINIC 지 앤 미 피 부 과

전문 의료서비스 브랜드 知&美 ZI & MI CLINIC 지앤미성형외과

지앤미 브랜드 로고는 한자로 지(知)와 미(美), 가운데 있는 et(and를 뜻하는 ampersand)와 그 위에 꽃을 상징하는 기호로 구성되어 있다. 즉, 지앤미의 브랜드 로고는 '의학 더하기 미학', '꽃 플러스 병원', '친근, 정직, 신뢰'라는 콘셉트를 기초로 디자인되었다. 현재 지앤미 브랜드는 모브랜드 이미지를 기초로 하여 피부과, 성형외과, 산부인과 등으로 구성되어 있다.

사례 3-12 심볼과 로고 - 빛과소금내과

심벌마크

빛과소금내과

빛과소금내과의 심볼마크는 '지구의 모습으로 태양으로부터 뻗어 나오는 빛은 생명체의 에너지자원'임을 나타낸다. 고통받는 자들에게 최선의 의료서비스를 통해 빛을 비추어 줌으로써 소망을 가지게 하고, 정직한 진료와 성실한 진료를 통해 최상의 서비스를 하겠다는 의미를 표현한다.

(3) 캐릭터(character)

병원이나 특정한 상품 및 서비스의 특징을 강조할 목적으로 브랜드를 의인화한 것이 캐릭터이다. 즉, 브랜드가 가지고 있는 개성을 그대로 살려서 움직일 수 있도록 만든 상징체를 캐릭터라고 한다. 이러한 캐릭터는 개성을 강조하거나 브랜드에 대한 친숙함을 형성함으로써, 늘 친구 같은 분위기를 조성하기 위한 효과적인 수단이 된다. 월트디즈니의 미키와 미니, 맥

그림 3-12 캐릭터

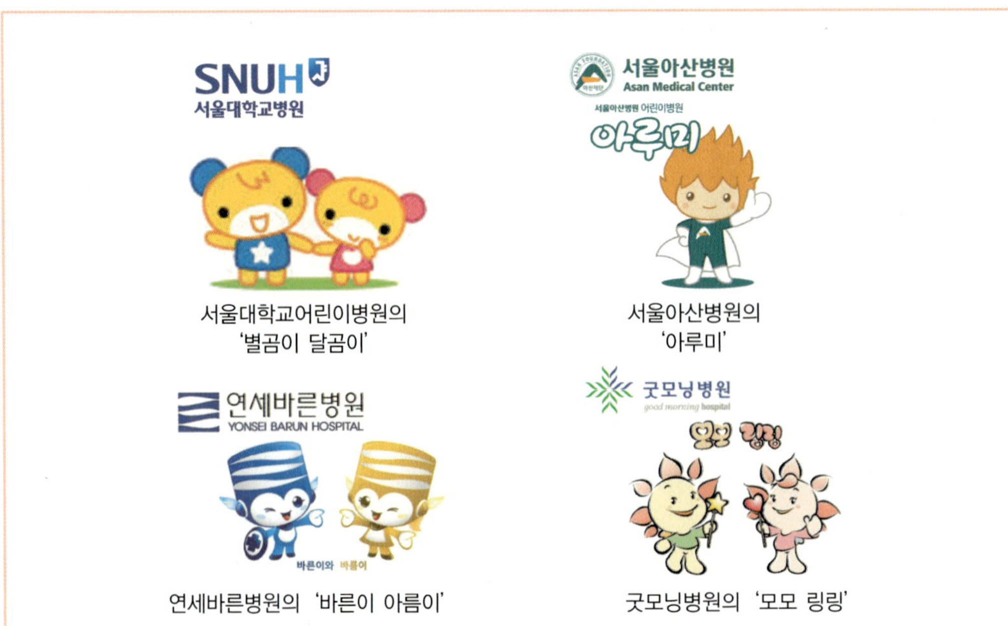

서울대학교어린이병원의 '별곰이 달곰이'

서울아산병원의 '아루미'

연세바른병원의 '바른이 아름이'

굿모닝병원의 '모모 링링'

사례 3-13 코카콜라 최고의 세일즈맨 – 산타클로스

크리스마스 하면 가장 먼저 떠오르는 것은 뭘까? 어른 아이 할 것 없이 단연 산타클로스(Santa Claus)일 것이다. 너털 웃음에 보기만 해도 여유로운 흰 수염과 넉넉한 풍채, 거기에다가 푸짐한 선물 보따리까지… 그런데 산타클로스의 본래의 모습은 현재 우리가 보고 있는 빨간 옷에 검은 장화 그리고 흰수염의 모습과는 전혀 틀리다.

본래의 원조 산타클로스는 큰 키에 홀쭉한 몸매, 그리고 녹색이나 청색 옷을 입은 니콜라스라는 기독교 성인이었다. 또한 1900년대 초까지도 산타클로스는 여러 가지 색의 옷을 입고 있었으며, 근엄한 성자의 모습에서부터 꼬마요정, 난쟁이 등으로 다양했다고 한다. 나라마다 지역마다 다른 모습으로 나타났던 산타클로스가 현재의 이미지로 굳어버린 건 놀랍게도 불과 100년도 안된 1931년에 와서였다. 당시 코카콜라사는 겨울철 콜라 판매량이 급격히 감소하자 이를 타개하기 위한 홍보전략으로 코카콜라 광고를 담당했던 미국의 화가 헤든 선드블롬(Jhaddon Sundblom)이 산타클로스를 코카콜라 마케팅에 이용하기로 했다.

코카콜라의 광고모델이 된 산타클로스는 빨간 외투를 입고 빨간 모자를 쓴 채 연일 코카콜라를 마셔댔다. 이러한 산타클로스의 외양은 붉은색과 흰색을 사용한 코카콜라 브랜드로고와 이미지를 쉽게 연상할 수 있도록 하기 위한 것이었다. 즉, 코카콜라 로고에서 빨간 바탕은 산타클로스의 빨간색 옷으로, 흰색으로 흘려 쓴 글씨는 산타클로스의 흰 소매 등으로 형상화하였고, 그의 흰 수염은 코카콜라의 거품을 상징화한 것이었다.

이렇게 해서 코카콜라의 세일즈맨을 모델로 하여, 뚱뚱하고 수염이 하얀, 빨간 옷을 입은 오늘날의 산타가 탄생한 것이다. 마음씨 좋은 산타클로스가 크리스마스 시즌에 착한 어린이들에게 장난감 선물을 밤새워 돌리고 나서 잠시 휴식을 취하는 동안 갈증을 해소하기 위하여 코카콜라를 마신다는 콘셉트(concept)에서부터 빨간 옷에 이르기까지, 어떤 광고그림도 이보다 완벽할 수 없었다. 결국 코카콜라는 전 세계 어린이들의 선망이 되고 있는 기존의 산타클로스를 자신의 브랜드로 마케팅하기 위하여 만든 유쾌하며 인자한 빨간 옷의 산타클로스로 바꾸어 놓음으로써 오늘날 브랜드 자산가치 1위의 코카콜라를 만들어 냈다.

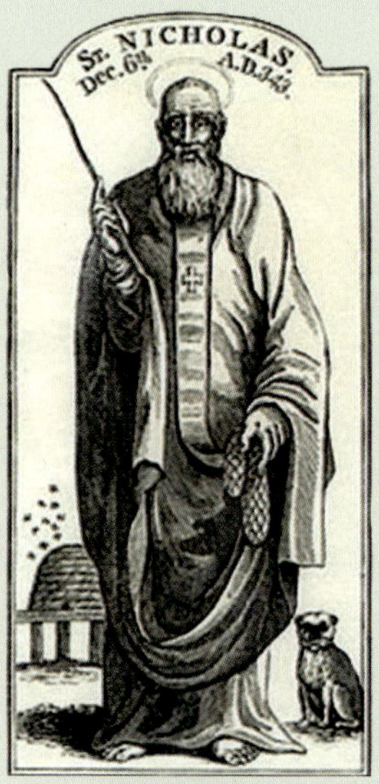

오리지널 산타

VS

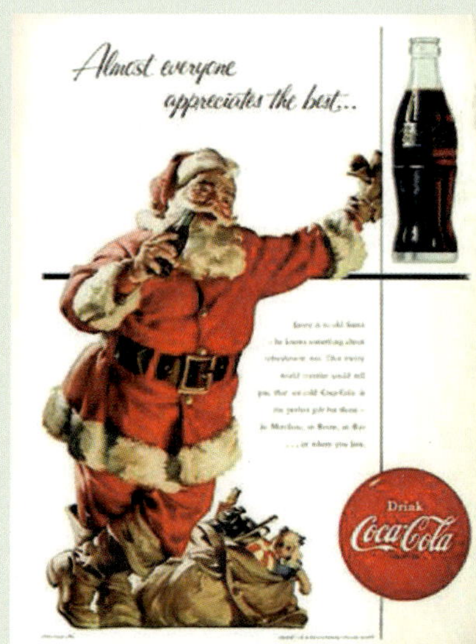

코라콜라 산타

도날드는 로날드 맥도날드, 펩시광고의 펩시맨, 미쉐린 타이어의 미쉐린맨 등이 대표적인 캐릭터의 예이다. 병원의 경우에는 [그림 3-12]에서처럼 서울대학병원, 연세바른병원, 서울아산병원, 굿모닝병원 등의 캐릭터이다.

이와 같이 병원은 브랜드를 의인화하여 사람과 비슷한 형상을 통해 캐릭터로 표현함으로써, 사람들이 자신의 상품에 대한 이미지를 보다 쉽게 떠올릴 수 있도록 하고 있다. 특히 캐릭터는 고객들과의 직접적인 접촉없이 가상공간을 통한 교류만으로 브랜드를 어필하여야 하는 경우에 더욱 중요하다. 그러나 캐릭터의 이미지가 너무나 강하게 표출되면, 브랜드와 상품이 캐릭터에 묻혀버릴 가능성이 있으니 조심하여야 한다.

(4) 슬로건(slogan)

슬로건은 병원이 구체적인 시장전략에 사용하는 두 단어 이상의 문장을 의미한다. 즉, 소비자의 적극적인 구매행동을 이끌어내기 위하여, 병원이 광고에 사용하는 짧은 어구를 말한다. 예를 들어, 보라매병원의 '처음부터 끝까지 좋은 경험만!', 강동경희대학병원의 'LIVE 감동경희', 중앙대학교병원의 'Miracle with Your Love' 등이 슬로건이다. 병원은 설득력 있고 쉬운 슬로건을 내세워야 고객들이 이를 쉽게 이해하고 병원을 선택할 수 있다. 병원은 짧은 브랜드네임에 담기 어려웠던 표현이나 그림 형태인 로고나 심볼 및 캐릭터에서 직접 표현하기 어려웠던 것들을 슬로건에 담아 고객에게 전달할 수 있다.

사례 3-14 슬로건

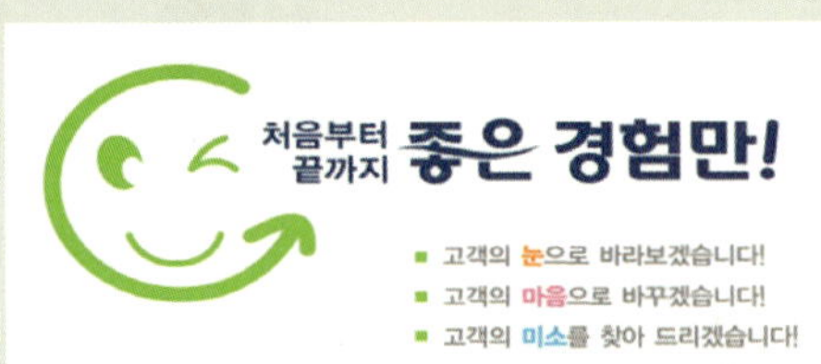

'처음부터 끝까지 좋은 경험만' 보라매병원

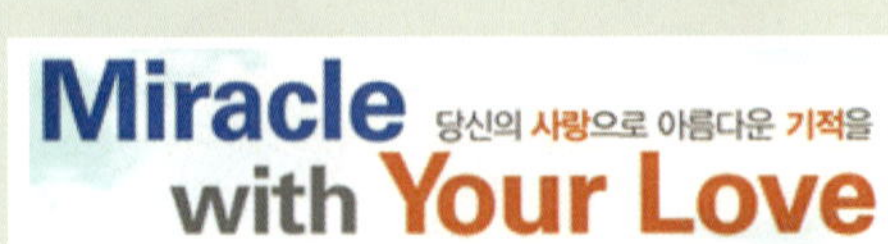

'Miracle with Your Love' 중앙대학교병원

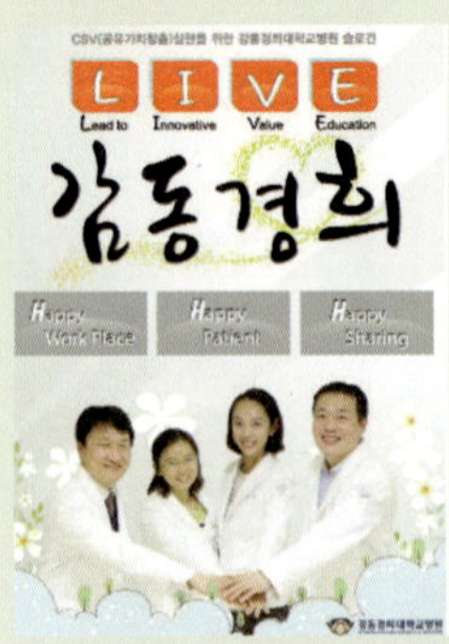

'LIVE 감동경희'
강동경희대학교병원

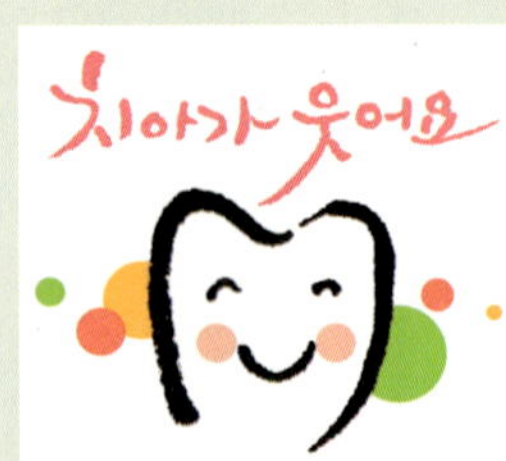

'치아가 웃어요'
연세우일치과

(5) 패키지(package)

한국공업규격(KS)에서는 유통과정에 있어서 물품의 가치 및 상태를 보호하기 위하여 적합한 재료 또는 용기 등으로 물품을 싸는 방법 및 상태를 포장(package)이라 정의하고 있다. 포장의 일차적 기능은 상품의 보호이나, 브랜드를 대신하여 상품에 관한 단서를 소비자에게 제공하는 기능도 있다. 병원의 경우 패키지는 병원 임직원들의 명함이나 진료카드에서부터 시작하여 고객과 접촉하는 모든 서류나 시설 장비의 색상이나 디자인 등이 된다. 따라서 이들은 병원의 이미지를 차별되게 잘 어필할 수 있도록 기획하여 실행되어야 한다. 특히 포장에 반영되는 색상은 병원의 브랜드이미지를 연상시키는 데 많은 도움을 준다. 일반적으로 파란색상은 신뢰감으로 주고, 붉은색은 따뜻한 친근감을 준다. 이처럼 포장은 병원의 브랜드 이미지를 전달하는 효과적인 수단이 된다.

지금까지 설명한 브랜드의 5가지 구성요소 외에 온라인브랜드에만 해당되는 구성요소로는 인터넷과 온라인 협력업체, 후원회사 베너광고, 홈페이지, 사용언어, 제공 어플리케이션 등이 있다. 이러한 것들은 모든 접점에서 소비자가 직접 브랜드에 대한 체험을 할 수 있도록 함으로써 브랜드에 대한 깊은 인상을 가질 수 있도록 도와준다. 요약하면, 브랜드는 소비자 경험의 총체이다. 따라서 병원은 위에서 설명한 5가지 구성요소 이외에 인터넷 구성요소를 비롯한 여러 가지 구성요소를 효과적으로 활용하여 강력한 브랜드를 구축하여야 한다.

그림 3-13 | 포장

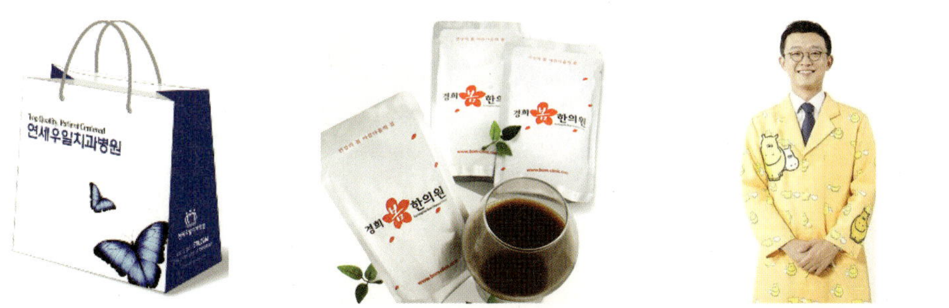

'연세우일치과병원'은 파란색과 잘 어울리는 흰색을 잘 조화시켜서 신선함과 깨끗한 이미지를 연상케 함

'경희봄한의원'의 경우 빨간색과 흰색을 조화시켜 따뜻함과 심플함을 연상케 함

'함소아한의원'의 노란색은 포근함과 상쾌함을 연상케 함

사례 3-15 금융서비스 상품의 포장

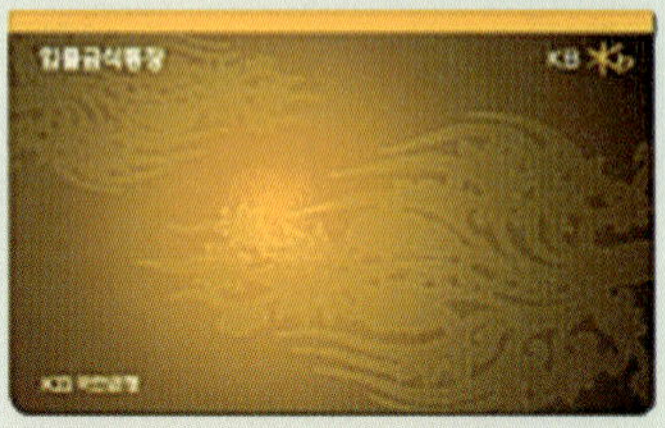

'대한민국 국보가 새겨진 골드통장'

국민은행이 1억 이상 정기예금에 가입하는 VIP고객을 위해 발행한 국보 159호 '금채뒤꽂이(왕)' 문양이 새겨진 블랙과 골드로 고급스럽게 디자인된 거치식 VIP통장

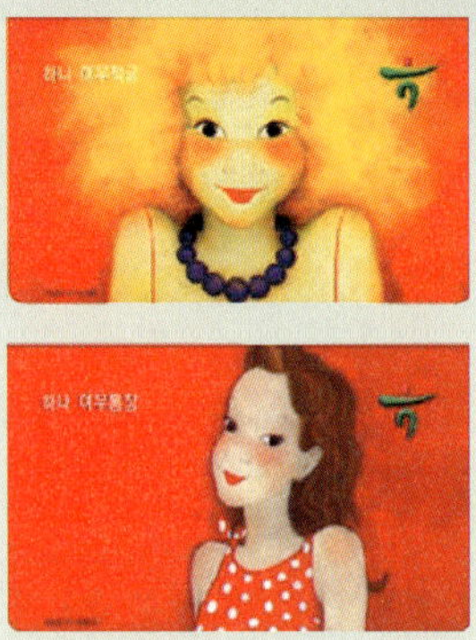

'하나여우 적금통장'

일러스트레이션 그림을 삽입한 '하나여우적금통장'은 여성고객들로부터 통장 디자인의 질을 높였다는 평가를 받음

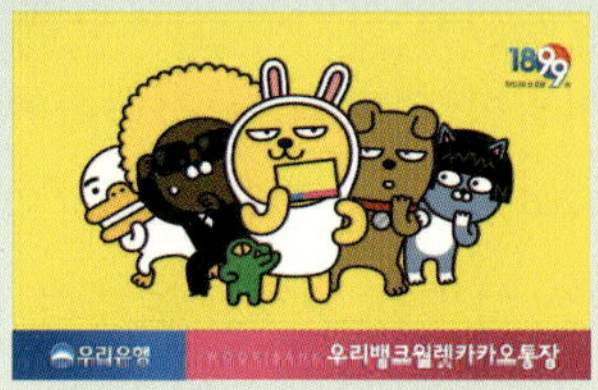

'우리뱅크 월렛 카카오통장'

모바일 메신저 카카오톡 이모티콘 캐릭터를 통장에 삽입하여, 젊은 고객층을 공략하는 효과를 얻음

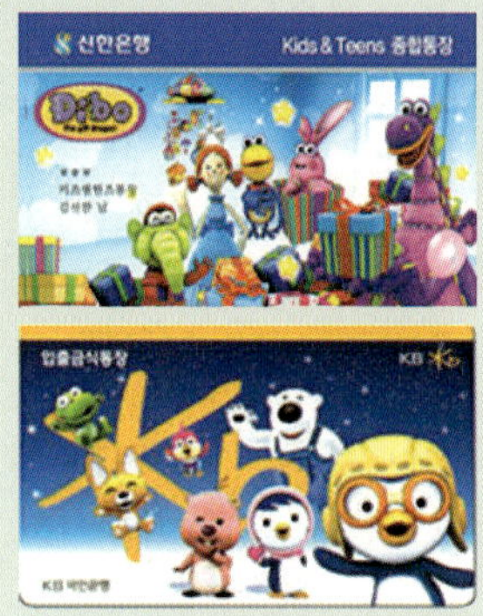

'Kids and Teens 통장'

애니메이션 주인공인 공룡 디보와 뽀로로 캐릭터 이미지를 통장에 삽입해서 어린이 고객들에게 딱딱하게 생각하는 은행거래에 친숙함을 제공하고자 함

제2절 브랜딩전략

기능적인 상품의 정보 혹은 내용을 전달함과 동시에, 병원과 상품을 차별화시킬 수 있는 브랜드를 구축하고 이를 소비자들에게 인지시키는 것을 브랜딩(branding)이라 한다. 즉, 병원이 브랜드를 만들고 이를 고객에게 인식시켜 고객의 마음속에 브랜드 아이덴티티(BI: brand identity)를 구축하는 것을 말한다. 또한 장기적인 관점에서 고객들에게 좋은 브랜드 아이덴티티가 형성될 수 있도록 일관성 있게 브랜드를 관리하는 과정을 말하기도 한다.

본 절에서는 브랜딩전략에서 고려하여야 할 일반적인 전략에 대하여 설명한 다음, 경쟁상황에 따른 특정한 목적의 브랜딩전략에 대하여 설명하도록 한다.

그림 3-14 | 브랜딩의 정의

시장에서 자사의 상품과 똑같은 상품이 없다는 인식을 잠재고객의 기억 속에 만들어 놓은 것 혹은 그러한 과정, 즉 기업과 상품을 차별화시킬 수 있는 브랜드를 구축하고 이를 소비자들에게 인지시키는 것을 브랜딩(branding)이라고 함

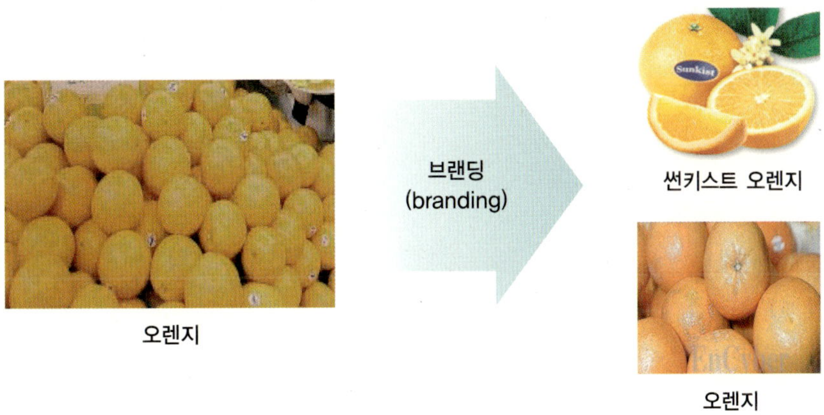

2.1 일반적인 브랜딩전략

『브랜드 불변의 법칙(The 33 Immutable Laws of Branding)』의 저자이기도 한 알 라이스(Al Ries, 1990)[2]는 '브랜딩은 시장에서 자사의 상품과 똑같은 상품이 없다는 인식을 잠재고객의 기억 속에 만들어 놓는 것이나 그 과정' 이라고 말하고 있다. 알 라이스가 언급한 몇 가지 대표적인 브랜딩전략을 중심으로 설명하면 다음과 같다.

(1) 브랜드는 소비자의 기억 속에 한 단어를 소유해야 한다

강력한 브랜드이미지를 형성하고자 하는 병원은 소비자의 기억 속에서 자사의 브랜드와 연관된 특정한 단어가 항상 연상될 수 있도록 해야 한다. 즉, 브랜드가 소비자의 기억 속에 한 단어를 소유할 수 있도록 하여야 한다. 왜냐하면 제품 자체는 물리적인 실체이지만, 소비자의 기억 속에 그 제품은 브랜드로 존재하기 때문이다. 예를 들어, 메르세데스 벤츠는 '권

2) 알 라이스(Al Ries)의 브랜딩 불변의 법칙을 참고로 한 7가지 브랜드전략에 대해서 살펴보겠다. 참고적으로 알 라이스는 포지셔닝과 마케팅 불변의 법칙을 저술한 저자로서 맥심과 같은 여러 브랜드를 만들어낸 브랜딩 전문가이다.

그림 3-15 | 브랜드는 소비자의 기억 속에 한 단어를 소유해야 한다

소비자가 브랜드를 생각하면 항상 특정한 단어를 자동적으로 연상할 수 있도록 하여야 함

벤츠	권위(prestige)
볼보	안전
Coca-Cola	콜라
진로	소주

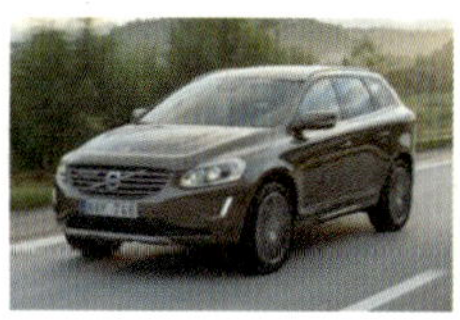

볼보 → 안전

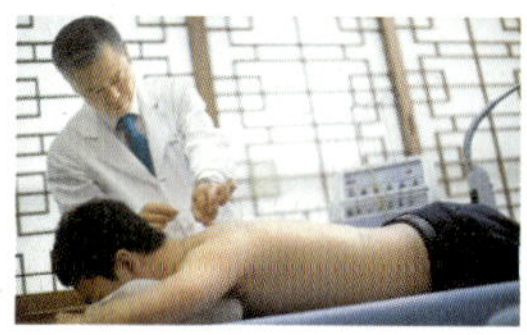

경희대학교 → 한방

상품 자체는 시각적 실체를 가지고 있지만, 실제로 소비자의 기억 속에서 그 상품에 의미를 부여하는 것은 브랜드, 그리고 그와 관련된 연상임

위', 볼보(Volvo)는 '안전', 코카콜라(Coca-Cola)는 '콜라', 진로는 '소주', 도미노피자는 '배달피자', 본(本)하면 '죽', 놀부하면 '보쌈', 풀무원 하면 '자연주의', 경희대학교 하면 '한방'이라는 단어가 떠오른다.

소비자의 기억 속에 한 단어를 차지한 이들 브랜드의 또 하나의 특징은 업종을 대표하는 브랜드라는 것이다. 이러한 브랜드들이 업종을 대표하는 브랜드네임을 소유하게 된 이유는 그것이 최초였기 때문이다. 그렇다면 어느 업종에서 최초가 아닌 경우에는 어떻게 해야 하는가? 이 경우에는 초점을 좁힘으로써 새로운 업종을 만들어내야 한다. 따라서 병원은 기존 시장에서 브랜드가 어느 정도의 시장점유율을 차지할 것인가를 생각하지 말고, 초점을 좁혀서 소비자의 기억 속에서 어떤 단어로 남을 수 있도록 노력해야 한다.

(2) 초점을 좁혀서 승부하라

일반적으로 비즈니스를 확장하기보다는 축약할 때 좋은 일이 생긴다. 대부분의 성공한 신규업종은 초점을 좁히는 전략을 사용하고 있다. 브랜드의 힘도 그 범위에 반비례하여, 초점을 좁힐 때 브랜드는 더욱 강력해진다. 따라서 강력한 브랜딩은 항상 확장하는 것이 아니라 축소하는 일로부터 시작된다.

예를 들어, 미국의 하워드 슐츠는 커피만을 전문적으로 다루는 커피전문점을 열었다. 그

사례 3-16 초점을 좁혀서 승부한 스타벅스

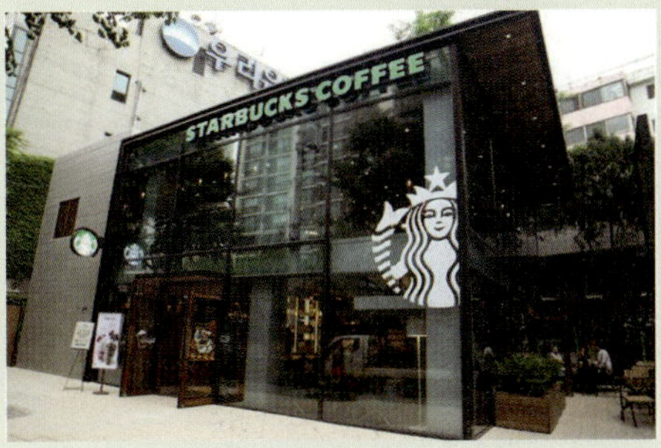

하워드 슐츠는 믿을 수 없을 정도로 독창적인 비즈니스 감각을 지녔다. 그는 사업영역을 커피라는 한 종류의 상품에 집중시키며 커피를 전문적으로 판매하는 스타벅스라는 커피가게를 열었다. 슐츠의 두뇌에서 태어난 스타벅스는 오늘날 연간 수억 달러에 달하는 매출을 올리며 급성장하는 체인점으로 자리잡았다. 그의 스타벅스 회사는 주식시장에서 몇 십억 달러 이상의 가치가 있다고 평가받고 있다.

는 정확한 목표고객을 정해 놓고 그에 맞게 차별화된 마케팅전략을 구사했다. 이렇게 탄생한 커피전문점이 바로 스타벅스이다. 지금은 연간 수억 달러에 달하는 매출을 올리고 있고 아직도 지속적으로 성장하고 있다. 또 다른 예로 샌드위치전문점 서브웨이는 대형 샌드위치 한 종류로 초점을 좁혀 메뉴의 전문성을 강조한 결과 소비자의 기억을 자극시켜 미국에서 8번째로 큰 패스트푸드 체인으로 성장하였다.

이와 같이 브랜딩전략 중 가장 효율적이고 가장 생산적인 전략은 새로운 업종을 만드는 것이다. 다시 말해, 하나의 브랜드시장이 더 이상 남아 있지 않을 정도까지 초점을 좁혀서

사례 3-17 초점을 좁혀서 승부한 365mc 병원

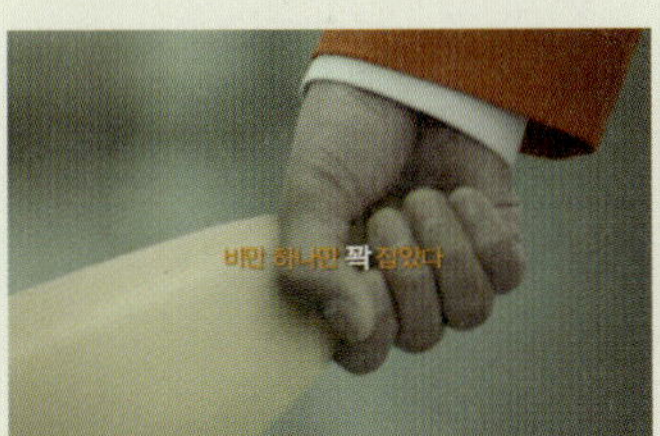

'비만 하나만 꽉 잡았다' 365mc 광고

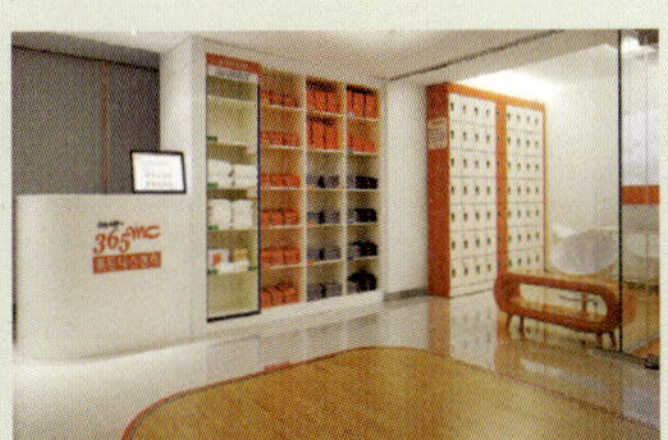

365mc 휘트니스센터

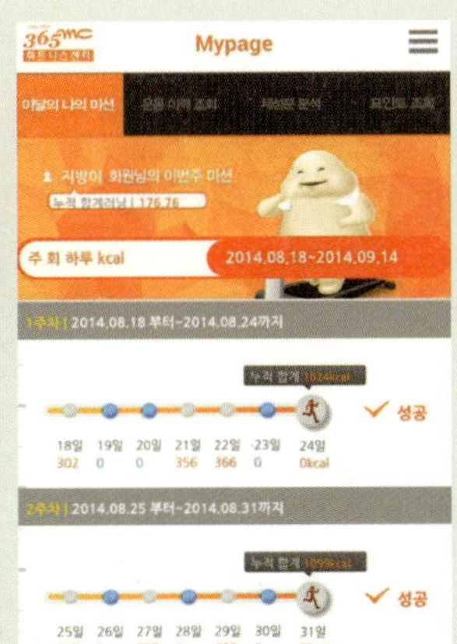

365mc 휘트니스 어플을 통해 회원의 운동량을 체크하여 필요한 운동량을 처방하여 제공함

"고객님의 아름다운 내일을 그려드리겠습니다." 365mc의 대문을 열면 가장 먼저, 마주치는 문구다. 2003년 서울 노원구 하계동 노원점에서 '비만치료'를 내걸고 한우물을 파기 시작한 365mc는 도봉·강남·신촌·영등포 등 서울에 6개 지점과 전국에 5개 지점을 확대하여 11개 네트워크를 갖추고 있다. 이러한 365mc는 이러한 전국 네트워크에 20여 명의 전문의와 코디네이터·비만전문 영양사·운동치료사 등 150여 명의 전문인력이 매일 1,000여 명의 외래환자를 맞이하는 대한

민국의 대표적인 비만네트워크로 자리잡아가고 있다.

김남철 365mc 비만클리닉 대표원장은 '비만치료'라는 특화전략에 '친절'이라는 서비스를 효과적으로 접목하였다. 의사중심의 시각이 아니라 철저히 고객의 입장에서 접근했다. 예를 들어, 주요 고객인 직장여성들의 눈높이에 맞춰 퇴근 후에도 시간에 쫓기지 않고 비만치료를 받을 수 있도록 진료시간을 오전 11시부터 오후 9시까지로 정하기도 하였다.

365mc는 지방흡입수술에서 끝나는 것이 아니라 변화된 아름다운 체형을 수술종료 후에도 직접 유지하고 가꿀 수 있도록 시이나운동, 행동수정요법 등 다양한 프로그램을 개발하여 고객의 장기적인 비만치료에 지속적인 도움을 주고 있다.

완전히 새로운 무언가를 새로이 시작하는 것이다. 오늘날 성공한 많은 병원들, 예를 들어 방사선치료로 특화한 원자력병원, 알코올 질환 치료로 특화한 온사랑병원, 러시아 의료관광으로 특화한 강동경희대병원, 화상을 전문으로 하는 베스티안병원, 척추수술을 전문으로 하는 우리들병원, 당뇨임플란트치료로 특화한 CCL치과, 비만치료로 특화한 365mc 등은 초점을 좁혀 특정한 질병 치료에서의 전문성을 내세운 전략으로 강력한 브랜드로 성장하게 되었다.

따라서 소비자들의 잠재기억 속에 강력한 브랜드이미지를 심어주기를 원한다면, 병원은 브랜드를 확장하기보다는 축소하는 것이 바람직하다. 브랜드의 초점을 좁힐 때만이 그 브랜드는 본래의 색을 유지할 수 있기 때문이다.

(3) 업종의 선도 브랜드는 후속적인 브랜드를 적극 영입하라

업종을 형성하기 위해서는 먼저 나온 브랜드가 후속 브랜드의 탄생을 적극적으로 환영해야 한다. 업종을 지배하고 있는 브랜드는 전체 시장을 장악하기 위해 시장 내에서 지배력을 넓히려고 시도하는 경우가 종종 있다. 그러나 이것은 잘못된 생각이다. 시장에서 지배적인

그림 3-16 | 업종의 선도 브랜드는 후속 브랜드를 적극 영입하라

- 선도 브랜드는 후속 브랜드를 너그럽게 받아들여야 하고 오히려 환영하여야 함
- 펩시콜라가 시장에 처음으로 출시되었을 때 가장 기뻐해야 할 브랜드는 코카콜라였음
- 코크와 펩시 사이의 경쟁은 소비자들이 콜라에 대해 더 많이 알 수 있는 기회가 됨으로써 1인당 코크와 펩시를 소비하는 양이 늘어났음

브랜드는 후속 브랜드와 경쟁해서는 안 된다. 반대로 선도 브랜드는 후속 브랜드를 너그럽게 받아들여야 하고 오히려 환영하여야 한다. 또한 힘을 합쳐서 업종 간 경쟁에 전력을 쏟아야 한다. 업종이 새로이 만들어지거나 업종 간의 경쟁이 심할 경우에는 더욱 그렇다.

예를 들어, 펩시콜라가 생긴 것은 코카콜라에게 매우 긍정적인 일이었다. 코카콜라와 펩시 사이의 경쟁은 소비자들이 콜라에 대해 더 많은 것을 알 수 있게 함으로써 콜라 소비를 급속도로 증가시켰다. 코카콜라는 연장자들에게, 펩시콜라는 젊은층에게 어필함으로써 두 브랜드는 전체 콜라시장을 크게 확대시키고 있다. 결국 펩시의 진입은 업종을 크게 확장시키는 결과가 되었다. IBM과 Apple사 간의 경쟁도 PC시장을 급속도로 확대하는 데에 지대한 영향을 미쳤다.

따라서 선도 브랜드는 후속 브랜드를 배척하고 밀어내기보다는 후속 브랜드를 적극적으로 영입하여 업종을 널리 알려야 한다. 즉, 브랜드 선도자는 자신이 차지한 파이 조각을 크

사례 3-18 '서울대 vs 삼성' 병원 최고 브랜드 혈전

SAMSUNG 삼성서울병원 / 서울대학교병원 SEOUL NATIONAL UNIVERSITY HOSPITAL

삼성서울병원의 브랜드 가치는 다른 병원보다 단연 뛰어나다. 2013년 2월 2일 월간 현대경영 '제10회 대한민국 500대 기업 CEO가 선정한 최고 종합병원'에 6년 연속 선정되었고, 또한 3월 19일 브랜드스타가 주관한 '2015 대한민국 브랜드스타'에서 12년 연속 병원부문 브랜드스타 1위로 선정되었다. 또한 한국능률협회컨설팅에서 실시한 '한국산업의 고객만족도(KCSI)' 조사에서 14년 연속(총 16회) 1위로 선정되었고, 한국생산성본부 국가고객만족도(NCSI) 조사에서도 병원부문 1위(14회째)를 달성하였다.

그러나 아직은 서울대학교병원의 위업을 능가하지는 못하고 있다. 서울대학교병원은 한국능률협회컨설팅의 '한국산업의 브랜드파워(K-BPI) 1위' 조사에서 2001~2014년까지 종합병원부문 14년 연속 1위를 차지하였다.

이는 삼성서울병원이 호감도, 서비스부문, 구매의도 등에서 우위에 있지만, '최초 인지'의 경우, 아직까지는 삼성서울병원보다 서울대학교병원을 먼저 인식하는 경향이 유지되고 있기 때문이다. 1885년 한국 최초의 국립병원인 광혜원(廣惠院)으로 출범한 서울대학교병원은 1994년 개원한 삼성서울병원에 비해 약 100여 년이나 역사와 국내 최고의 대학이라는 서울대학교 이미지와 결합하여 현재의 브랜드가치를 유지하고 있다. 즉, 아직도 국민들의 인식 속에는 '종합병원 하면 가장 먼저 떠오르는 브랜드(Top of Mind)'로 서울대학교병원을 꼽고 있는 것이다.

그러나 사람들은 점차 의료를 치료나 진료로 보는 기존 의식으로부터 벗어나 의료를 '서비스'로 인식하여 병원의 서비스만족도 및 인지도를 평가하려는 경향이 높아지고 있다. 이는 '1위 브랜드'를 이루려는 삼성서울병원과 '국내최고병원'의 명예를 지키려는 서울대학교병원의 경쟁을 더욱 가속화시켜, 결국 의료서비스의 질을 한층 더 높이는 계기가 되고 있다.

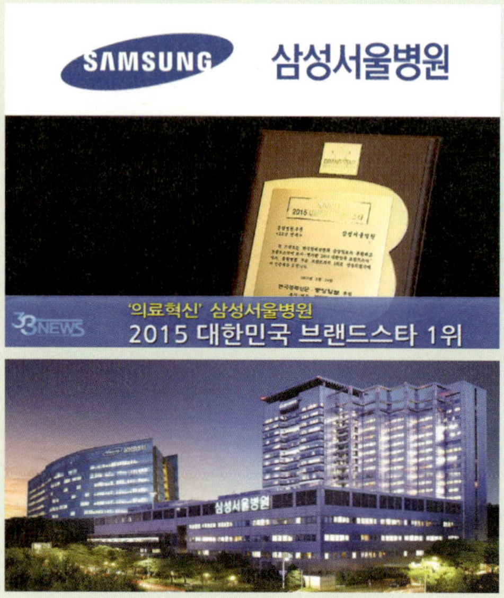

대한민국 브랜드 스타 '삼성서울병원'

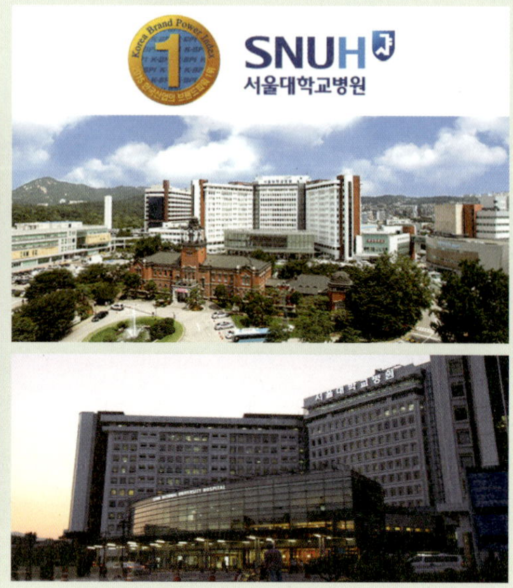

국내 최고 병원 '서울대학교병원'

게 만들려고만 하기보다는 후속 브랜드를 적극 받아들임으로써 업종 전체의 파이크기를 넓혀야 한다.

예를 들어, 버거킹의 가장 좋은 입지는 건너편에 맥도날드가 있는 곳이다. 또한 세운상가에 공구상이 모여 있고, 음식점들도 서로 모여 있어야 잘된다. 최근에는 진료과목이 서로 다르거나 심지어는 서로 유사한 병원들도 한 건물 안에 모여서 세를 키움으로써 소비자에게 자신들을 인식시키려는 마케팅전략을 확대해 나가고 있다. 이처럼 동일산업 내의 병원들이 서로 모이는 이유는 붙어 있어 경쟁함으로써 잃게 되는 것보다 규모를 키워서 소비자에게 인식됨으로써 소비자를 유인하는 효과가 더 크기 때문이다. 사회가 점차 복잡해질수록 앞으로는 이렇게 서로 뭉쳐서 힘을 모으려는 노력이 가시화되고 또한 그 효과도 더욱 높아질 것으로 예견된다. 즉, 전장에서 뭉치면 살고 흩어지면 죽는다는 옛말이 현대의 시장경쟁사회에서도 똑같이 적용되고 있다.

(4) 광고가 아니라 홍보로 브랜드를 탄생시켜야 한다

많은 마케팅담당자들이 광고에 대해 절대적인 믿음을 갖고 있다. 그러나 강력한 브랜드의 탄생은 광고보다는 홍보에 의해 이루어지는 경우가 많다. 마이크로소프트(Microsoft)와 인텔(Intel), 삼성(Samsung), 현대(Hyundai), LG, 애플(Apple), 구글(Google), 페이스북(Facebook), 포스코(posco) 등과 같은 거대한 기업들은 엄청난 비용을 들여야 하는 광고에 많은 노력을 기울이지 않았다. 모두 「월스트리트저널」, 「비즈니스위크」, 「포브스」, 「포춘」지에서 기사화됨으로써 엄청난 홍보효과를 얻은 기업들이다. 병원의 경우도 이와 다르지 않다. 세계적으로 유명한 미국의 메이요클리닉이나 메사추세츠제너럴병원, 존스홉킨스병원, 클리블랜트클리닉 그리고 싱가포르의 래플즈병원 등도 대부분 훌륭한 연구업적이나 시스템 등을 통하여 병원을 홍보한 결과 유명해지게 되었다.

일반적으로 사람들은 광고보다 홍보를 훨씬 신뢰하는 경향이 있기 때문에 광고보다는 홍보의 효과가 높을 수밖에 없다. 따라서 기업의 브랜딩전략도 광고보다는 우선 홍보의 관점에서 수립되어야 한다. 예를 들어, 미국의 애니타 로딕(Anita Roddick)은 광고를 하지 않고 자신의 바디숍(Body Shop) 브랜드를 구축했다. "순수 자연주의 바디숍은 적극적인 사회참여를 통해 사회와 환경의 긍정적인 변화를 위해 함께 노력한다"는 기업의 설립이념을 강조하며, 그녀는 전 세계를 돌아다니면서 홍보하였다. 즉, 천연화장품 등을 비롯해 환경친화적인 상품 아이디어를 강조함으로써 홍보활동을 지속적으로 전개했다. 그녀의 활동은 신문과 잡지 기사로 보도되었을 뿐만 아니라 라디오와 텔레비전의 인터뷰로 이어져 현재의 바디숍 브랜드를 만들어내는 데에 실질적인 역할을 하였다.

사례 3-19 홍보효과 – 애니타 로딕의 바디숍(Body Shop) 사례

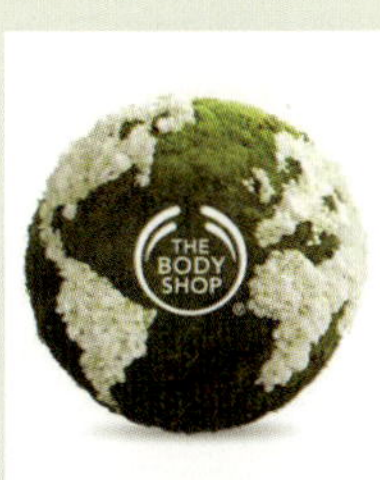

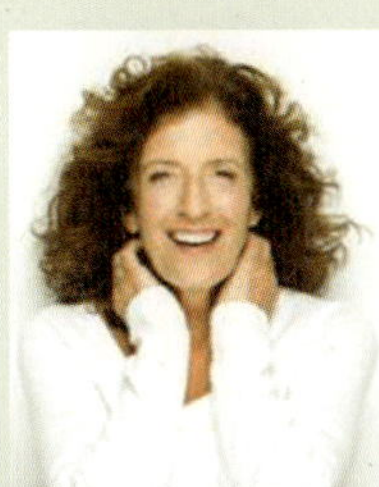

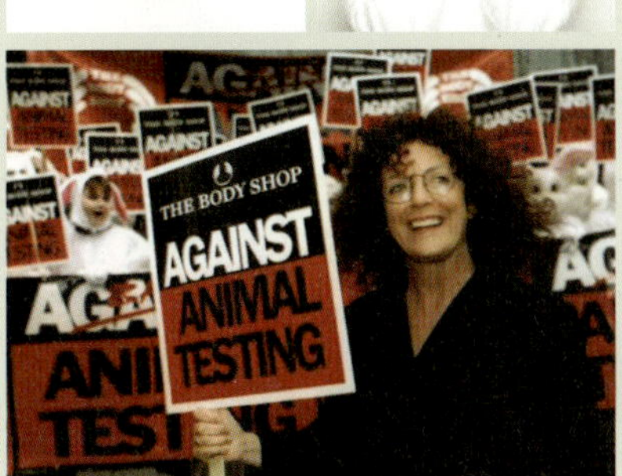

미국의 애니타 로딕(Anita Roddick)은 광고를 하지 않고 자신의 바디숍(The Body Shop) 브랜드를 구축했다. 즉, 전 세계를 돌아다니며 천연화장품 등 환경친화적 상품에 관한 자신의 아이디어를 강조함으로써 홍보활동을 지속적으로 전개하였다. 애니타 로딕이 선택한 홍보활동의 예로는 1986년 영국의 그린피스와 손잡고 벌인 '고래를 구하자'를 비롯해 1987년부터 시작된 '동물실험 반대 캠페인', 1989년 브라질 열대우림지역의 방화를 중지할 것을 요구하는 'Stop the Burn' 등과 같은 캠페인이 있다.

사례 3-20 광고가 아닌 홍보로 브랜드를 탄생시켜야 한다

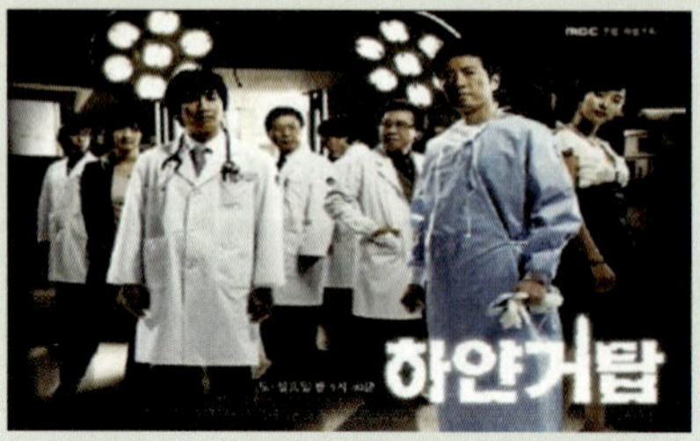

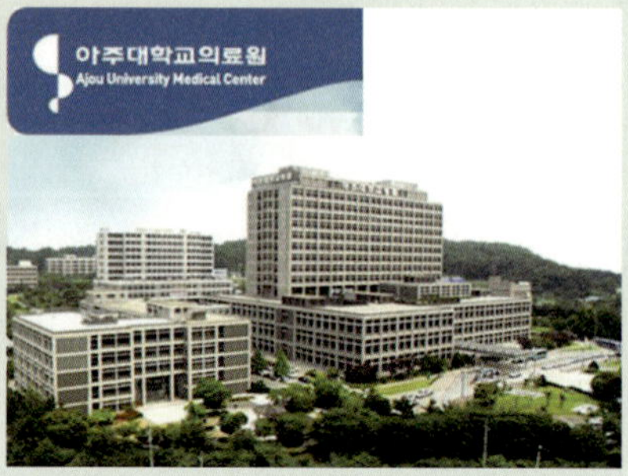

'종합병원'에서 많은 성과를 거두었으나 '하얀거탑'이란 드라마를 이용한 긍정적 이미지 홍보에서 실패한 아주대학교병원

주요 대학병원들이 의학드라마를 통한 홍보로 브랜드인지도를 상승시키려는 노력을 하고 있다. 그 대표적인 예가 아수대학교병원과 건국대학교병원이다.

먼저 아주대학교병원은 1994년 드라마 '종합병원'의 무대로 개원 전후 20개월간 방영되면서 병원 인지도와 의대 지원율이 급상승하는 높은 홍보효과를 보았다. 그러나 '제2의 종합병원'이라는 기대를 받은 '하얀거탑'의 경우는 달랐다. 어려운 경쟁을 뚫고 유치한 '하얀거탑'이란 드라마는 기대한 대로 높은 시청률을 기록하였으나 홍보효과는 오히려 부정적이었다. 그 이유는 촬영이 대부분 세트에서 이루어졌고, 병원 촬영은 로비나 복도, 대형 의료장비 등에만 국한돼서 이루어졌기 때문에 병원이 직접 노출될 기회가 별로 없었기 때문이다. 또한 '종합병원'은 인간적인 주인공들로 인해 '아주대학교병원=따뜻한 병원'이라는 긍정적인 이미지를 전할 수 있었는 데에 반하여 '하얀거탑'은 정치적이고 차가운 느낌의 성격과 '의료사고' 같은 장면들을 많이 다루게 됨으로써 본래의 의도와는 반대로 부정적인 이미지의 역효과를 가져오게 되었다.

이에 비해서 '외과의사 봉달희'를 촬영한 건국대학교병원은 인간적인 드라마 내용 덕분에 이미지가 상승하는 효과를 누릴 수 있었다. 즉, 현장감 있게 생생하며 따뜻한 이미지의 드라마 내용으로 인하여 의사와 환자 간의 거리감을 좁히고 전반적으로 건국대학교병원에 대한 인지도 및 이미지를 상승시키는 높은 홍보효과를 얻었다. 실제 의사이면서 작가인 '외과의사 봉달희'의 작가는 병원 측에서 제공해 준 병실에 상주하면서 실제로 병원에서 일어나는 일들에 대한 자료를 실시간으로 수집하여 이를 드라마에 반영하였다.

이와 같이 병원들은 드라마나 대중매체를 통한 홍보와 드라마를 통하여 병원에 대한 긍정적인 이미지를 전달함으로써 병원의 브랜드이미지와 인지도를 높이고 있다.

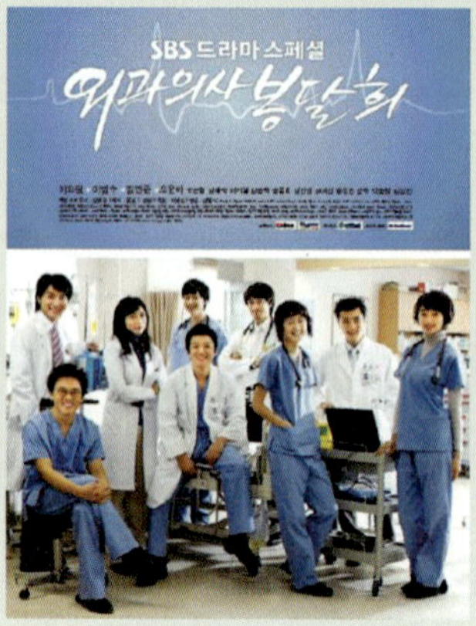

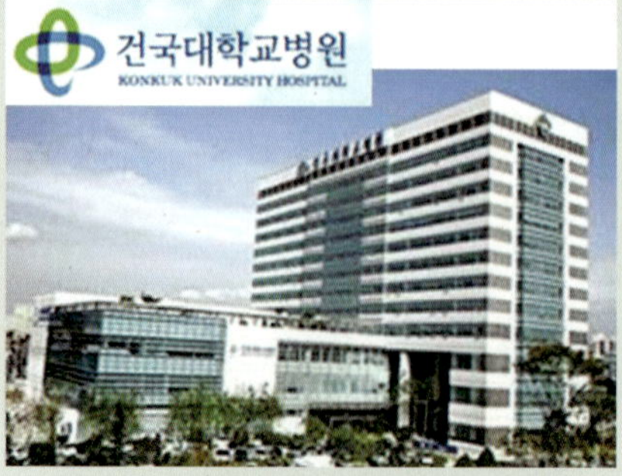

'외과의사 봉달희'란 드라마를 이용하여 브랜딩전략을 수행한 건국대학교병원

사례 3-21 광고가 아니라 홍보로 브랜드를 탄생시켜야 한다

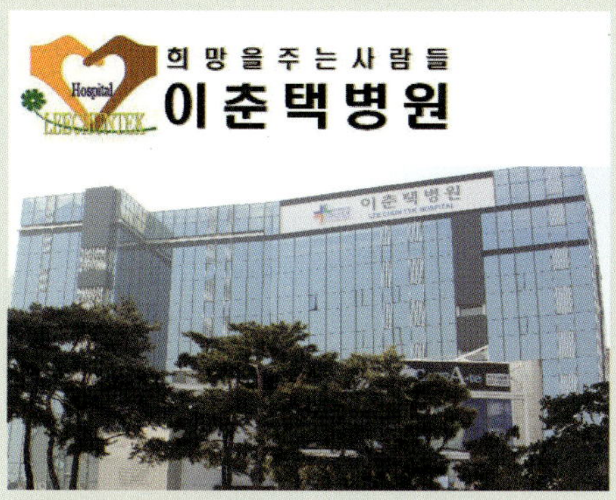

수원의 정형외과 전문병원인 이춘택병원은 시민운동을 통해 브랜드를 구축했다. 즉, 병원 내 등산동아리가 중심이 되어 시민단체와 손잡고 병원 근처의 광교산 살리기 운동을 전개하였다. 이런 공익마케팅을 통해서 이춘택병원은 '지역주민과 함께 발전하는 병원'이라는 긍정적인 브랜드이미지를 얻을 수 있었다.

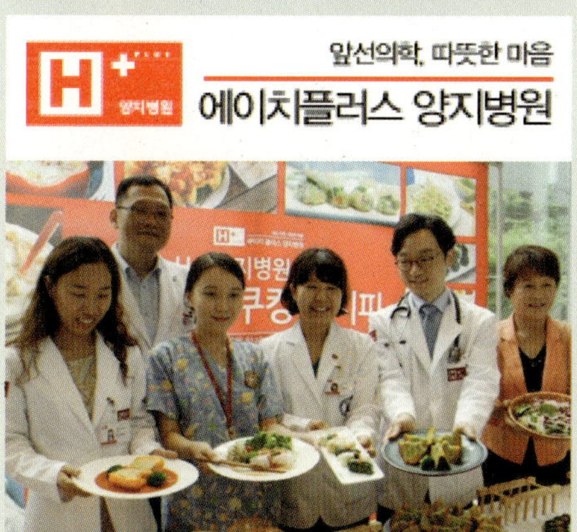

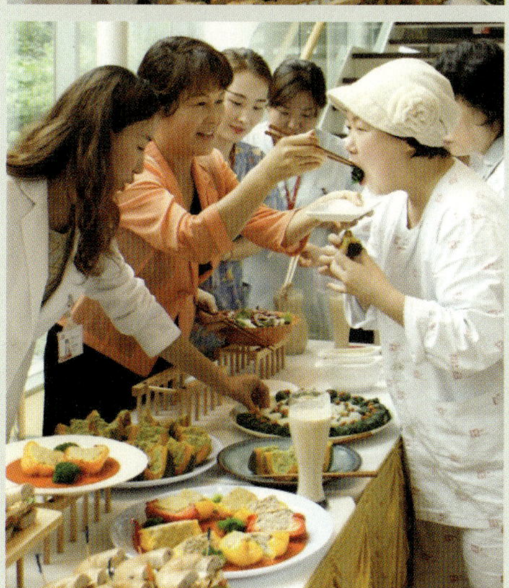

에이치플러스(H+) 양지병원의 닥터추천 '암예방 쿠킹레시피'는 이 병원 암통합케어센터 닥터들과 영양사가 직접 준비한 7가지 요리를 병원 로비에 전시해서 내원 환자와 인근 주민들을 위한 핑거푸드 형식의 시식행사를 진행하였다. 이번 시식행사에 선보인 요리는 유방암, 대장암, 위암 등 테마 별로 총 7가지 요리가 준비되었다. 유방암 환자들의 체중 조절을 위한 '실곤약 비빔국수'를 비롯하여, 대장암 환자들에게는 과산화지질 생성을 억제하는 셀레늄과 섬유소가 풍부한 밀로 만든 '호밀 베이글 샌드위치'가, 그리고 위암 환자들은 부드러운 고기로 갈아 만든 파프리카 찜이 암을 억제하고 예방하는 요리로 제공되었다. 이 밖에 슈퍼푸드 테마로는 '단호박 브로컬리 새우찜'이, 맛있는 건강 균형식으로 '김치 채소 주머니 쌈'이 준비되었으며, 열량 보충을 위해서는 '견과류 쉐이크'와 '불고기 그린샐러드'를 선보였다. 암통합케어센터 이재진 센터장은 "위암과 대장암 등 발생률이 높은 암 예방에 도움이 되는 요리들을 주로 준비했다"며, "건강과 맛을 동시에 챙기는 에이치플러스 양지병원만의 암 예방 추천 레시피"라고 강조하였다.

이번 행사는 다른 병원과는 달리, 매우 독창적이라는 점에서 대외적으로 병원 브랜드를 홍보한다는 긍정적인 역할뿐만 아니라, 병원직원들도 즐거운 마음으로 함께 참여함으로써 내부고객만족도 향상에도 크게 기여하였다.

사례 3-22 광고가 아닌 홍보로 브랜드를 탄생시켜야 한다

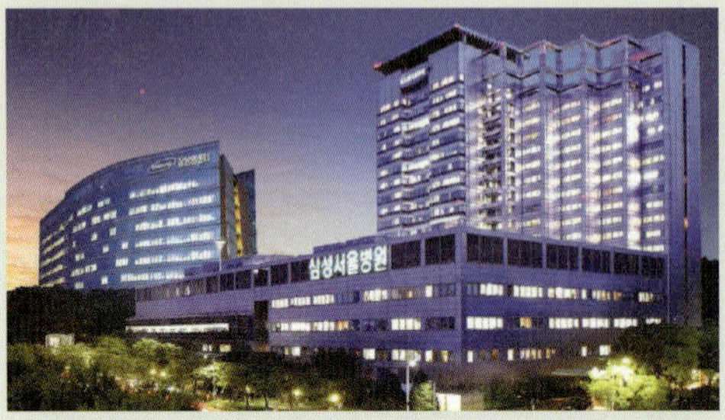

삼성의료원은 손기정옹 입원에서 사망까지의 내용을 담고 있는 다큐멘터리를 촬영함으로써 병원을 홍보하는 간접 효과를 얻을 수 있었다.

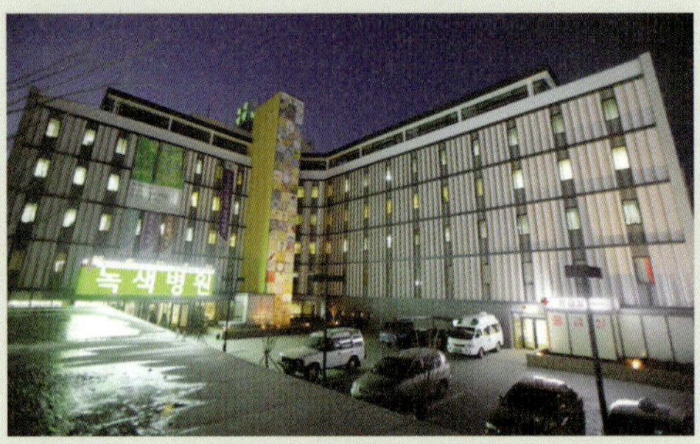

서울 중랑구 면목동 녹색병원의 의료진을 포함한 전체 임직원 200여 명은 다달이 1,000원의 정성을 모아 불우 어린이를 돕는 '파랑새 기금' 캠페인을 펼치고 있다. 연말이나 명절 등 특별한 때만 통과의례처럼 불우 이웃을 돌아보는 것이 아니라 적은 돈이지만 상시적인 도움을 주자는 취지로 시작한 운동이다. 이 캠페인은 녹색병원을 효과적으로 홍보하는 긍정적인 계기가 되고 있다.

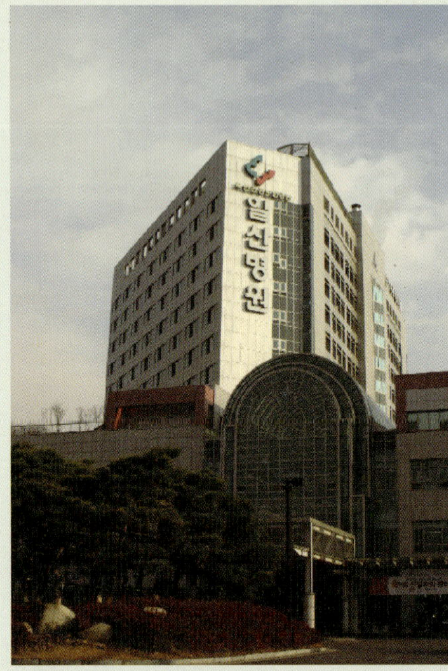

일산병원은 개원 당시 SBS드라마 '메디컬센터' 등에 촬영장소를 제공함으로써 병원의 인지도를 높일 수 있었다.

그렇다면 어떻게 홍보효과를 누릴 수 있겠는가? 홍보를 하기 위한 최선의 방법은 역시 최초가 되는 것이다. 다시 말해, 새로운 업종에서 최초의 브랜드가 되어야 한다. 예를 들어, 스타벅스는 광고에 많은 돈을 들이지 않고 오늘날의 스타벅스 브랜드를 구축했다. 스타벅스가 등장하기 이전부터 커피점들은 많이 있었다. 그러나 이들은 커피뿐만이 아니라 샌드위치, 파이, 팬케이크, 머핀, 핫도그, 햄버거, 아이스크림 등 여러 가지 메뉴들도 함께 판매하고 있었다. 이러한 시장에서 스타벅스는 단순하게 커피만을 판매하는 사업에 최초로 진출하면서 언론의 많은 관심을 받게 되면서 크게 홍보가 되었던 것이다. 도미노피자 역시 기존의 피자에 '30분 내 배달피자' 라는 차별화된 서비스를 내세운 최초의 배달피자 체인점이 됨으로써 엄청난 홍보효과를 얻을 수 있었다. 병원의 경우에도 브랜드를 많은 사람들에게 알리기 위해서는 모두 병원들이 추구하는 좋은 것이 되기 위한 노력뿐만 아니라 무언가 다른 그리고 최초가 되려는 노력이 더욱 필요하다.

(5) 일단 태어난 브랜드를 지키기 위해서는 지속적인 광고가 필요하다

일단 태어난 브랜드의 효과를 지속적으로 유지하기 위해서는 광고가 필요하다. 엄청난 광고비는 병원에게 큰 부담이 되나, 광고를 하지 않으면 브랜드는 점차 쇠퇴하고 시장은 잠식된다. 따라서 광고비는 국가의 국방예산처럼 경쟁자에게 시장점유율을 빼앗기지 않도록 막아 주는 역할을 한다.

애플(Apple)과 구글(Google), 마이크로소프트(Microsoft), 스타벅스(Starbucks), 월마트(Wal-Mart) 같은 브랜드들은 열화와 같은 홍보 속에서 태어났다. 홍보가 브랜드 형성을 위한 강력한 수단이기는 하나 그 효과는 점차 줄어들기 마련이다. 홍보의 효과가 줄어들게 되면 성공한 브랜드들은 자신의 위치를 지키기 위하여 노력하게 된다. 이때 사용되는 것이 광고이다. 즉, 먼저 홍보를 하고 차후에 지속적으로 광고를 하여야 한다. 이것이 일반적인 브랜드 형성의 과정이며 대부분의 성공한 브랜드는 이러한 과정을 겪어 왔다.

예를 들어, 햄버거시장의 선도기업인 맥도날드는 광고비로 연 6억 달러를 쓰고 있는데, 그 이유는 수익을 얻기보다는 경쟁자로부터 보호하기 위함이다. 몇 년전 미국 스타벅스도 경기침체에 따른 소비불안과 원재료 인상으로 매출이 감소하고 던킨과 맥도날드 등과의 치열한 경쟁에 맞서기 위해 연말 쇼핑시즌 동안 사상 처음으로 TV광고 캠페인을 시작하는 등 고객유치를 위해 지속적으로 노력하고 있다.

그림 3-17 | 일단 태어난 브랜드를 지키기 위해서는 지속적인 광고가 필요하다

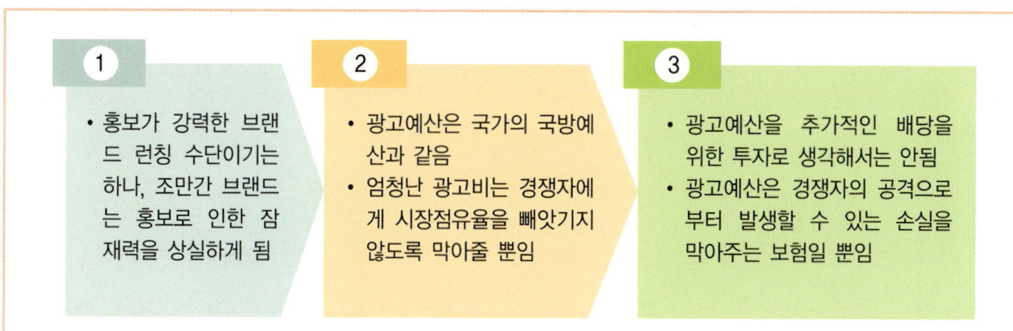

(6) 초기부터 글로벌 브랜드로 시작하라

브랜드는 런칭 초기부터 세계시장을 겨냥한 글로벌 브랜드로 만들어야 한다. 특히 최근에는 의료관광이 크게 활성화됨에 따라서 개원초기에서부터 통합된 글로벌 브랜드로 시작하도록 함으로써 병원의 브랜딩 역량을 가능한 한 집중하도록 독려하고 있다. 또한 인터넷 정보통신의 발달로 시장의 벽이 빠르게 허물어져 가고 있기 때문에, 일단 브랜드 정체성이 만들어지면 수정하기가 매우 어렵다. 따라서 초기부터 세계시장까지 염두에 둔 브랜딩전략이 필요하다.

(7) 사이버 브랜딩전략도 겸비하라

최근에는 많은 병원들이 컴퓨터 네트워크에 기반을 둔 사이버공간을 또 다른 사업공간으로 인식하고 각종 웹 서비스를 제공하고 있다. 오늘날의 모든 비즈니스는 물리적 세계(physical world)와 정보로 이루어진 가상세계(virtual world)의 두 영역에서 경쟁하고 있다고 볼 수 있다. 따라서 병원은 오프라인상의 브랜드뿐 아니라 온라인상의 사이버 브랜딩전략도 함께 수행하여야 한다.

사이버 브랜딩은 오프라인상의 물리적 브랜드와 다른 특성이 있다. 즉, 활동공간이 확연하게 다르기 때문에 브랜드의 구축방법이나 커뮤니케이션 유형이 다르고, 이에 따라 전반적

그림 3-18 | 사이버 브랜딩전략도 겸비하라

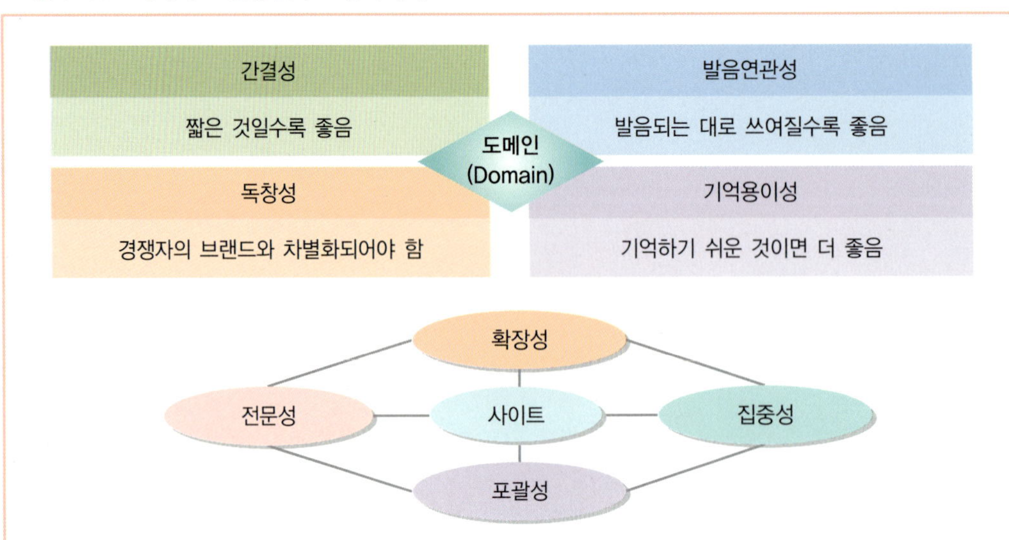

인 브랜딩전략도 다르다. 따라서 오늘날의 병원들은 처음부터 사이버 브랜드에 대한 전략도 같이 고려해야 한다.

인터넷상에서 좋은 사이버 브랜드로 성장하기 위한 도메인 네임은 간결성, 발음연관성, 독창성, 기억용이성의 요건을 갖추어야 한다. 즉, 잠재고객들은 길고 어려운 도메인 네임보다는 짧고 발음하기 쉬우며, 독특하여 기억하기 쉬운 도메인 네임을 선호한다. 또한 강력한 사이버 브랜드 구축을 위해서는 이러한 도메인 네임 자체의 특성 외에도 사이트의 전문성, 확장성, 포괄성, 집중성에 관한 문제를 종합적으로 고려하여야 한다.

사례 3-23 Daum의 브랜딩전략 사례

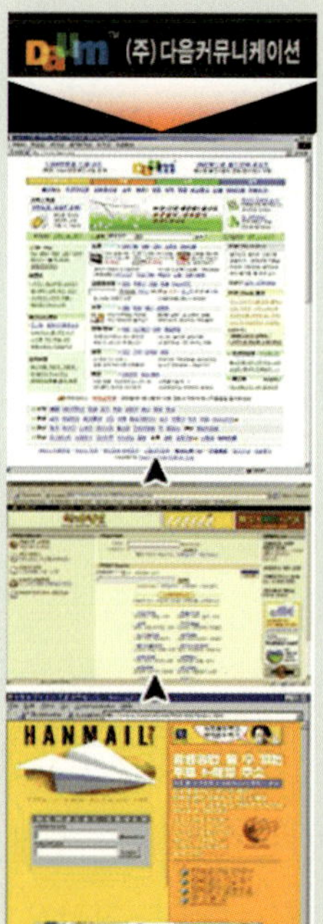

국내 최고 인터넷 포털 서비스업체인 '다음(daum)'은 1997년 5월 국내 최초 무료 웹메일서비스인 '한메일넷(hanmail)'을 오픈한 이후에 1999년 5월 온라인 커뮤니티인 '다음카페'를 오픈하면서 '다음'의 새로운 시대를 열었다.

'한메일'이나 '다음'이란 브랜드네임은 간결성, 독창성, 발음연관성, 기억용이성이라는 요건을 골고루 갖추고 있는 브랜드명이지만, '포괄성', '집중성'이란 관점에서 약간의 차이가 있다.

'한메일넷'이란 용어는 단어 자체에서 연상되는 이미지가 메일서비스를 제공해주는 사이트란 인상을 받게 된다. 그러나 한메일에서 이메일서비스 외에 다른 서비스를 제공해 준다고 하면 어색함 마저 든다. 그러나 '다음'은 '한메일'과는 달리 다음카페, 다음쇼핑, 다음경매 등 다양한 분야로의 확장이 가능한 '확장성'과 '포괄성'이라는 요건을 모두 충족시켜 주고 있다. '다음 커뮤니케이션'이 자신의 기업브랜드를 '한메일'에서 '다음'으로 과감하게 변경하게 된 이유가 바로 여기에 있다.

그러나 모든 기업이 자신의 도메인과 브랜드를 자기 마음대로 확장시켰다 축소시킬 수 없듯이 자사가 '하고 싶은 것'과 '할 수 있는 것'을 명확하게 구분할 줄 알아야 한다. 무턱대고 큰 미래를 쫓아 다니면서 허황된 브랜딩전략을 구상한다는 것은 큰 위험이 따르기 때문이다. 따라서 기업이 가지고 있는 미래에 대한 장기적인 비전과 확장가능성, 그리고 성공적인 진입가능성을 종합적으로 검토해 본 후에 효과적인 브랜딩전략을 수립하여야 한다.

제3절 브랜드 아이덴티티와 브랜드자산

3.1 브랜드 아이덴티티

브랜드를 알고, 보고, 접하고, 구매하는 직 · 간접적인 브랜드 경험을 통해서, 고객은 브랜드 아이덴티티(brand identity)를 인식하게 된다. 예를 들어, 말보로는 남성적인 담배로, 3M은 혁신적인 기업으로, 그리고 아우디(Audi)는 독일인의 장인정신이 배어 있는 승용차로서의 브랜드이미지가 떠오른다. 이들 브랜드는 고객의 마음속에 명확하고 독특한 브랜드이미지를 형성하고 있다. 즉, 명확한 브랜드 아이덴티티를 구축하고 있다.

이러한 브랜드 아이덴티티는 주로 브랜드의 구성요소를 이용하여 형성된다. 그러나 이외에도 브랜딩 과정에서 발생되는 모든 것을 통하여 브랜드 아이덴티티가 형성된다고 이해하는 것이 바람직하다. 예를 들어, 영화 쉬리의 마지막 장면이 영화의 광고에 많이 사용되었다. 이 마지막 장면에서의 두 배우의 눈빛, 표정, 몸짓을 통해 표출되는 그 무엇이 현실과는 괴리가 있고 좀 추상적인 의미가 담겨 있는 쉬리라는 브랜드를 고객에게 효과적으로 인식시키고 있다. 즉, 마지막 장면은 쉬리라는 브랜드가 고객의 마음속에서 강력한 브랜드 아이덴티티를 형성하는 데에 중요한 역할을 하였다.

따라서 브랜드 아이덴티티는 브랜드의 구성요소와 브랜딩 과정에서 발생하는 모든 것을 이용하여 소비자 마음속에 경쟁병원과 구분되어 명확하게 각인된 총체적이며 독특한 브랜드이미지로 정의할 수 있다.

좋은 브랜드 아이덴티티의 형성을 위해서는 질 좋은 상품과 서비스가 으뜸이다. 상품과 서비스의 질은 고객의 브랜드 연상과 직접적인 관계가 있다. 일반적으로 브랜드 연상은 고객이 브랜드를 느끼는 강도, 상품과 브랜드 간의 조화, 혹은 브랜드의 독특함 등을 통해 고객마다 다르게 나타난다. 또한 마케팅 커뮤니케이션은 고객이 브랜드를 인지하는 데 있어 느끼게 되는 브랜드의 영역과 깊이에 영향을 미친다.

이렇게 고객에게 인지된 브랜드는 고객만족과 신뢰를 바탕으로 고객충성도를 증가시켜, 궁극적으로 호의적인 브랜드 아이덴티티 형성의 기반이 된다. 간단히 설명하면, 성공적인 브랜딩은 긍정적인 브랜드 아이덴티티의 형성을 유도하게 되고, 긍정적인 브랜드 아이덴티티는 병원에게 이익을 제공하는 자산으로 평가된다.

3.2 브랜드자산

오늘날 전 세계의 기업들은 브랜드를 자사의 귀중한 자산으로 여기고 있다. 예를 들어, 애플, 구글, AT&T, IBM, 코카콜라, 나이키와 같은 세계 유수 브랜드를 가진 기업들은 이미 오래 전부터 브랜드를 기업의 가장 중요한 자산으로 인식하고 전략적으로 관리해오고 있으며, 1990년대 후반부터 우리나라의 기업들에게까지 파급되기 시작하였다. 마케팅학계에서도 브랜드자산(brand equity)의 중요성을 인식하여 이에 대한 연구가 끊이지 않고 있다. 병원의 경우에도 병원브랜드의 자산적 가치를 인정하고 그 중요성을 인식하기 시작하였다. 최근에 크게 늘어나고 있는 네트워크 병원들이 바로 브랜드자산을 인식하고 이를 바탕으로 한 의료비즈니스모델 중의 하나이다.

이렇게 브랜드자산이 중요시되는 이유 중의 하나는 컴퓨터 및 정보통신기술의 발달로 진료상품 간의 품질의 차이가 점차 사라지고 있기 때문이다. 이러한 상황에서 많은 병원들은 자사의 브랜드이미지를 차별화하고 강화하는 것만이 상호 간에 파괴적인 가격경쟁을 줄이고, 시장점유율을 높이며, 안정적인 수익성을 유지할 수 있는 유일한 방법임을 공감하게 되었다.

특정 브랜드의 브랜드 파워와 이로 인한 브랜드자산은 경쟁브랜드들과 차별화되는 좋은

사례 3-24 크래프트(Kraft)와 인켈의 브랜드자산

- 말보로담배로 유명한 필립모리스사가 식품회사인 크래프트(Kraft)를 매입할 때 장부가격의 6배가 넘는 129억달러를 지불하였다. 필립모리스사는 크래프트의 고정자산을 13억달러로 산정하였지만, 'Kraft' 라는 무형의 브랜드자산에 대해 116억달러를 추가로 지불했던 것이다.
- 우리나라의 경우도 1994년 해태는 오디오 전문기업체인 인켈을 200억원이라는 가격으로 인수하였는데, 매입시점에서 인켈의 주식가격은 147억원이었으나, '인켈' 이라는 브랜드자산이 갖는 영업권을 높이 평가하여 30%의 프리미엄을 추가로 지급한 바 있다.

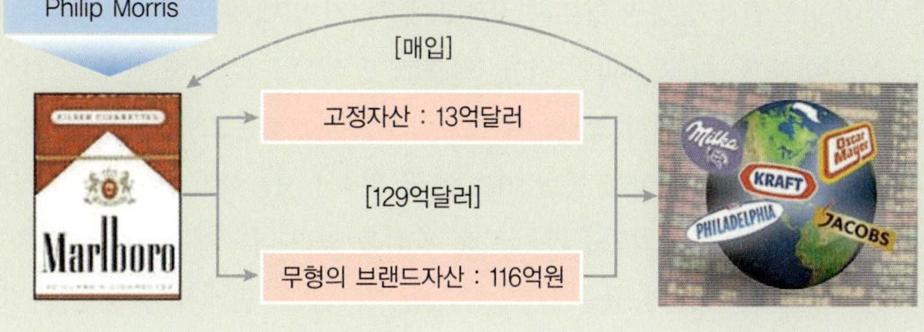

이미지를 가지고 있을 때 형성된다. 특히 경쟁이 심하고 상품 간의 질적인 차이가 근소하거나 거의 없는 무형의 진료서비스상품을 거래하는 시장에서는, 브랜드 이미지가 소비자의 상품 선택에 있어서 결정적인 역할을 하게 된다.

(1) 브랜드자산의 정의

브랜드자산의 개념이 이론적으로 정립된 것은 데이비드 에이커(David A. Aaker)가 'Managing Brand Equity' 라는 논문을 발표한 1990년부터였다. 데이비드 에이커는 브랜드자산을 "특정 이름과 심볼을 가진 브랜드와 관련된 일련의 자산과 부채를 의미하는 것으로, 해당 기업이 고객에게 제공하는 재화나 서비스의 가치를 증가시키거나 감소시키는 역할을 하는 것"으로 정의하고 있다. 최근에는 좀 더 구체적으로 "특정 브랜드와 그 브랜드네임 및 심볼에 관련된 일련의 자산과 부채의 조합, 또는 상품이나 서비스가 브랜드를 소유함으로써 발생하게 되는 마케팅 효과"를 브랜드자산(brand equity)이라 정의하기도 한다. 또는 브랜드가 가지고 있는 재무적인 현금가치의 총합을 브랜드자산이라 말하기도 한다.

공장, 설비, 토지 등 유형자산이 기업의 가치를 창조하던 과거와 달리 지금은 브랜드, 특허권, 노하우 등 무형자산이 기업의 가치를 창조하는 핵심요인으로 등장하고 있다. 삼성, 애플, LG, 구글, 페라가모, 샤넬, 스타벅스 등의 기업들은 오래 전부터 브랜드를 기업의 귀중한 자산으로 인식하고 전략적으로 관리해오고 있다. 그 이유 중의 하나는 생산기술의 발달로 상품 간의 품질차이가 사라지고 있고 시장이 성숙기로 진입하면서 경쟁이 치열한 상황에서 브랜드이미지가 소비자의 상품 선택에 있어서 결정적인 역할을 하고 있기 때문이다. 다시 말해서, 기업이 고객에게 제공하는 상품이나 서비스의 가치를 증가시키거나 감소시키는 데에 브랜드자산이 큰 역할을 하고 있다.

국내에서도 브랜드의 자산가치에 대한 인식이 많이 변하였다. 1998년 9월 14일 국내 건전지 생산업체인 '로케트전기'와 '미국 질레트사' 간의 계약이 이루어졌다. 이 계약에서 로케트전기는 국내 상표권과 영업권 일부를 질레트에 7년간 임대해주는 조건으로 약 815억 원(6천만 달러)을 받았는데, 이 중 660억 원이 '로케트'란 브랜드로 인해 얻게 된 것이었다.

이전에도 기업 인수 · 합병에서 브랜드에 대한 프리미엄 명목으로 적당한 가격을 지급해주긴 했지만, 이와 같이 정밀평가를 통한 거래는 국내에선 처음이기 때문에, 이 사례는 브랜드의 자산적 가치에 대한 많은 기업들의 새로운 관심을 불러 일으키는 계기가 되었다.

또한 강력한 브랜드는 시장의 평균가격보다 높은 가격으로 판매할 수 있는 가격프리미엄

그림 3-19 | 로케트전기의 브랜드자산

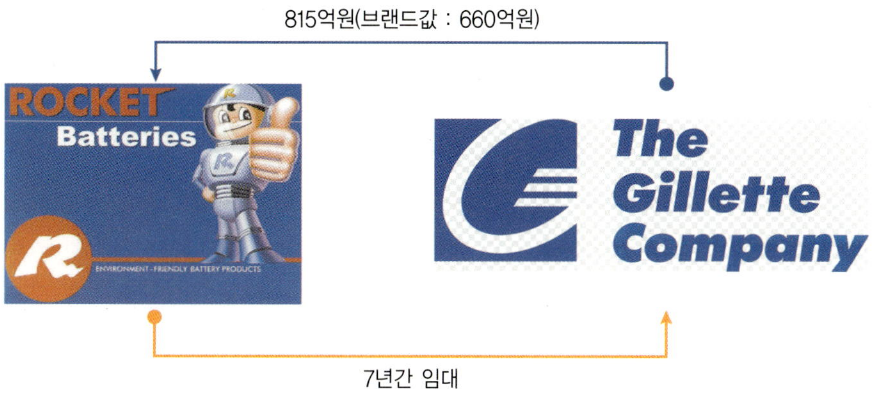

로케트전기는 상표권과 영업권의 일부를 질레트에 7년간 임대해주는 조건으로 약 815억원(6천만달러)을 받았는데, 이 중 660억원이 '로케트'란 브랜드값임

(price premium)도 얻을 수 있다. 즉, 높은 가격이라도 경쟁사 상품보다 자사의 상품을 구매하도록 소비자를 확신시키는 역량이 바로 브랜드자산이다. 특히 브랜드자산은 기업이 가지고 있는 어떤 상품이나 시설보다 오래 지속된다는 점에서 기업에서 가장 중요한 자산으로 떠오르고 있다. 일반 기업과 같이 병원의 경우에도 최근 들어 병원브랜드의 가치가 점차 높게 인식되어 주의 깊게 관리되고 있다.

최근에 미국의 미네소타주에 있는 메이요클리닉(Mayo Clinic)이나 싱가포르 래플즈(Raffles)병원들과 같은 전 세계 많은 병원들도 병원의 브랜드를 귀중한 자산으로 인식하고 브랜드자산을 키우기 위해 많은 노력을 기울이고 있다. 그러나 첨단기술을 이용한 많은 의료장비들이 개발되고 이를 이용한 진료기술들이 일반화되어 병원들의 진료능력이 서로 비슷해짐에 따라 경쟁이 심화되면서 병원은 과거보다 더 많은 노력과 비용을 촉진활동에 소비하면서도 병원만의 독특한 브랜드자산을 구축하는 것이 점차 어려워지고 있다.

(2) 브랜드자산의 원천

브랜드자산의 원천은 소비자가 가지고 있는 브랜드인지도(brand awareness)와 브랜드이미지(brand image)로부터 만들어지는 브랜드지식(brand knowledge)에 있다. 브랜드자산을 구축하기 위해서는 먼저 소비자들이 그 브랜드에 대해 잘 알고 있도록 해야 한다.

예를 들어, 커피를 마시고자 하는 소비자에게 여러 개의 커피 브랜드 중에서 가장 먼저 스타벅스를 인지하도록 하는 것이다. 그 다음에는 로고, 심볼, 캐릭터, 슬로건 등 브랜드를 기억할 수 있는 여러 가지 연상요소들을 소비자의 마음속에 심어 놓아야 한다. 스타벅스는 그리스로마신화에 나오는 여신 사이렌(Siren)이 그려져 있는 녹색 로고의 독특한 연상이 소비자의 기억으로부터 스타벅스의 브랜드이미지를 떠올리도록 하고 있다. 이처럼 강력하고 독특한 브랜드 이미지에 의해 구축된 브랜드자산은 스타벅스가 커피시장에서 경쟁우위를 차지하는 데 큰 역할을 하고 있다. 따라서 마케팅관리자는 브랜드지식이 소비자의 기억 속에 어떻게 존재하는지 파악하고 그것을 효과적으로 표현하는 데 노력해야 한다.

1) 브랜드인지도(brand awareness)

브랜드인지도란 소비자가 이전에 보거나 들었던 특정 상품범주에 속한 브랜드를 소비자가 재인식(recognition)하거나 상기(recall)할 수 있는 능력을 말한다. 일반적으로 고객은 한 번 구매해서 사용해본 경험에 대한 기억이나 광고 등을 통해서 브랜드를 인지한다. 따라서 브랜드자산 구축의 첫 번째 단계는 소비자가 브랜드를 쉽게 인식하고 상기할 수 있도록 만드는 것이다. 브랜드인지도가 높다는 것은 브랜드가 소비자로 하여금 인식 또는 상기될 가능성이 높다는 것을 의미한다.

브랜드인지도가 중요한 이유는 소비자가 상품을 구매하려고 할 때, 자신의 브랜드가 소비자의 구매고려 대상 브랜드들 중에 포함되어야 하기 때문이다. 실제적으로 소비자가 브랜드를 알지 못한 상태에서 그 브랜드가 줄 수 있는 편익이나 특징을 알 수는 없다. 결국 덜 알려진 병원브랜드, 즉 인지도가 높지 않은 병원브랜드는 의료소비자가 병원을 선택할 경우 고려대상이 될 기회조차 얻지 못한다. 예를 들어, 건강검진상품을 구매하고자 할 때 만일 특정한 병원브랜드가 소비자의 머리에 떠오르지 않거나 아주 미미하게 인식되면 그 병원이 소비자에게 선택될 가능성은 매우 희박하다.

그러면 어떻게 브랜드인지도를 높일 수 있을까? 첫째, 차별화하고 독특하게 하여 소비자가 기억하도록 해야 한다. 한 광고주가 코카콜라 TV광고의 배경음악을 세븐업과 바꾸어 보았지만 그 차이가 거의 없었다. 많은 운동선수가 광고에 출현한다. 그러나 누가 어느 상품을 광고하였는지를 명확하게 기억하는 사람들은 많지 않다. 왜냐하면 각각의 브랜드가 소비자에게 특별하게 주목받아야 할 이유가 없었기 때문이다. 소비자의 주의를 끌기 위해서는 우선 차별적이어야 하고 독특해야 한다.

둘째, 광고, 프로모션, 홍보 등 커뮤니케이션 활동을 통해 브랜드 친숙도를 증가시켜야 한다. 예를 들면, 자사의 브랜드네임과 상품특성을 기억시키기 위해 반복적으로 광고를 실시하여 소비자를 학습시켜야 한다. 맥도날드, 신라면, 지펠냉장고, LGU+ 등이 소비자의 기억 속에 자리잡고 있는 이유는 반복광고의 힘이 크다. 병원은 직접적인 광고가 제한되기 때문에 가용한 다른 방법들을 적극 활용해서 병원의 브랜드가 소비자에게 익숙해지도록 하는 노력이 필요하다.

셋째, 브랜드를 쉽게 기억할 수 있도록 로고, 심볼, 캐릭터, 슬로건, 징글(jingle), 컬러, 패키지 등을 이용하여 브랜드네임을 시각적 및 언어적으로 강화한다. 예를 들어, 스타벅스의 사이렌 로고가 새겨져 있는 종이컵, 애플의 'Think different' 라는 슬로건, 그리고 TGI프라이데이즈의 빨간색 줄무늬 등과 같은 시각적 정보나 언어적 정보는 브랜드인지도를 높이는 데 큰 역할을 한다. 병원도 친근감 있는 다양한 캐릭터나 명쾌한 슬로건으로 소비자들에게 적극적으로 다가갈 필요가 있다.

넷째, 다른 병원이나 상품이 서로 같은 브랜드네임을 사용한다. 삼성과 LG를 비롯한 그룹사들이 그룹에 속한 모든 병원들이 동일한 브랜드를 사용하도록 브랜드를 통일하면서 브랜드 인식에 큰 효과가 있었다. 예를 들어, 단일 병원으로 개원하는 경우 소비자가 그 병원의 브랜드를 인식하는 것은 용이한 일이 아니다. 인식이 안 되면 선택될 가능성이 희박하다. 반면에, 여러 지역에 분산되어 있는 병원들이 동일한 브랜드를 사용한다면, 그 브랜드가 소비자에게 노출될 가능성이 더 높아진다. 따라서 소비자가 그 브랜드를 인식하는 것이 보다 용이해 지고, 이에 따라 해당 병원이 소비자에게 선택될 가능성도 한층 높아진다. 대부분의 네트워크 병원들이 이처럼 공동브랜드를 사용함으로써 보다 향상된 브랜드 마케팅전략을 구사하고 있다.

2) 브랜드이미지

브랜드이미지(brand image)는 소비자의 기억 속에 저장되어 있는 브랜드연상을 통해서 형성되는 브랜드에 대한 소비자의 지각을 말한다. 여기서 브랜드연상(brand association)이란 브랜드에 대해 떠오르는 것과 연계된 모든 것을 말하며, 이러한 브랜드연상들이 모여 의미를 가지고 조직화된 것이 바로 브랜드이미지이다.

[그림 3-20]과 같이 맥도날드의 캐릭터인 로널드 맥도날드, 빅맥, 어린이시장, 재미, 황금색 아치 모양의 심볼, 바쁘게 움직이는 모습, 깨끗한 분위기, 빠른 서비스 등과 같이 상품 또는 상품 이외의 것과 관련된 연상들이 모여 맥도날드의 브랜드이미지를 만들어 낸다. 이처

럼 하나의 브랜드에는 여러 연상들이 존재할 수 있을 뿐만 아니라 연상되는 힘의 수준도 각각 다르다.

그리고 브랜드에 대한 연상의 연결은 많은 경험 또는 커뮤니케이션에 기반을 두거나 다른 연상들과 연결될 때 강력해질 수 있다. 예를 들어, 맥도날드가 광고를 할 때 단순히 아이들이 있는 모습만을 보여주기보다는 맥도날드에서의 생일파티, 로널드 맥도날드, 맥도날드 인형과 장남감 등을 포함하는 복잡한 정서적 네트워크에 연계되었을 때 효과가 훨씬 더 커지게 된다.

그러면 소비자에게 어떤 연상을 심어 놓아야 브랜드이미지가 형성되어 브랜드자산을 구축할 수 있는가? 소비자의 기억 속에 호의적이고(favorable), 강력하며(strong), 독특한(unique) 연상을 갖고 있을 때 높은 브랜드자산이 생성된다. 브랜드이미지를 형성시켜 브랜드자산을 구축하는 데 활용할 수 있는 브랜드연상은 크게 상품속성과 직접 관련된 브랜드연상과 상품속성과 직접 관련이 없는 브랜드연상으로 구분된다.

그림 3-20 맥도날드의 브랜드이미지

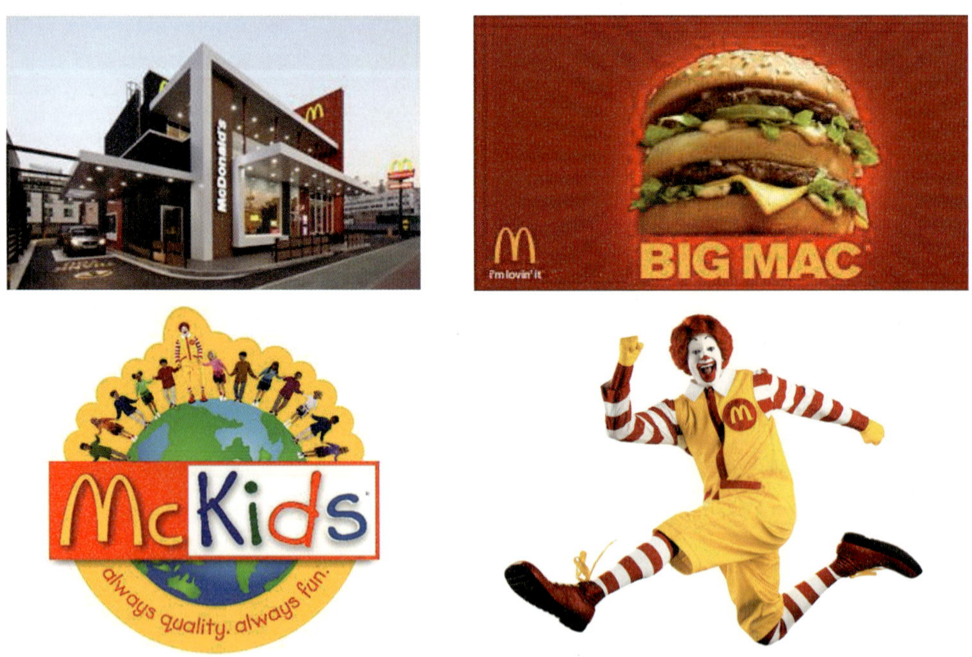

맥도날드의 대표 캐릭터인 로널드 맥도날드, 맥키즈, 빅맥, 드라이브 쓰루 등 다양한 요소들이 모여 맥도날드의 브랜드이미지를 만들어내고 있다

가) 상품속성과 직접 관련된 브랜드연상

상품속성과 직접 관련된 브랜드연상에는 상품카테고리, 상품속성, 지각된 품질이 있다. 첫째, 특정 브랜드가 해당 상품카테고리에서 대표 브랜드로 인식되거나 일반명사처럼 사용된다면 그 브랜드가 지닌 속성이 그 상품카테고리를 대표하는 것으로 소비자에게 각인된다. 예를 들어, 한방 하면 경희대병원, 간이식 하면 현대아산병원, 암 하면 원자력병원, 산부인과 하면 차병원이나 미즈메디, 척추 하면 우리들병원, 치질 하면 대항병원, 성형외과 하면 BK나 원진 등이 떠오르게 된다. 물론 이러한 브랜드가 처음부터 대표 브랜드로 자리를 잡았던 것은 아니다. 어떤 상품카테고리에서 대표되는 브랜드로 인식되기 위해서는 지속적인 마케팅 노력이 중요하다.

둘째, 브랜드이미지를 형성시키는 데 가장 많이 사용하는 브랜드연상은 브랜드를 상품속성(attribute)과 연계시키는 것이다. 속성은 어떤 상품이나 서비스가 가지고 있는 특징을 말한다. 예를 들어, 미스터피자는 손으로 만든 피자, 크리스피크림은 매장에서 직접 구운 따끈따끈한 도넛, 그리고 도미노피자는 배달을 통해 빠른 시간에 집에서 편안하게 맛있는 피자를 제공받을 수 있는 브랜드로 소비자의 기억 속에 자리잡고 있다. 병원의 경우에도, 척추관절치료 척병원, 아름다운피부과, 밝은세상안과, 날개병원, 하얀이치과 등과 같이 대표적인 진료상품의 속성을 병원브랜드에 연계해서 활용하기도 한다. 이 경우 병원에서 치료하는 진료상품속성이 시장 내에서 우위를 차지하고 있다면 경쟁사들이 이러한 브랜드를 공략하기는 쉽지 않다.

셋째, 지각된 품질(perceived quality)은 소비자의 구매결정과 브랜드충성도에 직접적으로 영향을 미쳐 결국에는 브랜드자산으로 형성된다. 지각된 품질은 소비자가 자사브랜드 상품의 품질에 대해 갖고 있는 생각을 의미하며, 품질이 좋다고 인식될 경우 가격을 높게 책정하여 높은 이익을 얻을 수 있고 시장점유율도 높일 수 있다. 예를 들어, 스타벅스, 하겐다즈, 크라제버거 등은 다른 상품들보다 고품질인 브랜드로 연상되어 높은 가격이 책정되어 있다. 병원비급여 진료의 경우, 높은 브랜드인지도를 가지고 있는 병원들은 진료비를 높게 책정하는 경우가 많다. 이는 높은 가격이 높은 품질의 진료를 의미한다는 소비자의 일반적인 인식을 반영한 결과라고 볼 수도 있다. 진료의 질이 높은 경우에는 당연히 높은 진료비를 요구할 수 있다. 그러나 높은 진료비가 비싼 임대료와 마케팅비용 등으로 인한 경우가 많으니 소비자는 높은 진료비로 진료의 품질을 예측하여 병원을 선택하는 우를 범하지 않도록 주의해야 한다.

또한 품질이 좋다고 인식되면 브랜드를 확장하는 데도 유리하다. 즉, 어느 브랜드가 품질이 좋은 것으로 인식되면 그 브랜드와 관련된 다른 상품카테고리에서도 좋은 평가를 받을 수 있다. 지각된 품질을 높이기 위해서는 높은 품질의 상품과 서비스를 제공하고 소비자에게 품질을 나타내는 것이 무엇인지 이해시키며, 품질에 대한 메시지를 잘 전달하여야 한다.

나) 상품속성과 직접 관련 없는 브랜드연상

오늘날에는 브랜드들 간의 상품과 서비스의 차이가 적어지면서 상품속성과 직접적으로 관련이 없는 연상들도 중요하게 관심을 받고 있다. 상품속성과 적접적인 관련은 없지만 브랜드 아이덴티티 구축에 유용한 요소들로는 가격, 사용자와 사용상황, 브랜드 개성 등이 있다.

첫째, 가격은 구매과정에 중요한 영향을 미치는 요소이면서 상품의 성능이나 서비스 질에는 직접적으로 관계는 없으나 간접적으로 일종의 브랜드연상의 요소로서 작용한다. 왜냐하면 고객은 종종 가격과 브랜드가치 간의 연관관계에 대한 강력한 믿음을 가지고 있으며, 다른 브랜드들의 가격대를 살펴봄으로써 자신의 관점에서 상품의 가치에 대해 평가할 수 있기 때문이다. 패키징(packaging) 역시 구매와 소비과정에서 고려하는 요인이기는 하나, 대부분의 경우 상품의 질과 성능에 필수적인 요소들과는 직접적으로 관계가 없는, 일종의 브랜드연상의 요소이다. 예를 들어, 코카콜라의 병 모양은 경쟁 브랜드와 차별화됨으로써 소비자로부터 좋은 이미지를 얻고 있다. 그러나 병 모양은 콜라의 맛이나 질과는 직접적으로 연관되어 있지 않다. 병원의 경우에도 병원의 입지는 진료의 질과는 무관하다. 그러나 많은 사람들이 병원이 어디에 위치하는가에 따라 병원진료수준을 가늠해 보기도 한다.

둘째, 브랜드를 특정 구매자나 사용자 또는 사용상황(usage situation)과 연계시킴으로써 브랜드이미지를 강화시킬 수 있다. 소비자에게 긍정적으로 잘 알려진 특정한 구매자나 사용자 또는 이들의 상품 사용상황에 대한 이미지는 브랜드에 대한 소비자의 긍정적인 경험으로 나타날 수 있다. 예를 들어, 국민은행은 피겨스케이팅 김연아를 광고모델로 활용함으로써 김연아에 대한 좋은 이미지는 국민은행에 대한 긍정적인 이미지를 높이는 데에 기여하였다. 이처럼 사람들에게 호감을 주거나 자신에게 친숙함을 주는 사용자를 자신의 브랜드와 연계시키면 소비자가 브랜드를 보다 신뢰할 수 있는 브랜드로 연상하는 데에 도움이 된다. 또한 사용상황의 연상은 시간, 장소 또는 활동 유형에 기초할 수 있다. 예를 들어, 게토레이와 포카리스웨트는 격렬한 운동 후 수분을 보충하는 스포츠 드링크로 연상되도록 광고해 왔다. 이렇게 함으로써 게토레이와 포카리스웨트는 소비자에게 사용상황과 관련된 연상을 강력하게 심어 놓음으로써 상품카테고리에서 대표적인 브랜드가 되었다. 의료의 경우에는 직접적인 TV광고 등은 제한이 되나 인터넷이나 잡지 등을 통하여 특정한 타깃고객들을 대상으로 독특한 치료방법이나 부위를 어필함으로써 병원의 브랜드이미지를 강화하기도 한다.

셋째, 사람들 각자 자기의 고유한 개성을 가지고 있듯이 브랜드도 각각 서로 다른 특성이나 품격 등과 같은 개성을 가지고 있다. 브랜드개성(brand personality)은 특정 브랜드가 지니고 있는 인간적인 특성을 말하며, 성별(남성, 여성), 연령(젊음, 늙음), 소득(가난함, 부유함), 그리고 개인의 성격(성실함, 활기참) 등의 요소들로 표현한다. 브랜드개성을 보유하고 있는 병원은 품질의 우열을 가리기 어려운 시장에서도 차별성을 획득할 수 있으며, 보다 효과적으로 브랜드자산을 구축할 수 있다. 예를 들어, 말보로담배는 카우보이를 통해 강인한 남성적 이미지를 나타내고 있는 반면, 버지니아 슬림은 여성스러움이 연상되도록 개성을 관리해 왔다. 펩시의 연구에서 코카콜라는 가족과 깃발, 성실함, 농촌 등의 이미지를 가지고 있으며, 반면 펩시는 성급하고 뻔뻔하지만 흥미롭고 혁신적이며 고속성장의 이미지를 가지고 있는 것으로 나타났다. 이러한 연구에 근거하여 펩시는 자신의 진취적인 이미지를 더욱 개발하고 강화시켜 나가기 위해 마이클 잭슨이 등장하는 광고를 기반으로 하여 젊은 세대, 신세대를 지향하는 펩시로 소비자에게 어필하였다.

(2) 브랜드자산의 평가

브랜드자산을 평가하는 방법으로는 ① 매출액이나 순이익 등을 중심으로 하는 재무적 접근방법과 ② 브랜드로열티 등을 중심으로 하는 마케팅적 접근방법이 있다. 재무적 접근방법은 브랜드가치를 금액으로 쉽게 환산할 수 있다는 장점을 가지고 있다. 그러나 이러한 환산액은 브랜드가치뿐만 아니라 일반적인 병원역량 전체가 포함되기 때문에 브랜드만의 가치를 분리하여 평가하기가 어렵다는 문제가 있다. 반면에, 마케팅적 접근방법은 브랜드만의 가치를 평가할 수 있다는 장점이 있지만, 질적 자료를 분석하는 위주로 행해지기 때문에 브랜드가치를 금액으로 환산하기가 어렵다는 단점이 있다.

대표적인 브랜드 평가방법인 인터브랜드사의 브랜드가치 평가방법을 설명하면 다음과 같다. 인터브랜드사의 평가방법은 크게 두 단계로 구분된다. 첫 번째 단계는 일정한 기간 동안 실현한 이익 중 브랜드로 인해 얻을 수 있었던 부분을 구분하는 단계이다. 특정한 브랜드의 상품이 지난 3년 동안 거둔 이익의 평균치에 그 브랜드의 역할로 추정되는 가중치를 곱하여 계산한다. 그 다음 단계로 시장지배력, 안정성, 트렌드, 시장특성, 지원, 국제성, 보호력의 7가지 마케팅 영향요인을 평가한다.

이런 과정을 거쳐서 평가한 결과는 브랜드 자체의 가치뿐만 아니라 영업력, 간접비 절감,

가격전략 등과 같은 다양한 병원활동의 산출물이다. 따라서 브랜드가치를 이미지 측면에 한정된 이슈가 아닌 병원활동 전반에 걸친 이슈로 볼 때, 이 방법은 매우 유용한 방법이다.

그러나 이러한 브랜드가치의 평가방법은 평가기준 선정과 평가방법이 지나치게 주관적이라는 비판이 있다. 또한 회계상의 대차대조표는 이미 발생한 자산과 부채의 변동만을 나타내고 있으므로 브랜드와 같은 무형자산의 미래가치를 효과적으로 측정하여 자산항목에 포함시키지 못한다는 비판이 있다. 즉, 브랜드로열티와 같은 실제가치가 충분히 고려되지 않는다. 예를 들어, 브랜드 A가 브랜드 B보다 더 로열티가 높은데도 불구하고 브랜드 B가 저

그림 3-21 | 인터브랜드사의 브랜드자산 평가요인

1 시장지배력(Leadership)

- 기업이 속한 세분시장에서의 브랜드 포지셔닝에 대한 평가
  - 매출, 시장점유율 동향, 가격결정력, 시장에 대한 영향도

2 안정성(Stability)

- 시장에서의 브랜드 안정성과 신뢰도 평가
  - 시장투입기간, 브랜드특성, 브랜드상기도, 브랜드호감도, 매출, 시장점유율의 변천

3 트렌드(Trend)

- 브랜드 사업영역 확대가능성과 방향성에 대한 평가
  - 브랜드이미지 영역성, 브랜드의 현대성, 브랜드의 화제성, 브랜드 적용성

4 시장특성(Market)

- 브랜드가 있는 시장환경, 경쟁환경, 성장성평가
  - 시장규모추이(시장동향), 경합 중인 타사 상황
- 주변이나 타 업종에서의 진출상황 또는 진출용이성, 상품 라이프사이클 등

5 지원(Support)

- 브랜드를 어떻게 관리하고 경영자원분배를 행하고 있는지에 대한 질적 · 양적인 측면에서의 평가
  - 경영자원 투입 정도(투자효율성), 광고선전 투입 정도, 판촉 전개력
- 유통채널 경쟁력, 개발 체계적 진행력 등

6 국제성(Internationality)

- 해외의 마케팅능력과 가능성평가
  - 지역별 매상고, 시장점유율 동향, 브랜드이미지(인지도, 특성)

7 보호력(Protection)

- 브랜드의 법률적 보호 및 상표관리체계의 평가

가격 또는 공격적인 영업을 통해 더 많은 매출과 이익을 올린 경우 브랜드 B의 가치가 더 높게 나올 수도 있다.

제4절 브랜드확장

브랜드확장(brand extension)이란 기존에 높은 브랜드 가치를 가지고 있는 브랜드네임을 병원의 다른 범주상품이나 새로운 신상품에 그 이름을 활용하는 전략을 말한다. 즉, 병원이 형성된 브랜드자산을 현재 수행하고 있는 산업이나 상품 외에 다른 산업이나 상품 등에 효과적으로 활용하는 전략을 말한다. 이는 마치 병원이 은행에 있는 자금을 새로운 산업에 투자하는 것과 유사하다.

미국의 마케팅리서치회사인 IRI의 조사에 의하면, 기존 브랜드의 공헌도가 미치는 영향력이 신상품 출시에는 36%, 기존상품의 라인확장에는 33%, 광고 · 패키징 · 판촉에는 23%라고 한다. 이는 어느 기업이나 병원이든 강력한 브랜드자산을 구축하고 있다면, 이러한 브랜드자산을 여러 마케팅활동에 효과적으로 활용할 수 있다는 것을 의미한다. 특히 기업이 새로운 상품을 출시하는 경우, 지급해야 할 광고비 등의 마케팅 커뮤니케이션 비용을 크게 절감하면서도 상품을 시장에 쉽고 빠르게 진입시킬 수 있다. 병원의 경우에도 기존의 병원브랜드를 활용하면 특정한 진료분야나 진료상품을 의료시장에 비교적 용이하게 소개할 수 있다.

이러한 브랜드확장(brand extension)은 축적된 브랜드자산을 효율적으로 활용하기 위한 방법으로 라인확장과 브랜드확장이 있다. 라인확장은 현재 브랜드가 존재하고 있는 기존의 상품군 내에서의 확장을 의미한다. 반면에 브랜드확장은 하나의 상품시장에서 높은 명성을 얻게 된 기존브랜드네임을 완전히 다른 새로운 시장의 신상품브랜드로 사용하는 것을 의미한다. 이 경우 신상품브랜드는 기존브랜드에 대한 높은 인지도나 호의적인 이미지로 인한 강한 연상작용의 혜택을 보고자 하는 것이다. 브랜드확장을 효과적으로 이용하면 새로운 상품을 출시하는 경우에 지급해야 할 광고비 등의 마케팅 커뮤니케이션 비용을 크게 절감하면서도 시장에 쉽고 빠르게 진입할 수 있다.

병원이 높은 자산가치를 형성한 브랜드를 전략적으로 활용하는 라인확장과 브랜드확장을 구체적으로 도식화하여 나타내면 [그림 3-22]와 같다. 동일한 범주에 속한 진료상품인가에

그림 3-22 | 브랜드확장과 라인확장

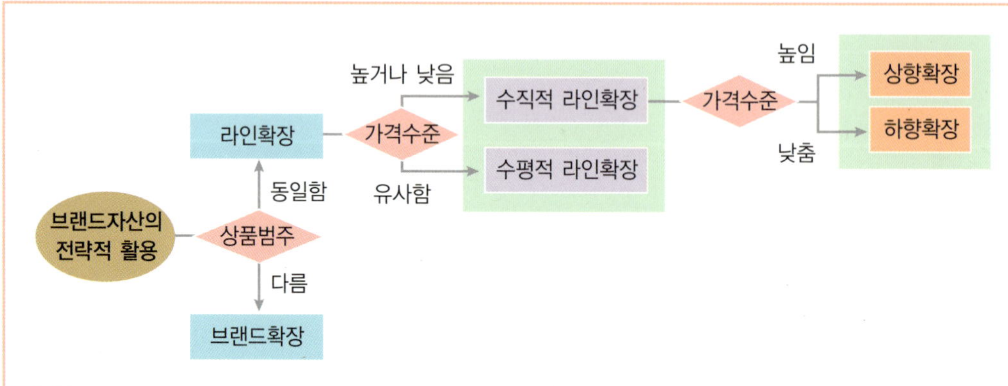

따라 라인확장과 브랜드확장으로 구분되고, 라인확장은 수직적 라인확장과 수평적 라인확장으로 구분된다. 또한 확장되는 라인의 가격수준에 따라 기존상품보다 고가의 상품으로 확장되면 상향확장이라 하고, 저가 라인의 상품으로 확장되면 하향확장이라 한다.

4.1 라인확장(line extension)

기존브랜드와 동일한 상품범주 내에서 만들어진 신상품에 기존브랜드를 사용하는 것을 라인확장이라 말한다. 이러한 라인확장은 다시 수직적 라인확장과 수평적 라인확장으로 나누어진다. 수직적 라인확장은 새로운 상품이 기존상품보다 가격이 낮거나 높은 경우를 말한다. 수평적 라인확장은 기존상품과 비슷한 가격대에서 다른 세분시장을 표적으로 하는 신상품의 개발을 말한다.

예를 들어, 담배시장에서 높은 인기를 끌고 있는 일본의 '마일드 세븐'에 대한 고객들의 요구사항을 조사하여 분석해본 결과, 타르나향 등이 좀 더 약하게 함유된 상품을 원하는 사람들이 많다는 것을 알아냈다. 그래서 기존 '마일드 세븐'이라는 브랜드네임을 '마일드 세븐 라이트'로 수평적 라인확장을 하였고, 그 결과 대성공을 거두었다. 병원의 경우 인터케어는 건강검진을 신혼부부 건강검진, 부모님 건강검진, 효도상품 건강검진, 외국인전문 건강검진, 유학자 및 이민 건강검진 등으로 라인확장하였다.

수직적 라인확장은 다시 상향확장과 하향확장으로 나누어진다. 기존상품보다 낮은 가격대로 확장하는 것을 하향확장이라 말하고, 기존상품보다 높은 가격대로 확장하는 것을 상향

확장이라 한다. 그러나 수직적 라인확장에서는 주로 하향확장이 일반적이고, 상향확장을 해야 할 경우에는 차라리 새로운 브랜드를 만드는 것이 바람직하다.

상향 라인확장의 실패사례로는 '베리나인골드킹'이 있다. '베리나인골드'는 위스키시장에서 상당히 높은 시장점유율을 가지고 있었다. 그러나 관련법령의 개정으로 특급위스키의 판매가 허용되자, '베리나인골드킹'이란 브랜드로 상향 라인확장을 시도하였다가 실패하였다. 그 이유는 일반 고객들이 인식하기에 '베리나인골드킹'은 기존의 '베리나인골드'에서 브랜드네임만 약간 바꾸어 가격만 높게 책정한 것 아니냐는 의구심을 가졌기 때문이다. 이처럼 품질이 떨어지고 가격이 중 · 저가인 브랜드에서 고품질 고가의 브랜드로의 상향 라인확장은 성공할 가능성이 매우 낮다. 따라서 상향 라인확장보다는 새로운 브랜드를 만드는 것이 일반적으로 더 선호되고 있다.

그러나 병원의 진료상품의 경우에는 하향 라인확장보다 상향 라인확장이 더 유용하다. 왜냐하면 진료는 다른 상품과 달리 소비자의 생명과 건강을 좌우하는 서비스상품이기 때문이다. 따라서 대부분의 병원들은 새로운 진단방법을 추가하거나 보다 정밀하고 성능이 우수한 의료기기를 사용하여 진단하고 치료하는 상향 라인확장을 통한 고급화된 진료상품 개발에 더 많은 관심을 보이고 있다.

4.2 브랜드확장(brand extension)

브랜드확장이란 기존브랜드네임을 그 기업의 다른 상품군에 속한 신상품에서와 같이 사용하는 것이다. 즉, 이미 구축된 기존브랜드의 명성이나 이미지와 같은 자산적 가치를 새로운 상품에 전이시켜 신상품 도입 및 성공을 보다 용이하게 하고자 하는 것이다. 최근에는 미국 슈퍼마켓에서 새로 선보이는 수많은 제품들 중 약 40% 이상이 브랜드확장을 이용한 것일 정도로, 이제 브랜드확장은 가장 보편적인 브랜드 활용전략 중의 하나가 되었다.

브랜드확장을 활용하려고 할 때 반드시 고려해야 할 사항은 다음과 같다. 첫째, 새로운 상품이 기존의 상품과 동일하거나 유사한 범주의 콘셉트를 가지고 있는가를 판단하여야 한다. 즉, 새로운 상품이 기술적으로나 심리적으로 기존브랜드의 이미지와 어떠한 연계성을 가질 수 있는지를 판단하는 것이다.

둘째, 원래의 상품 명칭이 어느 정도의 확장가능성을 가지고 있는가를 고려하여야 한다. 즉, 확장이 기존브랜드의 이미지 강화에 어떻게 어느 정도 기여할 것인가를 판단하여야 한다.

일반적으로 기존브랜드가 추구하는 기본 콘셉트에 부합되는 영역으로의 확장은 바람직하나, 기존상품보다 선진성이 떨어지는 상품영역으로의 확장은 지양해야 한다.

브랜드확장이 효과적으로 이루어졌을 경우에, 확장된 브랜드는 기존브랜드(primary brand) 이미지와 시너지를 발휘하여 비즈니스에 활력을 불어넣어 주기도 한다. 예를 들어, 풀무원은 자연주의 이미지를 이용하여 우동과 생라면, 테이크아웃전문점, 화장품으로까지 브랜드를 확장하였다. 차병원이 차움(Chaum)이라는 프리미엄 건강관리센터를 오픈한 것은 병원의 브랜드확장 예가 될 수 있다. 차움은 서양의학, 동양의학, 대체의학, 첨단 줄기세포

사례 3-25 브랜드확장 - 차움

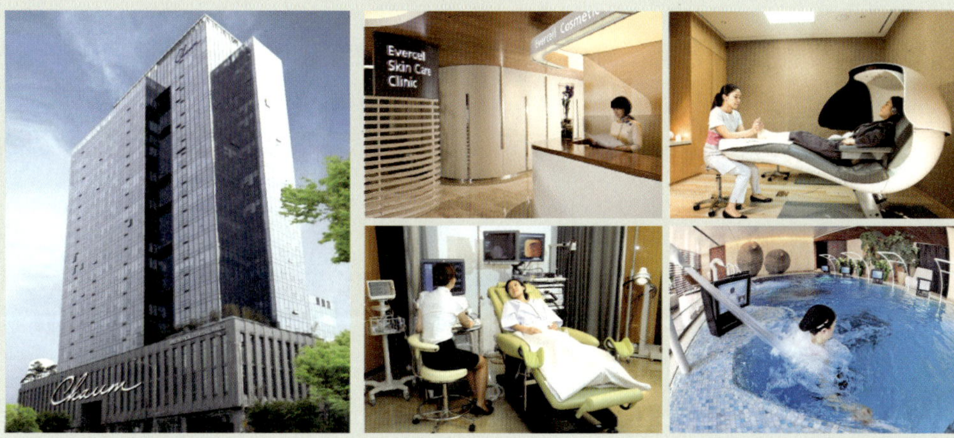

CHA 의과학대학교 · 차병원그룹은 여성전문병원으로 명성이 높은 강남차병원과 양 · 한방 협진병원으로 개원한 분당차병원, 여성토탈케어센터인 분당차여성병원, 구미차병원과 대구여성차병원, 불임생식의학의 세계적 메카인 차병원 여성의학연구소 IVF센터, 그리고 첨단 현대의학과 한의학 통합의학이 조화를 이룬 차병원 세포성형센터, 줄기세포 치료연구의 세계적 선두 기업인 차바이오앤디오스텍, 전문 의료벤처 차바이오메드, 차케어스, 차바이오F&C 등 대형 의료네트워크를 갖추는 등 지속적으로 브랜드를 확장하고 있다.

또한 2010년에는 세계 유일의 안티이에이징 라이프센터 차움을 설립하며 세계 미래의학을 선도해 가고 있다. 이러한 통합의학센터의 설립을 위해 지난 2000년에는 세계 정상수준에 있는 각종 줄기세포 치료연구와 미래의학의 중심으로 각광받고 있는 양 · 한방 대체의학을 통합한 세계 최초의 통합의학대학원을 설립, 국내 대체의학연구와 진료뿐만 아니라 세계 대체의학의 표준화를 주도하여 한국 미래의학의 지평을 열어가고 있다.

차움은 미래형 검진을 비롯하여 파워에이징센터, 세포성형센터, 테라스파센터, 베네핏센터(피트니스와 수영장) 등으로 구성돼 있다. 차움은 철저한 주치의 관리 서비스를 제공하며 검진 후 질환이 발견될 시 차병원의 관련 병원은 물론 국내외의 유명 병원들에서 바로 진료를 받을 수 있도록 하고 있다. 또한 차움은 양 · 한방 의사들은 물론이고 스파, 푸드, 운동분야의 최고 전문가그룹들이 한 사람의 건강관리를 위해 서로 협조하며 개개인에 맞는 최적의 맞춤건강 프로그램을 제공하고 있다.

의학뿐만 아니라 Medical Spa, 운동처방, Bio Insurance, 식품치료 등의 지혜와 기술력을 총동원하여 즐기면서 건강을 찾아주는 미래형 안티에이징 라이프센터로 포지셔닝하고 있다.

그러나 기술적인 연계성이 미흡한 범주 혹은 기존브랜드가 지향하는 이미지와 동떨어진 방향으로의 확장은 오히려 부작용을 일으킬 수 있다. 심지어 기존브랜드의 이미지에 심각한 타격을 주기도 한다. 예를 들어, 해태제과는 인켈을 인수하여 이름을 해태전자라고 하였다가 큰 실패를 경험하게 되었다. 해태가 가지고 있는 이미지가 전자회사의 이름으로는 적합하지 않았기 때문이다.

따라서 성공한 브랜드라고 해서 무작정으로 확장하는 것이 좋은 전략이 될 수 없다. 기존 브랜드의 확장가능성에 대한 충분한 검토가 이루어진 후에 기존의 BI(Brand Identity)시스

사례 3-26 브랜드확장 – 예치과

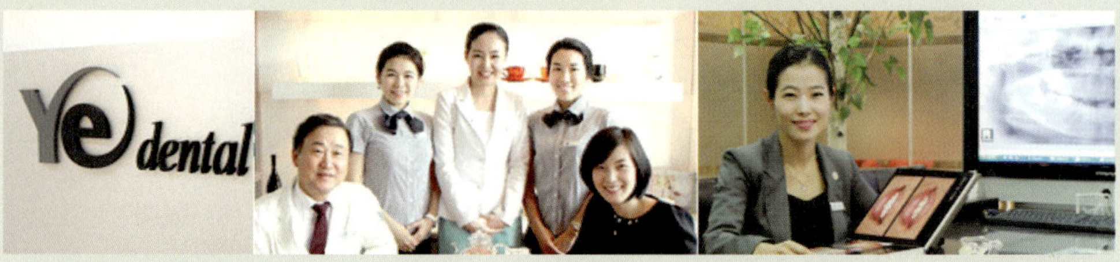

예치과는 네트워크를 통해 브랜드를 확장시켜 의료브랜드 구축에 성공한 대표적인 병원이다. 1992년 의사 5명이 함께 공동개원을 한 예치과는 현재 국내에만 '예치과'라는 브랜드를 쓰는 병원이 약 60여 개 있고, 프랜차이즈 회원만 약 70여 개에 가깝게 존재한다. 이는 치과네트워크라는 영역을 보다 넓게 확장시켜, '예치과'의 브랜드를 그대로 사용하여 '예한의원' '예성형외과', '예안과' 등과 같은 다른 진료분야의 병원들도 모두 'Ye'라는 하나의 브랜드를 확대 사용했기 때문이다.

예치과는 여기서 멈추지 않고 브랜드 글로벌 네트워크 구축에도 심혈을 기울이고 있다. SK그룹과 합작하여 중국 베이징에 진출하였으나 얼마 지나지 않아 한국으로 철수하는 쓴맛을 본 예치과는 2015년 중국 부동산 · 유통 재벌인 산파워그룹과 손잡고 중국 난징에 새로운 진출을 준비 중이다. 이렇게 예(Ye) 브랜드는 국내에 머물지 않고, 의료다국적 브랜드로써 브랜드확장전략을 통한 브랜드 구축에 힘쓰고 있다. 그러나 과도한 브랜드확장은 브랜드의 자산적 가치를 희석시키는 결과를 초래할 수 있으니 신중하게 판단하여 결정해야 한다.

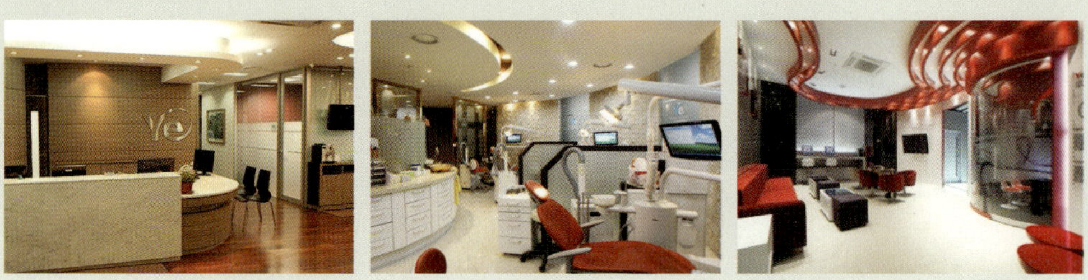

템을 흐트러뜨리지 않는다고 판단하는 범위 내에서의 확장을 계획하는 것이 바람직하다.[3] 예를 들어, 'A1'은 스테이크소스 시장을 장악하고 있는 브랜드이다. 그런데 쇠고기 소비가 줄고 닭고기 소비가 늘자 닭고기소스를 개발하여 'A1 닭고기소스'라고 이름을 붙였다. 그러나 누군가 "A1소스 주세요"라고 말할 때 "어떤 A1소스요?"라고 물어 볼 사람은 없었다. 왜냐 하면 모든 사람이 'A1소스' 하면 당연히 스테이크 소스를 연상하기 때문이다. 결국 'A1 닭고기소스'는 실패하고 말았다. 그러나 더 잘못되면 기존의 스테이크 A1소스도 영향을 받을 게 뻔하였다. 이처럼 병원은 브랜드확장전략을 매우 신중하게 계획해서 진행해야 한다.

사례 3-27 브랜드확장의 성공과 실패사례

성공사례(BMW)

BMW(Bayerische Motoren Werke)는 승용차 브랜드로 알려져 왔다. 그러나 스프츠웨어(sports wear)와 자동차 액세서리(accessory) 등을 생산하여 브랜드를 확장시켰다.
이것의 장점은 기존의 브랜드를 이용하여 새 제품의 가치를 쉽게 상승시킬 수 있고, 소비자에게도 빠른 시간 내에 접근하여 친근감을 안겨다 줄 수 있다는 점이다.
브랜드확장은 유명 자동차 브랜드뿐만 아니라 슈퍼마켓, 식품, 액세서리, 팬시(fancy)상품, 귀금속(jewelly) 또는 학용품과 화장품 등 다양한 제품에서 끊임없이 계속되고 있다.

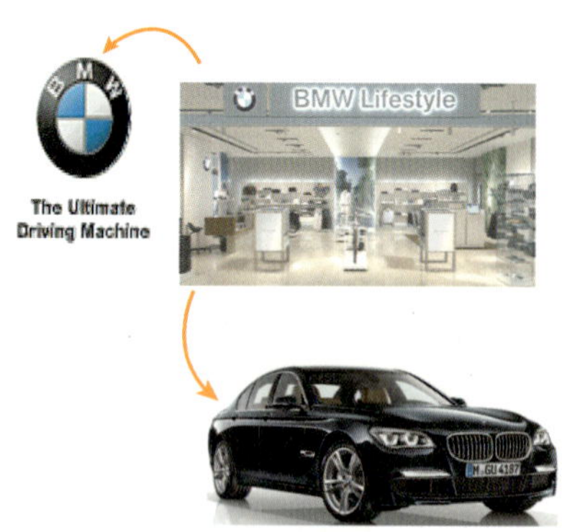

실패사례(해태)

해태의 경우 제과업계에서 막강한 브랜드 파워를 형성하였으나, 이러한 해태가 전자업종에의 브랜드 확장에 실패함으로써 기업 전체가 도산하는 경험을 하게 되었다.
고도의 기술력과 견고한 제품이미지, 많은 경험을 필요로 하는 전자제품 사업을 전자사업과 전혀 관계가 없는 식음료 산업의 해태 이미지로 포지셔닝하였기 때문이다. 즉, 제과업계에서 강력한 브랜드 파워를 형성하고 있는 해태가 전자제품에서 전혀 효력을 발휘하지 못했을 뿐 아니라 오히려 부정적인 효과까지도 초래하였기 때문이다. 후에 이트로닉스로 사명을 변경하였으나 이미 상당한 이미지 손실을 본 후였다.

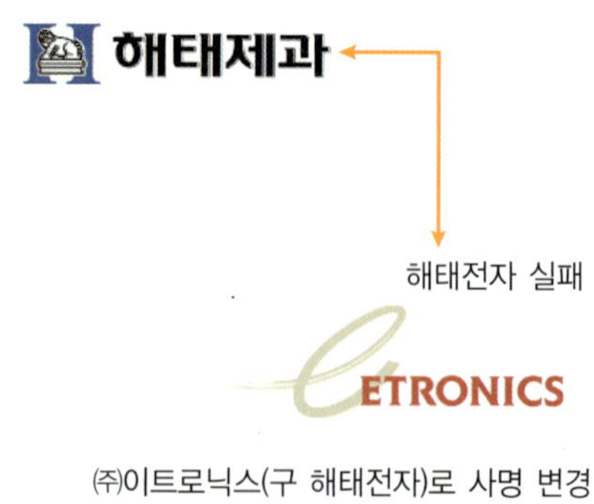

3) 브랜드 메이저 엮음, 브랜드 메이저, 메이저 브랜드를 만드는 브랜딩, 새로운 사람들, 2001.

사례 3-28 브랜드자산의 확장사례

이지함피부과 이지함화장품 브랜드와 브랜딩전략

이지함피부과는 피부전문병원으로 여드름 등 문제성 피부환자 치료를 주된 진료목적으로 설립한 후, 10년 동안 전국에 네트워크를 형성하면서 피부과병원의 브랜드화에 선도적 역할을 하고 있다.

또한 1999년 의약분업실행 이후, 이지함피부과는 국내 최초로 피부과 전문 브랜드를 확장시킨 이지함화장품을 출시했다. 이는 피부관리와 치료개념을 결합시켜, 이지함이라는 브랜드를 '피부치료시장'에서 '화장품시장'으로 확장시킴으로써, 코스메슈티컬이란 새로운 시장을 개척하는 계기가 되었다. 즉, 기존에 구축된 '이지함피부과'라는 브랜드자산을 활용하여 새로운 산업에 진입함으로써 기존의 의료브랜드를 확장시킨 좋은 사례가 되고 있다.

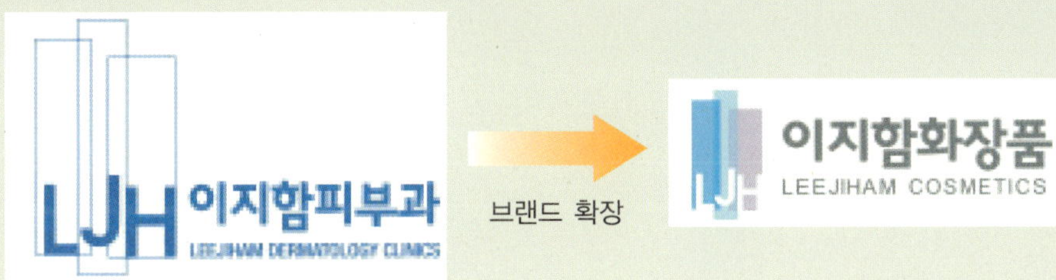

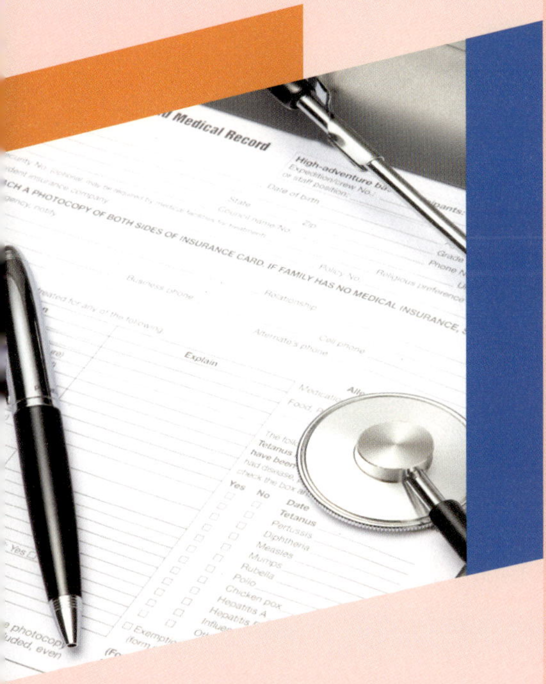

CHAPTER 4

상품전략

제 1 절 상품의 개념
제 2 절 신상품 개발
제 3 절 신상품 가격과 수요예측
제 4 절 상품의 수명주기

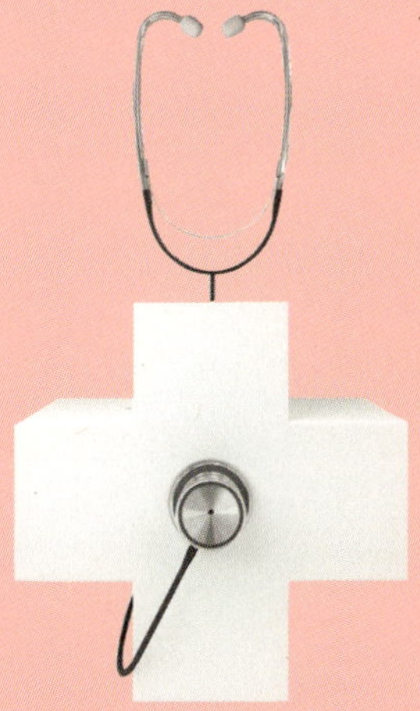

풀 잎

강은교

아주 뒷날 부는 바람을
나는 알고 있어요
아주 뒷날 눈비가
어느 집 창틀을 넘나드는지도
늦도록 잠이 안와
살(肉) 밖으로 나가 앉는 날이면
어쩌면 그렇게도 어김없이
울며 떠나는 당신들이 보여요.
누런 베수건 거머쥐고
닦아도 닦아도 지지않는 피(血)들 닦으며
아, 하루나 이틀
해 저문 하늘을 우러르다 가네요.
알 수 있어요, 우린
땅 속에 다시 눕지 않아도

CHAPTER 04

상품전략

일반적으로 마케팅믹스는 상품(Product), 가격(Price), 유통(Place) 및 촉진(Promotion)의 4P를 의미한다. 이 중에 상품은 상품의 품질, 특징, 옵션, 상표명, 포장, 보증서비스 등을 모두 포함한다. 과거 상품의 개념은 공학이나 수학과 같은 이론적인 분야가 중심이 되어, 상품기획과 생산과정을 통하여 만들어지는 것만을 상품으로 생각하는 협의 개념이 일반적이었다. 그러나 소비자만족이 중요시되는 마케팅이 발달함에 따라 현대의 상품 개념은 그 범위가 크게 확장되었다. 즉, 상품기획부터 시작하여 생산, 판매, 구매, 사용, 욕구충족 등에 이르는 모든 과정을 포함하고 있다. 소비자의 상품구매로부터 상품사용 및 욕구충족에 해당하는 정보와 판매까지를 포함하는 광의의 상품개념이 일반화되고 있다.

또한 상품은 지속적인 개념이다. 고객이 만족하게 되면 재구매가 이루어지고, 욕구충족의 정도는 새로운 상품기획에 반영됨으로써, 상품은 소비자의 피드백을 받아 지속적으로 개선되며 발전한다.

제1절 상품의 개념

일반적으로 상품 하면 떠오르는 것이 자동차, 냉장고, 캔음료 등 어떤 형태를 갖추고 있는

그림 4-1 | 유형적 재화와 서비스가 혼합된 제품

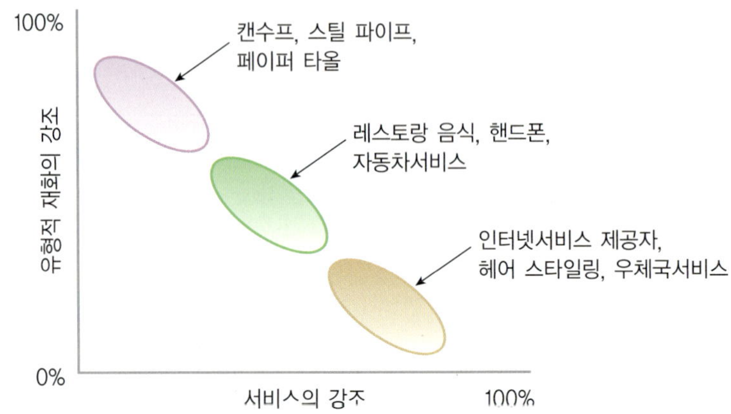

자료 : William D. Perreault, Jr. Joseph P. Cannon, E. Jerome McCarthy(2008), *Basic Marketing*, McGraw-Hill, p.239.

제조된 제품이다. 그러나 형태를 갖춘 제품 외에도 은행의 입출금서비스 등과 같은 서비스도 상품의 개념에 포함된다. 따라서 제품과 서비스를 포함하여 시장에서 거래되는 모든 것을 상품이라 정의한다.

상품은 제품이나 서비스 그 자체뿐만 아니라, 제품의 인수조건, 판매원의 친절성, 그리고 기업이나 기관의 전반적인 이미지 등 구매와 관련된 모든 서비스활동을 포함한다. 즉, 소비자가 제품이나 서비스 구매로부터 얻고자 하는 모든 편익과 효용을 포함하여 상품이라 한다.

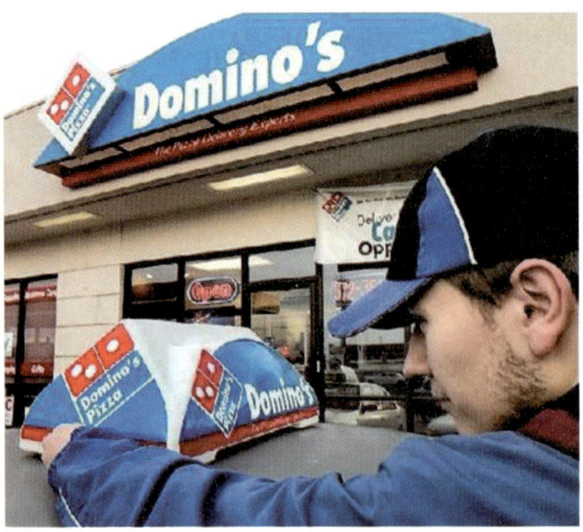

외식산업에서 제품은 유형재와 무형재의 묶음으로 정의된다. 도미노피자는 빠른 시간 내에 피자를 배달하는 차별화된 무형의 서비스로 성공하였다.

예를 들어, 도미노피자에서 판매하는 상품은 유형재인 피자와 집으로 빠르게 배달하는 무형의 서비스다. 도미노피자는 맛있는 피자 제품에 빠른 시간 내에 배달하는 차별화된 무형의 서비스를 포함한 상품을 개발하여 성공하였다. 이처럼 대부분의 상품은 유형재인 제품과 무형의 서비스가 결합된 상품의 형태를 띠고 있다.

한편 상품을 더 넓게 보면 그 의미는 더욱 확대된다. 예를 들어, 의료소비자가 병원에서 진료를 받고 지불하는 의료비는 단순히 의사와 간호사의 진료에 관한 서비스에 국한되지 않는다. 의료소비자가 병원에 예약하고 진료를 받은 다음 돌아가기까지의 모든 과정에서 겪게 되는 총체적 경험(total experience)에 대하여 의료비를 지불하는 것이다. 따라서 병원은 단순히 진료서비스를 판매하는 것이 아니라 궁극적으로는 의료소비자의 만족과 기쁨을 판매한다고 생각해야 한다. 커피숍 스타벅스의 성공도 여기에 있다. 스타벅스의 성공은 단순히 프리미엄 커피라는 유형적 제품 때문만이 아니다. 커피 한 잔을 마시러 온 고객에게 재즈음악, 에스프레소 기계에서 나오는 소리, 커피향, 은은한 조명, 다양한 형태의 테이블과 의자, 무선인터넷, 그리고 편안하게 대화를 나누는 사람들의 모습 등 커피 한 잔 그 이상의 무엇인가를 제공하고자 했던 노력이 스타벅스를 세계에서 가장 유명한 커피전문점으로 성장시켰다.

1.1 확장된 상품의 개념

일반적으로 상품구매 전 인지로부터 구매후 평가에 이르는 전과정에서의 고객경험을 상품이라 본다. 이 경우 고객의 입장에서 보다 구체적으로 상품에 대하여 생각하고 느끼는가에 따라 상품의 개념을 정리해 볼 수 있다. 즉, 상품을 소비자가 원하는 편익과 효용의 종류와 수준에 따라 구분하여 보면 상품은 [그림 4-2]와 같이 본원상품, 기대상품, 확장상품, 잠재상품으로 확장하여 볼 수 있다.

그림 4-2 | 확장된 상품의 개념

상품의 정의	소비자가 상품구매로부터 얻고자 하는 편익과 효용의 대상이 되는 모든 것을 포함하여 상품이라 정의함

확장된 상품의 개념

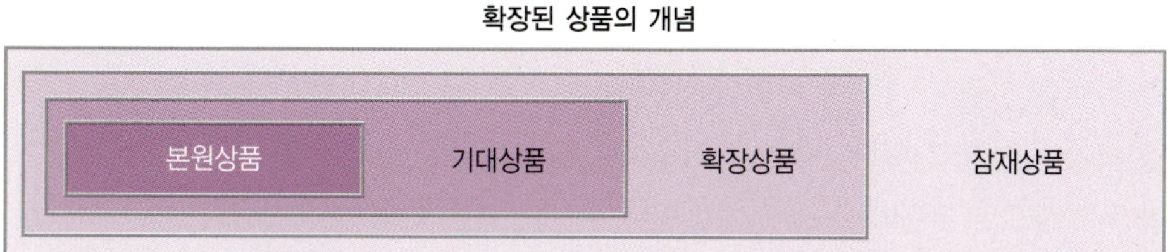

그림 4-3 | 확장된 상품의 개념

확장된 상품의 종류	확장된 상품의 개념	의료서비스산업에서의 상품의 예
본원상품	• 기본이 되고 본질이 되는 상품 • 시장에 참여하기 위한 기본 조건	• 환자의 질병에 대한 정보제공 • 병원의 원무 및 임상서비스 • 의료장비 및 환자치료능력
기대상품	• 고객이 상품구입 시 얻고자 기대하는 모든 것	• 깨끗한 병원환경 • 서비스제공자의 친절성 • 예약시스템 • 예약시간 준수
확장상품	• 고객이 기대하는 이상의 것을 포함하는 상품	• 병원 커뮤니티를 통한 질병의 조기 진단 • 퇴원 후 환자의 건강상태 체크 • 수술 후 장미꽃 한 다발 제공
잠재상품	• 미래에 높은 가능성을 보여 줄 수 있는 상품이나 이를 제공하는 기업에 대한 기대감	• 우호적인 병원이미지 • 높은 신뢰감

■ 잠재상품이나 확장상품과 같이 보다 포괄적인 상품개념에 병원의 역량을 집중해야 함

(1) 본원상품

본원상품이란 기본이 되고 본질이 되는 상품이다. 병원의 경우에는 병원의 시설과 의료장비, 의사 및 간호사, 병원의 원무 및 임상서비스 등 기본적으로 환자의 질병을 진단하고 치료할 수 있는 능력이 본원상품이 된다. 병원은 본원상품 없이 의료시장에 참여할 수 없는 의료상품의 중요한 핵심구성요소다.

그러나 기술이 발달하면 할수록 본원상품에 의한 차별성은 점차 사라진다. 예를 들어, 건강검진에서 검진 그 자체는 어느 병원에서 진행해도 거의 비슷하다. 즉, 혈액검사와 흉부촬영 등 거의 동일한 과정이 진행되며 사용되는 의료장비도 큰 차이가 없다. 안과병원의 라식이나 라섹 그리고 치과병원의 임플란트도 처음에는 큰 기술로 인식되었으나 이제는 보편적인 기술과 장비를 사용한 시술이 되었다. 이처럼 기술과 장비의 발달로 인하여 병원 간 진료의 차이가 크게 줄어들고 있다. 따라서 의료소비자가 병원을 선택하는 경우에 병원의 진료 그 자체만을 기준으로 판단하여 선택하지 않는다. 즉, 진료 이외의 시설이나 서비스와 같은 다른 요인들이 의료소비자의 병원선택에 중요한 영향을 미치고 있다.

사례 4-1 삼성서울병원의 차별화된 통합진료

■ Fast Track 시스템 운영

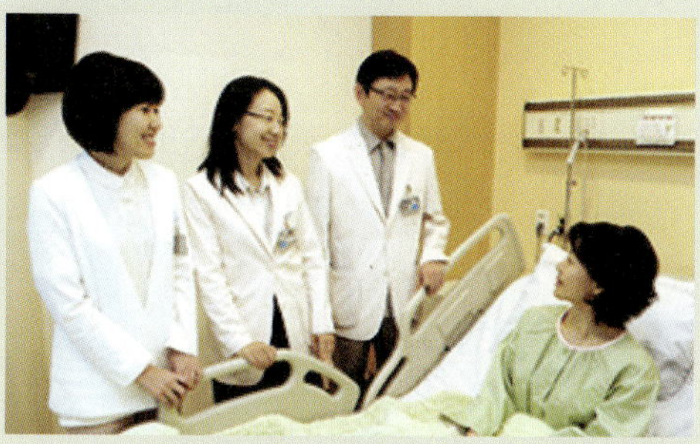

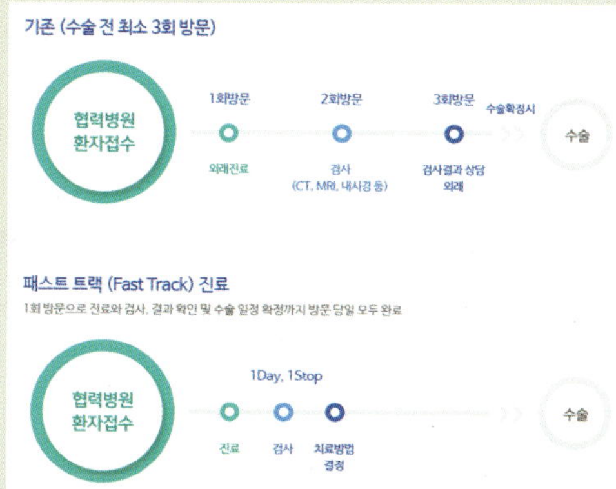

서울삼성병원은 1주일 안에 수술을 포함한 각종 치료를 시작하는 'Fast Track' 시스템을 운영하고 있다. 진료, 검사 후 7~10일 이내로 수술하는 진료 프로세스로 암 진단 이후 수술까지의 치료 대기 과정 동안 환자와 가족들의 편의와 시간절약뿐 아니라 불안감을 해소하고 환자에게 최적의 치료를 제공하고자 시행되고 있는 시스템이다. 또한, 정확한 진단, 빠른 치료, 완치 후 조속한 정상생활 복귀를 실현하기 위해 대면 다학제 협진을 시행하고 있다. 치료방침 결정이 어려운 중증 암환자의 경우, 대면 다학제 협진을 통해 각 분야 최고 전문가의 의견을 한 자리에서 듣고, 신속하고 정확한 치료방침 결정에 함께 참여할 수 있어 환자와 가족에게 심리적 안정과 신뢰를 얻고 있다.

■ 100% 환자상황에 맞춰 여러 진료과 맞춤치료 제공

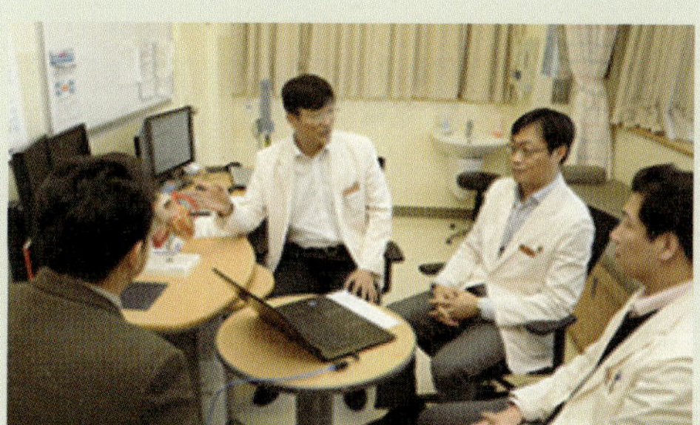

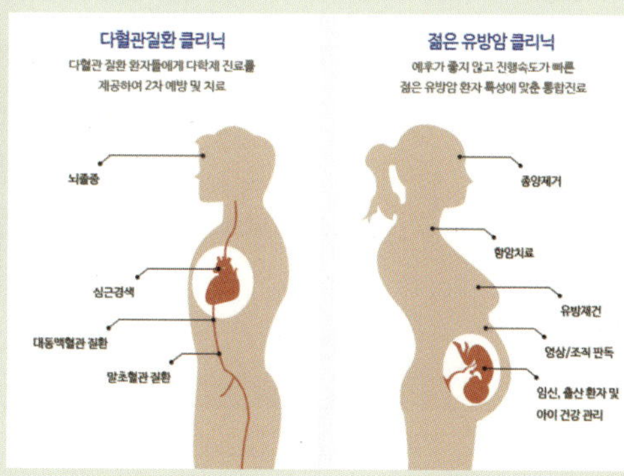

SICS(SMC Intergrated Care System)라고 부르는 통합진료클리닉을 신설하여 '환자중심의 환자맞춤클리닉'을 운영하였다. 환자치료를 위해 필요한 모든 진료과 간 다학제 논의를 통해 개별맞춤치료를 제공하고 있으며, 국내 최고의 암병원, 심장뇌혈관병원, 특성화센터에서 통합진료클리닉을 구성하여 최적의 맞춤진료를 시행하고 있다.

(2) 기대상품

기대상품은 본원상품을 포함하여 상품구매 시 고객이 가지고 있는 최소한의 기대수준을 나타낸다. 즉, 기대상품은 본원상품을 포함하여 의료소비자가 의료서비스상품 구매로 인하여 병원으로부터 기대하는 모든 것을 말한다. 예를 들어, 의료서비스상품 구매에 있어서의 기대상품으로는 진료예약서비스 및 예약시간 준수, 깨끗한 병원환경, 적절한 의료수가, 공손한 말투, 간호사와 의료진의 친절성 등이 될 수 있다.

점차로 풍요로워지는 생활환경과 깨끗한 병원에서 친절한 직원들로부터 제공되는 수준 높은 서비스를 경험하게 된 의료소비자들은 병원에 대한 기대수준을 점차 높이고 있다. 이제 깨끗한 병원시설과 의료진의 친절함은 완전한 기대상품이 되었다. 따라서 병원이 이러한 기대상품을 제대로 제공하지 못하면 고객은 불만을 갖게 되어 궁극적으로 그 병원은 큰 어려움을 겪을 수밖에 없게 된다.

사례 4-2 중요한 상품요인으로서 부각되는 친환경 요소

대만의 세계 최대 반도체 위탁생산(파운드리) 업체 TSCM은 자신들을 제조회사가 아니라 서비스회사라고 소개하고 있다. 이처럼 대고객서비스 향상을 위한 노력은 일반적인 서비스기업들에만 국한되는 것이 아니라 IT부품을 제조하는 제조업체들에게까지 확산되고 있다.

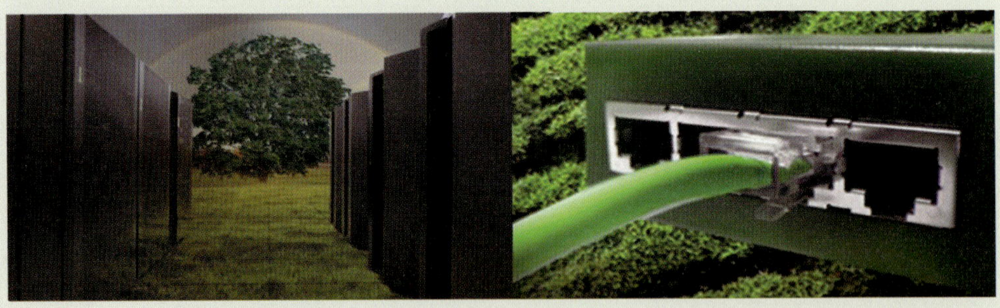

'빅 그린(Big Green)' 전략을 발표한 IBM의 '그린 IDC'의 가상 이미지

대표적 컴퓨터 기업인 IBM은 2007년 '빅 그린(Big Green)' 전략을 발표하였다. 고객이 컴퓨터 한 대를 구입하더라도 최적의 환경, 즉 친환경적이고 에너지를 절감할 수 있도록 진단하여 시스템의 재구축을 상담해 주는 서비스로 포지셔닝하여 단순히 제품을 파는 것과 차별화하였다. HP 또한 '그린 IDC(Internet Data Center)'와 더불어 어댑티브 인프라스트럭처(Adaptive Infrastructure)전략을 통해서 저전력과 맞춤형 냉각시스템으로 에너지 절약뿐만 아니라 적극적으로 이산화탄소 배출량 감소까지 실현시키고 있다.

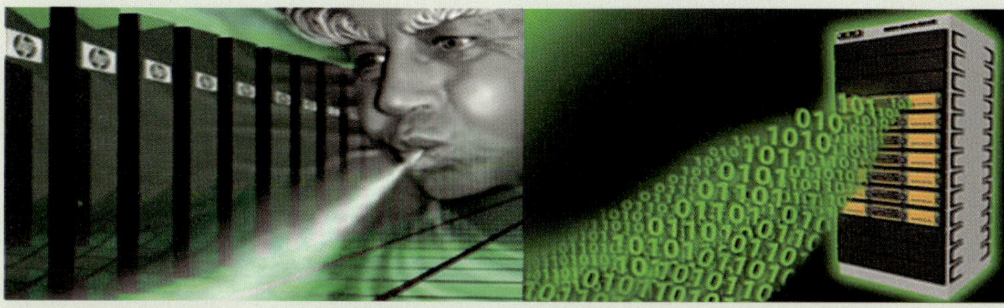

HP는 '그린 IDC(Internet Data Center)'와 더불어 어댑티브 인프라스트럭처(Adaptive nfrastructure)전략을 통해 이산화탄소 감소시스템을 구현하고 있다.

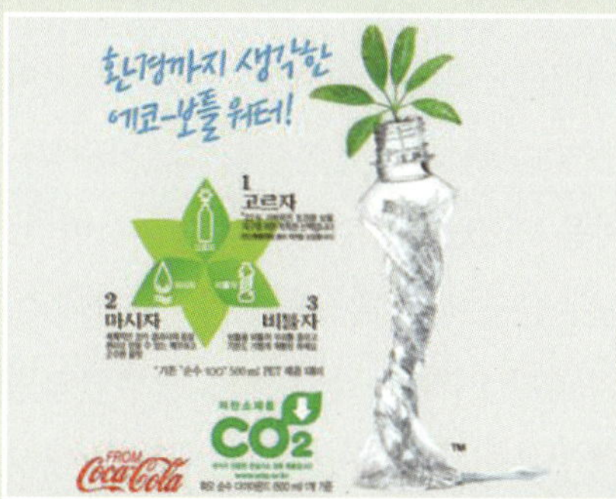

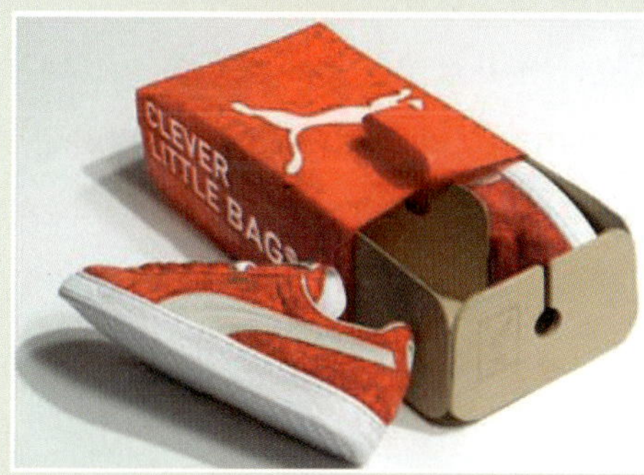

휘오순수는 기존 먹는 샘물 '100' 제품을 국내 최초 13.5g의 페트병(500ml 기준)으로 리뉴얼한 제품으로 기존제품에 비해 플라스틱 사용량이 22% 감소한 친환경 제품이다. 가벼워진 페트병 덕분에 마신 후 쉽게 구기거나 비틀 수 있어, 쓰레기 부피를 줄이는 데도 효과적으로 이용되어 왔다.

푸마의 '클레버 리틀 백(Clever little bag)'은 2011년에 첫 선을 보인 뒤 지금까지 대표적인 친환경 신발 박스로 통한다. 운동화 포장박스에 들어가는 종이를 65% 가까이 줄이고, 재활용소재로 제작한 것은 물론 포장박스와 쇼핑백 기능을 하나로 묶은 제품이다. 적은 공간을 차지해 운송비까지 절약할 수 있는 아이템이다.

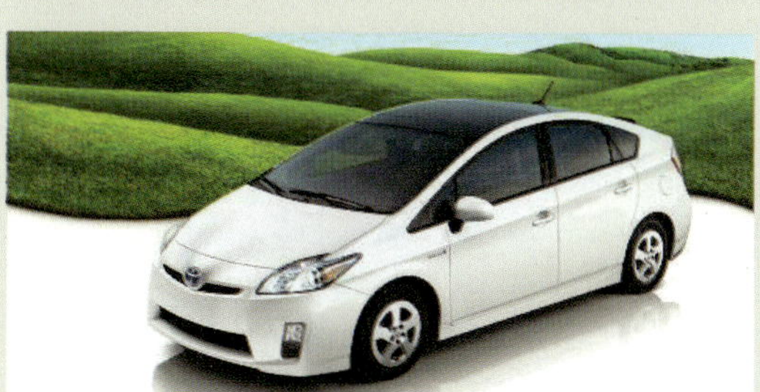

도요타는 최첨단 하이브리드 자동차인 '프리우스'를 생산하여 친환경자동차 산업을 이끌고 있다. 정지 시 자동으로 엔진이 정지하며, 낮은 속도에서는 전기모터를 이용한 주행을 한다. 이를 통해 높은 연비와 낮은 이산화탄소 배출량을 자랑하며, 꾸준히 고객들의 사랑을 받고 있다.

(3) 확장상품

확장상품은 구매자가 기대하는 이상의 것을 포함하는 상품을 말한다. 이러한 확장상품으로는 다양한 것들을 생각할 수 있다. 예를 들어, 수술환자에게 장미 한 다발을 제공하거나, 퇴원 후 의사가 직접 전화를 걸어 건강상태를 체크하는 것과 같이 환자가 전혀 기대하지 못한 서비스 등이 확장상품이 된다. 즉, 의료소비자가 기대하지 않았던 제품이나 서비스를 병원으로부터 제공받는 것을 말한다.

일반적으로 소비자는 기존상품에 새로이 추가된 상품의 요소나 서비스가 있다면 처음에는 이것을 확장상품으로 인식하게 된다. 그러나 다른 병원들이 이를 모방하게 되면 소비자는 새로이 추가된 요소들을 당연히 기대하게 된다. 소비자가 기대하게 되면 이것은 더 이상 확장상품이 아니라 기대상품으로 전락하게 된다.

예를 들어, 산부인과병원에서 산모들에게 아기를 처음 가졌을 때부터 매 진료 시마다 초음파 촬영한 기록을 CD에 담아서 아기를 낳고 퇴원하는 산모에게 제공하였다. 초기에 이러한 서비스는 산모들에게 의미 있는 확장상품이었다. 그러나 이제는 대부분의 산부인과병원들이 이러한 CD를 제공함에 따라 이것은 더 이상 확장상품이 될 수 없다. 이제는 기대상품이 되어서 모든 산부인과병원은 이러한 CD를 반드시 제공해야 한다. 만일 산부인과병원이 고객에게 새로운 감동을 주기 원한다면 병원은 또 다른 확장상품을 개발해야만 한다. 그러

사례 4-3 확장상품과 기대상품의 사례

수도권에 있는 200병상 규모의 L산부인과 원장님은 최근 큰 고민에 빠져 있다. 왜냐하면 병원의 고객만족을 위하여 새롭고도 다양한 서비스를 개발하였는데 이에 대한 임산부들의 반응이 충분하지 않기 때문이다. 즉, 임신 초기의 초음파 촬영 사진에서부터 아기가 태어날 때까지의 전과정을 기록해서 사진으로 남겨두었다가 퇴원 시 CD로 제공하고, 이 아이가 5살이 될 때까지 매년 생일카드를 보내주고 있는데 이에 대해 별로 큰 반응을 얻지 못하고 있다. 사실 이러한 서비스들은 매우 독창적이어서 분명히 효과가 있어야 한다. 그러나 임산부들을 만나 본 결과, 이제 이러한 서비스는 거의 대부분의 산부인과에서 제공하기 때문에 L병원만의 독창적인 서비스가 아니라는 것이다. 즉, L병원이 처음으로 이러한 서비스를 제공하였을 때에는 이는 분명히 산모들이 기대하지 않았던 확장상품이었다. 그러나 주변의 다른 병원들도 이를 모방해서 이러한 서비스를 제공함으로써 이제 과거의 확장상품으로 인식되던 이러한 서비스는 더 이상 확장상품으로서의 가치나 효과를 느낄 수 없게 되었다. 왜냐하면 이제 이러한 서비스는 더 이상 확장상품이 아니라 모든 임산부들이 당연하게 생각하고 기대하는 기대상품이 되었기 때문이다. 따라서 병원은 꾸준히 새로운 확장상품을 개발해야 하며 동시에 이미 기대상품이 된 서비스들도 모두 제공해야 하는 추가적인 부담을 갖게 되었다. 요약하면, 과거의 확장상품은 모든 경쟁 병원들이 따라함에 따라 이제 필수적으로 갖추어야 하는 기대상품이 되기 때문에 병원은 또 다른 새로운 확장상품을 개발하기 위하여 더욱 노력해야만 한다.

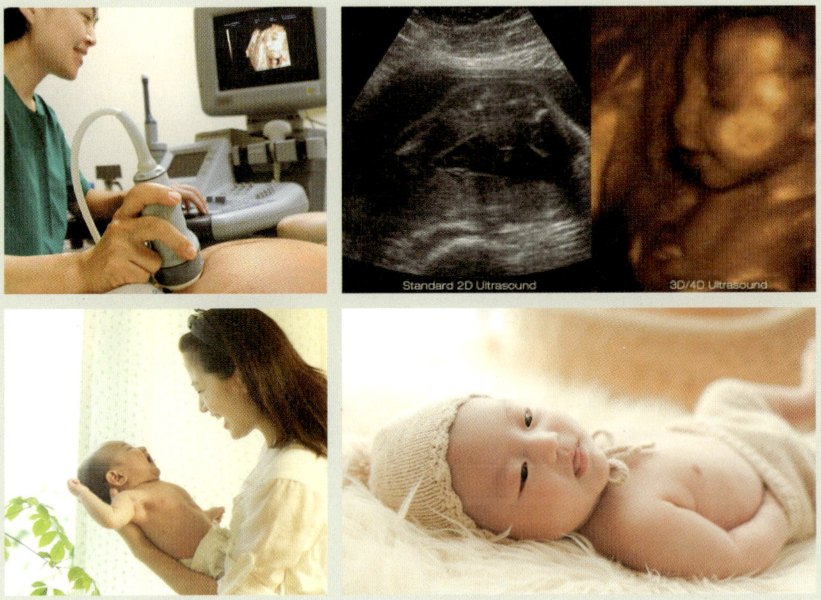

나 이렇게 개발된 확장상품도 시간이 지나 타 병원에서 모방하게 되면 또 다시 기대상품이 될 수밖에 없다. 이처럼 확장상품은 고객이 기대하지 못하는 경우에만 확장상품이고, 고객이 이를 기대하게 되면 더 이상 확장상품이 아니라 기대상품이 된다. 이러한 상황에도 불구하고 병원은 일반 기업과 마찬가지로 시장에서 경쟁우위를 지키기 위한다면 지속적으로 확장상품을 개발해 나가야 한다.

사례 4-3 확장상품과 기대상품의 사례

보험설계사의 경우, 고객과 접촉할 때 사탕이나 껌을 제공하는 경우가 많았다. 사탕이나 껌도 고객이 전혀 기대하지도 않았을 때 제공하게 되면 이것은 확장상품이 된다. 처음에는 분명히 확장상품이었다. 그러나 시간이 지날수록 너도나도 이러한 것들을 제공함으로써, 사람들은 보험설계사가 사탕과 껌을 주는 것을 당연하게 기대하게 되었다. 이제 사탕과 껌은 더 이상 확장상품이 아니라 기대상품이 된 것이다.

이러한 확장상품의 예는 우리 생활 주변에서 끊임없이 만들어지고 있다. 어느 더운 여름날 회사 연구소에 근무하고 있을 때 어떤 보험설계사가 팥빙수를 가져와서 옆에 있는 연구원에게 주었다. 이에 감동한 그 연구원은 2개의 보험에 가입하게 되었다.

이렇게 고객이 전혀 기대하지 않았던 무언가를 고객에게 제공하게 되면 이것은 확장상품이 된다. 그러나 만약 연구소에 오는 설계사마다 이를 모방하여 모두 팥빙수를 가지고 온다면, 사람들은 설계사가 방문하면 항상 팥빙수를 가지고 올 것을 기대하게 된다. 이렇게 되면 팥빙수는 더 이상 설계사가 판매하고자 하는 보험의 확장상품이 아니라 일종의 기대상품이 된다.

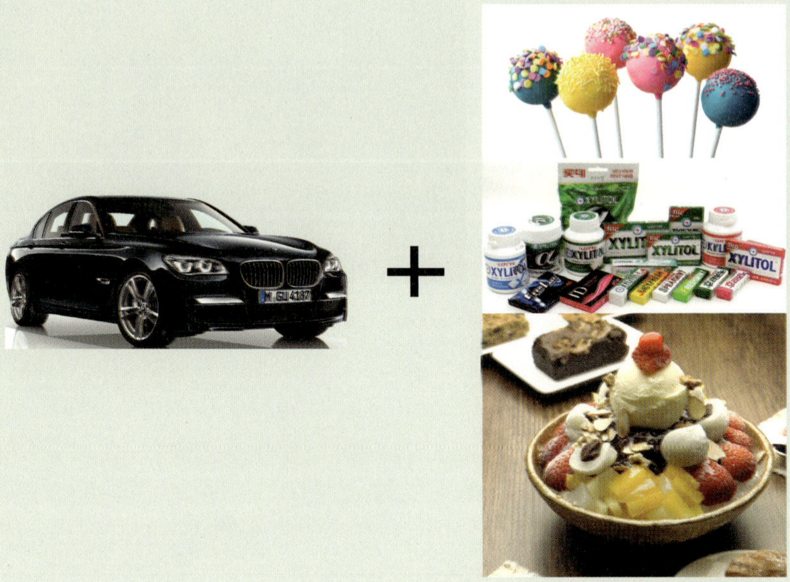

일반적으로 확장상품은 하나의 신상품으로 볼 수 있다. 그러나 확장상품은 일반적인 신상품과 달리 상품개발을 위하여 높은 비용과 획기적인 기술을 필요로 하지는 않는다. 아주 간단한 아이디어로부터 만들어질 수 있다. 확장된 상품의 개념으로 신상품을 생각하면 누구든

사례 4-5 확장상품과 기대상품의 사례

환자로 입원한 아이들에게 병원 같지 않은 분위기를 만들어 주는 것은 훌륭한 확장상품이 될 수 있다. 진료기술이 발달함에 따라 진료능력 차이가 줄어들게 되고, 이에 따라 이러한 서비스로 확장상품을 개발하는 것이 진정한 신상품개발이 될 수 있다. 또한 병원 내의 신상품개발팀에서만 신상품 아이디어를 내고 신상품을 개발해야 하는 것이 아니라 병원에서 일하고 있는 사람이면 누구든지 새로운 신상품들을 개발할 수 있다. 특히 고객과의 접점에 있는 의사나 간호사 혹은 창구직원 등이 보다 효과적으로 신상품 아이디어를 생각해내어 훌륭한 신상품을 개발할 수도 있다.

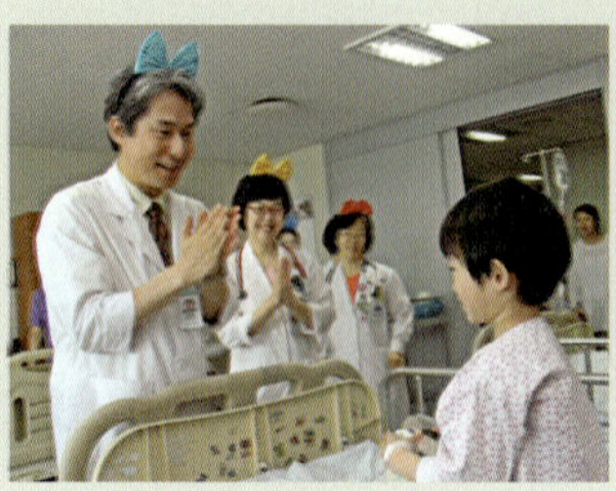

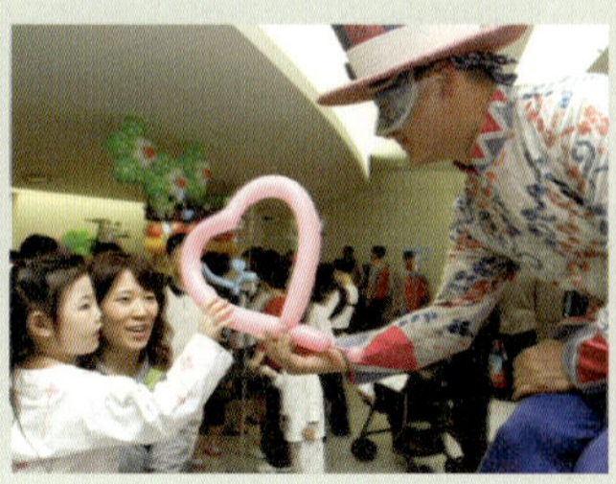

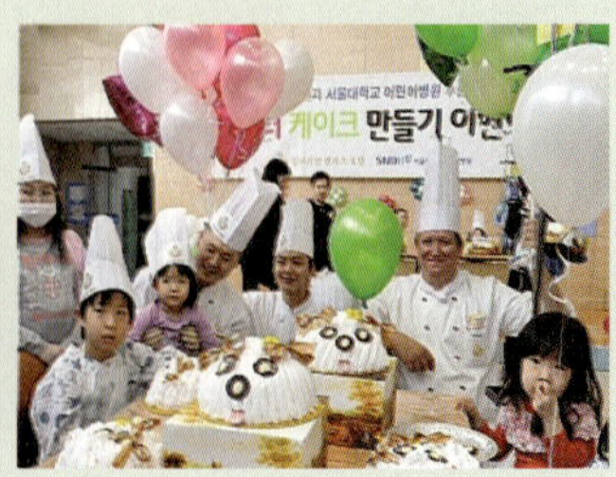

지, 예를 들어 병원 내의 모든 근무자 한 사람 한 사람이 스스로 상품을 개발할 수 있다. 이처럼 확장상품개발은 상품개발팀에서 전담하는 것이 아니다. 누구든지 새로운 아이디어를 가지고 고객이 감동할 만한 서비스를 제공하게 되면 이것이 바로 확장상품개발이 된다.

사례 4-6 확장상품과 기대상품으로 전환되는 Smart-Hospital

SK텔레콤이 세계 최초로 모바일과 ICT시스템을 연동한 '스마트병원 솔루션'을 선보였다. SK텔레콤이 서울대학교병원과 설립한 조인트벤처(JV)인 헬스커넥트는 스마트병원(Smart Hospital) 솔루션을 세계 최초로 분당서울대학교병원에 적용했다. '스마트병원 솔루션'은 병원 내방객과 외래환자 및 입원환자가 스마트폰과 키오스크(무인안내시스템), 태블릿PC 등 IT기기를 이용해 진료와 검사접수는 물론, 병원행정 업무처리, 상세의료정보조회, 대기시간확인, 진료비결제, 진료실 등 시설위치안내가 가능한 모바일 ICT시스템이다.

병원 EMR(Electronic Medical Record, 전자의무기록)시스템과 연동되는 IT기술, 각종 측위 및 통신 네트워크 기술을 적용해 병원 ICT시스템을 첨단화하고, 스마트기기를 활용해 환자에게 개인맞춤형 의료서비스를 제공하는 사례는 분당서울대학교병원이 세계적으로 첫 사례에 해당된다. 분당서울대학교병원 본관과 새로 개원한 암병원 및 뇌신경병원에 적용한 스마트병원 솔루션은 외래환자 및 내방객을 위한 페이션트 가이드(Patient Guide)와 입원환자가 병상에서도 의료서비스를 받을 수 있는 베드사이드 스테이션(Bedside Station)으로 구성되어 있다.

페이션트 가이드(분당서울대학교병원 명칭 : 베스트가이드)는 블루투스시스템을 통해 환자가 병원에 들어서면 전용 스마트폰 앱을 자동으로 구동시키고, 병원 정보와 스마트폰을 연동해 환자 개인에게 각종 안내서비스를 제공한다. 병원 예약내역을 자동으로 확인해 진료 및 검사일정과 시간, 위치 등을 확인해 주는 것뿐만 아니라, 접수완료/진료대기/진료완료 등 단계별 상황을 실시간으로 상세하게 알려주는 기능

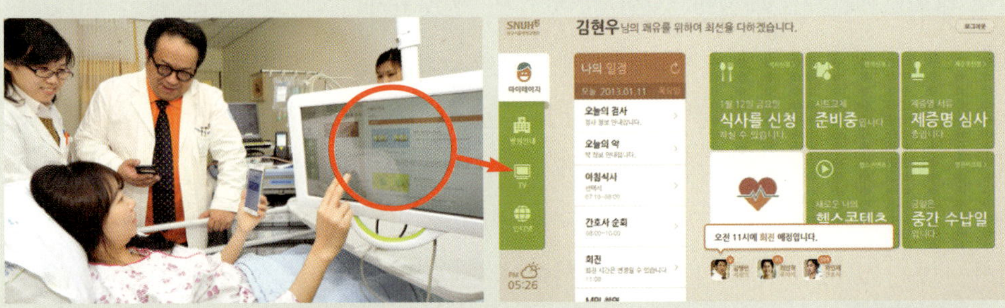

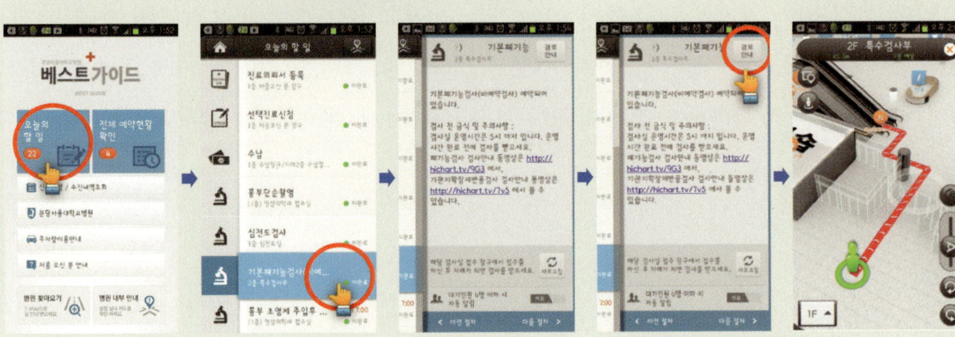

을 갖추고 있다.

또한 베드사이드 스테이션은 입원환자에게 제공되는 각종 의료서비스 질을 획기적으로 높여 환자와 보호자 만족도를 향상시키기 위해 개발된 솔루션이다. 병원현황 등 일반정보는 물론, 환자 개인의 진료 검사일정, 종류, 방법 등과 복용 중인 약물종류 및 복용법 등 다양한 진료정보를 조회할 수 있도록 하고 있다.

그러나 병원의 이러한 새로운 서비스는 이를 처음으로 대하는 고객에게 특정 병원만의 획기적인 확장 상품으로서 높은 호응을 얻을 수 있으나, 시간이 지나면서 다른 경쟁 병원들도 이러한 시스템을 적극적으로 수용하여 서비스 개선에 동참함으로써, 확장상품인 스마트병원 솔루션은 당연히 병원이 제공해야만 하는 기대상품으로 전락하는 과정을 밟게 된다. 특히, 정보통신기술이 더욱 빠르게 개발되고 생활환경이 풍족해 짐에 따라 고객들의 병원에 대한 기대수준도 크게 높아져서 확장상품이 기대상품으로 전환되는 과정도 더 빠르게 진행되고 있다. 따라서 병원 경영진은 새로운 확장상품 개발과 언제 확장상품으로서의 가치가 상실되는가 등에 대한 내용을 파악하여 이를 효과적으로 활용할 필요가 있다.

(4) 잠재상품

상품의 개념에서 가장 외곽부분을 형성하는 것이 잠재상품이다. 잠재상품은 의료소비자가 기존의 의료상품으로부터 얻을 수 있는 일반적인 효용이나 편익과는 달리, 마음속의 공허함을 메우거나 미래에 높은 가능성을 보여줄 수 있는 뛰어난 상품이나 그것을 제공하는 병원에 대한 기대감 등을 말한다. 대표적인 잠재상품의 예로는 병원이 꾸준한 노력으로 오랫동안 가꾸어온 병원의 선도성, 진취성, 신뢰성, 정확성, 고객지향성 등 전반적인 병원이미지가 있다. 즉, 고객과의 지속적인 관계로 인하여 친근하고 믿을 수 있으며, 새로운 기술을 지속적으로 도입하는 진취적인 이미지 등을 포함한 복합적인 병원의 이미지가 잠재상품이 된다.

위에서 설명한 네 가지의 상품유형 중에서 바깥쪽에 있는 상품, 즉 포괄적인 부분의 상품이 병원에게 더욱 중요하다. 그러나 이렇게 바깥쪽에 있는 상품에 대한 경쟁력을 확보하기 위해서는 보다 많은 노력과 시간을 투자하여야 한다. 반면에 이러한 바깥쪽에 있는 상품일수록 일단 형성되면, 그것을 구축하는 데에 드는 비용과 시간만큼이나 상당히 오랜 기간 동안 고객들에게 영향을 미치며 쉽게 변하지도 않는다. 따라서 병원에게 가장 중요한 상품은 병원이미지와 같은 잠재상품으로서 병원이 가장 신중하게 관리해야 할 부분이다.

사례 4-7 급속도로 발달하는 원격의료시스템

원격의료시스템은 환자가 위성통신 및 원격의료기기 등의 첨단 정보통신기술을 이용해서 효과적이고 신속하게 의료서비스를 제공하는 시스템을 의미한다. 이러한 원격의료시스템은 구급차로부터 시작해서 우주정거장의 우주인 건강관리에까지, 그리고 이제는 항해용 선박이나 장거리 항공기까지 널리 보급되어 새롭고도 필수적인 진료방법으로 널리 확산되고 있다.

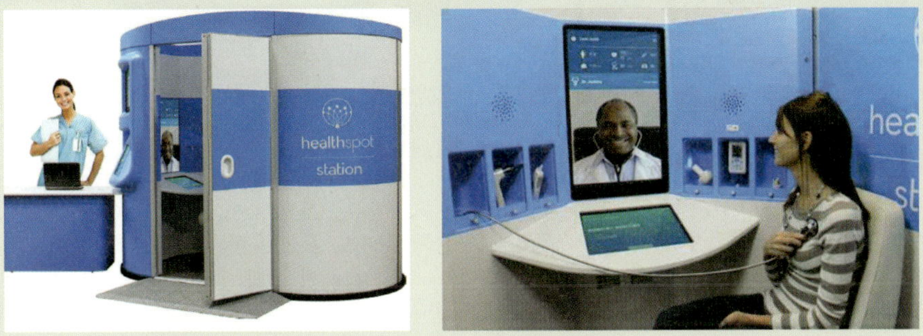

HealthSpot Station

상자 안의 병원(Hospital-in-A-Box)으로 불리는 헬스스팟(HealthSpot)은 다양한 공공장소에서의 진료접근성을 크게 향상시켜 식품매장, 편의점, 응급실, 병원, 기업, 군부대, 학교 및 요양원 등의 시설은 물론, 의료환경이 열악한 개발도상국의 오지에서도 사용가능하다. 내부에 비치된 체온계, 피부분석기, 검이경, 혈압계, 맥박 산소 측정기 및 청진기 등을 이용해서 환자상태를 신속하고 간편하게 검진할 수 있다.

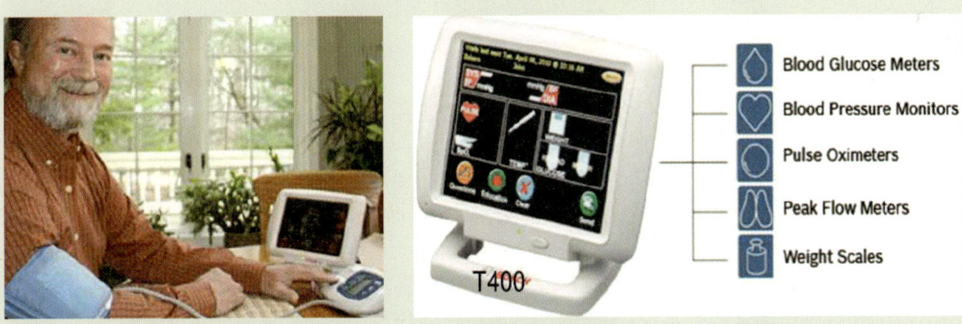

Bosch's Health Buddy

만성질환관리를 자택에서 받을 수 있도록 지원하는 터치형 원격 모니터링시스템이다. 이를 통해 혈압은 물론, 혈당, 체중, 산소포화도, 폐기능 등의 건강상태를 측정하여 의료기관으로 전송해서 진료받는 일종의 원격진료시스템이다.

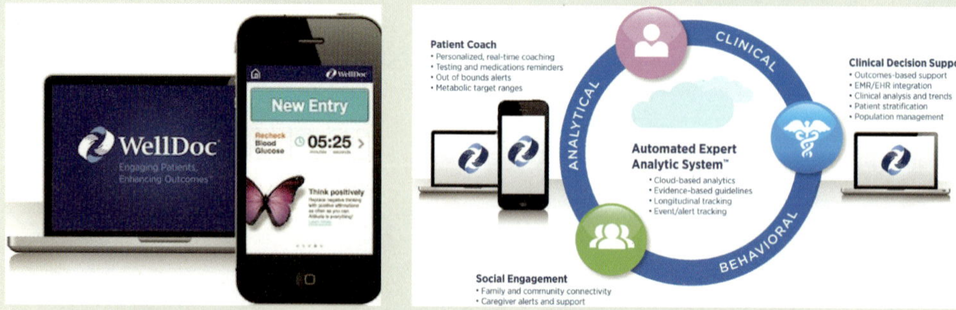
WellDoc
Engaging Patients, Enhancing Outcomes™
New Entry
Recheck Blood Glucose
05:25
Think positively
Patient Coach
• Personalized, real-time coaching
• Testing and medications reminders
• Out of bounds alerts
• Metabolic target ranges
CLINICAL
ANALYTICAL
BEHAVIORAL
Automated Expert Analytic System™
• Cloud-based analytics
• Evidence-based guidelines
• Longitudinal tracking
• Event/alert tracking
Clinical Decision Support
• Outcomes-based support
• EMR/EHR integration
• Clinical analysis and trends
• Patient stratification
• Population management
Social Engagement
• Family and community connectivity
• Caregiver alerts and support

WellDoc Bluestar

모바일 당뇨관리기능으로 최초로 미국 FDA 승인을 받은 소프트웨어로 환자가 자가관리를 위해 다양한 모바일기기로 입력한 건강수치, 복약 · 영양 · 운동상태 정보를 실시간 코치가 가능하다. 전문 의료진에게 해당 정보를 전달하고, 미국당뇨학회 치료 지침에 따라 분석 정보를 참조하여 환자에게 피드백을 해준다. 처방약품프로그램국가위원회(National Council for Prescription Drug Programs)의 처방 보험 심사를 통과해서 약물처방과 동일한 효과의 의료서비스로 인정받았다.

사례 4-8 세계 일류병원으로서의 입지를 굳힌 존스홉킨스병원

의료서비스산업에서의 잠재상품은 고객과의 지속적인 관계로 인하여 친근하고 믿을 수 있으며, 새로운 기술을 지속적으로 도입하는 진취적인 이미지 등을 포함한 복합적인 병원의 이미지라 할 수 있다. 즉, 꾸준한 노력으로 오랫동안 가꾸어온 병원의 선도성, 진취성, 신뢰성, 정확성, 고객지향성 등의 포괄적인 병원이미지를 말한다.

미국 볼티모어에 있는 존스홉킨스(Johns Hopkins)병원은 권위 있는 시사주간지 「US News and World Report」로부터 '미국 내 가장 우수한 병원'으로 10여 년 동안 선정되고 있다. 그 이유는 약 120여 년의 긴 역사와 더불어서 "창조적이어야 한다"는 홉킨스의 전통을 이어온 존스홉킨스병원이 가지고 있는 선도적인 병원이미지 때문이다.

예를 들어, 미국 최초의 중앙난방식 시설의 도입, 의학과 전문의 양성 교육, 수술실에서 수술장갑 착용, 여성의 최초 의대입학허용 등 시대마다 의료서비스산업을 선도하며 진취적인 이미지를 구축하였다. 또한 15명에 이르는 의학관련 노벨상(존스홉킨스대학은 총 37명의 노벨상수상자를 배출함) 수상자들을 배출함으로써 고객들로부터 병원에 대한 무한한 신뢰를 얻고 있다. 무엇보다 최고의 치료와 가장 애정어린 치료를 하는 것이 자신들의 임무라는 철저한 직업의식과 사명감으로 진료와 수술에 임하면서도 연구활동 또한 게을리 하지 않는 병원 의료진의 끊임없는 노력으로 인하여 병원으로서 가장 중요한 잠재상품인 '세계 최고의 존스홉킨스병원'이라는 이미지를 갖게 되었다.

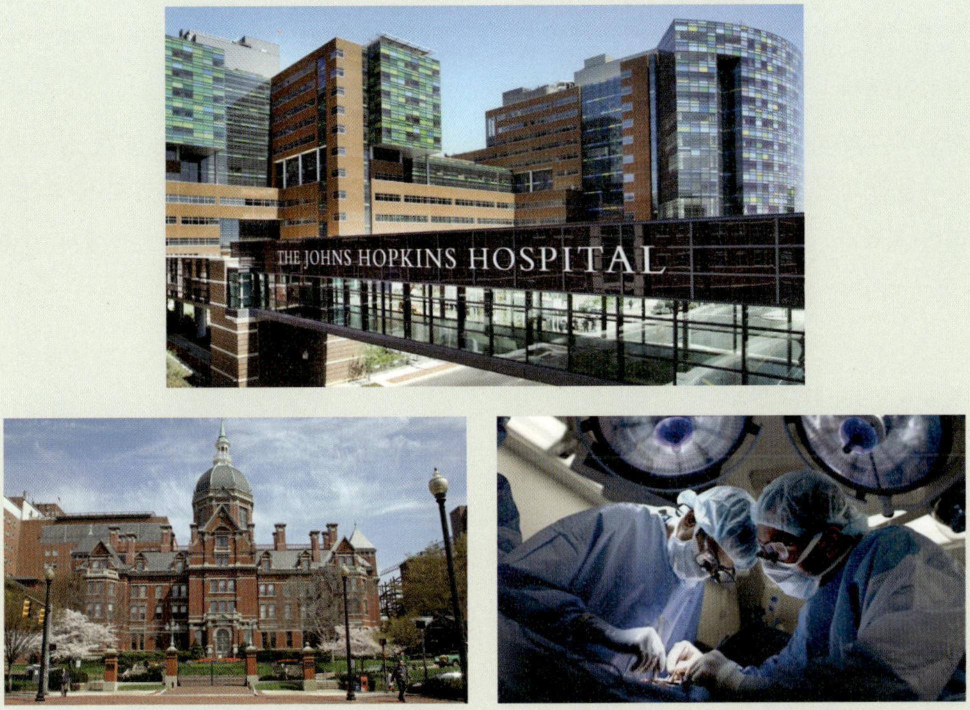

120여 년의 오랜 기간 동안 선도적이고 신뢰성 있는 노력으로 가장 중요한 잠재상품인
'세계 최고의 존스홉킨스병원' 이라는 이미지를 구축하게 되었다.

1.2 상품믹스(product mix)

상품믹스는 한 병원에서 제공하는 모든 진료상품계열과 진료품목을 통틀어 일컫는 말이다. 일반적으로 대학병원과 같은 3차 진료기관들은 많은 질환의 의료소비자들을 진료해야 하기 때문에 다양한 진료과들을 가지고 있다. 또한 각각의 진료과에서 다룰 수 있는 질병의 종류도 다양하다. 그러나 이러한 대형병원들도 모든 질병을 진료하는 데는 무리가 될 수 있다. 또한 대학병원들 나름대로 특화하기 위하여 병원의 역량을 특정한 진료과로 집중시키는 것이 필요한 경우도 있다. 따라서 나름대로 가장 효과적인 상품믹스전략이 필요하다.

반면에 모든 종류의 질병들을 치료할 수 없는 2차 진료기관이나 특히 1차 진료기관인 개인 병의원 수준의 병원들의 경우에 의료서비스 상품믹스는 매우 중요하다. 이들은 다양한 의료서비스상품을 제공할 수 없기 때문에 특정한 의료소비자들만을 대상으로 하는 표적시장별로 의료소비자가 필요로 하는 상품들을 개발할 필요가 있다. 이들에게 상품믹스는 병원의 상품전략, 더 나아가서 병원의 마케팅전략과 경영전략의 기본방향을 결정하는 중요한 의사결정이 된다.

상품믹스(product mix)는 어느 한 병원이 의료소비자에게 제공할 수 있는 모든 질병과 진료과목들의 집합을 말한다. 상품라인(product line)은 병원이 제공하는 진료과로 볼 수 있다. 이러한 진료과, 즉 상품라인의 수를 상품믹스의 넓이(width)라 하며, 한 진료과에서 진료할 수 있는 다양한 질병종류의 수를 상품라인의 길이(length)라고 한다.

그림 4-4 | 경희대학교한방병원 상품믹스

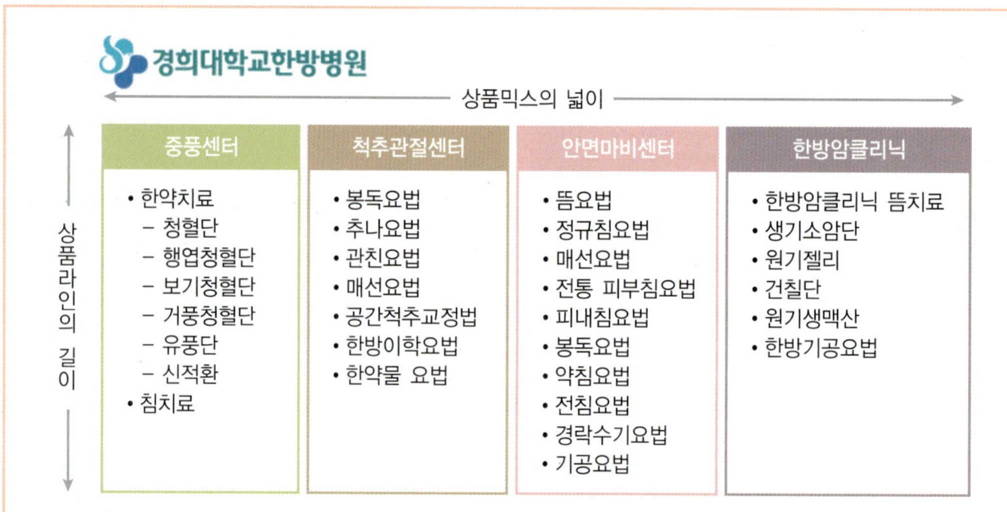
경희대학교한방병원
상품믹스의 넓이
상품라인의 길이
중풍센터
• 한약치료
– 청혈단
– 행엽청혈단
– 보기청혈단
– 거풍청혈단
– 유풍단
– 신적환
• 침치료
척추관절센터
• 봉독요법
• 추나요법
• 관친요법
• 매선요법
• 공간척추교정법
• 한방이학요법
• 한약물 요법
안면마비센터
• 뜸요법
• 정규침요법
• 매선요법
• 전통 피부침요법
• 피내침요법
• 봉독요법
• 약침요법
• 전침요법
• 경락수기요법
• 기공요법
한방암클리닉
• 한방암클리닉 뜸치료
• 생기소암단
• 원기젤리
• 건칠단
• 원기생맥산
• 한방기공요법

그러면 상품믹스의 넓이와 상품라인의 길이를 어떻게 결정할 것인가? 일반적으로 병원이 몇차 진료기관인지와 병원의 규모 및 목표, 병원의 자원 및 기술역량에 따라 상품믹스를 구성하는 것이 바람직하다. 병원이 가능하면 복수의 상품라인을 가져가는 이유는 여러 상품라인을 통해 병원의 진료서비스를 향상시키기 위함이다. 즉, 의료소비자들에게 다양한 진료상품을 선택할 기회를 제공함으로써 병원은 고객이탈을 방지하고 경쟁병원의 진입을 막아 병원의 매출을 유지하고 확대할 수 있다.

예를 들어, 많은 진료서비스를 제공하기 어려운 병의원들이 하나의 건물에 같이 모여서 개원을 하는 것도 마치 한 병원이 여러 진료과들을 제공하는 것과 같은 상품믹스를 구성하기 위해서이다. 의료소비자가 내과를 비롯하여 피부과, 안과, 정형외과 그리고 치과 등 거의

2 · 3차 진료기관이 제공하는 대표적인 진료서비스를 하나의 건물 내에서 받을 수 있다면, 굳이 다른 곳에 있는 병원을 찾으려 하지 않을 수 있다. 세운상가에 같이 모여 있는 공구상들이나 용산이나 테크노마트에 입점한 많은 전자제품점들 그리고 한 빌딩 내에 같이 모여 있는 여러 음식점들이 잘되는 이유도 여기에 있다. 한 곳에서 소비자에게 다양한 상품선택의 기회를 주는 일종의 경쟁력 있는 상품믹스를 제공하기 때문이다.

고객을 유지하기 위한 목적 외에도 다양한 종류의 진료상품을 제공함으로써 이를 필요로 하는 서로 다른 고객들을 대상으로 그에 합당한 서로 다른 가격을 받을 수 있다는 장점이 있다. 이러한 가격차별화(price discrimination)는 궁극적으로 병원의 이익을 높이는 데에 기여할 수 있다. 가격차별화를 보다 자연스럽게 하기 위하여 병원은 종종 새로운 부가서비스를 추가하기도 한다. 예를 들어, 건강검진서비스의 경우 검진의 신뢰도를 높여주는 최신장비는 물론이고 휴양지의 호텔을 연상케 하는 세련된 시설이나 개개인에 맞춘 차별화한 검진프로그램 그리고 섬세하고 고급스러운 서비스 등을 제공하기도 한다.

그러나 상품믹스를 너무 다양하게 가져가게 되면 그에 따른 추가비용도 발생하게 된다. 상품수가 너무 적으면 이를 필요로 하는 고객들이 한정되거나 서비스가 떨어질 수 있고, 반면에 너무 많으면 병원의 이익이 낮아질 수 있다. 또한 시장변화에 따라 상품믹스의 수정이나 추가는 불가피한 일이며, 병원이 성장하게 되면 변화된 고객의 욕구를 충족시키고 새로운 고객을 추가적으로 확보하기 위하여 상품믹스를 확장하는 것이 일반적이다. 반면에 병원이 어려워지면 반대로 상품믹스를 축소시키고 병원의 자원을 집중하는 것이 바람직하다.

상품라인을 확장하는 방법에는 상향확장(upward stretch), 하향확장(downward stretch), 쌍방향확장(two-way stretch)의 3가지 전략이 있다. 상향확장은 병원이 현재 제공하고 있는 진료상품보다 의료수가와 품질이 더 높은 진료상품 품목을 추가하는 것이고, 반면에 하향확장은 현재의 진료상품보다 의료수가와 품질이 낮은 진료상품 품목을 추가하는 것이다. 그리고 쌍방향확장은 시장에 어필할 수 있다면 현재 진료상품보다 높은 의료수가의 진료상품과 낮은 의료수가의 진료상품 모두를 추가하는 것을 말한다. 이러한 상품라인 확장은 의료수가의 책정이 비교적 자유로운 비급여 진료상품의 경우에 활용되는 것이 일반적이다.

상향확장은 고급의 비급여 진료상품시장의 성장률이 높고 수익률 또한 높을 경우 병원의 성장과 수익의 확대를 위하여 시도하는 것이 일반적이다. 또한 하향확장은 병원이 고가의 진료상품시장에서 타 병원들로부터 공격을 당하거나 고가의 진료상품시장의 성장률이 낮아서 다른 병원들이 점유하고 있는 저가의 진료상품시장에 침투하고자 하는 경우나 미리 저가의 진료상품시장을 석권하여 경쟁 병원들의 진출을 막으려고 할 경우, 혹은 고급의 진료상

사례 4-9 하향확장 – 애플 아이폰

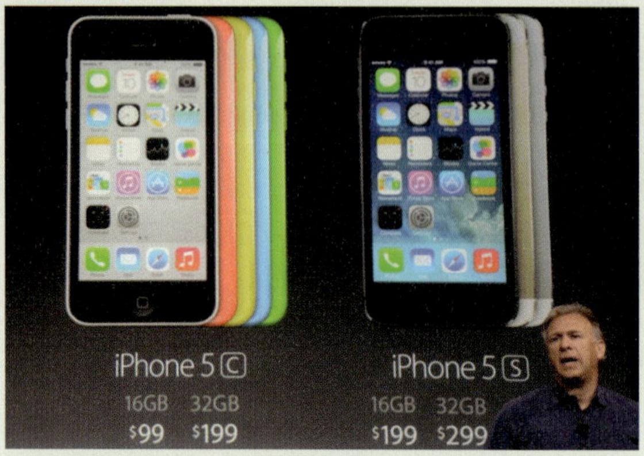
iPhone 5C
16GB 32GB
$99 $199
iPhone 5S
16GB 32GB
$199 $299

'애플'을 생각하면 바로 떠오르는 이미지는 창업주인 스티브 잡스의 깐깐한 모습이었다. 지금은 고인이 된 잡스가 생전에는 편벽증에 가까울 만큼 고집스런 모습으로 애플 제품에 독특한 디자인과 기능을 강조했다. 그런데 애플이 아이폰5를 내놓으면서부터 완전히 달라졌다. 과거 잡스 시절 애플은 단순히 제품뿐만 아니라 경영이나 마케팅에서도 나름 독특한 원칙이 있었다. 예를 들면, 스마트폰인 아이폰 하나만 놓고 봐도 여러 제품을 생산하지 않고 오로지 한 제품만 만드는 '온리 원(Only One) 전략', 절대 이동통신업체에 머리 숙이지 않고 애플사의 전략을 고수하는 '옹고집 마케팅', 출시된 지 한참 지나도 절대 가격을 떨어뜨리지 않는 '프리미엄 전략' 등이 대표적이다.그러나 잡스가 떠난 지금 애플은 아이폰을 고가형 아이폰5S와 저가형 아이폰5C의 하나가 아닌 두 개의 제품을 동시에 출시하였다. 애플이 하나가 아닌 두 개의 제품, 특히 고가폰 유일 전략을 버리고 저가폰을 출시하게 된 것은 세계 스마트폰 시장이 중국, 인도 등의 신흥시장이 부상하면서 고가에서 저가폰 위주로 빠르게 재편되고 있기 때문이다. 한국의 삼성전자와 LG전자도 애플의 전략에 부응하여 고가폰으로 브랜드 이미지를 강화하고, 저가폰으로 실속을 챙기는 전략을 펼치고 있다.

품시장에서의 명성을 이용해서 하위시장에 진출하고자 하는 경우에 수행된다. 예를 들어, 애플도 동일한 아이폰 하나로 모든 소비자를 만족시킬 수 없다고 판단하여 고가형 아이폰과 더불어 저가형 아이폰을 출시하였다. 애플이 이처럼 고가와 저가 두 개의 모델을 같은 시기에 출시하겠다는 것은 선진국시장 및 개발도상국시장을 동시에 겨냥한 상품전략이다.

이렇게 상품라인의 확장전략으로 병원이 얻을 수 있는 긍정적인 측면도 있으나 하나의 진료상품라인에 무분별하게 새로운 진료상품품목을 추가하면 의료진의 진료능력이 떨어져서 진료상품의 품질이 저하될 수 있다. 또한 의료소비자가 자신에게 맞는 진료상품을 선택하는 과정에서 오히려 혼란스럽게 느낄 수 있으므로 주의할 필요가 있다.

1.3 상품의 분류

일반적으로 상품은 제품과 서비스를 포함하는 의미를 가지고 있다. 상품은 유형성, 즉 실제 눈으로 볼 수 있는지 여부에 따라서 제품과 서비스로 분류할 수 있다. 또한 제품의 경우

내구성 정도에 따라 내구재와 비내구재로 구분되며, 내구재는 고가의 MRI나 CT, 감마나이프, 토모세라피와 같이 상당한 기간 동안 사용되는 의료장비 등을 말하고, 비내구재는 사용기간이 매우 짧은 주사기나 소독제와 같은 의료소모품 등을 말한다.

상품은 또한 그 활용 용도에 따라서 소비재와 산업재로 분류할 수 있다. 소비재는 일반 개인이나 가정에서 소비하기 위하여 소규모로 구입하는 상품을 말한다. 반면에 산업재는 병원에서 진료활동에 사용할 목적으로 대량으로 구매하는 상품을 말한다.

또한 상품의 참신성 정도에 따라 신상품과 기존상품으로 분류할 수 있다. 신상품은 의료소비자가 기존에 인지하지 못한 상품으로 기존상품과 상이한 새로운 상품일 수도 있고, 기존상품에 변화를 가함으로써 의료소비자가 참신함을 느낀다면 이러한 상품도 신상품이라고 할 수 있다.

그림 4-5 | 상품의 분류

■ 상품은 활용용도, 유형성, 내구성, 참신성 정도에 따라 다음과 같이 분류됨

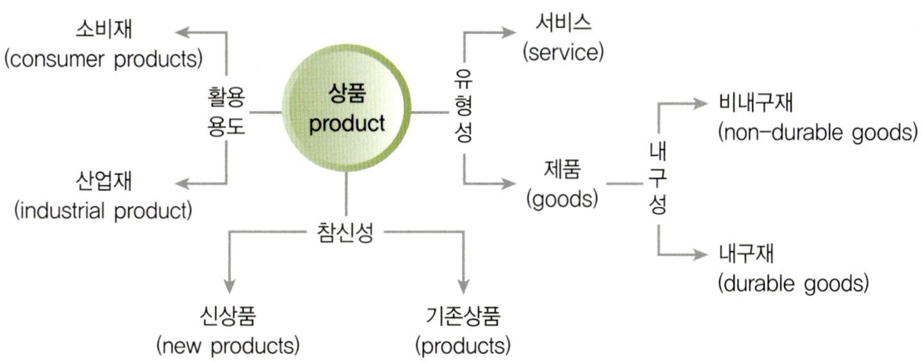

사례 4-10 디자인이 상품의 핵심이 되고 있다

"모양은 고슴도치인데 등에 가시가 없네? 음…무엇에 쓰는 물건인가…?"

세계적인 이탈리아 디자인업체 '알레씨(Alessi)'에서 '도지(Dozi)'라는 이름으로 지난 2004년부터 판매하고 있는 이 제품은 전 세계 50여 개국에서 10만 개가 넘게 팔린 이른바 대박상품이다. 참고로 디자인 소품시장에서는 1만 개만 팔려도 히트라고 한다.

이 기발한 상품은 한국인 김형정 씨가 디자인한 것으로, 소비자가 클립이나 바늘, 못 등을 붙임으로써 비로소 고슴도치가 완성되는 '사용자중심의 열린 디자인정신'을 대표하는 작품이다. 김 씨는 서울대 대학원 디자인학과 재학 시절, 핀란드 교환학생으로 지내면서 느끼고 배운 열린 사고방식으로부터 '도지'를 생각해 낼 수 있었다고 한다. 또한 도지(Dozi)라는 제품이름도 순우리말인 '고슴도치'에서 따온 것이다.

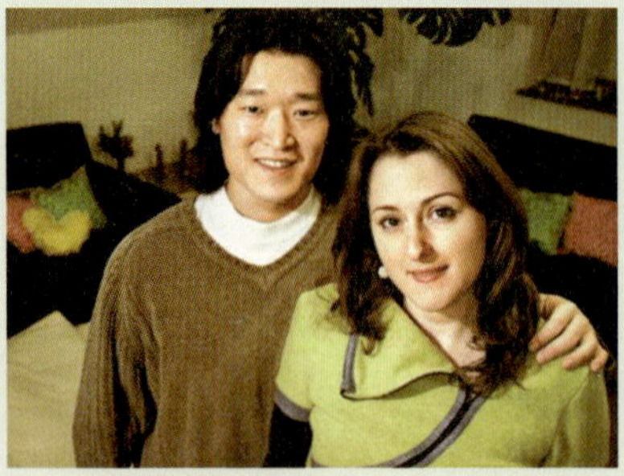

이 제품은 2004년 미국 '포춘(Fortune)' 지로부터 '올해의 베스트상품'에도 선정됐고, MoMA(뉴욕현대미술관) 디자인 숍의 베스트셀러 중 하나로 꼽힌다.

이제 병원도 열린 사고방식으로 새로운 블루오션을 개척할 필요가 있다.

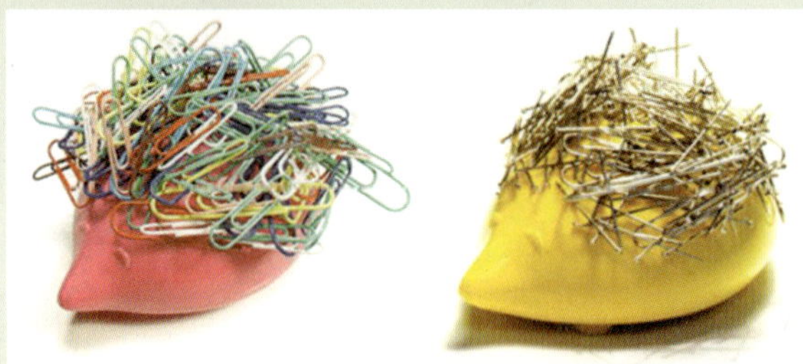

이탈리아 디자인업체 알레씨(Alessi)의 '도지(Dozi)'
클립을 붙이면 클립꽂이(왼쪽)로, 핀을 갖다 대면 핀꽂이(오른쪽)로 변하는 고슴도치 자석 '도지'는 전 세계적으로 10만 개 넘게 팔린 대박상품이다.

제2절 신상품 개발

2.1 신상품 개발목적과 실패요인

신상품은 그 상품군의 상품을 사용하는 소비자가 새롭다고 인식하는 상품이나 상품 아이디어를 의미한다. 신상품은 참신성 정도에 따라, 완전히 새로운 신상품도 있고, 포장이나 새로운 용도 등을 개발한 정도의 신상품도 있다. 따라서 신상품에 대한 정의는 어느 정도 주관적일 수밖에 없다.

병원의 경우 진료과를 신설하는 것이 가장 대표적인 신상품개발에 해당된다. 즉, 병원은 의료소비자의 요구에 부응하기 위하여 새로운 진료과를 신설한다. 또한 매출증대나 비용절감을 위하여, 구성원의 사기진작 및 진료과 간의 선의의 경쟁을 독려하기 위하여, 경쟁병원의 진료상품에 대처하기 위하여, 복강경수술과 같은 신기술이나 로봇과 같은 새로운 장비의 개발 등 진료기술의 변화로 인하여, 혹은 라미네이트나 라식과 같은 유행 등에 의한 시장요구에 효과적으로 대응하기 위하여 병원은 꾸준히 신상품을 개발한다.

그러나 이러한 병원의 신상품은 일반 기업의 신상품과는 달리 시장에 큰 영향을 미치지 않는 경우가 대부분이다. 그 이유는 이러한 신상품들은 시장에 이미 존재하거나 개발된 기술이나 장비를 사용하는 것에 불과하기 때문이다. 따라서 본 절에서 설명하는 신상품 개발은 병원에서 새로운 진료과를 신설하거나 신기술을 이용한 진료방법 개발이 아니라 새로운 유통채널을 이용한 의료상품이나 타 산업과의 제휴 등을 이용한 결합상품 등을 신상품으로 간주하고 설명한다. 이러한 신상품 외에 의료산업에 속한 일반기업들, 예를 들어 제약회사나 의료소모품, 의료기기 및 의료장비를 생산하는 기업에서의 신상품 개발의 경우를 중심으로 설명하고자 한다.

일반적으로 시장의 상황은 신상품을 개발하는 병원이나 기업에게 호의적이지 못한 경우가 대부분이다. 예를 들어, 100개의 신상품 아이디어 중에 약 2% 정도만이 신상품으로 개발되어 최종적으로 시장에 출시되며, 시장에 진출한 상품조차 성공하는 경우는 극히 드물다. 이처럼 신상품이 실패하는 이유는 여러 가지가 있으나, 몇 가지 대표적인 실패요인을 요약하면 [그림 4-6]과 같다.

우선 상품 자체에 결함이 있거나, 마케팅전략이나 시장진출 타이밍이 부적절하거나, 경쟁기업이 적극적으로 대응하는 경우 대부분 실패한다. 또한 신상품 도입지역을 잘못 선정하거나, 경기불황, 예산부족, 경영층의 지원 미흡, 조직 내의 불화, 소비자니즈와 취향의 변화, 영업사원 교육 미흡, 자사의 기존상품과의 상충관계, 천재지변 등에 의하여 신상품이 실패하곤 한다.

그림 4-6 | 신상품의 정의 및 개발목적

신상품의 정의	그 상품군의 상품을 사용하는 소비자가 새롭다고 인식하는 상품이나 상품 아이디어를 의미함

신상품 개발목적

① 고객요구에 따라 상품구색을 갖추기 위하여	② 매출증대나 비용절감을 위하여	③ 사기진작과 사업부 간의 경쟁을 독려하기 위하여
④ 경쟁사의 상품에 대처하기 위하여	⑤ 신기술의 개발과 생산기술의 변화에 대처하기 위하여	⑥ 유행 등 시장요구에 효과적으로 대응하기 위하여

그림 4-7 | 신상품의 대표적인 실패요인

- 상품 자체의 결함
- 부적절한 마케팅전략
- 시장진출 타이밍을 놓침
- 경쟁기업의 적극적 대응
- 도·소매 등 유통의 미흡한 지원
- 잘못된 신상품 도입지역 선정
- 경기(景氣)불황
- 예산부족
- 경영층의 지원 미흡
- 조직 내의 불화
- 소비자니즈와 취향 변화
- 영업사원 교육 미흡
- 자사의 기존상품과의 상충관계
- 천재지변 등

사례 4-11 대표적인 신상품 실패사례

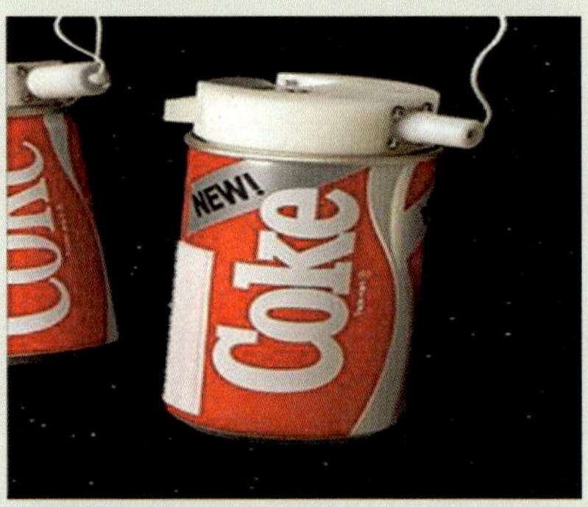

실패한 콜라 'New Coke'

미국인들이 코카콜라를 사랑하는 것은 코카콜라의 맛 때문만은 아니었다. 그들은 맛 이상의 다른 것에 의미를 두고 있었다. 이러한 것을 제대로 파악하지 못한 상태에서 개발된 신제품인 뉴콕(New Coke)은 많은 개발비용을 들였으나 결국 실패하게 되었다.

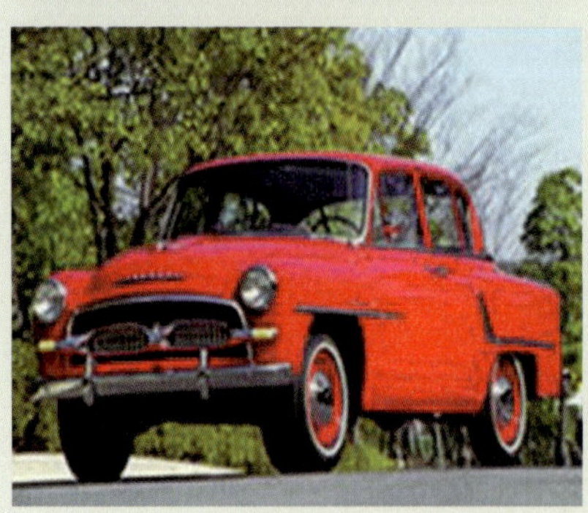

도요타의 '크라운'

도요타는 1950년대 일본에서 선풍적 인기를 끌던 '크라운'이 미국시장에서도 성공할 수 있을 것이라 생각했다. 그러나 대형차를 선호하던 미국 소비자들은 크라운이 볼품없는 작은 차라고 생각했기 때문에 거의 판매할 수 없었다. 결국 도요타는 새로운 시장의 소비자 니즈를 제대로 파악하지 못했기 때문에 이와 같은 실패를 경험하게 되었다.

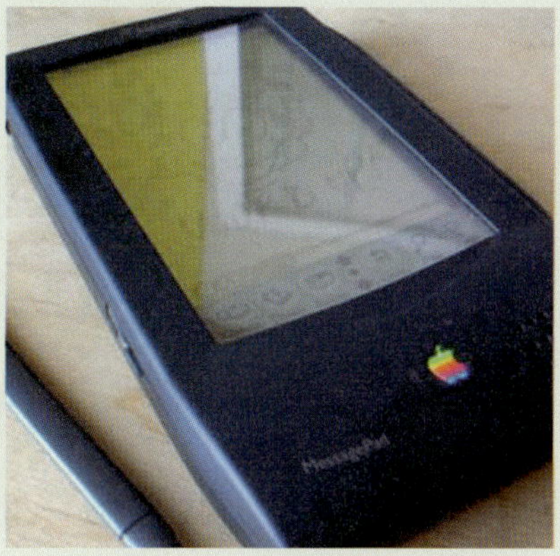

애플의 '뉴튼'
아이폰으로 성공을 거두고 있는 애플은 1992년 개인용 휴대단말기(PDA)의 원조인 뉴튼(Newton)을 개발하였다. 당시에는 파격적인 미래형 제품이었으나 시대를 너무 앞서간 이상적인 제품이었기 때문에 결국 실패하게 되었다.

사례 4-12 생각의 전환으로 인한 성공사례

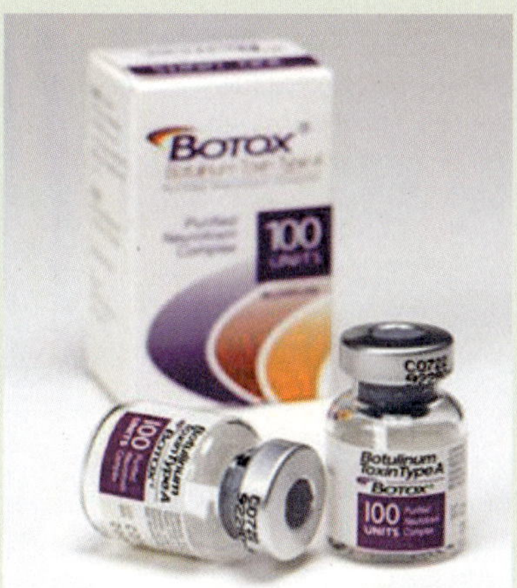

Alergan사의 '보톡스'
상품의 원래 용도가 아닌 다른 용도에 활용해서 성공한 사례들 중에 대표적인 것으로 보톡스가 있다. '보톡스'는 미국 Alergan사의 보툴리늄 독소 type-A형의 상품명으로 애초에 눈꺼풀의 경련이나 소아마비 환자의 근력조절 등과 같은 질병의 치료에 주로 쓰이던 의약품이었다. 그러나 극미량을 국소적으로 주사하면 주사 부위의 주름을 제거하고 사각턱이 교정되는 등의 효과가 있음을 발견하여 미용 목적으로 사용하기 시작하였다. 그 결과 오늘날에는 미용치료에 있어서 대표적이면서도 없어서는 안 되는 중요한 약품이 되었다.

2.2 신상품 개발과정

신상품을 효과적으로 개발하기 위하여 다양한 신상품 개발모형이 고안되었다. 이 중에 대표적인 신상품 개발모형은 ① 전략적 분석과 계획, ② 시장조사와 기회파악, ③ 아이디어 창출, ④ 신상품 콘셉트의 개발과 평가, ⑤ 신상품개발과 테스트, 그리고 ⑥ 상품화와 사후평가에 이르는 6단계 모형이다. 이러한 신상품 개발모형의 각 단계별 투입물(input)과 산출물(output)을 요약하면 [그림 4-8]과 같다. 이 그림을 참조하면 각 단계에서 수행되어야 하는

그림 4-8 | 신상품 개발단계별 투입물과 산출물

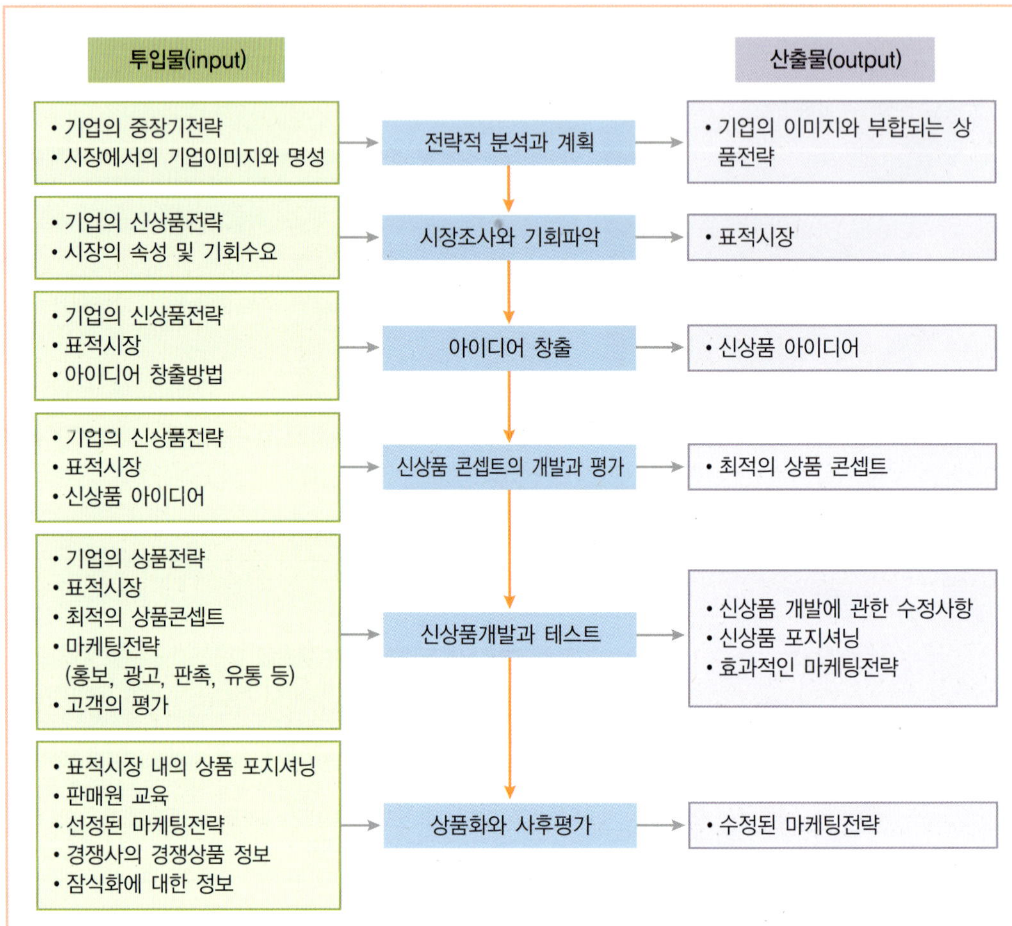

작업과 그 작업에서 필요한 정보, 그리고 작업결과 만들어내야 할 산출물을 대략적으로 파악할 수 있다.

(1) 전략적 분석과 계획

상품을 생산하는 기업명과 상품명은 소비자들의 상품선택과 구매에 큰 영향을 준다. 회계학에서 이를 선의(goodwill)라고 칭하고, 마케팅담당자들은 이를 상표인지도라고 한다. 신상품이 성공하기 위해서는 기업의 이미지와 명성 및 상표가 중요한 역할을 한다. 특히 상품이 복잡하고 무형이며 불확실성이 높은 신상품의 경우에는 더욱 중요하다.

사례 4-13 실패로부터 성공을 찾은 상품들

실패로부터 교훈을 얻어 공전의 히트를 기록한 상품들이 있다. 실패의 성공사례는 다국적 제약회사인 화이자의 '비아그라'와 코닝의 의약품 테스트 기술인 '에픽' 등이다. 실패를 두려워하지 않는 조직분위기를 조성하고 실패사례를 공유함으로써 다음 상품 개발에 활용하려는 의지와 노력의 결실로 대박상품이 탄생하기도 한다.

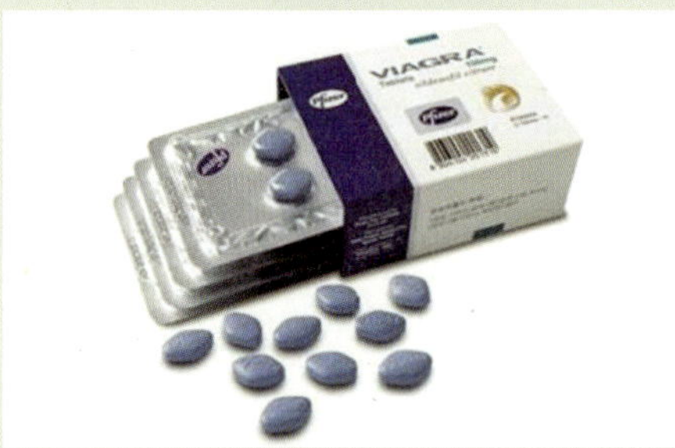

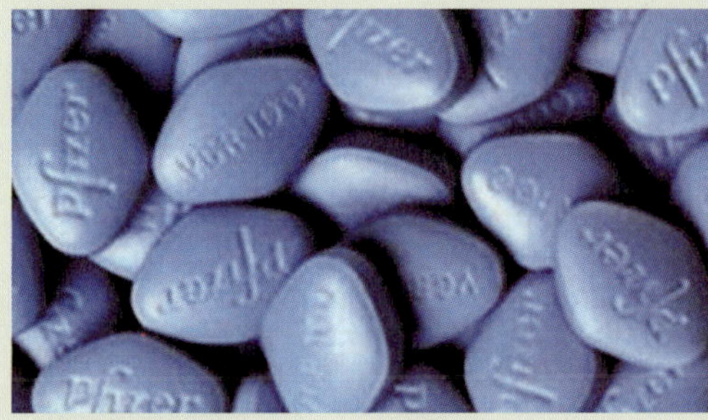

화이자의 '비아그라'

화이자는 처음에는 심장병 약으로 '실데나필'을 개발하였으나 효능이 없어 개발비만 날리고 말았다. 그러나 이 약을 복용한 사람들의 경험을 종합한 결과를 바탕으로 발기부전 치료제인 '비아그라'를 만들어 내는 데 성공했다.

제너럴일렉트릭(GE)은 각 분야의 '모범기준(best practice)'을 세운 것으로 유명하다. GE는 실패사례를 정형화하여 '상상력 발견(imagination breakthroughs)'이란 컨퍼런스를 통해서 실패사례를 분석하고 토론해서 경험을 공유한다. 이러한 과정을 거침으로써 실패로부터 성공의 실마리를 얻을 수 있는 경우가 많다.

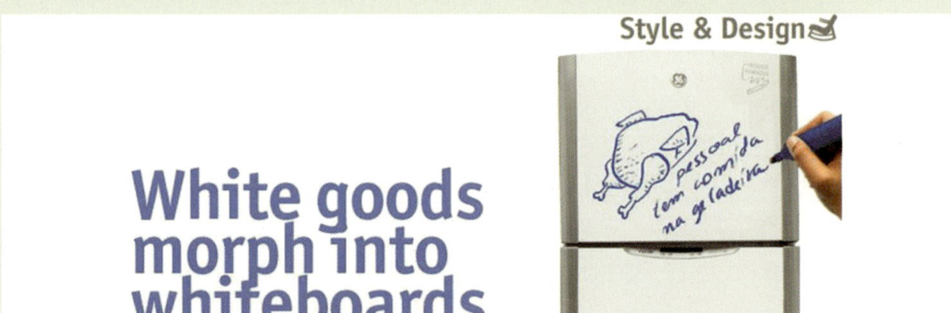

특히 기업의 이미지와 명성에 부합되지 않는 신상품은 실패하기 쉽다. 기업의 이미지에 부합되지 않는 신상품을 개발하는 것보다는 기존상품의 부족한 점을 보완하여 가는 것이 더 바람직하다. 따라서 기업이 신상품개발 이전에 가장 먼저 파악하고 있어야 할 일은 자사와 자사 상표에 대하여 소비자들이 가지고 있는 이미지와 인지도를 파악하는 것이다. 이미지와 인지도를 먼저 파악한 후에 이에 부합되는 적합한 신상품을 개발하는 것이 바람직하다.

그림 4-9 | 신상품 개발과정

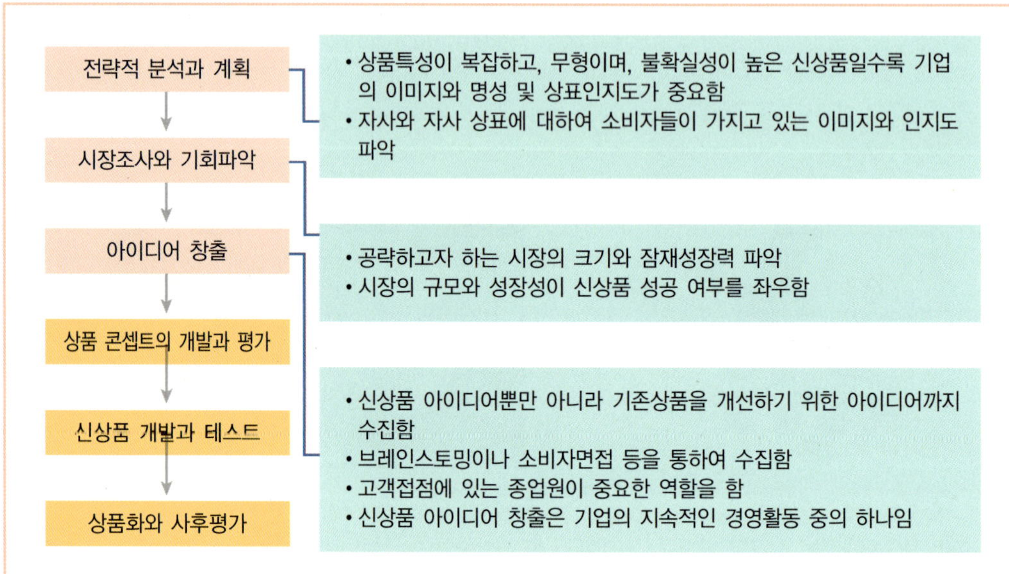

만약 자신이 잘 알려지지 않은 새로운 분야에 진출하고자 한다면, 기업은 먼저 기존의 명성과 이미지가 새로 시작하려는 분야와 어떠한 점에서 연관성이 있는가를 파악하고 향후에 기업의 이미지를 어떻게 개발해나갈 것인가에 대하여 전략적으로 충분하게 분석하여야 한다. 이와 같은 전략적 분석과 계획은 신상품 성공에 있어서 가장 중요한 작업이 된다.

(2) 시장조사와 기회파악

시장 내에서 자신의 위치를 파악한 후 기업이 해야 할 일은 공략하고자 하는 시장의 크기와 잠재성장력을 파악하는 것이다. 상품판매가 시장의 크기에 의해 좌우되듯이 상품의 성공도 시장크기에 의해 좌우된다. 새로 개발된 양질의 상품이 소비자들을 만족시킨다 하더라도, 시장이 매우 제한되어 있다면 그 상품은 크게 성공할 수 없다. 실제로 많은 상품들이 이러한 시장의 한계에 묶여서 실패하였다.

예를 들어, 금융신상품의 경우 규모가 큰 시장에 소개된 상품은 70% 이상의 성공확률이 있는 반면에 규모가 작은 시장에 도입된 상품은 불과 35% 정도의 성공률을 보인다는 조사결과가 있다. 또한 시장의 성장 정도도 상품의 성공에 중요한 영향을 미친다. 지속적으로 성장하는 시장에 도입된 상품은 80% 이상이 성공한 반면에, 성장이 낮은 시장에 소개된 상품은 30%를 밑도는 성공률을 보인다. 따라서 시장의 크기 및 성장성과 같은 시장의 매력도를 정확히 파악하여 신상품개발전략에 활용하여야 한다.

사례 4-14 시장조사와 기회파악 – 몽골송도병원

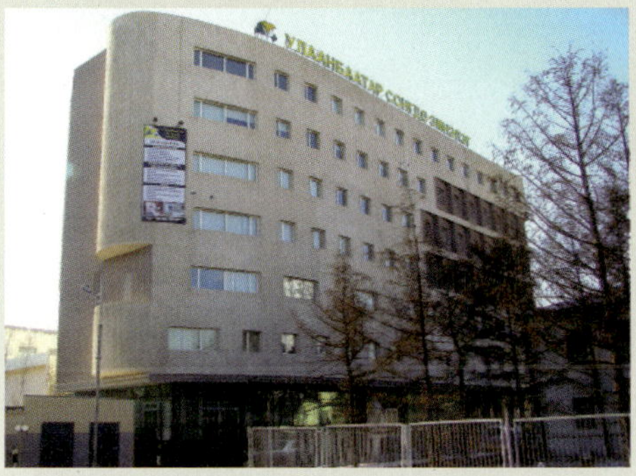

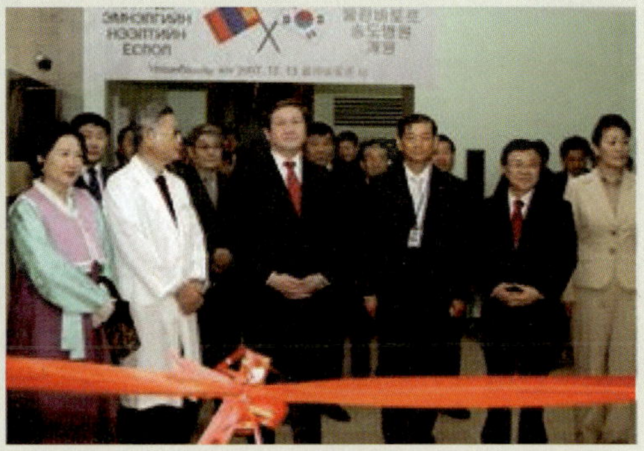

최근 우리 의료에 대한 수요가 높아지면서 중국을 넘어 몽골 등 중앙아시아지역으로의 진출을 꾀하는 의료기관들이 늘어나고 있다. 특히, 송도병원과 연세친선병원 등이 몽골에 진출하여 어느 정도 안정화단계에 이르면서 이러한 움직임에 속도가 붙고 있다. 해외진출의 블루오션으로 떠오르고 있는 몽골, 그러나 막연한 환상을 가지고 진출하기에는 몽골과 한국은 너무나 다른 문화와 의료환경을 가지고 있다.

몽골은 중앙아시아지역 최초의 민주주의국가로 인구 300만 명의 중소국가다. 그러나 광물자원이 매우 풍부해서 세계 10대 자원부국으로 꼽히고 있으며, 2020년에는 1인당 GDP가 2만 달러에 달할 것으로 예상되는 나라이기도 하다. 특히 몽골은 중앙아시아국가들과 러시아로 나가는 연결통로가 된다는 점에서 충분히 공략할 만한 가치가 있다.

몽골의 의료제도도 국내 의료기관이 진출하기에 유리한 구도로 운영되고 있다. 우선 몽골은 국민보건서비스(National Health Service)제도와 국민건강보험(National Health Insurance)제도를 혼합해서 운영하고 있다. NHS라는 국민보건서비스, 즉 공공의료시스템을 통한 국 · 공립 병상이 총병상수의 85%를 차지한다. 모든 국민이 의료보험을 갖는 국민건강보험제도도 도입되어 있다. 그러나 영리병원을 허용한다는 점에서 우리나라와 차이가 있다. 몽골에서는 병원이 일반 주식회사처럼 수익금을 거둬 투자자들에게 분배하는 것이 가능하다는 뜻이다. 이로 인해 수가체계도 이원화돼 있다. 국립의료기관은 115개 질병군으로 구성된 포괄수가제로 묶여 있으나, 민간의료기관은 수가를 자유롭게 정할 수 있도록 하고 있다. 의료진에 대한 보수체계도 이원화되어 있다. 국립 1차 의료기관은 인두제, 즉 환자수에 따라 보수를 받고, 국립 2 · 3차 의료기관은 봉급제로 운영된다.

보험도 두 가지 트랙으로 구성되어 있으며, 민간의료기관이 사회보험공단, 즉 국가기관과 계약할 것인지에 대해서는 선택이 가능하다. 국립의료기관에서 제공하지 않는 의료서비스의 경우 사회보험공단이 민간병원과 계약해 일정부분을 보전해 주는 시스템으로 되어 있다.

국내 의료기관이 몽골에 진출하는데 유리한 부분은 바로 여기에 있다. 우선 영리병원이 허용되기 때문에 의료수가를 자유롭게 책정할 수 있고, 또한 필요하다면 사회보험공단과 계약해서 일정부분의 수익을 안정적으로 가져갈 수도 있다는 점이다. 몽골에 진출한 병원 중에서 가장 성공적인 병원은 송도병원이다. 몽골 송도병원은 지난 2006년부터 1년여 간의 준비기간을 거쳐, 2007년 12월 지하 1층, 지상 7층의 43병상 규모로 몽골에 진출했다. 이는 몽골 진출 의료기관 중 최대 규모였다.

송도병원이 성공을 거둘 수 있었던 요인은 먼저 몽골의 문화와 특성을 이해했다는 점에 있다. 한국식

업무처리방식을 고집하지 않는 것은 몽골 진출의 성공에 가장 중요한 부분 중의 하나이다. 또한 사회공헌활동 등을 통해서 몽골사회뿐 아니라 현지인들과 소통하려는 노력도 주효했다. 더불어 시장조사를 통한 정확한 수요예측도 성공에 기여한 요인이라고 할 수 있다.

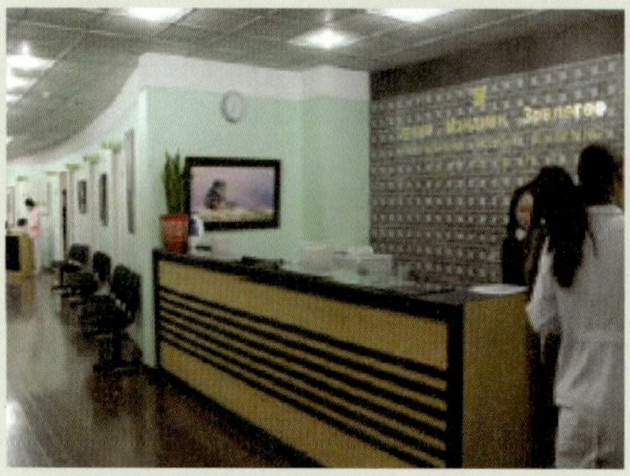

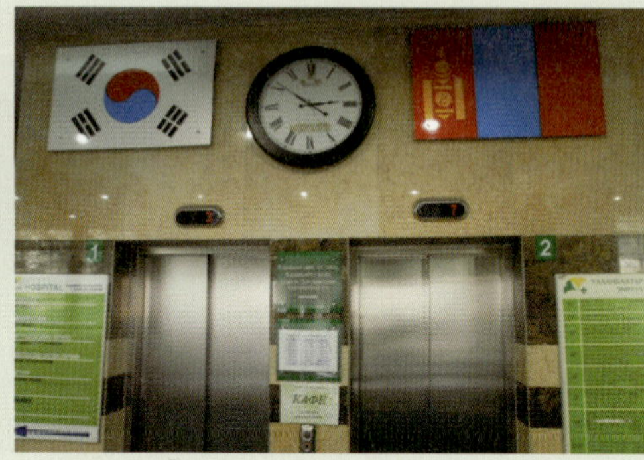

(3) 아이디어 창출

아이디어 창출단계는 성공가능성이 높은 신상품 아이디어뿐 아니라 기존의 상품을 개선할 수 있는 아이디어를 수집하는 것까지 포함한다. 일반적으로 상품 아이디어는 브레인스토밍(brainstorming)이나 소비자면접 등과 같은 방법을 이용하여 창출된다.

아이디어 창출과정에서는 소비자들을 직접 상대하는 접점에 있는 종업원들이 중요한 역할을 한다. 이들이 현장에서 습득한 소비자들에 대한 지식은 소비자들이 필요로 하는 부분을 정확하게 파악하고 현재 만족수준을 한층 더 높이는 데 많은 도움이 된다.

또한 매우 특이하고 난해한 아이디어도 고려대상에서 무조건 제외해서는 안 된다. 조금 더 노력하여 아이디어를 수정하면 희망이 없어 보이던 아이디어도 상당한 잠재력이 있었음을 발견하게 되는 경우가 종종 있다. 그러나 가장 중요한 것은 신상품 아이디어 창출은 간헐적으로 이루어지는 작업이 아니라, 기업의 지속적인 경영활동 중의 하나로 인식되어야 한다는 것이다.

그림 4-10 | 신상품 개발과정

전략적 분석과 계획 → 시장조사와 기회파악 → 아이디어 창출 → 상품 콘셉트의 개발과 평가 → 신상품 개발과 테스트 → 상품화와 사후평가

- 상품 콘셉트(product concept)는 신상품이 어떤 요소와 특성을 가질 것인가에 대한 자세한 묘사임
- 아이디어를 상품 콘셉트로 전환시키는 과정에서 소비자의 필요와 욕구의 만족 여부를 평가하여야 함
- 상품의 콘셉트는 기업(목적, 강점, 재원), 상품(목표, 독창성, 우수성) 그리고 표적시장(크기, 성장성, 경쟁 정도)을 기준으로 평가하여야 함

- 신상품에 대한 적극적인 투자를 감행하기 전에 상품 성과에 대한 엄격한 기준과 정책을 수립하여 신상품을 테스트함
- 전반적인 마케팅요소에 대한 반응까지 분석하는 실험시장기법을 포함하는 것이 이상적임
- 실험시장기법은 실제 시장조건하에서 신상품의 광고, 판촉, 유통체계 및 서비스에 대한 소비자의 반응을 분석하여 신상품의 성과를 예측하고 평가하는 방법임

- 도입 시에는 일관성 있는 상품화전략이 필요함
- 신상품의 소비자수용 및 확산분석 등을 포함한 사후평가가 필요함
- 판매에 대한 예측뿐 아니라 잠식화(cannibalization)에 관한 분석도 필요함

사례 4-15 아이디어 창출 – 휴대용 의료기기

기존 의료기기들은 주로 건강관리나 병원 전문용으로 사용되어 왔다. 그러나 Medirune에서는 가정용 의료기기 시장의 가능성을 파악하여, IT와 의료를 융합한 제품인 '아이룬(I rune)'을 개발하였다.

아이룬(I rune)은 IT와 의료를 융합한 제품으로 휴대폰 어플리케이션을 이용해 생리통과 근육통을 완화시키는 효과를 볼 수 있다. 국내는 물론이고 해외에서도 출시되지 않은 신개념 융합제품으로 사용자는 스마트폰에 Medirune이 제공하는 어플리케이션을 설치하고 스마트폰에 TENS출력기를 연결하면 손쉽게 사용이 가능하다. 작고 가벼워 휴대도 간편하며 성능 또한 뛰어나다.

U-Health Care 산업의 돌풍이 예고되는 '아이룬 스마트'는 기존 가정용 의료기기 시장을 개발 · 확장시키고, 신개념 의료 + IT융합의 선두주자가 될 것으로 기대하고 있다.

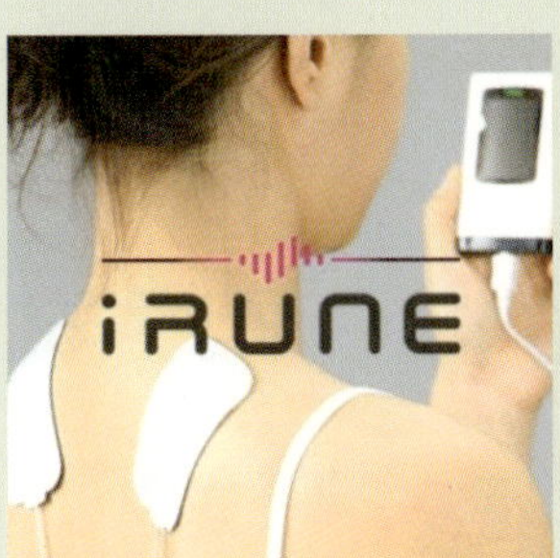

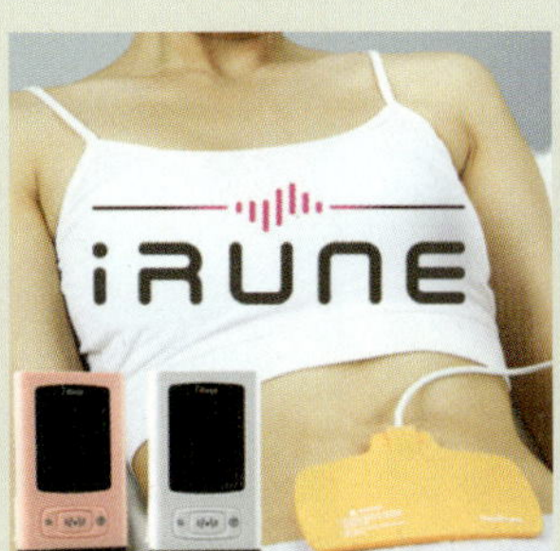

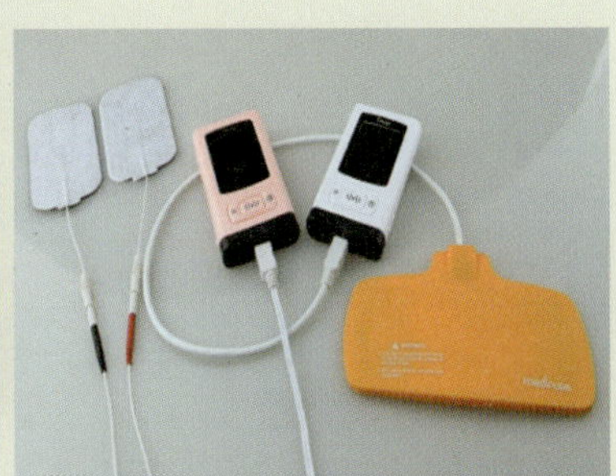

(4) 신상품 콘셉트의 개발과 평가

상품 아이디어를 개발한 후에 이를 상품으로 전환시키는 과정에 있는 상품 콘셉트는 아이디어 이상의 것이지만 아직 상품은 아니다. 단순히 신상품이 어떤 요소와 특성을 가질 것인가에 대한 자세한 묘사에 불과하다. 일반적으로 상품의 콘셉트는 개발될 신상품이 소비자의 필요와 욕구를 어느 정도 만족시킬 수 있는가를 평가하는 데에 사용된다.

상품 콘셉트는 ① 기업의 목적, 강점, 재원, ② 상품의 목표, 독창성, 우수성, ③ 표적시장의 크기, 성장가능성, 경쟁 정도 등과 같은 기준에 의해서 평가된다. 만일 상품의 잠재력이 부족하여 시장의 필요에 부응하지 못하거나, 기업의 이미지와 강점에 부적합한 경우 그 상품 콘셉트는 기각되어야 한다.

이러한 평가과정이 중요한 이유는 아이디어 선택에 따라서 기업의 한정된 자원을 가장 성공적인 상품개발에 투자하게 되는가, 아니면 무모한 아이디어에 재원낭비를 하게 되는가가

사례 4-16 의료용 로봇

전장에서 병사가 다치면 응급 수술실이 딸린 무인후송차량을 출동시켜 수술침대에 눕힌다. 신체 스캐닝장비가 작동하고 부상부위를 찾아 진단을 내린다. 이어서 원격지의 의료진들이 차량에 있는 의료용 로봇을 작동시켜 수술을 한다. 수술이 끝나면 무인비행기가 출동해 병사를 싣고 병원으로 후송한다. 아직까지 의료용 로봇들은 미래에나 가능한 일로 생각되지만 이들 중에 하나 둘씩 개발되어 테스트단계를 거쳐서 활용됨에 따라 상상 속의 진료가 점진적으로 현실화되고 있다.

국내 수술로봇 '다빈치(da Vinci)'는 절제에서 봉합에 이르기까지 전체 수술과정에 걸쳐서 의사를 대신한다. 의사가 입체영상을 보면서 조이스틱으로 조작하는 로봇팔은 사람의 손보다 정교해서 수술 부위의 신경세포를 전혀 건드리지 않을 수 있을 뿐 아니라 다양한 수술부작용을 줄일 수 있다는 장점도 있다. 현재 다빈치 로봇은 전립선암 수술을 비롯해서 담낭절제 수술이나 직장암 수술 등을 성공적으로 수행하고 있다.

의사를 대신하는 수술용 로봇 이외에도 수술실에서 집도를 돕는 수술도우미 로봇이나, 병동에서 환자를 돌보는 간호보조용 로봇, 청소를 하거나 안내를 하는 로봇에 이르기까지 로봇의 활용도를 크게 넓혀가고 있다.

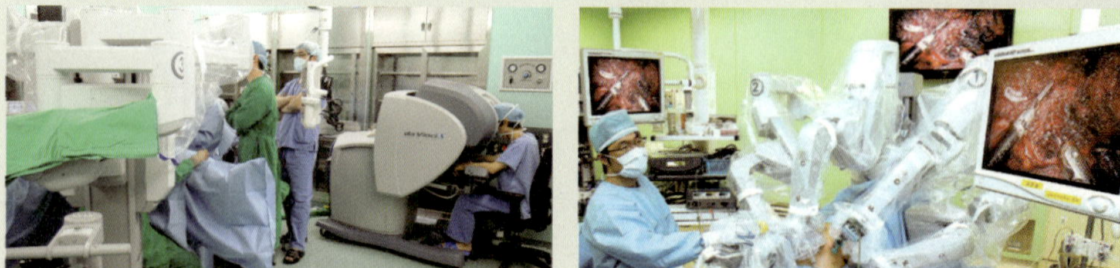

의사의 조이스틱 작동에 따라 정교한 로봇팔을 이용하여 전립선암을 수술하는 '수술로봇 다빈치'

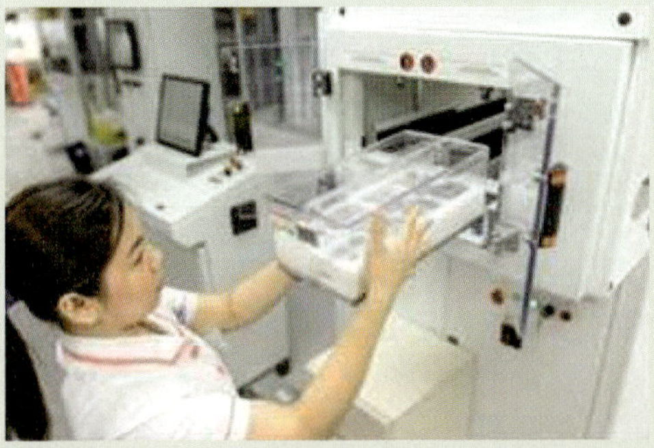

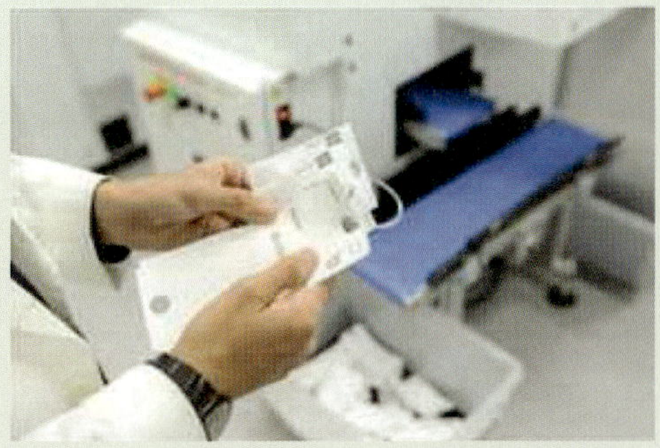

투약관리시스템에서 의사들은 전자의료기록시스템에 직접 처방을 입력하고, 약사들은 온라인으로 처방을 확인한 후, 해당 처방을 약 조제 및 포장 로봇에게 전송해서 QR코드와 함께 1회 복용량을 자동으로 조제하도록 함

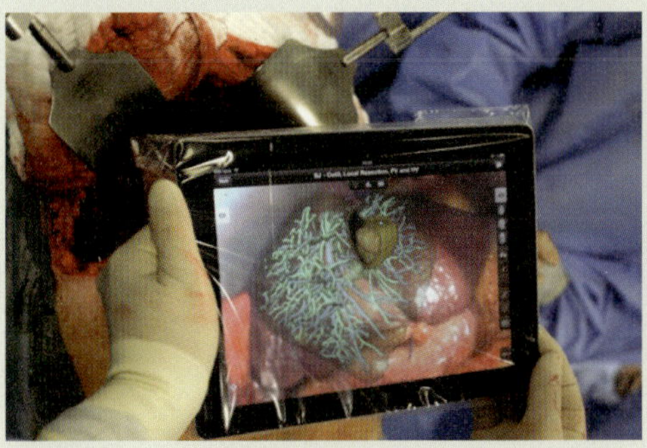

함부르크 아스클레피오스 병원의 칼 올드하퍼 교수는 아이패드의 '증강현실' 앱을 이용해서 간 수술을 집도함

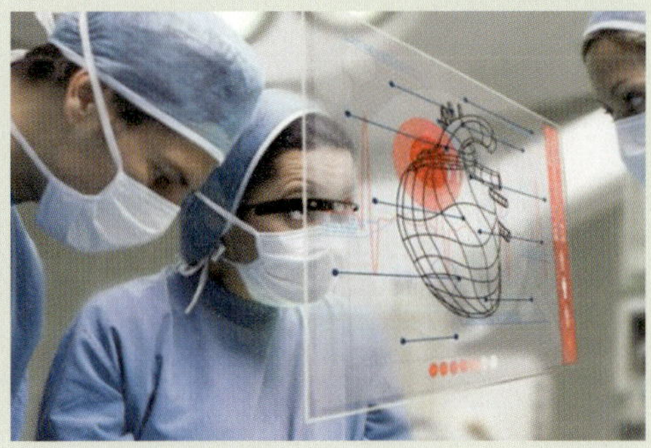

구글 글라스를 통해 영상 데이터를 참조하거나 의견을 교환, 진료기록 저장 및 공유가 가능해짐

결정되기 때문이다. 따라서 기업은 매우 엄격한 아이디어 취사선택 과정을 확립해야 한다. 또한 이러한 과정을 통해서 전망있는 아이디어만을 엄격하게 선별하여 상품으로 개발하고, 불투명한 아이디어에 재원을 낭비하는 것을 사전에 방지해야 한다.

(5) 신상품 개발과 테스트

성공적인 기업은 신상품에 대해 적극적인 투자를 감행하기 전에, 상품 성과에 대한 엄격한 기준과 정책을 수립하여 신상품을 테스트한다. 이 과정에서 기업은 상품 자체뿐 아니라 실무적 측면까지 고려한다. 따라서 신상품개발팀뿐만 아니라, 실무진, 서비스담당자, 그리고 소비자들로부터 개발한 신상품에 관한 피드백을 받는다. 이와 같이 다양한 분야에 있는 사람들의 의견을 수렴함으로써 기업은 신상품의 성공가능성을 보다 정확하게 평가할 수 있다. 이 과정에서 문제점을 파악하여 수정함으로써 상품이 일단 시장에 소개되었을 때 돌이킬 수 없는 큰 실수를 범할 가능성을 최소한으로 줄일 수 있다.

이러한 실험과정은 소비자들의 신상품에 대한 반응과 광고, 판촉, 가격수준 등 전반적인 마케팅요소에 대한 반응까지 분석 가능한 실험시장기법까지 포함하는 것이 바람직하다. 실험시장기법은 실제적인 시장조건하에서 상품을 비롯하여 기업이 고려하고 있는 마케팅전략, 즉 신상품에 대한 광고, 판촉, 유통체계, 직원의 서비스 등에 대한 소비자들의 반응을 분석하여 판매, 시장점유율, 이윤 등을 예측하고 평가하는 것이다. 실험시장의 결과가 희망적이라면 기업은 보다 자신있게 신상품을 시장에 출시할 수 있다.

사례 4-17 신상품 개발과 테스트

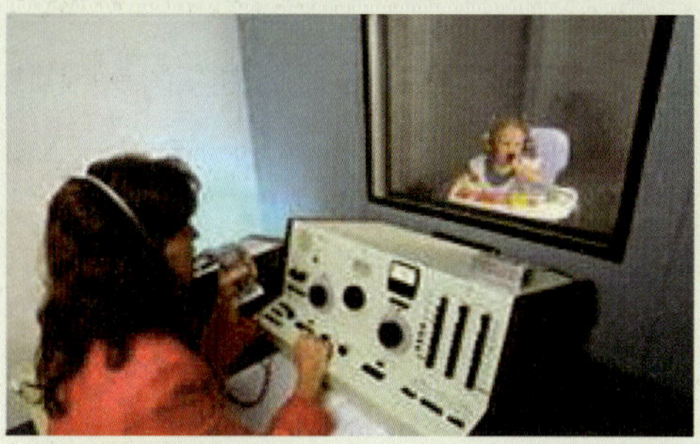

아기용품을 만드는 회사는 아기에게 직접 신제품을 제공하여 테스트하고 그 결과를 바탕으로 상품의 시장 출시 여부를 결정한다.

사례 4-18 신상품 콘셉트 – 사용편의성

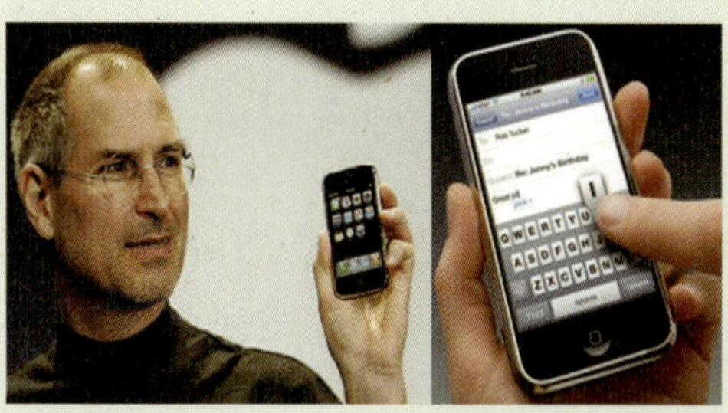

터치스크린으로 조작하는 애플의 '아이폰'

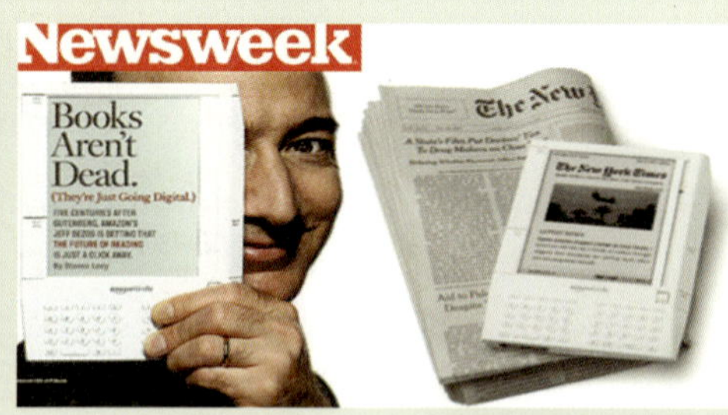

아마존의 전자책 '킨들(Kindle)'

최근 히트한 신상품들의 공통점은 터치스크린이나 동작인식(motion tracking) 등 새로운 조작방식(사용자 인터페이스)을 채택한 상품 콘셉트를 가지고 있다는 것이다. 예를 들어, 버튼 대신 터치스크린으로 조작하는 애플의 아이폰이나 삼성의 MP3플레이어 P2 그리고 닌텐도 DS(게임기) 등이 그렇다. 특히 아이폰은 독특한 디자인을 바탕으로 2007년 6월말 출시 이후 몇 달 사이에 약 400만 대가 판매되어 경쟁사들을 제치고 휴대폰 산업에 새로운 혁신을 주도하였다. 또한 버튼이나 조이스틱을 사용하는 대신에 리

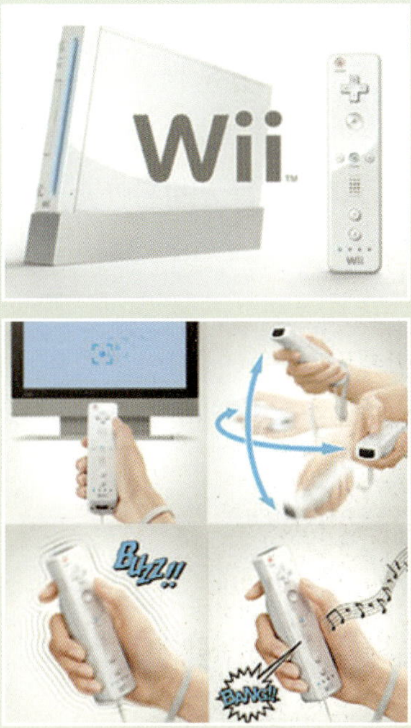

손발을 움직여 조작하는
게임기 닌텐도 '위(Wii)'

모콘을 흔들거나 카메라 앞에서 손발을 움직여 조작하는 닌텐도 위(Wii)(게임기)가 출시 이후 2,000만 대 이상 판매되어 소니의 PS3, 마이크로소프트의 X-box360 등과 같은 경쟁제품들을 압도하고 있다.

전자제품의 보급이 확대됨에 따라 남성, 아동, 청년층 등이었던 주 고객층이 여성, 장년, 대중 소비자들로 확대되고 있다. 예를 들어, 닌텐도는 '뇌나이 측정(DS)'과 'Wii 스포츠', 'Wii Fit' 등과 같이 과거에 자기 방에서 혼자 즐겼던 게임기를 온 가족이 함께 즐길 수 있는 도구로 그 역할을 변화시켰다. 이처럼 전자제품들이 다양한 사용자집단들에게 용이하게 사용될 수 있도록 하려면 무엇보다도 비교적 단순한 사용법과 이에 맞는 콘텐츠 제공이 필수적이다.

삼성전자와 LG전자의 2014년형 리모컨은 모두 한 손에 쥐기 쉬운 조약돌 디자인이 특징으로 동작인식, 음성인식 등 첨단기술이 대거 탑재돼 지금까지의 리모컨에서 한 단계 업그레이드되었다.

LG전자 매직리모컨은 동작인식과 자연어 인식기능을 통해 스마트TV를 손쉽게 제어할 수 있다. 사용자는 매직리모컨 중앙에 위치한 휠을 컴퓨터 마우스 휠처럼 인터넷 검색 시 화면을 간편하게 스크롤할 수 있다. 유선형 디자인의 매직리모컨은 인체공학적 설계로 최적의 그립감을 제공하며 주요 버튼을 휠 주변에 모아 엄지손가락 하나로 리모컨을 조작할 수 있도록 했다. 또한 아마존의 전자책 '킨들(Kindle)'은 단말기를 사서 버튼만 누르면 언제 언디서나 책을 구매할 수 있고, 뉴욕타임스 등에 있는 미디어콘텐츠도 정기적으로 자동다운로드할 수 있도록 되어 있다.

이처럼 동작인식 등 사용자의 편리를 도모하는 데에 필수적인 센서의 시장규모는 과거 10년간 연평균 7%의 높은 성장률을 기록하며 수백억 달러의 매출을 기록하고 있다. 또한 현재 인텔과 ST마이크로일렉트로닉스 등이 주도하는 동작인식센서 시장만도 몇 년 안에 수백억 달러 규모로 성장될 것으로 전망되고 있다.

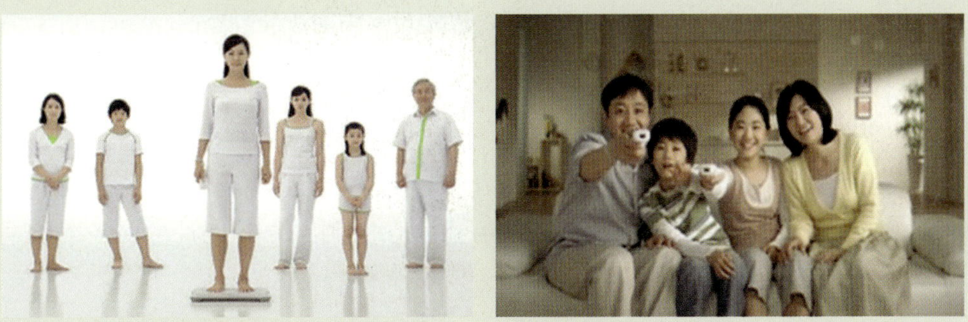

혼자 즐겼던 게임기를 온 가족이 함께 즐기는 도구로 변화시킨 닌텐도 Fit와 Wii

(6) 상품화와 사후평가

상품화과정에서는 광고, 판촉, 실무자 교육, 정보기술 사용, 확장 등에 대한 일관성 있는 상품화전략이 신상품 성공에 필수적이다. 특히 판매원들이 신상품의 질을 이해하고 진심으로 신상품에 대한 자부심을 가질 때 신상품은 소비자에게 효과적으로 전달되어 성공할 수 있다.

상품화전략에 있어서 기업이 신경을 써야 할 부분은 신상품의 소비자 수용 및 확산분석 등을 포함한 사후평가이다. 상품화 초기단계에서의 판매와 잠재적인 수요에 관한 분석을 통해, 기업은 신상품의 장기적 이윤 및 판매량을 추정할 수 있다. 이러한 예측치에 입각하여 기업은 상품의 생명주기를 통한 이윤극대화전략을 수립할 수 있다.

사후평가는 판매에 관한 예측뿐 아니라 잠식화(cannibalization)에 대한 분석까지 포함한다. 즉, 새로 제공된 신상품이 기업의 다른 상품을 대체하였는가 아니면 새로운 수요를 창조하였는가 하는 것을 자세하게 분석하여 수익성을 평가하고, 이를 마케팅전략에 효과적으로 반영하여야 한다.

제3절 신상품 가격과 수요예측

3.1 신상품 가격

신상품을 출시할 경우 가장 중요한 요소 중의 하나가 가격이다. 일반적으로 기업은 상품의 생산원가와 예상되는 수요를 적절히 고려하여 가격을 책정한다. 그러나 가격은 품질연상효과가 있으므로 기업은 이 점도 신중하게 고려하여야 한다. 즉, 소비자는 상품에 대한 품질을 평가하여 가격을 지급하기보다는 역으로 가격을 통해서 상품의 품질을 유추하려는 경향이 있다. 따라서 기업은 원가와 예상수요뿐 아니라 소비자에게 주는 연상효과와 경쟁 등 다양한 여러 가지 요인을 고려하여 신중하게 가격전략을 수립하여야 한다.

일반적인 기업의 가격전략을 살펴보면 다음과 같다. 첫째, 상품의 독창성이 높고 차별화된 상품일수록 고가전략을 펼치는 것이 바람직하다. 또한 고객이 원하는 상품이지만 시장에 아직 출시되지 않았거나, 시장에서 쉽게 구입하기 힘든 상품일수록 고가전략이 효과적이다.

그림 4-11 | 신상품 가격정책

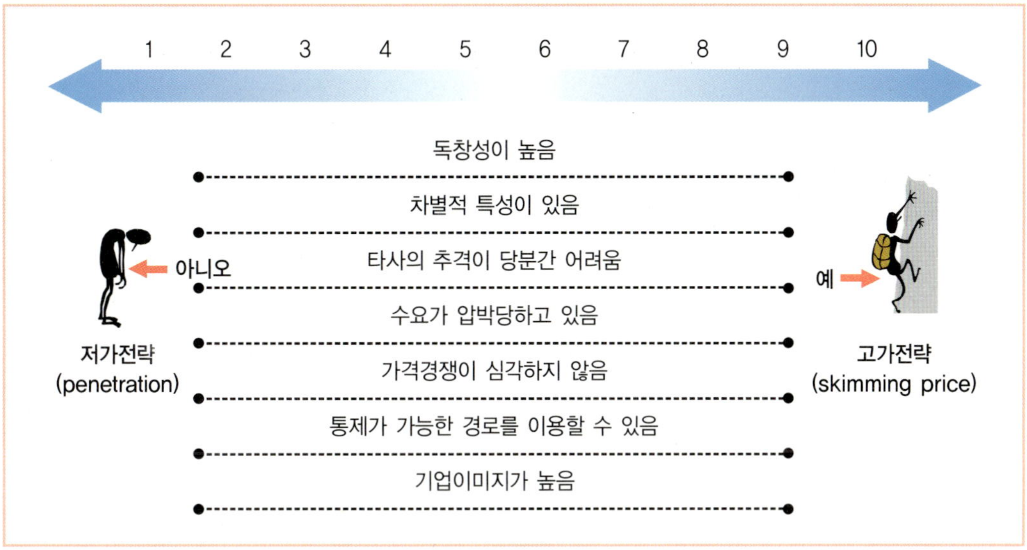
1 2 3 4 5 6 7 8 9 10
독창성이 높음
차별적 특성이 있음
타사의 추격이 당분간 어려움
수요가 압박당하고 있음
가격경쟁이 심각하지 않음
통제가 가능한 경로를 이용할 수 있음
기업이미지가 높음
아니오
저가전략
(penetration)
예
고가전략
(skimming price)

즉, 수요가 압박당할 때 고가전략을 유지하는 것이다.

그러나 동종의 상품군에 대해서 가격경쟁이 심하다면 기업은 당연히 저가전략으로 소비자를 유혹해야 한다. 또한 자사브랜드 및 기업이미지가 높은 상품일수록 고가전략을 통해서 상품을 판매하는 것이 일반적이다. 이를 요약하면 [그림 4-11]과 같다.

사례 4-19 신상품 가격전략 성공사례 – 딤채

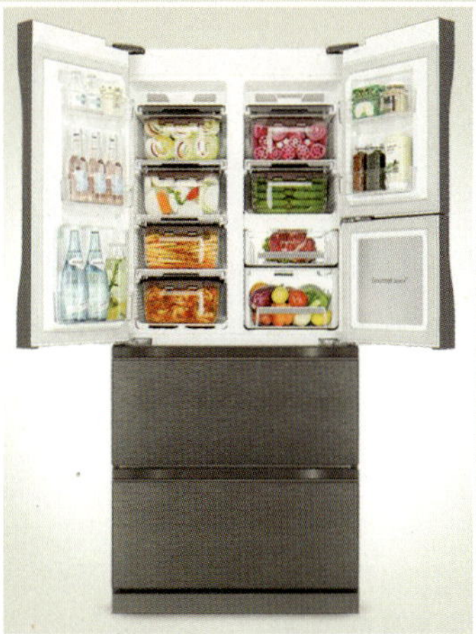

만도 공조가 내놓은 김치냉장고 딤채는 1995년 신상품 개발 당시 출시에 앞서 행한 소비자 설문조사에서 '소비자들은 김치냉장고의 필요성을 막연하게 인식하면서도 원하는 가격대는 겨우 15만원선'이라는 결과가 나왔다. 그럼에도 불구하고 딤채는 초기모델을 43만원이란 높은 가격으로 출시하였다. 웬만한 대형냉장고 가격과 맞먹는 고가제품이었던 것이다. 그러나 만도 공조는 '김장독을 집안에 들여놓는 방법은 없을까?'란 주부들의 니즈를 충족시킬 수 있는 김치냉장고라는 독창적인 제품을 만들어 새로운 시장을 형성한만큼 충분한 초기투자 비용을 뽑아내고자 고가전략을 강행했던 것이었다. 초기에는 소비자들로부터 적지 않은 가격저항이 나타났다. 그러나 제품의 품질과 기술력을 소비자들로부터 인정받아 김치냉장고 시장에서 크게 성공할 수 있었다. 현재까지도 삼성이나 LG와 같은 대형 경쟁업체들과 경쟁을 하고 있음에도 불구하고 지속적인 제품차별화를 통한 고가전략을 구사하면서도 높은 시장점유율을 유지하고 있다.

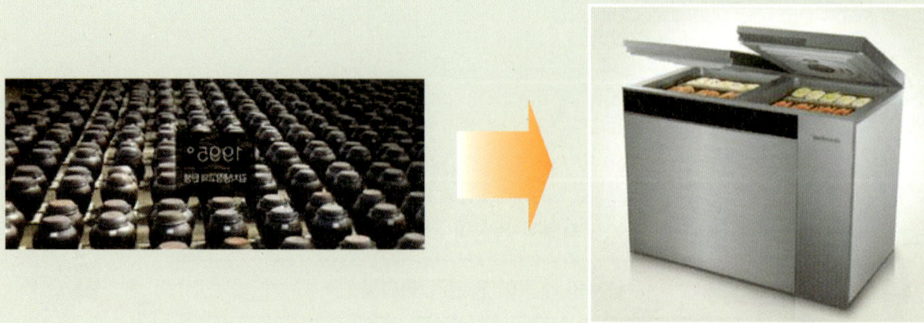

사례 4-20 신상품 가격전략 성공사례 – 스와치의 저가격전략

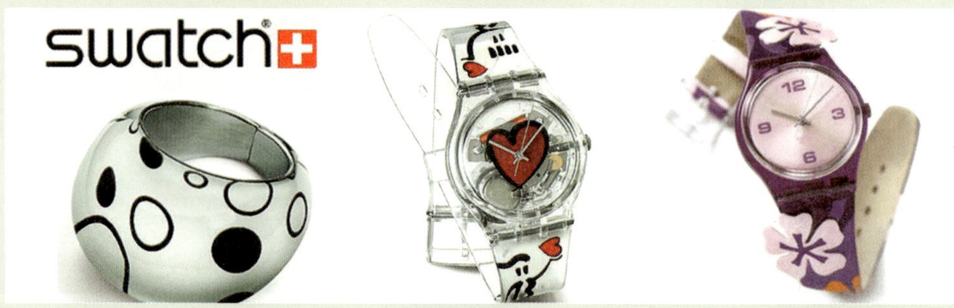

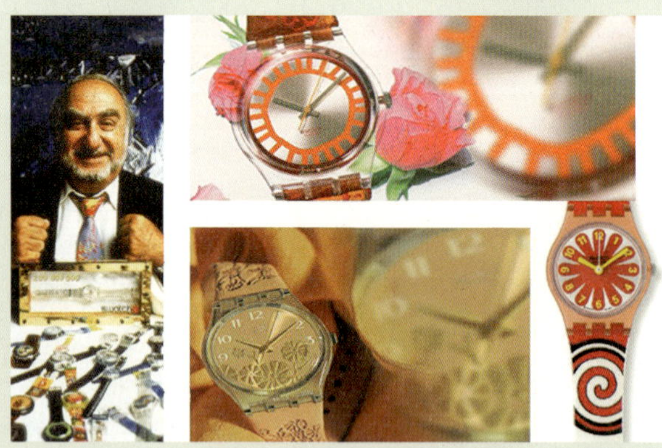

스위스(Swiss)와 왓치(Watch)를 결합하여 만든 상표인 스와치(Swatch)는 3개월에서 6개월마다 수많은 고급 시계 디자이너들이 당시의 이슈와 감성 그리고 문화를 반영한 새로운 디자인의 시계를 해당 시즌에만 생산함으로써 각각의 시계에 대한 희소성을 높이고 있다. 이러한 스와치는 처음부터 스위스 시계는 고가의 명품이라는 인식을 깨고, 고객들이 부담 없이 구입할 수 있도록 하는 저가격전략을 추구하였다. 고급 디자이너의 높은 인건비에도 불구하고 전략적 가격에 맞추기 위해서 전통적으로 사용되어 왔던 금속과 가죽 대신에 플라스틱을 사용했고, 부속도 150개에서 51개로 줄이고, 또한 새롭고도 저렴한 방식의 조립기술을 개발해서 사용하였다. 이러한 혁신으로 인하여 스와치는 전보다 30% 낮은 비용으로 시계를 만들 수 있는 생산구조를 갖출 수 있게 되었다. 이렇게 함으로써 디자인과 브랜드를 통한 희소적 가치와 저렴한 가격이라는 서로 상충되는 두 마리 토끼를 모두 잡을 수 있었던 스와치는 일본과 홍콩시계 제조업자들의 지속적인 압박으로부터 스위스 시계산업을 보호하고 더 나아가 다시 부흥시킬 수 있는 계기를 마련하게 되었다.

3.2 신상품 수요의 정의 및 영향요인

신상품의 수요는 잠재수요, 실현가능수요, 실제수요로 분류할 수 있다. 잠재수요는 해당 신상품을 갖고 싶다는 수요, 구매자의 경제적 능력은 고려하지 않은 상품수요를 의미하며, 실현가능한 수요는 장기적으로 신상품의 수요로 실현될 가능성이 있는 수요를 의미한다. 반면에 실제수요는 신상품 판매 후 일정기간 내에 실제로 상품을 구매하려는 의향을 가지고 있는 수요를 의미한다.

신상품 수요에 영향을 미치는 요인으로는 크게 상품, 공급요인, 정보요인, 경쟁요인, 소비자요인이 있다. 예를 들어, 상품요인으로는 상품의 성능, 기능, 가격, 용도, 구매형태, 상표, 상품이미지, 포장 등이 수요에 영향을 미친다. 또한 생산량, 공급량, 공급지역, 판매경로, 유통점유율은 수요에 영향을 미치는 공급요인이다. 수요에 영향을 미치는 정보요인으로는 광고, 영업력, 홍보, 구전효과 등이 있고, 경쟁상품과 대체품 또한 수요에 영향을 미치고 있다. 이

그림 4-12 | 신상품 수요의 정의 및 영향요인

신상품 수요의 정의

잠재수요	실현가능수요	실제수요
• 해당 신상품을 갖고 싶다는 수요 • 경제적 구매능력은 고려 안됨	• 장기적으로 신상품의 수요로 실현될 가능성이 있는 수요	• 신상품 발매 후 일정기간 내에 실제로 상품을 구매하려는 의향으로 측정된 수요

신상품 수요의 영향요인

제품	성능, 기능, 가격, 용도, 구매형태, 상표, 상품이미지, 디자인, 포장 등
공급요인	생산량, 공급량, 공급지역, 판매경로, 유통점유율 등
정보요인	광고, 영업력, 홍보, 구전효과 등
경쟁요인	경쟁상품, 대체품 등
소비자요인	소득, 직업, 생활시간, 연령, 라이프스타일, 구매기업의 매출액, 구매기업의 이익 등
기타	사회환경, 유행, 기후, 공해문제 등

사례 4-21 홈&모바일 헬스케어

일반적으로 홈&모바일 헬스케어(Home & Mobile Healthcare)는 환자와 의사가 무선기계를 통하여 시간과 공간의 제한없이 자유롭게 의료서비스를 제공하고 받는 것을 의미한다. 즉, 환자의 생체신호를 병원 외부에서 측정하여 이에 따라 투약, 식이요법, 운동 등의 처방으로 질병을 지속적으로 관리하는 것이다.

이 홈&모바일 헬스케어의 잠재수요층은 만성질환자 또는 언제 응급상황이 발생할지 모르는 환자들로써, 특히 당뇨, 고혈압, 천식 그리고 심장병 등과 같은 질환을 앓고 있는 사람들을 표적시장으로 하고 있다. 즉, 병원을 일정시간대에 방문해서 검사를 받아야 하는 사람들에 대한 진단체제를 바꾸어 주변 생활환경 시설에 의료용 칩과 센서를 장착하여 언제 어디서나 자연스럽게 의료서비스를 제공받을 수 있도록 하고 있다. 이제는 더 나아가 환자뿐만 아니라 다른 가족구성원의 건강관리서비스까지 제공받을 수 있도록 함으로써 그 수요가 점차 증대되고 있다.

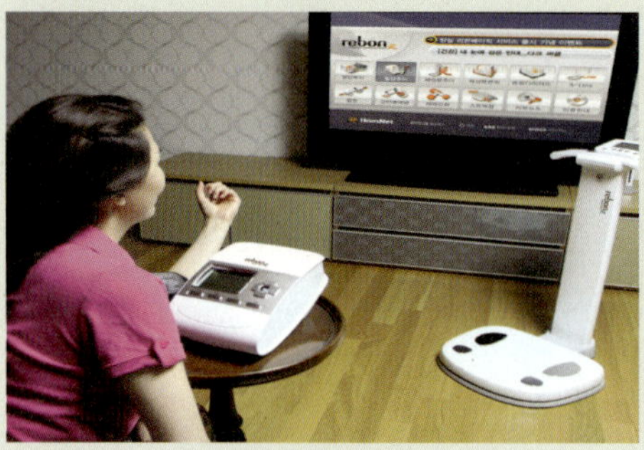

U-Health Care

헬스케어 측정기기(체성분 분석기, 혈압/혈당기)로 매일 간편하게 당뇨수치와 건강상태를 측정하며, 누적된 당뇨환자의 건강기록은 리본 상담센터로 전송되어 상담원이 실시간으로 고객의 건강상태를 확인할 수 있다.

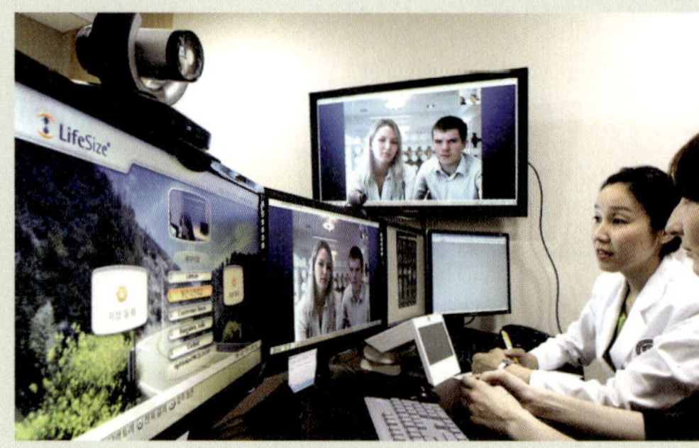

화상진료

강남세브란스병원 의료진이 해외환자를 상대로 인터넷 화상진료를 진행하고 있다.

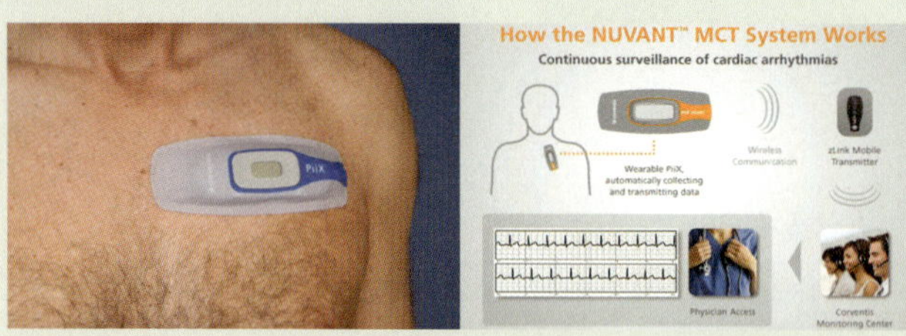

NUVANT MCT

내장된 무선센서로 환자의 심박동수를 실시간으로 측정하고 진단해서 만일 이상징후가 발생하면 전문의료진의 즉각적인 조치가 가능하도록 하는 시스템이다.

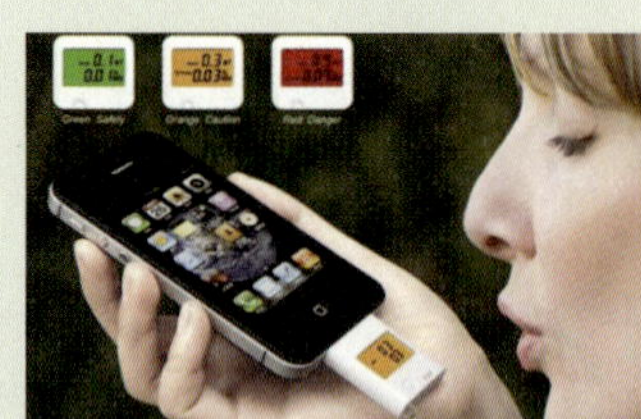

Spiro Smart

스마트폰에 기본 옵션으로 내장되어 있는 마이크를 이용해서 폐활량을 측정하여 의사에게 전송하면 천식이나 만성폐색성폐질환 그리고 낭포성 섬유증 등과 같은 폐질환 진단 및 조속한 치료에 도움이 되도록 하는 시스템이다.

밖에도 소비자의 특성과 사회적 환경, 유행, 기후, 공해문제 등 여러 분야의 다양한 요인이 신상품의 수요에 영향을 미칠 수 있다.

사례 4-22 홈&모바일 헬스케어

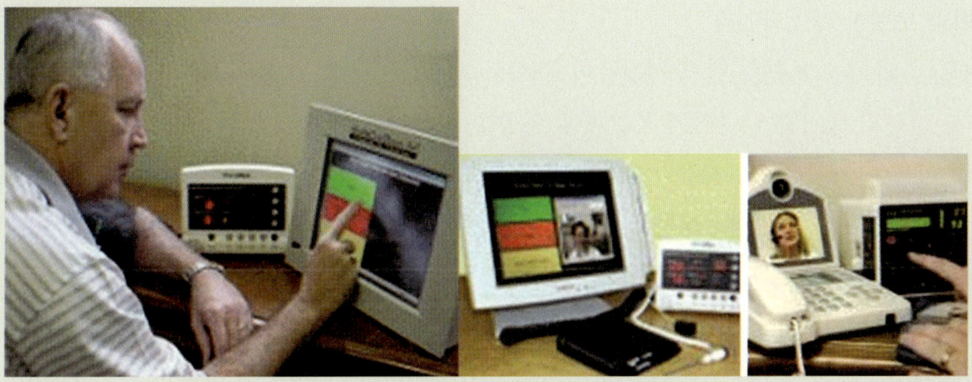

HCV Telecare

HCV Telecare는 모듈 추가형 HomeCare Monitoring System으로서 생체계측용 센서로 카메라, 초음파, 폐활량 측정, 체온, 혈압, 맥박, 산소포화도 등을 사용하고 있다. 이 모듈은 개별적인 기능을 수행할 수도 있으며, 또한 여러 가지 기능의 부가장치를 추가함으로써 사용자의 사용환경에 맞게 구성하는 것도 가능하다.

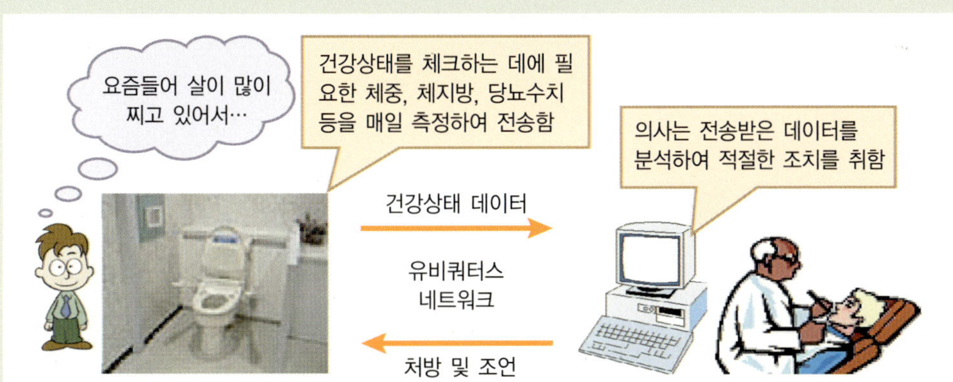

일본의 마쓰시타 전기산업의 '건강화장실'

변기에 앉으면 건강상태가 매일 자동으로 측정되고, 측정된 데이터는 인터넷 네트워크를 통하여 홈서버는 물론 담당의사나 전문 의료기관에 전달된다. 담당의사는 이렇게 전달된 자료를 분석해서 고객의 건강상태를 진단하여 필요한 처방이나 조언 등의 조치 사항을 문자메시지나 전화로 제공한다.

3.3 신상품 수요예측

신상품이 출시되면 마케팅담당자는 신상품 수요를 예측하여 이를 마케팅전략 수립에 활용하여야 한다. 마케팅에서는 오래전부터 신상품의 수요를 예측하기 위한 다양한 수요예측 방법과 모형이 개발되었다.

신상품의 수요예측은 먼저 신상품이 출시될 시장을 이해하고 평가하는 것으로부터 시작된다. 시장의 평가가 끝나면 상품판매에 영향을 미치는 구체적인 요인들을 선정한 다음, 이들을 이용하여 수요를 예측할 수 있는 가장 효과적인 예측방법을 선택하고, 이를 구체적으로 실행하기 위한 예산배분계획을 수립하여 수요를 예측한다.

대표적인 신상품 수요예측방법으로는 ① 구매의향조사, ② 테스트 마케팅조사, ③ 인터뷰조사 그리고 ④ 델파이법이 있다. 이러한 수요예측방법의 특징과 장·단점을 살펴보면 다음과 같다.

그림 4-13 | 시장에 대한 평가와 수요예측 프로세스

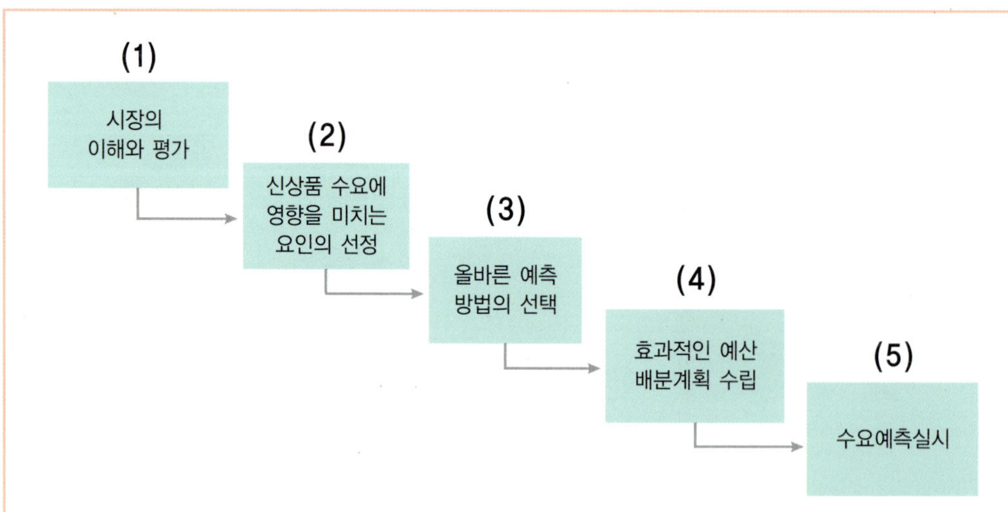

(1) 구매의향조사에 의한 수요예측

구매의향조사를 이용하여 신상품의 수요를 예측할 수 있다. 구매의향조사라는 것은 실제 존재하지 않는 신상품에 대하여 설명하고 비교적 간단하게 구매의향을 조사하는 것이다. 그러

나 이러한 구매의향조사는 반복구매를 전제로 하는 소비재 상품의 수요를 예측하는 데에는 문제가 있다. 또한 신상품의 구매결정자를 분명하게 파악하지 못한 상태에서 조사가 이루어지는 경우가 많으므로 그릇된 수요예측 결과를 얻게 될 가능성이 높다. 그러나 이 방법은 아주 간단하게 수요를 예측할 수 있으므로 별 부담 없이 사용할 수 있다는 장점이 있다.

사례 4-23 통계자료와 과학적 조사를 활용한 신상품 수요예측 및 개발

국내에서 성공을 거둔 신상품들은 서로 비슷한 공통점이 있다. 바로 통계자료를 이용해서 시장을 분석하고 평가한 다음, 그 수요를 예측해서 신상품을 기획하였다는 점이다. 즉, 해외관광 여행객수, 인구주택총조사, 출산율 지표 등 국가통계와 소비자의 니즈를 조사한 시장조사 결과를 기반으로 신상품을 개발하고 수요를 예측함으로써 소비자들로부터 큰 호응을 얻어 성공하는 경우가 많다. 예를 들어, 해외여행의 필수품이 된 '튜브형 고추장', 편의점 최고의 식품인 '햇반', 참이슬 신화를 깨고 있는 '처음처럼' 등은 바로 이러한 과학적 분석과 시장조사 결과를 반영해서 성공한 상품들이다.

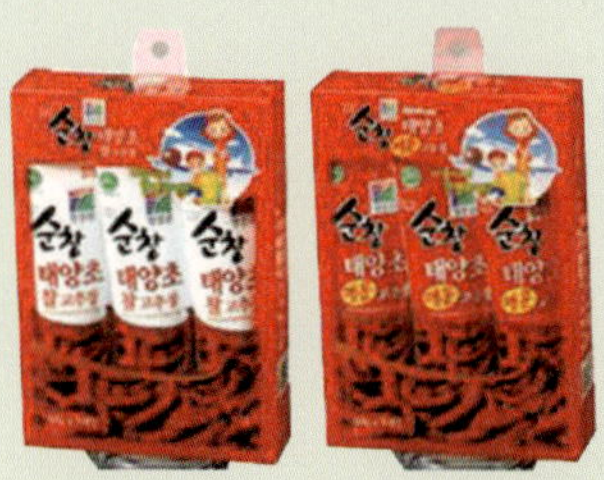

청정원 '튜브형 고추장'

대상㈜의 청정원은 전통식품을 현대화시킨 신상품을 개발하는 과정에서 해외관광 여행객수가 연평균 24%씩 급증(1998~2001)하고 있는 통계지표를 보고, 해외여행객들이 휴대하기 쉽도록 고추장을 '튜브형'으로 만든 신상품을 출시해 큰 성공을 거두었다.

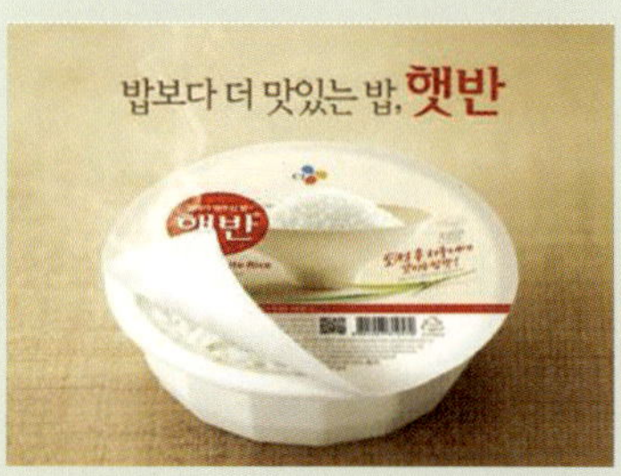

CJ의 '햇반'

CJ는 신상품 개발과정에서 10년 사이에 1인가구수가 2.5배(1985~1995) 증가한 인구주택총조사 결과를 통해 '나홀로족'이란 새로운 시장의 수요를 예측할 수 있었다. 그래서 2~3분만 데우면 먹을 수 있는 즉석밥인 '햇반'을 계획하고 출시함으로써 큰 성공을 거둘 수 있었다.

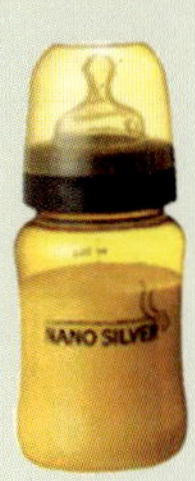

보령 메디앙스 '나노실버젖병'

보령 메디앙스는 1990년대 이후 출산율 지표(인구동태조사의 합계출산율지표)가 계속 감소하는 것을 보고 저출산 문제를 중요한 이슈로 받아들였다. 전체적인 시장이 급감하지만, 외동 자녀들을 위한 프리미엄상품은 더욱 선호될 것으로 예상하였다. 이러한 예측을 근거로 하여 '나노실버젖병'이란 신상품을 개발 · 출시하여 2001년 출시 이후 2007년까지 이 상품의 매출액이 10배 정도 증가하였다.

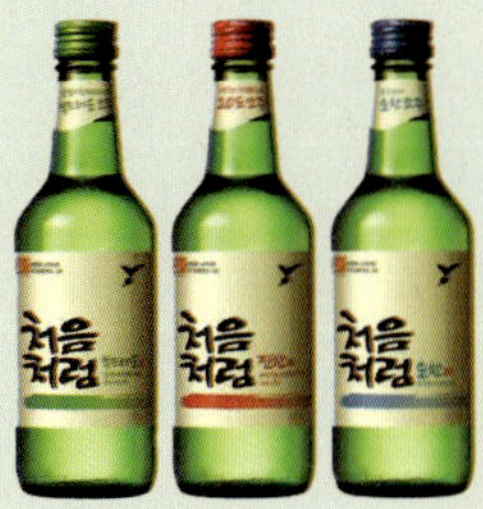

두산주류 '처음처럼'

두산주류는 보건복지부의 국민음주현황과 통계청의 경제활동인구조사 자료를 통해 여성들의 경제활동인구와 음주율 증가에 주목을 하고, 소주 알코올 도수를 낮춰 여성을 타깃으로 한 '처음처럼'을 출시하였다. 이 상품이 출시된 후 소주산업에서 최단기간 내에 1억 병 판매돌파라는 사상 최대의 기록을 세우게 되었다.

(2) 테스트 마케팅에 의한 수요예측

테스트 마케팅에 의한 수요예측은 실제 시장에 신상품을 투입하고 그 반응으로 수요를 예측하는 방법이다. 이 방법은 가장 현실성이 있는 시장수요예측방법으로서 다른 수요예측방법에 비하여 신뢰성이 매우 높다.

대표적인 테스트 마케팅방법으로는 신상품의 견본을 배포하여 사용 후 반응을 조사하는 ① 사용테스트와 일정한 판매시장을 선정하여 직접 신상품을 판매하여 그 결과를 보는 ② 구매테스트가 있다. 구매테스트에는 주로 소비자의 인지도, 만족도 및 반복구매에 관한 정보를

그림 4-14 | 신상품 수요예측의 종류

종류 1	구매의향조사에 의한 수요예측

- 수요발생 전에 실시되는 조사
- 실제 존재하지 않는 상품에 대해서도 비교적 간단하게 수요를 예측하는 것이 가능함
- 반복구매를 전제로 하는 소비재 상품의 수요예측에는 적합하지 못함
- 신상품의 구매결정자를 분명하게 파악하고 조사하여야 효과적임
- 모집단에 일반화시킬 수 있도록 최대한 대표성있는 표본을 확보해야 함

종류 1	테스트마케팅에 의한 수요예측

- 실제 제한된 시장에 신상품을 투입하는 방법으로 수요를 조사함
- 현실적인 시장수요를 반영할 수 있으므로 신뢰도가 높은 방법임
- 주로 인지수요자, 만족도, 반복구매에 관한 정보를 사용하여 분석함
- 사용테스트와 구매테스트가 있음
  - 사용테스트 : 신상품의 견본을 배포하여 사용 후 반응을 조사함
  - 구매테스트 : 일정한 시장을 선정하여 직접 신상품을 판매하여 봄

사용하여 수요를 예측한다. 이러한 테스트마케팅은 신상품 개발에서 매우 중요하기 때문에 보다 자세히 설명하면 다음과 같다.

1) 테스트마케팅의 정의 및 목적

테스트마케팅은 신상품을 본격적으로 도입하기 전에, 상품과 계획하고 있는 마케팅전략을 평가하기 위하여 한정적으로 정해진 지역에서 실제로 판매를 수행하여 보는 것이다.

이러한 테스트마케팅은 상품의 성능과 기능이 예상했던 대로 나오고, 디자인을 비롯한 상품명 등이 적합한가, 그리고 포장도 잘되었는가, 도매상, 소매상 등 거래처의 반응은 어떠한가 등을 테스트할 목적으로 수행된다. 또한 간접적으로 경쟁기업의 대응전략에 관한 정보를 얻고, 실제적인 구매활동을 한 소비자들로부터 직접적인 의견과 그들의 구매패턴 등을 분석할 수 있는 정보를 얻는 데에 테스트마케팅의 목적이 있다.

2) 테스트마케팅의 진행과정

테스트마케팅이 어떠한 과정을 거쳐 실행되는지에 대해서 살펴보면 [그림 4-15]와 같다. 우선 최고책임자가 결정하고, 각 부문담당자의 의사결정과정을 통하여 최종적으로 테스트마케팅의 실행 여부를 결정한다. 결정된 사안에 따라 각 부문담당자들에게 명확한 책임을 부여하고, 각 부문담당자는 테스트 지역과 기간을 정하고 예산을 책정한다.

예산편성이 끝난 다음 본격적인 마케팅전략을 입안하고, 설비투자를 통하여 생산을 수행한다. 이 모든 것이 완전히 끝난 후에는 시장에서 직접 광고와 판촉 등과 같은 촉진활동을 통하여 판매한 후 고객과 시장의 반응을 분석한다.

시장의 상황과 소비자의 반응이 기업이 바라는 수준 이상인 경우에는 신상품 출시를 진행하고, 소비자의 반응이 냉담한 경우에는 그 원인을 찾는다. 또한 이러한 테스트마케팅은 한 번의 수행으로 끝내는 것이 아니다. 신상품과 마케팅전략도 바꾸어 가면서 여러 번의 반복적인 테스트마케팅을 수행하여, 소비자의 호응이 가장 좋은 신상품과 마케팅전략을 개발한다.

마지막으로 이상과 같은 테스트마케팅 결과를 종합하여 신상품의 출시 여부에 대한 종합적 분석과 전략적 회의가 이루어진 후, 최종적인 도입 승인을 얻어야 신상품은 비로소 시장에 본격적으로 출시된다.

그림 4-15 | 테스트마케팅의 정의 및 진행과정

■ 신제품의 본격적인 도입에 앞서 상품만이 아니라 마케팅전략의 검토도 병행하여 실험적으로 판매하는 것

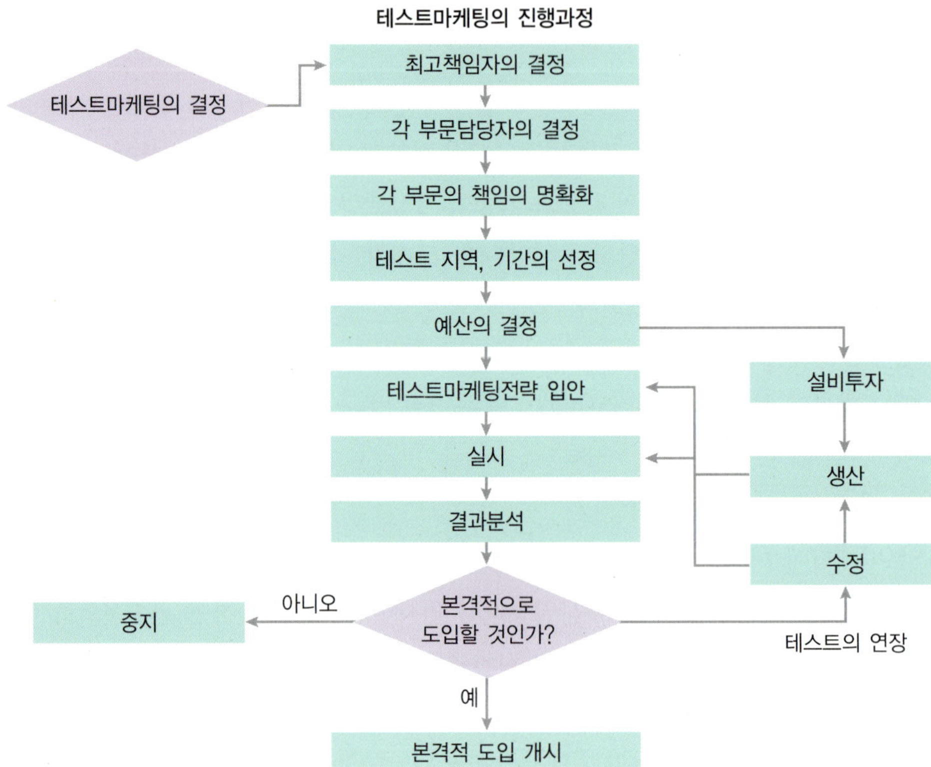

사례 4-24 테스트마케팅 – 편의점

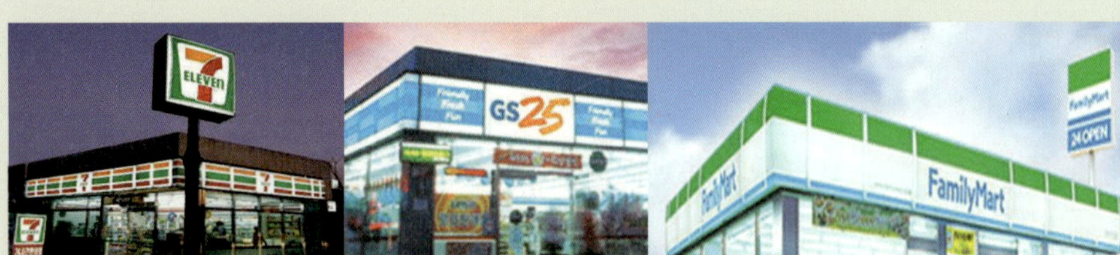

일반적으로 시장에 쏟아져 나오는 수십, 수백 개의 신상품들의 성공 여부를 사전에 미리 예측하고 판단하기란 쉽지 않다. 특히 과자나 음료시장과 같이 소비자들의 반응이 빠르게 나타나는 경우에는 보다 더 빨리 수요를 예측해야만 신상품의 실패로 인한 손실을 최소화하고 성공으로 인한 이득을 최대화할 수 있다. 이러한 생각에 기반하여 편의점을 테스트마케팅 시장으로 활용해 성공을 거둔 사례들이 있다. 편의점은 전국 각지 다양한 곳에 입지해 있고, 신상품에 민감한 젊은층뿐만 아니라 다양한 연령대의 반응

을 파악할 수 있는 곳이다. 또한 유통업체 중 가장 많고도 다양한 사람들이 이용하고 있다는 특성으로 인하여 조사와 더불어 홍보도 병행할 수 있는 장점이 있기 때문에 테스트마케팅 시장으로는 유용하게 활용될 수 있다.

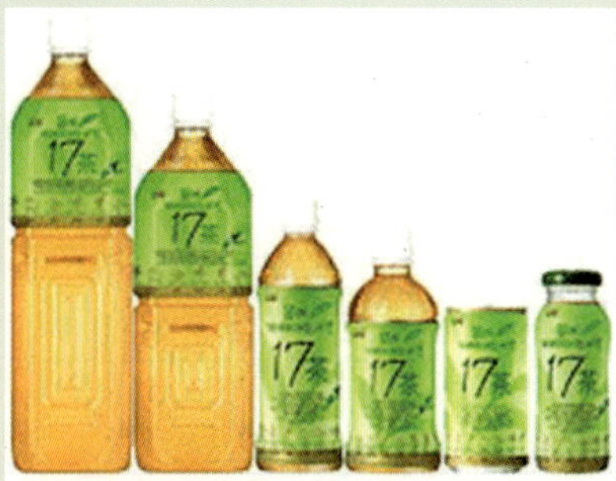

남양유업 '17차'

'17차'는 기존 500ml 규격을 340ml 규격으로 줄여서 편의점 전용상품으로 출시하여 5개월 만에 7억 원의 매출을 올리며, 차 · 음료시장 점유율 1위를 기록하였다. 이러한 기록을 바탕으로 17차는 점진적으로 대형 마트와 백화점으로 그 판매망을 넓혀갔다.

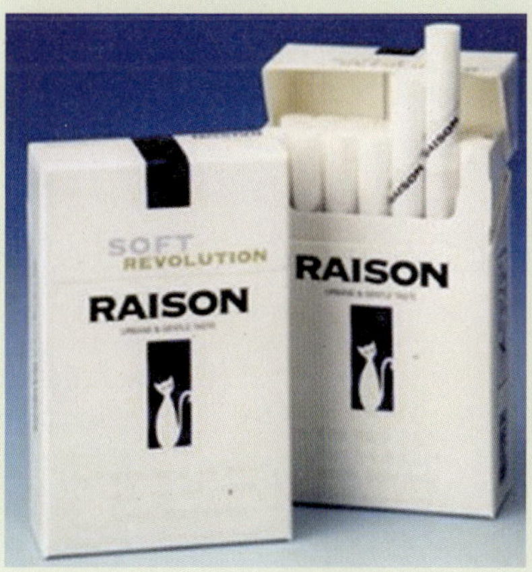

KT&G '레종'

KT&G의 담배 레종은 초기의 판매시장을 편의점으로 선정하여 출시하였다. 출시 후 기대 이상으로 소비자들의 호응도가 높게 나타나자 당초의 계획보다 빠르게, 출시 3개월 만에 전국의 판매망으로의 판매를 확대하였다.

(3) 인터뷰조사에 의한 수요예측

또 다른 수요예측방법으로는 인터뷰조사에 의한 수요예측이 있다. 인터뷰조사는 대상이 적은 반면에 상세한 자료를 수집할 수 있는 방법이다. 또한 응답의 범위를 사전에 제한하거나 별도의 준비가 필요 없으므로 준비과정에 따르는 시간을 절약할 수 있다. 그러나 인터뷰조사는 인터뷰실시 후 내용을 계량화하여 분석하여야 하는 번거로움이 있다.

인터뷰조사에서는 조사자가 원하는 방향으로 결론을 유도하거나 필요 이상의 정보를 추궁할 가능성이 있으므로, 원하는 조사범위와 수요예측의 목적에 맞는 스크립트(script)를 사전에 준비하는 것도 바람직하다. 이러한 특징을 가진 인터뷰조사에 의한 수요예측방법은 수요자가 한정되어 있는 산업재의 수요예측에 적용하면 효과적이다.

그림 4-16 | 신상품 수요예측의 종류

종류 3	인터뷰에 의한 수요예측

- 대상이 적고 상세한 자료를 수집해야 하는 경우에 효과적인 방법임
- 응답의 범위를 사전에 제한할 필요가 없고, 별도의 준비가 필요 없어 준비시간 절약이 가능함
- 조사자가 원하는 결론을 유도하거나 필요 이상의 내용을 추궁할 가능성이 존재함
- 원하는 조사범위와 수요예측의 목적에 맞는 스크립트를 준비할 필요가 있음
- 인터뷰 실시 후 그 내용을 계량화할 필요가 있음
- 수요자가 한정되어 있는 산업재의 수요예측에 효과적임

종류 4	델파이법에 의한 수요예측

- 수요의 총량을 전문가로 하여금 직관에 의해 직접 추정하도록 하는 예측방법
- 해당 분야 전문가에게 반복적인 설문조사를 수행하여 수요예측 결과를 산출함
- 신상품 기술의 실현시기에 관한 예측과 같이 최장기 수요예측에 적합함
- 단기와 중기의 수요예측에는 적합하지 않음
- 현장판매원의 예측과 시나리오 예측방법이 있음
  - 현장판매원의 예측 : 판매원의 추정을 근거로 수요를 예측함
  - 시나리오 예측 : 미래의 가정된 사실이 신상품 수요에 미칠 영향을 문장형식으로 표현하여 그 발생확률을 전문가로 하여금 평가하도록 하는 방법

(4) 델파이법에 의한 수요예측

델파이법에 의한 수요예측은 수요의 총량을 전문가로 하여금 직관에 의해 직접 추정하도록 하는 예측기법이다. 이러한 델파이법에 의한 수요예측방법에는 ① 판매원의 직접적인 추정을 근거로 예측하는 방법과 ② 가상 시나리오를 통하여 예측하는 방법이 있다. 이 중에 가상 시나리오를 이용한 방법은 미래의 가정된 사실이 신상품 수요에 미칠 영향을 문장형식으로 표현한 다음 그 발생확률을 전문가로 하여금 평가하도록 하는 방법이다.

이러한 델파이법에 의한 수요예측은 단기 혹은 중기의 수요예측보다는 장기적인 수요예측에 적합하다.

그림 4-17 판매원의 직접적인 추정을 근거로 수요를 예측하는 방법(salesforce-composite estimate)

주기적으로 판매원들로 하여금 수요추정치를 예측하게 하고, 이를 근거로 전체 수요를 예측하는 방법

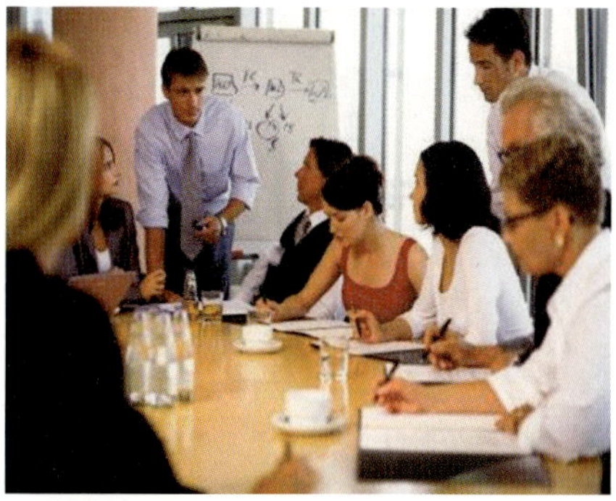

■ 장점

- 고객접점에서 활동하는 판매원(영업사원)이 고객의 수요를 가장 잘 예측할 수 있음
- 판매원은 일반적으로 구역이나 지역으로 구분되기 때문에 지역별 예측치를 쉽게 계산할 수 있음

■ 단점

- 판매원의 개인적 편견이 반영될 수 있음
- '욕구'와 '수요'를 혼동할 수 있음
- 이를 기준으로 성과급을 책정하고자 하는 경우에는 부작용 발생이 우려됨

그림 4-18 델파이법에 의한 수요예측(forecasting by delphi and related methods)

- 불확실한 특정한 문제에 대해 전문가들의 합의를 도출해서 예측하는 방법
- 전문가 개개인의 의견을 통합한 후 이를 바탕으로 미래의 수요 또는 판매량을 예측하는 기법
- 지속적인 일반적으로 질의 응답과 종합 그리고 피드백을 통해서 의견을 조율하고 통합함

전문가 A 의견　전문가 B 의견　전문가 C 의견

질의 / 응답

feedback
(전체 의견들을 종합한 내용으로서 서로 일치된 내용과 불일치한 내용 모두를 포함함)

의견종합

전문가들에게 의견 재요청 ← 의견불일치　의견일치 → 예측에 활용

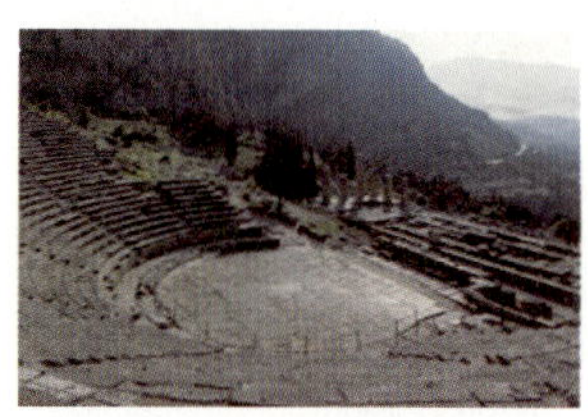

그리스의 델파이

델파이는 아폴로신전이 있는 그리스의 지명으로 옛날에 그리스의 성현들이 미래를 예측하던 장소임

제4절 상품의 수명주기

신상품을 시장에 출시한 이후 기업은 상품의 수명이 오래가면서 많은 수익을 내기를 기대한다. 그러나 아무리 혁신적이고 성공한 상품이라 해도 시간이 지나면 수명을 다하기 마련이다. 즉, 상품도 사람의 일생과 마찬가지로 상품수명주기(product life cycle)를 갖는다. 또한 상품수명주기에 따라 상품의 매출액과 이익이 달라진다. 따라서 마케팅관리자는 상품수명주기에 따라 변화하는 시장과 환경에 맞는 새로운 상품전략과 마케팅믹스전략을 세워야 한다.

예를 들어, 맥도날드는 상품수명주기에 따라 상품 콘셉트를 비롯한 마케팅믹스전략을 지속적으로 수정하면서 오늘날까지 성장해오고 있다. 처음에 맥도날드는 좌석이 없는 스탠드에서 시작하여 레스토랑 안에 좌석과 어린이 놀이터가 있는 패스트푸드 레스토랑으로 발전하였다. 유통전략도 지속적으로 변화시키고 있다. 점포도 예전에는 주로 교외지역에 위치하였으나 요즈음에는 병원이나 대학 같은 기관에는 물론 공항과 대형마트 및 주유소 등지에도 입지하고 있다.

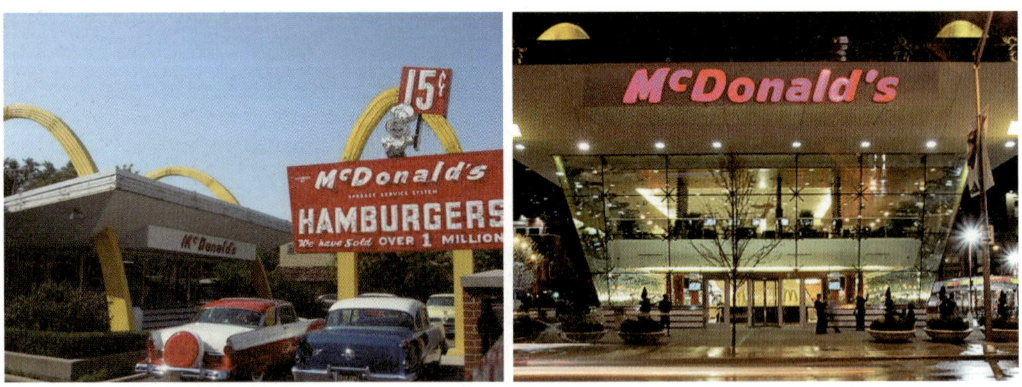

오늘날의 맥도날드는 1960년대와는 다른 콘셉트를 갖고 있다. 맥도날드는 계속하여 콘셉트와 제품을 수정하면서 제품수명주기를 지금까지 연장시켜오고 있다.

상품에 따라 다르지만 일반적으로 상품은 [그림 4-19]와 같이 도입기, 성장기, 성숙기, 쇠퇴기의 4단계의 상품수명주기를 거친다.

그림 4-19 | 제품수명주기에 따른 매출과 이익

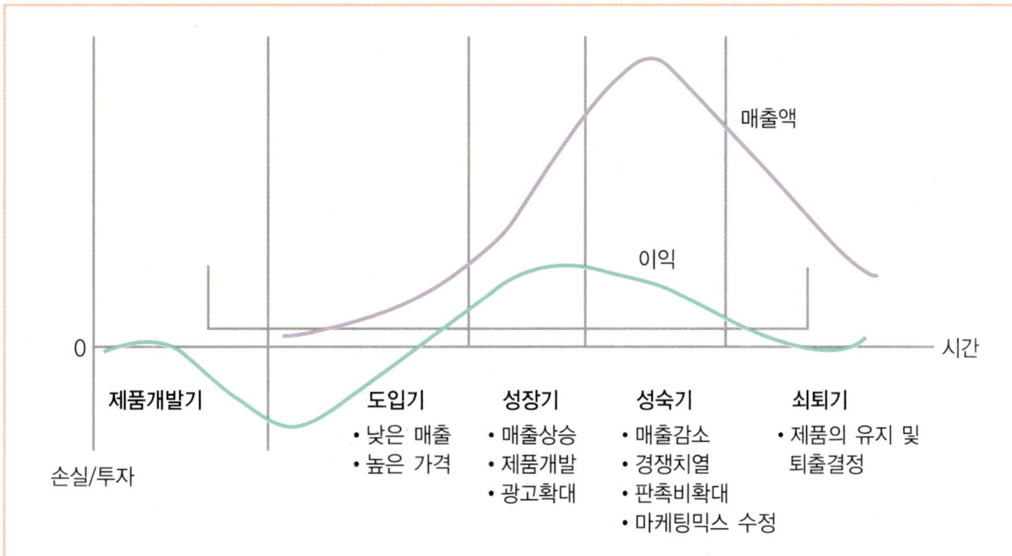

자료 : Kotler, Bowen & Makens(2010), *Marketing for Hospitality and Tourism*, Prentice-Hall, p.256.

4.1 도입기

도입기(introduction stage)는 상품이 처음 출시되는 단계이다. 이 단계에서는 상품에 대한 소비자의 인지도가 낮기 때문에 소수의 세분시장만이 존재하여 판매량이 적어 매출액 성장이 매우 느리고 기간도 오랫동안 지속되는 반면 비용이 많이 소요되어 이익이 나더라도 소규모에 불과하다. 즉, 상품을 소비자들에게 알리는 데에 많은 시간이 소요되고 이를 위하여 기업은 새로운 유통망을 구축하고 광고활동에 주력하게 됨으로써 비용증가로 인한 손실이 발생하기도 한다.

일반적으로 이 시기에 기업은 시장에서의 상품인지도를 높이고 상품의 편익을 알리기 위한 광고활동과 상품의 품질을 높이기 위한 연구개발에 초점을 맞추고 마케팅전략을 계획하여 수행한다. 특히 도입기에는 마케팅전략 중에 가격전략이 중요하다. 가격전략으로는 신상품 개발비와 도입비를 조기에 회수하고자 하는 경우에 사용하는 고가전략과, 반대로 신상품의 인지도를 높이고 시험구매를 유발하여 빠른 시일 내에 시장에 침투하고자 하는 경우에 사용하는 저가전략이 있다. 예를 들어, PC와 VCR 그리고 휴대폰 등은 도입 시에 고가정책을 썼고, 일본의 자동차와 전자회사들이 1970년대 초 구미시장에 처음 진출할 때 조기에 시장점유율을 확보하기 위하여 저가정책을 썼다.

4.2 성장기

상품이 시장에 소개된 후, 기업의 광고활동으로 상품이 시장에 널리 알려져서 혁신구매자(innovators)와 조기수용자(early adopters) 다수가 상품을 구매함으로써 시장이 점차 확대되어 가는 단계를 성장기(growth stage)라 한다. 상품의 단위당 제조비용이 감소되고 촉진비용이 많은 수량으로 분산됨에 따라 이익은 증가하여 이익기회를 인식하는 새로운 경쟁사들이 변형된 상품을 가지고 적극적으로 마케팅하며 시장에 진입하기 시작한다. 경쟁의 증대는 많은 경우 가격인하로 유도되니 유의해야 한다.

그러나 규모의 경제와 학습효과로 인해 생산비용이 감소하고 매출은 빠르게 성장한다. 이 시기에 기업은 상품의 인지도를 높이기 위한 광고보다는 상품의 차별화된 강점을 알리며 상품의 사용량과 사용빈도를 증가시키는 데에 마케팅전략의 초점을 맞추어야 한다. 또한 가격경쟁보다는 상품과 서비스의 개선과 새로운 유통경로 및 새로운 시장개척 등을 통하여 경쟁력을 확보하는 것이 바람직하다.

4.3 성숙기

어느 시점에 매출성장이 둔화되면서 상품은 성숙기(maturity stage)로 접어든다. 이 단계에서는 여러 경쟁사들의 노력에 의하여 다수의 구매자들이 상품을 수용하기 시작한다. 그러나 시장의 매출액은 주로 경쟁기업의 고객유인에 의하여 증가하기 때문에 기존 기업의 매출액은 정체상태에 이르게 된다. 또한 이 단계에서는 경쟁자들이 대거 시장에 진출하였기 때문에 공급이 수요를 초과한다. 즉, 많은 경쟁사들이 시장에 진입해 있기 때문에 매출은 정체되고 설비는 과잉 상태가 되기도 한다. 경쟁자가 가격을 인하하고 광고와 판매촉진을 강화하면서 매출은 물론 이익도 감소한다. 더욱이 경쟁사들이 가격을 인하하고 상품을 개선하기 위하여 연구개발비와 함께 광고비를 증가시키게 되면, 약한 경쟁사들은 시장에서 도태되기도 한다. 이를 통해서 경쟁력이 약한 상품은 사라지고 경쟁구조가 새롭게 재조정된다.

성숙기에는 매출성장을 유지하기 위한 보다 적극적인 전략이 요구된다. 먼저 표적시장을 수정하여 새로운 소비자를 찾는 전략을 모색할 수 있다. 맥도날드는 젊은 층에 집중하던 전략에서 벗어나 성인층으로 시장을 넓히기 위해 이를 타깃으로 한 새로운 메뉴를 도입하였다. 이 단계에서는 우선적으로 상품믹스전략을 수정해가면서 대처해 나가는 것이 필요하다. 또한 상품믹스전략과 더불어 마케팅믹스를 수정하는 전략을 모색할 수 있다. 즉, 상품개선, 고객을 유인할 수 있는 가격조정, 새로운 광고캠페인, 새로운 유통채널 모색 등을 통해서 매출을 증대시킬 수 있다.

예를 들어, 크라운맥주도 맥주시장에서 쇠퇴해가는 크라운맥주를 맥주는 물이 중요하다며 천연암반수로 만든 하이트맥주를 출시하여 큰 성공을 거두었다. 이에 의해 성숙기에서 쇠퇴기로 향하는 크라운맥주를 다시 성장기 상품으로 돌려놓을 수 있게 되었다. 또한 캐주얼 다이닝 칠리스(Chili's)는 성숙기에 있는 상품들을 성장기로 변환시키기 위하여 상품믹스 수정전략을 전개하였다. 메뉴품목의 60%를 바꾸고 24개의 신상품을 메뉴에 추가하면서 매출이 6% 증가하였다. 또한 기존상품에 치킨과 피쉬를 추가하는 수정전략도 실행하였다.

4.4 쇠퇴기

대부분의 상품은 쇠퇴기(decline stage)를 맞는다. 쇠퇴기를 맞게 되는 주된 이유는 주로 고객니즈의 변화와 기술의 발전에 있다. 예를 들어, 기술이 발달함에 따라 카세트테이프가 없어지고 CD가 사용되었다. 또한 CD가 MP3로 그리고 최근에는 MP3의 기능마저 휴대폰에 흡수되어 쇠퇴되었다. 또한 1990년대에 큰 인기를 누리던 한의학이 최근에 들어서는 쇠퇴기를 맞고 있다. 고객들의 생활문화가 달라졌고 취향이 달라졌기 때문이다.

쇠퇴기에는 매출액 하락이 단기적인 현상이 아니라 지속적인 현상으로 나타나며, 이익도 계속해서 하락한다. 상품을 구매할 대다수 소비자들은 이미 상품을 구매하였다. 또한 소비자 기호에도 변화가 생기기 시작하여 새로운 기술로 향상된 상품이 출시될 경우 기존의 상품은 완전히 시장에서 사라지기도 한다. 쇠퇴기에 처한 상품을 가지고 있는 기업의 대표적인 전략으로는 시장에서 완전히 사라지는 철수전략(deleting)과 현상태를 유지하면서 수익을 극대화하는 수확전략(harvesting)이 있다.

기업은 우선 매출과 이익이 크게 감소하기 때문에 상품을 유지할 것인가, 아니면 철수할 것인가를 결정해야 한다. 쇠퇴기의 상품을 효과적으로 관리하지 못하면 기업의 다른 상품들에까지 부정적인 영향을 미칠 수 있으니 주의해야 한다. 기업은 쇠퇴기의 상품을 시장에서 완전하게 철수하거나 비용을 대폭 줄이고 판매는 유지하면서 이익을 높이는 유지 및 수확전략을 모색할 수 있다. 수확전략은 기업이 현 상품을 향후에 소멸될 상품임을 인지한 상태에서, 상품을 위한 광고나 기술개발 및 설비에 대한 투자를 대폭 축소하고 현재의 판매수준을 유지해가면서 이익을 극대화하는 전략이다.

4.5 상품수명주기를 이용한 마케팅의 한계

상품수명주기는 당해 상품의 수명주기별 특성을 분석하고 마케팅전략을 수립하는 데 많은 도움이 되나 그에 따른 한계점도 있다. 첫째로, 상품수명주기는 상품군이나 상표차원이 아닌 개별상품에 적용되는 개념이나, 개별상표의 매출액은 상품수명주기와 관련 없는 다른 요인들에 의하여 크게 변동하는 것이 일반적이다. 따라서 상품수명주기를 이용해서 특정 상품에 대한 마케팅전략을 계획하는 경우 잘못하면 전체 시장상황에 대하여 오판할 수도 있으니 주의해야 한다.

둘째로, 상품수명주기 개념으로 인하여 마케팅관리자들이 모든 상품에 미리 예정되어 있는 수명이 있다고 잘못 생각할 수도 있다. 실제로는 대부분의 많은 상품들은 상품수명주기를 다 거치지 못한 상태로 시장에서 사라진다. 어느 정도 성공한 상품들만이 자신의 상품수명주기를 다하게 된다.

마지막으로, 상품수명주기 개념은 시간을 독립변수로 매출액과 이익을 종족변수로 하는 형태를 갖기 때문에, 기업은 단순히 기간이 경과함에 따라 매출과 이익이 결정된다고 잘못 생각할 수 있다. 이 경우 예상되는 매출액과 이익의 해석에 문제가 발생할 수 있으며, 이로 인해 기업의 전반적인 마케팅계획과 전략에 차질이 발생할 수 있다. 상품수명주기를 활용하여 마케팅전략을 계획하고 수행하는 것은 나름대로 의미가 있고 효과적이다. 그러나 기업은 이러한 상품수명주기를 적용하는 과정에서의 한계점 또한 명확하게 이해한 상태에서 마케팅전략을 계획하고 수행해야만 한다.

앞서 설명한 상품수명주기가 모든 상품에서 나타난다고는 할 수 없다. 어떤 상품은 출시하자마자 쇠퇴기를 맞기도 하고, 반대로 오랫동안 꾸준하게 몇 번의 주기과정을 거쳐가며 인기를 끌고 있는 상품도 있다. 다시 말해서 상품의 성숙이 반드시 쇠퇴를 의미하지는 않는다는 것이다. 따라서 상품수명주기에 따른 마케팅전략을 생각하는 것도 중요하지만 상품의 수명을 늘리거나 재활성화하는 전략을 찾는 것이 더 중요하다.

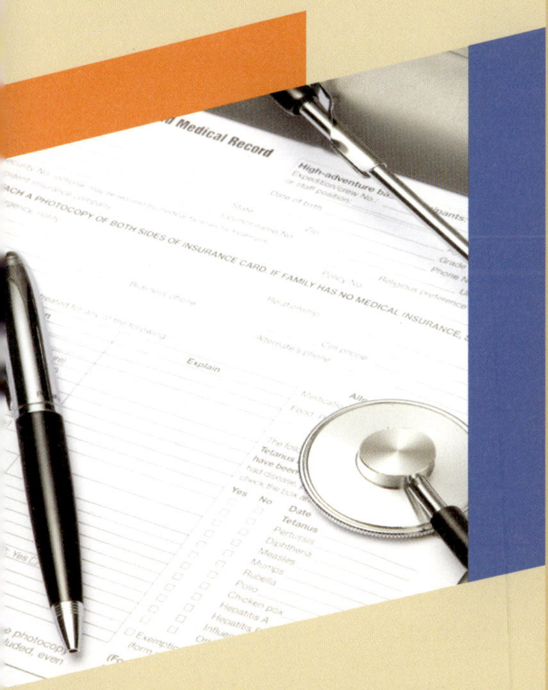

CHAPTER 5

가격전략

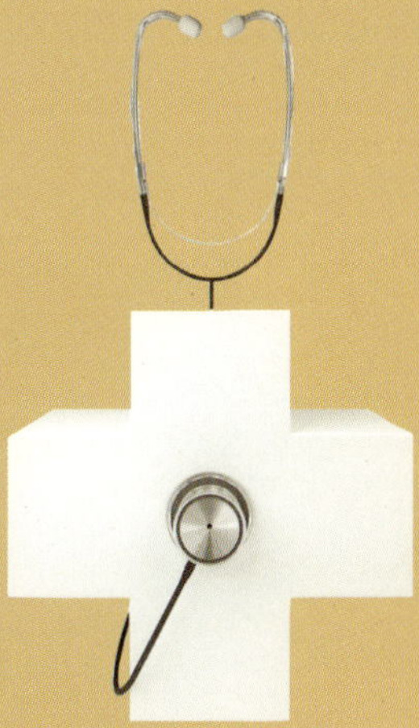

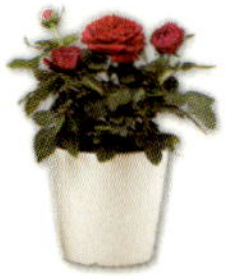

즐거운 편지

황동규

내 그대를 생각함은 항상 그대가 앉장 있는 배경에서
해가 지고 바람이 부는 일처럼 사소한 일일 것이나
언젠가 그대가 한없이 괴로움 속을 헤매일 때에
오랫동안 전해 오던 그 사소함으로 그대를 불러보리라

진실로 진실로 내가 그대를 사랑하는 까닭은
내 나의 사랑을 한없이 잇닿은 그 기다림으로
바꾸어버린데 있었다
밤이 들면서 골짜기엔 눈이 퍼붓기 시작했다
내 사랑도 어디쯤에선 반드시 그칠 것을 믿는다
다만 그대 내 기다림의 자세를 생각하는 것뿐이다
그 동안에 눈이 그치고 꽃이 피어나고 낙엽이 떨어지고
또 눈이 퍼붓고 할 것을 믿는다

CHAPTER 05 가격전략

가격은 소비자의 진료상품구매행동에 가장 큰 영향을 미친다. 또한 그 어떠한 마케팅믹스 요소들보다 가격은 병원의 매출과 이익에 직접적으로 영향을 미친다. 병원의 진료비로 표현되는 진료상품의 가격결정은 진료가 보험혜택을 받을 수 있는 급여진료인가와 보험혜택을 받을 수 없는 비급여진료인가에 따라 달라진다. 의료보험이 적용되는 급여진료의 경우 진료상품가격에 해당하는 진료비는 병원들 간에 차이가 있을 수 없다. 그러나 의료보험이 적용 안 되는 비급여진료의 경우는 다르다. 또한 최근 들어 병원들의 수익성이 악화되면서 많은 병원들이 상대적으로 높은 의료수익이 발생하는 비급여진료상품들을 경쟁적으로 출시하고 있다. 또한 외국인환자들이 많이 유입되면서 이들을 대상으로 하는 진료상품들에 대해서도 병원의 관심이 높아지고 있다. 본장은 이러한 비급여, 즉 보험이 적용 안 되거나 제한적으로만 적용되는 비급여진료에 대한 가격전략을 중점적으로 설명하고자 한다. 따라서 본 장에서 언급되는 가격은 비급여진료상품에 대한 가격으로 인지하고 이해하기 바란다.

최근에는 병원 간의 경쟁이 치열하고, 특히 진료상품의 품질 또한 비슷해지면서 소비자는 점차 가격에 대하여 민감해지고, 또한 그 선택의 폭도 크게 넓어지고 있다. 그러나 가격에 대한 소비자행동이 많이 민감하게 변했음에도 불구하고, 아직도 많은 병원들이 아주 단순한 방법으로 진료상품의 가격을 결정하고 있다. 비용구조에 대한 전반적인 지식과 마케팅환경에 대한 세밀한 분석 없이, 단순한 경험이나 경쟁병원의 가격만을 참조해서 가격을 결정하기도 한다.

가격은 시장관점에서의 마케팅과 비용관점에서의 원가회계, 둘 다의 기능을 갖는다. 그러나 많은 병원경영자들은 마케팅활동에서 가격의 중요한 가치를 망각하고, 가격을 단지 원가회계만의 부산물로 잘못 이해하는 경향이 있다. 병원의 역할은 고객이 지불할 용의가 있는 가격에 적합한 가치 있는 진료상품을 고객에게 제공하는 것이다. 즉, 고객이 동의하지 않는 가격은 의미가 없다. 따라서 원가회계로부터 기인된 가격의 기능보다 마케팅에 기반을 둔 가격기능이 우선적으로 고려되어야 한다.

본 장에서는 병원이 병원을 운영하는 데 소요되는 비용을 회수하고 이익을 창출하는 과정에서 중요한 역할을 하는 가격에 대하여 보다 자세히 살펴보고자 한다. 진료가격에 영향을 미치는 주요 요인들을 설명하고, 병원의 경영목표 달성을 위한 가격전략과 이에 따른 세부적인 가격결정방법들에 대해 살펴보도록 한다. 또한 경쟁병원의 가격정책에 효과적으로 대응하기 위한 가격전략에 대해서도 알아보도록 한다.

제1절 가격의 정의와 중요성

가격이란 제공되는 제품이나 서비스, 즉 진료상품을 소유 또는 사용하는 대가로 지불하는 화폐량을 말한다. 가격은 병원이 생산해서 제공하는 진료상품과 소비자의 필요 및 욕구를 연결하여 이들 간의 교환을 실현시키는 매개체 역할을 한다. 그러나 이러한 가격은 이해관점에 따라 병원과 소비자가 서로 다르게 해석한다. 병원의 입장에서 가격은 주로 비용이나 투자와 관련되어 있는 다른 마케팅믹스 요소들과는 다르게 이익을 창출하는 유일한 요소가 된다. 또한 가격은 병원이 직접 가장 효과적으로 활용할 수 있는 마케팅믹스 중의 대표적인 도구가 된다. 즉, 병원은 가격을 이용해서 고객의 즉각적인 반응을 이끌어 낼 수 있으며, 변화하는 시장상황에 비교적 신속하고도 적절하게 대응할 수 있다. 이처럼 가격이 병원에게 중요한 역할을 하기 때문에 많은 마케팅관리자들은 가격결정을 그들이 하는 업무들 중에서 가장 중요한 일이라고 생각한다.

한편 소비자 입장에서의 가격은 진료상품으로부터 자신이 얻을 수 있는 가치와 연관되어 있다. 왜냐하면 소비자는 자신이 지불한 가격의 대가로 무엇을 얻을 수 있는가에 대하여 많은 관심을 갖고 있기 때문이다. 진료상품가격이 서로 비슷할 경우 소비자는 진료상품으로부

그림 5-1 마케팅믹스 – 가격

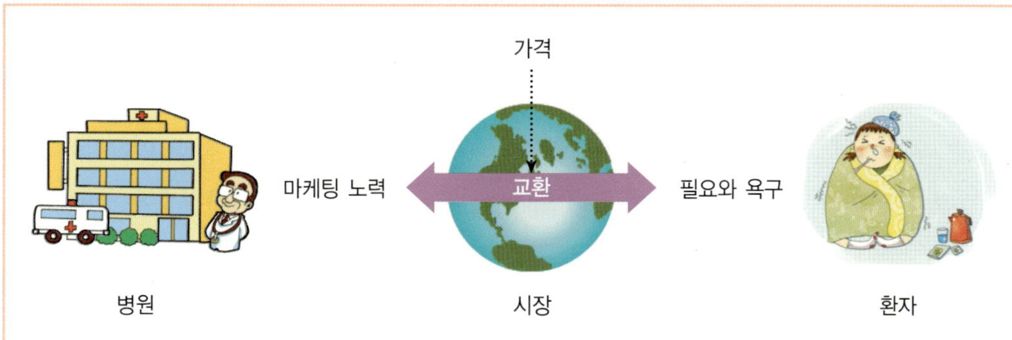

터 얻을 수 있는 가치를 서로 비교하여 가장 가치가 있다고 판단되는 것을 선택하여 구매한다. 소비자는 적어도 자신이 지불한 진료상품가격에 상응하는 진료상품가치를 원한다. 만일 가격보다 더 높은 진료상품가치를 제공하는 병원이 있다면 소비자는 기꺼이 그 병원의 고객이 된다. 이처럼 소비자 입장에서의 진료상품가격은 병원이 소비자에게 제공하는 제품과 서비스, 즉 진료상품의 가치를 나타낸다.

병원은 다양한 기능을 발휘할 수 있는 효과적인 마케팅 도구로 가격을 적절하게 활용할 수 있다. 그러나 잘못 활용하면 오히려 역효과를 나타내고, 병원의 다른 마케팅믹스 요소들에게까지 부정적 영향을 미치기도 한다. 그러나 최근에는 이러한 가격의 역할이 퇴색되는 현상도 나타나고 있다. 과거에는 가격은 마케팅믹스 요소들 중에서 가장 중요한 분야에 해당하는 것으로 인식되었다. 그러나 최근에는 가격이 다른 마케팅믹스 요인들, 특히 촉진에서 사용되는 가격할인과 같이 판매촉진을 위한 하나의 촉진도구로 전락하는 현상이 나타나고 있다. 그러나 이러한 현상은 일부 특정한 진료분야에 국한된 상황이고, 대부분의 진료분야에서 가격은 아직도 병원과 소비자 모두에게 매우 중요한 요소로 남아 있다.

그림 5-2 가격결정의 과정

가격결정 목표선택 → 내부 및 외부 영향요인 평가 → 원가추정 → 경쟁자의 원가, 가격, 제공물의 분석 → 가격결정 방법의 선택 → 최종가격결정

자료 : Philip Kotler(2003), *Marketing Management*, 11th, Prentice-Hall, p.473.

제2절 가격결정에 영향을 미치는 요인

마케팅관리자가 가격을 결정하고 이에 따른 마케팅전략을 수립하고 실행하기 위해서는 가격결정에 영향을 미치는 요인들에 대해 먼저 이해할 필요가 있다. 가격결정에 영향을 미치는 주요 요인들을 요약하면 [그림 5-3]과 같다. 만약에 진료상품 구매 시 소비자가 얻게 되는 진료상품의 가치에 비해 진료상품가격이 더 비싸다고 생각하면 소비자는 진료상품을 구매하지 않을 것이다. 반면에, 병원이 진료상품을 생산해서 판매과정에서 발생하는 비용, 즉

그림 5-3 | 가격결정의 고려요인

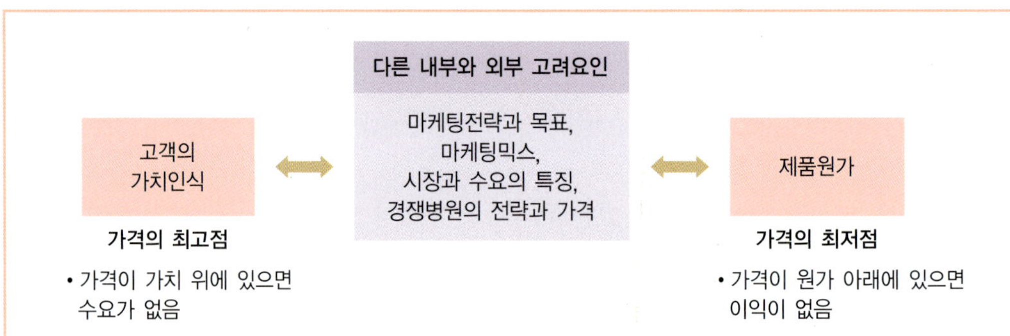

자료 : Philip Kotler & Gary Armstrong(2008), *Principles of Marketing*, 12th, Prentice-Hall, p.267.

그림 5-4 | 가격결정의 고려요인

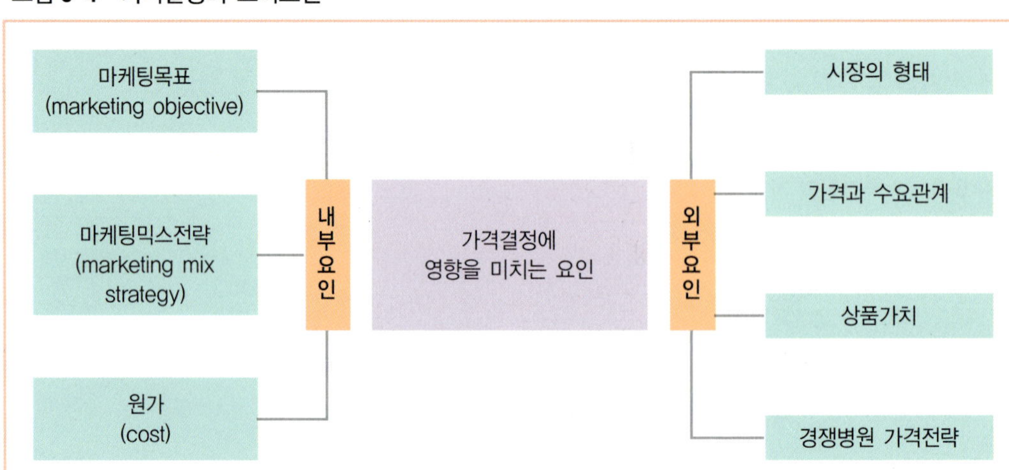

진료상품원가 이하로 가격을 결정하게 되면 병원은 이익을 얻을 수 없게 된다. 따라서 병원은 병원의 마케팅전략과 목표, 마케팅믹스, 시장과 수요, 그리고 경쟁병원의 마케팅전략과 가격전략 등 병원 내부와 외부의 여러 요소들을 종합적으로 고려해서 가격을 결정하여야 한다.

2.1 가격결정에 영향을 미치는 내부요인

그림 5-5 | 가격결정에 영향을 미치는 내부요인

마케팅목표 (marketing objective)	• 마케팅목표가 명확하면 할수록 가격결정은 쉬워짐 • 표적시장에서 어떻게 포지셔닝할 것인가 정확하게 결정하면 병원은 의료수가를 포함한 마케팅믹스전략을 보다 효과적으로 수립할 수 있음
마케팅믹스전략 (marketing mix strategy)	• 가격은 진료상품, 촉진, 유통 등 다른 마케팅믹스 요소들에 관한 의사결정에 의해서도 영향을 받음 • 병원은 병원의 마케팅목표를 달성하기 위해서 사용하는 모든 마케팅믹스 요소들을 함께 종합적으로 고려해서 진료가격을 결정해야 함
원가 (cost)	• 원가 또는 진료비용은 진료가격설정에서 최저점이 되는 중요한 정보임 • 이익을 높이기 위해 비용을 지나치게 낮추는 것은 바람직하지 않음 ⇒ 비용은 곧 진료상품의 품질을 의미할 수도 있음 • 진료상품비용은 고정비와 변동비의 합인 총비용을 말하며, 가격은 적어도 이러한 총비용을 충당할 수 있는 수준에서 설정되어야 함

1) 마케팅목표

병원의 가격결정은 병원의 마케팅목표(marketing objective)를 명확하게 인식하는 것으로부터 시작된다. 병원이 시장점유율을 목표로 한다면 진료상품가격을 가능한 낮게 책정해야 하고, 질 높은 진료상품품질을 지향하는 고급스러운 병원이미지 관리나 단기간에 높은 수익창출을 목표로 한다면 진료상품가격을 비교적 높게 설정하는 것이 필요하다.

이처럼 병원의 목표가 명확하면 가격에 대한 의사결정은 비교적 용이하다. 왜냐하면 표적시장에서 병원이 어떻게 포지셔닝할 것인가를 정확하게 결정하기만 하면, 병원은 가격을 포함한 마케팅믹스전략을 이에 맞추어 적합하게 수립할 수 있기 때문이다. 예를 들면, 치과 임

사례 5-1 마케팅목표

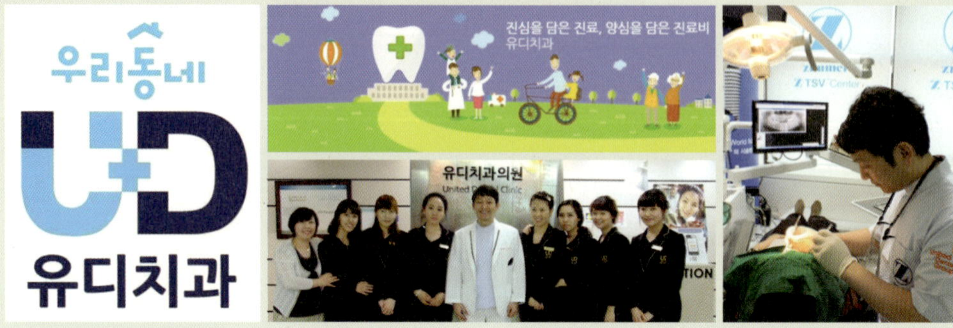

유디치과는 임플란트 · 교정을 비롯한 각종 치과 시술비를 30~50%가량 낮추고, 치석제거(스케일링)를 무료로 제공하고 있다. 일반 치과의 경우 1주일에 임플란트 환자가 1명만 와도 평균 이상인 상황에서 이처럼 마케팅목표를 명확하게 설정한 유디치과의 경우에는 하루에 10명 이상의 임플란트 환자가 찾아오고 있으며, 1년에 시술한 임플란트 개수만 22만 개를 넘어서고 있다. 2000년 네트워크 체제로 전환한 후 2005년까지는 유디 브랜드를 쓰는 치과가 7개뿐이었으나, 지속적으로 증가하여 2010년에는 83개, 2012년에는 114개, 그리고 현재는 138개 치과가 유디 이름과 목표를 공유하고 있다.

플란트시장에서 저가 임플란트로 포지셔닝한 네트워크 유디치과를 들 수 있다. 유디치과는 현재의 임플란트는 가격거품이 크다고 주장하면서, 재료원가에 수술에 사용되는 각종 소재료비용, 의료장비 유지보수비용, 최소한의 병원운영경비, 그리고 치과의사와 치과위생사의 인건비를 포함하면 임플란트 시술비용은 90만원대가 적정한 수준이라며 자신들을 가격으로 포지셔닝하였다. 또한 자신들처럼 전국 100여 개에 이르는 많은 네트워크를 활용해 각종 치기공 재료를 대량구매하면 추가적으로 각종 치과진료비용을 낮출 수 있다고 주장해서 사회의 이슈가 되기도 하였다.

2) 마케팅믹스전략

가격은 병원이 마케팅목표를 달성하기 위해서 사용하는 도구인 마케팅믹스(marketing mix strategy)의 대표적인 구성요소다. 특히 마케팅믹스 중에서 병원의 수익을 창출하는 데에 기여할 수 있는 유일한 마케팅믹스 요소이고, 경쟁에 가장 민감한 요소이기도 하다. 그러나 이러한 가격(price)은 진료상품(product), 촉진(promotion), 유통(place) 등 다른 마케팅믹스 요소들에 관한 의사결정에 의해서도 많은 영향을 받는다. 따라서 병원은 병원의 마케팅목표를 달성하기 위해서 사용하는 모든 마케팅믹스 요소들을 함께 종합적으로 고려해서 가격을 결정해야 한다.

마케팅믹스 요소들 중에서 가격에 직접적으로 가장 큰 영향을 미치는 것은 바로 진료상품이다. 왜냐하면 진료상품에 따라 생산원가가 다르기 때문이다. 대학병원의 경우 특정한 교수에게 진료를 받기 원하면 특진료를 상품가격에 추가하게 되는 것이나, 야간이나 응급진료의 경우에도 진료비가 높아진다. 그 이유는 이러한 의료서비스를 제공하는 데에는 일반 진료에 비해서 비용이 추가적으로 발생하기 때문이다. 또한 진료상품 간 차이가 크지 않고 경쟁이 치열한 건강검진과 같은 상품의 경우에는 홍보나 광고는 물론 가격할인, 쿠폰 등 촉진활동에 필요한 비용 등을 같이 고려해서 가격을 결정해야 한다.

3) 원가

원가(cost) 또는 비용은 가격의 최저점이 되는 중요한 정보다. 모든 병원들은 진료상품을 생산하고 판매하는 데 소요되는 비용을 충당하고 투자에 대한 적정한 수익이 보장되는 수준에서 가격이 책정되기를 원한다. 따라서 원가는 가격책정에 있어서 매우 중요한 요소가 된다. 병원은 가능하면 최소한의 비용으로 진료상품을 생산하고자 한다. 왜냐하면 낮은 비용으로 진료상품을 생산하면 가격을 낮게 설정할 수 있고, 또한 낮은 가격은 많은 소비자들에게 어필하게 됨으로써 시장점유율을 높일 수 있기 때문이다. 더욱이 경쟁병원과 동일한 가격이라 해도 생산비용이 낮으면 경쟁병원보다 더 높은 이익을 얻을 수 있다. 그러나 단순히 이익을 높이기 위해서 생산비용을 지나치게 낮추는 것은 바람직하지 않다. 왜냐하면 낮은 생산비용은 곧바로 진료상품의 품질에 영향을 미치기 때문이다.

$$\begin{aligned}\text{이익} &= \text{총매출} - \text{총비용} \\ &= (\text{판매가격} \times \text{판매수량}) - \text{총비용}\end{aligned}$$

일반적으로 비용(cost)은 고정비(fixed cost)와 변동비(variable cost)로 구분된다. 고정비는 생산수준이나 매출액의 증감에 관계없이 언제나 일정한 금액으로 지출되는 비용을 말한다. 예를 들어, 병원이 매월 지불하는 임직원들의 급여, 임대료, 보험료, 장비 및 설비에 대한 감가상각비 등이 고정비에 해당한다. 변동비는 생산수준 또는 매출액과 직접적으로 관련된 비용을 말한다. 예를 들어, 진료상품생산에 필요한 원재료비, 전기료, 광고 및 판촉비 등과 같이 생산량이나 매출증감에 비례하여 변하는 비용을 말한다. 따라서 진료상품비용은 고정비와 변동비의 합인 총비용(total cost)을 말하며, 가격은 적어도 총비용을 충당할 수 있는 수준에서 설정되어야 한다.

2.2 가격결정에 영향을 미치는 외부요인

그림 5-6 | 가격결정에 영향을 미치는 외부요인

시장의 형태	• 가격결정은 시장의 형태에 따라 다름 (시장의 형태 : 완전경쟁, 독점적 경쟁, 과점적 경쟁, 완전독점)
가격과 수요 관계	• 수요의 가격탄력성(price elasticity of demand)이란 가격의 변화에 대해 수요가 변하는 정도를 의미함 • 가격탄력성은 대체재의 유무에 따라서도 영향을 받음 $\text{가격탄력성} = \dfrac{\text{수요량의 변화율(\%)}}{\text{가격의 변화율(\%)}} = \dfrac{dQ/dP}{Q/P}$
진료상품 가치	• 가격은 진료상품 생산비용을 반영할 뿐만 아니라, 고객이 지불한 가격에 대한 보상으로 고객이 진료상품구매로부터 얻을 수 있는 가치와도 밀접한 관계가 있음 • 병원은 고객이 인식하는 진료상품의 가치에 준하는 수준으로 가격을 결정하여야 함 • 가격을 이용한 경쟁보다는 차별화된 진료상품과 서비스로 경쟁하는 것이 바람직함
경쟁병원 가격전략	• 경쟁병원의 가격은 병원의 수요에 직접적으로 영향을 미치므로 병원의 가격결정 시 중요한 고려요인이 됨

1) 시장의 형태

가격에 대한 의사결정은 시장의 형태에 따라 달라진다. 일반적으로 시장은 완전경쟁, 독점적 경쟁, 과점적 경쟁, 완전독점 등 네 가지 형태로 분류된다. 완전경쟁(pure competition)시장은 많은 구매자와 많은 판매자가 존재하는 시장이고, 완전독점(pure monopoly)시장은 우편이나 전력과 같이 정부의 규제 등에 의해 극히 제한된 시장을 말한다. 따라서 완전경쟁이나 완전독점 상태의 시장은 거의 없고, 대부분의 산업은 독점적 경쟁(monopolistic competition)이나 과점적 경쟁(oligopolistic competition) 상태의 시장구조를 갖는 것이 일반적이다.

독점적 경쟁은 진료상품의 시장가격이 단일가격으로 형성되지 않고, 일정범위 내의 가격대로 거래를 하는 다수의 판매자와 다수의 구매자로 구성된다. 여기서 가격범위가 생기는 이유는 판매자가 구매자에게 차별화된 진료상품을 제공할 수 있기 때문이다. 독점적 경쟁에서 병원은 각기 다른 품질과 서비스의 진료상품을 제공하며, 소비자는 그 중에서 차별화된 진료상품을 발견하고 서로 다른 가격으로 진료상품을 구매하게 된다. 따라서 병원들은 서로 다른 세분시장별로 차별화된 진료상품과 서비스는 물론 광고나 인적판매 등을 이용하여 시장지배력을 행사하고자 한다. 예를 들어, 햄버거시장에서 맥도날드의 빅맥은 버거킹의 와퍼를 비롯하여 여러 햄버거기업들과 경쟁을 벌이고 있으나 제품차별화를 통해 나름대로 독보적인 위치를 확보하고 있다. 이처럼 독점적 경쟁은 특정 세분시장에서 복수의 병원들이 함께 경쟁하고 있으나, 하나의 병원이 진료상품차별화를 통하여 선도적인 지위를 차지하고 있는 시장상황을 말한다. 그러나 독점적 경쟁에는 비교적 많은 경쟁병원들이 있기 때문에 과점적 경쟁에서보다 경쟁병원의 가격전략에 의한 영향은 그리 크지 않다.

과점적 경쟁은 소수의 병원들이 하나의 시장에서 유사한 진료상품과 서비스로 경쟁하고 있는 시장상황을 말한다. 시장에 참여하고 있는 병원들이 소수인 이유는 독점적 노하우나 높은 투자비용 등으로 인하여 새로운 병원이 시장에 진출하기가 어렵기 때문이다. 경쟁병원들이 소수이기 때문에 경쟁병원의 마케팅전략과 가격에 대해 서로 매우 민감하게 반응한다. 예를 들어, 어느 병원이 가격을 20% 인하하여 고객을 유인하면, 다른 경쟁병원들도 즉시 이에 대응하여 가격을 인하할 수밖에 없는 경우가 많다. 그러나 반대로 가격인상의 경우에는, 어느 한 병원이 가격을 인상하더라도 다른 경쟁병원들이 좇아오지 않는 경우가 많다. 이때 가격을 인상한 병원은 가격인상을 철회하지 않을 수 없으며 만일 그렇게 하지 않을 경우 경쟁병원들에게 자신의 고객을 빼앗길 수 있다.

2) 가격과 수요 관계

가격을 결정하기 전에 마케팅관리자가 진료상품에 대한 가격과 수요 간의 관계를 이해하면 가격결정에 도움이 된다. [그림 5-7]은 가격이 높아지면 수요량이 감소하고, 반면에 가격이 낮아지면 수요량이 증가하는 수요곡선을 나타낸다. 이처럼 가격에 따른 수요의 변동은 매출과 비용에 큰 영향을 미치기 때문에 가격을 결정할 때에는 반드시 수요에 따라 달라지는 요인들을 신중하게 검토한 후 가격을 결정해야 한다.

가격과 수요와의 관계를 이해하기 위해서는 우선 수요의 가격탄력성(price elasticity of demand)이라는 경제학 개념을 살펴볼 필요가 있다. 수요의 가격탄력성이란 가격의 변화에 대해 수요가 변하는 정도를 의미하는 것으로, [그림 5-8]에서와 같이 수요가 가격에 탄력적인 경우, 소비자가 가격에 민감하다는 것을 의미하며 이는 기울기가 완만한 수요곡선으로 나타나게 된다. 즉, 가격이 약간만 올라도 수요는 급격하게 떨어지고, 반대로 가격이 약간만 떨어져도 수요는 크게 증가한다. 반면에, 수요가 가격에 비탄력적인 경우에는 소비자가 가격

그림 5-7 | 수요곡선

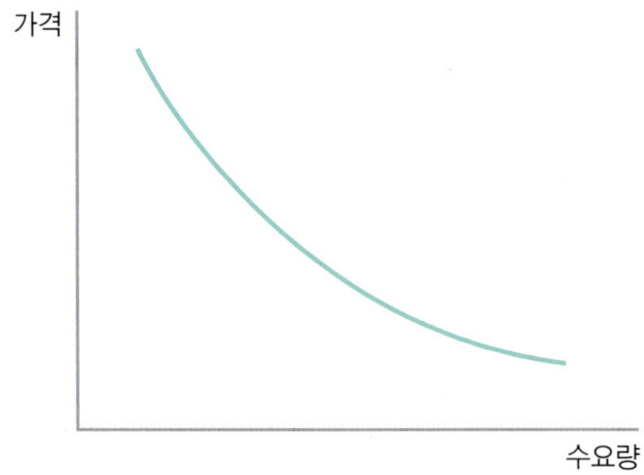

그림 5-8 | 수요의 가격탄력성

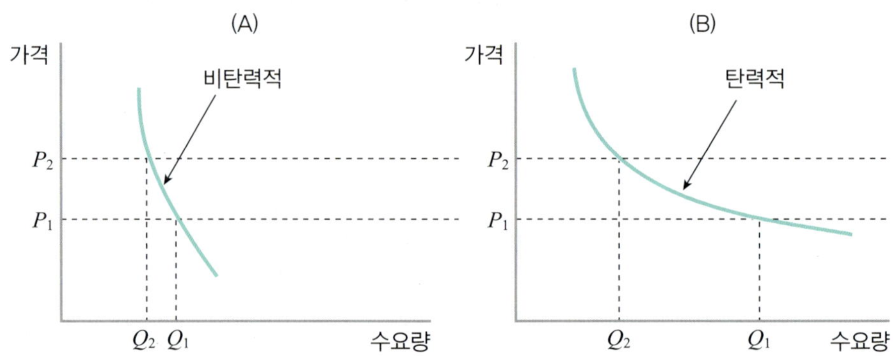

에 민감하지 않다는 것을 의미하며, 수요곡선의 기울기는 매우 급하다. 이 경우 소비자는 가격에 민감하지 않아서 가격을 인식하지 않고 진료상품을 구매한다. 즉, 가격이 싸던 비싸던 관계없이 진료상품을 구매할 사람은 진료상품을 구매한다. 따라서 이 경우 병원은 비교적 자유롭게 가격을 조정할 수 있다.

$$\text{가격탄력성} = \frac{\text{수요량의 변화율}(\%)}{\text{가격의 변화율}(\%)} = \frac{dQ/dP}{Q/P}$$

[그림 5-8]의 (A)는 P_1에서 P_2로 가격이 높아질 때 Q_1에서 Q_2로의 낮은 수요감소를 보인다. 그러나 (B)에서는 동일한 가격상승에도 불구하고 Q_1에서 Q_2로의 높은 수요감소를 나타

내고 있다. (B)에서처럼 가격이 약간만 올라가도 수요가 크게 감소하거나 반대로 가격이 약간만 낮아져도 수요가 크게 증가한다면 이 진료상품은 가격탄력적인 진료상품이다.

그러나 가격의 증감이 판매에 크게 영향을 미치지 않는 경우도 있다. 주로 고가 진료상품들이나 유사한 진료상품이 없는 특별한 가치가 있는 차별화된 진료상품들은 가격이 판매량에 영향을 미치지 않는, 즉 가격에 비탄력적인 경우가 많다. 일반적으로 처음에 시장에 소개된 진료상품들은 자체적인 차별성으로 인하여 가격탄력성이 낮다. 그러나 시간이 지날수록 진료기술과 지식이 보편화되면서 가격탄력성이 높아지는 경향이 있다. 이러한 경우 병원은 필요시 부가서비스 등 진료 이외의 요소들을 진료상품에 첨가해 가며 상품을 차별화시킴으로써 가격탄력성을 지속적으로 낮게 유지하도록 하고 있다.

이러한 가격탄력성은 대체재의 유무에 따라서도 영향을 받는다. 즉, 소비자가 선택할 수 있는 유사한 진료상품이 많으면 해당 진료상품은 가격탄력성이 높아진다. 왜냐하면, 진료상품가격을 인상하면 소비자가 다른 유사한 대체상품을 선택할 수 있기 때문에 판매량이 줄고, 반대로 진료상품가격을 인하하면 다른 유사한 대체상품의 고객을 흡수할 수 있기 때문이다. 반면에, 다른 진료상품들과 차별화된 특별한 가치가 있는 진료상품의 경우에는 가격탄력성이 낮아서 진료상품가격의 인상이나 인하가 소비자의 구매수요에 크게 영향을 미치지 못한다.

그러나 이러한 수요곡선과 가격탄력성은 경제이론에 기초로 한 전체 소비자의 일반적인 성향을 나타낸 것일 뿐, 개별 소비자의 가격에 대한 반응을 정확하게 표현한 것은 아니다. 또한 동일한 진료상품이라 해도 병원들은 나름대로의 진료상품차별화를 통해 수요와 공급 간의 관계를 조정하고자 한다. 따라서 마케팅관리자는 표적시장에 있는 소비자들의 가격에 대한 반응을 지속적으로 가능한한 정확하게 조사하여 병원의 목표달성에 적합한 가격정책을 수립해야 한다.

3) 진료상품가치

가격을 설정하기 위해서는 먼저 소비자가 진료상품의 가치에 대하여 어떻게 인식하고 있는지를 알아야 한다. 간혹 가격을 단순히 진료상품을 구매하기 위해 소비자가 지불하는 금액 정도로 보고 있는데 이는 적절하지 못한 생각이다. 가격은 진료상품 생산비용을 반영할 뿐만 아니라, 고객이 지불한 가격에 대한 보상으로 고객이 진료상품구매로부터 얻을 수 있는 가치와도 밀접한 관계가 있다. 이런 이유로 마케팅관리자들은 단순히 가격이라는 말보다는 진료상품가치 혹은 고객가치라는 용어를 많이 사용한다.

마케팅관리자는 소비자가 진료상품을 선택한 이유를 파악하여 고객이 진료상품으로부터 어떠한 가치를 얻고자 하고, 실제적으로 그 가치를 얻었는지에 대하여 살펴볼 필요가 있다. 일반적으로 고객이 지불한 가격보다 진료상품이 제공하는 가치가 높으면, 병원은 추가적인 이익의 기회를 놓치는 것이 된다. 그러나 반대로 고객이 지불한 가격이 진료상품이 제공하는 가치보다 높으면 고객은 진료상품을 구매하지 않을 수 있다. 이 경우 병원은 매출을 올릴 수 있는 기회를 놓치게 된다. 따라서 병원은 고객이 지불하는 가격과 진료상품구매를 통해 고객이 얻을 수 있는 가치가 거의 일치되는 수준에서 가격을 설정해야 한다. 즉, 병원은 고객이 인식하는 진료상품의 가치에 준하여 가격을 결정하여야 한다. 따라서 만일 병원이 가격을 올리고자 한다면 고객에게 제공하는 진료상품의 가치를 높여야 한다. 이를 정리하면 [그림 5-9]와 같다.

그림 5-9 | 가격과 가치의 균형성

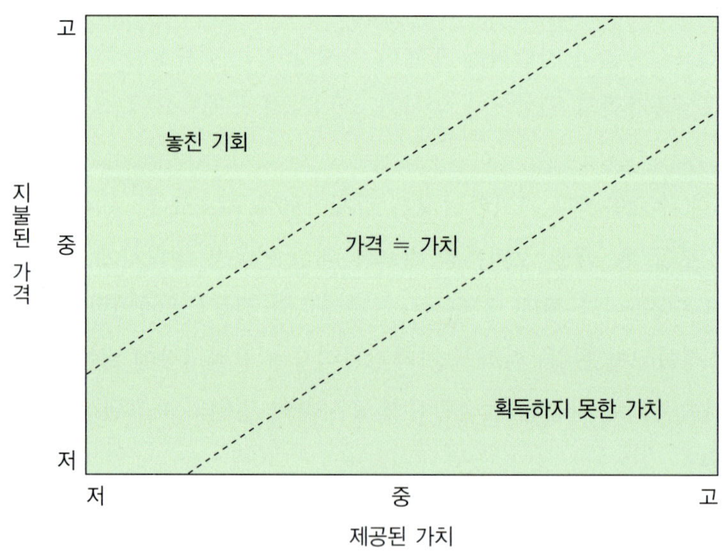

자료 : Philip Kotler(2003), *Marketing Management*, 11th, Prentice-Hall, p.473.

높은 시장점유율을 갖고 있는 경쟁병원을 공략하기 위해 병원은 상대적으로 낮은 가격을 설정할 수 있다. 그러나 무리한 가격경쟁은 오히려 병원의 이익을 감소시켜 병원을 어렵게 할 수 있다. 따라서 가격을 이용한 경쟁보다는 차별화된 진료상품과 서비스로 경쟁하는 것이 바람직하다. 만일 가격을 높이고자 한다면 소비자가 인식할 수 있는 차별화된 진료상품의 가

사례 5-2 진료상품가치

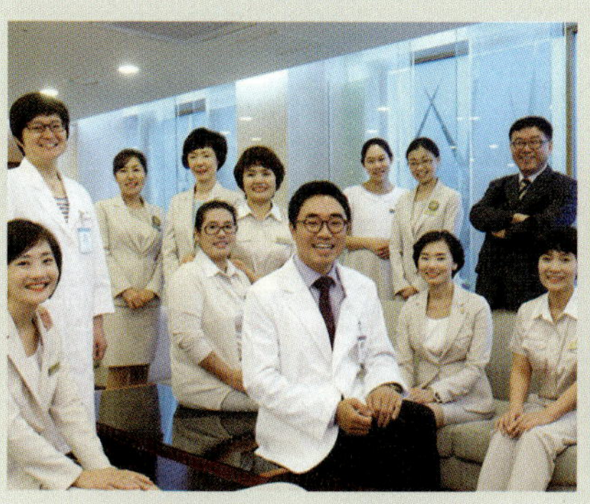

경희의료원
KYUNG HEE UNIVERSITY MEDICAL CENTER

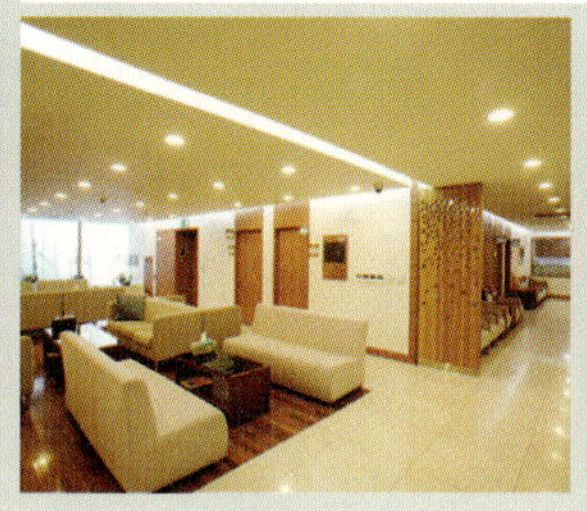

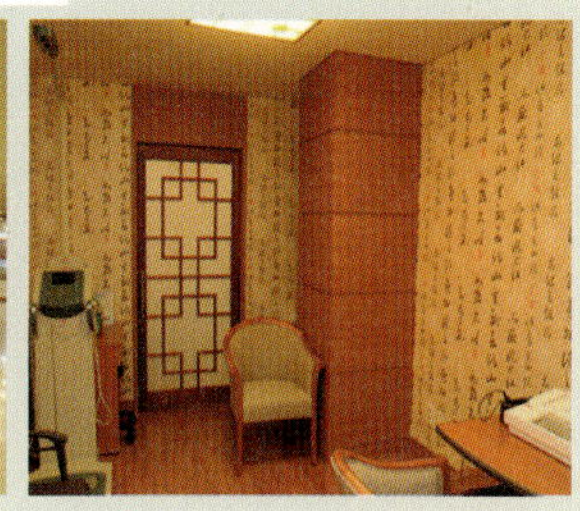

올해로 20주년을 맞은 경희의료원 동서건강증진센터의 차별화 포인트는 의 · 치 · 한 의료진의 협진이다. 양방 · 한방 · 치과의 종합건강검진이 가능하기 때문에 각종 질병 및 암검진의 기본 19단계 양방검사는 물론, 한방검사를 통해 본인의 체질에 맞는 건강관리법을 제공받을 수 있다. 한방검사의 경우 체내의 기혈(氣血)과 장부(臟腑)의 상태를 컴퓨터로 관찰하는 맥전도검사를 비롯해서, 신체의 허(虛)와 실(失)을 파악하는 양도락검사, 체질을 확인하는 사상체질검사 및 자율신경검사 등이 진행된다. 더불어, 치과검진에서는 치과상담과 치아 방사선 촬영을 통해서 구강의 건강상태를 확인할 수 있다. 이러한 협진상품은 고객에게 추가적인 편익을 제공함으로써 진료상품의 가치를 높이는 효과가 있다.

치를 제공하여 진료상품가격을 높이는 것이 좋다. 예를 들어, 몇몇 대학병원들은 차별화된 상품품질을 내세워 일반병원의 건강검진보다 훨씬 높은 가격을 설정하고 있음에도 불구하고 고객들로부터 꾸준한 사랑을 받고 있다.

4) 경쟁병원 가격전략

시장에서의 경쟁상황은 수요만큼 가격결정에 중요한 영향을 미친다. 특히 경쟁병원의 가격은 병원의 수요에 직접적으로 영향을 미치므로 병원의 가격결정 시 중요한 고려요인이 된다. 일반적으로 경쟁은 동일한 산업 내에서 이루어지나 경우에 따라서는 소비자의 가처분소득을 대상으로 하는 모든 산업이 정도의 차이는 있겠으나 서로 경쟁한다고 볼 수 있다.

예를 들어, 목돈이 드는 성형수술이나 시력교정수술 그리고 임플란트 등은 소비자의 가처분소득을 대상으로 다른 산업들과 경쟁한다고도 볼 수 있다. 그러나 가장 근접하게 직접적으로 병원의 가격결정에 영향을 주는 대표적인 요소는 경쟁병원의 가격전략이다. 따라서 경쟁병원의 가격전략을 잘만 파악하면 가격결정을 보다 효과적으로 할 수 있다.

제3절 가격결정방법

병원이 가격결정목표를 채택한 후에는 구체적인 가격을 결정하기 위한 방법을 선택한다. 마케팅관리자들은 자신의 업무 중에서 가장 중요한 결정이 가격결정이라고 믿고 있는 사람들이 많다. 그러나 무엇을 근거로 해서 가격을 결정할 것인가에 대해서는 매우 신중할 필요가 있다. 일반적으로 가격결정에 사용하는 방법은 병원의 역량과 병원이 처한 마케팅환경에 따라 달라진다. 그러나 일반적으로 진료상품의 생산과 유통에 따른 비용, 고객이 얻게 되는 편익이나 가치, 그리고 경쟁병원의 가격 등이 병원의 가격결정에 영향을 미친다. 즉, 가격결정 시에는 가격의 하한선이 되는 원가 및 비용, 가격의 상한선이 되는 진료상품가치, 그리고 경쟁병원가격 등이 주로 고려대상이 된다. 이때 가장 중요하게 고려되는 것이 무엇인가에 따라, 비용중심적 가격결정과 수요중심적 가격결정 그리고 경쟁중심적 가격결정의 3가지로 구분된다.

그림 5-10 | 가격결정의 목표

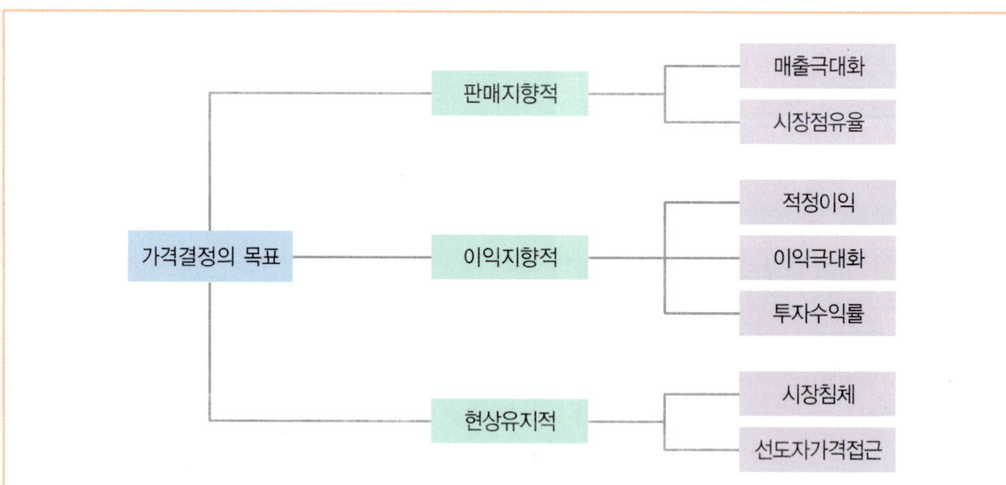

그림 5-11 | 가격결정목표

판매지향적 가격목표	• 이익을 고려하지 않고 매출 또는 시장점유율의 확대를 목표로 함 • 일반적으로 판매량을 증가시키기 위해서 경쟁적으로 가격인하를 실행하는 경우, 자신의 병원뿐만 아니라 경쟁병원들의 이익까지 감소시키는 결과가 초래됨 • 따라서 대부분의 경우에는 판매보다는 이익을 얻기 위해 노력하는 것이 더 바람직함
이익지향적 가격목표	• 병원의 생존과 유지, 적정이익, 이익의 최대화, 일정한 수준의 투자수익률에 초점을 맞춤 • 일반적으로 치열한 경쟁과 생산성에 문제가 있는 병원이 생존하기 위한 가격설정목표임
현상유지적 가격목표	• 병원이 자신의 시장점유율과 이익에 만족하고 있어서 변화를 원하지 않을 경우에 사용함 • 전체시장이 성장하지 않고 있을 경우나 경쟁병원의 가격수준과 비슷하게 가격을 설정하고자 하는 경우에 사용됨

그림 5-12 | 가격결정방법

- 가격결정방법
  - 비용중심적 가격결정 (cost-based pricing)
    - 지수가격결정
    - 비용가산 가격결정
    - 공헌마진 가격결정
    - 프라임코스트 가격결정
    - 손익분기점과 목표이익에 따른 가격결정
  - 수요중심적 가격결정 (demand-based pricing)
  - 경쟁중심적 가격결정 (competition-based pricing)

3.1 비용중심적 가격결정

그림 5-13 | 비용중심적 가격결정(cost-based pricing)

지수가격 결정	• 총원가와 원가비율을 이용해서 가격을 결정하는 방법으로서, 주로 병원과 같은 서비스 산업에서 많이 사용됨 • 원가비율(cost %)을 먼저 결정하고, 원가비율을 기반으로 가격결정지수를 계산함 (1 ÷ 원하는 원가비율) • 총원가를 계산한 후에 총원가와 가격결정지수를 곱하면 판매가격이 됨
비용가산 가격결정	• 생산원가에 일정한 가산액(markup)이나 가산율(markup rate)을 부가하는 방법임 예) 임플란트 총원가가 100만원인 경우, 가산액 50만원을 남기기 위하여 150만원에 시술하는 경우
공헌마진 가격결정	• 공헌마진이란 상품원가 이외의 모든 병원활동비용과 병원이 진료상품의 생산과 판매를 통하여 얻고자 하는 이익을 말함 • 진료상품당 평균공헌마진 = $\frac{\text{진료상품원가 이외의 병원활동비용 + 병원이 원하는 이익}}{\text{진료상품의 예상판매수}}$ • 진료상품가격 = 진료상품원가 + 진료상품당 평균공헌마진
프라임코스트 가격결정	• 상품생산원가와 인건비(labor cost)가 가장 높은 비중을 차지하고 있기 때문에 이 두 가지를 합쳐 프라임코스트(prime cost)라고 함 • 지수가격결정방법에 사용되는 생산원가 대신에 프라임코스트를 쓰고, 원가비율 대신에 프라임코스트비율을 사용해서 가격을 결정하는 방법임
손익분기점과 목표이익에 따른 가격결정	• 손익분기점가격결정은 진료상품을 생산하고 판매하는 전 과정을 통해서 손실 또는 이익이 나지 않는 수준에서 가격을 결정하는 방법임 • 판매에 따른 이익과 손실규모를 명확하게 분석함으로써 목표로 하는 판매가격을 합리적으로 결정하는 방법임 손익분기(BE) = $\frac{\text{총고정비}}{\text{공헌이익(개당 판매가격 − 개당 변동비)}}$

1) 지수가격결정

지수가격결정은 총원가와 원가비율을 이용해서 가격을 결정하는 방법으로서, 주로 병원과 같은 서비스산업에서 많이 사용된다. 이 방법을 이용하기 위해서 병원은 가격을 결정하기 전에 원하는 원가비율(cost %)을 먼저 결정하고, 원가비율을 기반으로 가격결정지수를 계산한다(1 ÷ 원하는 원가비율). 그 다음 총원가를 계산한 후에 총원가와 가격결정지수를 곱하면 판매가격이 된다. 예를 들어, 임플란트의 경우 총진료비용, 즉 총원가가 100만원이고, 원하는 원가비율이 50%라고 할 때, 다음과 같이 임플란트가격을 산출한다. 먼저 원하는 원가비율을 가지고 가격결정지수(2 = 1 ÷ 50%)를 구한 다음, 총원가와 가격결정지수를 곱하면 200만원(100만원×2)이라는 판매가격이 산출된다. 그러나 이렇게 해서 산출된 가격이 곧 최종적인 판매가격이 되는 것은 아니다. 여기에 시장에서의 경쟁정도와 심리적 저항가격 등을 감안하여 가격을 조정한다. 이러한 비용중심적 가격결정은 비교적 간단하기 때문에 소규모 병원에서 많이 사용된다. 그러나 이렇게 해서 책정된 가격을 소비자들이 기꺼이 수용할 것이라는 가정을 전제로 한다는 데에 이 방법의 한계가 있다.

2) 비용가산 가격결정

비용가산 가격결정(cost-plus pricing)은 생산원가에 일정한 가산액(markup)이나 가산율(markup rate)을 부가하는 방법이다. 예를 들어, 임플란트 총원가가 100만원인 경우 하나의 임플란트당 50만원의 이익을 남기기 위하여 150만원에 시술하는 경우나, 원가의 50%에 해당하는 이익을 남기기 위하여 150만원에 판매하는 것도 여기에 해당된다. 그러나 이러한 가격결정은 수요와 경쟁을 무시하고, 원가에 단순히 가산액이나 가산율을 부가하기 때문에 합리적인 가격결정방법이 못된다.

3) 공헌마진 가격결정

공헌마진은 상품의 판매가격에서 생산원가를 빼고 남은 금액을 말한다. 여기서 공헌마진이란 상품원가 이외의 모든 병원활동비용과 병원이 진료상품의 생산과 판매를 통하여 얻고자하는 이익을 말한다. 따라서 진료상품의 판매가격은 다음과 같이 두 가지 등식을 이용해서 구할 수 있다.

$$\text{진료상품당 평균공헌마진} = \frac{\text{진료상품원가 이외의 변원활동비용} + \text{병원이 원하는 이익}}{\text{진료상품의 예상판매수}}$$

$$\text{진료상품가격} = \text{진료상품원가} + \text{진료상품당 평균공헌마진}$$

예를 들면, 어느 치과병원이 한 달에 100개의 임플란트상품 판매를 예상하고 있다. 그리고 임플란트 원가 이외에 임플란트와 관련된 병원의 비용은 2,000만원, 또한 병원이 임플란트로부터 원하는 이익이 5,000만원이라고 할 경우, 임플란트 하나당 평균공헌마진은 70만

그림 5-14 | 공헌마진 가격결정의 예

진료상품	진료상품원가	원가비율	판매가격	공헌마진
임플란트 A	120만원	50%	240만원	120만원
임플란트 B	300만원	60%	500만원	200만원

원[(2,000만원+5,000만원)÷100개]이 된다. 임플란트상품 하나당 생산원가가 100만원일 경우 임플란트상품의 판매가격은 170만원이 된다. [그림 5-14]를 보면 임플란트 A는 진료상품원가와 판매가격이 모두 낮고, 임플란트 B는 진료상품원가와 판매가격이 모두 높다. 병원은 임플란트 A가 원가비율이 낮음에도 불구하고 공헌마진이 높지 않기 때문에 원가비율이 높은 임플란트 B의 진료를 선호할 것이다. 이처럼 공헌마진 가격결정(contribution margin pricing)은 상대적인 수익률을 나타내는 상품생산원가비율보다 절대적인 판매수익을 기준으로 하는 가격결정방법이다.

4) 프라임코스트 가격결정

병원의 비용부분에서 상품생산원가와 인건비(labor cost)가 가장 높은 비중을 차지하고 있기 때문에 이 두 가지를 합쳐 프라임코스트(prime cost)라고 부른다. 프라임코스트 가격결정(prime cost pricing)은 생산원가와 원가비율을 기준으로 한 지수가격결정법에 진료상품을 생산하는 데 직접적으로 투입되는 직접인건비를 포함시켜 계산하는 방법이다. 즉, 지수가격결정방법에 사용되는 생산원가 대신에 프라임코스트를 쓰고 원가비율 대신에 프라임코스트비율을 사용해서 가격을 결정하는 방법이다. 여기서 직접인건비를 정확하게 구할 수 없을 경우에는 전체인건비의 1/3 정도로 추정하는 것이 일반적이다. 예를 들어, 하나의 임플란트를 시술하는 총원가가 100만원이고 직접인건비가 20만원이라 하면 프라임코스트는 120만원(100만원 + 20만원)이 된다. 여기에 프라임코스트비율이 60%라고 할 경우, 임플란트 하나의 판매가격은 120만원÷60% = 200만원이 된다.

5) 손익분기점과 목표이익에 따른 가격결정

손익분기점과 이를 기초로 한 목표이익에 따른 가격결정(break-even pricing and target profit pricing)은 또 다른 원가중심 가격결정방법이다. 손익분기점 가격결정은 진료상품을 생산하고 판매하는 전 과정을 통해서 특별한 손실이나 이익이 나지 않는 수준에서 가격을

그림 5-15 | 손익분기점과 목표이익

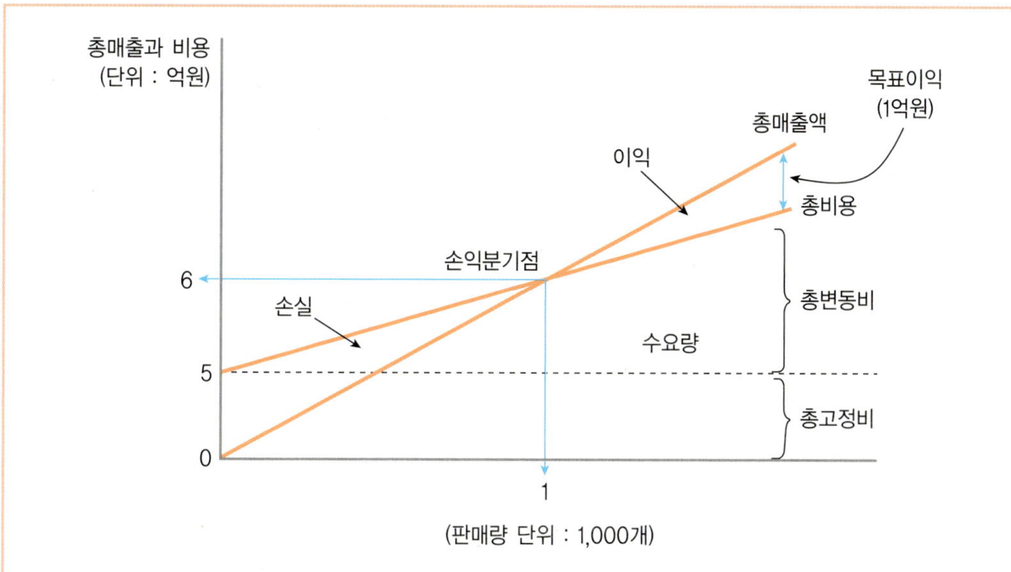

결정하는 방법이다. 즉, 판매에 따른 이익과 손실규모를 명확하게 분석함으로써 목표로 하는 판매가격을 합리적으로 결정하는 방법이다. 반면에, 목표이익 가격결정은 손익분기점의 개념을 기반으로 하여 가격을 설정하되, 어느 일정한 목표이익을 실현시키는 수준에서 가격을 결정하는 것이다. 예를 들어, 투자수익률 20%를 달성하는 것이 목표라고 할 경우, 이에 필요한 수준에서 가격을 결정하는 것이다.

[그림 5-15]는 손익분기그래프로서 판매량에 대한 총매출과 총비용이 제시되어 있다. 예를 들어, 어느 건강검진센터의 고정비가 검진상품 판매량과 관계없이 5억원이고, 판매량에 따라 변화하는 변동비(총비용 – 고정비)는 건강검진상품당 10만원으로 가정한다. 또한 총매출액의 기울기는 건강검진상품의 판매가격으로 개당 60만원으로 책정되었음을 의미한다. 이때 총매출과 총비용은 판매량 1,000개에서 만나게 되는데, 이 교차점이 바로 손익분기판매량이다. 판매가격이 60만원일 때 검진상품 1,000개를 판매하여야 총매출 6억원으로서 총비용이 동일하게 되는 손익분기를 실현할 수 있다. 이러한 손익분기판매량은 다음과 같은 공식을 이용하여 계산할 수 있다.

$$\text{손익분기}(BE) = \frac{\text{총고정비}}{\text{공헌이익(개장 판매가격 – 개당 변동비)}}$$

$$= \frac{5억원}{(60만원 - 10만원)} = 1,000개$$

한편 병원이 60만원의 판매가격에서 1억원이라는 목표이익을 얻고자 하면, 검진상품 1,200개[(5억원+1억원)÷(60만원－10만원)] 이상을 판매하여야 한다. 그러나 병원이 60만원보다 더 높은 가격을 책정하면 1,200개 이상을 판매하지 않고도 목표이익을 달성할 수 있다. 반면에, 가격을 높게 책정하면 판매량이 감소할 수도 있으니 차라리 고정비나 변동비를 낮출 수 있는 방법을 찾아 손익분기판매량이나 목표이익달성판매량을 낮추어 추구하는 목표이익을 실현하는 것이 더 나을 수도 있다.

3.2 수요중심적 가격결정

수요중심적 가격결정(demand-based pricing)은 진료상품을 생산하는 데 투입되는 비용을 기준으로 가격을 결정하기보다는 표적시장에서의 소비자반응, 즉 수요를 기준으로 가격을 결정하는 방법이다. 비용이 낮더라도 수요가 많으면 그에 맞게 가격을 높게 결정할 수 있고, 반면에 아무리 비용이 많이 들었어도 수요가 없으면 가격을 낮게 결정하는 방법이다. 예를 들어, 수요가 지역과 계절에 따라 영향을 많이 받는 경우, 수요가 높은 지역이나 계절에는 가격을 높게 책정하고, 수요가 낮은 경우에는 가격을 낮게 책정한다. 그러나 만일 가격을 낮게 책정하면 잠재적인 수요를 촉발시킬 수 있으나, 반면에 가격을 너무 높게 설정하면 기존수요를 감소시킬 수 있으니 주의할 필요가 있다.

일반적으로 소비자수요는 가격에 영향을 받는다. 그러나 소비자가 가격에 민감한 정도는 진료상품 혹은 소비자에 따라 그리고 시장상황에 따라 달라질 수 있다. 따라서 병원은 소비자의 가격민감성(price sensitivity)에 대하여 정확하게 파악할 필요가 있다. 왜냐하면 가격에 민감한 정도에 따라 소비자수요가 달라질 수 있기 때문이다. 따라서 마케팅관리자는 시장상황에 따라 가격민감성에 영향을 미치는 요소들이 무엇인지를 항상 확인하고, 이를 고려해서 진료상품가격을 결정해야 한다.

최근에 많이 사용하고 있는 수요중심적 가격결정은 진료상품가격에 대한 소비자지각을 기초로 하고 있다. 이 방법은 가격 이외의 변수를 사용하여 소비자 마음속에 지각된 진료상품가치를 바탕으로 진료상품가격을 인지된 가치에 적합한 수준으로 설정하는 것이다. 예를

그림 5-16 | 수요중심적 가격결정(demand-based pricing)

수요중심적 가격결정(demand-based pricing)

- 진료상품을 생산하는 데 투입되는 비용을 기준으로 가격을 결정하기보다는 표적시장에서의 소비자 반응, 즉 수요를 기준으로 가격을 결정하는 방법임
- 소비자가 가격에 민감한 정도는 진료상품 혹은 소비자에 따라 그리고 시장상황에 따라 달라질 수 있기 때문에 병원은 소비자의 가격민감성(price sensitivity)에 대하여 정확하게 파악할 필요가 있음
- 최근에 많이 사용하고 있는 수요중심적 가격결정은 진료상품가격에 대한 소비자지각을 기초로 하고 있음

들어, 지역병원에서 40만원 받는 건강검진상품을 대학병원에서 60만원 이상을 받고 있다. 이처럼 대학병원이 다른 일반 지역병원보다 높은 가격을 설정할 수 있는 이유는 대학병원이 일반 지역병원에 비해 부가적인 가치를 제공하고 있다고 소비자가 인식하고 있기 때문이다. 결국, 경쟁병원보다 더 많은 편익을 제공하거나 나름대로의 독특한 가치를 소비자들에게 잘만 인식시킨다면 가격경쟁을 피할 수 있다. 그러나 진료상품가치에 대한 지각은 사람에 따라 차이가 있기 때문에 정확한 측정이 어렵다. 이를 위해서는 먼저 병원의 진료상품가치는 물론 경쟁병원의 진료상품가치가 소비자에게 어떻게 지각되고 있는지에 대한 정확한 조사가 필요하다. 따라서 이러한 가격결정방법은 비교적 용이하게 수행하기는 어렵다.

3.3 경쟁중심적 가격결정

경쟁중심적 가격결정(competition-based pricing)은 비용이나 수요보다는 경쟁병원의 가격을 기초로 하여 가격을 결정하는 것이다. 이는 소비재산업에서 많이 사용하고 있는 가격결정방법으로 경쟁병원이 제시한 가격에 고객이 만족하고 있다는 전제하에 가능한 방법이다. 경쟁중심적 가격결정방법에서 가격은 경쟁병원의 가격을 기준으로 이와 동일하거나, 아니면 약간 높거나 혹은 낮게 설정한다.

일반적으로 무리한 가격경쟁을 피할 수 있다는 점에서 경쟁중심적 가격결정은 소비자를 빈번하게 접하는 산업에서 사용되는 비교적 유용한 가격결정방법이다. 그러나 경쟁병원마다 비용구조와 표적시장이 어느 정도의 차이가 있다. 더욱이 소비자가 인식하는 진료상품가치에는 진료상품 이외의 혜택이나 서비스뿐만 아니라 병원의 우호적인 이미지 등이 포함된

그림 5-17 | 경쟁중심적 가격결정(competition-based pricing)

경쟁중심적 가격결정(competition-based pricing)

- 비용이나 수요보다는 경쟁병원 가격을 기초로 가격을 결정하는 것임
  ⇒ 소비재산업에서 많이 사용하며, 경쟁병원이 제시한 가격에 고객이 만족하고 있다는 전제하에서 가능한 방법임
- 경쟁병원의 가격과 동일하거나, 아니면 약간 높거나 혹은 낮게 설정함
- 경쟁병원마다 비용구조가 다르고, 소비자가 인식하는 진료상품가치에는 진료상품 이외의 혜택이나 서비스뿐만 아니라 병원의 우호적인 이미지 등 총체적 경험을 바탕으로 형성되는 것이기 때문에 단순히 경쟁병원을 모방하여 가격을 결정하는 것은 위험함

총체적 경험을 바탕으로 형성되는 것이기 때문에, 단순히 경쟁병원을 모방하여 가격을 결정하는 것은 위험하다.

제4절 가격전략

앞서 살펴본 가격결정방법으로 가격이 결정되었다고 해서 그것이 곧 최종적인 진료상품 가격이 되는 것은 아니다. 경쟁병원들과의 경쟁으로 인해 병원이 목표로 하는 가격 아래로 혹은 경우에 따라서는 생산비용보다도 낮게 가격을 책정해야 되는 경우도 있다. 일반적으로 병원은 전반적인 경제상황, 병원의 재무상태 및 전략, 그리고 시장경쟁상황 및 고객의 심리상태 등과 같은 여러 요인들을 종합적으로 고려해서 상품가격전략을 수립한다. 본 절에서는 가격전략을 크게 대별해서 신상품 가격전략, 진료상품믹스 가격전략, 그리고 가격조정전략에 대하여 살펴보도록 한다.

4.1 신상품 가격전략

새로운 진료상품으로 시장에 진출할 때 주로 사용하는 가격전략은 대략적으로 두 종류로 구분된다. 하나는 전체 시장에서 차지하는 시장점유율을 낮게 가져가더라도 진료상품당 이

그림 5-18 | 신상품 가격전략

초기고가전략 (market-skimming pricing)	• 높은 이익을 창출하기 위해 초기에 높은 가격을 설정하는 전략임 • 시장의 규모는 작지만 이익률이 높은 세분시장에서 이윤을 극대화하기 위한 전략으로 사용됨 • 단기적인 전략으로 유효하며, 만일 다른 병원의 진료상품들이 시장에 진출하여 공급이 확대되면 이러한 고가전략을 지속하는 것은 용이하지 않음
시장침투전략 (market-penetration pricing)	• 고정비용과 변동비용을 토대로 가능한 한 가장 낮은 수준에서 가격을 결정하는 전략임 ⇒ 초기에 낮은 가격으로 시장에 빠르게 침투하여 높은 시장점유율을 확보하여 이를 바탕으로 시장에서 영향력을 행사하고자 하는 경우에 사용함

윤을 최대로 하는, 즉 이윤극대화를 목표로 하는 초기고가전략(market-skimming pricing)이다. 또 다른 하나는 진료상품당 이윤을 최저로 하더라도 전체시장에서 신상품이 차지하는 시장점유율과 영향력을 목표로 하는, 즉 진료상품 매출증대와 시장점유율 확대를 목표로 하는 시장침투전략(market-penetration pricing)이다.

1) 초기고가전략

초기고가전략(market-skimming pricing)은 높은 이익을 창출하기 위해 초기부터 가격을 높게 설정하는 전략이다. 주로 시장의 규모는 작으나 이익률이 높은 세분시장에서 이윤을 극대화하기 위한 전략으로 사용된다. 진료상품의 품질, 희소성, 독창성, 브랜드의 충성도와 인지도, 독특함 등에 가치를 두는 작은 표적시장을 찾아내서 적용하는 가격전략이기도 하다. 일반적으로 초기고가전략은 고객이 기꺼이 높은 가격을 지불할 수 있어야 하고, 경쟁병원들도 동일하거나 유사한 진료상품을 이렇게 설정된 가격 이하로 낮추지 않는다는 전제하에서만 그 효과를 볼 수 있다. 또한 이러한 가격전략은 단기적인 전략으로만 유효하며, 만일 다른 병원의 진료상품들이 시장에 진출하여 공급이 확대되면 이러한 고가전략을 지속적하기는 어렵다. 그러나 몇몇 명품의료브랜드는 자신들의 브랜드인지도를 높게 유지하기 위해서라도 고가전략을 지속적으로 구사해 나가기도 한다.

2) 시장침투전략

시장침투전략(market-penetration pricing)은 초기고가전략과는 반대로 고정비용과 변동비용을 토대로 가능한 한 가장 낮은 수준에서 가격을 결정하는 전략이다. 가격을 낮게 설정하는 이유는 초기에 낮은 가격으로 시장에 빠르게 침투하여 높은 시장점유율을 확보하여 시장에서 영향력을 행사하기 원하기 때문이다. 시장점유율을 초기에 크게 확보하고, 이를 통해 점차 판매량을 증가시켜 이익과 시장지배력을 동시에 확보하려는 목적으로 실행된다. 이러한 전략은 처음부터 이윤을 얻을 수 있는 것은 아니며, 초기이윤은 없거나 극히 적을 수 있으나, 시간이 흐르면서 시장규모가 확대됨에 따라 궁극적으로 큰 수익을 기대할 수 있다는 전제하에 수행된다.

사례 5-3 시장침투전략(market-penetration pricing)

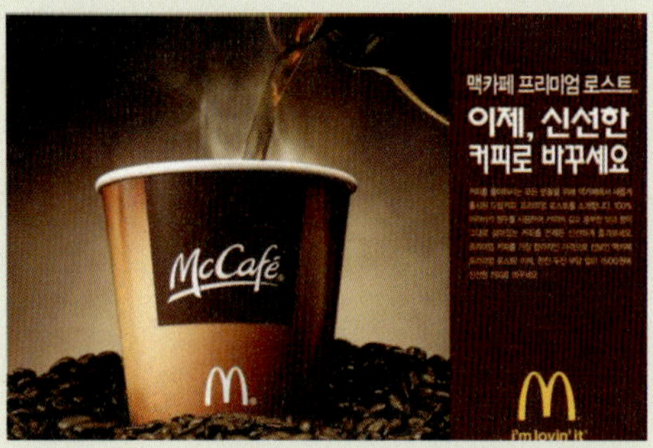

맥도날드는 전문 바리스타가 100% 아라비카 원두를 직접 갈아 만든 고급 커피를 비롯해 30여 종의 음료와 20여 종의 디저트류를 제공한다. 또한 기존의 커피전문점보다 낮은 가격을 제시하여 시장진입에 성공하였다.

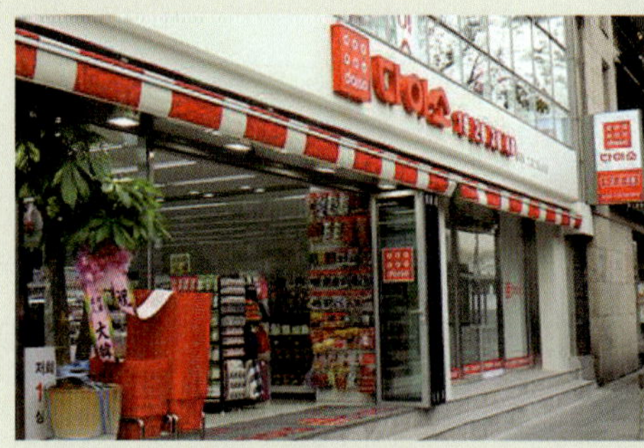

다이소의 제품가격은 대부분이 1,000원, 2,000원, 3,000원으로 균일가정책을 사용한다. 최소화한 포장과 유통, 단순한 디자인으로 낮은 가격을 유지하여 인기를 끌고 있다.

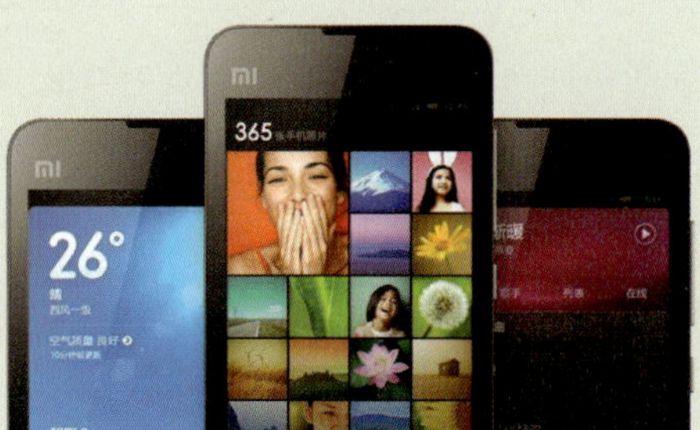

샤오미가 출시하는 제품의 성능은 기존에 시장을 점유하고 있던 애플과 삼성에 견주어도 뒤떨어지지 않는다. 그러나 절반도 안 되는 가격으로 시장점유율을 빠르게 늘려가고 있다.

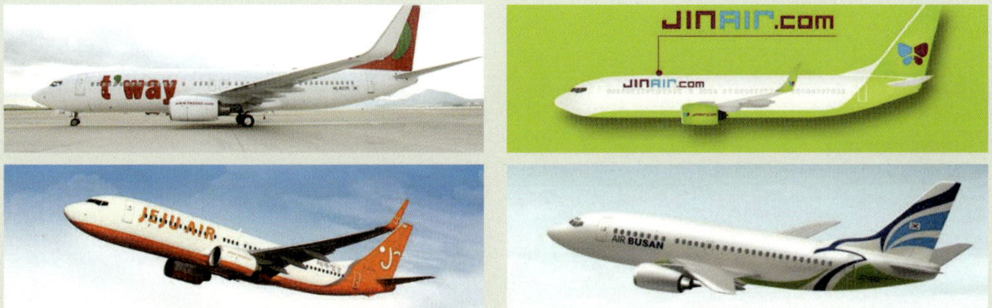

몇몇의 대형 항공사가 주도하던 항공시장에 간소화된 서비스와 낮은 가격을 내세우는 저가항공사들이 진입하고 있다.

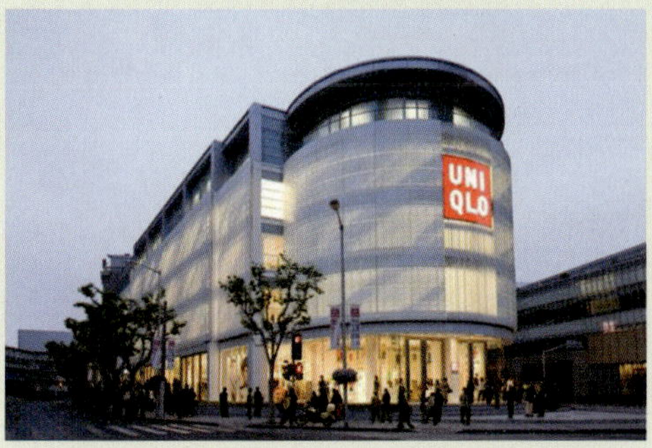

유니클로는 심플하고 다양한 사이즈, 거품은 뺀 낮은 가격으로 기존 브랜드들의 점유율을 가로채며 SPA시장의 선두주자가 되었다.

4.2 진료상품믹스 가격전략

병원은 하나 이상의 진료상품을 시장에 판매하고 있는 것이 일반적이다. 병원이 시장에서 판매하고 있는 진료상품군을 묶어서 진료상품믹스라 부른다. 병원이 진료상품믹스 가격전략에서 활용할 수 있는 방법으로는 여러 진료상품들 혹은 여러 개의 진료상품들을 묶어서 가격을 설정하는 방법과 특정한 레벨을 두고 그 레벨에 맞추어 가격을 설정하는 방법 등이 있다.

그림 5-19 | 상품믹스 가격전략

진료상품묶음 가격결정 (product bundle pricing)	• 몇 가지 진료상품들이 핵심 서비스와 함께 제공되면서 고객이 개별적으로 진료를 받을 때 드는 비용의 합보다도 더 적은 비용으로 더 많은 혜택과 가치를 제공함으로써 소비자의 구매를 유도하기 위한 전략임 • 묶음가격은 소비자를 충분히 인식할 수 있을 만큼의 낮은 가격이어야 함
가격계열화 (pricing lining)에 의한 가격결정	• 하나의 진료상품계열에 속한 진료상품의 품질에 따라 가격을 몇 가지 계열로 나누어 결정하는 것임 • 가격계열에 따라 소비자가 품질의 차이를 분명하게 인식할 수 있도록 명확하게 품질의 차이가 나도록 해야 함 • 소비자 입장에서 소비자 선택의 기회를 넓히는 데에 도움을 줄 수 있으며, 동시에 구매 의사결정을 보다 용이하게 해주며, 병원 입장에서도 고객관리를 비교적 편리하게 진행할 수 있음

1) 진료상품묶음 가격결정

진료상품묶음 가격결정(product bundle pricing)은 몇 가지 진료상품품목을 조합하여 하나의 묶음으로 만들어 개별가격의 합보다 낮은 가격으로 묶음상품을 제공하는 것이다. 몇 가지 진료상품들이 핵심 서비스와 함께 제공되면서 고객이 개별적으로 진료를 받을 때 드는 비용의 합보다도 더 많은 혜택과 가치를 제공함으로써 소비자의 구매를 유도하는 전략이다. 진료상품묶음은 묶어서 판매하지 않으면 소비자가 쉽게 구매하지 않을 진료상품들을 촉진하기 위해서도 사용된다. 그러나 묶음상품의 가격은 소비자를 납득시킬 만큼 충분히 낮은 가격이어야 한다. 진료상품묶음 가격은 주로 건강검진과 같은 진료상품에서 많이 사용된다.

2) 가격계열화에 의한 가격결정

가격계열화(pricing lining)는 하나의 진료상품계열에 속한 진료상품들을 품질에 따라 가격을 몇 가지의 가격계열로 나누어 결정하는 것이다. 이 방법은 고객이 적정하다고 생각하는 수준의 가격에 대해 지불할 의사가 있음을 전제로 한다. 예를 들어, 건강검진상품을 판매하고자 할 경우 그 가격을 30～60만원대, 100～150만원대, 그리고 200～300만원대와 같이 세 가지 가격범주로 검진상품을 정리하는 것을 말한다. 이렇게 하면 고객은 가격계열에 따라 어느 정도 검진내용에 차이가 있음을 쉽게 인식할 수 있게 된다. 이때 중요한 것은 가격계열에 따라 소비자가 품질의 차이를 분명하게 인식할 수 있도록 명확하게 차이가 나도록 구분해야 한다는 것이다. 소비자 입장에서 이러한 가격계열화는 소비자 선택의 기회를 넓히는 데에 도움을 줄 수 있으며, 동시에 구매결정을 손쉽게 해준다는 장점이 있고, 병원 입장에서도 구매관리가 비교적 편리하고 대상 고객을 용이하게 설정할 수 있다는 장점이 있다.

4.3 가격조정전략

병원은 세분시장의 특성과 상황변화에 따라 가격을 조정할 수도 있다. 가격조정에 활용할 수 있는 방법으로는 할인, 가격차별화, 심리적 가격결정, 촉진가격 등이 있다.

그림 5-20 | 가격조정전략

할인 (discounting)	• 고객들이 진료상품을 단체로 구매하거나 특정한 표적시장을 대상으로 진료상품 가격을 낮게 조정하여 판매하는 것 예) 기업의 건강검진이나 학생들 방학기간 중의 진료수가 할인
가격차별화 (price discrimination)	• 일부 고객에게 정가보다 낮거나 높은 가격으로 진료상품을 판매하는 가격전략의 한 형태로서 시간과 장소 또는 표적시장을 기준으로 서로 다른 가격을 적용하는 것임 예) 가격할증효과가 있는 야간진료나 주말진료 또는 응급진료
심리적 가격결정 (psychological pricing)	• 표적고객에게 특별히 소구할 것이 있는 진료상품에 적용할 수 있는 가격전략임 • 심리적 가격결정에서 많이 활용하는 준거가격(reference prices)이란 소비자가 어느 특정 진료상품을 구매한 경험을 통하여 자신의 기억 속에 있는 해당 진료상품에 대한 가격으로서 이와 유사한 다른 진료상품을 구매하는 경우에 참고하는 가격
촉진가격 (promotional pricing)	• 일정기간 판매를 증가시키기 위해 정가보다 가격을 낮추는 것 • 손실유도가격(loss leader price)은 몇 가지 진료상품에 대해 촉진을 위해서 원가보다 낮은 가격으로 판매하는 것을 말함 예) 피부과에서 얼굴의 점 몇 개까지를 무료로 시술해 주는 경우

1) 할인

할인(discounting)은 고객들이 진료상품을 단체로 구매하거나 특정한 표적시장을 대상으로 진료상품가격을 조정하여 판매하는 것을 말한다. 예를 들어, 단체구매고객에 대해서는 진료상품가격을 조정하여 일정한 비율만큼 할인된 가격에 진료상품을 판매하거나, 추가적인 진료서비스를 제공하는 것도 일종의 가격할인의 한 형태이다. 기업의 건강검진이나 학생들에게 방학기간에 간단한 성형이나 시력교정시술을 할인해주는 경우가 여기에 해당된다.

사례 5-4 가격조정전략 - 할인

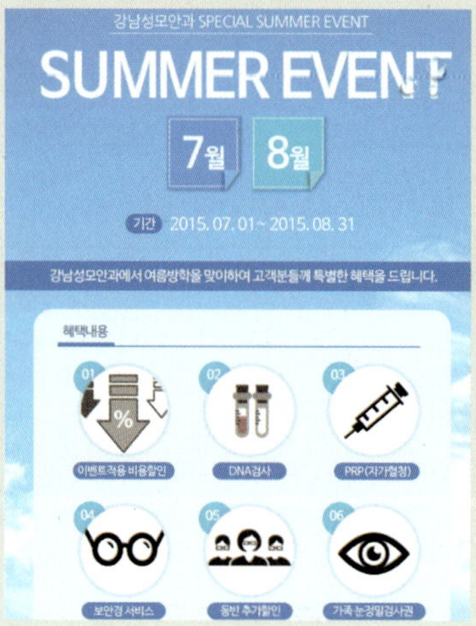

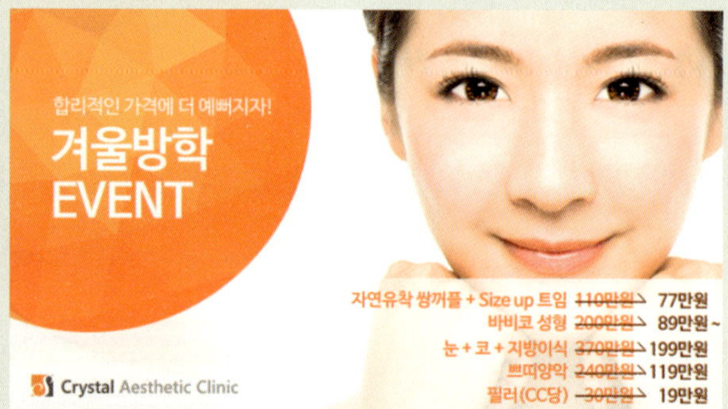

특정한 표적시장인 학생들을 대상으로 방학기간 동안 시력교정수술이나 성형수술 등을 받을 수 있도록 진료상품가격을 인하해서 판매 중임

2) 가격차별화

가격차별화(price discrimination)는 일부 고객에게 정가보다 낮거나 높은 가격으로 진료상품을 판매하는 가격전략의 한 형태로서 시간, 장소 또는 표적시장을 기준으로 서로 다른 가격을 적용하는 것이다. 예를 들어, 가격할증효과가 있는 야간진료나 주말진료 그리고 응급진료로 일종의 가격차별화에 해당된다. 동일한 진료상품도 대학병원에서는 비싸고 일반 병의원에서는 진료비를 저렴하게 책정하는 것도 일종의 가격차별화이다. 일반적으로 비급여상품의 경우, 병원은 가격탄력성이 낮은 세분시장에서는 가격을 높게 설정하고, 반대로 가격탄력성이 높은 세분시장에서는 상대적으로 가격을 낮게 설정하는 가격차별화전략을 수행한다.

3) 심리적 가격결정

심리적 가격결정(psychological pricing)은 표적고객에게 특별히 소구할 것이 있는 진료상품에 적용할 수 있는 가격전략으로, 진료상품의 경제적 가치보다는 가격이 지닌 심리적 측면을 고려한 가격결정방법이다. 심리적 가격결정에서 많이 활용되는 개념으로 준거가격(reference price)이 있다. 준거가격은 소비자가 어느 특정 진료상품을 구매한 경험에 비추어, 자신의 기억 속에 있는 진료상품가격으로서 이와 유사한 다른 진료상품을 구매하는 경우에 참고로 하는 가격을 말한다.

병원은 가격을 결정할 때 소비자가 갖고 있는 진료상품에 대한 준거가격을 활용할 수 있는데, 만일 병원이 소비자의 준거가격보다 가격을 낮게 설정하면 더 많은 사람들이 진료상품을 구매할 수도 있고, 반대로 너무 낮게 설정되었다고 생각되는 경우에는 구매를 회피할 수도 있다. 일반적으로 많이 알려진 진료상품이나 표준화된 진료상품, 즉 진료상품의 질에 대하여 소비자가 잘 인식하고 있는 진료상품의 경우에는 가격을 소비자의 준거가격보다 낮추면 수요가 크게 증가할 수 있다. 예를 들어, 많이 보편화된 임플란트시술이나 라식이나 라섹 그리고 간단한 피부관리나 성형수술에 대해서 대부분의 소비자는 일정한 준거가격을 가지고 있다. 만일 병원이 이러한 진료상품의 가격을 준거가격 이하로 낮추면 소비자는 상대적으로 저렴하다고 판단하여 진료상품구매를 쉽게 결정할 수도 있다. 반면에, 진료상품의 질에 대하여 명확하게 판단하기 어려운 진료상품의 가격을 준거가격 밑으로 낮추면, 소비자는 진료상품의 질에 대하여 의심하게 되어 오히려 진료상품구매를 회피하는 경우가 발생할 수 있다. 따라서 병원이 심리적 가격결정방법을 사용하고자 하는 경우에는 표적소비자의 준거가격과 심리상태를 정확하게 파악하고 가격을 결정할 필요가 있다.

4) 촉진가격

촉진가격(promotional pricing)은 일정기간 판매를 증가시키기 위해 정가보다 낮은 가격을 말한다. 대표적인 촉진가격으로는 손실유도가격(loss leader price)이 있다. 손실유도가격은 몇 가지 진료상품에 대해 원가보다 낮은 가격으로 판매하는 것을 말한다. 예를 들어, 안과에서 시력검사를 원가이하의 매우 낮은 가격으로 제공한다든가 피부과에서 얼굴의 점 몇 개까지를 무료로 시술해준다거나 하는 경우 이러한 진료상품의 가격은 손실유도가격이 된다. 이처럼 손실유도가격을 설정하는 진료상품은 고객을 유도하기 위한 일종의 미끼상품으로서, 내원한 소비자들에게는 이러한 상품들과 함께 다른 진료상품들을 정상가격으로 구매하도록 소비자를 자극한다.

특정한 날이나 시즌에 더 많은 고객을 끌어들이기 위해 가격을 할인하는 특별이벤트행사(special-event pricing)도 촉진가격의 한 형태이다. 예를 들어, 대학입시 수능시험 후에 예비 대학생들을 대상으로 특정한 진료를 할인해서 판매하는 것도 촉진가격전략에 해당된다. 일반적으로 촉진가격과 같은 가격조정은 병원의 긍정적인 이미지를 창출하는 데에 효과적이다. 그러나 촉진가격도 너무 자주 사용하면 경쟁병원과의 가격전쟁을 유발시킬 수 있고, 단순한 가격인하는 자칫하면 병원에 대한 부정적 이미지를 갖게 할 수도 있으니 주의해야 한다.

사례 5-5 가격조정전략 – 촉진가격

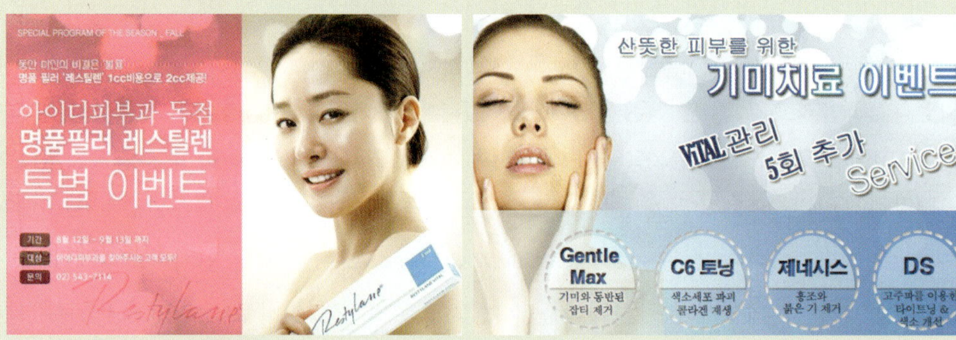

병원의 진료상품 구매 시, 추가적인 서비스를 제공하는 촉진전략을 통해 고객을 유인한 다음, 이와 같이 구매할 가능성이 높은 다른 상품들을 정상가격으로 구매하도록 소비자를 유도함

제5절 가격의 변경

병원은 일단 가격이 결정되고 가격전략이 개발되었다 해도, 경쟁병원의 가격변화에 대응하기 위해 가격을 인하하거나 인상하는 상황에 직면하기도 한다.

5.1 가격인상과 가격인하

가격은 고객수와 판매량 그리고 이익과 직접적으로 영향을 미치기 때문에 가격을 조정하는 것은 모든 병원경영자들의 관심사항이다. 일단 고객에게 부정적인 영향을 미치지 않고 가격을 올릴 수 있는 쉬운 방법은 없다. 일반적으로 시간이 지남에 따라 원자재비와 인건비가 자연적으로 상승하기 때문에 대부분의 병원들은 어쩔 수 없이 진료상품가격을 인상하도록 압력을 받는다. 원자재비와 인건비 등 진료상품생산원가가 상승할 경우, 만일 신기술 등으로 진료상품생산성이 향상되지 않는다면, 대부분의 병원경영자는 이익의 감소를 막기 위해 가격인상을 생각할 수밖에 없다.

그러나 너무 큰 폭의 가격인상이나 너무 자주 가격을 인상하는 것은 피해야 한다. 왜냐하면 가격을 너무 빈번하게 인상하면 소비자는 병원을 더 이상 신뢰하지 않게 된다. 따라서 병원은 분기나 반기 혹은 1년이라는 정해진 기간에 한 번씩 규칙적으로 인상하는 것이 바람직하다. 왜냐하면 규칙적으로 인상해서 소비자들이 가격인상을 어느 정도 예견할 수 있게 함으로써 가격인상으로 인한 충격이나 부정적인 효과가 훨씬 적게 나타날 수 있다. 반면에, 가격인하는 영구적인 가격전략으로 볼 수 없다. 가격인하는 수요촉진을 위한 일시적인 전략으로 실행하는 것이 일반적이다.

5.2 경쟁병원 가격변경에 대한 대응

만일 경쟁병원이 가격을 변동하는 경우에 어떻게 대응해야 하는가? 일반적으로 경쟁병원이 가격을 인상할 때보다 가격을 인하할 때가 더 대응하기 어렵다. 경쟁병원은 오랜 기간 동안 계획하고 내린 결정이지만 이에 대응해야 하는 병원은 짧은 시간 내에 경쟁병원에 상응하는 결정을 해야 하기 때문이다. 따라서 병원은 가능하면 사전에 경쟁병원의 가격변동을 미리 예상하고, 그에 적합한 대응방안을 수립해 놓고 있어야 한다.

마케팅관리자는 경쟁병원의 가격변경에 대해 다음과 같이 몇 가지 대응전략을 고려해 볼 수 있다. 첫째, 아무런 행동도 하지 않는다. 가격변경에 대하여 아무런 공개적인 반응을 하지 않는 것이다. 현재가격을 유지하고 매일 · 매주 판매량 변화에만 주목한다. 만일 판매량 또는 고객수에 뚜렷한 변화가 발생하면 그때에는 무엇이든 새로운 가격이나 마케팅전략을 강구할 필요가 있다.

둘째, 현재의 가격수준을 유지하되 광고와 판매촉진을 증가시킨다. 이러한 마케팅 노력을 경쟁병원에게 보여줌으로써 경쟁병원의 추가적인 가격하락을 저지시키고 가격인하효과를 감퇴시키는 것이다. 이 경우 광고에 의해 고객의 수는 어느 정도 안정적으로 유지되든가 아

그림 5-21 | 경쟁병원 가격변경에 대한 대응

경쟁병원 가격변경에 대한 대응	병원은 가능하면 사전에 경쟁병원의 가격변동을 예상하고, 그에 적합한 대응 방안을 미리 수립해 놓고 있어야 함

경쟁병원의 가격변경에 대한 대응전략

① 아무런 행동도 하지 않는다
② 현재의 가격수준을 유지하되 광고와 판매촉진을 증가시킨다
③ 가격인하 경쟁에 적극적으로 참여하여 우리병원 진료상품의 가격도 인하한다
④ 경쟁병원의 가격인하에 대응하여 반대로 자사 진료상품의 가격을 인상하고 광고를 확대한다

니면 반대로 증가할 수도 있다.

셋째, 가격인하 경쟁에 적극적으로 참여하여 우리병원 진료상품의 가격도 인하한다. 이 전략은 경쟁병원에 가장 적극적이며 강하게 대응하는 전략이다. 그러나 가격을 기반으로 하는 경쟁은 궁극적으로 병원의 이익에 적지 않은 부정적인 결과를 초래하기 때문에 장기적인 대응전략으로서는 바람직하지 않다.

넷째, 경쟁병원의 가격인하에 대응하여 반대로 자사 진료상품의 가격을 인상하고 광고를 확대한다. 경쟁병원이 낮은 가격으로 판매촉진을 할 경우, 병원은 반대로 진료상품가격을 인상하고 제품의 질과 서비스를 강조하는 광고를 확대하는 전략이다. 이러한 전략은 시장진입 초기에 새롭게 경쟁적인 어려움이 나타나는 상황에서 병원이 이익을 효과적으로 획득하기 위해서 사용하기도 한다.

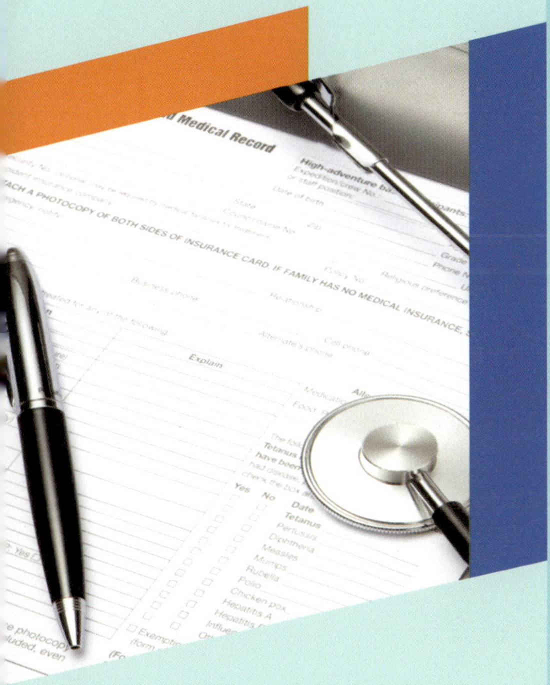

CHAPTER 6

유통경로전략

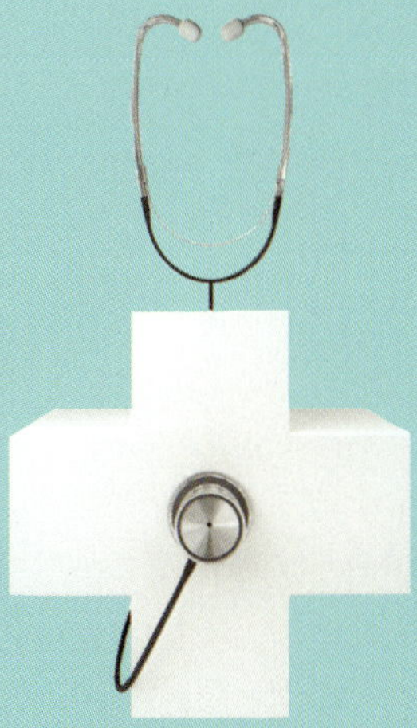

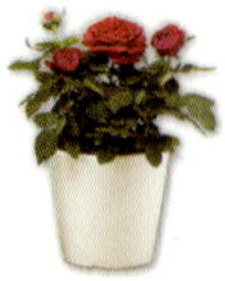

또 기다리는 편지

정호승

지는 저녁 해를 바라보며
오늘도 그대를 사랑하였습니다.
날 저문 하늘에 별들은 보이지 않고
잠든 세상 밖으로 새벽달 빈 길에 뜨면
사랑과 어둠의 바닷가에 나가
저무는 섬 하나 떠올리며 울었습니다.
외로운 사람들은 어디론가 사라져서
해마다 첫눈으로 내리고
새벽보다 깊은 새벽 섬 기슭에 앉아
오늘도 그대를 사랑하는 일보다
기다리는 일이 더 행복하였습니다.

CHAPTER 06

유통경로전략

아무리 독창적이고 매력적인 의료서비스상품과 서비스, 가격, 가치를 가졌다고 해도 소비자가 알고 있지 못하거나 접근하기 어려우면 아무런 소용이 없다. 따라서 소비자에게 상품에 대한 정보를 제공하여 소비자가 상품을 쉽게 구매하도록 하기 위해서는 최선의 유통경로가 필요하다.

제조업의 경우 생산자에 의해 제품이 생산되어 최종소비자에게 전달되기 위해서는 도매상이나 소매상과 같은 중간상들이 필요하다. 그러나 병원은 대부분 중간상을 거치지 않고 동일한 장소에서 상품과 서비스가 생산되어 소비되는 특성 때문에 소비자가 편리하고 쉽게 접근할 수 있는 입지에 관한 결정이 유통경로전략의 핵심이 된다.

표적시장의 잠재고객에게 하나의 병원으로 접근할 것인지 또는 같은 브랜드를 가진 다수의 네트워크 병원으로 접근할 것인지에 대한 결정도 중요하다. 또한 최소의 물류비용으로 고객서비스를 극대화하기 위한 효율적인 공급사슬관리는 가격경쟁력을 확보함은 물론, 경쟁자와 차별화하는 데에도 중요한 요인이 된다. 최근에는 정보통신의 발달로 소비자행동이 변화함에 따라 인터넷이나 스마트폰 등을 기반으로 하는 유통경로 개발에도 많은 노력을 기울이고 있다.

본 장에서는 소비자에게 의료서비스상품에 대한 정보를 제공하거나 상품을 쉽게 구매하고 사용할 수 있도록 하기 위한 유통경로전략에 대해 살펴보고자 한다. 우선 유통경로의 특성, 유통경로의 기능과 형태, 그리고 다양한 유통구조에 대해 살펴본다. 또한 유통경로 설계시 고려사항과 유통경로의 갈등관리, 그리고 점포와 같이 입지가 중요한 산업을 위한 입지 전략과 생산된 제품을 적절한 시간과 최소의 비용으로 최종소비자에게 전달하기 위한 물적 유통에 대해 살펴본다.

제1절 유통경로의 개념

1.1 유통경로란?

일반적으로 유통경로는 유통, 유통경로, 유통채널, 판매경로, 유통시스템 및 유통기구 등으로도 불리어지기도 한다. 이러한 유통경로는 생산자로부터 만들어진 상품이 최종소비자에게 전달되고 소비되기까지의 과정에 관련된 생산자, 도매상, 소매상, 그리고 최종소비자를 포함한 조직이나 이들의 활동을 말한다. 즉, 유통경로는 생산자로부터 소비자에게로 거래, 교육, 정보, 영업 및 촉진의 흐름을 원활하게 하여 궁극적으로 상품 및 서비스가 효과적으로 전달되도록 하는 역할을 한다. 또한 이와는 역으로 유통경로는 상품대금이나 상품에 대한 평가 및 클레임 그리고 자신의 니즈에 관한 정보 등을 소비자로부터 생산자에게 전달하는 역할을 한다. 요약하면, 유통경로는 생산자와 소비자 사이의 양방향 커뮤니케이션을 원활하게 하여 서로 간의 효용을 극대화시키는 통로이며 채널이다.

이러한 유통경로는 소비자의 선호성향이나 구매형태에 따라 그 기능과 구조가 변하기도

그림 6-1 | 유통경로

유통경로(distribution channel)란?

- 유통경로는 생산자로부터 만들어진 상품이 최종소비자에게 전달되어 소비되기까지의 과정에 관련된 생산자, 도매상, 소매상, 그리고 최종소비자를 포함한 조직이나 이들의 활동임
- 유통경로는 생산자와 소비자 사이의 양방향 커뮤니케이션을 원활하게 하여 서로 간의 효용을 극대화시키는 통로(채널)임
- 병원의 의료서비스산업은 특별한 유통경로 없이 생산자와 소비와 직접 거래하는 형태가 대부분임
- 그러나 타 상품과 결합한 의료상품이 속출함에 따라 의료산업의 유통경로에도 급격한 변화가 일어나고 있음

한다. 이러한 유통경로가 필요한 이유는 생산시점과 소비시점이 서로 다르며, 생산장소와 소비장소 또한 일치하지 않고, 상품이 생산되는 형태와 소비되는 형태에도 차이가 있기 때문이다. 예를 들어, 농촌에서 생산되는 쌀을 도시에서 소비되도록 도와주는 역할을 유통이 하고 있다.

그러나 서비스산업에서는 상품의 생산과 소비가 동시에 이루어지기 때문에 제조업과는 좀 다른 양상으로 나타나고 있다. 서비스산업에서의 유통은 제조업에서와 같이 서비스 공급자와 소비자 사이의 연결역할을 하는 것은 제조업에서와 동일하나 무형이며 표준화가 어려운 서비스상품을 소비자에게 알려서 소비자가 상품을 충분히 이해하고 신뢰하며 공감할 수 있도록 해야 하는 어려움을 같이 안고 있다. 서비스상품의 소멸성 또한 서비스유통의 어려움을 가중시키고 있다. 즉, 생산과 소비를 매치시켜야 하는 시간적 제약점이 있다. 이러한 여러 가지 이유로 병원의 의료서비스산업에서는 특별한 유통경로 없이 생산자가 소비와 직접 거래하는 형태가 대부분이었다.

그러나 최근 들어 사회가 다양해지고 글로벌화되고 또한 인터넷 등 정보통신의 발달과 스마트폰의 보급 확대로 인하여 생산자와 소비자 간의 재화 및 정보의 전달이 급속도로 빨라지고 다양해짐에 따라 의료산업의 유통경로에도 급격한 변화가 일어나고 있다. 인터넷 쇼핑몰과 같은 온라인(on-line) 중개상이 생기고, 의료상품을 타 상품과 결합한 결합상품 그리고 이렇게 변화하는 상품을 중개할 중개인들과 시스템들이 새로운 유통구조에 참여하고 있다. 따라서 의료서비스산업의 마케팅믹스 중에 정보통신기술의 발달과 글로벌화에 따라 마케팅 담당자가 앞으로 가장 유의하여야 할 분야가 바로 유통경로이다.

그림 6-2 | 유통경로

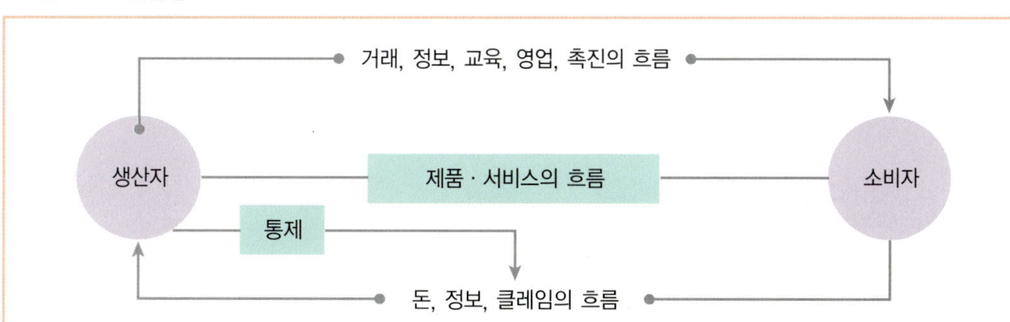

1.2 유통경로의 기능

유통경로는 생산자와 소비자를 연결해주는 중요한 수단이다. 이러한 유통경로는 구체적으로 다음과 같은 기능을 가지고 있다.

첫째, 유통경로는 거래의 수를 감소시키고 거래를 촉진시킨다. 유통경로에 존재하는 중간상(middlemen) 또는 경로구성원(intermediaries)은 생산자와 소비자 간의 접촉, 즉 거래횟수를 줄이고 거래비용을 감소시킴으로써 분배의 효율성 향상에 핵심적인 역할을 한다. [그림 6-3]은 중간상이 경제성을 제공하는 하나의 방법을 제시하고 있다. 여기서 보면 직접거래를 하는 경우에 4명의 생산자는 16번의 서로 다른 접촉을 필요로 한다. 그러나 유통업자, 즉 중간상을 통하여 거래를 추진하는 경우에 4명의 생산자는 8번의 접촉을 통하여 거래를 성사시킬 수 있다. 가정 주방에서 필요로 하는 상품의 경우를 예로 들면, 만일 유통시스템이 없다면 소비자는 필요한 식재료는 물론 도자기, 칼, 유니폼, 냅킨, 오븐 등 주방기기와 기물을 구매하기 위해 이들을 생산하고 있는 생산자들을 각기 따로 방문해야만 한다. 그러나 유통시스템이 있는 경우, 중간상인 유통업자인 이마트나 홈플러스에서 식사를 준비하는 데에 필요한 모든 물품들을 한 번에 구매할 수 있다. 반대로 생산자도 한 중간상을 통하여 많은 소비자들에게 용이하게 접근할 수 있다는 점에서 직접판매보다 훨씬 능률적이고 경제적이다. 그러나 현재 병원은 대부분 이러한 유통경로의 효과를 활용하지 못하고 있는 실정이다.

그림 6-3 | 중간상의 기능

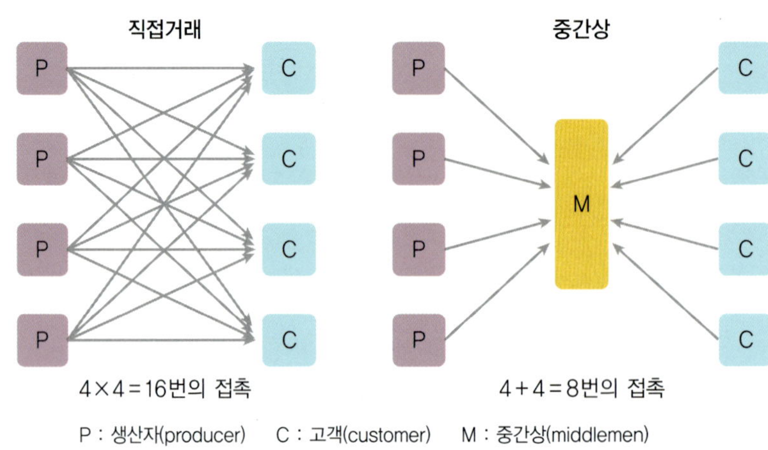

둘째, 유통경로는 거래를 표준화하는 역할을 한다. 유통경로는 거래과정에서 이용되는 상품과 서비스, 가격, 구매단위, 지급조건 등을 표준화함으로써 거래가 효율적으로 이루어질 수 있도록 한다. 예를 들어, 쌀의 경우 소비자는 가마니로 쌀을 구입하지는 않고, 20kg이나 10kg 아니면 그보다 작은 4kg이나 2kg과 같이 이미 정해진 규격으로 포장된 쌀을 구입한다. 이처럼 생산된 쌀이 원활하게 소비될 수 있도록 규격화하는 것도 중요한 유통의 기능이다. 서비스상품은 표준화가 어렵기 때문에 유통경로의 표준화기능은 떨어진다. 그러나 최근에는 의료기기의 발달과 빠른 정보통신효과로 인하여 진료프로세스를 표준화하려는 노력이 다양하게 진행되고 있다. 건강검진의 경우 많은 검진 프로세스가 표준화되었다. 이렇게 검진프로세스가 표준화되면 의료서비스의 유통시스템도 더 활성화 될 수 있다.

셋째, 유통경로는 생산자에게는 규모의 경제를 실현할 기회를 제공하고 구매자에게는 다양한 상품을 선택할 수 있는 기회를 준다. 중간상이 생산자에게 특정한 양의 구매를 보장함으로써 생산자는 대량으로 상품을 생산하여 규모의 경제를 실현할 수 있다. 또한 다양한 상품을 구매하여 소비자가 편리하도록 상품의 구색을 갖춤으로써 중간상은 배분효과의 증진에 기여한다. 비급여 진료상품의 경우 수요에 따라 가격을 조정하여 상품을 판매하기도 한다. 예를 들어, 기업 전체의 건강검진상품을 연계하는 BtoB(Business to Business) 에이전트나 어느 특정한 진료에 대한 공동구매 등을 진행하는 의료서비스상품의 새로운 형태의 의료시장 유통경로가 등장하고 있다.

넷째, 유통경로는 생산자에게 구매자와 경쟁자, 기타 시장환경요인들에 대한 정보를 제공하고 소비자에게는 상품에 대한 정보를 제공한다. 정보의 교차제공을 통하여 유통경로는 생산자와 소비자를 효율적으로 연결하고 서로 간의 관계를 강화시키는 역할을 한다. 어떠한 형태의 유통이든 의료서비스산업의 유통경로도 당연히 이러한 기능을 수행해야 한다.

다섯째, 유통경로는 대 고객서비스를 제공한다. 즉, 상품의 배달에서부터 설치, 사용방법의 교육 및 수리와 같은 대 고객서비스를 제공한다.

마지막으로, 유통경로는 외상이나 할부판매를 통한 간접금융기능을 제공함으로써 생산자의 위험을 분담한다. 특히 수요가 불확실한 신상품의 경우에 생산자로부터 일정한 양을 미리 구매하여 재고로 유지함으로써 생산자의 금융위험을 덜어주는 역할도 한다. 상품으로 실손보험이 이와 유사한 역할을 하고 있으나 의료서비스산업에서도 다양한 방법으로 소비자에게 간접금융의 역할을 할 유통시스템이 필요하다.

1.3 유통경로의 형태

병원은 소비자가 상품과 서비스에 대한 정보발견을 도와주고 구매를 쉽게 할 수 있도록 유통경로를 설계해야 한다. 상품을 최종소비자에게 전달하기 위해 특정한 기능을 수행하는 마케팅 중간상을 경로수준(channel level) 또는 경로단계라고 한다. 경로의 길이는 경로수준, 즉 중간상의 수로 나타낼 수 있는데, 생산자 입장에서 볼 때 유통경로에 중간상이 많이 개입할수록 통제가 어려워지고 유통경로가 복잡해진다.

[그림 6-4]는 경로의 길이가 서로 다른 소비재의 유통경로를 나타낸다. 경로 1은 생산자가 중간상 없이 소비자에게 직접판매하는 형태로서 직접마케팅경로(direct marketing channel)라고 한다. 여기에는 생산자와 소비자가 사람을 통해 직접거래를 하는 직접판매(direct selling)와 웹사이트, DM(direct mail), 전화, 카탈로그, 스마트폰 등을 이용하여 커뮤니케이션하는 다이렉트마케팅(direct marketing)이 있다. 예를 들어, 델(Dell)컴퓨터는 중간상 없이 웹사이트와 전화를 통한 다이렉트마케팅으로 소비자에게 컴퓨터를 직접 판매하고 있다. 또한 대부분의 병원이나 레스토랑들도 진료서비스와 음식 및 서비스를 만드는 생산자인 동시에 동일한 장소에서 상품과 서비스를 최종소비자에게 직접 판매하는 소매상 역할도 함께 하기 때문에 직접마케팅경로의 형태를 갖는다.

그 밖의 경로들은 1개 이상의 중간상이 포함된 간접마케팅경로(indirect marketing channel)이다. 경로 2는 하나의 중간상이 개입되어 있는 형태이다. LG전자나 삼성전자의 가

그림 6-4 | 소비재의 유통경로

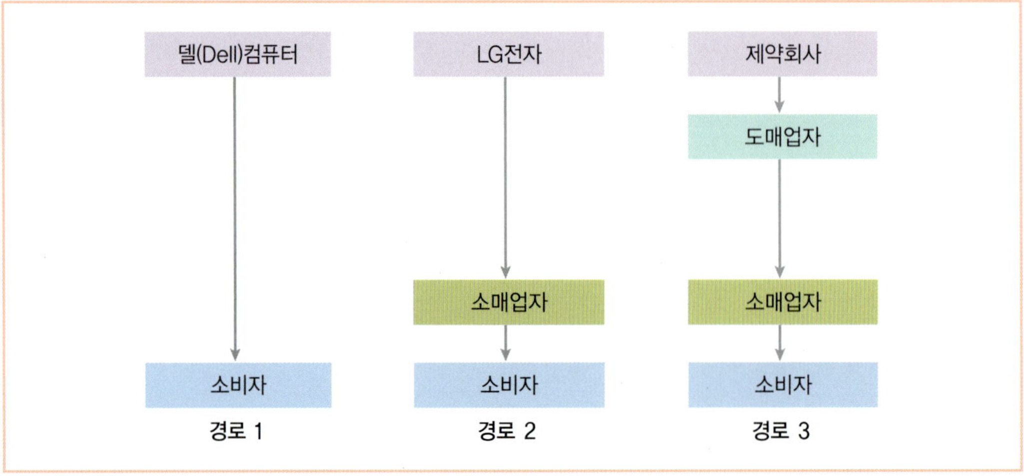

전상품은 이마트, 홈플러스, 대리점 등의 소매상을 통해 소비자에게 판매된다. 경로 3은 도매상과 소매상이 개입되어 있는 형태이다. 예를 들어, 제약회사는 의사의 처방이 필요하지 않은 일반의약품을 판매하기 위해서 모든 소매상과 직접 거래하는 것은 쉽지 않다. 따라서 이러한 의약품을 판매하는 제약회사들은 자신들의 상품을 도매상에게 판매하고, 도매상은 다시 소매상을 통해 소비자에게 판매하는 경로를 선택하기도 한다.

제2절 유통경로의 구조

유통경로는 여러 가지 형태로 조직될 수 있다. 전통적인 유통경로에서는 생산자와 독립적인 중간상으로 구성되어 있어 비교적 느슨한 형태의 유통 네트워크를 통해서 상품과 서비스를 전달하였다. 그러나 이러한 유통경로에서는 경로구성원 각자가 자신의 이익만을 추구하게 됨으로써 유통경로 전체의 이익에는 부정적 영향을 미칠 수 있다. 또한 경로구성원 간의 통제가 어렵고 경로갈등을 조정하기도 힘들어 기업이 원하는 유통경로의 목표를 달성하기도 어렵다.

이처럼 전통적인 유통경로에서 나타나는 문제점들을 개선하기 위하여 다양한 유통마케팅 전략과 시스템이 개발되었다. 병원 및 의료서비스산업의 유통은 일반 기업들의 유통과는 차이가 있으나 점차적으로 일반 기업의 유통구조를 따라갈 것으로 예견된다. 따라서 일반 산

그림 6-5 전통적 유통경로와 수직적 마케팅시스템의 비교

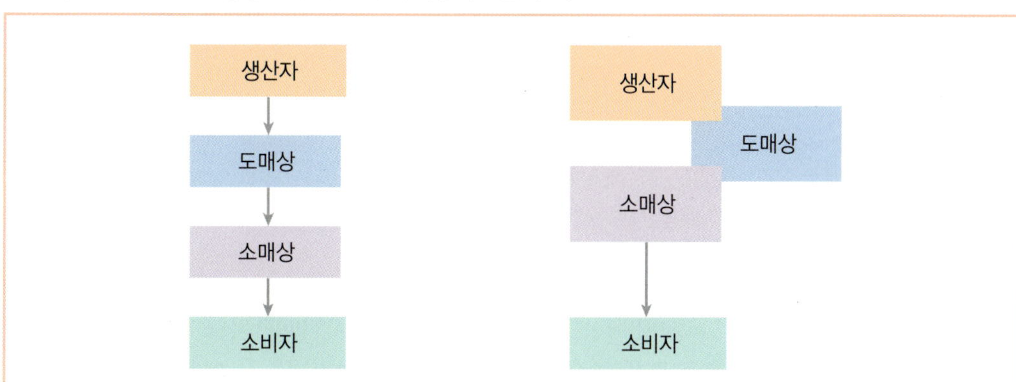

자료 : Philip Kotler & Gary Armstrong(2008), *Principles of Marketing*, Prentice-Hall, p.317.

업의 대표적인 유통경로구조인 수직적 마케팅시스템과 수평적 마케팅시스템을 의료서비스 산업에 비추어 설명하면 다음과 같다.

2.1 수직적 마케팅시스템

수직적 마케팅시스템(vertical marketing system : VMS)은 생산자, 경로구성원 중의 하나가 다른 경로구성원들을 소유하여 생산과 유통경로의 모든 단계를 집중적으로 계획하고 관리하는 유통시스템을 말한다. 다시 말해 하나의 경로구성원이 다른 경로구성원을 소유 또는 계약을 통해 시스템 안에 있는 다른 경로구성원들을 통제하는 것이다. 이러한 수직적 마케팅시스템의 목적은 효율적인 경로기능 수행과 마케팅 효과를 극대화시키는 데에 있다. 수직적 마케팅시스템으로는 [그림 6-6]과 같이 기업형, 계약형, 관리형의 세 가지 형태가 있다.

그림 6-6 | 수직적 마케팅시스템

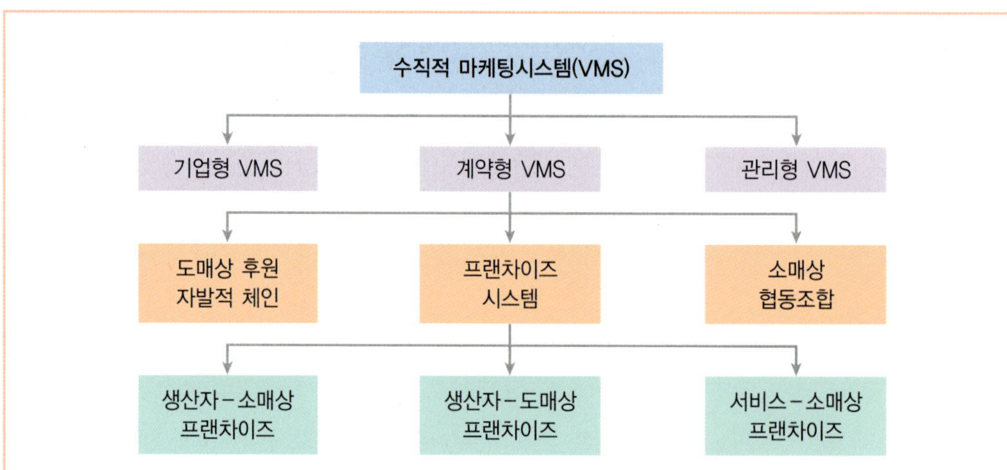

자료 : Kerin-Hartley-Rudelius(2004), *Marketing*, McGraw-Hill, p.289.

(1) 기업형 수직적 마케팅시스템

기업형 수직적 마케팅시스템(corporate vertical marketing system)은 경로구성원 중의 하나가 다른 경로구성원들을 소유하여 생산과 유통의 단계를 연속적으로 관리하는 체계를 말한다. 이러한 기업형 VMS 유형에는 생산자가 유통업자를 통합하는 전방통합(forward

그림 6-7 | 기업형 수직적 마케팅시스템

기업형 수직적 마케팅시스템(corporate vertical marketing system)

- 경로구성원 중의 하나가 다른 경로구성원들을 소유하여 생산과 유통의 단계를 연속적으로 관리하는 체계임
  ⇒ 전방통합 : 생산자가 유통업자를 통합함
  ⇒ 후방통합 : 유통업자가 자사 브랜드를 제조하기 위해 공장을 소유함

integration)과 유통업자가 자사 브랜드(private brand : PB)를 제조하기 위해 공장을 소유하는 후방통합(backward integration)이 있다.

두부를 전문적으로 생산하는 풀무원은 두부요리 테이크아웃전문점인 델리소가(Deli Soga)를 통해 자사에서 생산한 두부를 조리하여 판매하는 전방통합 마케팅시스템을 구축하고 있다. 여기서는 콩을 비롯한 두유, 두부를 다채롭게 변신시켜 30여 가지나 되는 메뉴를 제공하며, 신선하고 맛있는 즉석조리상품을 포장해서 갈 수도 있다. 또한 전통주 제조업체인 국순당은 백세주 마을이라는 전문주점을 통해 자사 상품인 백세주를 판매하는 유통경로의 확대는 물론 홍보효과도 함께 누리고 있다. 레드랍스터(Red Lobster)는 식품가공공장을 소유하고 여기서 가공된 식재료를 체인 레스토랑들에 공급하고 있다. 자이언트푸드스토어(Giant Food Stores)는 델리(Deli), 베이커리, 해산물과 육류 및 식료품전문점, 주유소, 꽃, 약국 등 여러 사업을 운영하면서 이곳에서 생산된 빵이나 케이크 등 모든 상품들을 자사 소유의 점포에 공급하고 있다. 이외에도 이마트나 홈플러스에서 자사브랜드(PB)를 생산하여 판매하는 것도 여기에 해당한다.

사례 6-1 기업형 수직적 마케팅시스템

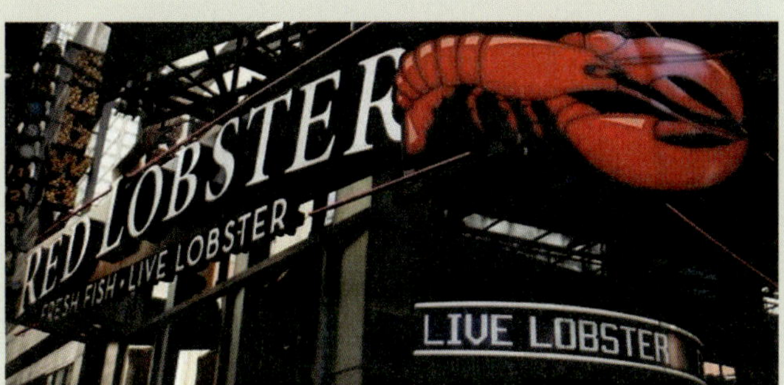

Red Lobster는 식품가공공장을 소유하고 여기서 가공된 식재료를 체인 레스토랑들에 공급하고 있다.

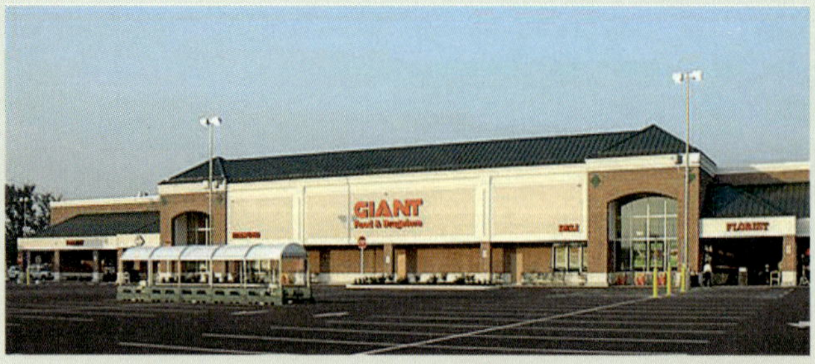

자이언트푸드스토어(Giant Food Stores)는 델리(Deli), 베이커리, 해산물과 육류 및 식료품전문점, 주유소, 꽃, 약국 등 여러 사업을 운영하면서 이곳에서 생산된 빵이나 케이크 등 모든 상품들을 자사 소유의 점포에 공급하고 있다.

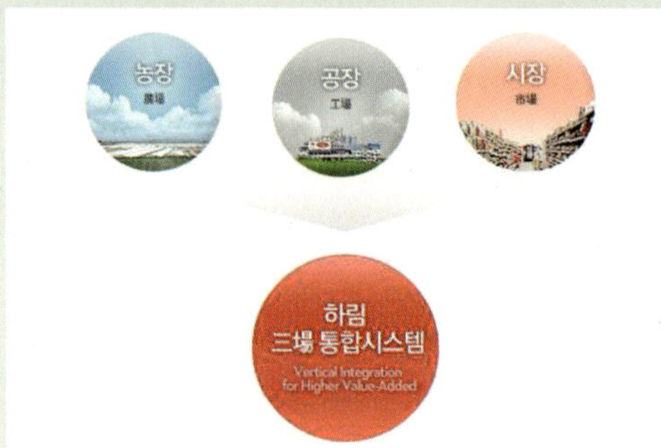

"생산과 유통의 통합체계"

'농장에서 식탁까지(Farm to Table)'를 슬로건으로, 육류식품의 수직계열화를 완성했다는게 가장 큰 강점이다. 56개에 달하는 식품 관련 계열사를 통해 사료생산에서 사육, 도축, 가공, 유통까지 통합적으로 수행한다.

(2) 계약형 수직적 마케팅시스템

계약형 수직적 마케팅시스템(contractual vertical marketing system)은 혼자서 목표를 성취하는 것보다 더 큰 경제적 기능과 마케팅 효과를 얻기 위해 독립된 생산과 유통을 하는 경로구성원들이 계약에 의해 서로의 활동을 통제하고 조정하는 것을 말한다. 수직적 마케팅시스템의 세 가지 형태 중에서 계약형 VMS가 가장 많이 이용되고, 이 중에 대표적인 것이 프랜차이즈시스템(franchise system)이다.

프랜차이즈란 상호, 상표, 특허, 노하우를 가진 프랜차이저(franchisor, 가맹본부)가 계약을 통해 프랜차이지(franchisee, 가맹사업자)에게 상표사용권과 상품판매권 및 기술 등을 제공하고 그 대가로 가맹비(franchise fee)와 로열티 등을 받는 계속거래관계를 말한다. 프랜차이저는 소규모 자본과 적은 인력으로 빠르게 사업을 확장할 수 있고, 프랜차이지는 검증된 상품콘셉트와과 프랜차이저의 브랜드자산과 경영노하우를 기반으로 비교적 안전하게 사업을 영위할 수 있다. 이러한 프랜차이즈시스템은 특히 외식산업에서 크게 발전하고 있다. 일반적으로 외식산업에서 개인이 사업을 시작할 때 생존할 기회는 20% 정도이고, 기존의 사업을

그림 6-8 | 계약형 수직적 마케팅시스템

계약형 수직적 마케팅시스템(contractual vertical marketing system)

더 큰 경제적 기능과 마케팅 효과를 얻기 위해 독립된 생산과 유통 활동하는 경로구성원들이 계약에 의해 서로의 활동을 통제하고 조정하는 시스템임

프랜차이즈 시스템

- 상호, 상표, 특허, 노하우를 가진 프랜차이저(franchtsor)가 계약을 통해 프랜차이지(franschisee)에게 상표사용권과 상품판매권 및 기술 등을 제공하고 그 대가로 가맹비와 로열티 등을 받는 지속적인 거래관계를 말함
  - 소규모 자본과 적은 인력으로 사업을 영위하고 확장함
  - 검증된 상품콘셉트와 프랜차이저의 브랜드자산 및 경영노하우를 기반으로 안전하게 사업을 영위함
- 의료산업에서도 프랜차이즈와 유사한 병원 네트워크가 등장함

인수할 때 생존할 기회는 70%에 이르나, 만일 프랜차이즈를 통해 사업할 경우에는 성공할 가능성에 무려 90%에 이른다는 연구결과도 있었다. 그러나 최근에는 프랜차이즈시스템이 남용되고 경쟁도 치열해 지면서 프랜차이즈 사업의 성공확률도 크게 떨어지고 있다. 이러한 프랜차이즈시스템은 새로운 사업을 시작할 경우 비교적 용이하고 좋은 방법이 되기 때문에, 이제는 외식산업을 넘어 다양한 산업으로 확대해서 적용되고 있다. 병원산업에서도 프랜차이즈와 유사한 병원네트워크가 등장하였다.

병원네트워크에는 네트워크에 속한 개별 병원의 운영은 병원의 원장이 하고, 이름이나 주요 진료기술 · 진료철학 · 마케팅방식 등만 공유하는 프랜차이즈형, 여러 원장이 여러 지점을 공동으로 운영하는 조합형, 대표 원장이 개별 병원의 운영에 깊이 관여하는 오너형 등의 유형이 있다. 이러한 병원네트워크가 열악한 경영환경으로 인해 어려움을 겪고 있는 중소병의원들을 대상으로 빠르게 확산되었다. 즉, 경제학적으로 유효한 규모의 경제를 적절히 활용하고 공동의 브랜드를 사용함으로써 마케팅효과도 기대해 볼 수 있는 병원네트워크가 크게 활성화되었다. 그러나 2012년 8월 2일부터 "의료인은 다른 의료인의 명의로 의료기관을 개설하거나 운영할 수 없고, 어떠한 명목으로도 2개 이상의 의료기관을 개설 · 운영할 수 없도록 한다"는 내용의 의료법 개정안이 시행되었다. 따라서 한 의사가 여러 병원을 소유하거나 일부 지분에 참여하는 식의 네트워크는 불법이 되고 말았다. 이러한 법률하에서는 네트워크병원들 간의 소유를 완전히 분리한 프랜차이즈형만이 가능하게 되었다.

(3) 관리형 수직적 마케팅시스템

관리형 수직적 마케팅시스템(administered marketing system)은 소유권이나 계약에 의해서가 아니라 어느 특정 경로구성원의 영향력과 규모에 의해 생산과 유통의 연속적인 단계가 통제되고 조정되는 시스템을 말한다. 여기서 유통경로를 통제하고 관리하는 등 선도적 지위를 갖고 있는 경로구성원을 채널 캡틴(channel captain)이라고 한다. 예를 들어, P&G(Procter & Gamble)는 일회용 기저귀에서부터 합성세제에 이르기까지 광범위한 상품을 생산하고 있으며 또한 높은 브랜드 파워를 가지고 있어서 슈퍼마켓으로부터 자사의 상품에 대한 전시, 촉진, 가격 등에 관하여 비교적 유리한 협조를 얻을 수 있다. 그리고 월마트(Wal-Mart)도 세계에서 가장 큰 소매상이라는 지위를 통해 생산자로 하여금 상품계획, 가격수준, 촉진활동에 대한 지원 등에 관하여 적극적인 협조를 구할 수 있다.

병원업계에서는 아직 이러한 형태의 유통구조는 없으나 의료산업이 더 발전하여 산업화되어 갈수록 유통경로도 복잡해지고 다양화되면 이러한 형태의 시스템도 등장할 수 있다고 본다. 따라서 이러한 형태의 유통구조의 등장 가능성을 염두에 두고 의료산업의 유통에 대해 이해하고 연구할 필요가 있다.

그림 6-9 | 관리형 수직적 마케팅시스템

관리형 수직적 마케팅시스템(administered marketing system)

- 소유권이나 계약에 의해서가 아니라 어느 특정한 경로구성원의 영향력과 규모에 의해 생산과 유통의 연속적인 단계가 통제되고 조정되는 시스템임
- 유통경로를 통제하고 관리하는 등 선도적 지위를 갖고 있는 경로구성원을 채널 캡틴(channel captain)이라고 함
- 병원업계에서는 아직 이러한 유통구조는 없음

2.2 수평적 마케팅시스템

수평적 마케팅시스템(horizontal marketing system : HMS)은 새로운 마케팅 기회를 개발하기 위해 같은 단계에 있는 2개 이상의 경로구성원들이 서로 협력하는 것을 말한다. 이 시스템은 자본과 마케팅자원, 기타 업무에 관한 협력을 통해 더 많은 것을 성취할 수 있으며, 다

그림 6-10 | 수평적 마케팅시스템

수평적 마케팅시스템

- 새로운 마케팅 기회를 개발하기 위해 같은 단계에 있는 2개 이상의 경로구성원들이 서로 협력하는 것임
- 다른 유통경로에 비해 경쟁우위를 가질 수 있기 때문에 대형병원들이 많이 이용하고 있음
  예) 삼성서울병원 내 Artisee 커피전문점, 피부과에서 운영하는 피부클리닉

른 유통경로에 비해 경쟁우위를 가질 수 있기 때문에 대형병원들이 많이 이용하고 있다. 병원 내의 부대시설들이 대부분 이러한 수평적 마케팅시스템에 속한다. 예를 들어, 삼성서울병원 내 Artisee 커피전문점이나 쇼핑몰, 은행, 우체국, 전문 음식점, 종교시설 등의 편의시설도 일종의 수평적 마케팅시스템에 속한다. 또한 산부인과병원과 동일한 브랜드를 사용하는 산후조리원이나 피부과병원에서 운영하는 피부클리닉 등은 이러한 시스템의 일종이라 볼 수 있다. 그러나 이러한 수평적 마케팅시스템은 경로구성원 서로가 다른 이익을 원함으로써 문제가 발생하기도 한다.

2.3 다중경로 마케팅시스템

다중경로 마케팅시스템(multichannel marketing system)은 병원이 표적시장에 도달하기 위하여 2개 이상의 유통경로를 채택하는 것을 말한다. 과거에는 하나의 세분시장에 대하여 단일경로를 많이 이용하였지만 오늘날에는 세분시장이 다양해지고 여러 유형의 유통경로가 등장함에 따라 복수의 유통경로를 이용하는 경우가 점차 많아지고 있다. 법적인 제약이 완화됨에 따라 의료산업에서도 일반 산업에서와 마찬가지로 다양한 유통경로가 발달되어 다

그림 6-11 | 다중경로 마케팅시스템

다중경로 마케팅시스템

- 병원이 표적시장에 도달하기 위하여 2개 이상의 유통경로를 채택하는 것임
- 의료관광과 의료산업의 글로벌화, 원격진료 U-health 등이 현실화 됨에 따라 의료에이전트나 스마트폰 등을 활용한 다중경로 글로벌 유통이 더욱 다양해질 것으로 예견됨

중경로 마케팅시스템이 곧 등장할 것으로 기대된다. 특히 의료관광과 병원 수출입 등 의료산업의 글로벌화와 원격진료 U-health 등이 현실화됨에 따라 의료에이전트나 인터넷 그리고 스마트폰 등을 활용한 글로벌 유통이 더욱 다양해질 것으로 예견된다. 따라서 의료기관들은 다중경로 마케팅시스템에 대한 준비를 미리부터 시작할 필요가 있다. 그러나 이 같은 다중경로 마케팅시스템은 매출과 시장범위를 확대할 수 있다는 장점이 있으나 전체 유통경로를 통제하기도 쉽지 않고 경로구성원들 간에 갈등을 유발시킬 수 있다는 단점이 있다.

사례 6-2 다중경로 마케팅시스템

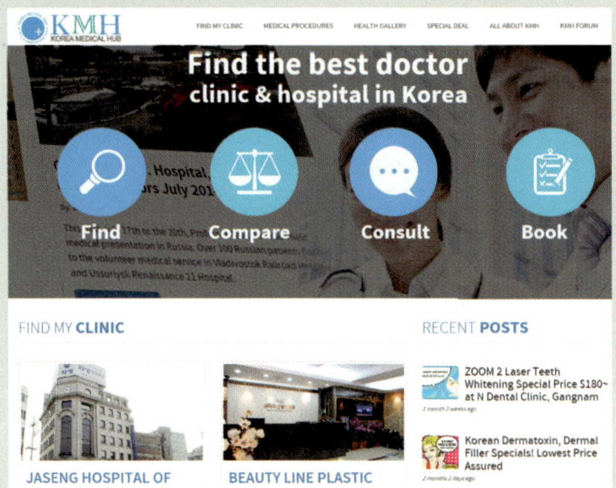

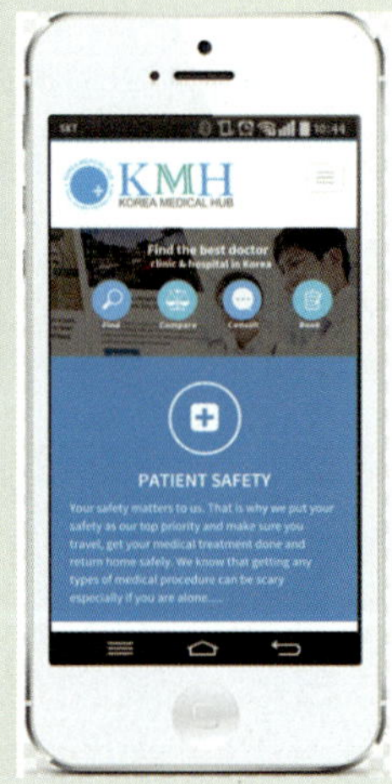

의료관광에이전트인 ㈜휴케어는 전 세계 환자와 국내 의료기관이 직접 교류할 수 있도록 글로벌 채널인 'Korea Medical Hub'를 독자적으로 구축해서 운영 중에 있다.

2011년도에 오픈한 Korea Medical Hub는 한국을 방문하려는 외국인 환자들을 대상으로 방대한 국내 병원들의 시술 및 진료정보를 비롯해서 의사 정보와 콘텐츠를 통합적으로 제공하는 메이컬 포털 사이트다. 현재 KMH Global은 접속 국가수가 60여 개에 이르며, 7만 건 이상의 외국인환자 상담이 이루어지고 있다.

2.4 업무제휴

업무제휴(alliances)는 계약에 의해 성립되는 또 다른 형태의 유통경로로서 2개의 조직이 서로의 장점을 활용하기 위해서 업무적으로 제휴하는 것을 말한다. 업무제휴는 소비자들의 관심을 끌 수 있고 유통경로를 확장할 수 있는 기회가 된다. 일반적으로 경쟁관계에 있지 않은

그림 6-12 | 업무제휴

업무제휴

- 계약에 의해 성립되는 또 다른 유통형태로서 2개의 조직이 서로의 장점을 활용하기 위해서 업무적으로 제휴하는 것임
- 일반적으로 경쟁관계에 있지 않은 병원 간에 업무제휴를 통하여 효과적으로 시장을 확대해 가는 것을 말함

병원 간에 업무제휴를 통하여 시장을 확대하는 것이 효과적이다. 예를 들어, 영국은행 애비내셔널(Abbey National)은 커피전문점 코스타(Costa)와 제휴하여 지점 공간을 같이 쓰고 있다. 이는 고객으로 하여금 은행을 찾는 횟수를 늘려 자연스럽게 거래를 유발한다는 전략으로서 커피숍에 설치된 ATM(현금자동입출금기)의 거래빈도는 다른 곳보다 최고 10배 높은

그림 6-13 | 업무제휴

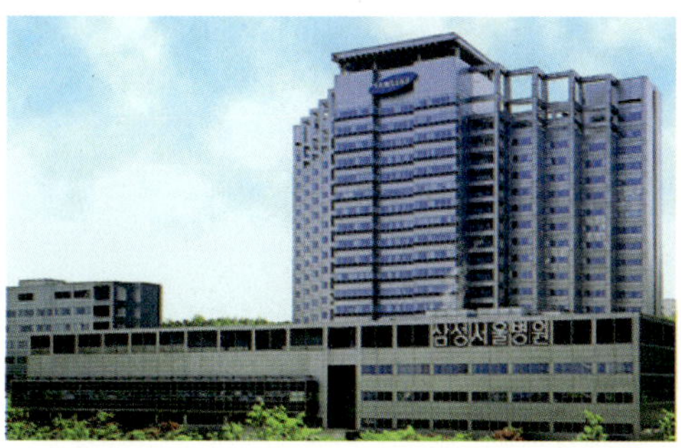

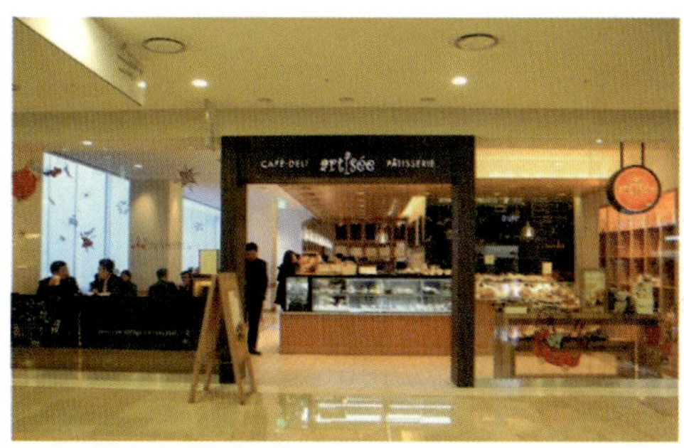

경쟁관계에 있지 않은 기업들 간에 업무제휴를 통해서 효과적으로 시장을 확대해 나가는 방법이다. 예를 들어, 삼성서울병원과 이대목동병원 등에서 Artisee가 운영되고 있는 것도 여기에 해당된다.

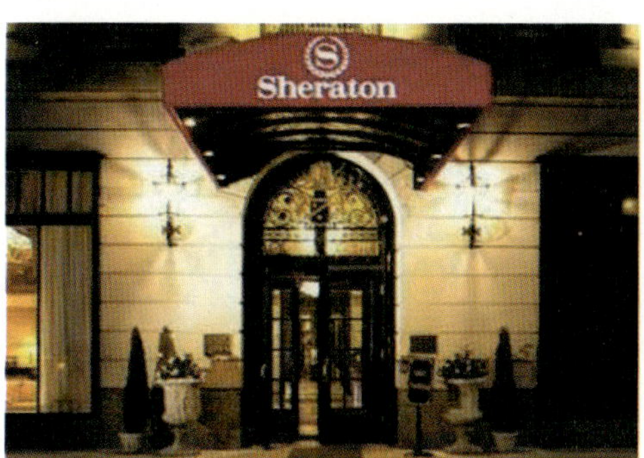

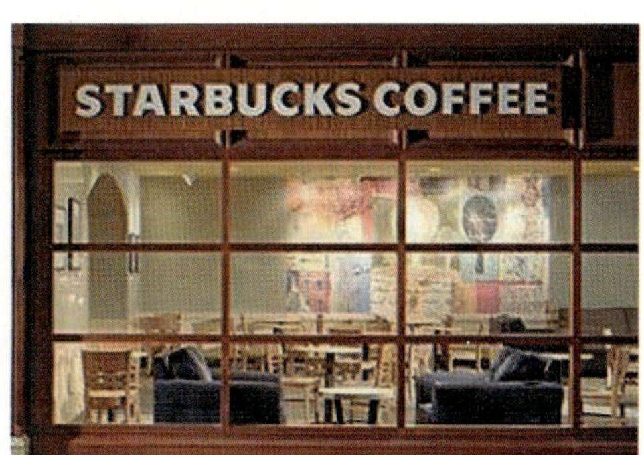

스타벅스는 쉐라톤호텔과의 업무제휴를 통해 자신의 브랜드를 내세운 커피숍과 키오스크(Kiosk)에서 커피를 판매하는 전략을 펼치고 있다.

것으로 나타났다. 또한 레인포리스트 카페(Rainforest Cafe), 캘리포니아 피자 키친(California Pizza Kitchen), 베니하나(Benihana), 토니로마스(Tony Romas) 등의 체인 레스토랑들은 라스베가스의 카지노호텔들과 업무제휴를 통해 호텔 내에서 레스토랑을 운영하고 있다. 이외에도 던킨 도넛은 세븐 일레븐(7-Eleven)을 통하여 상품을 판매하고 있고, 스타벅스는 쉐라톤(Sheraton)호텔과의 업무제휴를 통해 자신의 브랜드를 내세운 커피숍과 키오스크(Kiosk)에서 커피를 판매하고 있다.

이러한 업무제휴는 대형병원 내의 음식점 및 커피전문점 등과 같은 부대시설과는 계약의 동등성 면에서 차이가 있다. 병원 내 부대시설은 장소를 소유하고 있는 병원이 임대형식으로 운영하거나 자회사 등을 통한 직영의 형태을 갖는다. 그러나 업무제휴는 병원 내에 입점한 업체가 병원과 거의 동등한 입장에서 협력이 이루어 진다는 점에서 차이가 있다. 이러한 업무제휴는 대형병원보다는 중소형병원에서 규모와 자본의 약점을 보완하기 위하여 협력하는 과정에서 많이 등장하는 유통형태이다.

제3절 유통경로의 설계

병원이 하나의 지역이나 유통경로에서 성공하게 되면, 다른 지역 또는 해외로까지 영역을 넓히는 성장을 모색하게 된다. 이때 새로운 유통경로를 설계하게 되는데, 마케팅관리자는 시장으로 향하는 최적의 유통경로를 찾아야 한다. 유통경로는 생산자와 소비자를 연결시켜 줄 뿐만 아니라 마케팅전략의 여러 가지 요소들도 함께 전달하는 수단이 되기 때문에 마케팅관리자는 유통경로를 신중하게 설계해야 한다.

유통경로를 설계할 때 여러 가지 요소에 의해 영향을 받게 되는데, 일반적으로 마케팅관리자는 다음 세 가지를 중점적으로 고려해야 한다. 첫째, 어떤 유통경로가 표적시장의 소비자 욕구를 가장 잘 만족시키는가? 둘째, 어떤 유통경로가 최상의 표적시장 커버리지(target market coverage)를 제공하는가? 셋째, 어떤 유통경로가 가장 수익성이 있는가?에 대하여 신중하게 조사한 다음 의사결정을 해야 한다.

그림 6-14 | 유통경로의 설계

유통경로의 설계

■ 시장에 적합한 최적의 유통경로 선택 시 고려사항
- 어떤 유통경로가 표적시장의 소비자 욕구를 가장 잘 만족시키는가?
- 어떤 유통경로가 최상의 표적시장 커버리지를 제공하는가
- 어떤 유통경로가 가장 수익성이 있는가

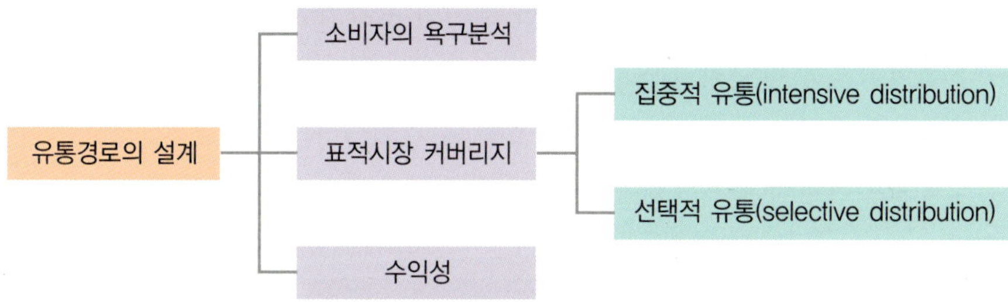

3.1 소비자 욕구분석

유통경로의 설계는 다양한 전달방법을 동원해서 상품과 서비스를 고객의 상황에 맞는 시간과 장소에서 제공하는 것을 의미한다. 따라서 유통경로는 소비자가 병원의 상품과 서비스를 구매할 때 소비자의 욕구를 효과적으로 만족시키고 흥미를 유발시킬 수 있도록 설계되어야 한다. 일반적으로 유통경로 설계 시 소비자에게 영향을 미치는 요소들로는 정보(information), 편리성(convenience), 다양성(variety), 서비스(service) 등이 있다.

정보는 소비자가 상품과 서비스에 대하여 한정된 지식만을 가지고 있어서 상품과 서비스

그림 6-15 | 소비자 욕구분석

소비자 욕구분석

- 유통경로는 소비자가 병원의 상품과 서비스를 구매할 때 소비자의 욕구를 효과적으로 만족시키고 흥미를 유발시킬 수 있도록 설계되어야 함
- 소비자에게 영향을 미치는 유통설계의 요소들로는 정보(information), 편리성(convenience), 다양성(variety), 서비스(service) 등이 있음

에 대해 보다 자세하게 알고 싶다는 열망을 가지고 있을 때 중요한 역할을 한다. 따라서 병원은 광고 및 홍보 그리고 판촉이나 인적판매를 통해서 소비자가 원하는 정보를 효과적으로 제공할 수 있도록 해야 한다.

편리성은 아주 가까운 곳에 위치해 있거나 시간적 제한 없이 언제든지 구매할 수 있는 것과 같이 소비자 입장에서는 여러 가지 의미를 갖는다. 예를 들어, 편의점이나 맥도날드 등은 24시간 영업을 하면서 시간의 제약 없이 언제든지 방문할 수 있도록 하는 편리성을 제공함으로써 소비자에게 큰 만족을 주고 있다. 또한 체인인 프랜차이즈 브랜드의 경우 특정 지역뿐만 아니라 전국적으로 다수의 점포를 입지시키고 있으며, 아울러 그 지역의 특성을 반영한 상품과 서비스를 통해 다양한 소비자에게 선택의 기회를 제공하고 있다. 예를 들어, 맥도날드는 전 세계 3만 여개의 점포를 운영하고 있으며 지역 또는 국가의 식문화 특성을 반영한 메뉴를 제공하고 있다. 네트워크병원도 잠재고객들에게 일정 수준의 의료상품과 서비스를 여러 장소에서 제공할 수 있는 편리성을 제시한다는 점에서 병원네트워크는 유용한 유통경로로서도 높은 가치가 있다.

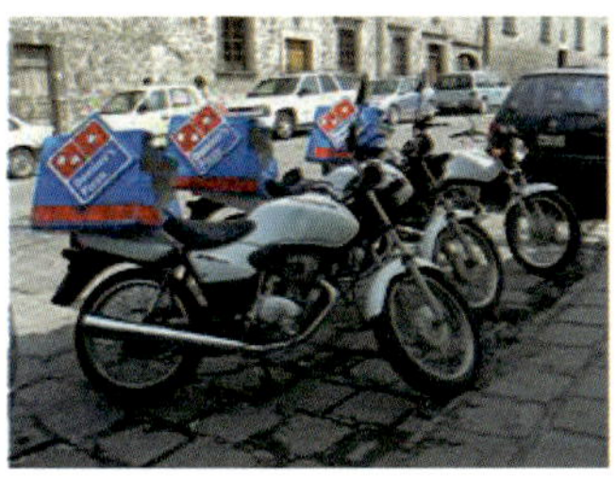

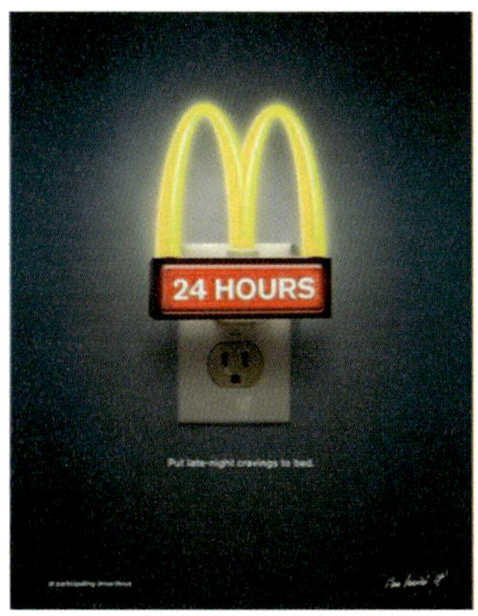

패스트푸드 레스토랑들은 고객에게 가깝게 위치해 있거나 시간적 제한 없이 구매할 수 있도록 하고 있다. 맥도날드는 24시간 운영, 도미노피자는 30분 내에 배달이라는 편리성으로 소비자를 만족시키고 있다.

3.2 표적시장 커버리지

개인병원의 경우에는 한 지역만을 커버하기 때문에 그 지역의 표적시장 분석만으로 충분하다. 그러나 병원네트워크의 경우 네트워크가 표적시장에서 목표를 달성하기 위해서는 특정한 지역에 몇 개의 네트워크병원을 둘 것인가를 결정해야 한다. 이를 표적시장 커버리지(target market coverage) 또는 유통집중도(density of distribution)라고 한다. 병원네트워크가 선택할 수 있는 커버리지전략은 집중 정도에 따라 집중적 유통과 선택적 유통으로 나누어 볼 수 있다.

집중적 유통(intensive distribution)은 진료상품의 전달을 위해 가능한 모든 곳에 동시에 많은 네트워크병원을 개원하는 전략이다. 진료상품을 구매하기 위해 멀리 가지 않아도 항상 가까운 곳에서 쉽게 구매할 수 있도록 하는 것이다. 이는 고객들로 하여금 병원을 선택하는 데 있어 동일한 브랜드의 많은 병원들을 고객에게 노출시킴으로써 고객이 보다 쉽고 편리하게 네트워크병원을 선택할 수 있도록 하기 위한 전략이다.

이러한 집중적 유통은 소비자들이 언제나 편리하게 그리고 짧은 시간 내에 병원을 쉽게 찾을 수 있도록 한다는 점과 브랜드가 여러 곳에서 자주 노출되도록 함으로써 광고비를 절감하면서 네트워크병원에 대한 소비자의 인지도를 높일 수 있다는 장점이 있다. 반면에 어느 한 지역에 너무 많은 동일 브랜드의 네트워크병원들이 들어서게 되면 서로간의 시장을 잠식하는 카니벌라이제이션(cannibalization)과 같은 문제가 발생할 수 있으니 유의해야 한다.

반면에, 선택적 유통(selective distribution)은 특정 지역만을 선택하여 네트워크병원을 개원하는 전략이다. 선택적 유통은 집중적 유통과 달리 특정한 표적시장을 목표로 하기 때문에 이를 위해서는 보다 정확한 시장분석이 필요하다.

그림 6-16 | 표적시장 커버리지

표적시장 커버리지(target market coverage)

병원네트워크가 선택할 수 있는 커버리지 전략은 집중 정도에 따라 집중적 유통과 선택적 유통으로 나누어 볼 수 있음

집중적 유통 (intensive distribution)

- 진료상품의 전달을 위해 가능한 모든 곳에 동시에 많은 네트워크병원을 개원하는 전략임
- 소비자들이 짧은 시간 내에 편리하게 병원을 찾을 수 있도록 여러 곳에서 자주 노출되도록 함으로써 광고비를 절감하면서 네트워크병원에 대한 소비자들의 인지도를 높임

선택적 유통 (selective distribution)

- 어느 특정 지역만을 선택하여 네트워크병원을 개원하는 전략임
- 특정한 표적 시장을 목표로 하기 때문에 보다 정확한 시장분석이 필요함

3.3 수익성

유통경로를 설계할 때 관심 깊게 살펴보아야 할 것이 수익성이다. 수익성(profitability)은 총수입에서 유통경로에 소요되는 모든 비용을 뺀 것으로, 이때 유통경로의 비용은 유통채널의 수익성을 평가하는 데 있어 가장 중요한 요소가 된다. 모든 유통경로는 그것을 유지하고 발전시키기 위해서는 적지 않은 비용이 들어가게 된다. 또한 커뮤니케이션 기술과 소비자의 성향 등이 바뀌어 감에 따라 기존의 유통으로는 한계가 있을 수 있다. 따라서 마케팅관리자는 병원이 활용하고 있는 유통채널의 수익성을 분석해서 유통시스템의 최신화와 향상을 지속적으로 관리해야 한다.

그림 6-17 | 수익성

수익성(profitability)

총수입에서 유통경로에 소요되는 모든 비용을 뺀 것으로, 이때 유통경로의 비용은 유통채널의 수익성을 평가하는 데 있어서 가장 중요한 요소임

제4절 입지전략

4.1 입지란?

병원이 새로운 시장에 진출하거나 규모를 확장하려고 할 때 가장 기본적인 문제는 어느 곳에 병원을 위치시킬 것인가이다. 길을 걷거나 차를 타고 가다 보면 크고 작은 편의점들이나 대형 할인마트 등이 나름대로 눈에 띄고 편리한 장소에 위치해 있는 것을 볼 수 있다. 이처럼 유통점들은 소비자들에게 자신의 정보를 알리고 상품을 편리하게 제공하는 데에 유리한 장소, 즉 적합한 입지에 위치하여야 한다. 병원의 경우도 이와 다름이 없다.

입지(location)는 지리적으로 일정한 지역을 중심으로 자신의 경영자원을 활용하여 경영성과

그림 6-18 | 입지

입지(location)

- 지리적으로 일정한 지역을 중심으로 자신의 경영자원을 활용하여 경영성과를 높일 수 있는 장소임
- 최종소비자에게 직접 진료상품을 전달하는 병원의 경우 고객의 선택에 직접적으로 영향을 미친다는 점에서 입지는 매우 중요함
- 진입장벽을 구축하거나 수요를 창출하는 전통적인 역할에서 비롯된 전략적 위치확보나 수요관리 등에도 중요함

를 높일 수 있는 장소를 말한다. 특히 소매업의 성공은 첫째도 입지, 둘째도 입지, 셋째도 입지에 달려 있다고 한다. 소매업이나 병의원과 같이 소비자와 직접적인 접촉을 전제로하는 산업은 모두 입지가 다른 무엇보다도 중요하다. 이러한 산업들은 입지산업으로 불릴 만큼 입지의 중요성은 아무리 강조해도 지나치지 않다. 최종소비자에게 직접 진료상품을 전달하는 병원의 경우 고객의 선택에 직접적으로 영향을 미친다는 점에서 입지는 매우 중요하다. 또한 입지는 진입장벽을 구축하거나 수요를 창출하는 전통적인 역할을 할 뿐만 아니라 입지에 따른 경쟁적 위치의 확보, 수요관리 등과 같은 전략적 차원에서도 영향을 미친다.

4.2 입지의 결정단계

입지는 한 번 결정되면 변경이 어렵기 때문에 시작단계에서부터 신중하게 고려하여 결정하여야 한다. 입지가 좋지 않으면 아무리 뛰어난 마케팅전략을 수행한다 해도 그만큼 불리해지기 마련이다. 좋은 입지는 고객이 접근하기 편리하고 반복구매를 높여줄 뿐만 아니라 기억되는 경험을 갖게 함으로써 병원 또는 의료상품과 서비스에 대한 고객의 충성도를 높일 수 있다. 그렇다고 입지의 장점만으로 모든 병원이 성공하는 것은 아니다. 일반적으로 고객을 유인하는 힘은 상품과 서비스 등 병원의 대고객 활동에 대해 고객이 평가하는 총체적 부가가치로 결정된다. 어떤 의미에서 입지는 창조하는 것으로서 경영자의 노력에 따라 동일한 입지라도 그 조건을 보다 유리하게 만들 수도 있다.

입지를 결정하는 데는 다음과 같이 몇 단계 과정을 밟는다.

첫째, 표적시장과 마케팅전략을 명확하게 이해하여야 한다. 진료과목에 따라 성공하기 쉬운 입지가 있는가 하면 성공하기 어려운 입지도 있다. 즉, 진료과 및 진료종류에 따른 표적시장

그림 6-19 | 입지의 결정단계

입지의 결정단계	좋은 입지는 고객이 접근하기 편리하고 반복구매를 높여줄 뿐만 아니라 기억되는 경험을 갖게 함으로써 병원 또는 의료상품과 서비스에 대한 고객의 충성도를 높일 수 있음

표적시장과 마케팅전략을 명확하게 이해하여야 함

↓

판매하려는 진료상품에 대한 지역적 인식을 분석함

↓

지역을 분석한 다음에 지역 내 한 곳의 상권을 선택함

↓

한 구역의 상권을 조사한 후에는 최종적으로 병원이 위치할 입지를 선택함

그림 6-20 | 입지의 결정단계

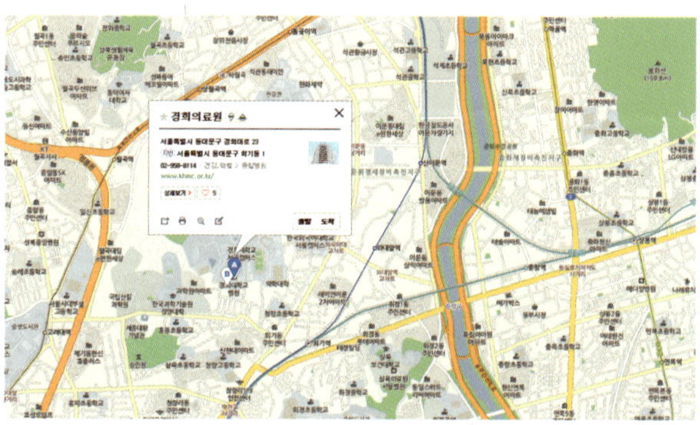

입지는 고객의 접근가능성과 재방문을 높여주고 즐거운 경험을 갖게 함으로써 제품과 서비스에 대한 충성도를 높일 수 있다

에 따라 입지조건은 달라진다. 예를 들어, 일반 내과나 이비인후과와 같이 병원의 매출은 인구밀도에 많은 영향을 받지만, 성형과 임플란트 및 라식과 같은 비급여진료를 주요 수익원으로 하는 병원들의 매출은 인구보다는 소득수준에 영향을 받는다.

둘째, 판매하려는 진료상품에 대한 지역적 인식을 분석한다. 네트워크병원의 경우 어느 특정 지역에서 성공을 하게 되면, 점차 다른 지역 또는 다른 국가로까지 진출을 모색하게 된다. 진출하려는 지역이 경제적으로 안정되고 수요가 충분하며 병원의 브랜드에 대해 잘 알고 있는지, 사회문화적으로 판매하려는 진료상품에 대한 관심은 어떠한지 등에 대해 분석한다.

그림 6-21 | 병원의 상권범위

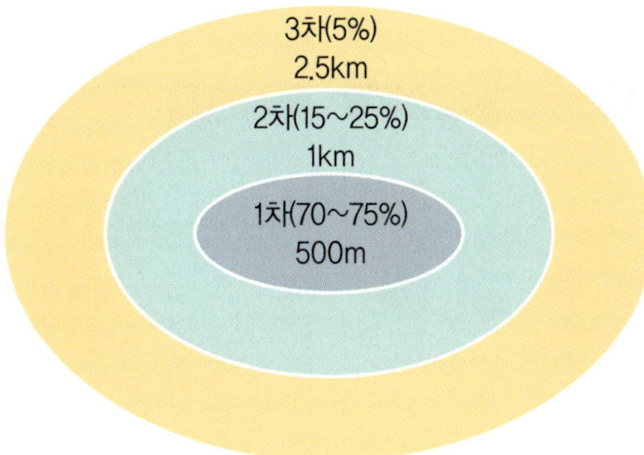

셋째, 지역을 분석한 다음에는 지역 내 한 곳의 상권을 선택한다. 상권(trade area)은 자신이 운영하는 병원이 영향을 미치는 범위로서 잠재고객이 거주 또는 근무하고 있는 지역을 말한다. 판매하는 상품의 종류에 따라 차이는 있으나 보통 지리적으로 고객의 70~75%를 포함하고 있는 범위로 어느 정도 매출을 예상할 수 있는 중요한 정보를 제공해주는 범위를 말한다. 상권은 진료과와 주된 진료상품에 따라 다르게 나타나는데, 규모가 크고 교통이 편리하며 중심상가일수록 상권의 범위는 넓어진다. 또한 의료수가가 높고 브랜드 파워가 강하며 성형과 같이 개인적인 특성을 많이 반영해야 하는 진료상품일수록 상권의 범위는 넓어진다.

보다 정확한 정보를 얻기 위해서 필요시 상권조사를 실시하게 되는데, 상권조사의 경우 병원의 성장을 목표로 기존에 입지하고 있거나 진출하려는 지역의 경쟁과 경영환경을 파악하기 위해서 실시하는 것이 일반적이다. 인구, 지리적 조건, 산업의 구성, 상업시설과 규모, 주거형태, 소득수준, 라이프스타일과 소비행태, 지역개발계획은 물론 경쟁자와 향후 발전가능성에 대해 조사한다.

넷째, 한 구역의 상권을 조사한 후에는 최종적으로 병원이 위치할 곳, 즉 입지를 선택한다. 입지를 선택할 때 고려해야 할 사항은 매우 많다. 경쟁병원, 접근용이성, 통행차량과 유동인구, 주차시설, 임대료 지불능력, 지형과 지세, 건물외관의 가시성, 경쟁자와의 거리, 제한 법률 및 법령, 임차조건, 선정된 장소의 역사 등이다. 최근에는 승용차를 이용한 내원이 확대되면서 병원의 입지를 결정하는 데 있어 주차시설이 중요한 요소로 등장하고 있다.

그림 6-22 병원의 상권분석

주거인구 분포도

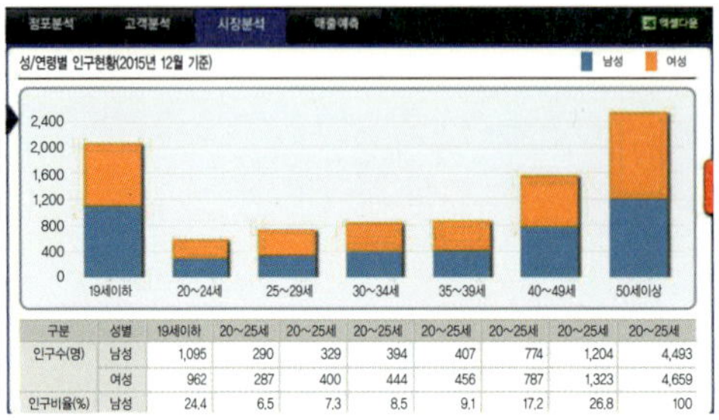

■ 주거인구의 연령대별, 성별 분포
- 각 연령대별, 성별 기반 인구수
- 어린이소아과, 산부인과 등 전문병원 개원에 참조함

아파트현황 및 시세분석(소득수준 추정)

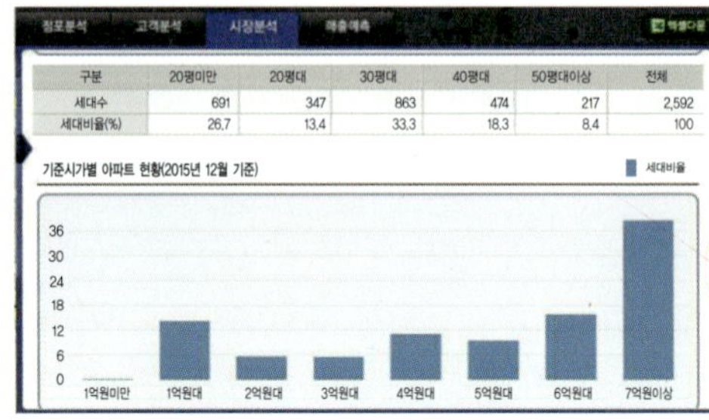

■ 아파트시세 및 구성현황(소득수준 추정)
- 주변 아파트 평수 및 시세정보, 주요 거래건수(부동산정보 연계)
- 소득수준을 예상하여 개원규모 의사결정에 참고함

상권지역 내 다빈도질환 기준 진료내역분석

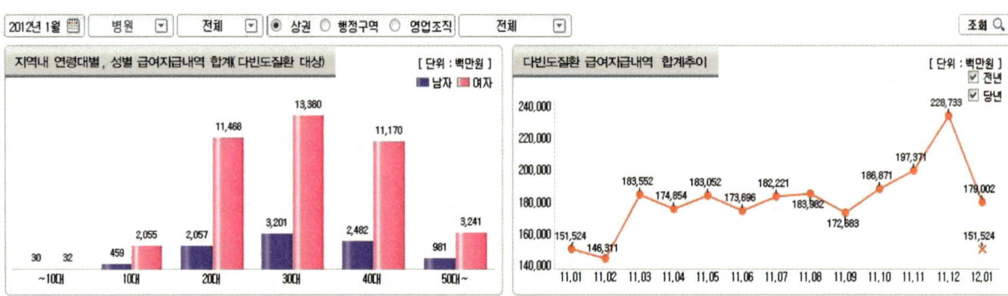

구분	연령대별 진료건수(남자)								연령대별 진료건수(여자)							
	~10대	10대	20대초	20대후	30대초	30대후	40대	50대~	~10대	10대	20대초	20대후	30대초	30대후	40대	50대~
다빈도 질환명	2	25	42	54	76	74	118	42	2	141	323	308	358	369	578	149
	9	160	279	354	470	449	797	338	9	665	1,642	1,721	1,963	2,088	3,760	1,115
	3	46	94	152	214	186	270	98	4	221	657	754	768	735	1,120	281
	2	34	70	116	159	123	191	70	2	153	521	638	592	500	886	238
	3	29	52	87	148	154	266	141	2	105	314	459	614	640	1,120	467
	2	27	47	60	86	97	195	98	2	109	267	302	408	507	1,005	355
								0			0		0			
		0	0	0	0	0	1	0		0	1	1	1	1	1	0
합계	30	459	857	1,200	1,663	1,538	2,482	981	32	2,055	5,424	6,044	6,705	6,675	11,170	3,241

■ 상권지역 내의 연령대별 질환분석
- 입지선택지역이 자신의 전문과목과 해당지역의 질환 수요를 비교하여 개원의 적정성 여부를 판단함

4.3 비전통적 입지전략

병원이 목표로 하는 유통점포의 입지를 선택하기란 쉽지 않다. 산업이 발달하여 경쟁이 치열해질수록 유리한 병원의 입지를 확보하기 위한 경쟁이 더 치열해지는 것은 물론, 보다 많은 경영자원도 함께 요구되고 있다. 이처럼 적절한 입지를 찾기가 어려워지자 많은 병원들은 기존의 전통적인 입지조건에 벗어난 새로운 입지전략을 모색하고 있다. 임대료를 낮추기 위해 규모를 줄이거나 다른 진료과나 타 산업의 기업과 공동으로 병원시설을 사용하고 새로운 콘셉트의 병원점포 개발을 통한 유통경로 확대에 노력하고 있는데, 이러한 형태를 일컬어 유통 포인트(Point of Distribution : POD)라고 한다.

예를 들어, 미국의 맥도날드도 기존의 전통적 입지에서 벗어나 주유소, 공항, 카지노, 병원, 군부대, 학교, 동물원 등에 점포를 전개하고 있다. 이와 유사한 전략으로 호텔이나 공항 등에 새롭게 개원하는 병원들이 생겨나고 있다. 이러한 현상은 글로벌 헬스케어와 의료관광이 활성화 되면서 더욱 두드러지게 나타나고 있다.

또한 샵인샵(shop in shop) 형태의 유통구조가 등장하고 있다. 샵인샵은 매장 안에 또 다른 매장을 만들어 상품을 판매하는 새로운 매장형태로서 줄여서 인샵(inshop)이라 부르기도 한다. 예를 들어, 패스트푸드점 안에 사진스티커 자판기나 미니 레코드점을 설치하는 경우나 패션의류점에 액세서리나 속옷판매 매장을 설치하는 것 등이 대표적인 사례이다. 이는 매장의 입장에서는 상호 시너지효과를 통해 판매를 촉진하는 이점이 있고, 소비자의 입장에서는 한 곳에서 다양한 쇼핑을 할 수 있다는 장점이 있다. 병원의 경우도 소비자의 트래픽을 증가시키고 소비자의 편리를 도모한다는 점에서 고려해볼 만한 가치가 충분하다고 생각된다. 그

그림 6-23 | 비전통적 입지전략

비전통적 입지전략

- 유통포인트(Point Of Distribution : POD) : 임대료를 낮추기 위해 규모를 줄이거나 다른 진료과나 타 산업의 기업과 공동으로 병원시설을 사용하고, 새로운 콘셉트로 병원점포를 개발해서 유통경로를 효율적으로 확대하는 입지방법임
  예) 호텔이나 공항 등에 개원하는 병원들
- 샵인샵(shop in shop) : 매장 안에 또 다른 매장을 만들어 상품을 판매하는 새로운 매장형태로서 줄여서 인샵(inshop)이라 부르기도 함

사례 6-3 비전통적 입지전략 사례

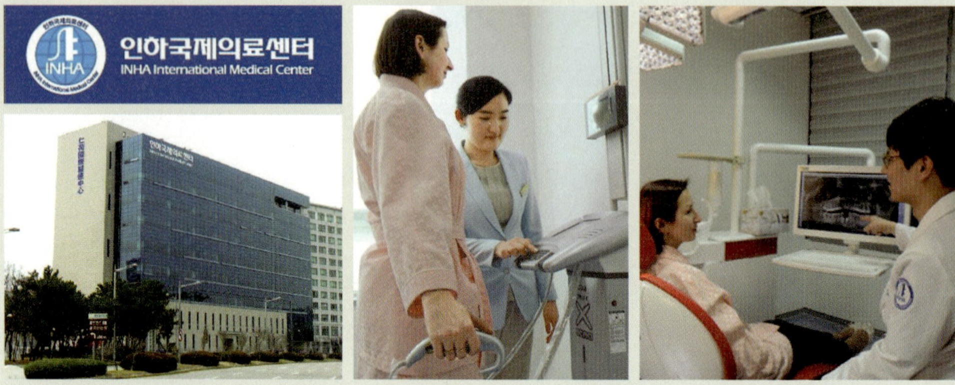

2012년 10월에 개원한 인하국제의료센터는 당시 건강검진센터와 치과, 한의과 진료만 시작했으나 지난해부터 피부과와 성형외과를 추가로 개설했다. 인천국제공항을 이용해 입·출국하는 외국인에게 의료서비스를 제공하기 위해 공항 인근에 문을 연 인하국제의료센터는 개원 첫 해에는 외국인 환자가 100여 명에 불과했으나 2013년에는 4,000여 명으로 늘어났으며 그 수는 지속적으로 증가하고 있다.

중국과 러시아 등의 부유층을 대상으로 의료관광설명회와 팸 투어를 열어서 적극적으로 외국인 환자를 유치하고 있으며, 특히 재단인 대한항공과 제휴해서 항공편과 호텔 그리고 관광 등을 결합한 새로운 의료관광 상품개발에 많은 노력을 기울이고 있다. 또한 공항과 가까운 지리적 특성을 살려서 공항 환승객을 대상으로 스파 시설을 활용한 다양한 진료상품도 개발하고 있다. 특히, 의료 브로커를 통해 환자를 유치하지 않기 때문에 보다 저렴한 가격에 의료서비스를 제공할 수 있다는 장점을 가지고 외국인 환자 유치에 노력하고 있다.

러나 어떠한 샵과 같이 해야 하는가에 대해서는 병원의 주된 진료상품과 이를 필요로 하는 고객들의 특성 등을 충분히 고려해서 결정해야 한다.

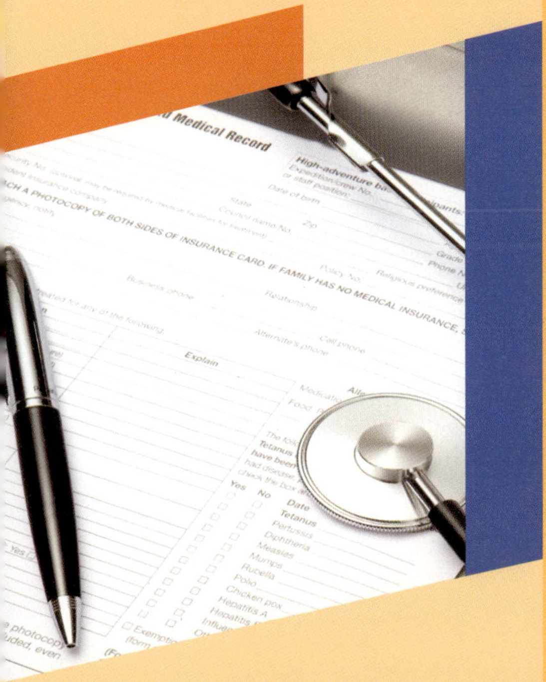

CHAPTER 7

촉진관리

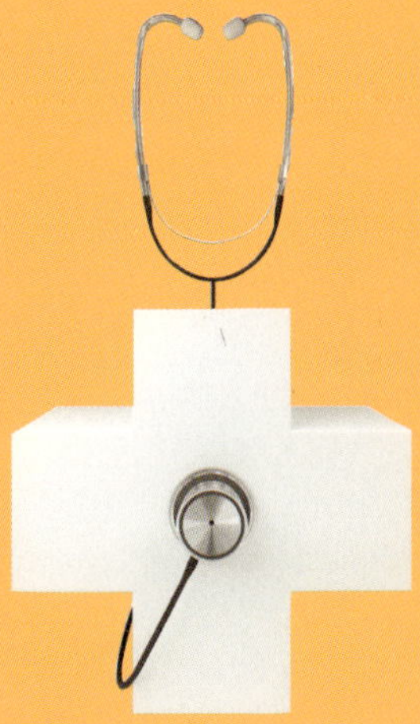

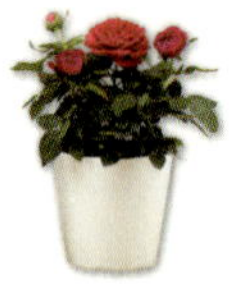

그대 생각

고정희

그대 따뜻함에 다가갔다가 그 따뜻함 무연히 마주할 뿐
차마 끌어안지 못하고 돌아왔습니다 그대 쓸쓸함에 다가갔다가
그 쓸쓸함 무연히 마주할 뿐 차마 끌어안지 못하고 돌아오는
발걸음이 어떤 것인지는 말하지 않겠습니다
다만, 내가 돌아오는 발걸음을 멈췄을 때, 내 긴 그림자를
아련히 광내며 강 하나가 따라오고 있다는 것을 알았습니다
내가 거리에서 휘감고온 바람을 벗었을 때 이 세상에서 가장
이쁜 은방울꽃 하나가 바람결에 은방울을 달랑달랑 흔들며
강물 속으로 들어가는 것을 보았습니다
그 이후 이 세상 적시는 모든 강물은 그대 따뜻함에 다갔다가
그 따뜻함 무연히 마주할 뿐 차마 끌어안지 못하고 돌아서는
내 뒷모습으로 뒷모습으로 흘렀습니다

CHAPTER 07

촉진관리

병원의 중요한 마케팅 노력 중 하나는 표적시장의 고객에게 병원의 이미지나 진료상품에 대한 정보를 효과적으로 전달하여 병원과 병원의 진료상품에 대하여 우호적인 이미지를 갖도록 만들고 최종적으로는 고객이 진료가 필요한 경우 우리 병원을 지속적으로 방문하도록 하는 것이다. 아무리 훌륭한 의료서비스라고 해도 고객이 이를 인식하지 못하면 결코 이를 선택할 수 없다. 그러므로 고객에게 병원이미지와 의료서비스 및 진료능력을 긍정적으로 인식시키고 고객의 선택행동을 강화시키는 다양한 촉진활동이 필요하다. 마케팅관리자는 어떠한 경우에 어느 촉진수단을 사용하는 것이 고객의 병원에 대한 인식과 관심을 끌고, 궁극적으로 필요시 병원을 선택하도록 이끌 수 있는지에 대하여 정확하게 분석하고 판단한 다음, 병원의 촉진전략을 수립해야 한다.

본 장에서는 고객에게 병원의 이미지와 진료상품의 가치를 효과적으로 전달하기 위한 촉진관리에 대해 살펴보고자 한다. 촉진의 개념은 물론 고객에게 병원이미지와 진료상품을 긍정적으로 인식시키고 고객의 구매행동을 강화시키는 촉진 커뮤니케이션의 기능과 과정 및 개발에 대해 살펴본다. 그리고 다양한 촉진도구들인 광고, PR과 홍보, 판매촉진, 인적판매 등에 대해서도 구체적으로 살펴보도록 한다.

제1절 촉진의 개념

촉진(promotion)은 포괄적인 의미로 판매활동을 원활하게 하며, 매출액을 증가시키기 위해서 실시되는 모든 마케팅활동을 말한다. 즉, 진료상품의 정보를 소비자들에게 효과적으로 전달하여 이들의 구매욕구를 자극해서 구매를 설득하는 데에 영향을 미치는 모든 마케팅활동을 말한다.

고객의 욕구에 맞는 진료상품을 개발해서 적절한 가격을 책정하여 고객이 구매할 수 있는 상태로 만들었다고 해도 그 진료상품에 대한 정보를 제대로 전달하지 못하면 판매는 이루어지지 않는다. 또한 자사의 진료상품이 경쟁자의 진료상품보다 더 가치 있다는 것을 현재고객과 잠재고객에게 알리지 못하면 경쟁우위를 누릴 수 없다. 결국 병원의 문제는 고객과 의사소통을 할 것인가 말 것인가가 아니라 얼마의 예산과 어떤 방법으로 할 것인가 하는 것이다. 이는 병원이 마케팅 목표를 달성하기 위해서는 끊임없이 고객과 커뮤니케이션해야 한다는 사실을 의미한다. 따라서 촉진을 마케팅 커뮤니케이션(marketing communication)이라고도 한다.

그림 7-1 | 촉진

촉진(promotion)

- 포괄적인 의미로 판매활동을 원활하게 하며, 매출액을 증가시키기 위해서 실시되는 모든 마케팅활동임
- 즉, 진료상품의 정보를 소비자들에게 효과적으로 전달하여 이들의 구매욕구를 자극해서 구매를 설득하는 데에 영향을 미치는 모든 마케팅활동을 말함
- 촉진을 마케팅 커뮤니케이션(marketing communication)이라고도 함
- 촉진전략을 구성하는 주요 수단으로는 광고, PR 및 홍보, 판매촉진, 인적판매가 있음
- 촉진전략은 푸시전략(push strategy)과 풀전략(pull strategy)으로 나누어 볼 수 있는데, 병원은 상황에 따라 적절히 결합하여 실행하여야 함

병원이 무엇을 전달해야 할 것인가는 우연히 결정되지 않는다. 계획적이고 효과적인 수단을 활용하여 고객의 구매행동을 자극하고 정보를 전달하여야 한다. 이를 위해 마케팅관리자는 여러 가지 촉진수단의 특성을 이해하고 적절히 배합하여 최대한의 효과를 낼 수 있는 촉진전략을 수립해야 한다.

그림 7-2 | 촉진믹스

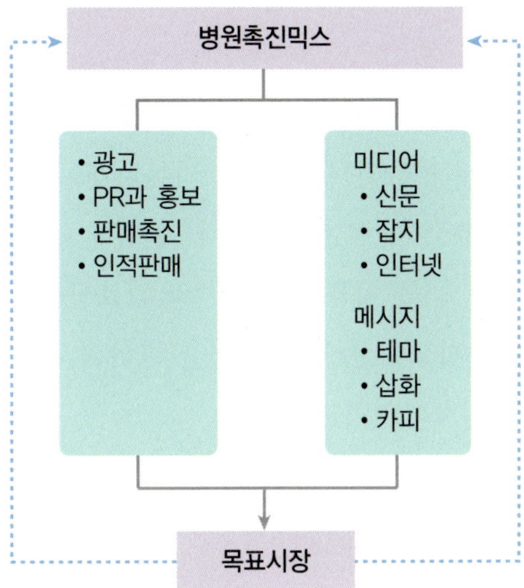

촉진전략을 구성하는 주요 수단으로는 광고(advertising), PR(Public Relation) 및 홍보(publicity), 판매촉진(sales promotion), 인적판매(personal selling)가 있다. 이러한 수단들은 서로 다른 목표와 그에 따른 효과가 있다. 진료상품에 대한 소비자의 인식 증가를 목표로 하는 광고는 소비자를 교육시키는 교육적인 효과가 있다. 광고는 소비자의 인식을 도와 장기적으로 상표에 대한 인지도를 증가시켜, 소비자가 진료상품을 선택할 때 특정 진료상품이 고려대상에 포함되도록 하는 역할을 한다. 따라서 광고의 효과는 장기적으로 나타난다. 반면에, 판매촉진은 단기적인 매출증가를 목표로 하며 장기적인 효과는 거의 없다. 즉, 판매촉진은 주목률이 높아 단기간에 매출을 증가시키는 효과가 크나 망각률 또한 높다. 따라서 광고의 효과는 장기적이나 판매촉진의 효과는 아주 짧다.

인적판매는 산업이 복잡해짐에 따라 그 중요성이 더욱 강조되고 있다. 폭발적으로 늘어나는 광고와 판촉만으로 소비자를 설득하기에는 한계가 있다. 반면에, 사회가 점차 복잡해짐에 따라 인적판매의 효과는 상대적으로 꾸준하게 증가해서 그 중요성이 부각되고 있다. 또한 홍보는 병원의 신뢰성 증대를 목표로 한다. 홍보는 광고와 달리 소비자에게 신뢰감을 줌으로써 소비자가 병원의 정보를 자연스럽게 받아들이게 한다. 또한 홍보는 광고보다 소비자의 기억 속에 오래 남아 그 효과가 매우 높고 장기적이며, 병원의 사회적 이미지에도 지대한 영향을 미친다. 이상을 요약하면 [그림 7-3]과 같다. 병원이 일관적이고 설득력이 있는 메시지를 표적고객에게 전달하기 위해서는 촉진의 주요 수단들을 효과적으로 배합한 통합적 마케팅 커뮤니케이션(IMC : Integrated Marketing Communication) 관점에서의 전략적인 접근이 필요하다.

또한 이러한 촉진전략은 크게 푸시전략(push strategy)과 풀전략(pull strategy)으로 나누어 볼 수 있다. 풀전략은 광고나 PR 및 홍보 등의 커뮤니케이션 수단을 활용하여 최종소비자의 구매행동을 직접적으로 자극하는 것을 말한다. 반면에 푸시전략은 생산자가 중간상을 대상으로 인적판매나 판매촉진 등을 이용하여 자신의 진료상품을 많이 취급하도록 하고 최종소비자에게 적극적으로 판매하도록 유도하는 것을 말한다. 병원은 상황에 따라 풀전략과 푸시전략을 적절히 결합하여 실행하여야 한다.

그림 7-3 | 촉진전략

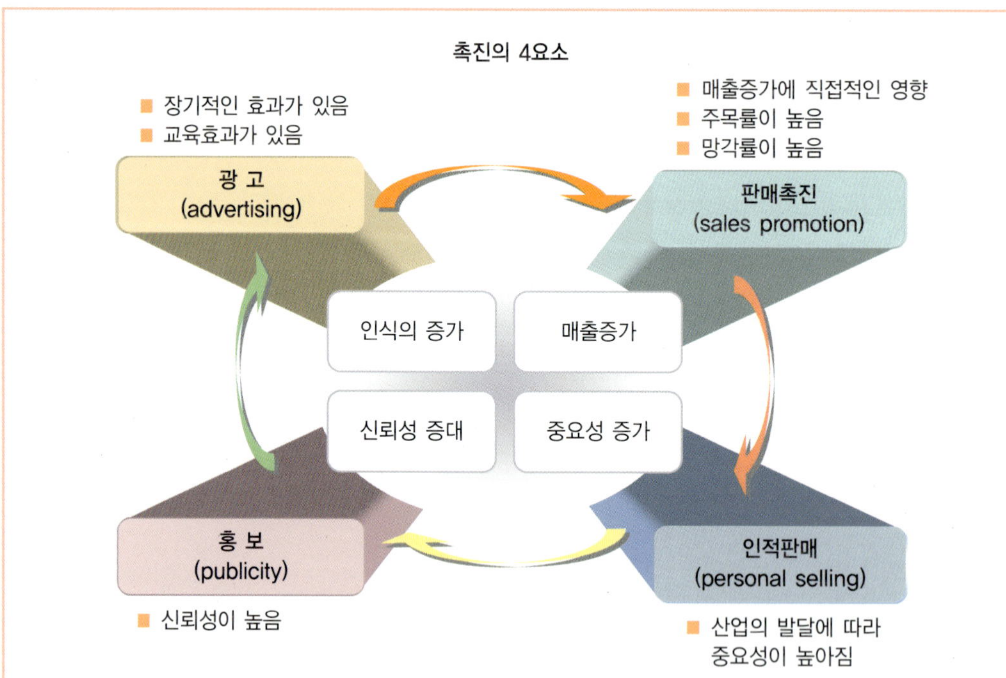

그림 7-4 | 풀전략과 푸시전략

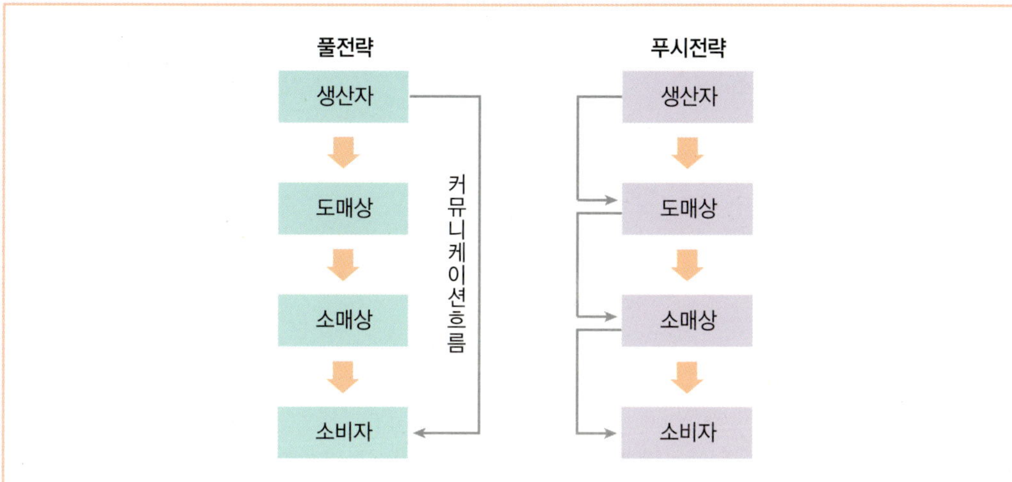

제2절 촉진 커뮤니케이션 과정과 개발

2.1 커뮤니케이션 과정

소비자의 관심을 끌고 구매하도록 최선의 방법을 찾기 위해서는 먼저 커뮤니케이션이 어떻게 수행되고 커뮤니케이션의 요소가 무엇인지 알아야 한다. 병원의 광고를 예로 들어 커뮤니케이션 과정과 요소에 대해 살펴보기로 하자.

[그림 7-5]를 보면 ① 병원은 메시지를 고객에게 보내는 송신자(sender)가 된다. ② 병원 광고대행사는 메시지를 전달하기 위해 단어나 그림으로 상징되는 부호화(encoding)된 광고를 제작한다. ③ 수신자에게 병원의 메시지를 전달하기 위해 신문, 잡지, 우편 등의 커뮤니케이션 채널(communication channel)을 선택한다. ④ 선택된 커뮤니케이션 채널을 통해 병원광고가 표적시장으로 전달된다. ⑤ 병원광고를 시청하는 수신자가 광고로 전달하는 말이나 그림을 해석(decoding)한다. ⑥ 수신자(receiver)는 병원을 이용할 것인지 또는 아무런 반응이 없는지 하는 반응(response)을 나타낸다. 끝으로 병원은 소비자가 광고를 좋아하고 싫어하는지 또는 기억하고 있는지 등을 측정하고 평가한다.

그림 7-5 커뮤니케이션의 과정과 요소

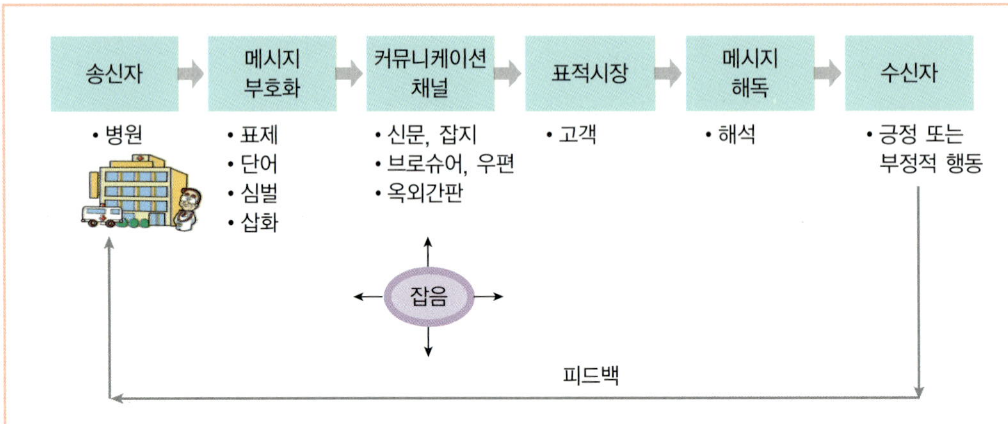

자료 : William Lazer & Roger A. Layton(1999), *Contemporary Hospitality Marketing*, AH & MA, p.316.

이러한 커뮤니케이션 과정은 마케팅관리자에게 커뮤니케이션에 있어 중요한 요소가 무엇인지 알려 주고 있다. 즉, 마케팅관리자는 송신자로서 도달하고자 하는 청중(audience)이 누구이며, 원하는 반응이 무엇인지 알아야 한다. 그리고 표적이 되는 청중이 메시지를 어떻게 해석할지를 고려하여 메시지를 부호화하고, 청중에게 도달할 수 있는 미디어를 사용하며 청중의 반응을 평가할 수 있는 피드백 채널을 개발하여야 한다.

2.2 커뮤니케이션 개발단계

병원이나 진료상품의 정보와 아이디어를 효과적으로 시장에 전달하기 위해서는 효과적인 커뮤니케이션 프로그램의 개발이 필요하다. 일반적으로 커뮤니케이션 프로그램의 개발은 ① 표적청중의 확인, ② 얻고자 하는 반응의 결정, ③ 메시지의 개발, ④ 커뮤니케이션 경로(미디어)의 선택, ⑤ 메시지 정보원천(source)의 선택, ⑥ 커뮤니케이션 결과의 측정 등의 여섯 단계로 진행된다. 커뮤니케이션 프로그램의 개발은 도달하고자 하는 표적청중(target audience)을 명확하게 파악하는 첫 번째 단계로부터 시작된다. 이때 표적청중은 잠재고객이나 현재고객인 경우가 대부분이나, 경우에 따라서는 소비자의 구매의사결정에 영향을 미치는 사람들일 수도 있다. 따라서 이를 명확하게 해야 한다.

둘째로, 표적청중을 확인한 후에는 얻고자 하는 반응이 무엇인지에 대하여 결정해야 한다.

그림 7-6 | 커뮤니케이션 개발단계

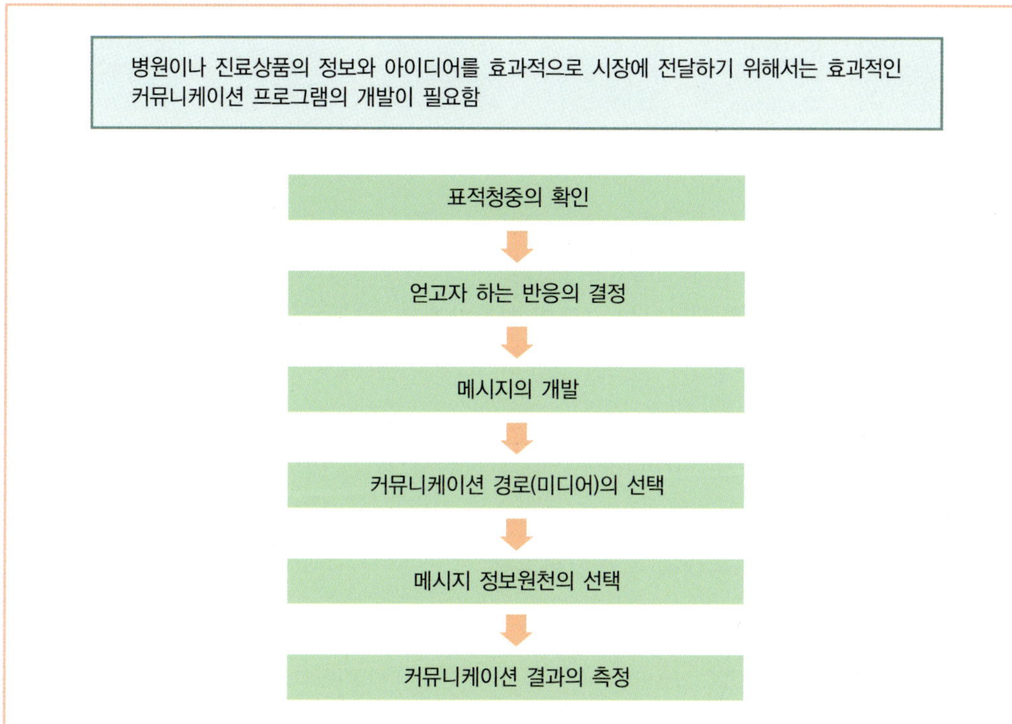

물론 병원의 입장에서는 구매라는 반응을 기대하겠으나, 구매 전에 소비자는 인지(awareness), 지식(knowledge), 호감(liking), 선호(preference), 확신(conviction)의 단계를 거쳐 구매(purchase)에 이르는 것이 일반적이다. 따라서 마케팅관리자는 표적청중이 진료상품 구매과정에서 어느 단계에 위치해 있는지 또한 어떤 단계로 이동시킬 필요가 있는지에 대하여 파악하고 있어야 한다. 이를 위해 먼저, 표적청중이 진료상품이나 커뮤니케이션 대상에 대해 얼마나 알고 있는지를 파악해 볼 필요가 있다. 소비자가 커뮤니케이션 대상에 대하여 전혀 알고 있지 못하고 있다면 우선 인지도를 높여야 한다. 이미 진료상품은 알고 있지만 그 외 다른 부분에 대해서는 잘 알고 있지 못하는 경우에는 그 부분에 대한 지식을 전달하도록 한다. 그리고 표적청중이 진료상품에 대해 잘 알고 있다면 그것에 대해 어느 정도 호감을 갖고 있는지 파악하고 호감이 낮으면 이를 높이도록 한다. 호감을 갖고 있더라도 다른 진료상품보다 더 좋아한다고 할 수는 없기 때문에 홍보나 판매촉진을 통해 선호도를 높이도록 한다. 표적청중이 자사의 진료상품을 더 선호한다고 해도 구매해야 겠다는 확신을 갖지 않을 수 있다. 그러므로 합리적인 가격으로 좋은 품질을 제공한다는 믿음을 주어 구매를 확

그림 7-7 | 소비자의 구매준비단계

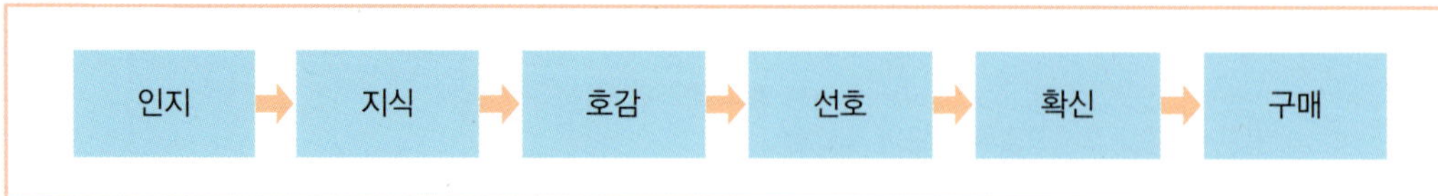

자료 : Kotler · Bowen · Makens(2010), *Marketing for Hospitality and Tourism*, Prentice-Hall, p.363.

신할 수 있도록 하여야 한다. 표적청중들 중에는 확신을 갖는다 해도 구매하지 않을 수 있기 때문에 가격할인, 쿠폰 등을 제공하여 구매의 최종단계로 유도한다.

셋째, 표적청중으로부터 원하는 반응을 결정한 후에는 효과적인 메시지를 개발한다. 바람직한 메시지는 주의(attention), 흥미(interest), 욕망(desire)을 유도하여 행동(action)으로 연결될 수 있도록 해야 한다. 따라서 이러한 AIDA모델이 메시지의 방향을 제시해주는 좋은 틀로 사용된다. 메시지를 개발하기 위해서는 무엇을 주장하고, 어떻게 논리적으로 설명하며, 어떻게 상징적으로 전달하는가에 대해 초점을 맞춘다.

넷째, 메시지를 전달할 커뮤니케이션 경로(미디어)를 선택한다. 커뮤니케이션 경로, 즉 미디어는 크게 인적 커뮤니케이션 경로(personal communication channel)와 비인적 커뮤니케이션 경로(nonpersonal communication channel)가 있다. 인적 커뮤니케이션 경로는 사람과 직접 대면하거나 전화, 팩스, 우편, e-메일 등을 통해 사람들 상호 간에 의사소통하는 것이다. 반면 비인적 커뮤니케이션 경로는 인적접촉 없이 방송, 신문, 잡지 등의 미디어와 기획된 이벤트, 분위기를 통해 메시지를 전달하는 것이다. 여기서 분위기는 구매욕구를 불러일으키는 환경을 의미하는데, 예를 들어 파인다이닝의 경우 예술작품, 비싼 가구 등이 이에 해당한다.

다섯째, 메시지 정보원천(source)을 선택한다. 메시지는 신뢰성과 전문성, 호감도가 높은 정보원천에 의하여 전달되는 것이 설득력이 훨씬 높다. 즉, 전문성을 가진 의사나 교수, 믿을 만한 친구, 유명한 배우나 운동선수 같이 매력이 있는 사람을 통하여 전달되는 메시지가 높은 설득력을 갖는다. 최근 TV 프로그램 '꽃보다 할배'에서 '구야형'으로 큰 인기를 끌고 있는 배우 신구 씨가 자생한방병원 홍보대사로 위촉되어 자생한방병원을 알리는 데 기여를 하였다. '꽃보다 할배'의 신구 씨처럼 70~80대에 배낭여행을 할 수 있을 정도로 건강한 노년을 맞이하려면 젊은 시절부터 미리 척추관절의 관리를 해야 한다는 메시지를 전달하는 데 훌륭한 정보원천 역할을 하였다.

여섯째, 커뮤니케이션 결과를 측정한다. 메시지를 기억하고 있는지, 어떻게 느꼈는지, 병원

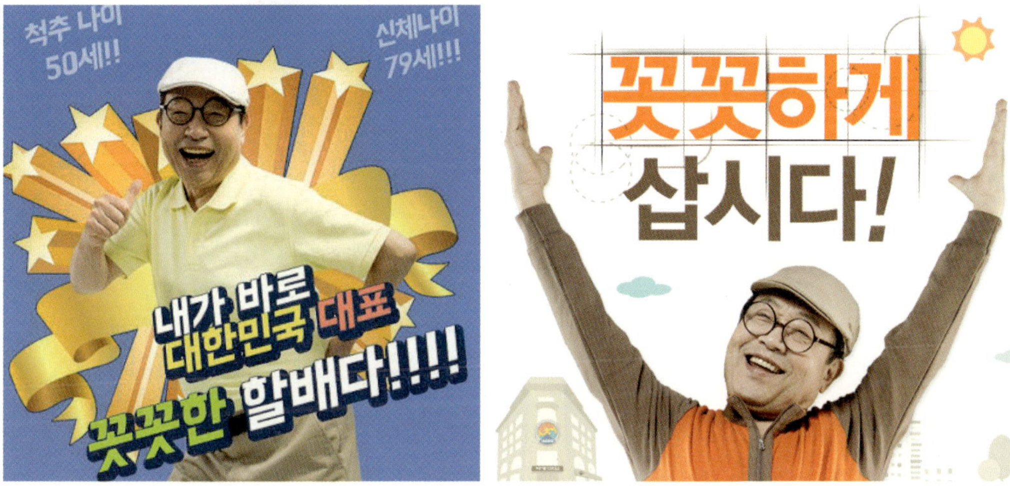

'꽃보다 할배'에서 인기를 끌고 있는 배우 신구 씨는 자생한방병원 광고에 출연하여 척추관리에 대한 메시지를 전달하는데 훌륭한 정보원천 역할을 하였다.

과 진료상품에 대한 과거와 현재의 태도 등을 조사한다. 또한 얼마나 많은 사람이 진료상품을 구매하였는지, 진료상품에 대해 다른 사람에게 말하였는지, 혹은 점포를 방문하거나 전화를 걸어 왔는지 등과 같이 메시지를 전달받은 표적청중의 반응을 측정하여 커뮤니케이션 효과를 측정해야 한다. 이러한 커뮤니케이션의 피드백은 프로그램의 개선은 물론 진료상품을 개발하고 개선하는 데 영향을 미칠 수 있다. 예를 들어, 베버리힐스병원이 송파구에 새롭게 진출하면서 그 지역 소비자들에게 정보를 제공하고 유인하기 위해 잡지에 쿠폰을 삽입하는 촉진활동을 하였다. 표적청중 중에 80%가 송파구 베버리힐스병원의 광고를 기억하고 있으며, 이 사람들 중 60%가 그곳을 방문하고, 그 중에 20%만이 만족감을 나타냈다고 조사되었다고 가정하자. 이렇게 조사된 경우, 촉진 프로그램이 베버리힐스병원을 인식시키고 유인하는 데는 효과적이었지만 소비자의 기대를 만족시키지는 못하였음을 보여준다. 결국 송파구 베버리힐스병원은 커뮤니케이션 프로그램을 지속하면서 진료상품과 서비스를 향상시키는 데 많은 노력을 기울여야 한다. 반면에, 그 지역 소비자 중 40%가 베버리힐스병원을 인식하고 있고 그 중 30%가 베버리힐스병원을 방문한 적이 있으며 그 중 80%가 만족하여 다시 방문하였다고 가정해보자. 이 경우 베버리힐스병원은 고객을 만족시키고 있는 능력을 발판으로 삼아, 인지도를 높일 수 있는 촉진 프로그램을 더욱 강화하고 보완할 필요가 있다.

이처럼 커뮤니케이션 결과에 따른 피드백이 병원의 다음 촉진전략 수립에 중요한 정보로 사용된다.

제3절 광고

3.1 광고의 정의

한국광고학회에서는 광고(advertising)를 "광고주가 청중을 설득하거나 영향력을 미치기 위해 대중미디어를 이용하는 유료의 비대면적인 의사전달 형태"라고 정의하고 있다. 이와 비슷하지만 미국마케팅협회(AMA)는 보다 구체적으로 광고를 "광고주, 즉 병원, 비영리단체, 정부기관, 개인 등이 그들의 진료상품, 서비스, 조직, 아이디어 등을 표적시장이나 청중들에게 알리거나 설득시키기 위해서 구매한 대중미디어의 시간이나 공간상에서 정보를 제공하거나 설득하는 메시지를 전달하는 형태"로 정의하고 있다. 이외에도 하버드 비즈니스 스쿨에서는 광고를 "대중들이 물건을 구매하거나 서비스를 받거나 관념, 제도, 개인적 특징 등에 대해 호의를 갖거나 동의하도록 정보를 주고 영향을 미치기 위해서 시각 또는 구두의 메시지를 전달하는 행위"라고 정의하고 있다.

일반적으로 병원은 광고를 통해 다음과 같은 세 가지 결과를 얻을 수 있다. 첫째, 소비심리

그림 7-8 | 광고의 정의

광고의 정의	The placement of announcements and persuasive messages in time or space purchased in any of the mass media by business firms, nonprofit organizations, government agencies, and individuals who seek to inform and/or persuade members of a particular target market or audience about their products, services, organizations, or ideas. - American Marketing Association - 광고주, 즉 기업, 비영리단체, 정부기관, 개인들 등이 그들의 제품, 서비스, 조직, 아이디어 등을 표적시장이나 일반 청중들에게 알리고 설득하기 위해서 비용을 지불하고 구입한 대중매체의 시간이나 공간상에서 유용한 정보를 제공하거나 설득하기 위한 메시지를 전달하는 행위

를 이끌어낸다. 둘째, 소비심리의 긍정적 판단을 가지게 한다. 셋째, 지속적인 고객유치, 소비에 따른 브랜드충성도를 확립시킨다. 자생한방병원은 환자 만족도를 높이고 수익금을 사회에 환원하고자 영수증 기부 광고를 실시하였다. 당일 진료 결과에 만족한 환자가 진료비 영수증을 모금함에 넣으면 환자의 이름으로 영수증 1장당 1,000원을 자생한방병원이 기부한다. 영수증 기부는 한시적인 행사가 아닌 상시로 운영되는 기부행사로 수익금은 소년소녀가장, 결식아동, 독거노인 지원사업 등에 사용된다. 그러나 한 가지 분명한 사실은 이러한 정도의 광고효과를 얻기 위해서는 적지 않은 비용이 든다는 것이다.

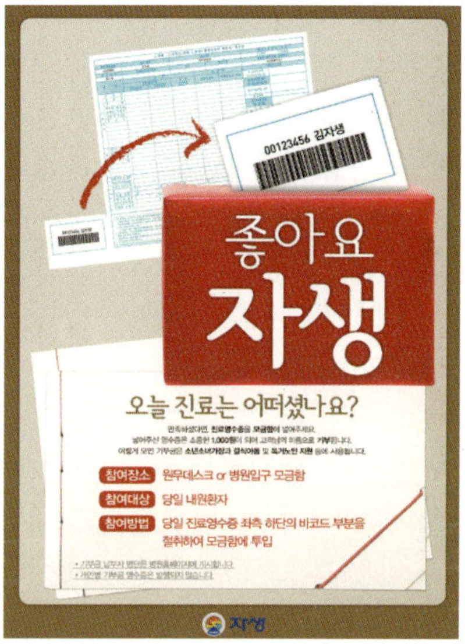

자생한방병원은 환자의 심리와 긍정적인 판단을 가지게 하기 위해 영수증 기부 광고를 실시하였다.

3.2 광고의 기능

광고에 대해 경영자나 마케팅관리자들은 다양한 반응을 보일 것이다. 성공적인 광고로 득을 본 사람이라면 미소를 지을 것이고, 그렇지 않다면 그저 비용과 시간낭비라고 생각할 것이다. 광고는 서울대병원이나 경희의료원, 아산현대병원, 서울삼성병원 그리고 존스홉킨스병원이나 래플즈병원과 같은 큰 병원 또는 당장 어떤 조치가 시급한 상황에 있는 병원에서만 필요한 것이 아니다. 상대가 너무 커서 경쟁할 수 없다거나 아직 필요한 상황이 아니라고 스스로 합리화를 하고 있는 사이에 시장은 경쟁병원들에 의해 좌우되어 결국에는 파산하고 마는 상황에 직면하고 말 것이다. 광고는 그 어떤 병원이라도 노력을 기울여야 할 중요한 촉진활동 중 하나임에는 틀림없다.

광고는 다음과 같은 기능을 한다. 첫째, 광고는 마케팅 커뮤니케이션 활동의 하나로 다양한 미디어를 이용하여 소비자에게 병원과 진료상품에 관한 여러 가지 정보를 전달하고 판매를 촉진하는 것을 기본기능으로 한다. 예를 들면, 병원의 새로운 진료상품과 서비스, 이벤트 등 고객의 흥미를 끌만한 것들을 잠재고객들에게 알린다. 그리고 이미 고객이 된 고객들과도 커뮤니케이션하여 그들의 현재의 소비수준을 유지하거나 강화할 수 있도록 한다. 이렇게 해서

그림 **7-9** | 광고의 기능

광고의 기능

- 광고는 마케팅 커뮤니케이션 활동의 하나로 다양한 미디어를 이용하여 소비자에게 병원과 진료상품에 관한 여러 가지 정보를 전달하고 판매를 촉진함
- 진료상품을 소개하거나 판매를 촉진하는 기본적 과정에서 마케팅 · 사회적 · 경제적 능을 병행하여 수행함

한 번도 그 병원의 진료상품을 구매하지 않았던 사람을 지속적으로 그 병원의 진료상품을 사용하는 단골고객으로 유도하는 역할을 한다.

둘째, 광고는 진료상품을 소개하거나 판매를 촉진하는 기본적 과정에서 마케팅 · 사회적 · 경제적 기능을 병행하여 수행한다. 광고의 마케팅기능이란 진료상품의 가치를 증가시키는 기능을 의미한다. 진료상품은 병원의 시설과 장비와 같은 유형적인 측면뿐만 아니라 진료상품을 이용함에 따라 소비자가 얻게 되는 편익이나 만족감 같은 무형적인 가치도 포함한다. 따라서 광고는 진료상품이 갖고 있는 유형적 또는 무형적 가치를 증가시키는 데에 기여할 수 있

사례 7-1 사회적 기능 광고

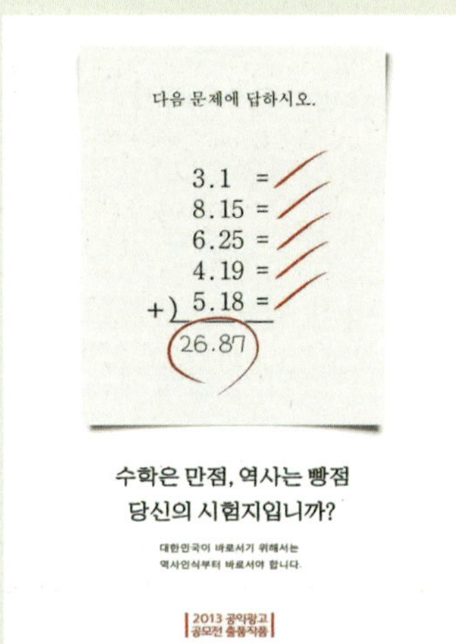

대한민국 역사인식 문제에 대한 공익광고

수학문제 정답을 다 맞추었지만 대한민국의 역사인식 부족에 대한 문제를 나타내고 있다.

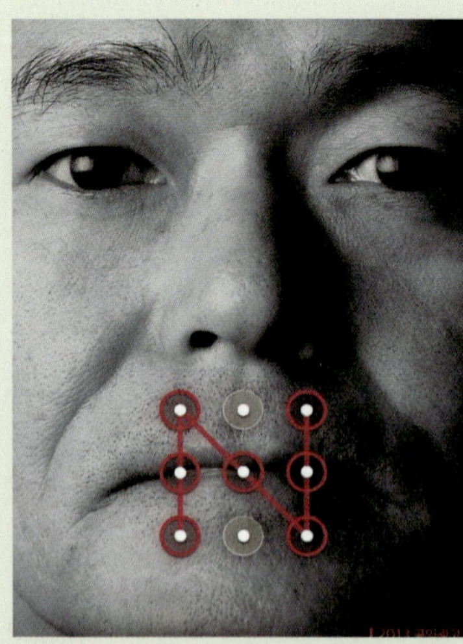

스마트폰 사용으로 인한 소통단절 문제에 대한 공익광고

스마트폰 과다 사용으로 인한 가족 간의 대화단절 문제를 나타내고 있다.

다. 예를 들어, 병원은 이미지 광고를 통하여 병원의 상징적인 가치를 높이고, 이를 통해 그 병원에서 생산하는 모든 진료상품의 가치를 높일 수 있다.

광고의 사회적 기능이란 사회변화에 중요한 영향력을 행사하는 것을 말한다. 광고는 한 사회에 존재하는 여러 가치관을 반영하게 되며 상황에 따라서는 기존의 가치관을 더 강화시키거나 반대로 약화시킬 수도 있다. 특히 공익광고는 일반대중을 대상으로 주위를 새롭게 환기시켜 일반인들의 가치관이나 태도를 변화시키려는 목적으로 제작된다.

3.3 광고전략의 개발

(1) 광고전략 계획 시 고려사항

소비자는 하루에도 셀 수 없을 정도로 수많은 광고에 자극받고 있다. 고객 앞에 그 이름을 내세우기 위해서는 끊임없이 노력하고 차별화된 방법으로 스스로 포지셔닝해야 한다. 성공적인 광고는 우연히 계획되거나 실행하는 데서 나오지 않는다. 물론 하나의 광고를 통해 좋은 효과를 볼 수도 있지만 일반적으로는 어느 정도 기간 동안 지속적으로 수행되어야 한다. 그러나 병원 운영이 잘되어야 광고도 지속적으로 실행할 수 있다. 성공적인 광고의 가장 중요한 요인 중의 하나는 반복이다. 광고효과는 장기적인 실행을 통해 결과를 얻는 것이지 결코 우연하게나 짧은 기간 안에 얻을 수 있는 것이 아니다.

일반적으로 광고전략을 계획할 때 마케팅관리자는 다음과 같은 사항을 고려해야 한다. 첫째, 무엇을 해야 하는지, 경영자는 어떤 최종목표가 성취되기를 원하는지에 대한 목표가 있어야 한다. 성공한 병원이나 진료상품의 광고는 그 목표가 명확하고 확실하다.

그림 7-10 | 광고전략 계획 시 고려사항

광고전략 계획 시 고려사항

- 무엇을 해야 하는지, 경영자는 어떤 최종목표가 성취되기를 원하는지에 대한 목표가 있어야 함
- 누가 고객이고 잠재적 고객인지 표적청중을 명확하게 확인해야 함
- 소비자가 원하는 편익을 찾아야 함
- 소비자가 원하는 편익에 대한 지원이 있어야 함
- 개성이 있어야 함

둘째, 누가 고객이고 잠재적 고객인지 표적청중을 명확하게 확인한다. 성공적인 광고는 표적시장에 위치해야 하며 그 시장과 직접적으로 대면하고 있어야 한다. 많은 광고들이 표적시장과 너무 동떨어진 대상에 호소하기 때문에 실패하는 경우가 적지 않다.

셋째, 소비자가 원하는 편익을 찾아야 한다. 소비자는 의심이 많기 때문에 얻고자 하는 편익 또는 그들이 구매하기 전에 그것을 구매해야 하는 이유를 알고 싶어 한다. 따라서 어떤 아이디어와 편익이 촉진되어야 하는지, 왜 소비자들이 다른 병원의 진료상품보다 우리의 진료상품을 선호하고 선택해야 하는지에 대해 명확히 해야 한다.

넷째, 소비자가 원하는 편익에 대한 지원이 있어야 한다. 대부분의 소비자들은 병원이 내세우는 광고의 주장에 대해 의심을 갖기 마련이다. 그렇다고 소비자를 탓할 수는 없다. 병원이 제공하는 편익에 대해 소비사가 의심하지 않도록 이를 지원하는 광고가 필요하다.

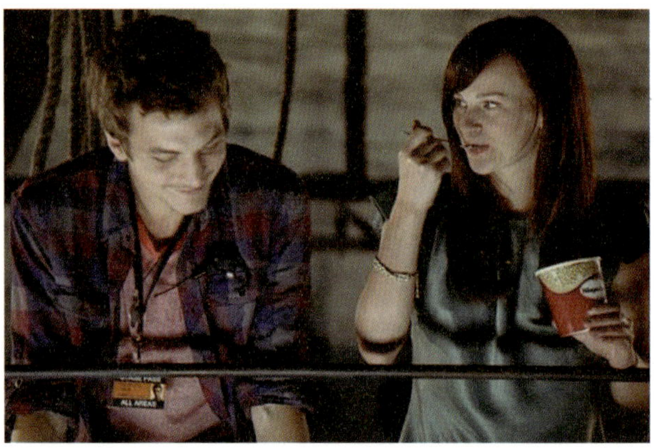

소비자는 수많은 광고에 자극받기 때문에 차별화된 방법으로 포지셔닝해야 한다. 하겐다즈는 단순한 아이스크림이 아니라 식사 후에 디저트를 즐긴다는 고급화된 메시지를 전달하고 있다.

다섯째, 광고전략은 개성이 있어야 한다. 개성에는 병원의 이미지와 포지셔닝이 함축되어 있어야 하며, 이를 위해서는 주제를 전달할 수 있는 어조(tone)와 태도(manner)를 선택해야 한다. 광고에서 적절한 어조와 태도는 고객을 창출하고 또한 잠재적인 소비자를 유인한다.

(2) 광고예산

광고예산은 인건비나 재료비와 같은 주요 비용과 마찬가지로 주의 깊게 계획하고 관리해야 하는 경비이다. 물론 주요 경비와 비교할 때 광고가 큰 비중을 차지하는 것으로 보이지는 않지만 무형적이기 때문에 신중하게 계획하고 실행하여야 한다. 광고예산은 몇 가지 유용한 기능을 갖는다. 첫째, 미래에 지출될 비용에 대하여 상세한 예측을 가능하게 해준다. 둘째, 경영을 위한 장·단기계획의 방향을 제시해준다. 셋째, 예측과 실제 지출을 비교함으로써 광고비용을 관리·감독하게 한다.

그림 7-11 | 광고전략의 계획과 실행과정

표적청중의 확인과 분석
↓
광고목표 설정
↓
광고예산 결정
↓
미디어 계획
↓
광고메시지 작성
↓
광고실행
↓
광고효과의 평가

그림 7-12 | 광고예산

매출액비율법 (percentage of sales method)	• 예상되는 매출액의 일정비율을 광고예산으로 배분하는 것 • 매우 간단하고 사용하기 쉬우며, 매출이 예측되고 시장이 안정된 경우에 효과적임 • 광고비와 그 외 모든 비용을 쉽게 파악할 수 있음 • 매출이 줄어들더라도 광고비는 지출되며, 광고의 증가는 광고비의 증가도 따름
목표과업법 (desired objective method)	• 광고를 통해 얻고자 하는 목표를 설정하고 그 목표를 달성하기 위해 소요되는 비용을 산정하여 예산을 책정하는 방법임 • 목표를 세우고, 어떤 형태, 어느 정도의 광고를 해야 하는지 결정 ⇒ 예상매출, 이전의 광고, 재무상태, 시장경쟁 등의 요인을 고려함 • 평가하기 쉽고 변화요인들을 고려하지만 정확하게 광고믹스를 결정하는 것이 어렵고 많은 시간이 소요됨
경쟁자기준법 (competitive method)	• 주요 경쟁자들의 광고 노력과 비교하여 예산을 책정하는 방법임 • 주요 경쟁사의 광고예산과 유사한 수준에서 광고예산을 책정함 • 간단하고 수월하지만 미래에 초점을 두지 않은 근시안적인 판단에 지나지 않음

일반적으로 광고예산은 고정예산이거나 임시예산으로 책정된다. 고정예산(fixed budgets)이란 예상된 매출과 기대되는 광고활동에 기반하는 예산을 말한다. 이 경우에는 비록 예산의 기초로 가정했던 것들이 부정확했음을 알게 되더라도 계획된 지출은 정상적으로 유지된다. 반면에, 임시예산(contingency budgets)은 몇몇의 다른 가정에 기초하여 세워진 광고예산을 말한다. 이는 A라는 상황에서는 A라는 계획을 실행하고, B라는 상황이 되면 B라는 계획을 실행하는 방식으로 진행된다.

이러한 광고예산을 책정하는 방법에는 기본적으로 매출액비율법, 목표과업법, 그리고 경쟁자기준법이 있다.

1) 매출액비율법

매출액비율법(percentage of sales method)은 예상되는 매출액의 일정비율을 광고예산으로 배분하는 것이다. 매출액비율법의 장점은 매우 간단하고 사용하기 쉬우며, 매출이 예측되고 시장이 안정된 경우에 매우 효과적이다. 전체 매출액에서 광고비를 포함한 모든 비용이 어떤지 쉽게 파악할 수 있다는 점에서 마케팅관리자들이 매출액비율법을 선호한다. 반면에, 만일 매출이 줄어들더라도 광고비는 그 비율에 따라 지속적으로 지출된다는 단점이 있다. 또한 광고의 증가는 매출증가를 가져오기도 하지만 결국 광고비도 함께 증가한다.

2) 목표과업법

목표과업법(desired objective method)은 광고를 통해 얻고자 하는 목표를 설정하고 그 목표를 달성하기 위해 소요되는 비용을 산정하여 예산을 책정하는 방법이다. 마케팅관리자는 광고를 통해 얻고자 하는 목표를 명확하게 세우고, 그 목표를 근거로 어떤 형태의 광고, 어느 정도의 광고를 해야 하는지 목표를 달성하기 위해 필요한 것들을 결정한다. 이때 예상매출, 이전의 광고, 재무상태, 시장경쟁 등과 같은 요인들을 고려하여야 한다. 광고를 위한 노력들은 명확하게 측정가능한 목표이기 때문에 평가하기가 쉽고 시장경쟁과 같이 여러 변화하는 요인들을 고려한다는 장점이 있다. 반면에, 만족스러운 목표달성을 위해서는 정확하게 광고믹스를 결정하는 것이 어렵고 많은 시간이 소요되는 단점도 있다.

3) 경쟁자기준법

경쟁자기준법(competitive method)은 주요 경쟁자들의 광고 노력과 비교하여 예산을 책정하는 방법이다. 경쟁자의 광고 형태와 정도에 기반하며 주요 경쟁사의 광고예산과 유사한 수준에서 광고예산을 책정한다. 경쟁자의 수준에 따라 광고예산이 책정되기 때문에 간단하고 수월하다는 장점이 있다. 그러나 광고예산과 커뮤니케이션 수단의 결정은 다른 병원에 맞춰 적당하게 따라가는 것이 아니다. 다른 병원들의 과거 흥행 성적에 근거하여 미래의 광고를 계획하는 것은 미래에 초점을 두지 않은 근시안적인 판단에 지나지 않는다.

(3) 광고미디어 계획

마케팅 목표를 달성하기 위해서는 소비자에게 진료상품에 관한 정보를 효과적으로 전달해야 한다. 이때 가장 많이 사용하는 커뮤니케이션 수단이 바로 광고이다. 광고는 무엇을 어떻게 전달하여야 하며, 광고를 통해서 달성하고자 하는 바가 무엇인지 명확히 해야 한다. 이를 위해 광고카피 또는 메시지에 대한 결정이나 이를 언제 어떤 미디어를 이용해서 어떻게 전달할 것인가에 대해 신중하게 판단하여 결정해야 한다. 진료상품정보를 전달하는 광고미디어들로는 영화관 등에서의 영상광고와 라디오 등의 방송, 신문과 잡지 등의 인쇄물, 그리고 옥외광고, 인터넷광고 등이 있다. 그러나 미디어를 선정할 때는 진료상품이나 서비스를 구매하는 사람과 얼마나 많은 수용자에게 광고가 도달되어야 하고, 이를 위해 어느 지역에 얼마나 자주 광고가 노출되어야 하는가도 고려해서 결정해야 한다.

1) 영상광고

영상광고는 광고미디어들 중에서 가장 영향력 높고 효용성이 있는 미디어이다. 최근 케이블 TV와 인터넷방송, 위성TV, DMB, 스마트폰 등 뉴미디어의 발달로 인하여 그 적용범위가 점차 넓어지면서 광고 형태 또한 더욱 다양해지고 있다. 소비자들은 영상을 보면서 병원의 시설이나 차별화된 장점에 대하여 시각적으로 생생하게 전달받을 수 있을 뿐만 아니라 간접적이지만 현실감 있는 체험을 하기도 하고 다양한 감성적인 영향을 받기도 한다. 영상광고의 이러한 장점을 잘만 활용하면 병원과 진료상품의 이미지를 효과적으로 전달할 수 있다.

그러나 영상광고는 다음과 같은 단점도 있다. 첫째, 광고비용이 많이 든다. 광고의 1회 노출비용은 신문에 비해 비교적 저렴하고 효율성도 높지만, 광고의 효과를 높이기 위해서는 몇 회를 반복적으로 실시해야 하기 때문에 전체 광고비용은 타 미디어에 비해 상당히 높다. 또한 시간에 따라 광고금액이 상당히 차이가 있으므로 광고하고자 하는 내용과 타깃고객에 따라 적합한 시간대를 고르는 것도 중요하다. 둘째, 메시지의 전달시간이 짧다. 영상광고는 일반적으로 15~20초 정도의 비교적 짧은 시간 동안 진행되기 때문에 시청자들이 주의를 기

사례 7-2 드라마 속 병원광고

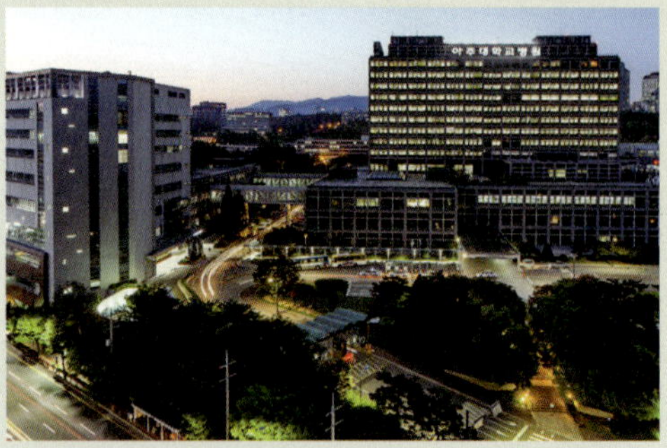

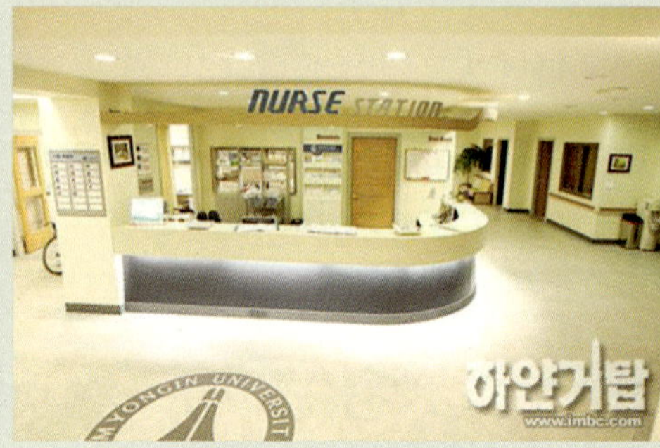

아주대학교병원은 2007년 1월부터 3개월간 방영된 MBC 드라마 '하얀거탑' 드라마의 촬영장소로 사용하도록 하였다. 이를 통해 아주대학교병원은 최신의 병원시설에 대해 홍보하여 병원의 인지도를 향상시킬 수 있는 좋은 기회를 얻게 되었다.

울여 광고를 보지 않으면 그 내용을 회상하기가 어렵다. 셋째, 광고는 법률적 · 규범적 규제 등 제약조건이 심하다. 일반적으로 영상광고는 그 파급효과가 커서 대중문화, 가치관, 유행 등의 형성에 막강한 영향력을 행사하므로 다른 미디어에 비하여 규제가 엄격하다.

영상광고의 종류로는 프로그램 스폰서로 참여하여 진료상품을 광고하는 프로그램광고, 20~30초짜리 토막(Spot)광고, 스포츠광고, 협찬광고, 그리고 드라마나 그 외 정규방송에서 간접적으로 진료상품을 광고하는 PPL(Product in Placement) 등이 있다. PPL이란 특정한 진료상품을 영화나 TV 속의 소도구로 이용해서 간접적으로 광고하는 것을 말한다. 영화나 TV 속에 자사의 진료상품을 노출시켜 브랜드에 대한 소비자의 인지도를 높이며 동시에 직접적인 광고에 대한 소비자의 거부감을 줄일 수 있다. 병원이 TV드라마의 장소로 제공되는 것도 이러한 PPL의 일종으로 볼 수 있다. 그러나 이 경우에는 병원이 이름이 직접 사용되거나 노출되는 것을 극도로 제한하고 있다.

2) 인쇄미디어

독자의 자발적이고 적극적인 정보처리를 필요로 하는 인쇄미디어는 방송미디어와는 다른 형태의 광고방식을 요구한다. 특히, 신문광고는 짧은 시간 내에 광범위한 범위에 도달할 수 있다는 장점이 있다. 예를 들어, 이미 고객의 마음에 확고한 이미지를 확립한 병원의 신문광고는 병원에 대한 소비자의 기억과 긍정적인 태도를 효율적으로 강화시키는 효과가 있다. 또한 새롭게 시장에 진출하는 병원에게 신문의 공신력에 편승한 신문광고는 능동적으로 정보를 탐색하는 사람에게 병원의 신뢰를 높이는 중요한 정보제공 수단이 된다. 따라서 신문광고를 하는 경우 광고의 목적이 기존고객들을 강화하려는 것인지, 아니면 광범위한 소비자에게 새로운 정보를 전달하기 위한 것인지를 분명히 한 다음에 광고를 기획하고 디자인하는 것이 보다 효과적이다.

잡지광고는 다른 어떤 미디어보다도 독자를 선별하여 정보를 전달할 수 있는 고객 선별성이 매우 높다. 특정한 고객집단, 즉 표적시장을 대상으로 하는 효율적인 마케팅이 더욱 강조되는 상황에서 특정한 표적고객집단만을 대상으로 선별된 정보를 효과적으로 전달할 수 있는 광고가 가능한 잡지는 마케팅 커뮤니케이션 매체로서 그 중요성과 효과성이 점차 부각되고 있다. 또한 잡지광고는 수명이 상대적으로 길다는 특징이 있다. 즉, 잡지는 폐기되지만 않는다면 몇 달이든 간에 여러 사람들에게 두루 읽히며 경우에 따라서는 반복적으로 읽혀지기도 한다는 점에서 매력적인 미디어가 된다. 특히 독자들은 잡지기사에 대한 관여도가 비교적 높은 편이기 때문에 잡지광고가 이러한 잡지기사와 잘 조화만 된다면 더 높은 소비자의 관심과 신뢰를 얻을 수 있다.

반면에, 잡지는 다른 미디어와 비교하여 구독자의 수가 상대적으로 제한되고 광고비 또한 비

사례 7-3 잡지광고

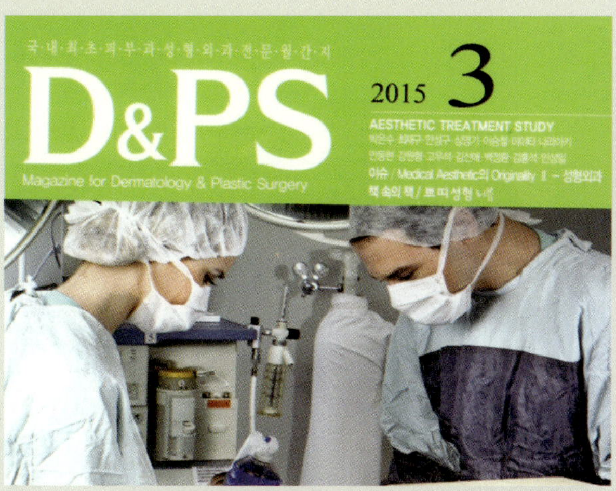

의학전문잡지 'D&PS'

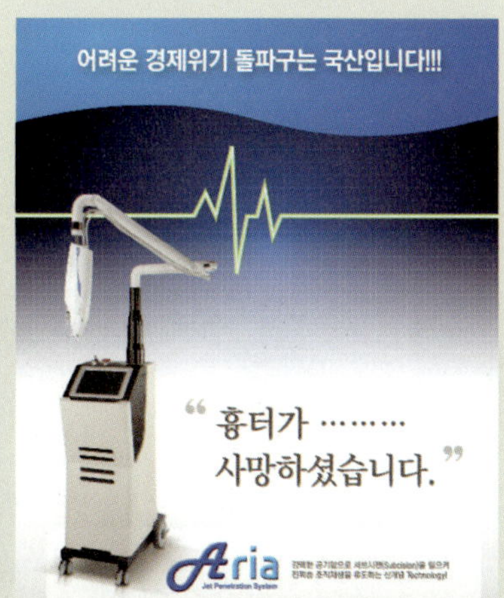

잡지에 게재된 의료기기광고

잡지광고는 다른 어떤 매체보다도 특정한 표적고객을 대상으로 광고할 수 있으며, 장기간에 걸쳐 반복해서 여러 번 광고할 수 있으며 독자의 관심을 유도할 수 있다는 점에서 매우 매력적이다. 그러나 비용이 비싸고 시간이 걸리며 광고 간 간섭현상이 높게 나타날 수 있다는 단점이 있다.

교적 높은 편이다. 또한 일반적으로 광고를 잡지 발행 6~8주 전에 준비해야 하므로 실제로 광고가 소비자에게 노출될 때까지의 기간이 길고, 대부분의 경우 많은 광고가 같이 뭉쳐서 한 군데에 집중되어 나오기 때문에 광고 간 간섭현상이 심하여 광고효과가 줄어들 수 있다는 단점이 있다.

3) 옥외광고

전통적으로 옥외광고는 주로 페인트칠하거나 인쇄하여 부착한 대형 간판 광고물과 대형 포스터만을 의미하였으나, 최근에는 건물 밖에 노출되어 있는 다양한 형태의 모든 광고를 포괄하는 것을 의미한다. 옥외광고는 고정된 위치에 설치되어 24시간 내내 노출되기 때문에 지속적이고 반복적으로 노출되는 효과가 있다. 특히 집밖에서 대부분의 시간을 보내는 사람이나 비교적 TV나 신문을 잘 보지 않는 젊은 사람들에게는 중요한 광고미디어가 될 수 있다.

옥외광고는 일단 설치되면 장기적으로 보존되기 때문에 노출비용이 상대적으로 낮으며 대형광고물의 경우 시야를 지배하는 극적인 시각효과를 유도할 수 있다는 장점이 있다. 또한 진료상품 또는 서비스와 관련된 지역 또는 그 지역을 지나는 교통수단에만 선택적으로 광고를 할 수 있다. 즉, 표적집단이 주로 이용하는 장소나 교통수단에 집중적으로 광고를 할 수 있으므로 지리적 위치와 인구통계적 요인을 기준으로 선별하여 광고할 수 있다는 장점이 있다.

지하철, 버스, 택시 등 대중교통수단이나 버스정류장, 지하철역 등을 이용한 교통광고는

사례 7-4 옥외광고

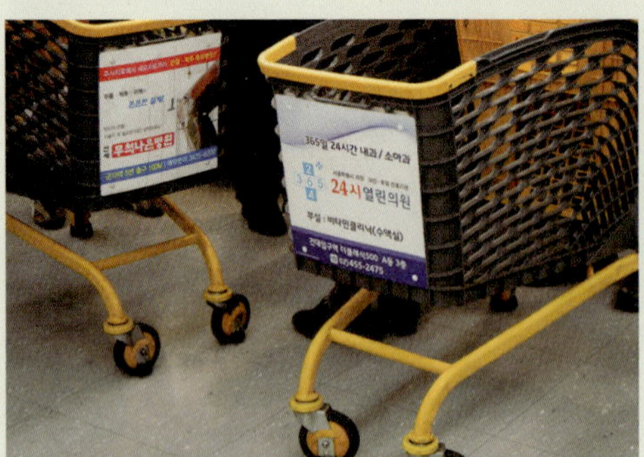

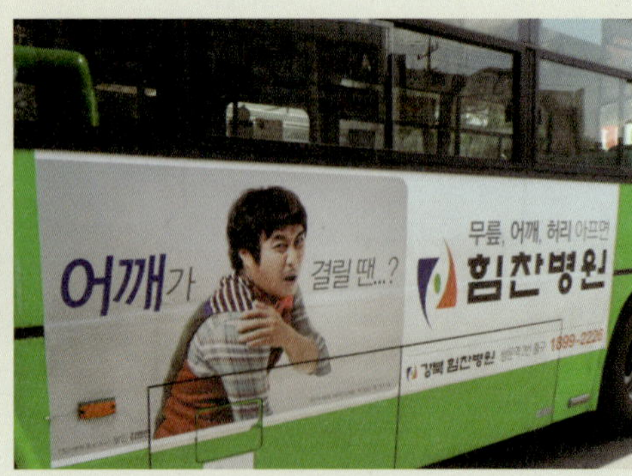

방문자가 많은 대형할인점의 쇼핑카트와 대중교통수단인 택시나 버스의 외곽 면을 이용하는 옥외광고가 점차 늘어나고 있다.

통행인들이 광고물을 보는 시간이 짧다. 따라서 여기에 사용되는 옥외광고에는 눈에 잘 띄는 색상이나 디자인을 사용하고 비교적 간결하면서 분명한 정보만을 전달하도록 해야 한다. 이러한 옥외광고도 기타 여러 종류의 광고와 마찬가지로 광고의 효과를 측정하기가 어렵고, 대형 옥외광고물을 설치할 만한 공간확보가 용이하지 않다는 문제점이 있다. 우리나라의 경우 대형 광고물을 설치할 만한 공간이 수요에 비하여 상대적으로 적기 때문에 임대료가 높은 수준으로 책정되어 있다. 따라서 옥외광고를 계획하는 경우에는 가능한 한 광고효과를 사전에 어느 정도 예측해서 효과적으로 광고하는 것이 매우 중요하다.

4) 인터넷광고

인터넷미디어는 전통적 미디어와 달리 쌍방향성을 가지고 있기 때문에 고객과 광고주 간의 상호 커뮤니케이션을 비교적 원활하게 할 수 있다. 따라서 인터넷광고는 고객과 브랜드 간의 관계 형성 및 관리에 유용하다. 그리고 시간과 공간의 제약이 없기 때문에 24시간 내내 고객들을 상대로 광고를 할 수 있다. 또한 다른 미디어에 비하여 광고제작비용이 상대적으로 낮고 제작 후에도 수정작업이 비교적 용이하기 때문에 소비자들의 반응에 적극적으로 대처할 수 있다.

버거킹은 새로운 치킨샌드위치를 알리기 위해 일명 '복종하는 닭(subservient chicken)' 캠페인을 온라인을 통해 전개하였다. "입맛대로 즐기세요(Have it your way)"라는 버거킹의 슬로건에 맞는 체험을 온라인에서 즐길 수 있도록 한 것이다. 3주만에 약 1억 4,300만 회의 방문횟수를 기록하였으며, 친구에게 동영상을 전달할 수 있어서 파급효과는 더욱 컸다. 해당 사이트에 머문 시간을 TV광고에 비교하면 약 30배 정도의 큰 효과를 거둔 것으로 나타났다. 이러한 버거킹의 온라인광고는 쌍방향 커뮤니케이션이 가능한 온라인광고의 장점을 극대화한 대표적인 사례로 꼽힌다.

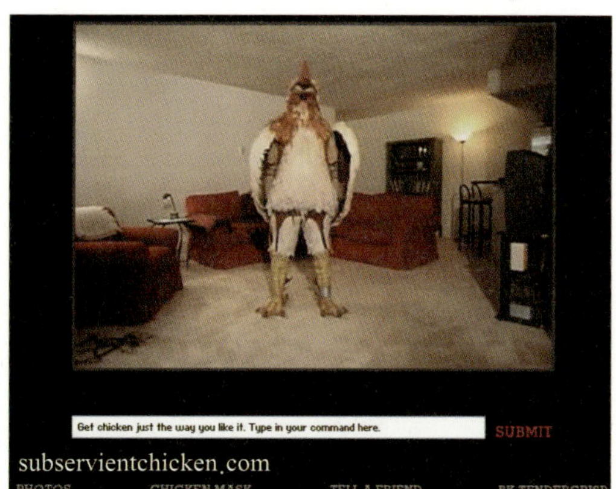

버거킹은 새로운 치킨샌드위치를 알리기 위해 '복종하는 닭' 캠페인을 온라인을 통해 전개하여 큰 광고효과를 거두었다.

인터넷미디어를 이용한 대표적인 광고들로는 웹사이트, 스폰서십, 팝업, 배너광고 등이 있다. 스폰서십광고는 특정 사이트를 지원하는 병원의 로고나 브랜드를 사이트상에 노출시킴으로써

사례 7-5 포털사이트 스폰서십광고

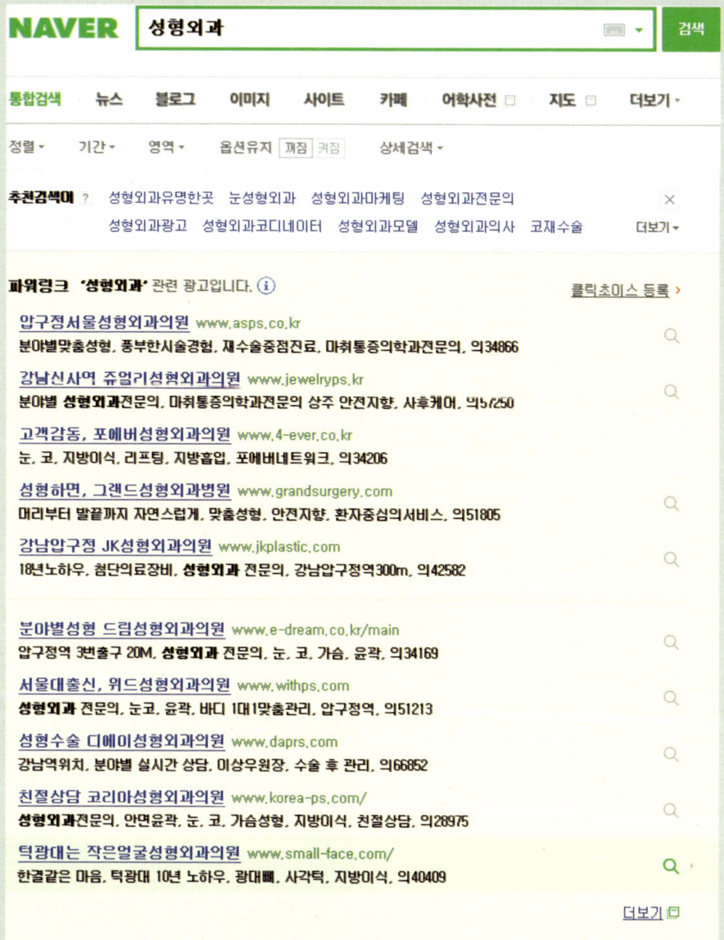

인터넷 포털사이트 '네이버'에 스폰서로 등록한 성형외과들의 광고

이 사이트를 방문한 이용자에게 병원의 브랜드에 대한 인지도를 높이기 위한 광고를 말한다.

반면에, 팝업광고는 웹브라우저가 열릴 때 새로운 창과 함께 그 위로 나타나는 배너광고를 의미한다. 이용자들은 무조건적으로 팝업광고에 노출되기 때문에 소비자의 주목을 끌 수 있다는 장점이 있다. 그러나 사이트를 방문할 때마다 뜨는 팝업광고에 대해 이용자들이 귀찮다거나 방해를 받는다고 생각하는 경향이 있기 때문에 지나친 팝업광고는 오히려 그 사이트에 대해 부정적인 영향을 미칠 수 있어 주의해야 한다.

배너광고는 인기 있는 홈페이지의 한쪽에 특정 웹사이트의 이름이나 내용을 부착하여 홍보

사례 7-6 팝업광고

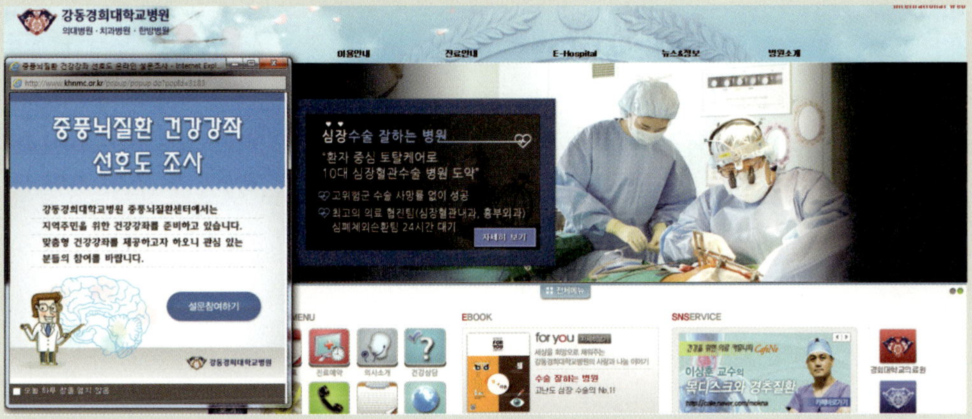

강동경희대병원은 지역주민을 위한 건강강좌 제공 내용을 웹브라우저가 열릴 때 새로운 창과 함께 그 위로 나타나는 팝업광고를 이용해서 방문고객들에게 알리고 있다.

사례 7-7 배너광고

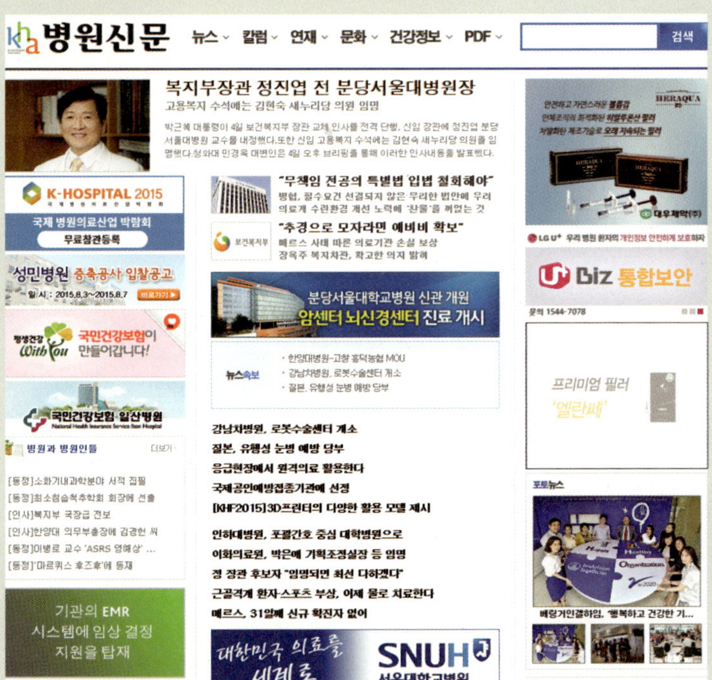
병원신문
뉴스 칼럼 연재 문화 건강정보 PDF
검색
복지부장관 정진엽 전 분당서울대병원장
고용복지 수석에는 김현숙 새누리당 의원 임명
K-HOSPITAL 2015
국제 병원의료산업 박람회
무료참관등록
"무책임 전공의 특별법 입법 철회해야"
"추경으로 모자라면 예비비 확보"
성민병원 증축공사 입찰공고
분당서울대학교병원 신관 개원
암센터 뇌신경센터 진료 개시
국민건강보험이 만들어갑니다!
국민건강보험 일산병원
병원과 병원인들
뉴스속보
강남차병원, 로봇수술센터 개소
질본, 유행성 눈병 예방 당부
응급현장에서 원격의료 활용한다
국제공인예방접종기관에 선정
[KHF2015]3D프린터의 다양한 활용 모델 제시
인하대병원, 포괄간호 중심 대학병원으로
이화의료원, 박은애 기획조정실장 등 임명
정 장관 후보자 "임명되면 최선 다하겠다"
근골격계 환자·스포츠 부상, 이제 물로 치료한다
메르스, 31일째 신규 확진자 없어
기관의 EMR
시스템에 임상 결정
지원을 탑재
대한민국 의료를 세계로
SNUH
서울대학교병원
HERAQUA
U+ Biz 통합보안
프리미엄 필러
'엘란쎄'
포토뉴스

인터넷 의료신문의 웹사이트에 게재된 서울대학교병원의 배너광고로서, 가장 일반적인 형태의 배너광고의 형태를 띠고 있다.

하는 그래픽 이미지를 의미한다. 마치 현수막처럼 생겼기 때문에 배너(banner)란 명칭으로 불리게 되었다. 배너광고는 미리 정해진 규격에 동영상 파일 등을 이용하여 광고를 내고, 이에 대해 소정의 광고료를 지불하는 형태로 광고가 진행된다. 배너광고의 효과는 배너가 사용자들에게 보여진 횟수나 일정기간 동안 배너 그래픽이 다운로드된 횟수를 이용한 방법으로 분석된다. 또한 초기의 배너광고는 주로 사각형 모양에 도메인과 사업내용을 알리는 단순한 형태로 시작되었으나, 최근에는 동영상을 넣거나 홈페이지를 열면 화면에 고정적으로 배치되는 등 효과적인 광고를 위해 그 기술과 방법들이 점차 다양해지고 있다.

(4) 광고메시지 결정

고객에게 전달할 광고메시지를 결정하는 것은 쉬운 일이 아니다. 실행가능한 그리고 효과적인 광고메시지를 찾기 위해서는 많은 시간과 노력이 필요하다. 첫째, 소비자에게 특정한 가치를 보여줄 수 있는 메시지이어야 한다. 초기에 목표시장이 필요로 하는 매력 있는 메시지가 아니라면 광고 성공의 기회는 크게 줄어든다. 둘째, 다른 메시지들과 비교하여 분명한 차이점이 있어야 한다. 모든 광고는 같은 산업 내의 다른 병원의 광고들하고만 경쟁하는 것이 아니라 모든 다른 산업 내 기업의 광고들과도 경쟁한다. 따라서 효과적인 광고를 위해서는 다른 모든 광고들과 확실하게 구분되는 메시지가 되어야 한다. 셋째, 믿을 수 있는 메시지이어야 한다. 광고에 대해 처음부터 신뢰감을 주면 소비자들은 의심하지 않고 믿는다. 넷째, 메시지는 간단해야 한다. 소비자는 하루에도 수백 개의 광고 자극을 받기 때문에 간단하고 쉬워야 회상이 가능하다.

그림 7-13 | 광고메시지 결정

광고메시지 결정

- 소비자에게 특정한 가치를 보여줄 수 있는 메시지이어야 함
- 다른 메시지들과 비교하여 분명한 차이점이 있어야 함
- 믿을 수 있는 메시지이어야 함
- 메시지는 간단해야 함

(5) 광고효과 측정

광고전략을 실행하는 데 있어 광고효과를 측정하는 것은 어려운 일이다. 광고효과는 대부분 장기적으로 나타나기 때문에 정확하게 측정하기가 쉽지 않다. 그러나 효과적인 광고의 실행을 위해서 광고효과 측정은 필수적이다. 광고효과는 광고 카피(copy)와 일러스트레이션 또는 레이아웃의 효과성 및 특정 미디어 등을 대상으로 측정한다.

그림 7-14 | 광고효과 측정

광고효과 측정

- 광고효과의 측정은 어려우나 효과적인 광고 실행을 위해서는 필수적 과정임
  ⇒ 광고 카피(copy), 일러스트레이션 또는 레이아웃의 효과성, 특정 미디어 등을 대상으로 측정함
- 광고효과를 측정하는 방법으로는 사전테스트(pre test), 사후테스트(post test)가 있음
  ⇒ 사전테스트에는 직접평가(direct ratings), 포트폴리오테스트(portfolio test), 실험실테스트(laboratory test)가 있음
  ⇒ 사후테스트에는 회상테스트(recall test), 인지테스트(recognition test)가 있음

일반적으로 광고효과를 측정하는 방법으로는 광고를 하기 전에 성과를 평가하는 사전테스트(pre test), 광고 실행 후의 성과를 평가하는 사후 테스트(post test)가 있다. 사전테스트에는 광고를 보여주고 직접 평가하게 하는 직접평가(direct ratings), 여러 광고를 보여 주고 기억력을 테스트하는 포트폴리오테스트(portfolio test), 광고를 보여주고 맥박수, 혈압, 긴장도 등 신체적 · 심리적 반응을 측정하는 실험실 테스트(laboratory test)가 있다. 사후테스트에는 광고에 일정기간 노출된 소비자들에게 광고된 진료상품에 대한 기억력을 측정하는 회상테스트(recall test), 광고가 실린 미디어들을 보여주고 과거 본 적이 있는 내용이 어떤 것들인지를 물어보는 인지테스트(recognition test)가 있다.

제4절 PR과 홍보

4.1 PR

PR(Public Relation)은 사회의 일반사람들과의 우호적인 관계를 형성하고 유지하기 위한 병원의 활동을 말한다. 즉, PR은 병원 또는 진료상품과 서비스에 대한 소비자의 감정, 의견, 믿음에 영향을 미치는 커뮤니케이션의 한 형태이다. PR은 미디어를 통해 단순히 병원이나 진료상품을 알리기 위한 홍보(publicity)부다 넓은 개념으로서, 병원의 다양한 대중활동들까지 포함한다. 따라서 PR은 홍보를 포함하는 보다 넓은 의미의 사회적 관계 활동이다. 병원이 광고에 투자한 많은 비용과 노력에 비해 표적청중에 전달되는 영향력이 점차 약해짐에 따라 PR이 매우 효과적인 커뮤니케이션 수단으로 부각되고 있다.

광고와 마찬가지로 PR은 병원에 대한 고객의 인식은 물론, 병원 운영과 매출에 직접적으로 영향을 미친다. 그러나 인지도 상승이나 매출을 목표로 하는 광고나 판매촉진과는 달리, PR은 주로 청중들에게 조직 또는 개인의 이미지를 제고시키는 것을 주된 목적으로 하고 있다. 다시 말해, PR은 고객 및 잠재고객, 공급자, 지역사회, 정부, 주주, 금융기관, 미디어를 포함한 많은 일반인이 인식하고 있는 병원에 대한 전반적인 이미지와 관련되어 있다. 그러나 이러한 PR의 최종적인 목적 또한 장기적인 이미지 제고를 통해 좋은 병원으로 만들고 소비자들이 좋은 진료상품으로 기억하게끔 하여 필요시에 해당 병원으로의 방문을 유도하는

그림 7-15 | PR(Public Relation)

PR(Public Relation)

- 사회의 일반사람들과의 우호적인 관계를 형성하고 유지하기 위한 병원의 활동임
- PR은 미디어를 통해 단순히 병원이나 진료상품을 알리기 위한 홍보(publicity)보다 넓은 개념으로서, 병원의 다양한 대중활동들까지 포함하는 넓은 의미의 사회적 관계활동임
- 병원에 대한 고객의 인식은 물론 운영과 매출에 직접적으로 영향을 미침
  ⇒ PR은 조직 또는 개인의 이미지를 제고시키는 것이 주된 목적임
- 소비자가 직접 확인해보고 참여할 수 있기 때문에 병원이나 진료상품의 신뢰성을 높여주는 데에 효과적인 커뮤니케이션 수단임
  예) 이벤트, 사회봉사활동, 자선 또는 문화행사, 기부금 출연 등

것이다.

일반 사회사람들, 즉 공중들과 우호적인 관계 형성을 위한 PR 수단으로는 새롭거나 가치가 있는 사건들로서 이벤트, 세미나, 강연회, 전시, 사회봉사활동, 자선 또는 문화행사, 기부금 출연 등이 있다. 병원을 오픈할 때 기자들을 초청하여 회견을 갖거나, 시민단체나 자선단체에게 저렴한 비용으로 또는 무료로 병원을 이용하게 하거나, 단골고객들을 위한 무료 콘서트를 스폰서하는 활동들도 모두 PR의 수단들이 된다. 일반적으로 PR은 소비자가 직접 확인해보고 참여할 수 있기 때문에 병원이나 진료상품의 신뢰성을 높여주는 데에 효과적인 커뮤니케이션 수단이 된다.

사례 7-9 강연회를 이용한 PR

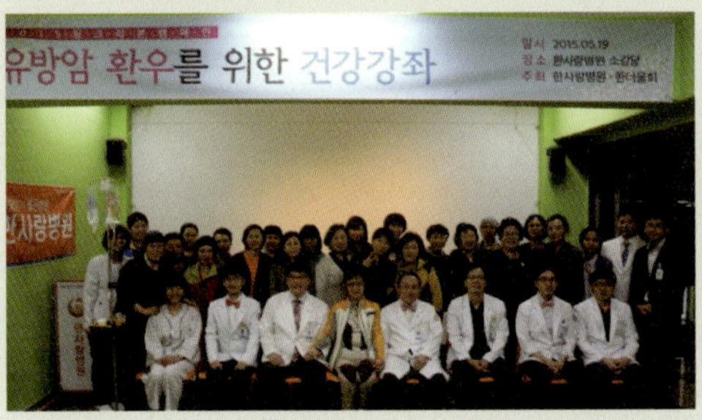

한사랑병원의 유방암 환우를 위한 건강강좌

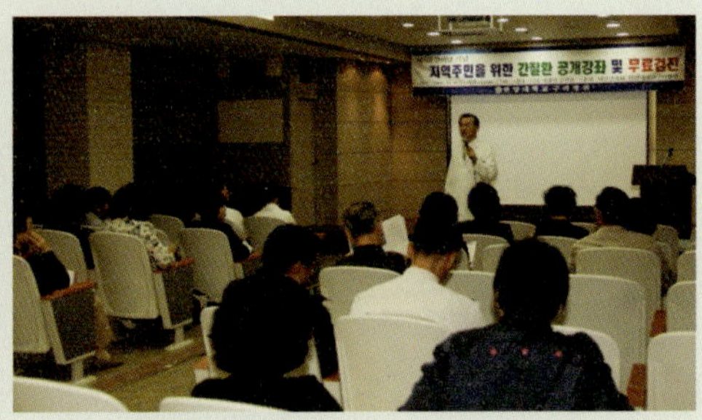

한양대구리병원의 간질환 공개강좌

병원에서 내원고객 및 인근지역 주민들을 대상으로 건강관리를 위한 강연회를 무료로 개최함으로써 주변 주민들이 자연스럽게 병원을 방문하도록 유도함으로써 병원을 홍보하기도 한다.

사례 7-10 음악회를 이용한 PR

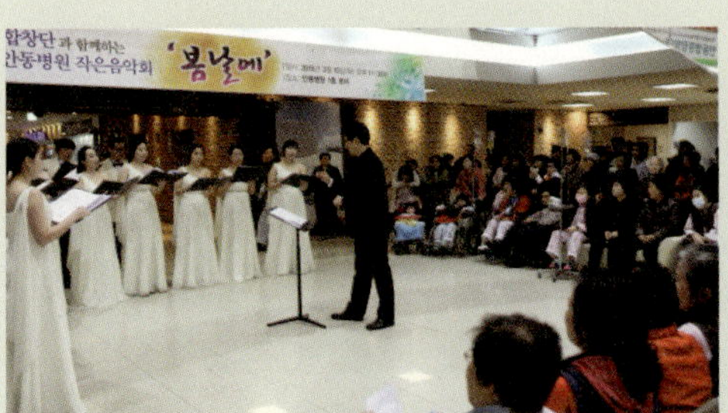

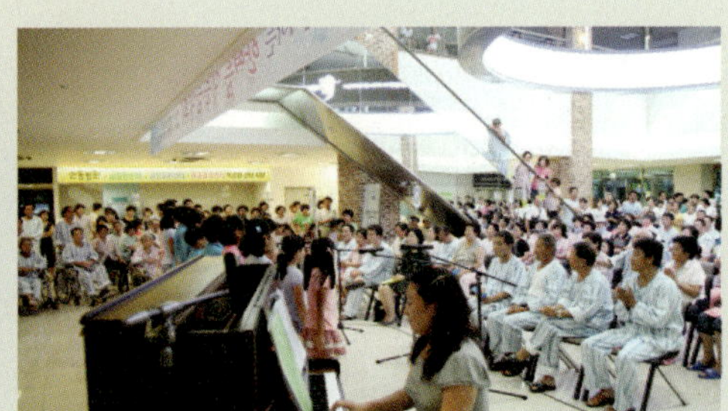

안동병원은 병원에 입원하고 있는 환자들과 내원객들에게 몸과 마음치료에 도움을 주고자, 안동시립합창단과 함께하는 안동병원 작은 음악회를 개최하였다.

사례 7-11 의료봉사활동

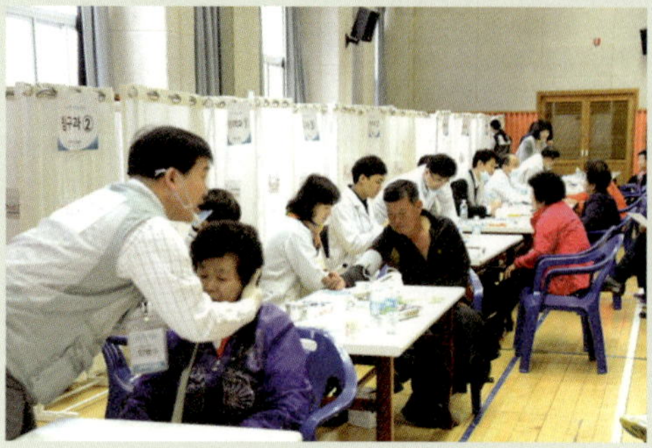

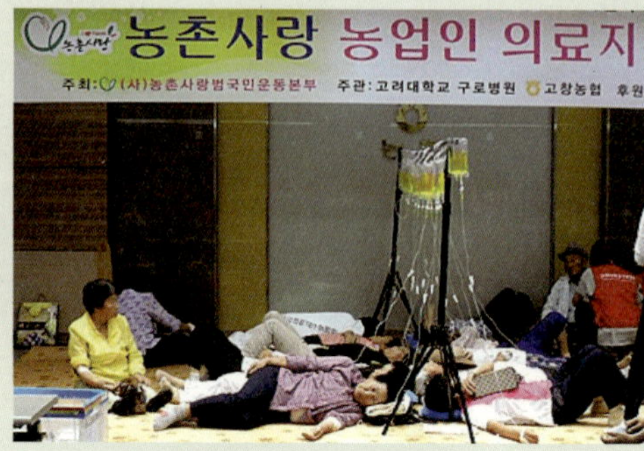

농촌지역 및 의료서비스 소외지역에 의료봉사단을 파견하여 대민 의료봉사활동을 제공하고 있다.

4.2 홍보

홍보(publicity)는 PR의 가장 대표적인 수단으로 병원, 진료상품과 서비스, 활동, 직원 등과 관련된 긍정적인 사실을 비용을 들이지 않고 신문 등과 같은 객관적인 미디어를 통하여 알리는 활동이다. 예를 들어, 병원이 획기적인 기술로 새로운 진료상품을 개발하였거나, 대규모의 시설 확장이나 새로운 의료장비를 도입하였을 경우, 또는 세계적인 특허를 취득하였을 경우 이러한 사실을 신문, 잡지 등을 통해서 대중에게 알리는 것을 말한다. 이러한 홍보는 광고와 그 외의 마케팅활동을 지원하여 병원에 대한 우호적인 이미지를 창출하는 데 도움을 준다.

그림 7-16 | 홍보(publicity)

홍보(publicity)

- PR의 가장 대표적인 수단으로 병원, 진료상품과 서비스, 활동, 직원 등과 관련된 긍정적인 사실을 비용을 들이지 않고 객관적인 미디어를 통하여 알리는 활동임
- 광고와 그 외의 마케팅활동을 지원하여 병원에 대한 우호적인 이미지를 창출하는데 도움을 줌
- 판매를 목적으로 진료상품을 알리는 광고와 달리 공공집단이 객관적인 관점에서 수집, 평가해서 얻은 내용을 기사형식으로 취재하여 대중에게 제공함
  ⇒ 소비자들에게 유익한 정보를 전달하는 것을 목적임
- 홍보는 광고보다 소비자의 기억 속에 오래 남음
  ⇒ 홍보는 그 효과가 매우 높으며 병원의 사회적 이미지에도 크게 영향 미침

일반적으로 홍보는 판매를 목적으로 진료상품을 알리는 광고와는 다르다. 신문과 같은 공공미디어 집단이 객관적인 관점에서 수집하거나 평가해서 얻은 내용을 뉴스나 기사형식으로 취재하여 대중에게 제공하는 것이다. 이처럼 홍보는 정보를 객관적인 보도 형태로 제공하기 때문에 홍보에 대한 소비자의 신뢰성은 비교적 높다. 즉, 홍보는 광고와 달리 판매를 목적으로 하지 않고 소비자들에게 유익한 정보를 전달하는 것을 목적으로 하기 때문에 소비자들은 홍보의 내용을 믿으면서 자연스럽게 병원의 정보를 받아들인다. 또한 이렇게 해서 소비자들에게 전달된 홍보는 광고보다 소비자의 기억 속에 오래 남는다. 따라서 홍보는 그 효과가 매우 높으며 병원의 사회적 이미지 향상에도 크게 영향을 미친다.

그러나 홍보는 미디어 입장에서 뉴스거리가 되는지를 판단하기 때문에 병원의 입장과는 크게 다를 수 있다. 즉, 병원 입장에서는 보도가치가 있는 뉴스라고 생각해도 미디어 입장에서는 그렇지 않을 수 있다. 예를 들어, 병원이 새롭게 조직을 개편하거나 신규진료 분야에 진출하는 것은 직원이나 경영자 입장에서는 흥미 있는 사실일지는 모르지만 미디어나 청중들은 그렇게 생각하지 않을 수 있다. 또한 홍보는 보도자료에 의하여 이루어지기 때문에 간혹 정보가 상실되거나 왜곡되기도 한다. 즉, 제공기관이 의도하고 바라는 내용이 제대로 보도되지 않고 부정확한 정보가 보도될 수 있으며, 또한 잘못하여 삭제되기도 하는 실수가 일어날 수 있다.

홍보수단은 매우 다양하고 통제가 불가능한 경우가 일반적이기는 하지만, 의뢰기관인 병원이 어느 정도로 통제가 가능한 경우도 있다. 어느 정도 통제가 가능한 홍보수단으로는 자체 미디어에 해당하는 사내신문, 병원사보, 간행물 등이 있으며, 절대적으로 통제가 불가능한 홍보수단으로는 일반적인 언론의 보도, 기자회견, 신문논평, TV인터뷰 등이 있다.

통제가 불가능한 홍보수단의 경우에는 아무리 많은 보도자료를 준비해도 언론에서 병원을 어떻게 취급해 주느냐에 따라 홍보효과가 달라질 수 있다. 따라서 효과적인 언론홍보를 위해서는 취재하려는 언론의 성향에 대한 조사와 풍부한 경험, 지속적인 유대관계가 중요하

그림 7-17 | 통제 가능성에 따른 홍보매체 구분

통제 가능한 매체	사내신문, 간행물, 병원사보 등
통제 불가능한 매체	일반 언론보도, 회사연혁, 기자회견, 신문논평, TV인터뷰 등

다. 또한 언론의 긍정적 반응을 유도할 수 있도록 병원측은 기자단에게 신속하고 편리한 취재를 위하여 필요한 각종 자료를 미리 준비해 놓는 것도 바람직하다.

사례 7-8 연보를 이용한 홍보

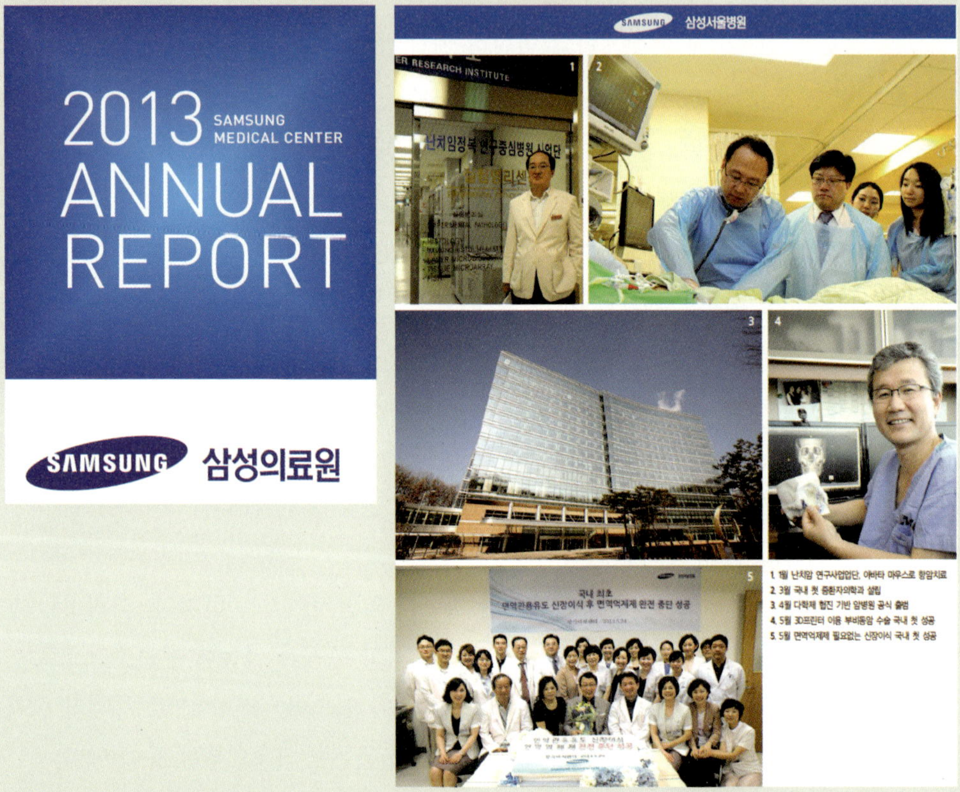
2013 SAMSUNG MEDICAL CENTER
ANNUAL REPORT
SAMSUNG 삼성의료원
SAMSUNG 삼성서울병원
1. 1월 난치암 연구사업입단, 아바타 마우스로 항암치료
2. 3월 국내 첫 중환자의학과 설립
3. 4월 다학제 협진 기반 암병원 공식 출범
4. 5월 3D프린터 이용 부비동암 수술 국내 첫 성공
5. 5월 면역억제제 필요없는 신장이식 국내 첫 성공

병원연보를 이용하여 병원에서 현재 고려하고 있는 중요 사안들을 병원의 의사 및 간호사 그리고 방문한 고객들에게 알림으로써 병원홍보는 물론 내부적으로도 직원들 간의 유대감을 강화하고 병원의 일에 관심을 가지고 적극적으로 동참하겠다는 동기를 부여하는 계기가 되기도 한다.

사례 7-12 언론사 인터뷰기사 – 부천세종병원

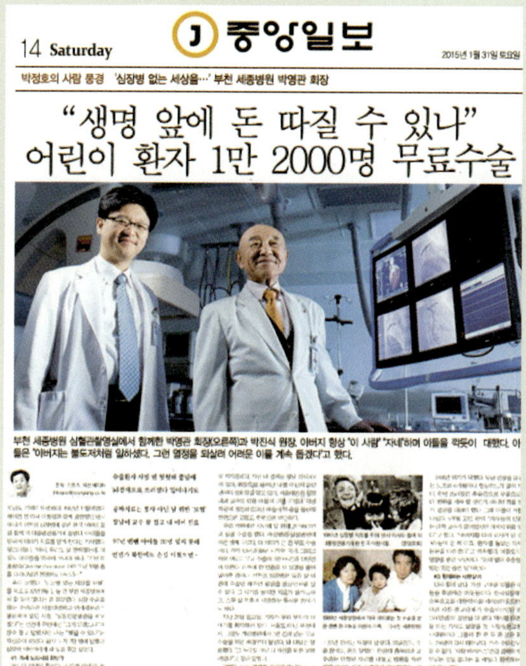

14 Saturday 중앙일보 2015년 1월 31일 토요일

박정호의 사람 풍경 '심장병 없는 세상을…' 부천 세종병원 박영관 회장

"생명 앞에 돈 따질 수 있나"
어린이 환자 1만 2000명 무료수술

부천 세종병원 심혈관촬영실에서 함께한 박영관 회장(오른쪽)과 박진식 원장. 아버지 항상 '이 사람' '자네'하며 아들을 깍듯이 대했다. 아들은 '아버지는 불도저처럼 일하셨다. 그런 열정을 되살려 어려운 이들 계속 돕겠다'고 했다.

중앙일보, 2015년 1월 31일자

제5절 판매촉진

5.1 판매촉진의 정의와 기능

미국의 마케팅학회는 인적판매, PR과 홍보, 광고 등을 제외한 활동, 즉 소비자의 구매나 유통업자의 효율성을 자극하는 모든 마케팅활동을 판매촉진(sales promotion)으로 정의하고 있다. 일반적으로 판매촉진은 단기적인 동기부여를 통해 구매를 촉진시키는 방법으로 많이 활용하고 있다. 그러나 이러한 판매촉진수단은 대학병원과 같은 대형병원에서보다는 의료수가의 설정 및 조정이 비교적 자유로운 비급여 분야를 주로 진료하는 중소 병원들에서 많이 활용되고 있다.

그림 7-18 | 판매촉진의 정의와 기능

판매촉진의 정의와 기능

- 인적판매, PR과 홍보, 광고 등을 제외한 활동, 즉 소비자의 구매나 유통업자의 효율성을 자극하는 모든 마케팅 활동임
- 판매촉진의 기능
  - 신규고객의 방문과 기존고객의 재방문을 유도함
  - 고객이 집중되지 않는 시간대나 비수기 때 매출 촉진함
  - 현재의 기존고객들을 경쟁병원의 마케팅전략으로부터 방어함
  - 특정한 표적시장을 효과적으로 공략함

판매촉진은 다음과 같은 여러 가지 상황에서 유용하게 사용할 수 있다. 첫째, 신규고객의 확보와 기존고객의 충성도를 재고하기 위한 목적으로 판매촉진을 사용한다. 병원이 도산하게 되는 데에는 여러 가지 이유가 있으나, 특히 시장에 새롭게 진입한 병원들로 인하여 시장 내 경쟁이 치열해지면서 기존고객으로부터의 매출이 감소하거나 신규고객 확보를 위한 마케팅 전략이 미흡해서 실패하는 경우가 가장 많다. 병원이 신규고객을 유치하고 기존고객의 재구매를 유도하고자 하는 방법으로 가장 많이 사용하는 것이 판매촉진이다.

둘째, 경기가 좋지 않거나 비수기 때 매출을 촉진하기 위해 판매촉진을 사용한다. 대부분의 진료상품과 서비스 수요는 경제상황에 따라 혹은 계절에 따라서도 크게 달라진다. 진료상품에 대한 수요가 충분하지 않을 경우, 매출을 증진시키기 위한 방법으로 판매촉진이 사용된다.

셋째, 현재의 기존고객들을 경쟁병원의 마케팅전략으로부터 방어하기 위한 목적으로 판매촉진을 사용한다. 앞에서 언급하였듯이 새로운 경쟁자들이 많이 생겨나면 날수록 경쟁이 치열해지면, 기존의 병원고객들은 타 병원의 공략대상에 포함될 수밖에 없다. 이 경우 병원은 기존의 고객들을 지키는 것이 무엇보다도 시급한 과제가 되고 있다. 이때 기존고객을 지키기 위한 방법으로 판매촉진이 효과적으로 활용될 수 있다.

넷째, 특정한 표적시장을 효과적으로 공략하기 위하여 판매촉진을 사용한다. 일반적으로 광고는 불특정다수를 대상으로 한다. 이렇게 광고가 일반대중을 대상으로 하는 이유는 광고가 대중적인 접근이 가능하기 때문이기도 하지만, 반면에 특정한 소비자집단만을 겨냥하는 데에 적합하지 않기 때문이기도 하다. 이에 반해 많은 판매촉진의 수단들은 아주 특정한 표적집단만을 공략하는 데에는 비교적 효과적이다.

그림 7-19 | 광고와 판매촉진효과

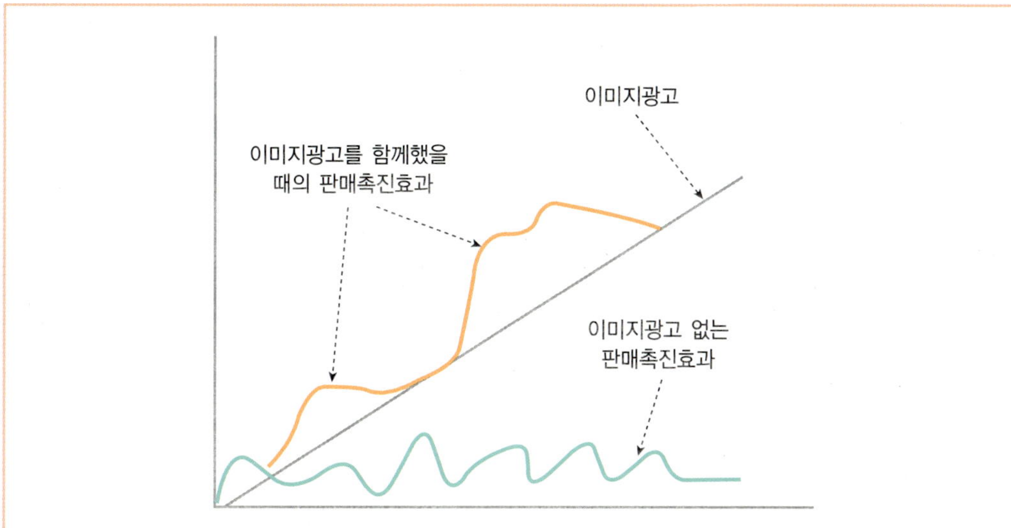

자료 : Allen Z. Reich(1997), *Marketing Management For the Hospitality Industry*, Wiely, p.447.

다섯째, 병원의 브랜드자산을 강화하기 위한 목적으로 판매촉진을 사용한다. 판매촉진은 현재 병원의 브랜드를 애호하는 고객들에게 병원의 브랜드자산을 강화하는 데에 크게 기여할 수 있다. 특히, 경품행사, 추첨, 무료체험 등과 같은 수단들은 고객들의 관여도를 단기간 내에 높이는 데에는 매우 효과적이다.

5.2 판매촉진의 수단

판매촉진은 기존고객들의 재구매나 재방문을 증가시키고 신규고객을 창출하기 위한 풀전략(pull strategy)의 대표적인 방법이다. 일반적으로 판매촉진의 수단은 산업별로 다양하나 대부분의 경우 시장의 유형, 판매촉진의 목적, 경쟁조건, 비용 등을 고려하여 가장 효과적인 방법으로 계획한다. 보편적으로 가장 많이 사용되는 판매촉진의 수단으로는 쿠폰, 경품이벤트, 가격할인, 회원제카드, 무료체험과 샘플, 머천다이징 등이 있다.

(1) 쿠폰

쿠폰(coupon)은 일정기간 동안 고객이 특정 서비스를 받을 때마다 할인혜택을 받을 수 있

그림 7-20 | 판매촉진의 수단

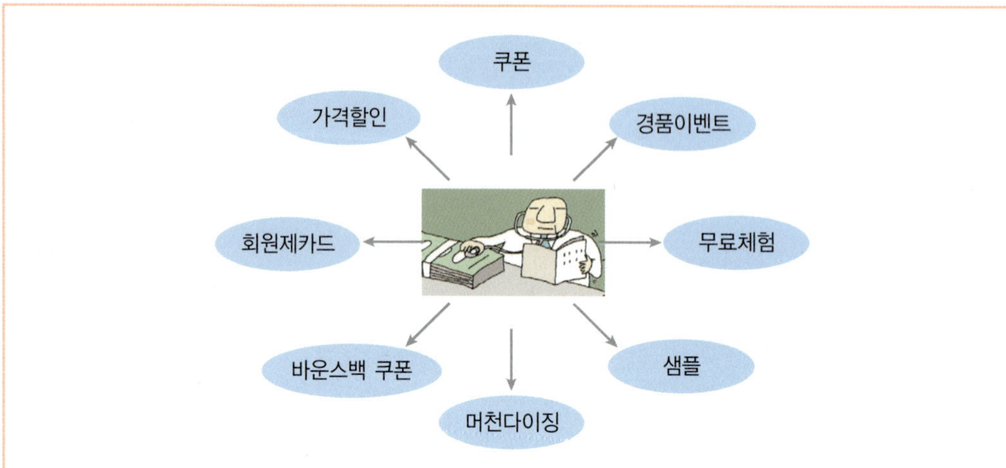

도록 제공되는 일종의 증서를 말한다. 쿠폰을 소지한 고객이 특정 서비스를 이용하는 경우 소지한 쿠폰의 내용에 따라 할인 및 서비스 혜택을 받을 수 있다. 즉, 소비자는 특정한 서비스를 구매한 대가로 쿠폰에 제시된 보상을 받을 수 있으며, 보상형태로는 할인이나 무료제공 등이 있다. 쿠폰은 고객수요가 집중되지 않는 스윙타임(swing time) 때나 비수기에 할인을 통한 판매촉진방법으로 많이 사용된다. 쿠폰은 우편이나 잡지 등을 통해서 제공받는 것이 일반적이나, 최근에는 인터넷 또는 휴대폰 사용 인구가 크게 늘어나면서 모바일로 제공되는 모바일 쿠폰이 점차 늘어나고 있다.

사례 7-13 개원기념 쿠폰

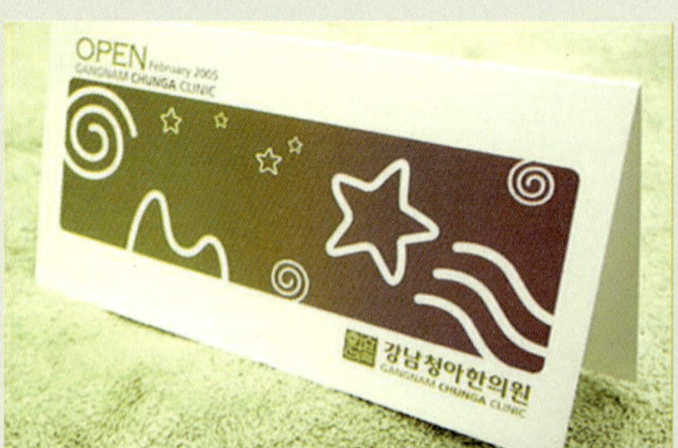

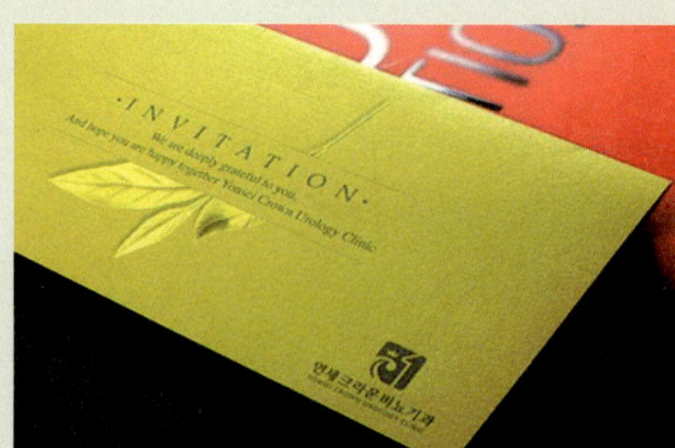

개인병원이나 중소병원에서는 개원 시 병원 개원을 알리고 홍보하기 위하여 개원기념 초대장 및 쿠폰을 발행하고 이를 가지고 병원을 방문하는 고객에게는 할인 및 사은품을 제공하기도 한다.

사례 7-14 산부인과 신생아 사진촬영 쿠폰

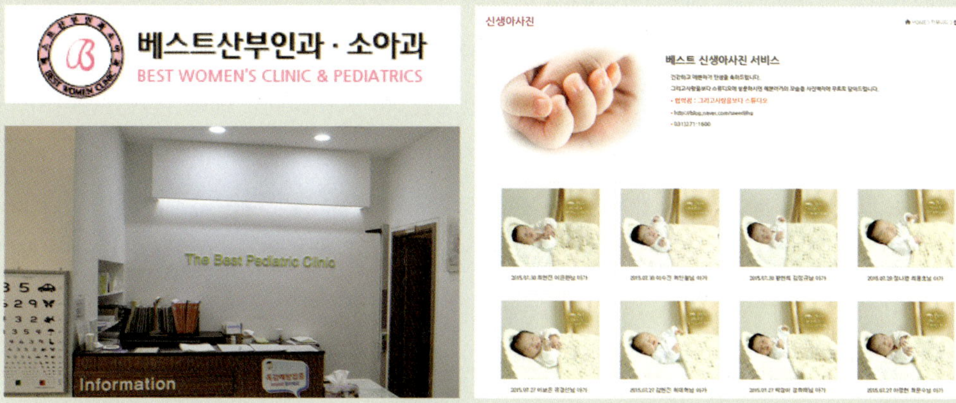

베스트산부인과는 스튜디오와 제휴하여 산모의 출산과정과 신생아를 비디오나 사진으로 촬영한 후 무료로 제공하고 있다.

(2) 바운스백 쿠폰

바운스백(bounce back) 쿠폰은 고객의 재구매나 재방문을 촉진하기 위해 구매시점에서 고객에게 제공하는 쿠폰을 말한다. 예를 들어, 피부과에서 피부미용 처리 후에 다음 방문 시에는 일정부분 할인이나 새로운 서비스를 약속하는 것이 대표적인 바운스백 쿠폰에 해당된다. 이러한 바운스백 쿠폰은 특정 진료상품의 구매를 유도할 뿐만 아니라 신규고객의 재구매 및 새로운 진료상품에 대한 구매를 자극하는 데에 효과적이다. 또한 이러한 바운스백 쿠폰은 특정한 표적시장을 대상으로 제공할 수 있기 때문에 신문이나 잡지 또는 인터넷 등을 통해 불특정 일반인들에게 제공되는 일반 쿠폰에 비해 회수율이 비교적 높다. 그리고 쿠폰을 제공하는 특별한 비용이 필요 없기 때문에 판매촉진비용도 비교적 낮게 소요되는 이점도 있다.

(3) 경품이벤트

경품은 고객이 병원의 진료상품을 구매하거나 병원을 방문하는 경우, 무료 또는 저렴한 가격으로 모든 고객이 아니면 추첨을 통하여 소수 고객이 받을 수 있는 진료상품을 말한다. 경품이벤트의 장점은 그 어떠한 것을 얻는다고 해도 무료이거나 매우 낮은 가격이기 때문에 받는 고객의 경우 즐거운 경험이 된다는 것이다. 경품의 유형에는 고객경품, 현상경품, 공개현상경품 등이 있다.

고객경품은 병원을 방문하여 서비스를 이용한 고객 모두에게 제공하는 것으로 흔히 사은품이라고도 불린다. 현상경품은 병원을 방문하여 진료상품을 구매하거나 서비스를 이용한 고객에게 응모권을 제공한 다음 추첨을 통해 선정된 고객들에게만 진료상품이나 서비스를 제공하는 것이다. 그리고 공개경품은 병원 방문이나 진료상품이나 서비스 이용 여부와 관계없이 모든 고객에게 응모권을 제공하여 추첨을 통해 경품을 제공하는 것이다. 이러한 공개경품은 병원의 진료상품구매나 서비스 이용과는 관계없이 경품행사가 진행되기 때문에 병원의 수익증대에는 크게 영향을 미치지 못할 수 있으나, 다수의 잠재고객들에게 병원의 인지도를 향상시키는 데에는 비교적 효과적인 방법이다.

사례 7-15 병원 경품이벤트

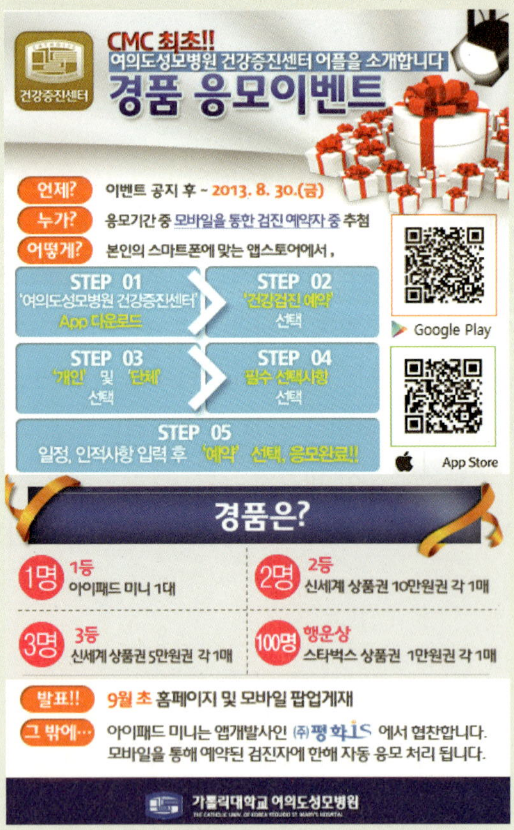

건강증진센터
CMC 최초!!
여의도성모병원 건강증진센터 어플을 소개합니다
경품 응모이벤트
언제? 이벤트 공지 후 ~ 2013. 8. 30.(금)
누가? 응모기간 중 모바일을 통한 검진 예약자 중 추첨
어떻게? 본인의 스마트폰에 맞는 앱스토어에서,
STEP 01 '여의도성모병원 건강증진센터' App 다운로드
STEP 02 '건강검진 예약' 선택
STEP 03 '개인' 및 '단체' 선택
STEP 04 필수 선택사항 선택
STEP 05 일정, 인적사항 입력 후 '예약' 선택, 응모완료!!
Google Play
App Store
경품은?
1명 1등 아이패드 미니 1대
2명 2등 신세계 상품권 10만원권 각 1매
3명 3등 신세계 상품권 5만원권 각 1매
100명 행운상 스타벅스 상품권 1만원권 각 1매
발표!! 9월 초 홈페이지 및 모바일 팝업게재
그 밖에… 아이패드 미니는 앱개발사인 ㈜평화IS 에서 협찬합니다.
모바일을 통해 예약된 검진자에 한해 자동 응모 처리 됩니다.
가톨릭대학교 여의도성모병원

가톨릭대학교 여의도성모병원에서는 건강증진센터 어플 출시 기념으로 경품 응모이벤트를 실시하여 병원을 홍보하였다.

(4) 가격할인

가격할인은 쿠폰과 같이 비수기 또는 경쟁적 상황에서 필요에 따라 판매를 자극하기 위해 사용하는 판매촉진방법 중 하나이다. 고객이 많지 않은 이른 아침에 고객을 끌어들이기 위해 가격을 할인해주거나 여러 사람이 공동으로 구매하는 경우 특별할인된 가격으로 진료상품을 제공하는 방법이다. 예를 들어, 특정 진료상품의 경우 할인된 가격으로 진료하거나, 새로운 진료상품을 출시할 경우에는 "오늘 한정 스케일링 무료"라는 사인을 진료비할인의 메시지로 전달하는 경우들이 가격할인에 해당된다. 그러한 이러한 가격할인은 병원 또는 진료상품의 이미지를 실추시킬 수 있고, 자주 남발하는 경우 할인이 없으면 아예 상품구매나 방문을 하지 않을 수도 있다는 단점이 있다.

(5) 회원제카드

경쟁이 심화되면서 기존고객을 유지하기 위해 카드를 이용한 회원제가 판매촉진의 수단으로 많이 활용되고 있다. 이 방법은 고객이 병원을 방문한 횟수와 지불한 금액에 따라 포인트를 적립하여 별도의 서비스와 할인혜택을 제공함으로써 고객충성도를 높이는 데 목적이 있다. 무료제공이나 할인에 비하면 소극적이지만 단골고객에게는 확실하게 구매를 자극하는 유용한 방법이다. 특히, 전국에 다양한 네트워크를 형성하고 있는 프랜차이즈병원의 경우 회원제카드를 이용한 판매촉진방법을 효과적으로 활용할 수 있다. 또한 이러한 회원제카드는 고객에 대한 거래 데이터베이스를 확보할 수 있기 때문에 고객별 맞춤서비스를 제공할 수 있으며, 장기적으로는 체계적인 고객관계관리(CRM)를 통해 고객의 이탈을 방지하고 병원에 대한 충성도를 높일 수 있다는 장점이 있다.

사례 7-16 베트남 Franco-Vietnamese Hospital의 회원카드

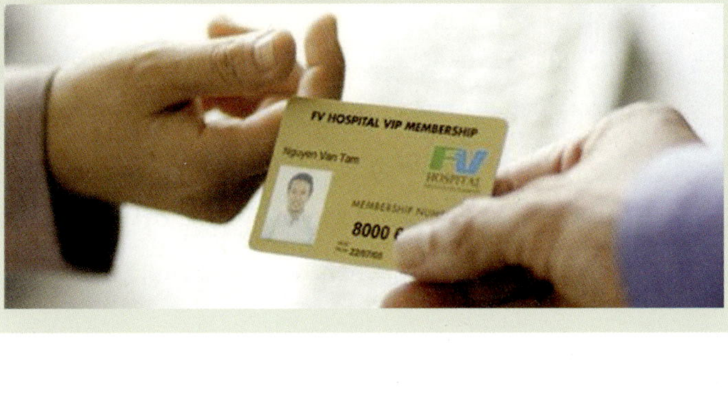

VIP 특별서비스

- 외래진료 우선예약 허용
- VIP전용 진료대기룸 이용
- VIP만을 위한 진료자문전화(VIP회원과 회원 가족의 건강관련 문제들을 자문함)
- 입원 시 입원실 우선 선택권 부여
- FV병원에서 1군의 FV사무실 혹은 Tan Son Nhat공항까지 무료 교통수단(택시, FV차 혹은 엠블런스) 제공
  - *VIP회원이 시외에 거주할 경우와 교통수단은 회원의 건강상태에 따라 결정하여 제공함

할인혜택

- 외래진료 및 구급과 관련된 지정 검사비 15% 할인
- 외래진료 및 구급과 약국에서 약 구입 시 5% 할인
- 입원 시 입원비용 20% 할인

무료혜택

- 무제한 진료(성형외과와 치과 제외)
- 무제한 구급과 진료
- FV병원 프로모션 프로그램 20% 할인
- 1회 치과 치료용 패키지
- 1회 안과검진
- 1회 Executive Health Screening Program : 신체검사, 심장병 상담, 심전도, 흉부 X-ray, 복부초음파, 초음파 심장진단, Biological screening(생물학 검진)
- 1회 검진 패키지 선택
- 여성 : 부인과 검진 패키지(질 세포진 검사, 유방X선 사진과/혹은 유방 초음파)
- 남성 : 비뇨기과 검진 패키지(전립선암 검진, 전립선염 초음파)

베트남의 호치민시에 자리잡고 있는 프랑스 자본으로 설립된 Franco-Vietnamese Hospital은 4가지 종류의 회원카드(Kid card $150, Select card $150, Privilege card $250, VIP card $1,000)를 발행하여 등급에 따라 서로 다른 멤버십서비스를 제공하고 있다. 회원에 가입하면 기본적으로 의료비 할인을 받을 수 있으며 건강검진 및 기타 서비스가 무료로 제공되기도 한다. 또한 가족이 추가적으로 회원에 가입하는 경우에는 추가되는 인원에 따라 가입비를 할인해 주기도 한다.

(6) 무료체험과 샘플

무료체험은 장래에 고객이 될 가능성이 있는 고객들에게 진료상품과 서비스를 무료로 체험할 수 있는 기회를 제공함으로써 이에 만족한 고객들의 구매와 재방문을 유도하는 방법이다. 이러한 무료체험은 일반적으로 새로운 진료상품이나 서비스를 도입하는 경우에 효과적인 방법이기는 하나 초기비용이 많이 든다는 단점이 있다. 샘플(sample)은 진료상품을 시험해 보도록 하기 위해 제공하는 것이다. 무료샘플도 있기는 하지만 그 비용을 상쇄시키기 위해 아주 낮은 금액을 부과하기도 한다. 예를 들어, 한방에서 만든 여드름치료를 위한 연고나 비누 혹은 아토피치료를 위한 샘플 젤이나 연고 등이 여기에 해당된다.

사례 7-17 샘플체험 – 나비한의원

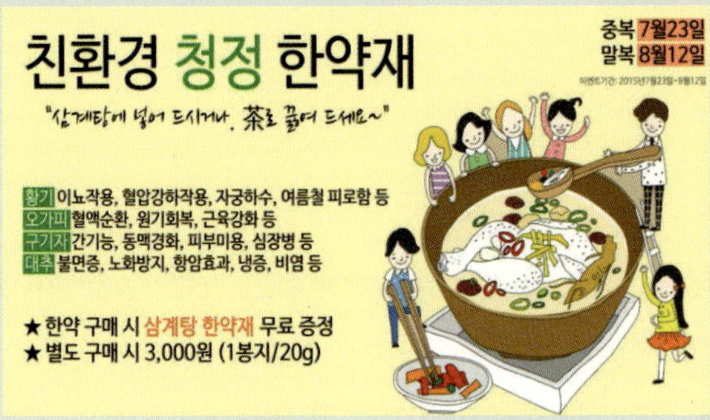
친환경 청정 한약재
중복 7월23일
말복 8월12일
"삼계탕에 넣어 드시거나, 茶로 끓여 드세요~"
황기 이뇨작용, 혈압강하작용, 자궁하수, 여름철 피로함 등
오가피 혈액순환, 원기회복, 근육강화 등
구기자 간기능, 동맥경화, 피부미용, 심장병 등
대추 불면증, 노화방지, 항암효과, 냉증, 비염 등
★ 한약 구매 시 삼계탕 한약재 무료 증정
★ 별도 구매 시 3,000원 (1봉지/20g)

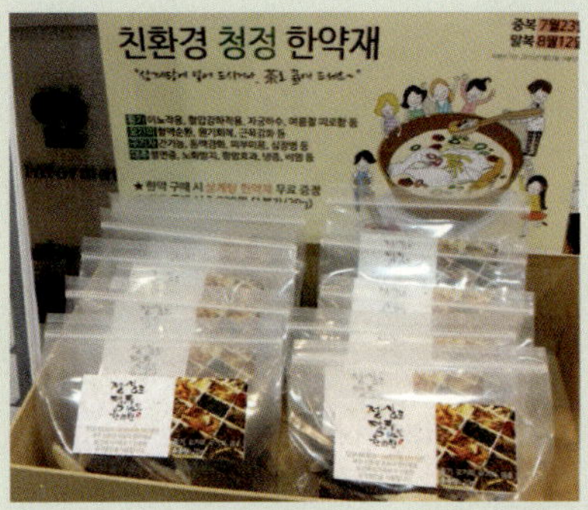
친환경 청정 한약재

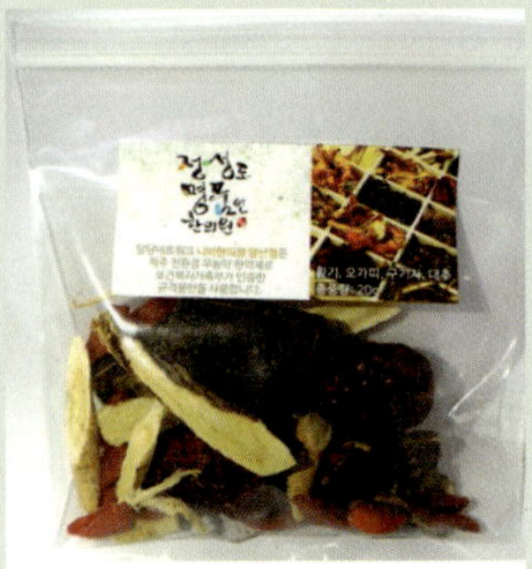

나비한의원에서는 한약 구매 시 삼계탕 한약재 샘플을 무료로 제공함으로써 이에 만족한 고객들의 재구매와 재방문을 유도하고 있다.

(7) 머천다이징

머천다이징(merchandising)은 내부에 있는 고객을 대상으로 현장에서 판매를 촉진하는 수단을 말한다. 보통 머천다이징은 진료상품을 전시해 놓거나 또는 판매하고자 하는 진료상품을 알리는 자료들을 포함한다. 예를 들면, 수요가 많아서 표준화된 진료상품을 소개하는 자료나 치료를 돕는 도구를 병원 대기실이나 입구에 진열해 놓는 등의 활동이 머천다이징에 해당된다. 예들 들어, 교정치료를 위한 특수제작 운동화나 보조품 그리고 디스플레이 패널, 벽 포스터, 고객의견카드 등이 여기에 해당한다.

제6절 인적판매

6.1 인적판매의 정의

인적판매(personal selling)란 고객과 직접적인 접촉을 통하여 병원의 진료상품과 서비스에 대한 정보를 제공하고 고객이 이를 선택할 수 있도록 설득하는 커뮤니케이션활동을 말한다. 광고가 고객에게 병원의 진료상품에 대한 정보를 일방적으로 고객의 머릿속에 주입시키는 커뮤니케이션활동이라고 보면, 인적판매는 고객과 직원이 직접 대면하여 대화를 통해 고객이 요구하는 사항들을 명확하게 파악한 다음, 고객에게 적합한 진료상품과 서비스를 추천하는 대고객 쌍방향 커뮤니케이션활동이다.

그림 7-21 | 인적판매(personal selling)

인적판매

- 고객과 직접적인 접촉을 통하여 병원의 진료상품과 서비스에 대한 정보를 제공하고 고객이 이를 선택할 수 있도록 설득하는 커뮤니케이션활동임
- 생산과 소비가 동시에 동일한 장소에서 발생하고 고객으로부터의 신뢰가 중요한 의료서비스산업의 경우에 가장 중요한 촉진수단임
  예) 성형외과나 피부과 그리고 치과병원 등에서 코디네이터를 활용

또한 인적판매는 고객에게 대화를 통해 필요한 정보를 비교적 정확히 제공할 수 있고, 융통성 있게 대처할 수 있다는 점에서 매우 효과적인 수단이다. 특히, 생산과 소비가 동시에 동일한 장소에서 발생하고 고객으로부터의 신뢰가 중요한 의료서비스산업의 경우에 인적판매는 가장 중요한 촉진수단이 된다. 그러나 병원의 호객행위가 철저하게 금지되어 있으므로, 일단 상담을 위하여 병원을 방문한 고객들을 대상으로 진료상품을 구매와 확대구매를 유도하는 데에 인적판매가 활용되고 있다. 특히, 비급여 진료상품만을 주로 취급하는 성형외과나 피부과 그리고 치과병원 등에서 코디네이터를 많이 활용하고 있는데, 이것이 인적판매의 대표적인 예가 된다. 광고가 초기에 진료상품에 대한 인지도를 높이는 데 효과적인 반면에, 인적판매는 최초구매를 유발시키는 것은 물론, 직원의 역량에 따라서는 판매량, 즉 확

그림 7-22 | 병원 인적판매의 특징

1. 목표고객과 직접적인 접촉을 통하여 병원의 서비스에 대한 정보를 제공하고, 고객이 이를 선택할 수 있도록 설득하는 커뮤니케이션 활동
2. 전문상담원 및 의사, 간호사 등 병원의 인적자원을 이용한 촉진수단임
3. 병원서비스를 이미 인지하고 있는 고객을 대상으로 하는 활동이 보다 효과적임
4. 촉진의 속도가 매우 느리고 고객 1인당 촉진비용이 높음

대구매를 유도하는 데에 효과적이다.

6.2 인적판매의 장 · 단점

촉진의 수단으로서 인적판매는 다음과 같은 장점을 가지고 있다. 첫째, 고객의 요구에 즉각적으로 그리고 융통성 있게 대처할 수 있다. 다른 커뮤니케이션 수단과는 달리 인적판매는 고객의 욕구와 표정 및 행동 등에 맞춰서 즉각적으로 융통성 있게 대응하는 것이 가능하다. 따라서 고객에게 필요한 정보를 대화를 통하여 비교적 정확하게 확보한 다음, 그에 적합한 진료상품과 서비스를 제공할 수 있다는 점에서 매우 효과적인 커뮤니케이션 수단이 된다.

둘째, 고객이 될만한 사람에게만 초점을 맞추어 접근할 수 있다. 광고는 전달하고자 하는 메시지를 목표로 하는 특정한 잠재고객들에게만 전달할 수가 없다. 그러나 인적판매는 고객이 될 가능성이 높은 잠재고객들에게만 선별적으로 접근할 수 있다. 이러한 선별적 접근성은 정해진 시간 내에 많은 사람들에게 접근할 수 없다는 인적판매의 단점을 효과적으로 극복하기 위해서라도 필수적인 요인이 된다.

셋째, 고객들의 판단과 선택을 즉시에 실시간으로 유도할 수 있다. 일반적으로 광고와 같은 다른 커뮤니케이션 수단들은 고객의 즉각적인 구매행동을 유발시키기는 쉽지 않다. 반면에, 인적판매는 고객과의 직접적인 접촉을 통해 그 자리에서 고객의 선택에 이르는 판매가 가능

하다. 그러나 인적판매는 경우에 따라 판매만을 목적으로 한다는 부정적인 이미지를 풍길 수 있으니 주의할 필요가 있다. 예를 들어, 인적판매가 이루어지는 과정에서 직원의 진실성이 결여되었거나, 즉각적인 의사결정을 강요하는 경우 심리적 부담을 느껴 고객들의 불만을 초래할 수 있다. 따라서 잠재고객들에 대한 세밀한 분석과 계획, 그리고 직원들에 대한 철저한 교육훈련, 그리고 많은 자체 경험을 통해서 이러한 문제를 극복해 나가도록 해야 한다.

그림 7-23 | 인적판매의 장점

장 점

- 고객의 요구에 즉각적으로 그리고 융통성 있게 대처할 수 있음
- 고객이 될만한 사람에게만 초점을 맞추어 접근할 수 있음
- 고객들의 선택을 실시간으로 유도할 수 있음

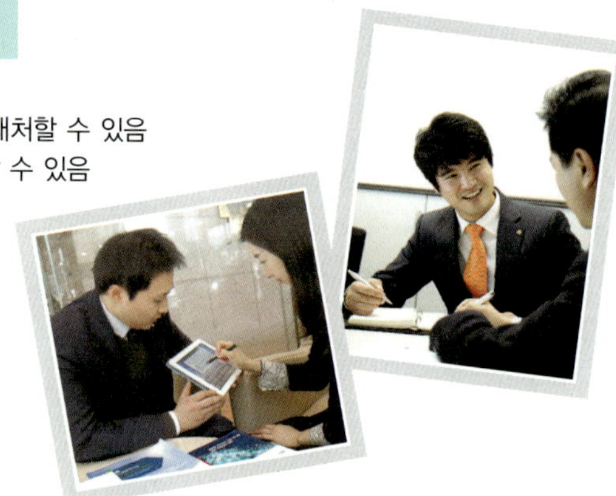

그림 7-24 | 인적판매의 단점

단 점

- 한 번에 대응할 수 있는 고객의 수가 제한적이어서 고객 1인당 드는 비용이 높음
- 경우에 따라서는 영업만을 목적으로 한다는 부정적인 이미지를 줄 수 있음

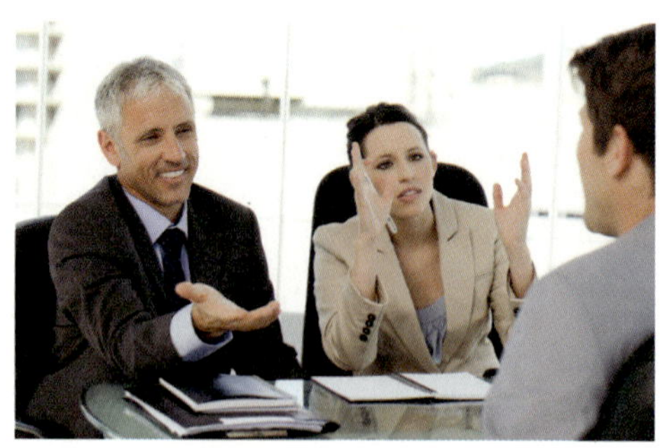

6.3 인적판매의 활용

병원은 추구하는 목표에 따라 그에 적합한 효과적인 방법의 촉진전략을 수립해야 한다. 신상품의 경우에는 표적시장 내의 많은 사람들에게 신속하게 진료상품 인지도를 높여야 하기 때문에 광고가 효과적일 수 있으나, 복잡해서 명확한 설명이 어렵거나 개인마다 서로 달라서 이해가 쉽지 않은 성형외과 같은 진료상품의 경우에는 일방향적인 광고보다 인적판매가 효과적이다. 따라서 성형미용, 피부관리, 통증관리 등 진료상품 자체가 복잡한 대부분의 비급여 진료상품의 경우에는 인적판매가 가장 효과적인 수단으로 활용되고 있다.

그러나 광고와 판매촉진, PR 및 홍보 등 다른 촉진수단들과 단절되어 독립적으로 인적판매를 실행하기보다는 이들의 시너지효과를 고려해서 계획적으로 타 촉진수단과 병행하여 실시하는 것이 효과적이다. 이것은 인적판매뿐만 아니라 다른 촉진수단의 경우에도 동일하게 같이 적용된다. 즉, 광고와 병행해서 인적판매나 판매촉진을 진행하는 것이 이들을 각각 개별적 그리고 순차적으로 진행하는 것보다 비용 대비 효과가 크다.

의료산업이 복잡해지고 경쟁이 치열해지면서 적지 않은 병원들이 나름대로의 촉진전략으로 인적판매를 활용하게 되었다. 특히, 성형이나 미용 등과 같이 진료비가 비교적 비싼 비급여 진료상품을 많이 취급하는 병원의 경우, 코디네이터 등을 활용한 인적판매는 병원의 촉진전략에 없어서는 안 되는 중요한 요소로 인식되고 있다.

사례 7-18 기관을 대상으로 하는 마케팅에 효과적인 인적판매

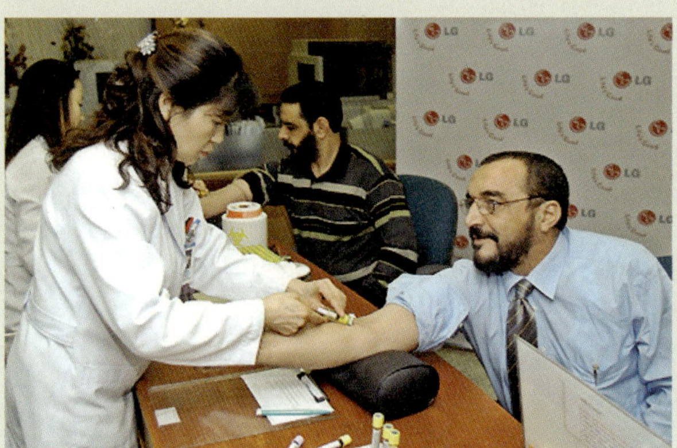

기업이나 학교 등 단체를 대상으로 하는 정기적인 신체검사나 건강검진 등은 병원의 안정적인 수익에 기여할 수 있으며 촉진효과도 작지 않다. 또한 이러한 단체계약을 유지하기 위해서는 광고나 홍보보다는 인적판매를 통한 마케팅활동이 보다 더 효과적이다.

사례 7-19 중요한 인적판매 효과가 있는 방문간호서비스

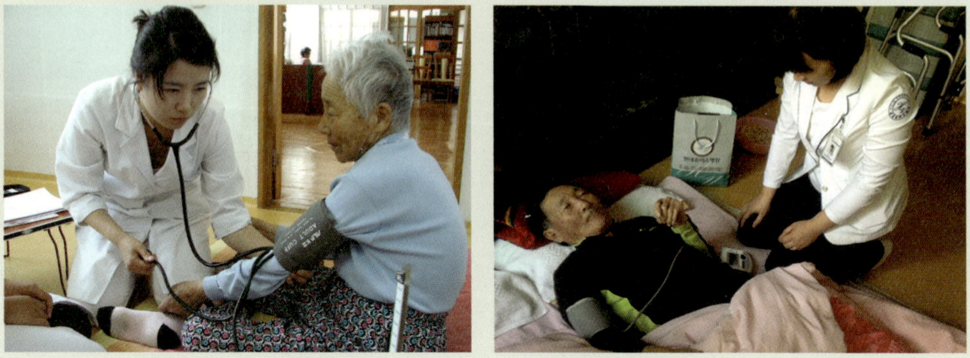

의료진이 직접 방문하여 의료서비스를 제공하는 방문간호서비스

사례 7-20 중요성이 더해지는 병원 코디네이터의 역할

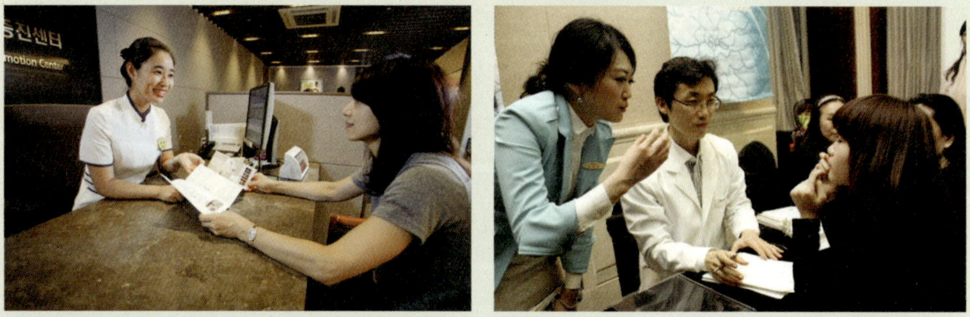

병원의 코디네이터는 병원의 중간관리자로서 병원 근무 분위기를 원만하게 조성함은 물론이고 고객들에게 차별화된 서비스를 제공함으로써, 의료진과 내원고객, 고객과 직원, 그리고 원장과 직원들 간의 관계를 원활하게 조정함으로써 이들 간의 최적의 시너지효과가 나도록 하는 중간자 역할을 수행한다.

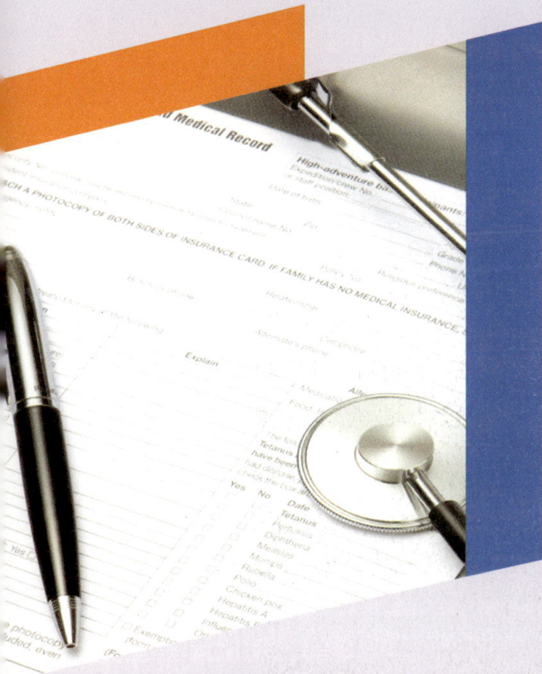

CHAPTER 8

서비스상품으로서의 의료서비스

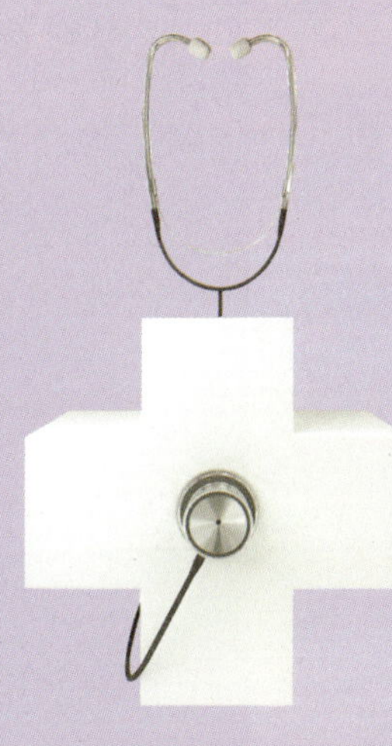

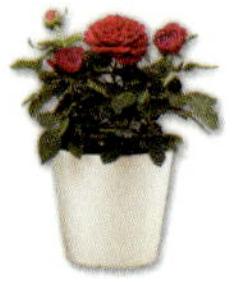

이 시대의 사랑

최승자

불러도 삼월에는 주인이 없다
동대문 발치에서 풀잎이 비밀에 젖는다.

늘 그대로의 길목에서 집으로
우리는 익숙하게 빠져들어
세상 밖의 잠 속으로 내려가고
꿈의 깊은 늪 안에서 너희는 부르지만
애인아 사천 년 하늘 빛이 무거워
〈이 강산 낙화유수 흐르는 물에〉
우리는 발이 묶인 구름이다.

밤마다 복면한 바람이
우리를 불러내는
이 무렵의 뜨거운 암호를
죽음이 죽음을 따르는
이 시대의 무서운 사랑을
우리는 풀지 못한다

서비스상품으로서의 의료서비스

제1절 서비스와 서비스상품의 정의 및 중요성

서비스와 서비스상품에 대해 혼동하여 사용하는 경우가 많다. 그러나 우리가 일반적으로 알고 있는 서비스와 시장에서 가격이 형성되어 거래되고 있는 서비스상품은 분명하게 다르므로, 이들을 명확하게 구분하여 이해하여야 한다.

1.1 서비스와 서비스상품의 정의

우선 서비스의 개념을 명확하게 하기 위하여, 서비스와 서비스상품으로 나누어 보기로 한다. 무엇이 서비스인가? 일반적으로 서비스라고 하면 상품을 구입했을 때 제공되는 A/S(after service) 정도의 개념으로 생각하지만, 서비스는 이보다 다양하고 좀 더 넓은 개념을 가지고 있다. 예를 들어, 사회소외계층을 위한 봉사활동이나 생맥주 집에서 무상으로 제공되는 팝콘 안주, 호텔 종사자나 은행 점원의 응대서비스, 고객을 대하는 자세나 태도 등과 같이 소비자의 효용과 만족을 충족시키기 위하여 제공되는 모든 것을 서비스라 한다. 이를 좀 더 포괄적으로 생각해보면 미국마케팅협회에서 정의하였듯이 판매를 목적으로 제공되거

그림 8-1 | 의료서비스와 의료서비스상품의 정의

1) 의료서비스의 정의

판매를 목적으로 제공되거나 또는 상품판매와 연계해서 제공되는 제반 활동, 편익, 만족을 서비스라 함

2) 의료서비스상품의 정의

시장에서 특정한 가격을 가지고 판매되는 무형의 상품을 서비스상품이라 함

3) 제품과 상품의 차이점

제 품	상 품
자동차나 컴퓨터와 같이 기업에서 만들어 내는 제조품 자체, 즉 순수한 제조품	제품에 서비스가 포함되거나 서비스 자체만으로 구성된 판매품

4) 다양한 서비스 형태

• 무상으로 제공	예) 생맥주집의 무료안주
• 타인을 위한 봉사	예) 무료검진서비스
• 제품구매 시 제공되는 서비스	예) 병원이나 고객응대서비스
• 고객응대 자세나 태도	예) 주차시설, 인테리어 등 각종 편의시설

의료시장에서 거래되는 모든 재화는 일종의 의료서비스상품이다

나 상품판매와 연관되어 제공되는 모든 활동이나 편익을 서비스라 할 수 있다.

그러면 서비스상품은 무엇인가? 대부분의 사람들이 제품과 상품의 개념을 혼동하는 경우가 많다. 일반적으로 서비스를 말할 경우에는 제품이라고 하지 않고 상품이라는 말을 쓰는데, 제품과 상품의 개념에는 다소 차이가 있다. 제품이란 자동차나 컴퓨터와 같이 기업에서 만들어 내는 제조품 자체, 즉 순수한 제조품을 말하는 반면에 상품은 제품에 서비스가 포함되거나 서비스 자체만으로 구성된 판매품을 말한다.

따라서 서비스상품은 시장에서 특정한 가격을 가지고 판매되는 무형의 상품을 말한다. 예를 들어, 사회소외계층을 위해 무료로 진료를 하였다면 이것은 위에서 말하는 타인을 위한 봉사서비스가 된다. 그러나 일정한 금액을 받고 진료서비스를 하는 것은 경제행위에 속한다. 이 경우 진료서비스를 하는 행위는 서비스상품이라고 말할 수 있다. 학교에서의 강의와 병

사례 8-1 서비스상품의 성공 사례

세브란스병원
SEVERANCE HOSPITAL

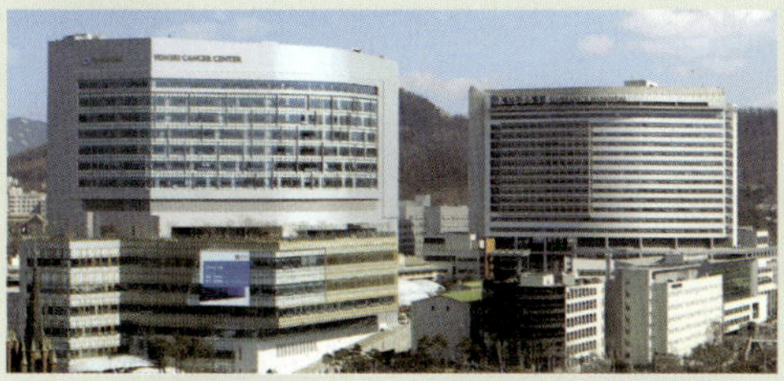

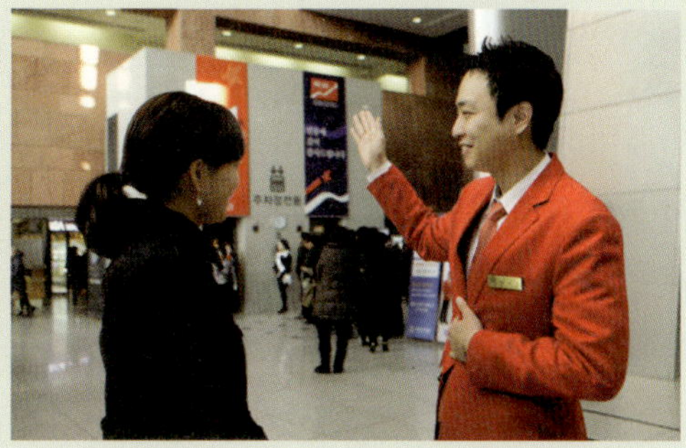

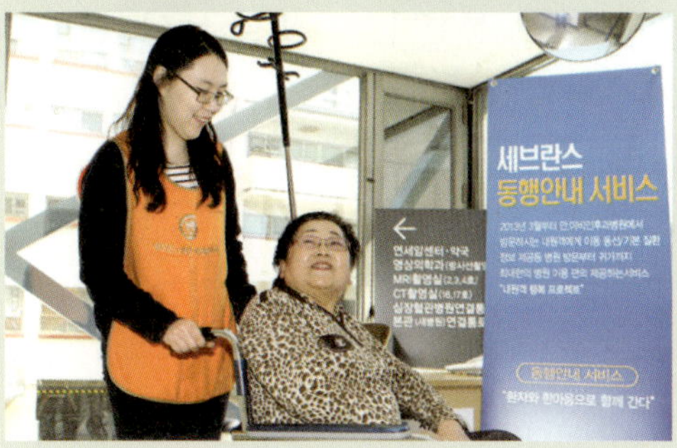

연세대학교 세브란스병원은 국가고객만족도(NCSI) 조사에서 2011년 이후 병원부문 4년 연속 1위를 차지했다. 세브란스병원은 '환자중심'을 가치로 하여 환자가 체감할 수 있는 다양한 서비스를 제공하고 있는 점이 높은 평가를 받았다. 예를 들어, 환자 및 보호자의 접수 및 민원사항, 궁금증을 1 대 1로 상담해주고 알려주는 '레드 재킷' 간호사의 역할을 강화해 내원객의 불편함을 최소화했다. 길을 찾지 못해 겪는 환자의 불편을 줄이고 이동시간을 최소화하기 위해 직원 한 명이 환자를 직접 목적지까지 안내해주는 '동행서비스'도 운영 중이다. 더 나아가 환자의 체감진료 대기시간을 줄이기 위해 대기장소를 쾌적하게 바꾸고 진료 진행상황을 실시간 SMS로 안내하고 있다. 또한 원스톱하이패스시스템도 환자들의 불편함과 대기시간을 줄이는 데에 도움을 주고 있다. 이 서비스시스템은 원무 매니저가 병원업무와 관련한 행정서비스를 원스톱으로 처리해서, 진료비 수납과 진단서 등 서류를 발급받는 일도 한 번에 처리할 수 있는 통합원무시스템이다.

원의 의료서비스, 그리고 금융기관에서 제공하는 위탁, 자산운영 및 송금업무 등도 일정한 대가를 받고 수행하게 되므로 서비스상품에 해당된다.

그러나 어떤 의미에서 보면, 시장에서 거래되는 모든 것을 서비스상품이라고 할 수 있다. 만일 소비자가 어떤 제품을 구입하였다면, 그는 그 제품 자체를 구입한 것이 아니라 그 제품이 제공하거나 그로부터 얻을 수 있는 서비스를 구입하는 것으로 볼 수 있다. 예를 들어, 자동차를 구입하였다면, 자동차의 무엇을 구입하였는가? 자동차가 제공하는 편리함과, 어느 정도 속도가 있는 이동서비스를 구입한 것으로 생각할 수 있다. 이렇게 확대된 의미에서 보면, 시장에서 거래되는 모든 재화는 일종의 서비스상품이다.

1.2 서비스와 서비스상품의 중요성

(1) 서비스의 중요성

미래의 기업경쟁력은 제품품질보다는 고객에 대한 서비스역량에 따라 결정된다. 생산기술이 발전해감에 따라 제품의 품질차이는 점차 줄어들고 있다. 품질로 승부를 걸고 좋은 제품개발에 역량을 집중했던 기업들도 이제 품질은 기본이고, 서비스가 고객 선택의 중요한 요인임을 인식하고 있다. 즉, 차별화는 제품 자체가 아니라, 제품과 연계된 고객서비스에 의하여 이루어짐을 알게 되었다. 제품이 아니라 서비스를 제공하는 의료산업의 경우에도 고객서비스에 관한 관심이 점차 증대되고 있다. 의료장비 및 정보통신기술의 발달로 진료서비스의 질적 차이는 점차 줄어들고 있는 실정이다. 따라서 병원들은 진료 이외의 대고객서비스 부분을 적극적으로 개선하여 차별화 요인으로 사용하고 있다.

그림 8-2 | 서비스의 중요성

서비스가 없는 상품은 더 이상 존재하지 않음

- 서비스는 대부분 제품의 필수적인 구성요소
- 기술의 발달로 제조상품의 질적 차이가 점차 줄어듦에 따라 서비스의 차이가 제품의 질을 결정하는 핵심요인으로 등장

사례 8-2 미디어를 활용한 의료서비스마케팅

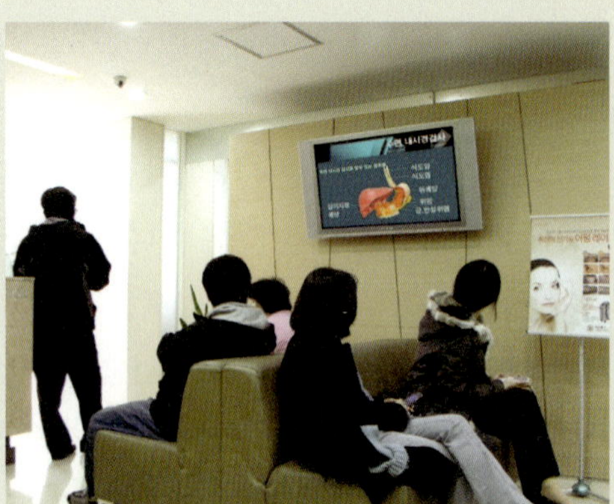

병원 대기실에서 고객들이 가장 흔히 접하는 것이 TV모니터와 음악, 뉴스레터 등이다. 그렇다면 과연 이러한 미디어를 어떻게 활용해야 좋을까? 진료를 기다리는 짧은 시간, 고객의 눈과 귀에 병원의 특징과 이미지를 각인시켜 준다면 그것만큼 좋은 홍보효과는 없을 터. 드라마나 영화가 나오는 단순한 TV모니터 화면이 아닌 의료정보와 병원정보를 보다 체계적이고 시각적으로 보여준다면 병·의원에 대한 신뢰를 구축하는 데 큰 도움이 될 것이다.

(2) 서비스상품의 중요성

서비스의 중요성이 부각되면서 세계경제에서 서비스상품이 차지하는 비중 또한 증대되고 있다. 선진국 GNP의 약 2/3 이상, 저소득국가 GNP의 약 1/3이 서비스와 서비스상품에 의해 창출된다. 또한 폐쇄사회로 인식되는 사회주의국가마저도 그들 수입의 30% 이상을 서비스상품으로부터 얻고 있다. 그리고 전 세계 무역의 약 26%가 서비스상품의 교역에 의한 것이라는 점 또한 서비스상품이 중요하다는 사실을 입증하고 있다.

그림 8-3 | 서비스상품의 중요성

국가 GNP의 대부분을 차지함

- 선진국 GNP의 약 2/3 이상, 저소득국가 GNP의 1/3을 차지함
  예) 미국 1984년 66%, 최근에는 거의 90%에 육박함
- 세계무역의 약 26%가 서비스상품 교역에 의해 이루어짐

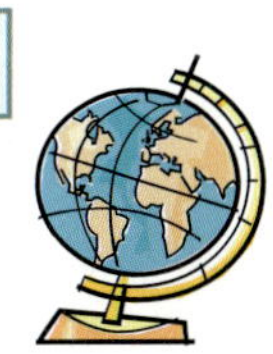

특히 미국과 같은 선진국의 경우 서비스상품 매출이 전체 GNP의 90%에 육박하고 있으며, 한국의 경우에도 정보통신산업과 금융산업의 급격한 발달로 전체 GNP의 80% 이상이 서비스상품으로부터 발생하고 있다.

산업의 발달과 더불어 생활여건이 향상됨에 따라 더 건강하게 오래 살려는 소비자들이 욕구가 증대됨에 따라 질 높은 의료서비스에 대한 니즈와 수요가 증가하고 있다. 이에 따라 의료산업의 규모도 점차 높아져서 최근에는 전체 GNP의 6～7% 수준을 차지하고 있다.

사례 8-3 서비스의 차이가 제품의 질을 결정하는 핵심역량

차별화는 제품 자체가 아니라, 제품과 연계된 고객서비스에 의하여 이루어진다. 예를 들어, 국내 이동통신 서비스업계는 더욱 치열해지고 있는 고객서비스 경쟁으로 인하여 이제는 세계 어느 나라, 어느 업종과도 비교될 수 없을 만큼 차원이 다른 고객서비스를 제공하고 있다. 특히 이동통신사업자 간의 통화품질 차이가 거의 없어진 다음부터는 통화품질보다는 요금체계나 다양한 부가혜택 제공, 그리고 고객접점에서의 친절한 서비스가 소비자 선택의 중요한 요인이 되고 있다.

이러한 고객서비스의 일환으로 도심 곳곳에 마련된 이동통신사의 체험매장은 각종 서비스체험은 물론 문화예술활동과 휴식공간을 제공함으로써 '도심 속 쉼터'로 자리잡고 있다. 이동통신사들의 체험매장(SK텔레콤의 T-um, LGU+SQUARE, Olleh square)들은 숍전용 브랜드를 따로 정해놓고 각각의 차별화된 프리미엄서비스를 통해서 기업의 경쟁력을 높이고 있다.

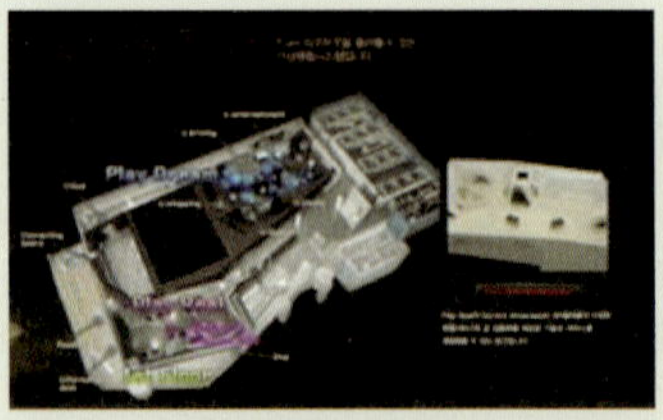

SK텔레콤 T-um

T-um은 미래 기술의 생활화를 앞당기고자 하는 SK텔레콤의 이러한 혁신과 열정이 숨쉬는 곳이다. 미래 ICT 기술을 보여주는 Play Dream에서는 SK텔레콤의 미래기술로 고객의 꿈이 현실이 되며, Play Real에서는 SK텔레콤이 비즈니스 파트너와 함께 만들어낸 다양한 서비스와 기술을 직접 체험할 수 있다.

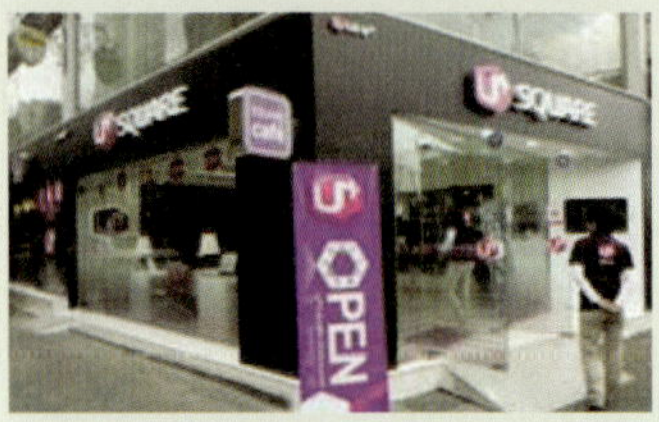

LGU+SQUARE

간판 교체와 함께 LG유플러스는 U+스퀘어 매장의 인테리어와 구조를 대대적으로 변경하고, 서비스를 아우르는 신개념 매장으로 리뉴얼하였다. 서비스를 직접 체험하고 통신 전문 상담사의 컨설팅을 받을 수 있으며, 구매까지 가능한 '유무선 토털 매장'이 되도록 하겠다는 것이 회사측의 포부이다.

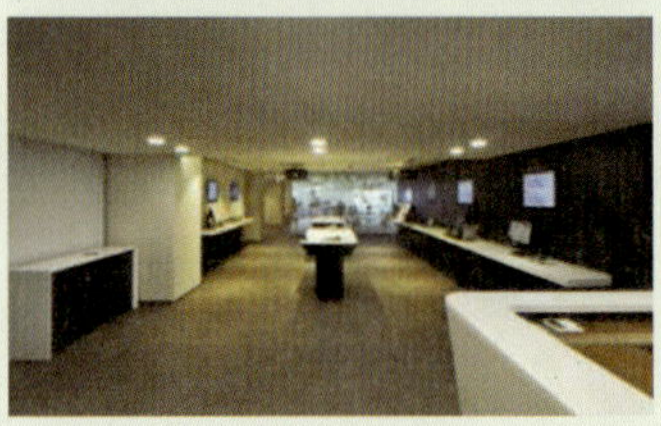

Olleh square

올레스퀘어는 2010년 5월 오픈하여 생활 속의 친숙한 IT기기를 손쉽게 직접 다루어보고 자유롭게 체험할 수 있는 공간이다.

제2절 서비스상품의 분류기준에 따른 의료서비스

서비스상품의 범위와 내용을 규정짓는 것은 매우 어려운 일이다. 제품에 비하여 서비스에 대한 이론적 연구가 많지 않은 이유도 바로 여기에 있다. 따라서 서비스상품을 보다 쉽고 정확하게 이해하기 위해서는 서비스상품의 범위를 정하고 분류해보는 것이 필요하다. 또한 분류된 서비스상품의 특징에 따른 유사점이나 차이점을 분석해봄으로써, 보다 적합한 마케팅 전략을 구사할 수 있다.

러브록(Lovelock, 1983)은 서비스의 속성에 따라 합리적인 분류기준을 [그림 8-4]와 같이 제시하였다. 본 절에서는 그의 분류기준을 토대로 서비스상품을 분류하여 설명하고자 한다.

그림 8-4 | 속성에 따른 서비스 분류기준

1. 서비스행위의 대상은 무엇이며, 서비스를 제공하기 위하여 어느 정도의 유형적 도구가 필요한가?
2. 서비스제공자와 고객 간의 관계는 어떠하고, 제공되는 서비스는 지속적인가?
3. 고객을 위한 서비스제공자의 재량권(상품재량권, 종업원재량권)은 어느 정도인가?
4. 고객들에게 서비스가 어떠한 방식으로 제공되고 있는가?
5. 서비스수요와 공급의 특성과 제공기업의 대처능력은 어떠한가?

2.1 서비스행위의 대상과 수행 시 유형적인 도구의 필요성 정도에 따른 분류

서비스행위의 직접적인 대상과 서비스행위가 어느 정도의 유형적인 요소를 필요로 하는가에 따라 분류하는 것이다. 즉, 서비스를 제공받는 직접적인 대상이 사람인가 사물인가에 따라 분류하고, 서비스 수행 시에 유형적 도구가 어느 정도 필요한가에 따라 분류한다.

서비스를 제공받는 궁극적인 대상은 사람이다. 그러나 화물운송이나 장비수리, 그리고 금융서비스 등에서 수행하는 서비스활동의 직접적인 대상은 사람이 아니라 사물이다. 반면에

그림 8-5 | 서비스행위의 대상과 유형적 도구의 필요성 정도에 따른 분류

1. 서비스행위의 대상과 유형적 도구의 필요성 정도에 따른 분류		서비스의 직접적인 대상	
		사 람	사 물
유형적 도구의 필요성 정도	많이 필요함	의료, 호텔, 여객운송, 식당	화물운송, 장비수리, 소매업
	적게 필요함	광고, 박물관, 방송, 교육	은행, 증권보험, 법률서비스

의료서비스와 호텔 및 교육 등은 직접적인 서비스 대상도 사람이고, 그에 따른 궁극적인 서비스 수혜자도 사람이다. 이와 같이 서비스의 직접적인 대상이 사람이냐 사물이냐에 따라 분류할 수 있다. 따라서 의료서비스의 경우에는 고객이 서비스 대상이면서 수혜자이기 때문에 고객과의 관계가 더욱 중요하다.

또한 의료, 운송, 호텔 등과 같은 서비스는 실행 시에 많은 유형적인 도구를 필요로 한다. 반면에 광고나 교육, 그리고 법률 및 금융서비스는 상대적으로 적은 유형적 도구를 필요로 한다. 이와 같이 서비스를 제공함에 있어 유형적인 도구를 어느 정도 필요로 하느냐에 따라 분류할 수 있다. 유형적인 도구를 필요로 하는 의료서비스의 경우, 고객들은 건물이나 시설 장비 등의 유형적인 도구가 잘 갖추어져 있어야 질 높은 서비스를 받을 수 있다고 생각하는 경향이 있다. 그러나 방송이나 교육 등은 시설이나 장비보다는 서비스 그 자체를 바탕으로 서비스 질을 평가한다. 그러나 이러한 구분은 명확하고 절대적인 기준이 없기 때문에, 상대적인 기준만을 사용하여 분류하여야 한다.

2.2 서비스제공자와 고객 간의 관계 및 제공 유형에 따른 분류

서비스제공자와 고객 간의 관계 정도에 따라 분류할 수 있다. 예를 들어, 은행이나 통신서비스 그리고 정기승차권 등은 기업과 고객과의 관계가 회원과 같은 비교적 강한 관계로 엮어져 있다. 그러나 흔히 공공재로 불리는 라디오방송이나 경찰서비스 및 우편서비스 등은 서비스제공기관과 고객 간에 공식적인 밀접한 관계가 없다.

일반적으로 고객을 회원으로 가지고 있는 서비스기업은 현재고객들이 누구인지, 또 그들

그림 8-6 | 서비스제공자와 고객 간의 관계 및 제공 유형에 따른 분류

2. 서비스제공자와 고객 간의 관계 및 제공 유형에 따른 분류		서비스제공자와 고객 간의 관계 유형	
		회원관계	공식적인 관계 없음
서비스 제공유형	지속적인 제공	은행, 전화가입, 대학, 보험, 헬스클럽, 신용카드, 의료	라디오방송, 경찰, 무료고속도로
	단속적인 제공	정기승차권, 연극회원, 콘도회원	렌트카, 우편서비스, 유료고속도로, 영화관

이 제공되는 서비스를 어떻게 이용하고 있는지 등에 대하여 파악할 수 있으며, 고객에 대한 기록이나 정보를 시장세분화 및 마케팅활동에 효과적으로 활용할 수 있다. 예를 들어, 현재 고객의 신분이나 주소, 그리고 구매 및 커뮤니케이션정보를 알 수 있으므로 직접우편, 전화, 인적판매 등을 이용한 판촉활동이 가능하다.

또한 서비스제공의 지속성 정도에 따라 분류해 볼 수 있다. 예를 들어, 신용카드, 전화서비스, 헬스클럽 등은 서비스 수혜자가 회원과 같은 장기적인 관계를 맺고 지속적으로 받는 서비스이다.

또한 공공재로 불리는 대부분의 서비스, 예를 들어 방송과 경찰 그리고 무료도로 등도 이러한 지속적인 서비스에 속한다. 반면에, 운송서비스, 식당, 영화관 등에서 이루어지는 서비스와 연극이나 콘도회원 및 정기승차권과 같은 서비스는 단속적인 거래에 속하는 서비스이다. 이러한 단속적인 서비스로는 고객의 성격이나 소비목적 등에 대한 정보를 얻기가 쉽지 않다.

의료서비스는 대형병원의 경우에는 회원관계로 지속적인 서비스를 제공하는 것이 원칙이나 일반 소형병원의 경우에는 공식적인 관계가 제대로 형성되지 않고 단속적인 서비스만을 제공하는 경우가 많다. 따라서 병원은 가능하면 고객들을 회원관계로 전환될 수 있는 시스템을 갖추고 지속적인 서비스를 제공할 수 있도록 노력해야 한다.

2.3 서비스제공자의 재량권에 따른 분류(상품재량권, 종업원재량권)

서비스는 생산과 동시에 소비되기 때문에, 소비자가 생산과정에 참여한다. 따라서 가능하면 개별소비자의 욕구에 맞추어 서비스를 제공하는 것이 필요하다. 이를 위한 기업의 재량권은 ① 개별고객의 욕구에 대한 맞춤서비스를 제공할 수 있는 상품재량권 수준과 ② 고객과의 접점에 있는 종업원이 고객욕구에 응대하기 위하여 행사할 수 있는 재량권 정도에 따라 분류할 수 있다.

대중교통이나 극장 및 패스트푸드점의 경우는 기업이나 종업원의 재량권이 거의 없는 매우 표준화된 서비스에 속한다. 대중교통의 경우에는 정해진 시간에 맞추어 운영되고, 패스트푸드점의 경우 서비스제공자가 서비스의 성격이나 상품 내용을 결정지을 수 있는 기회가 거의 없다. 고급식당이나 호텔의 경우, 고객이 원하는 대로 서비스를 변화시킬 수 있는 상품재량권이 상대적으로 높으나, 종업원의 재량권은 크지 않은 편이다.

그림 8-7 서비스제공자의 재량권에 따른 분류

3. 서비스제공자의 재량권에 따른 분류		상품재량권 : 개별고객에 대한 맞춤서비스 제공 수준	
		높 음	낮 음
종업원재량권 : 종업원이 고객 욕구에 따라 발휘할 수 있는 재량권 정도	높 음	법률, 의료, 건축디자인, 가정교사	교육, 예방치료
	낮 음	전화, 호텔, 은행, 고급식당	대중교통, 극장 패스트푸드, 레스토랑

서비스제공자가 개별고객에 따라 가장 많은 재량권을 행사할 수 있는 분야는 법률, 의료, 회계, 건축 등과 같은 전문서비스 분야이다. 이 경우 서비스제공자가 고객의 의견을 반영하여 서비스상품의 성격이나 내용을 결정할 수 있다. 그러나 수동적으로 고객의 요구에 대응하는 것이 아니라 고객에게 의견을 받고 조언하는 과정을 통하여 개별고객에게 꼭맞는 서비스를 제공하는 것이다. 이처럼 의료서비스는 대상이 되는 개별고객에 따라 그 내용을 맞추기 위한 상품재량권이나 의료종사원의 재량권은 상대적으로 높은 편이다. 따라서 의료서비스의 경우 고객과의 접점에 있는 창구 담당자나 의사 그리고 간호사 등의 역할에 따라 서비스의 질이 크게 달라지는 경향이 있다.

2.4 서비스제공방식에 따른 분류

서비스는 서비스제공방식, 즉 서비스가 생산되고 소비되는 장소의 수와 고객과 서비스제공자 간의 상호작용 성격에 의해서 구분할 수 있다. 이발소나 극장, 청소, 인터넷 금융서비스 등은 단일지점에서 서비스가 생산되어 소비된다. 그러나 패스트푸드 레스토랑이나 우편배달 및 전화서비스는 다양한 장소에서 서비스가 가능하다.

또한 서비스상품은 고객과 서비스제공자 중 어느 쪽이 찾아가는가, 아니면 둘 다 떨어져서 거래를 하는가와 같은 고객과 서비스제공자 간의 상호작용 성격에 따라 분류할 수 있다. 극장이나 대중교통서비스는 고객이 찾아가는 것이고, 택시나 우편 등은 제공자가 고객을 찾아가는 것이며, 인터넷금융서비스나 전화 등은 서로 접근할 필요 없이 정보기술이나 통신망을 통하여 서비스가 생산되고 소비된다.

그림 8-8 | 서비스제공방식에 따른 분류

4. 서비스제공방식에 따른 분류		서비스제공장소의 수	
		단일입지(한 장소)	복수입지(여러 장소)
고객과 서비스 제공자 간의 상호작용 성격	고객이 서비스 제공자를 찾아감	극장, 이발소, 병원	버스, 패스트푸드 레스토랑
	서비스기업이 제공자를 찾아감	잔디관리, 방역, 왕진	우편배달, 긴급자동차수리
	서로 떨어져서 거래를 함	인터넷금융서비스, 지역 TV방송국, 원격진료	방송네트워크, 전화회사

의료서비스의 경우에는 고객이 서비스제공자를 찾아가는 것이 일반적이나 경우에 따라서는 왕진을 가거나 긴급진료서비스를 제공하기도 하며, 특히 최근에 원격진료가 가능해짐에 따라 고객과 서비스제공자가 서로 떨어진 상태에서 진료가 가능하게 되어 이에 대한 구분이 어렵다. 입지의 경우에도 고객과의 접점을 늘리려는 병원들의 노력과 영리를 목적으로 하는 의료기관의 설립이 허용됨에 따라 본사에서 직접 운영하는 프랜차이즈병원도 등장할 수 있다.

2.5 서비스의 수요와 공급의 관계에 따른 분류

서비스상품은 제품과 같이 재고로 보관할 수 없다. 예를 들어, 정해진 시간에 이동하는 기차나 비행기의 빈 좌석에 해당하는 서비스상품은 시간이 지나면 곧바로 소멸한다. 반대로 수요가 높을 경우, 좌석표를 못 구한 고객들은 다음 기회를 이용하거나, 아니면 다른 교통수단을 이용하여야 한다. 이와 같이 서비스상품은 제품에 비하여 수요와 공급에 민감하다. 따라서 시간에 따른 수요의 민감성 정도와 수요의 급증에 대처할 수 있는 공급능력 수준에 따라 서비스를 분류할 수 있다.

시간에 따른 수요의 반응성이 높은 서비스상품으로는 전기와 전화, 호텔, 식당 및 대중교통서비스가 있다. 반면에 보험이나 법률서비스 및 은행은 상대적으로 시간대에 따라 수요의 변화가 크지 않은 서비스상품에 속한다. 또한 전기, 전화, 소방과 같은 공공서비스나 이에

그림 8-9 | 수요과 공급의 관계에 따른 분류

5. 수요와 공급의 관계에 따른 분류		시간에 따른 수요의 반응성	
		많 음	적 음
공급의 제한성	피크수요를 충족시킬 수 있음	전기, 전화, 소방	보험, 법률서비스, 은행
	피크수요에 비해 공급능력이 작음	여객운송, 호텔, 식당, 극장	위와 비슷하나 기본적으로 불충분한 설비능력을 가진 제공자

준하는 금융서비스는 피크수요를 효과적으로 대처할 수 있으나, 병원이나 호텔, 식당과 같은 기업은 상대적으로 피크수요를 대처할 수 있는 능력이 떨어진다.

만일 서비스제공기업이 수요의 피크에 대처할 능력이 있다면 문제가 되지 않는다. 그러나 대처할 능력이 부족하다면 기업은 사전에 이에 대한 준비를 해야 한다. 특히 시간에 민감한 변화를 보이는 서비스상품을 취급하는 기업은 변동하는 수요에 대하여 효과적으로 대응할 수 있어야 한다.

일반적으로 기업은 가격을 이용하여 수요를 조절하는 경우가 많다. 예를 들어, 성수기에는 가격을 올리고, 비수기에는 가격을 할인해 줌으로써 고객이 자발적으로 자신의 수요패턴을 비수기로 옮기도록 유도하는 것이다. 이외에도 환자들이 많이 몰리는 시간에 오는 환자에 대해서는 정상적인 진료비를 받고, 그 시간대를 피해서 온 환자에 대해서는 적당한 수준의 진료비 할인정책을 도입하는 방식의 수요조절능력을 사용하는 것이 필요하다. 또한 예약이나 대기시스템을 사용함으로써 수요를 재고화하는 방법이 사용된다.

반대로 공급능력이 과잉인 경우에는 수요를 창출하기 위해서 잠재고객을 상대로 적극적인 마케팅활동을 하여야 한다. 최근 싱가포르, 인도 및 동유럽 등에서 많이 개발되고 있는 의료관광서비스상품도 관광을 부각시켜 의료서비스에 대한 새로운 수요를 창출하려는 노력에 따른 아이디어 상품으로 분류할 수 있다.

제3절 의료서비스 특성에 따른 병원마케팅전략

3.1 서비스의 특성

병원(hospital)의 어원은 '호텔(hotel)'과 함께 '접대하다(host)'라는 단어에서 비롯되었다. 그러면 병원이나 호텔이 제공하는 것은 무엇인가? 병원이나 호텔이 제공하는 것은 TV나 냉장고와 같이 형체가 있는 제품이 아니라 무형의 서비스를 제공한다. 그러면 병원에서 제공하는 의료서비스는 어떠한 특징이 있을까?

의료서비스를 포함해서 일반적인 서비스의 대표적인 특성으로 무형성(intangibility), 동시성(simultaneity), 이질성(heterogeneity), 소멸성(perishability)의 4가지가 있다. 이들 4가지의 특성을 구체적으로 살펴보면 다음과 같다.

첫째, 무형성은 강의나 진료처럼 서비스의 형체가 없다는 것이다. 따라서 상품의 질을 평가하기가 어렵다. 예를 들어, 자동차나 가전제품과 같이 유형적인 형태를 가지고 있는 제조품의 경우에는 소비자가 눈으로 보고 실제로 작동해봄으로써 그 제품의 품질을 평가할 수 있

그림 8-10 서비스의 속성

무형성(intangibility) ➔ 형체가 없음	동시성(simultaneity) ➔ 생산과 소비가 동시에 발생함
■ 보거나 만질 수 없음 예) 강의, 상담, 진료	■ 생산됨과 동시에 소비됨 ■ 소비자도 생산과정에 참여함 예) 이발, 통신, 진료, 상담
이질성(heterogeneity) **➔ 모든 서비스가 매번 다름**	**소멸성(perishability)** **➔ 판매되지 않은 서비스는 사라짐**
■ 표준화가 어려움 예) • 의사의 의료서비스는 일정하지 않음 • 보험설계사에 따라 고객에 대한 서비스가 다름 • 같은 병에 대한 치료도 의사와 환자의 여건에 따라 다름	■ 재고로 보관할 수 없음 예) • 환자가 없는 시간대의 진료서비스 • 하와이행 비행기의 빈 좌석 • 사용량이 적은 시간대의 전기나 통신 서비스

다. 그러나 병원에서 제공하는 의료서비스나 보험과 같은 금융상품 등은 이러한 제조품과는 달리 보거나 만져볼 수가 없기 때문에 그 질을 평가하기 어렵다.

둘째, 동시성은 일반 제조품과는 달리 소비자가 직접 생산활동에 참여하여야만 서비스상품이 생산되어 소비된다는 것을 의미한다. 제조된 제품은 일반적으로 생산하는 시점과 판매하는 시점, 그리고 경우에 따라 소비하는 시점이 서로 다르다. 그러나 서비스상품은 생산과 동시에 소비되기 때문에 생산과 소비가 분리될 수 없다는 동시성을 가지고 있다. 예를 들어, 의료서비스는 의사에 의하여 생산되고, 생산됨과 동시에 고객에 의해서 소비된다. 고객인 환자 없이 의사 혼자서 혹은 환자 혼자서 의료서비스를 생산하고 소비할 수는 없다. 환자와 의사가 동시에 같이 있어야 의료서비스상품이 생산되어 소비된다.

셋째, 이질성은 생산되고 소비되는 모든 서비스가 공장에서 생산되는 제품과 같이 똑같은 것이 아니라 서로 다르다는 것이다. 같은 내용을 가지고 강의하여도 시간, 장소 또는 청중에 따라 강의의 질은 매번 다르다. 병원에서 제공하는 진료서비스도 의사나 간호사의 컨디션에 따라 서로 다른 질의 서비스를 제공하기도 한다. 대부분의 서비스는 인간과 인간의 쌍방 커뮤니케이션이나 직접적인 접촉을 통해 생산되고 소비된다. 이와 같이 서비스의 생산과 소비에 불완전한 인간이 많이 개입되기 때문에, 순간 순간 그 상황에 따라 생산되는 서비스상품의 질은 서로 달라 편차가 있기 마련이다. 이러한 서비스상품의 품질편차는 고객에게 적지 않은 불안감으로 나타남으로써 서비스상품의 품질에 치명적인 영향을 미칠 수 있다.

넷째, 소멸성은 판매되지 않은 서비스는 재고로 남아 나중에 판매할 수 있는 것이 아니라 소멸되어 버린다는 것이다. 예를 들어, 오전 9시부터 11시까지 병원에 환자가 한 명도 없었다면, 그 시간 동안 생산가능한 의료서비스는 재고로 남아 있지 않고 영원히 사라져버린다. 또한 오늘 출발한 하와이행 비행기의 빈자리도 영원히 판매되지 못하는 서비스상품이 되어 소멸된다.

3.2 의료서비스의 특성에 따른 문제점과 해결방안

의료서비스의 독특한 특성으로 인하여 의료서비스상품은 제품과 달리 많은 문제점을 가지고 있다. 의료서비스의 특성에 따른 문제점과 이를 극복하기 위한 마케팅전략을 요약하면 [그림 8-11]과 같다.

그림 8-11 | 의료서비스의 특성에 따른 문제점과 해결방안

	문제점	문제점을 극복하기 위한 마케팅전략
무형성 (intangibility)	■ 저장이 불가능함 ■ 특허로 보호가 곤란함 ■ 진열이나 전시가 어려움 ■ 가격설정기준이 불명확함	➡ 실체적인 단서를 강조함 - 의료시설 및 장비 그리고 병원 종사자의 복장 및 태도 ➡ 인적 접촉을 강화함 ➡ 구전(word of mouth)을 효과적으로 활용함 ➡ 원가회계시스템을 활용함 - 의료수가에 대하여 투명하고 명확하게 설명함 ➡ 구매 후 커뮤니케이션을 강화함 - 진료 후 환자와의 접촉을 강화함
동시성 (simultaneity)	■ 서비스 제공 시 고객이 개입함 ■ 집중화된 대량생산이 곤란함	➡ 서비스제공자의 선발과 교육에 세심한 노력을 기울임 ➡ 가능한 접점을 확대함 - 여러 지역에 병원 네트워크를 구축함 - 시공간을 초월한 다양한 매체를 활용한 진료(원격진료)
이질성 (heterogeneity)	■ 표준화와 품질에 대한 통제가 어려움	➡ 서비스표준화를 위한 매뉴얼을 작성하여 활용함
소멸성 (perishability)	■ 재고로 보관이 불가능함	➡ 수요와 공급 간의 균형과 조화를 이룸 ➡ 예약시스템을 활용하고 정확한 수요를 바탕으로 하는 공급전략을 수립함

(1) 무형성

의료서비스가 무형이라서 발생하는 문제로는 우선 저장이 불가능하고, 특허로 보호하는 것이 곤란하며, 진열이나 전시가 어렵다는 점이다. 또한 가격설정기준이 명확한 제조품과 달리 서비스상품은 원가산정기준이 매우 애매하여 가격이 천차만별인 경우가 많다. 이러한 문제점을 극복하기 위한 병원의 마케팅전략은 다음과 같다.

첫째, 무형이기 때문에 발생하는 문제점을 극복하기 위해서는 실제적인 유형의 단서를 제공하여야 한다. 즉, 무형적(intangible)인 요소를 유형적(tangible)으로 바꾸어야 한다. 예를 들

그림 8-12 무형적인 서비스의 유형화 방법

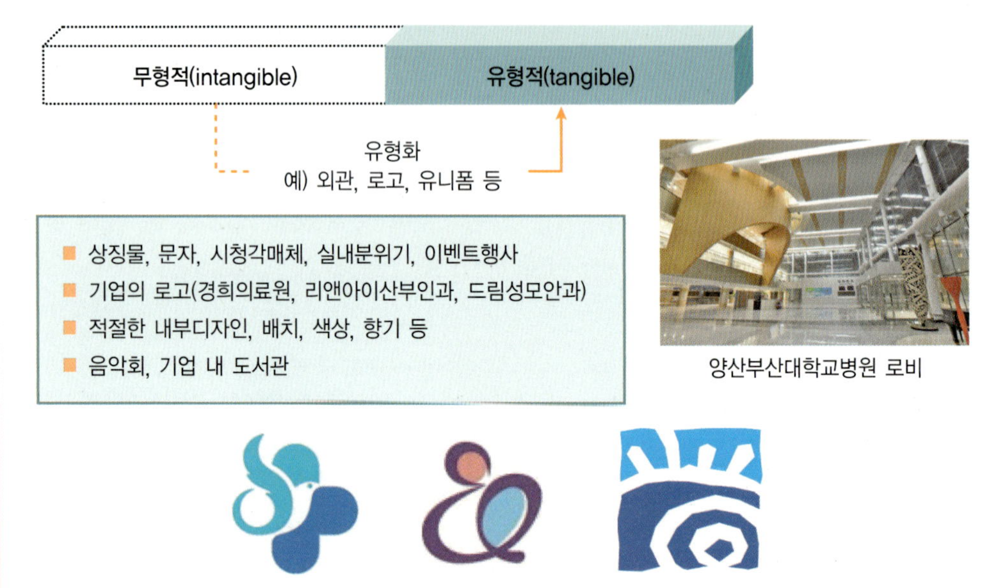

어, 호텔에 들어가면 로비에서 그 호텔로부터 받을 수 있는 무형의 서비스수준을 짐작할 수 있다. 마찬가지로 환자들도 병원을 처음 방문했을 때 병원의 시설과 분위기, 의료진의 복장 등으로부터 제공받을 수 있는 의료서비스의 질을 짐작할 수 있다. 따라서 병원은 진료서비스의 유형화에 많은 노력을 기울여야 한다. 즉, 병원들은 무형적인 의료서비스를 고객에게 전달하기 위해서 서비스의 질에 대한 실제적인 단서가 되는 병원의 시설과 분위기와 같은 물리적 환경에 각별한 관심을 기울여야 한다.

또한 병원 의료진의 유니폼이나 고객을 대하는 의료진의 말투와 예절 등 의료서비스의 질을 예견할 수 있는 모든 단서들을 사전에 철저하게 점검을 하고 지속적인 노력으로 개선하여 나가도록 해야 한다. 최근 대학병원과 중소병원들의 로비 리노베이션을 통하여 병원을 호텔과 같은 분위기를 느낄 수 있도록 바꾸어 가고 있다. 고급스럽고 쾌적한 로비는 고객들로 하여금 병원이 제공하는 의료서비스에 신뢰감을 갖도록 해줄 뿐만 아니라, 고객과 접점에 있는 병원응대자 또한 보다 친절하게 고객을 대할 수 있으므로 서로가 좋은 상승효과를 얻을 수 있다. 일반적으로 병원들이 사용하는 유형화 도구로는 로고, 건물, 상징물, 문자, 실내디자인, 배치, 색상, 향기 등이 있다.

병원의 이미지도 중요한 유형적인 단서가 된다. 예를 들어, 예치과와 드림성모안과는 네트워크병원으로써 병원로고를 통일하였다. 이들 병원이 성장 · 발전함에 따라 의료서비스 공급자는 보다 좋은 이미지 경쟁력과 인지도를 갖추게 되고, 소비자는 브랜드에 대한 믿음과 고급 서비스를 받을 수 있다는 느낌을 받게 되었다. 그러나 무턱대고 병원의 로고와 병원 브랜드를 통일하는 일은 삼가야 한다. 잘못하면 예치과의 경우와는 반대되는 상황이 발생할 수도 있기 때문이다.

둘째, 무형의 서비스상품의 질에 대해 확신을 심어주는 또 하나의 방법은 인적 접촉이다. 병원은 고객과 지속적인 인적 접촉을 통하여 고객이 가지고 있는 불안감을 해소시키고 신뢰감을 심어주도록 해야 한다. 병원은 효과적인 인적 접촉의 강화를 위해서 고객과 접촉하는 직원의 예절이나 지식, 그리고 대인응대능력을 지속적으로 향상시켜야 한다. 특히 최근에는 콜센터를 운영하는 병원들이 많이 늘고 있다. 그러나 경우에 따라서는 타인에게 알리기를 싫어하는, 예를 들어 성형수술 등의 경우에는 너무 과도한 접촉은 피하는 것이 좋다.

셋째, 병원은 제조기업보다 구전(word of mouth)을 효과적으로 활용하여야 한다. 형체가 있는 제품은 보거나 만지거나 혹은 작동하여 봄으로써 제품의 질을 평가할 수 있다. 그러나 형체가 없는 의료서비스의 질은 이를 직접 경험해 본 사람으로부터 들어보는 것이 최선이 될 수 있다. 따라서 병원은 진료를 직접 받아본 사람으로 하여금 본인이 경험한 진료서비스에 대하여 주변사람들에게 긍정적인 이야기를 하도록 유도하는 것이 필요하다. 이를 위해서 병원은 고객이 만족하는 수준을 넘어 감탄하여 다른 사람들에게 병원의 서비스에 대하여 자발적으로 전달할 수 있도록 하는 진정한 의미의 고객만족을 이루어야 한다. 감탄하는 고객은 병원의 입장에서 가장 중요하고도 훌륭한 홍보요인이 된다.

넷째, 의료수가는 투명하게 설정되어야 한다. 고객이 지불하는 의료수가가 구체적으로 어떻게 책정되었는지를 명확하게 제시함으로써 고객이 이를 합리적으로 받아들일 수 있도록 해야 한다. 최근에 어느 치과병원에서는 직접적인 치료에 들어가기 전에 고객들에게 컨설팅을 먼저 해주고 있다. 현재의 치아 상태를 분석해주고, 치료가 필요한 부분에 대해서는 어떠한 치료가 필요하고, 치료에 필요한 프로세스 및 그에 따른 치료비가 얼마이며, 총치료비와 기간이 어떻게 된다고 구체적으로 설명함으로써 고객의 이해와 신뢰를 유도하고 있다. 이와 같이 의료수가에 대하여 투명하게 설명하는 것은 무형적인 의료서비스에 대한 고객의 이해와 믿음을 확보할 수 있는 지름길이 된다.

다섯째, 구매 후 커뮤니케이션을 강화하여야 한다. 예를 들어, 대부분의 보험서비스상품은 만약에 발생할지 모르는 미래의 사고에 대한 보장을 판매하는 것이다. 고객은 미래에 발생할 수 있는 사고에 대하여 금전적인 보상을 해주겠다는 무형의 보장서비스를 구매하는 것이다. 제품을 구매할 때처럼 우리가 제품을 집으로 가져와서 소유하는 것이 아니다. 따라서 현재 일정한 금액을 지급하고 아무 것도 가져오는 것이 없기 때문에 소비자는 이에 대하여 불안감을 느낄 수 있다.

즉, 구매 후에 느끼는 불안감이 제조상품에 비하여 서비스상품이 상대적으로 크다. 이러한 경우에 판매자는 지속적으로 전화하고, 필요한 경우에는 직접 방문함으로써 소비자의 불안감을 없애고 신뢰감을 높일 수 있다. 이와 같이 서비스상품은 제조상품보다 구매 후의 커뮤니케이션을 강화할 필요가 있다. 의료서비스도 예외는 아니다. 진료를 받고 돌아간 고객에게 상태가 어떠한지 혹은 불편한 데가 없는지를 묻는 전화는 고객의 불안감을 완화시키는 계기가 될 수 있다.

또한 진정한 마케팅은 "구매 전이 아니라, 구매 후부터 실행하는 것이다"라는 말이 있다. 의료서비스의 경우에도 진정한 마케팅은 진료 후부터임을 상기할 필요가 있다. 최근에 와서 고객관계관리(Customer Relationship Management : CRM)가 유행하는 것도 이러한 맥락에서 진료 후 고객관리가 진료 전보다 더욱 중요함을 올바로 인식하는 데에서 시작됨을 알 수 있다. 즉, 병원은 진료를 받아 고객이 된 이후부터 집중적으로 고객을 관리하는 것이 더욱 필요하기 때문에 병원 CRM(고객관계관리)의 필요성에 대해 깊게 인식하게 되었다.

(2) 동시성

의료서비스의 특성인 동시성으로 발생하는 문제는 서비스의 생산과 소비활동에 고객이 필수적으로 참여해야 한다는 것이다. 이는 일반 제조품과는 달리 소비자가 직접 생산활동에 참여하여야만 서비스상품이 생산되어 소비된다는 것을 의미한다. 이에 따라 집중된 대량생산도 곤란하기 때문에, 우선 서비스제공자의 선발 및 교육분야에 세심한 주의를 기울여야 한다. 고객응대능력이 뛰어난 사람이 고객을 대해야만 효과적인 생산활동을 할 수 있다. 따라서 제조업에서 숙련된 기술자가 필요하듯이 병원에서도 능력과 지식을 갖춘 숙련된 의료진과 의료요원이 필요하다. 이를 위해서 병원은 의료서비스제공자의 선발 및 교육에 세심한 노력을 기울여야 한다.

동시성에 의한 문제를 극복하기 위한 방안으로는 다음과 같은 것들이 있다. 첫째, 원자재를 관리하듯이 고객을 관리해야 한다. 예를 들어, 자동차 제조회사는 자동차를 만들 때 필요한 석유, 철판, 타이어 등의 원자재가 떨어져 제조라인이 정지하지 않도록 원자재 조달에 각별히 신경을 써야 한다. 이러한 사항은 병원과 같은 의료서비스업에서도 마찬가지이다. 즉,

병원이 생산활동에서 필요로 하는 원자재는 바로 고객이다. 따라서 병원은 제조업이 원자재를 관리하는 마음으로 원자재인 고객을 잘 관리해야 한다. 금융서비스산업이나 의료서비스산업 분야에서 고객관계관리(CRM)가 더욱 필요한 이유가 여기에 있다.

둘째, 서비스는 집중화된 대량생산이 불가능하기 때문에 가능한 여러 지역에 서비스망을 구축해 나가야 된다. 요즘에 금융회사에서 소규모 점포를 낸다든지 ATM기를 여러 장소에 분산시켜 설치하는 것도 동시성을 고려해서 고객과의 접점을 확대하자는 의도에서 시작되었다. 보험회사에서 보험설계사를 많이 채용하는 것도 일종의 고객과의 접점을 확대하려는 의도로 볼 수 있다. 병원도 동시성에 따라 제한된 환자와의 접점을 다양하게 확대할 필요가 있다. 인터넷이나 전화와 같은 매체를 활용하여 시공간을 초월한 고객과의 커뮤니케이션도 의료서비스의 접점을 다양하게 확대하고 분산시키기 위한 효과적인 노력이 될 수 있다.

사례 8-4 U-health 모니터링센터

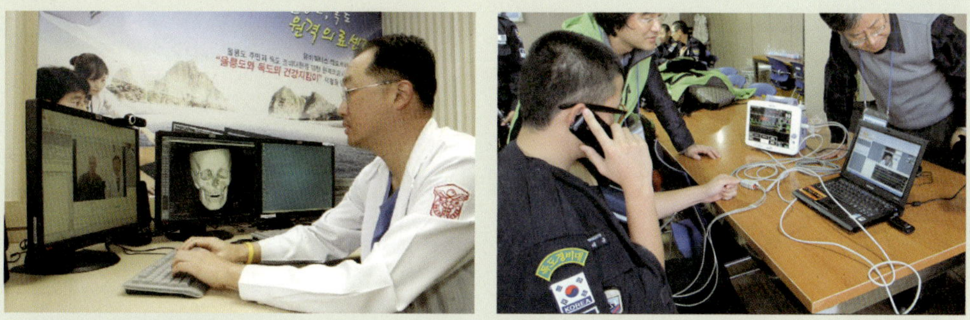

계명대학교 동산병원은 유비쿼터스 헬스서비스 실현에 앞장서고 있다. 동산병원은 의료의 사각지대나 가정에서도 의료혜택을 쉽게 받을 수 있도록 원격진료를 시도하고 있다.

세계 최초로 'U-하트'라는 가슴에 붙이는 심전도를 개발해서 운영 중이다. 심장병 환자들은 U-하트를 이용해서 가정이나 전국 어디서든 핸드폰으로 의료진에게 심전도 상황을 전송, 심장전문의가 환자의 상태를 실시간으로 파악할 수 있다. 또한 1인실 입원환자들의 상태도 간호사 스테이션에서 바로 확인할 수 있는 U-health 모니터링시스템을 운영 중이며, 중환자실 환자의 심장상태도 의료진이 어디서든 24시간 휴대폰으로 확인할 수 있도록 하는 U-health시스템을 운영하고 있다.

(3) 이질성

의료서비스상품은 제품에 비하여 표준화가 어렵기 때문에, 품질관리 또한 매우 어렵다. 매번 변하는 이질적인 품질은 소비자에게 적지 않은 불안감을 줄 수 있다. 이러한 문제점을

사례 8-5 서비스품질의 이질성에 따른 문제

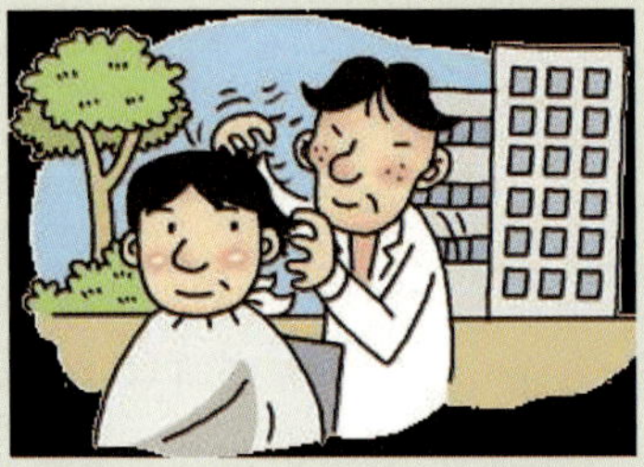

인광 씨는 자신의 아파트 단지 내에 있는 이발소를 매번 이용한다. 이 이발소에는 두 명의 이발사가 있는데, 한 사람은 주인이고 한 사람은 종업원이다. 주인 이발사에게 이발을 하면 90% 정도, 종업원에게 이발을 하면 85% 정도 만족하지만 별문제가 없어 주로 이 이발소를 이용해 왔다.

그런데 어느 날 이발소에 가보니 85% 정도의 만족감을 주던 이발사 대신 새로운 이발사가 와 있었다. 아마도 견습과정에 있는 이발사 같아 가능하면 피하려 했으나, 기다리다 결국은 그 새로운 이발사에게 이발을 하게 되었다.

결과는 예상대로 매우 불만족스러웠다. 그 후 다시 그 이발소에 갔는데, 순서를 기다리다 보니 또 그 새로 온 이발사에게 다시 이발하게 되었고 인광 씨는 또 불만족하게 되었다.

이제 단지 내의 이발소에는 가면 안 되겠다고 생각하게 된 인광 씨는 그 후 집에서 차를 타고 10분 정도 나가서 다른 아파트 단지에 있는 이발소에 가게 되었다.

새로이 찾아간 이발소에는 이발사가 한 사람밖에 없는데 85% 정도 만족할 수 있었다. 그러나 품질에 편차가 없어 그 후부터는 줄곧 새로운 이발소만 가게 되었다.

극복하기 위해서는 서비스 프로세스를 세분하여 체계화하고, 가능한 한 규정에 맞추어 서비스가 제공될 수 있도록 표준화하고 정형화시키는 것이 필요하다. [사례 8-5]는 서비스품질의 이질성이 고객의 선택에 어떠한 영향을 미치는지에 대하여 잘 설명하고 있다.

[사례 8-5]에서처럼 기술 좋은 이발사와 기술이 떨어지는 이발사 두 사람이 있는 이발소는 누가 서비스를 제공하는가에 따라 품질의 변동이 매우 심할 수 있다. 왜냐하면 잘 되면 만족도가 90%이고, 잘못되면 만족도는 그 절반밖에 안 되기 때문이다. 이와 같이 서비스가 표준화되어 있지 않은 경우에는 위험도가 상당히 높아 고객의 입장에서는 불안감을 느낄 수 있다. 이러한 경우 고객은 품질의 변동이 심한 서비스상품은 가능한 한 피하려고 할 것이다. 따라서 기업은 일정한 품질의 서비스를 제공하기 위하여 가능한 한 서비스상품을 표준화하고 생산 프로세스를 정형화하도록 지속적으로 노력해야 한다.

의료서비스도 정도의 차이는 있을 수 있으나 이와 같은 서비스의 이질성 문제로부터 자유롭지는 못하다. 예를 들면, 병원에 방문하는 환자가 병원의 서비스제공자의 기분에 따라 기분이 좋을 때는 높은 질의 의료서비스를 제공하고 그렇지 못한 경우 낮은 질의 서비스를 제공받는다면, 이러한 병원에 지속적으로 찾아가 진료받기를 원하는 환자는 아마 한 사람도 없을 것이다. 이러한 문제점을 극복하기 위해서는 제조업에서처럼 병원에서도 철저한 품질관리가 필요하다.

이를 위해서는 전문 의료진에 대한 원내 교육을 강화하고 서비스 프로세스를 체계화하고 정해 놓은 규칙에 맞게끔 모든 서비스가 이루어지도록 표준화하여 외적 요인에 의한 영향을 최소화할 수 있도록 해야 한다. 언제나 동일한 수준의 서비스를 제공하여 환자들로 하여금 그들이 받고자 하는 의료서비스 수준에 대하여 미리 예견하여 안심하고 치료를 받을 수 있도록 해야 한다.

(4) 소멸성

의료서비스상품은 일반 제조품과는 달리 재고로 보관할 수가 없기 때문에, 수요와 공급 간에 균형과 조화를 이루기가 어렵다. 필요한 시점에서 수요가 발생하여 생산되지 않으면 서비스상품 자체가 바로 사라져 버린다. 따라서 병원은 수요와 공급에 대하여 명확히 이해하고 정확한 예측을 바탕으로 이들 간의 균형과 조화를 이룰 수 있도록 하여야 한다. 특히 의료서비스시장은 그 규모가 매우 방대하고, 많은 틈새시장이 존재하기 때문에 이러한 문제를 극복하기 위하여 병원들은 다양한 마케팅전략을 개발하고 있다.

예를 들어, 기차요금이나 항공요금이 주말과 주중을 달리 하는 것도 일종의 피크타임에

그림 8-13 | KTX의 주말과 평일의 가격차등정책

◈ 할인제도

※ 할인상품은 관련 법령의 제 · 개정, 당사의 영업전략 변화에 따라 변경될 수 있습니다.

※ 한국철도공사에서 제공하는 할인은 상호 중복하여 적용하지 않습니다.

○ 예매일별 할인

▶ KTX 승차권을 미리 구입하거나 인터넷으로 결제하면 예매일과 승차일에 따라 운임의 최대 20%까지 할인혜택을 받을 수 있습니다.

승차권 구입시기	월~금요일	토 · 일요일, 공휴일
열차 출발 2개월 전~30일 전까지	20% 할인	10% 할인
열차 출발 29일 전~15일 전까지	15% 할인	7.5% 할인
열차 출발 14일 전~7일 전까지	7% 할인	3.5% 할인

⊙ 설 추석 수송기간은 할인되지 않습니다.

⊙ 각 할인율별로 배정된 할인 좌석이 모두 판매된 경우에는 다음 할인율이 적용되는 좌석을 판매합니다.

탑승객이 집중되지 않도록 수요를 분산시키려는 노력에서 시작되었다. 즉, 주중에는 거의 빈자리로 가는데 주말에 예약이 몰려 자리가 모자라는 문제를 해결하기 위하여 차등가격제를 도입한 것이다. 주말의 고객을 주중으로 바꿈으로써, 재고로 보관이 불가능한 주중 운송서비스를 판매하고자 하는 것이다. 이와 마찬가지로 병원에서도 체계화된 예약시스템을 잘 활용하면 서비스의 소멸성으로 인한 진료서비스 손실을 최소화할 수 있다.

전력의 경우, 여름철 성수기의 피크타임(peak time) 때는 전력의 수요량이 공급량보다 많고, 평소에는 공급이 수요를 초과하고 있다. 피크타임에 필요한 충분한 양의 전력을 공급하려면 평상시에는 필요 없는 발전소를 수십억 원을 들여 새로 건설해야 한다. 이러한 문제를 해결하기 위하여 한국전력은 차등가격정책으로 피크타임에 폭주하는 전력수요를 분산시키고 있다. 즉, 전력을 많이 필요로 하는 피크타임 때 공급하는 전력에 대해서는 고가정책을 쓰고, 수요가 적은 심야시간에 공급하는 전력에 대해서는 저가의 할인정책을 실시하여 집중되는 전력수요를 분산하였다. 더 나아가 피크타임의 사용량이 수개월 동안의 전기요금에 영향을 주도록 함으로써 수요자 스스로가 피크타임에서의 사용량을 통제하도록 가격정책을 실시하였다. 이러한 수요분산을 위한 요금정책으로 인해 새로운 원자력발전소를 세우기 위해 들여야 하는 수십, 수백억 원대의 자금낭비를 막을 수 있었다.

병원에서도 환자들이 많이 몰리는 시간에 오는 환자에 대해서는 정상적인 진료비를 받고, 그 시간대를 피해서 온 환자에 대해서는 적당한 수준의 진료비 할인정책을 도입함으로써 의료서비스의 수요와 공급을 적절하게 조절하여 서비스의 생산성을 향상시키려는 노력이 필요하다.

제4절 의료서비스상품의 수요와 공급관리

형체를 가진 일반 제품과 달리, 의료서비스상품은 무형이고 재고로 저장하는 것이 불가능하기 때문에 수요와 공급 간의 균형과 조절이 매우 중요하다. 사전에 미리 대량생산하여 저장할 수 없기 때문에 수요와 공급이 일치하지 않을 경우 병원과 고객이 모두 손해를 보게 된다. 따라서 의료서비스상품의 수요와 공급관리는 병원경영의 효율성을 높이기 위하여 매우 중요한 요인이 된다.

또한 일반적으로 의료서비스상품의 수요변동은 일반 제품에 비하여 상대적으로 크기 때문에 수요관리 측면에서도 예측이 가장 중요하다. 정확한 수요예측을 바탕으로 수용능력을 계획하고 확보하기 위하여, 경우에 따라서는 요일이나 일자뿐 아니라 시간대별 예측도 필요하다.

의료서비스의 수요와 공급의 조정을 위하여 생산능력을 확장하는 경우가 있으나, 수용능력의 확장은 일반적으로 추가적인 투자를 필요로 한다. 따라서 수용능력을 확장하기보다는, 집중된 수요를 분산하여 현재의 수용능력을 최대한 활용하도록 하는 것이 중요하다. 현재의 공급능력에서 수요와 공급을 일치시키고도 모자라는 최소한의 규모에 한해서만 확장해나가는 전략이 바람직하다. 본 절에서는 의료서비스상품의 수요와 공급 간의 균형 및 조절을 위한 효과적인 수요관리와 공급관리전략에 대하여 설명하고자 한다.

4.1 수요관리전략

의료서비스상품의 대표적인 수요관리전략으로 다음과 같은 다섯 가지 전략을 생각해 볼 수 있다.

첫째, 병원의 예약시스템을 충분히 활용한다. 의료서비스는 동시성이라는 특성을 갖고 있기 때문에 생산이 이루어지면서 곧 바로 소비된다. 이러한 특징을 고려한 대표적인 수요와

그림 8-14 | 수요관리전략

1. 병원의 예약시스템을 충분히 활용함
2. 현재의 병원시설과 서비스인력을 최대한 활용할 수 있는 다양한 서비스상품을 개발함
3. 고객의 요구에 맞추어 의료서비스를 제공하는 시간과 장소를 변경함
4. 수요에 따라 차등하게 진료비를 청구하거나 인센티브를 제공하는 전략을 실행함
5. 온 · 오프라인 광고 및 다양한 커뮤니케이션 수단을 이용하여 수요를 조절함

공급의 조절방법은 예약시스템을 적극적으로 활용하는 것이다. 예약시스템은 거의 모든 의료기관에서 실행하고 있으며 점차 그 활용범위가 확대되고 있는 추세이다. 예를 들어, 기존에 내원이나 전화를 이용한 예약에서 온라인을 통한 예약접수는 물론이고, 최근에는 첫 진료 시 환자의 진료가능 시간대를 미리 파악하여 치료하는 과정이 완전히 끝날 때까지의 모든 진료를 미리 예약해주는 원스톱 예약서비스를 시행하는 병원들도 등장하고 있다.

둘째, 현재의 병원시설과 서비스인력을 최대한 활용할 수 있는 다양한 상품을 개발한다. 병원의 대기실을 커피숍으로 운영하는 안과가 있다. 또한 소아과에서 어린이용 영양제나 화장품 및 시리얼을 판매한다. 일종의 숍인숍(shop in shop)의 형태로 현재의 시설을 최대로 활용하는 것이다. 겨울에 개장하는 스키장을 여름에는 골프를 치거나 물썰매장 등과 같이 다른 이벤트나 서비스상품의 제공 장소로 이용하거나 비수기에 호텔에서 유명가수의 디너쇼 등을 열어 장소를 활용하는 것이 이러한 전략에 해당된다. 또한 사이버상의 e-의료서비스는 기존의 인력을 활용하여 고객과의 접점을 확대하고 새로운 서비스상품을 제공하여 고객들이 병원을 직접 방문할 필요 없이 온라인을 통해 전문 의료진으로부터 각종 건강정보에서부터 질병상담 등 다양한 의료서비스를 제공받을 수 있도록 함으로써 수요를 조절하는 방법에 해당된다.

사례 8-6 병원의 대기실

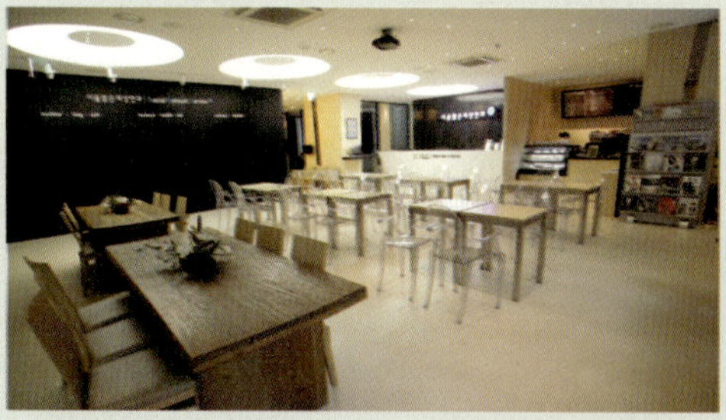

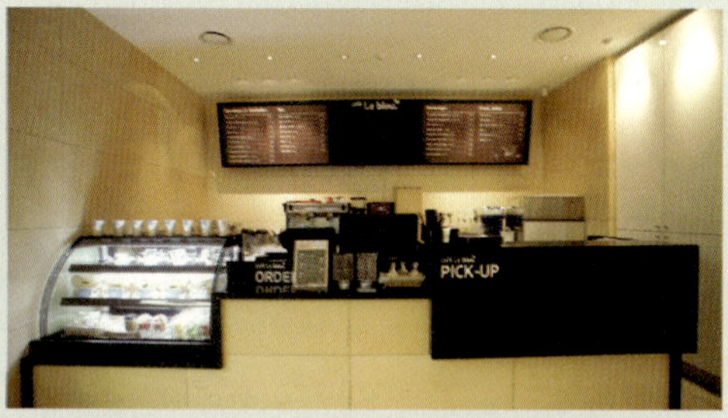

서울밝은세상안과에서는 병원 내에서 커피숍을 함께 운영하고 있다. 병원이라는 딱딱한 분위기를 없애고 보다 자유로운 커피숍 분위기를 느낄 수 있도록 최선을 다하고 있다. 또한 숍인숍의 형태로 이러한 시설을 도입함으로써 현재의 시설을 최대한 활용할 수 있도록 하고 있다.

셋째, 고객의 요구에 맞추어 의료서비스를 제공하는 시간과 장소를 변경한다. 예를 들어, 낮에 일하는 직장인들을 위하여 저녁 10시까지 야간진료를 하는 병원이 늘어나고 있다. 또한 심야에 데이트하는 연인 고객들을 위한 심야 상영극장이나, 인터넷 경매 중에 한밤중에만 실시하는 올빼미 경매 등은 수요를 분산하거나 분산된 수요를 대상으로 하는 서비스상품들이다. 이외에도 새벽시장이나 은행 영업시간 외에 은행업무를 필요로 하는 시장상인들을 위한 은행의 서비스 그리고 대형 할인점에 들어선 클리닉 등도 이러한 수요관리방법에 속한다.

또한 진료수요가 적은 시간이나 응급의 경우, 질 높은 의료서비스를 위하여 의료진이 고객이 있는 곳으로 직접 이동하여 진료서비스를 제공하기도 한다. 예를 들어, 의사가 직접 왕진을 가거나 간호사가 거동이 불편한 고객을 위하여 직접 찾아가 간단한 주사나 투약 등을 하는 행위가 이에 해당한다. 또한 응급환자를 위한 엠블런스서비스도 이러한 종류의 찾아가는 의료서비스에 해당된다. 의료서비스 외에도 도서서비스를 제공해주는 이동도서관 차량, 주부들의 손님접대 문제를 해결해주는 출장요리, 자동차가 고장났을 때 전화하면 즉시 오는 출장수리서비스 등도 여기에 해당한다.

넷째, 수요에 따라 차등하게 진료비를 청구하거나 인센티브를 제공하는 전략을 실행한다. 성수기에는 가격을 올리고, 비성수기에는 가격을 내리거나 특별 인센티브를 제공한다. 전력이나 전화, 그리고 대중교통요금에 이르기까지 대부분의 서비스기업은 이러한 방법을 활용하고 있다. 예를 들어, 수요가 낮은 심야시간에는 통화료가 싸고, 주말에는 항공료나 기차요금이 주중보다 비싸다. 또한 호텔이나 콘도의 경우, 수요가 몰리는 주말의 숙박비는 비싼 반면, 주중에는 객실료를 할인해주고 식사를 무료로 제공하기도 한다. 이와 같이 가격이나 인센티브를 이용하여 수요를 조정할 수도 있다. 병 · 의원의 경우에도 고객들이 몰리는 시간에는 지정된 의료수가를 적용하고, 고객이 적은 시간에는 상대적으로 낮은 의료수가를 적용하거나 다른 추가적인 혜택을 제공함으로써 수요를 분산시킬 수 있다. 또한 진료가 쉽지 않은 야간시간에는 할증된 진료비를 청구하는 방법을 사용하여 일과시간에 진료를 받을 수 없는 고객들을 수용할 수도 있다.

다섯째, 온 · 오프라인광고와 같은 다양한 커뮤니케이션 수단을 이용하여 수요를 조절한다. 예를 들어, 라디오 교통방송을 통해 원활한 교통소통이 이루어질 수 있도록 하듯이, 병원의 현재 상황을 홈페이지에서 실시간 동영상으로 제공함으로써 고객들이 스스로 대기시간을 예측하여 방문시간을 조정하여 집중되는 수요를 분산하도록 하는 것도 이에 해당한다. 또한 웹사이트 등을 이용한 간단한 질문이나 응답도 수요의 분산에 적지 않게 기여하고 있다.

4.2 공급관리전략

첫째, 가용능력을 효과적으로 활용할 수 있도록 서비스상품의 공급관리를 유연하게 설계한다. 대부분의 급격한 수요초과현상은 전체적인 공급능력의 부족으로 인해 생기는 문제가 아니다. 일시적인 수요의 집중에 의해서 현재의 공급능력이 이를 소화하지 못할 때 발생한다. 예를 들어, 기차나 비행기의 경우 일반실은 부족하나 특실이나 1등석은 남는 경우가 있다. 병원의 경우에도 일반병동은 만원이지만 특실은 상대적으로 남는 경우가 많다. 이러한 경우, 기업은 공급능력과 수준을 상황에 따라 유연하게 대처하도록 하는 것이 필요하다. 즉, 일반객실에 대한 수요가 너무나 클 경우, 특실을 일반 병동쪽으로 전환하여 유연하게 대처하는 것도 필요하다. 이와 같이 가용한 공급수준을 효과적으로 사용할 수 있도록 사전에 공급관리를 유연성 있게 설계하는 것이 필요하다.

그림 8-15 | 공급관리전략

1. 가용능력을 효과적으로 활용할 수 있도록 서비스상품의 공급관리를 유연하게 설계함
2. 기존 가용능력을 일시적으로 확장하여 충당함
3. 서비스 생산활동에 고객이 직접 참여하도록 함
4. 수요를 맞추기 위하여 임시적으로 인력이나 장비를 임차나 임대 혹은 공유하여 사용함

둘째, 기존 가용능력을 일시적으로 확장하여 충당한다. 수요가 예측보다 높을 경우, 발생한 수요를 100% 수용하기 위하여 새로운 의료진을 바로 확충하는 것은 어렵다. 왜냐하면 새로이 의료진을 고용하는 것은 추가적인 비용이 발생하고, 새롭게 고용된 의료진은 비성수기 때 잉여공급이 될 수 있기 때문이다. 따라서 이러한 경우에는 새로운 의료진을 고용하기보다는 기존의 의료진과 시설 및 장비의 운용시간을 일시적으로 늘리는 방법으로 대처하여야 한다. 즉, 가능한 한 기존의 가용능력자원을 일시적으로 확장하여 문제를 해결하도록 해야 한다.

셋째, 서비스 생산활동에 고객이 직접 참여하도록 한다. 고객의 직접적인 참여를 유도하는 대표적인 방법으로는 셀프서비스 방식이 있다. 예를 들어, 많은 패스트푸드점에서는 고객이 직접 주문하고 배달하며 식사 후 테이블을 치운다. 심지어는 식사가격을 할인해준다는 조건으로 설겉이까지 하도록 유도하는 레스토랑도 생겨나고 있다. 이것은 공급수준의 조정뿐 아니라, 표준화된 서비스를 제공함으로써, 시간을 절약하고 저렴한 가격을 원하는 고객들의 기대에 효과적으로 부응하는 방법이기도 하다. 그러나 고객들이 서비스 생산과정에 어느 정도까지 관여하기를 원하는지를 정확하게 파악하여, 고객들이 불편을 크게 느끼지 않는 범위 내에서만 참여하도록 유도하는 것이 중요하다.

넷째, 수요를 맞추기 위하여 임시적으로 인력이나 장비를 임차나 임대 혹은 공유하여 사용한다. 은행이나 식당은 시간대별로 방문하는 고객수의 편차가 심하게 나타난다. 주로 월말이나 피크타임에 고객들이 집중되기 때문에, 서비스 공급부족 현상이 거의 항상 발생한다. 이러한 경우, 일시적으로 임시고용직인 아르바이트생을 채용하거나, 비번인 직원이 연장근무를 하도록 하여 이에 대처할 수 있다. 병원의 경우에도 임시직이나 파트타임 의료진을 활용하는 경우가 여기에 해당한다.

장비의 경우에도 과잉설비로 인해 수요가 공급에 못 미치면 가용능력을 임대해주고, 반대로 수요가 공급을 초과하는 경우에는 가용능력을 임차해오는 식으로 공급의 유연성을 확보한다. 일반적으로 병원의 장비는 초기 투자비용으로 인하여 높은 고정비가 발생하기 때문에, 공급 문제를 원활하게 해결하기 위해서는 임차와 임대방식을 효과적으로 활용하는 것이 바람직하다. 또한 사용빈도가 낮은 장비는 여러 병원들이 공동으로 구매하여 사용하는 방법이 있다.

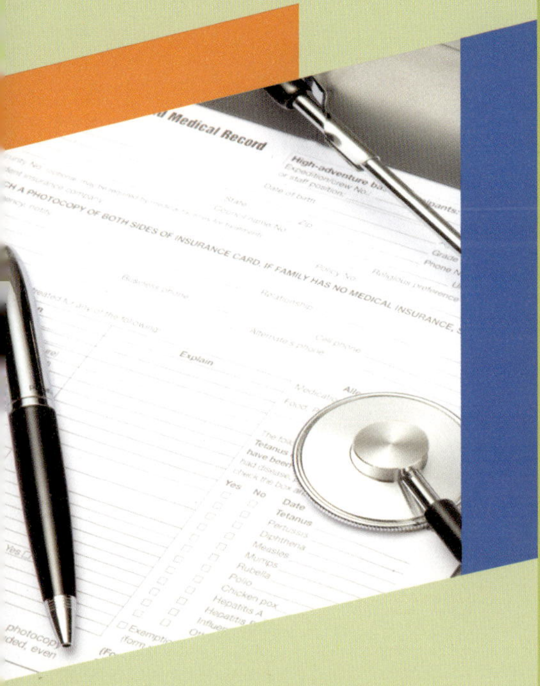

CHAPTER 9

의료서비스 소비자행동론

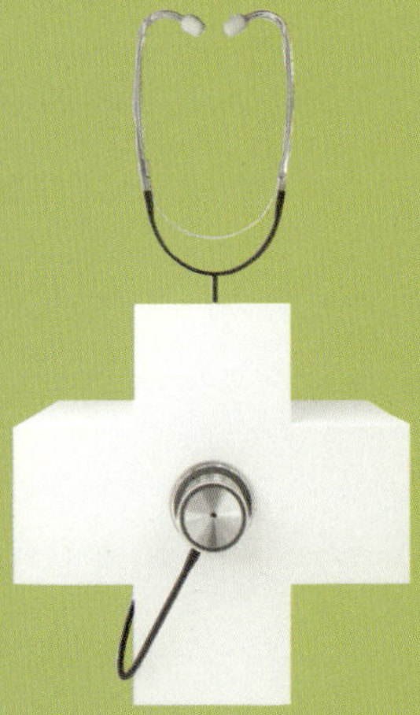

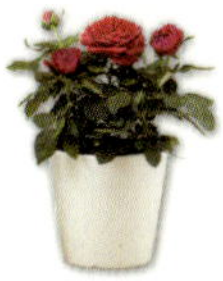

견딜 수 없네

정현종

갈수록, 일월(日月) 이여,
내 마음 더 여리어져
가는 8월을 견딜 수 없네.
9월도 시월도
견딜 수 없네.
흘러가는 것들을
견딜 수 없네.
사람의 일들
변화와 아픔들을
견딜 수 없네.
있다가 없는 것
보이다 안 보이는 것
견딜 수 없네.
시간을 견딜 수 없네.
시간의 모든 흔적들
그림자들
견딜 수 없네.
모든 흔적은 상흔이니
흐르고 변하는 것들이여
아프고 아픈 것들이여.

CHAPTER 09

의료서비스 소비자행동론

제1절 소비자행동의 정의와 연구의 목적

소비자는 심리적 · 인지적 · 환경적 요인에 의하여 그들의 필요와 욕구를 느끼고 인지하고 생각하여 이를 구체적인 구매행동으로 표현한다. 따라서 소비자행동은 어떠한 특정 개인이 재화나 서비스를 구매할 때 생기는 문제, 즉 언제, 어디서, 무엇을, 어떻게, 누구로부터 구매할 것인가에 대한 인지적 판단과 신체적인 활동으로 정의된다.

그림 9-1 소비자행동의 정의

소비자행동의 정의	상품을 탐색, 평가, 획득, 사용 또는 처분할 때 생기는 문제, 즉 언제, 어디서 무엇을, 어떻게, 누구로부터 구매할 것인가에 대한 인지적 판단과 신체적인 활동임

소비자행동을 분석하고 연구하는 목적은 다양한 자극에 대하여 소비자가 어떠한 반응을 보이고 있으며 어떠한 절차에 의해 상품을 구매하게 되는가를 파악하기 위해서이다. 좀 더

구체적으로 살펴보면, 다양한 소비자의 욕구를 찾아내어 이들 욕구를 효과적으로 충족시킬 수 있는 마케팅전략을 계획하고 수행하기 위해서 소비자행동에 관한 연구가 필요하다. 소비자의 욕구를 파악하고 이를 충족시키는 것은 이제 마케팅의 기본이고, 이는 소비자행동 분석에서부터 시작된다.

사례 9-1 소비자행동에 대한 이해부족으로 인한 마케팅 실패 사례

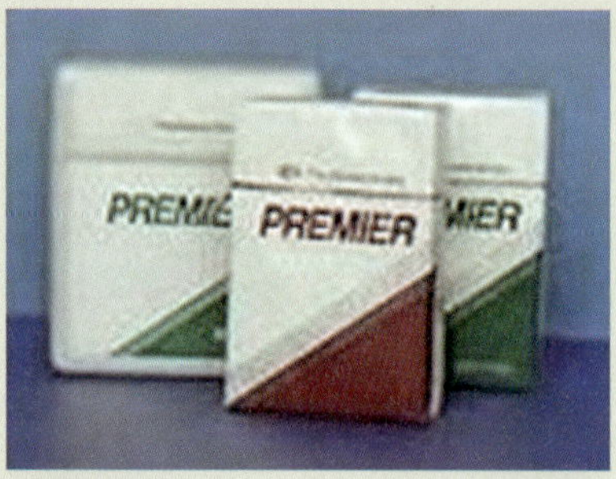

R.J. 레널즈사가 1988년 선보인 무연담배 '프리미어'
담배를 피우는 매력 중 하나가 연기를 바라보는 것이라는 흡연자들의 심리를 외면하여 결국 약 2억 5천만 달러 이상의 손실을 보고, 출시 5개월 만에 시장에서 사라졌다. 그러나 오히려 회사의 의도와는 달리 무연담배는 비흡연자들에게 더욱 호응이 높았다.

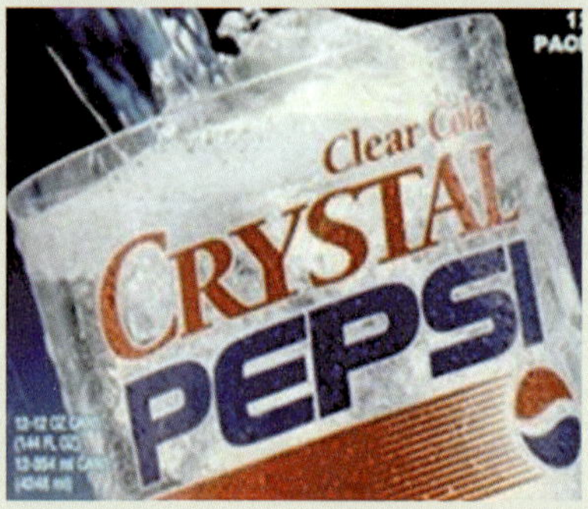

펩시콜라가 1992년에 내놓은 무색콜라 '크리스털 펩시'
100년 동안 소비자들에게 강하게 인식된 '콜라 하면 짙은 갈색 음료'라는 고정관념의 벽을 넘지 못한 채 크리스털 펩시는 실패로 막을 내렸다.

기업은 소비자를 이해하고 이들이 잠재적으로 소유하고 있는 새로운 욕구를 창출하여 상품화하기 위한 목적으로 소비자행동을 분석하고 연구한다. 소비자에 대한 분석과 이해는 마케팅에서 매우 중요하다. 소비자행동에 대한 분석과 이해 부족으로 인하여 실패한 마케팅 사례는 매우 많다.

예를 들어, 미국의 화상전화기가 개발된 초기에 시장반응은 매우 좋았으나 얼마 지나지 않아 소비자에게 외면당하게 되었다. 그 이유는 화상전화기가 기술적인 면에서는 매우 뛰어난 상품이었으나, 소비자들의 사생활을 침해하는 위협적인 요소로도 인식되었기 때문이다. 상품을 생산하기 전에 소비자 측면에서의 상품효용에 대하여 보다 신중하게 고려해 보았다면 이러한 실패는 없었을 것이다.

그림 9-2 | 소비자행동 연구의 목적

목적 1	보다 효과적인 소비자 욕구파악 및 충족

• 다양한 소비자의 욕구를 찾아내어 이들 욕구를 효과적으로 충족시킬 수 있는 마케팅전략을 계획하고 수행하기 위해서 필요함

목적 2	잠재된 새로운 욕구의 창출과 상품화

• 기업은 소비자가 잠재적으로 가지고 있는 새로운 욕구를 창출하여 상품화하기 위한 목적으로 소비자 행동을 분석하고 연구함

• 소비자행동에 대한 분석과 이해 및 예측이 기업의 모든 마케팅활동을 선행하여야 함
예) 기술적으로 앞선 AT&T의 화상전화기
→ 소비자는 사생활을 침해하는 위협적인 요소로 인식되어 실패함

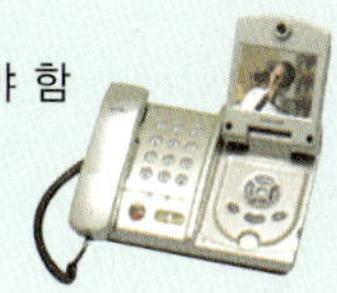

사례 9-2 월마트의 실패요인 – 소비자행동에 대한 분석과 이해 부족

1998년 중국에 이어 두 번째로 한국시장에 진출한 미국계 할인점 월마트는 시장점유율 4%라는 부진한 성적을 남기고 2006년 여름, 16개 매장을 이마트에게 내어주며 결국 철수하게 되었다. 이러한 월마트의 실패요인은 무엇보다 한국 소비자들의 취향과 소비행태를 제대로 파악하지 못한 데에 있었다. 언뜻 생각하기에 한국보다 미국 소비자들이 서비스에 대한 요구기준이 더 높을 것 같으나 실제로는 정반대였다. 또한 미국에서 'Everyday Low Price(언제나 낮은 가격)'의 마케팅전략으로 성공을 하였던 월마트는 '매장이 멀고 품질이 떨어져도 가격만 싸면 고객이 만족할 것'이라고 잘못 생각했던 것이다. 즉, 비교적 까다로운 한국 소비자들은 할인점을 '단순히 싼 물건을 사는 곳'이 아닌 백화점과 같이 '쾌적하게 가족들과 함께 쇼핑을 즐길 수 있는 곳'으로 생각하고 원했던 것이다. 또한 '소품종 대형 포장'을 원하는 미국소비자들과는 반대로 '다품종 소량 포장'을 선호하고, 세트구매와 값싼 식품보다는 품질 좋은 싱싱한 식품을 구매하였다. 결국 한국 소비자들의 취향과 행동에 대한 중요한 분석과 이해가 부족했던 월마트는 매년 큰 영업적자를 남기며 결국 한국시장 진출에 실패하게 되었다.

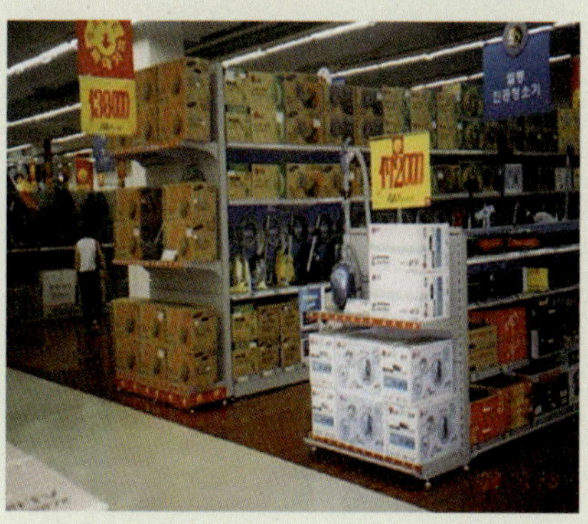

창고형 매장을 고수한 월마트
(5~6m 높이의 선반에 박스로 진열된 상품)
적은 투자로 매장을 크게 만들어 한 번에 많이 팔아야 한다는 전략은 한국 소비자들의 소비행태에 대한 이해가 부족했기 때문에 결국 실패로 돌아갔다.

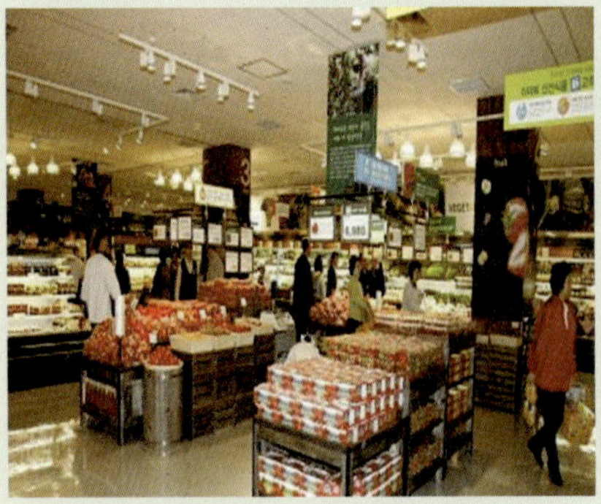

화사한 분위기의 신세계 이마트
환한 조명과 낮은 높이의 선반, 항상 싱싱한 생식품을 진열하는 이마트는 까다로운 한국 소비자들의 기대를 충족시켜 국내 할인업계 시장점유율 1위를 기록하고 있다.

제2절 소비자행동의 동기와 갈등

인간은 왜 특정한 행동을 하는가? 인간이 특정한 행동을 하는 이유는 그럴만한 동기를 가지고 있기 때문이다. 동기란 무엇인가? 동기(motivation)란 욕구로부터 발생된 심리적인 긴장상태를 해소시키기 위한 적극적인 능동적 추진력을 말한다. 그러면 욕구란 무엇인가? 욕구란 일종의 심리적인 긴장상태를 촉발시키는 요인을 말한다. 일반적으로 인간은 자신이 원하는 욕구가 충족되지 않았을 때 심리적으로 긴장하게 되는데, 이러한 긴장상태를 완화하기 위하여 노력하는 능동적 추진력이 동기이다.

2.1 동기와 욕구

일반적으로 동기(motivation)는 욕구로부터 촉발된 긴장상태를 해소하려는 목적지향적인 능동적 활력으로 정의할 수 있다. 또는 인간의 내적 긴장상태를 감소시키기 위한 적극적인 능동적 추진력이라고 정의한다.

동기에 대하여 자세히 알아보기 위해서는 우선 동기의 동인이 되는 욕구에 대해서 살펴볼 필요가 있다. 인간의 욕구를 구분해 보면, 일반적으로 생리적 욕구, 인지적 욕구, 환경적 욕구로 나누어 볼 수 있다. 생리적인 욕구란 인간의 생체적 특성으로부터 발생하는 욕구를 말

그림 9-3 | 동기의 정의

동기의 정의	• 욕구로부터 촉발된 긴장상태를 해소하려는 목적지향적인 능동적 활력 • 인간의 내적 긴장상태를 감소시키기 위한 적극적이고 능동적인 추진력

한다. 예를 들어, 혈당량이 감소하거나 위가 수축되었을 때 배가 고프다는 느낌을 갖게 되어 음식에 대한 욕구가 발생한다. 또한 운동을 하거나 짠 음식을 먹었을 때 느끼는 갈증도 인체의 생리적 조건이 변함으로써 생기는 것이다. 이러한 것들을 생리적인 욕구라 한다.

반면에 인지적인 욕구란 무엇인가를 갖고 싶다, 행복하다, 불안하다 등 인간이 생각함으로써 발생하는 심리적인 측면에서의 욕구를 말한다. 환경적인 욕구란 인간이 사회생활을 하는 과정에서 개인에게 요구되거나, 스스로 자각함으로써 발생하는 욕구를 말한다.

2.2 동기유발 요인

욕구가 동기로 작용하기 위해서는 그 욕구가 독특하게 인식되어 촉발되어야만 한다. 즉, 욕구가 충분히 인식되어 어느 정도 강도를 갖기 전에는 특정한 행동을 유발시키는 기능을 수행하지 못한다. 단지 존재적 상태로만 남아 있을 뿐이다. 욕구를 동기로 유발시키는 요인으로는 배고픔을 느끼는 것과 같은 생리적 요인, 자기성취와 같이 스스로 생각함으로써 발생하는 인지적 요인, 그리고 광고나 주변환경으로부터 유발되는 환경적 요인이 있다. 이러한 동기유발 요인에 대하여 구체적으로 알아보면 다음과 같다.

(1) 생리적 요인

인간의 생체조직은 존재 상태를 유지시켜 나갈 수 있도록 끊임없이 활동하고 있다. 이러한 활동과정에서 부족한 것이 있으면 신경을 자극하여 긴장상태를 만듦으로써 동기를 유발한다. 즉, 수분이 필요할 경우 갈증을 느끼도록 하여 물을 마시게 하고, 근육이 피로할 때는 통증을 느끼도록 하여 쉬게 만든다. 혈당량이 감소하거나 위가 수축하게 되면 허기를 느끼게 하고, 성호르몬이 분비되면 성적 욕구를 자극한다. 또한 체온이 떨어지면 몸서리를 치게

그림 9-4 생리적 요인

생리적 / 인지적 / 환경적

- 인간의 생체조직은 존재상태를 유지시켜 나갈 수 있도록 끊임없이 활동함
- 이러한 활동과정에서 부족한 것이 있으면 신경을 자극하여 긴장상태를 만듦으로써 동기를 유발함

- 생리적 요인은 신체활동 과정에서 부족한 것이 있을 때 신경을 자극하여 긴장상태를 일으켜 동기를 유발시키는 요인임

수분필요	갈증을 느끼도록 하여 물을 마시게 함
근육피로	통증을 느끼게 하여 쉬도록 함
혈당량감소	허기를 느낌
체온감소	몸서리 치게 됨

되는 것도 모두 인체의 생리적 조건이 변함으로써 발생한다. 이와 같이 동기를 유발시키는 신체적 자율활동 요인을 생리적 요인이라 한다.

이러한 생리적 요인은 직접적으로 소비자행동을 유발시키지는 않는다. 그러나 동기발생 요인 중에서 가장 기본적인 요인이다. 왜냐하면 이러한 생리적 조건변화는 모두 자동적으로 발생되나 일단 이로 인한 긴장상태가 발생하게 되면 불쾌한 긴장감이 생기고 이것이 해소될 때까지 인간의 행동에 지속적인 영향을 미치기 때문이다. 예를 들어, 배고픔을 느끼는 사람은 음식물을 섭취하기 전까지 배고픔을 해소하기 위하여 지속적으로 노력하는 행동을 유발시키고, 해소될 때까지 이 사람의 여러 가지 행동에 영향을 미친다.

사례 9-3 실제로 개 사료의 냄새가 나도록 설치된 광고 – 개의 생리적 요인 자극

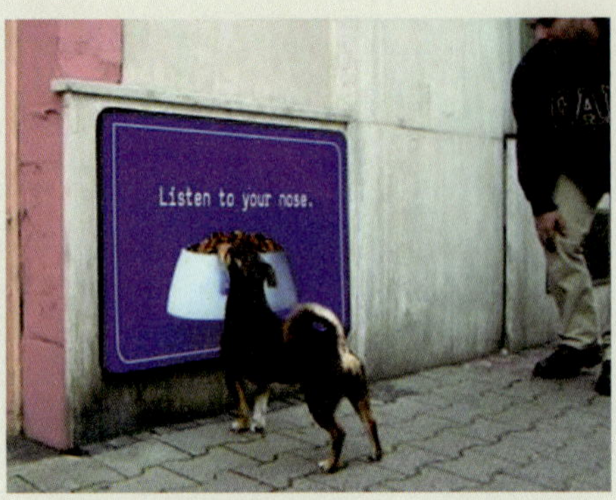

거리에 설치된 '개 사료 광고판'에서 실제 사료의 냄새가 나도록 함으로써 생리적 요인인 배고픔을 자극시켜 개를 유인하고 있다. 이 광경을 보는 개 주인은 그 제품을 눈여겨 볼 수밖에 없게 된다.

(2) 인지적 요인

인간행동의 동기는 정신적 사고에 의해서도 유발된다. 즉, 인간은 사고를 함으로써 특정한 행동의 동기를 만들 수 있다. 이러한 사고에 의한 동기유발 요인을 인지적 요인이라고 한다. 예를 들어, 회사원이 승진하기 위하여 열심히 일을 한다든지, 좋아하는 음식을 생각함으로써 먹고 싶다는 마음을 갖게 되는 것 등이다. 전자의 경우에는 기대감을, 후자의 경우에는 즐거움을 생각함으로써 발생하는 동기이다.

또한 외부의 자극이 특정한 생각을 하도록 유도하여 잠재된 욕구를 인식하도록 하는 경우가 있다. 가족 간의 사랑을 표현하는 광고를 우연히 접했을 때 오랫동안 소식을 전하지 못한 가족들을 만나고 싶은 충동을 느끼게 되는 것도 인지적 요인에 의한 동기유발의 예가 된다.

그림 9-5 | 인지적 요인

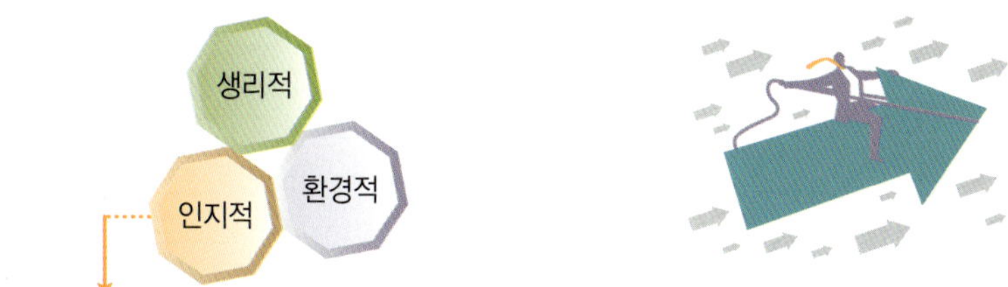

- 인간이 사고를 함으로써 특정한 행동의 동기를 만들 수 있음

기대감	회사원이 승진하기 위하여 열심히 일을 함
즐거움	좋아하는 음식을 생각함으로써 먹고싶다는 마음을 갖게 됨

사례 9-4 램브란트치과 – 인지적 요인

의료서비스는 이제 질병의 예방과 치료의 개념을 넘어 미용의 범위까지 넓어졌다. 건강과 미용에 대한 증대된 욕구로 인하여 이제 고가의 의료서비스도 적지 않은 수요를 창출해 내고 있다. 이렇게 진료 및 치료를 중심으로 했던 의료상품이 건강과 미용을 중심으로 하는 새로운 서비스상품으로 변환되어 감에 따라 병원들도 환자와 대중의 구미에 맞는 다양한 패키지상품들을 선보이기 시작했다. 예를 들면, 치과의 경우 기존 스케일링은 구강관리 차원으로만 생각되었으나 이제는 미백치료 혹은 잇몸성형 및 교정과 같은 치과치료 등을 같이 병행하는 치아관리프로그램의 패키지 형태로 제공되고 있다.

또한 램브란트치과는 미백, 라미네이트, 잇몸성형의 세 가지 치료를 '스마일 디자인'이란 패키지 프로그램으로 제공하고 있다. 특히 아름다워지고 싶어하는 인지적 요인으로 인한 욕구를 '스마일 디자인 프로그램'을 통하여 충족시킬 수 있다고 강조한다. 이처럼 전체적인 치아상태를 점검하는 것을 기본으로 하되 심미적인 부분도 같이 고려해서 고객이 보다 만족할 수 있는 다양한 진료 및 서비스를 하나로 묶어 상품으로 제공하게 되면 단순히 치아만을 치료하는 경우보다 고객의 만족도가 크게 증대되는 효과를 얻을 수 있다.

램브란트 치과병원 Lamplant

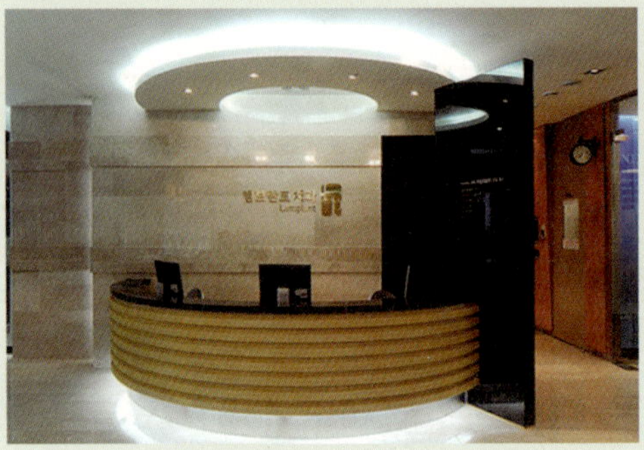

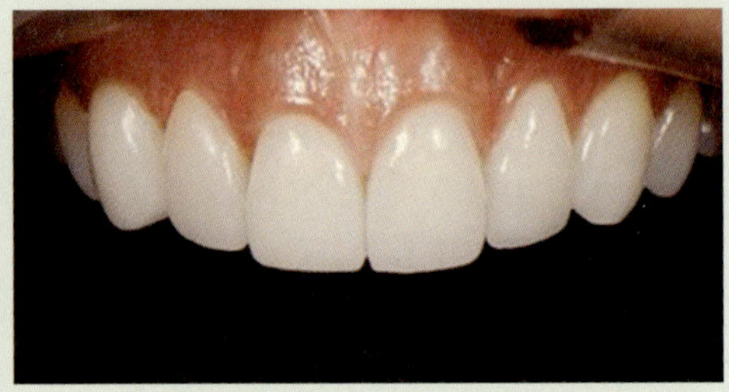

미백+몰세라믹(라미네이트) + 잇몸성형
= 스마일 디자인

(3) 환경적 요인

특정한 욕구는 환경으로부터의 자극에 의해 활성화되기도 한다. 만일 환경적 자극이 주어지지 않는다면 이러한 욕구는 밖으로 나타나지 않는다. 예를 들어, 음식점이나 제과점 앞을 지나갈 때 갑자기 시장기를 느끼게 되는 경우가 있다.

그림 9-6 | 환경적 요인

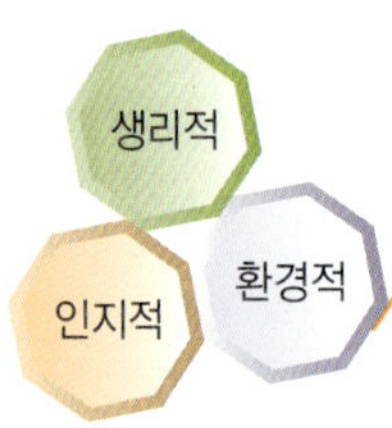

• 주위환경으로부터의 자극에 의해 특정한 욕구가 활성화되어 동기가 유발되기도 함

음식점이나 제과점 앞을 지나갈 때	먹는 즐거움에 대한 생각으로 시장기를 느낌
분위기에 휩쓸릴 때	남들이 모두 차를 가지고 있기 때문에, 즉 주위의 환경적 요인으로 동기가 유발되어 차를 구입하는 경우가 많음

또한 최근에는 자기 집은 없어도 자가용을 구입하려는 사람들이 늘고 있다. 물론 자가용의 편리성 때문에 구입하는 경우도 있지만, 남들이 모두 차를 가지고 있기 때문에 구입하는 경우도 많다. 즉, 주위의 환경적 요인에 의해 동기가 유발되어 차를 구입하게 되는 경우도 많다. 이러한 경우 흔히 '분위기에 휩쓸린다'라는 말을 하는데, 이것이 바로 동기에 영향을 주는 환경적 요인이다.

환경적 요인에 의해 동기가 유발되는 또 다른 예로는, 이웃집에서 식기세척기를 구입하는 것을 보고 식기세척기에 대한 욕구가 촉발되는 경우나, 자신이 소유하고 있는 가전기기보다 최신 모형의 제품광고를 보고 구매욕구가 생겨 동기로 이어지는 경우가 있다. 최근에 TV홈쇼핑이 번창하고, 이러한 것이 사회적 문제로 거론되는 것도 모두 환경적 요인에 의한 욕구가 소비심리를 자극하기 때문이다. 이와 같은 환경적 요인에 의한 욕구활성화는 환경이 복잡하고 정보전달이 빠를수록 더욱 빈번하게 발생한다. 그러나 환경이 제한적이고 단순한 경우에는 거의 발생되지 않는 요인이다.

사례 9-5 환경적 요인 - 성형수술 열풍

중국에서 한국 관광의 인기가 날이 갈수록 높아지고 있다. 지리적으로 가까울 뿐더러 케이팝(K-pop)과 케이푸드(K-food) 등 한국문화에 대한 중국인들의 관심이 급속도로 증가하고 있기 때문이다. 특히, '별에서 온 그대'가 중국에서 신드롬을 일으키면서 한류열풍을 재점화시켰다. 2014년 한국을 방문한 외국인 환자는 총 266,501명이었고, 이 중에서도 성형외과를 방문한 환자는 36,224명이었다. 중국의 경우만 살펴보면, 중국 의료관광객 89,094명 중에서 24,854명이 성형외과를 방문하였을 정도로 성형을 위해 한국을 찾는 중국인들이 적지 않다. 이처럼 한국 TV 드라마의 주인공 또는 한국의 가수를 닮고 싶어하는 한류열풍이라는 환경적 요인은 '한국성형관광'이라는 단어가 생길 정도로 성형수술을 급속도로 확산시켰다. 또한 경제발전과 더불어 외모를 점차 중시하고 있는 사회풍토 역시 한국을 성형수술대국으로 이끄는 중요한 역할을 하였다고 볼 수 있다.

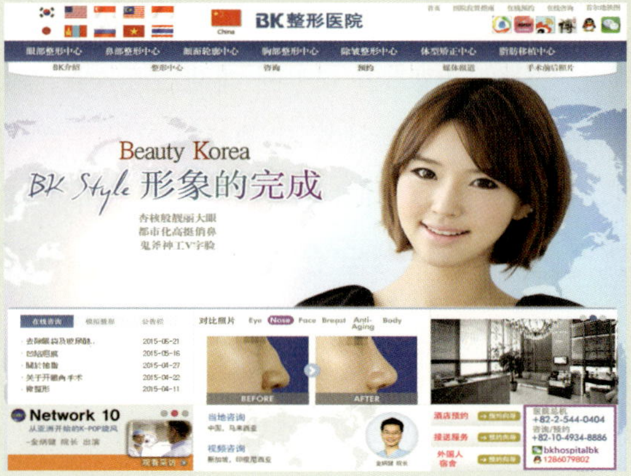

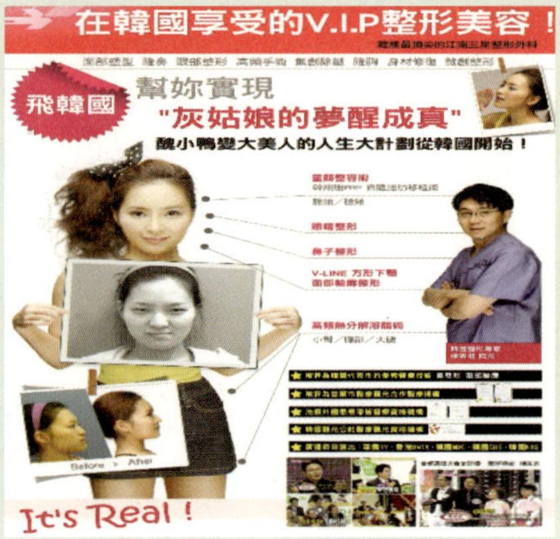

2.3 갈등과 마케팅전략

일반적으로 동기는 여러 개가 복합적으로 작용하여 소비자행동에 영향을 미치게 된다. 경우에 따라 여러 개의 상충된 목적의 동기들이 동시에 발생하게 되면 소비자는 갈등을 느끼게 된다. 예를 들어, 한 학생에게 중간고사 기간 동안 공부를 열심히 하여 A학점을 받고 싶은 동기와 친구와 영화를 보며 즐기고자 하는 동기가 동시에 발생하였을 때 이 학생은 갈등을 느끼기 시작한다. 또 다른 예로, 200만원의 보너스를 받았을 때 휴가기간에 동남아로 여행을 즐기고자 하는 욕구, 즉 휴식을 즐기고자 하는 동기와 컴퓨터를 구입하여 새로운 것을 배우며 자신의 능력을 향상시키고자 하는 동기가 서로 부딪쳐 갈등이 되는 경우가 있다.

일반적으로 갈등(conflict)은 시간과 돈 그리고 소비여건 등과 같은 소비자의 자원이 한정되어 있기 때문에 발생한다. 또한 동기가 비슷한 강도를 가지고 있을수록 갈등이 발생하기 쉽다. 마케팅담당자는 이러한 소비자의 갈등을 해소시켜 줌으로써 효과적인 마케팅활동을 수행할 수 있다. 예를 들어, 사람들은 중국음식점에서 자장면을 먹고 싶은데 짬뽕도 먹고 싶다는 생각이 동시에 발생하여 갈등하곤 한다. 이러한 상황이 종종 발생한다는 점을 포착한 중국음식점에서 자장면과 짬뽕을 반씩 맛볼 수 있는 메뉴를 만들어 소비자의 갈등을 해소시켜 줌으로써 판매를 촉진한 예가 있다.

갈등이 일어나는 대표적인 유형으로 ① 긍정적 동기 간의 갈등, ② 부정적인 동기 간의 갈등 그리고 ③ 긍정과 부정이 혼합된 동기로 인한 갈등의 세 가지가 있다. 이러한 갈등 유형과 이를 해소하기 위한 마케팅전략의 예를 설명하면 다음과 같다.

(1) 긍정적 동기 간의 갈등

긍정적 동기 간의 갈등은 소비자가 두 가지 이상의 긍정적인 대안에 대해 모두 매력을 느끼는 경우에 발생한다. 예를 들어, 돌아오는 연휴기간에 설악산에 갈 것인지 아니면 제주도로 갈 것인지를 두고 고민하는 경우이다. 두 가지 모두 소비자의 입장에서는 긍정적인 동기가 된다. 또한 컴퓨터도 새로 구입하고 싶고, 동남아로의 여행도 즐기고 싶을 경우 소비자는 갈등을 겪게 된다.

마케팅담당자들은 이러한 소비자의 갈등을 해소시킬 수 있는 방안을 제시함으로써 고객만족과 판매를 향상시킬 수 있다. 예를 들어, 할부판매 등을 제공함으로써 발생된 동기를 모두 이룰 수 있는 방안을 모색해주거나, 마케팅담당자가 원하는 동기만을 남기고 나머지 동

그림 9-7 | 긍정적인 동기 간의 갈등

- 소비자가 두 가지 이상의 긍정적인 대안 중에서 어느 하나를 선택하여야 할 경우에 발생함
- 고려하는 대안의 매력 정도가 비슷할수록 갈등은 더욱 더 커지게 됨

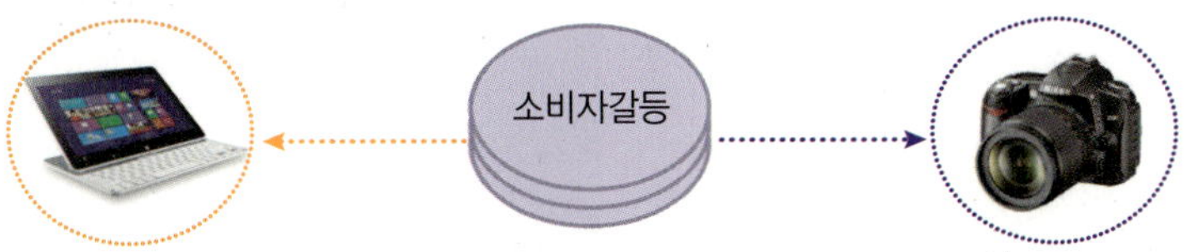

- 노트북도 사고 싶고 카메라도 사고 싶은데 모두 구입하기에는 돈이 부족한 경우
- 소비자는 두 가지 중 보다 중요하다고 판단되는 물건을 구입함으로써 갈등을 해소함

- 마케팅담당자는 이러한 소비자의 갈등을 해소하기 위한 방안을 제시함으로써 고객만족과 판매를 향상시킬 수 있음
- 마케팅담당자는 신용판매나 정기적인 할인판매 등을 통해 두 가지 욕구를 모두 충족시키도록 할 수 있음
  예) '지금 구입하시고, 대금은 나중에 내십시오'
  ➜ 이러한 광고가 갈등을 해소하는 데 도움을 줌

사례 9-6 두 마리 토끼를 잡아라 – 호텔 내 병원 리조트

최근에는 유명 호텔들이나 리조트들 내에 병원을 유치하고 이를 통해 질 높은 의료서비스를 제공하고 있다. 예를 들어, 제주도 남단, 중문 앞바다와 산방산이 훤히 내려다 보이는 한라산 중턱의 부지에 위치한 'THE WE'는 총 103개의 객실, 240여 명을 수용할 수 있는 대연회장과 스카이 라운지 등을 갖춘 리조트로 제주한라병원과 연계한 국내 최초의 메디컬 리조트이다. 제주의 맑은 물을 이용한 수(水)치료와 천연림을 활용한 산림 테라피를 주요 프로그램으로 내세우고 있다. 또한 수치료 이외에도 CT, 초음파, 내시경 등 첨단 설비를 갖춘 진단실이 있어 리조트에서 머물면서 여유롭게 건강검진을 할 수 있다.

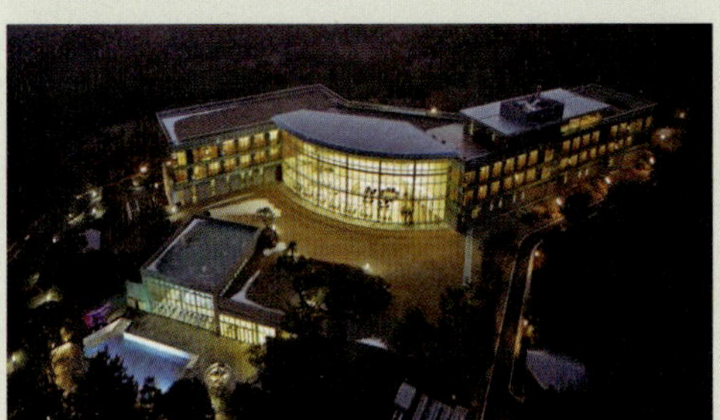

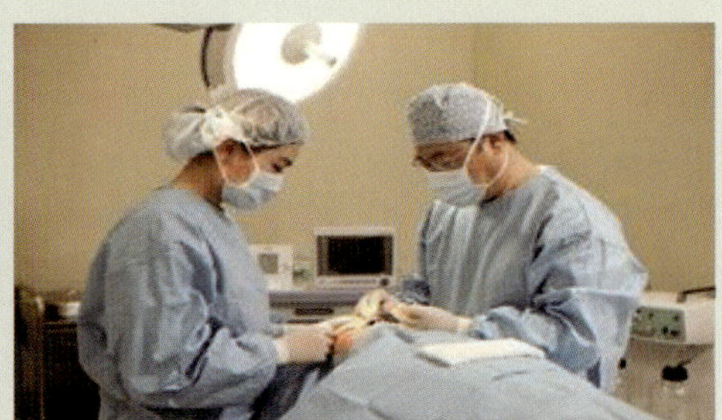

제주 THE WE 메디컬 리조트

방콕에서 비행기로 3시간 정도 떨어진 후아인의 차바솜 리조트는 아름다운 해변이 많아 태국 왕실 전용 휴양지로 사랑받고 있는 지역이다. 차바솜 리조트 내에는 전문 운동 처방의와 간호사, 테라피스트가 상주해 있어 치료프로그램을 받으면서 휴양을 즐길 수 있다.

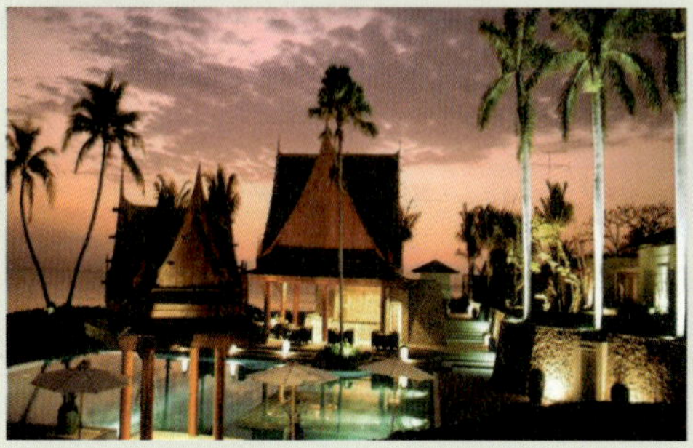

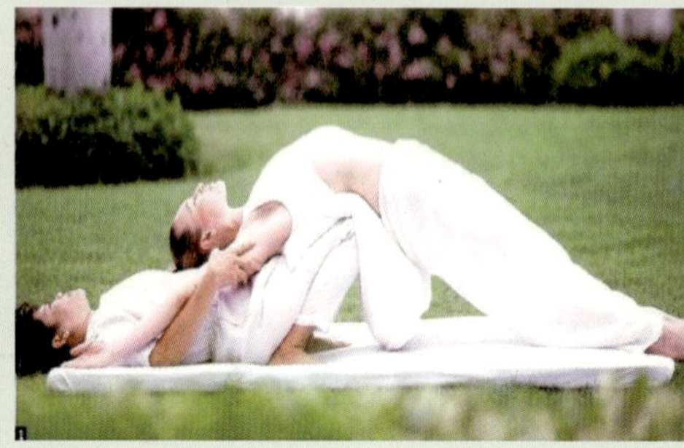

후아인 차바솜 메디컬 리조트

독일 하이델베르크에서 기차로 1시간 30분 떨어진 바덴은 19세기 이래로 유럽 부호들이 주로 찾는 온천휴양도시이다. 이곳의 메디컬 리조트인 오베르탈에서는 심장, 심리 분야의 의료진이 24시간 대기해 협심증이나 심근경색 등 전문치료를 받을 수 있다. 또한 에너지 신진대사 분석과 폐기능검사, 혈관검사를 받으면서 휴양을 즐길 수 있다.

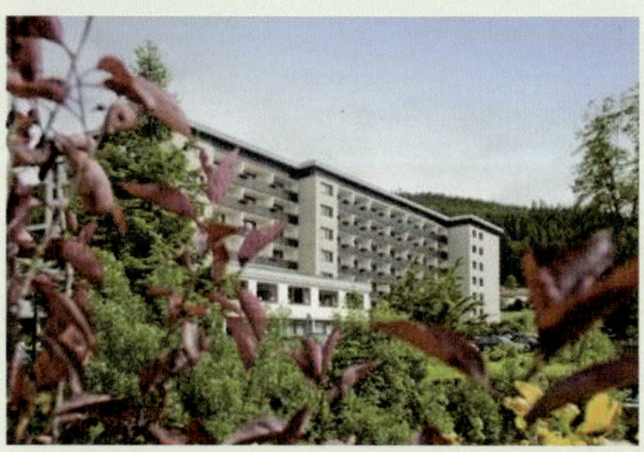

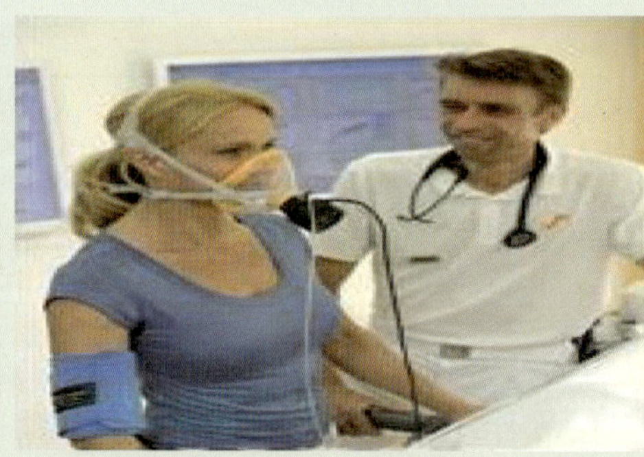

독일 오베르탈 메디컬 리조트

기를 제거할 수 있는 충분한 근거를 마련해줌으로써 한정된 자원으로 인하여 발생하는 소비자 갈등을 해결할 수 있다.

(2) 부정적인 동기 간의 갈등

소비자는 피할 수 없는 두 가지 이상의 부정적인 상황에 처하여 갈등하기도 한다. 즉, 앞은 낭떠러지요, 뒤에는 호랑이가 있는 경우처럼 어느 쪽으로 가도 화를 면할 수 없는 경우이다. 예를 들면, 오랫동안 타고 다니던 차가 고장난 경우, 헌 차지만 수리를 해서 계속 탈 것

그림 9-8 부정적인 동기 간의 갈등

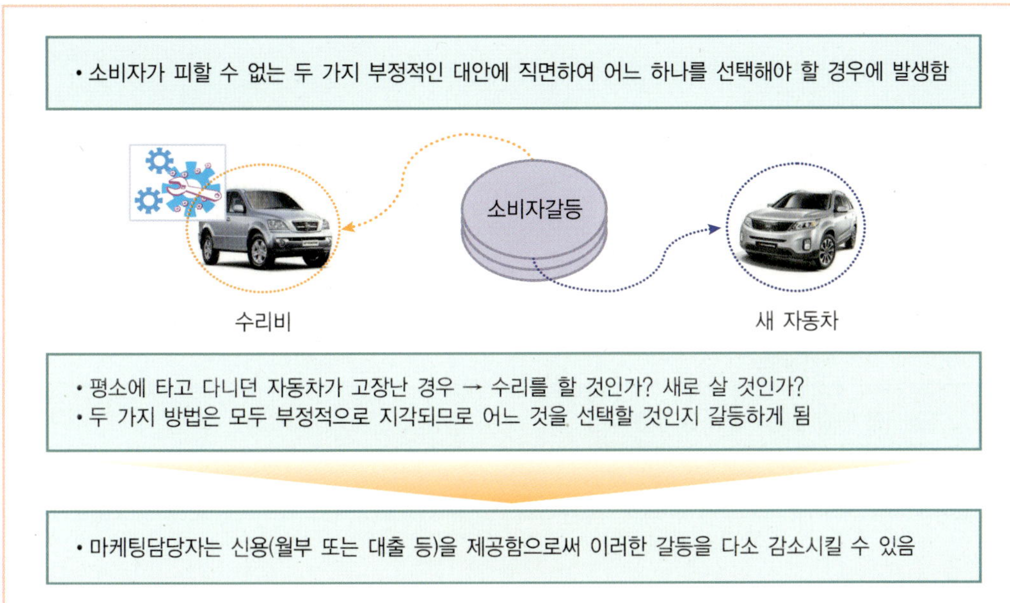

인지, 부담은 되지만 차라리 새 차를 구입할 것인지를 고민하게 된다. 두 가지 대안은 모두 비용이 들기 때문에 소비자는 이들을 부정적으로 인식한다. 이러한 경우 마케팅담당자는 할부구매나 대출 등의 적절한 구매조건을 제시함으로써 갈등을 다소 감소시킬 수 있다.

(3) 긍정과 부정이 혼합된 동기로 인한 갈등

긍정과 부정이 혼합된 동기로 인한 갈등은 소비자가 한 가지의 목표대상에 대해서 긍정적인 동기요인과 부정적인 동기요인을 모두 인식하고 있는 경우이다. A학점을 받고 싶으나 공부하기는 싫은 경우이다. 또한 커피를 마시고 싶지만 카페인으로 인해 잠이 안 올까 걱정이 되고, 자동차를 구입하고 싶지만 유지비가 걱정되는 경우 등이다. 이러한 상황에서 마케팅담당자는 놀면서 공부할 수 있는 방법, 카페인 없는 커피, 연료효율이 높은 자동차 등과 같이 부정적인 요소를 제거하는 방법을 제시할 수 있는 마케팅전략을 세워야 한다.

그림 9-9 | 긍정과 부정이 혼합된 동기로 인한 갈등

• 긍정적인 면과 부정적인 측면을 모두 가지고 있는 대안을 고려할 때 발생함

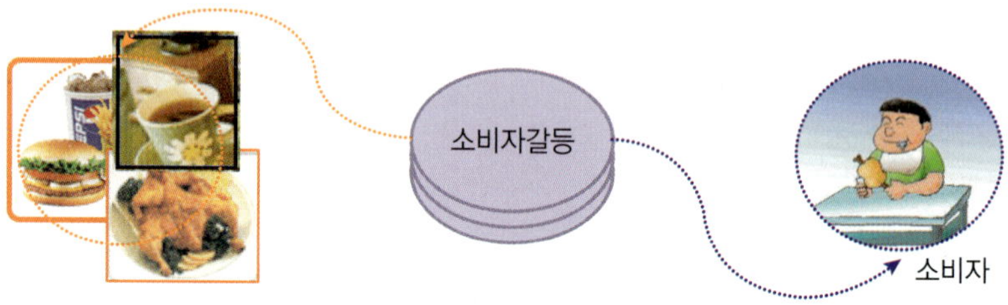

• 햄버거를 먹고 싶으나 살이 찔 것을 걱정
• 맥주를 먹고 싶은네 체중이 늘 것을 걱정
• 커피를 먹고 싶으나 잠이 오지 않을 것을 걱정

• 마케팅담당자는 부정적인 요소를 제거시킨 상품을 개발해야 함
• 저칼로리의 아이스크림 및 맥주, 카페인을 제거한 커피 등의 제품이 여기에 속함

사례 9-7 긍정과 부정이 혼합된 동기로 인한 갈등 사례 – 전자담배

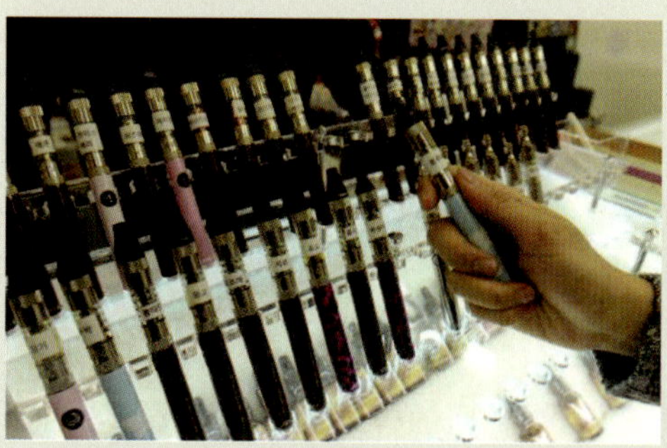

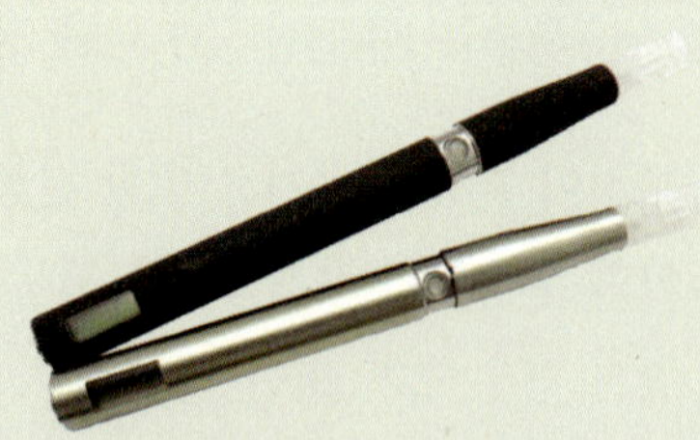

전자담배의 판매량은 웰스파고증권에 따르면 2008년 2,000만달러(204억원) 규모에 불과했던 전자담배 시장은 17억달러(약 1조 7,000억원)까지 늘어났다. 오는 2017년에는 전자담배 시장규모가 100억달러(약 10조 2,000억원) 규모로 늘어날 전망이라고 한다.

사례 9-8 긍정과 부정이 혼합된 동기로 인한 갈등 사례 – 다이어트

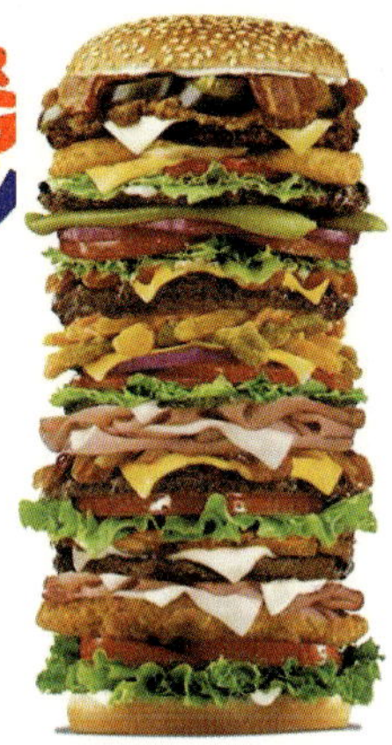

버거킹의 '빵이 없는 버거'
(Looking Good-King of the Bunless Burgers)
햄버거를 먹고 싶으나 살이 찔 것을 걱정하는 사람들을 위해 버거킹에서는 탄수화물 함량이 낮은 '빵이 없는 버거'를 출시했다. 즉, 빵을 사용하지 않고, 접시 위에 햄버거 스테이크와 야채 그리고 토마토를 풍성하게 한 신상품을 만들었다.

탄수화물 함량

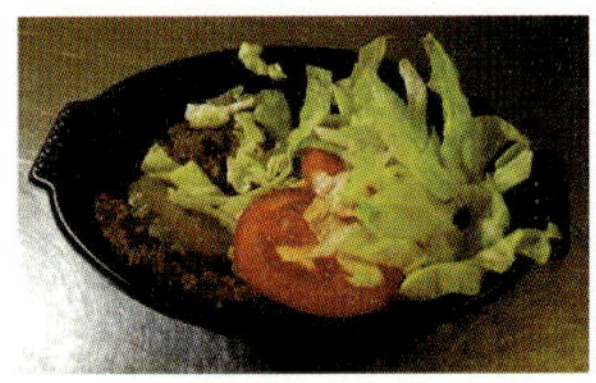

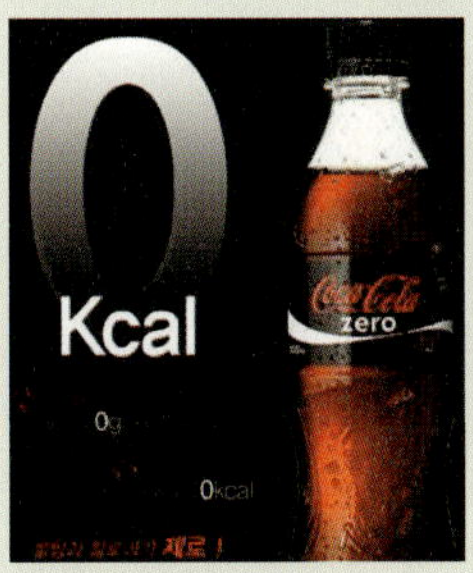

코카콜라의 'Zero'
코카콜라에서 비만의 주범인 설탕과 칼로리를 제로로 줄이고, 상쾌한 맛은 그대로 유지시킨 '코카콜라 제로(zero)'를 출시함으로써 건강에 대한 관심이 높고, 칼로리 문제에 민감한 소비자들의 갈등을 해결시켜 커다란 인기를 얻고 있다.

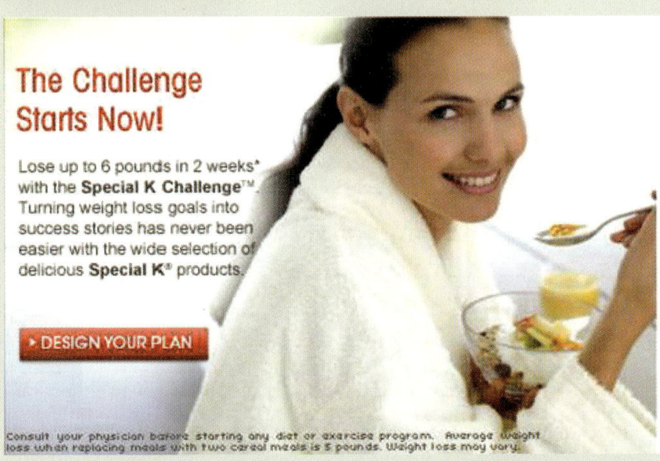

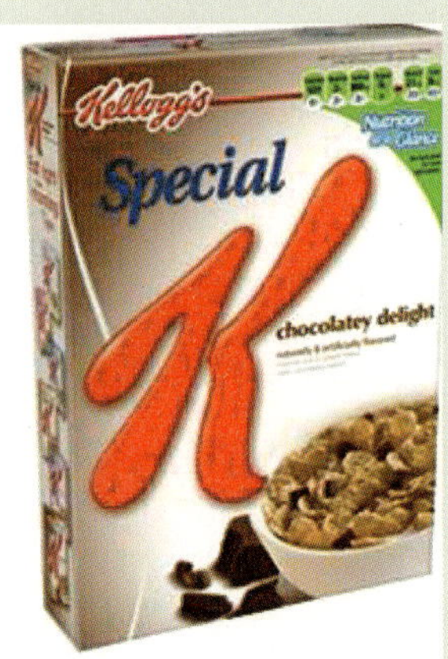

켈로그의 '스페셜 K'
시리얼의 대표회사인 켈로그에서는 곡물의 주성분인 탄수화물과 칼로리 함량을 낮춘 '스페셜 K'를 출시함으로써 소비자들이 건강과 다이어트 간에 발생하는 갈등을 완화시켰다.

제3절 소비자행동에 영향을 주는 요인

본 절에서는 욕구로부터 발생한 심리적 긴장상태로 인한 동기유발, 그리고 긴장상태의 해소과정에서 소비자행동에 영향을 주는 요인을 살펴본다. 소비자의 행동에 영향을 주는 요인은 크게 내적 요인과 외적 요인으로 나누어 볼 수 있다. 내적 요인에는 지각, 기억, 태도, 학습이 있고, 외적 요인에는 사회 · 문화적 요인, 소비자 개인특성, 대안적 요인 그리고 상황적 요인이 있다.

3.1 내적 요인

(1) 지각

여러 감각기관을 통해 유입된 자극을 개인의 주관적인 기준으로 해석하고 이해하는 것을 지각(perception)이라 한다. 자극에 대한 소비자의 지각과정은 ① 선별하여 선택하고, ② 조직화하여, ③ 해석하는 3단계로 되어 있다. 소비자는 일상생활에서 부딪치는 수많은 광고와 자극 중에서 자신이 선별하고 선택하여 지각(selective perception)한다. 즉, 자신의 욕구에 부합되는 유용한 정보를 더 잘 지각하고, 반대로 위협적이며 모순적인 정보는 사실로 인식하지 않으려는 지각적 방어 경향이 있다.

자극을 선택하고 나면 소비자는 이를 지각적으로 조직화(perceptual organization)한다. 즉, 소비자가 기존에 가지고 있던 감각과 자극을 하나로 합쳐서 불완전한 정보를 의미있는 정보로 인식해가는 지각적 조직화과정을 거친다. 조직화는 선택된 자극을 자신이 이해할 수 있는 형태로 변환시키는 지각적 부호화와 부분적인 자극을 하나로 합치는 통합화로 이루어진다. 예를 들어, 소비자들은 마케팅 자극을 상표, 상품, 점포, 기업 등과 같이 단순하고 인식하기 쉬운 통합된 이미지로 조직화하려는 경향이 있다. 따라서 마케팅담당자는 자사의 상표, 상품, 점포, 기업 등에 대한 이미지관리에 한층 더 노력하여야 한다.

선택되어 조직화된 자극은 소비자 자신의 욕구, 희망, 흥미에 따라 적합하게 재해석되는 지각적 해석(perceptual interpretation)과정을 거친다. 지각적 해석과정에서 소비자는 자신의 과거 경험, 동기, 흥미에 따라 자극을 해석하기 때문에 왜곡되는 경우도 있다. 또한 각종

그림 9-10 | 소비자행동에 영향을 주는 내적 요인 – 지각

지각(perception)
• 감각기관을 통하여 입력된 정보를 처리하는 일련의 과정 중의 하나로 여러 감각기관을 통해 유입된 자극을 개인의 주관적 기준으로 해석하고 이해하는 것임

1 선택적 지각(selective perception)
• 지각적 탐색 : 소비자는 수많은 광고와 자극 중에서 자기의 욕구에 부합되어 자신에게 유용한 정보를 더 잘 지각함
• 지각적 방어 : 소비자는 자신에게 위협적이며 모순적인 정보는 사실로 인식하지 않으려는 지각적 방어 경향이 있음

2 지각적 조직화(perceptual organization)
• 기존에 가지고 있던 감각과 자극을 하나로 합쳐서 불완전한 정보를 의미 있는 정보로 인식해 가는 과정임
• 지각적 부호화 : 자극을 자신이 이해할 수 있는 형태로 변환시키는 과정
• 지각적 통합화 : 부분적 자극을 하나로 통합시키는 과정

3 지각적 해석(perceptual interpretation)
• 소비자는 선택되어 조직화된 자극을 자신의 욕구, 희망, 흥미에 따라 적합하게 재해석함
• 지각적 왜곡 : 소비자는 자신의 과거 경험, 동기, 흥미에 따라 자극을 해석하기 때문에 왜곡되게 해석하는 경우도 있음
• 지각적 분류 : 소비자가 각종 정보를 자신의 지식구조에 포함시킬 때 자신의 과거 경험을 바탕으로 정보를 분류해서 저장하는 경향이 있음

정보를 자신의 과거 경험을 바탕으로 분류해서 지식구조에 포함시키는 경향이 있다.

(2) 기억

소비자는 지각한 내용을 기억한다. 기억(memory)이란 소비자가 어떤 상품이나 일, 지식 등을 머릿속에 보존하였다가 필요할 때 되살려 생각해내는 것을 말한다. 특히 광고가 기억에 미치는 영향이 크다. 예를 들어, 코카콜라나 새우깡 등은 오랜 기간 동안 반복광고를 함으로써 소비자의 기억 속에 생생하게 남아 있다. 따라서 소비자가 탄산음료나 스낵을 구입하고자 할 경우, 코카콜라나 새우깡이 기억으로부터 쉽게 떠올라 구입하게 될 가능성이 높다.

일반적으로 기억은 감각적 정보저장에서 단기기억, 그리고 장기기억에 이르는 과정을 거쳐서 형성된다. 감각적 정보저장이란 자극이 감각기관을 통해 들어와 잠시 머무는 상태를

말한다. 예를 들어, 눈을 감았다가 잠깐 뜬 다음 다시 감으면 눈앞의 장면이 잠시 동안 선명하게 남아 있는 상태를 말한다. 그러나 이러한 잔상과 같은 정보는 잔존기간이 불과 0.1~0.5초 정도로 매우짧다.

사례 9-9 내적 요인 – 컬러마케팅

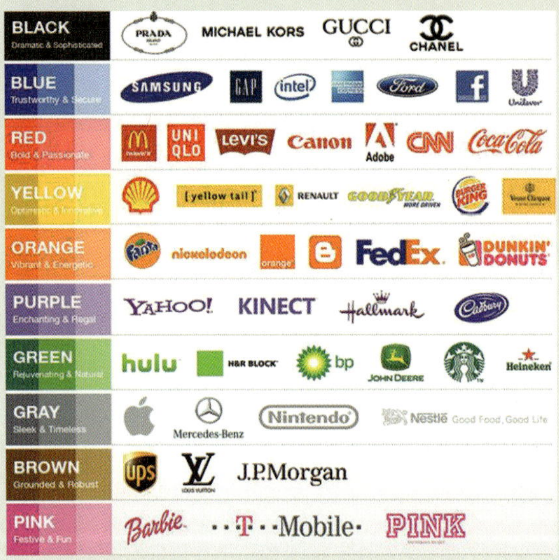
BLACK
Dramatic & Sophisticated
BLUE
Trustworthy & Secure
RED
Bold & Passionate
YELLOW
Optimistic & Innovative
ORANGE
Vibrant & Energetic
PURPLE
Enchanting & Regal
GREEN
Rejuvenating & Natural
GRAY
Sleek & Timeless
BROWN
Grounded & Robust
PINK
Festive & Fun

출처 : Pantone Inc.

브랜드는 기업의 아이덴티티를 나타내는 중요한 요인으로, 컬러는 브랜드 로고를 인식하게 되는 첫 번째 요소이다. 각각의 컬러는 모두 다른 이미지와 느낌을 전달하기 때문에 기업들은 브랜드 아이덴티티 컬러를 결정하는 데 있어 신중해야 한다. 예를 들어 삼성이나 아메리칸 익스프레스와 같은 회사는 신뢰와 안전을 상징하는 블루컬러를 사용하고, 코카콜라와 맥도날드는 식감을 돋구는 붉은 색을 채용했다.

사례 9-10 기억 – 종합감기약 화이투벤

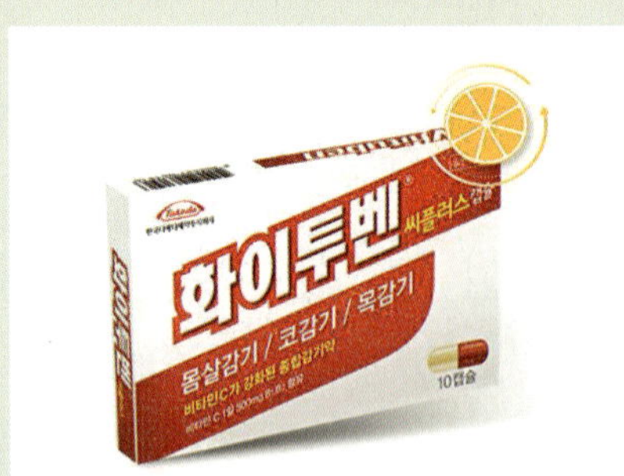
화이투벤
씨플러스
몸살감기 / 코감기 / 목감기

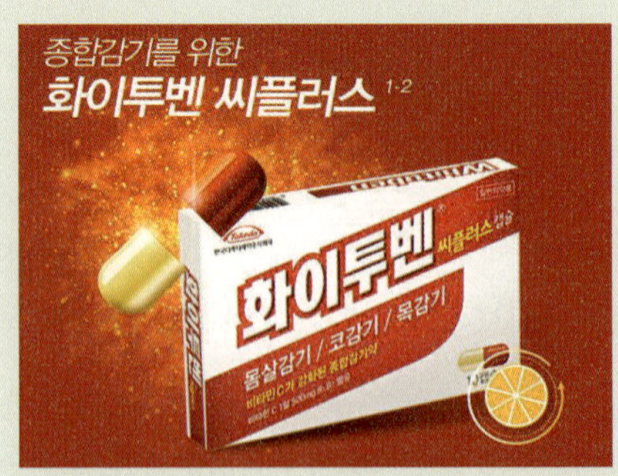
종합감기를 위한
화이투벤 씨플러스
화이투벤
몸살감기 / 코감기 / 목감기

일반적으로 정보는 주로 청각적인 자극의 형태로 단기기억에 남는다. 1980년대부터 화이투벤은 대표적인 종합감기약 브랜드이다. 화이투벤은 큰소리로 '화 · 이 · 투 · 벤' 하고 스타카토로 한 글자씩 강하게 끊어서 읽어주는 광고를 통해 청각적 형태로 소비자의 단기기억 속에 남아 있게 됨으로써 브랜드 인지전략이 성공한 대표적인 케이스이다.

그림 9-11 | 소비자행동에 영향을 주는 내적 요인 – 기억

기억 (memory)

- 기억이란 소비자가 어떤 상품이나 일, 지식 등을 잊지 않고 머릿속에 새기어 보존하였다가 필요할 때 되살려 생각해내는 것을 말함
- 기억은 감각적 정보저장에서 단기기억 그리고 장기기억에 이르는 과정을 통하여 형성됨

감각적 정보저장

- 자극이 감감기관을 통해 처음으로 들어와 잠시 머무는 상태

예) 눈을 감았다가 잠깐 뜬 다음 다시 감으면 눈앞의 장면이 잠시 동안 남아 있는 상태

단기기억

- 감각적 정보 중 소비자의 주의를 끄는 정보
- 수용능력이 한정되어 있음
- 주로 청각자극의 형태로 기억됨

예) 화이투벤광고

장기기억

- 중요하다고 판단되는 정보와 지식을 장기적으로 저장함 용량의 제한이 없음
- 주로 시각과 청각자극의
- 형태로 기억됨

예) 게토레이광고

감각적 정보 중에 소비자의 주의를 끄는 정보는 단기기억으로 남아 의미있는 단위로 저장된다. 그러나 단기기억의 수용능력은 매우 한정되어 있기 때문에 의미가 있거나 관심이 있는 정보만이 소비자의 주의를 끌어 단기기억으로 저장된다. 일반적으로 정보는 주로 청각적인 자극의 형태로 단기기억에 남는다. 예를 들어, 광고에서 큰 소리로 '화 이 투 벤' 이라고 읽음으로써 화이투벤은 청각적 형태로 소비자의 단기기억 속에 남아 있게 된다.

단기기억 중 소비자가 중요하다고 생각되는 정보는 장기기억으로 남게 되는데 장기기억

사례 9-11 기억 – 갈증해소음료 '게토레이'

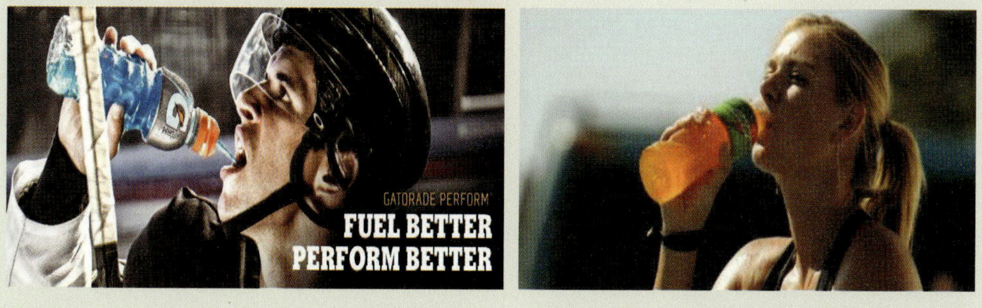

땀에 흠뻑 젖은 두 모델이 게토레이를 꿀꺽꿀꺽 마신다. 이 광고를 자주 보면 '갈증=게토레이'로 장기기억 속에 남아 있어 목이 마르면 자동적으로 게토레이가 떠오른다.

은 무제한적이며 거의 영구적으로 사용하는 것이 가능하다. 이러한 장기기억은 주로 시각과 청각자극의 형태로 입력된다. 예를 들어, 게토레이광고를 보면 모델이 운동을 하고 나서 온몸이 땀으로 흠뻑 젖은 상태에서 게토레이를 꿀걱꿀꺽 마신다. 이러한 광고를 자주 보면, '갈증' 이란 개념과 게토레이 간의 강한 연상이 장기기억 속에 남아 목이 마를 때는 자동적으로 게토레이가 떠오르게 된다.

(3) 태도

태도(attitude)는 어떤 대상(사람, 사물, 사안)에 대해 일관성있게 호의적이거나 비호의적 또는 지속적으로 긍정적이거나 부정적인 반응을 나타내는 학습된 성향이다. 일반적으로 태도는 후천적으로 형성되어 한동안 지속되며, 그 방향과 강도는 각 개인마다 다르다.

이러한 태도의 기능을 살펴보면 다음과 같다.

그림 9-12 | 소비자행동에 영향을 주는 내적 요인 – 태도

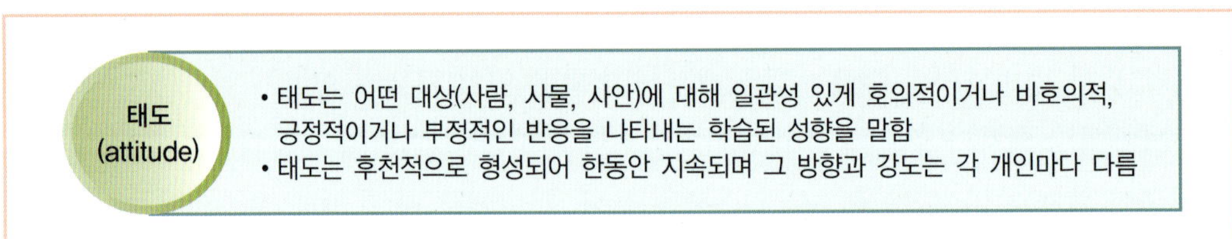

첫째, 태도는 소비자가 바라는 욕구를 달성하도록 유도하는 실용적 기능이 있다. 즉, 욕구달성에 도움이 되는 상품에는 긍정적으로 끌리도록 하고, 별 도움이 되지 않는 것은 거부하게 하는 기능을 가지고 있다. 예를 들어, 치아를 하얗게 만들고자 하는 욕구를 가진 소비자가 '치아를 하얗게 하는 A치약' 광고를 본다면 소비자는 이 상품에 끌려 구매하기도 한다.

둘째, 태도는 소비자의 가치를 표현한다. 즉, 특정 대상에 대한 태도는 소비자의 가치관을 표현한다. 예를 들어, 코란도를 선호하는 소비자는 남성적 이미지, 박력 등을 선호하는 가치관을 가지고 있다고 볼 수 있다.

셋째, 태도는 내적 갈등과 불안감을 제거함으로써 소비자를 보호한다. 예를 들어, 사람들은 식사 후에 입에서 냄새가 나는 것을 걱정한다. 입냄새 제거제에 대한 소비자의 긍정적인 태도는 타인에게 불쾌감을 줄지 모른다는 불안감을 해소시켜 준다. 즉, 자신이 남을 배려하고 있다는 생각을 하게 함으로써 불안감으로 인한 갈등을 제거하여 소비자를 보호한다.

넷째, 태도는 새로운 지식의 통합 방향을 제시함으로써 정보의 구조화가 효과적으로 이루어질 수 있도록 한다. 예를 들어, 현대자동차에서 MPI엔진이라는 새로운 엔진을 개발했다고

그림 9-13 | 태도의 기능

실용적 기능	태도는 소비자로 하여금 욕구를 달성하도록 유도함

예) 치아를 하얗게 만들고자 하는 욕구 ➡ 치아를 하얗게 하는 ○○치약 광고를 봄
➡ 구매로 유도됨

가치표현 기능	특정 대상에 대한 태도는 소비자의 가치관을 표현함

예) 무쏘나 코란도를 선호 ➡ 남성적인 이미지를 선호하는 가치관 소유

자아방어 기능	내적 갈등과 불안감을 제거함으로써 소비자를 보호함

예) 입냄새 제거제에 대한 긍정적인 태도 ➡ 타인을 배려하는 마음을 보호하고
입냄새로 인한 갈등을 제거함 ➡ 자아를 방어함

지식통합 및 조직화 기능	새로운 지식의 통합 방향을 제시함으로써 정보의 구조화가 효과적으로 이루어질 수 있도록 함

예) 현대의 MPI엔진 개발
현대에 우호적인 태도 ➡ 성능이 우수한 엔진으로 인식
현대를 싫어하는 부정적인 태도 ➡ 무시함

사례 9-12 태도 – 가치표현기능

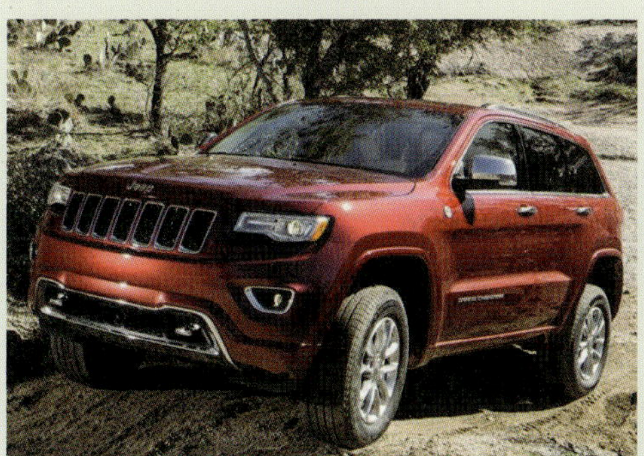

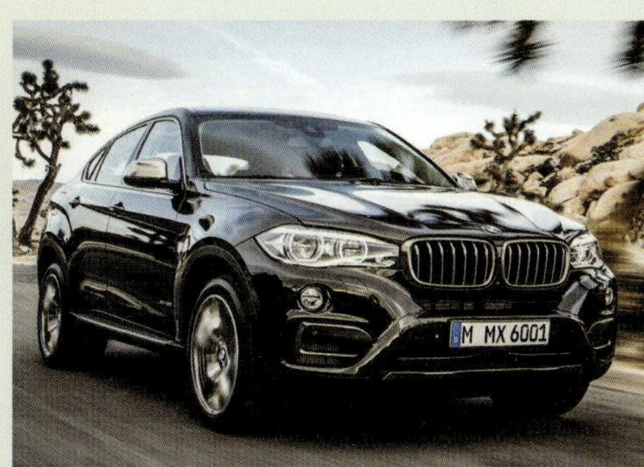

Jeep 'Cherokee'와 BMW 'X6'에 대한 긍정적인 태도는 남성적 이미지나 박력 역동성 등을 선호하는 소비자 가치관의 간접적인 표현이다.

발표했을 때 현대라는 기업에 우호적인 태도를 지닌 소비자는 새로운 엔진의 성능이 우수하다고 인식한다. 그러나 현대를 싫어하는 부정적인 태도를 가진 소비자는 이를 무시하게 된다.

(4) 학습

학습(learning)은 상품의 직접경험이나 외부정보가 상품에 대한 소비자의 비교적 영구적인 신념과 태도 및 행동을 변화시키는 것을 말한다. 학습이 이루어지기 위한 요소로는 조건자극과 무조건자극이 있다. 조건자극(conditional stimulus)은 소비자에게 소구하는 상품, 상표, 점포 같은 소비 대상을 의미하고, 무조건자극(unconditional stimulus)은 조건자극의 이미지와 이에 대한 소비자의 생각에 영향을 미치는 유명인사나 연예인 등을 말한다.

예를 들어, 말보로담배광고에서는 박력있고 강인한 카우보이를 무조건자극으로 이용함으로써, 조건자극인 말보로담배에 박력과 강인함의 남성적 이미지를 부여하였다. 따라서 소비자는 이러한 광고를 보고, 말보로담배를 피우는 사람은 박력있고 남성적인 사람으로 연상하고 학습하게 된다.

이렇게 학습을 유발하는 대표적인 방법으로 고전적 조건화(classical conditioning)와 작동적 조건화(operant conditioning)가 있다. 고전적 조건화는 개에게 무조건자극인 먹이를 줄 때마다 조건자극인 종을 치는 것을 반복하면, 먹이를 주지 않고 조건자극인 종만 쳐도 개가 침을 흘리게 되는 파블로프의 실험과 유사하다. 그러나 고전적 조건화에서는 침을 흘리는 개의 경우와 같이 소비자는 행동의 결과로서 어떤 특정한 보상을 받을 수 있다는 보장은 없고 단지 얻을 것이라는 암시만 있다. 이러한 고전적 조건화에 영향을 주는 요인으로는 무조

사례 9-13 학습 – 말보로담배

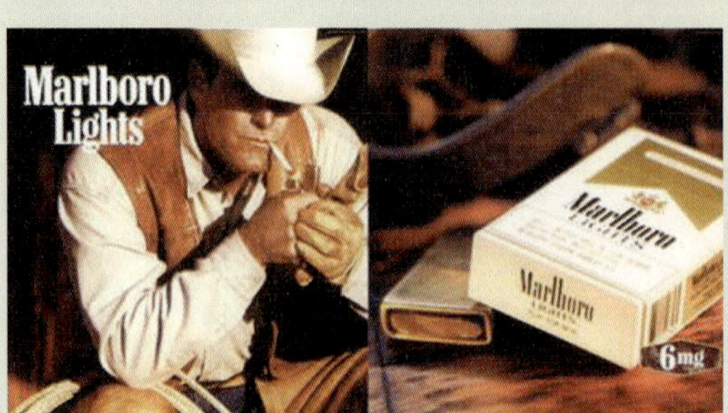

말보로담배광고
박력있고 강인한 카우보이 이미지를 상품에 부여함으로써 말보로담배를 피우는 사람은 박력이 넘치는 남성적인 사람으로 연상하게 된다.

건자극의 강도, 반복횟수, 조건자극과 무조건자극의 순서, 친숙성 등이 있다.

고전적 조건화를 마케팅에 응용하기 위해서는 소비자들이 과거 특정 반응을 일으키는 자극들을 상품과 연관시켜서 지속적으로 제시함으로써 소비자들을 학습시켜야 한다. 예를 들어, 탤런트 이영애를 정수기 광고에 등장시킨 것은 이영애가 가지고 있는 깨끗한 이미지를 정수기에 이전시켜 소비자들의 태도를 변화시키고자 한 것이다.

작동적 조건화는 스키너의 실험과 유사하다. 흰쥐를 상자 속에 가두어 놓고 불이 켜질 때마다 쥐가 상자 속의 지렛대를 누르면 음식이 나오는 장치를 이용하여 불이 켜질 때마다 배가 고파진 흰쥐가 지렛대를 눌러서 먹이를 얻도록 학습시킨다. 이러한 작동적 조건화는 소비자가 특정한 행동을 하면, 자신이 원하는 어떤 보상을 받을 수 있다는 사실을 학습하도록 하는 것이다. 예를 들어, 패밀리레스토랑의 할인쿠폰을 이용해 본 고객은 쿠폰을 가지고 레스토랑을 방문하면 할인받을 수 있다는 사실을 학습하게 된다. 이러한 학습의 결과 쿠폰은 소비자의 방문욕구를 자극하여 구매를 유인하는 도구가 된다.

사례 9-14 샤론스톤 입방아에 중국이 '뿔났다'

할리우드 톱스타 샤론스톤은 프랑스 칸 국제영화제에서 열린 한 공식행사에서 홍콩의 한 케이블 채널과의 인터뷰 도중 "이번 쓰촨성 대지진은 그동안 티베트를 냉대해 온 중국의 업보(karma)"라고 말해 파문을 일으켰다. 이 같은 인터뷰 내용이 중국에 전해지면서 중국 관영 신화통신은 스톤을 "인류 전체의 공공의 적"이라고 비난했다.

샤론스톤은 쓰촨성 대지진을 중국의 업보(karma)라고 말한 데 대해 사과의 뜻을 밝혔다. 그러나 중국인들의 분노가 쉽게 누그러지지는 않고 있다.

로이터, AFP 등 외신에 따르면 스톤을 모델로 기용한 프랑스의 유명 브랜드 크리스챤 디오르(Christian Dior)가 스톤의 광고를 전면 중단한다고 밝혔다. 사측은 이와 함께 스톤이 자신의 잘못된 발언으로 상처를 입은 중국인들에 진심으로 사과한다는 내용의 성명을 발표했다.

스톤은 사과문에서 "인터뷰 도중 부적절한 언행으로 중국인들의 마음에 상처를 준 것에 진심으로 유감스럽게 생각한다"라고 사죄하면서 "이번 중국 지진 구호활동에 기꺼이 참여할 것이며 중국인들을 돕는 데 헌신하겠다"라고 밝혔다. 그러나 디오르 상하이 지사 측 대변인은 앞으로 중국 내 디오르 광고에서 스톤의 모습을 볼 수 없을 것이라면서 스톤이 중국 디오르 광고에서 퇴출당했음을 시사했다.

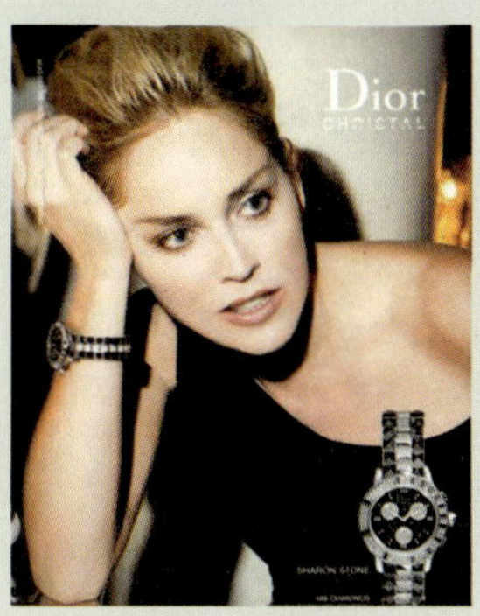

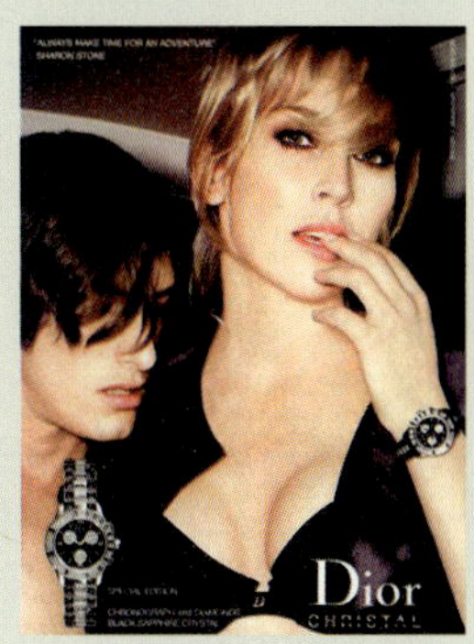

그림 9-14 | 소비자행동에 영향을 주는 내적 요인 – 학습

학습 (learning)

- 학습은 상품의 직접경험이나 외부정보가 상품에 대한 소비자의 비교적 영구적인 신념과 태도 및 행동을 변화시키는 것을 말함
- 학습이 이루어지기 위한 요소로는 조건자극과 무조건자극이 있음
  - 조건자극 : 소비대상이 되는 상표, 상품, 점포
  - 무조건자극 : 유명인사, 연예인, 좋은 음악
  - (말보로담배 + 카우보이의 남성적 이미지)

종류 1 고전적 조건화

- 파블로프의 실험 : 개에게 무조건자극인 먹이를 줄 때마다 조건자극인 종을 치는 것을 반복하면 나중에는 무조건자극인 먹이를 주지 않고 조건자극인 종만 쳐도 개는 침을 흘리게 됨
- 무조건자극의 강도, 반복횟수, 조건자극과 무조건자극의 순서, 친숙성 등이 조건화에 영향을 미침
- 소비자가 특정 반응을 일으키는 무조건자극들을 조건자극인 상품과 연관시켜서 소비자를 학습시킬 수 있음

종류 2 작동적 조건화

- 스키너의 실험 : 흰쥐를 상자 속에 가두어 놓고 불이 켜질 때마다 쥐가 상자 속의 지렛대를 누르면 음식이 제공되는 장치를 해놓고, 불이 켜질 때마다 흰쥐가 지렛대를 눌러 먹이를 얻도록 학습시킴
- 기업은 소비자가 특정한 행동을 하면 자신이 원하는 것을 보상받을 수 있다는 사실을 학습하도록 하여 기업이 원하는 반응을 지속적으로 이끌어낼 수 있음

  예) 쿠폰과 경품 : 이를 위해서는 소비자에게 제시되는 자극과 그에 따른 반응 및 강화에 대한 지속적인 연구가 필요함

사례 9-15 학습(고전적 조건화) – 병원 홍보대사 위촉

고전적 조건화를 병원마케팅에 응용하기 위해서는 소비자들이 긍정적인 반응을 일으키는 자극들을 병원과 연관시켜서 지속적으로 제시함으로써 소비자들이 병원에 대하여 긍정적인 생각을 갖도록 이들을 학습시켜야 한다. 예를 들어, 분당서울대학교병원은 유준상 · 홍은희 부부를 병원 홍보대사로 위촉했다. 병원은 이들 부부가 분당에 거주하면서 꾸준히 건강관리를 잘 해왔고, 특히 밝고 건강한 이미지를 갖고 있다고 판단해 홍보대사로 위촉하였다. 유준상 · 홍은희 부부는 분당서울대학교병원의 각종 대외행사와 자선행사에 참석하고, 질병의 예방과 치료, 사후관리에 필요한 교육과 홍보를 위해 활발한 활동을 펼치고 있다.

반면에, 가톨릭대학교 서울성모병원은 시사프로그램을 진행하는 등 국민적 신뢰감이 높은 배우 김상중 씨를 홍보대사로 위촉하였다. 생명존중과 신뢰를 최고의 가치로 추구하는 가톨릭대학교 서울성모병원의 홍보대사로서 김상중 씨는 환자들에게 높은 신뢰감을 주는 병원의 이미지 전달에 최선을 다하고 있다.

충남대학교병원도 개그맨 서경석을 홍보대사로 임명하였다. 그 이유는 개그맨 서경석이 대전출신인데다가 병원이 추구하고자 하는 편안하고 밝은 웃음을 주는 연예인의 이미지를 가지고 있기 때문이다. 즉, 무조건자극인 서경석이 가지고 있는 이미지를 조건자극인 충남대학교병원에 이전시켜 이용자들의 충남

대학교병원에 대한 태도를 변화시키고자 하고 있다.

앞으로도 무조건적인 자극인 연예인을 홍보대사로 임명하거나 병원 광고에 모습을 보이게 함으로써 조건자극인 병원의 이미지에 긍정적인 영향을 미치도록 하는 병원의 마케팅활동이 더욱 많아질 전망이다. 그러나 이때 주의해야 할 점은 병원이 추구하고자 하는 이미지와 적합하게 잘 일치하는 연예인을 선정하여 활용해야 한다는 것이다. 또한 연예인이 잘못된 구설수에 휘말리거나 나쁜 상황에 처하게 되면 병원의 이미지도 동시에 영향을 받을 수 있음에 주의해야 한다. 일례로 삼성증권은 대한민국이 2002년 월드컵에서 4위를 하기 전에 대표팀 감독을 맡은 히딩크를 중심으로 광고물을 준비하였다. 광고물을 준비할 때는 대표팀의 성적이 나빠서 히딩크의 인기가 매우 낮을 때였다. 그러나 대표팀이 월드컵에서 4위를 함으로써 히딩크의 가치가 급상승하게 되어 삼성증권은 이로 인해 큰 혜택을 볼 수 있었다. 반면에, CF를 촬영한 모 연예인이 구설수에 휘말려 이미지가 크게 손상되는 경우, 이 연예인이 출연한 CF를 통하여 기업의 브랜드이미지도 같이 하락하게 될 수 있다. 따라서 기업은 연예인이나 많은 사람들이 알고 있는 공인을 활용한 마케팅활동에서는 보다 신중할 필요가 있다.

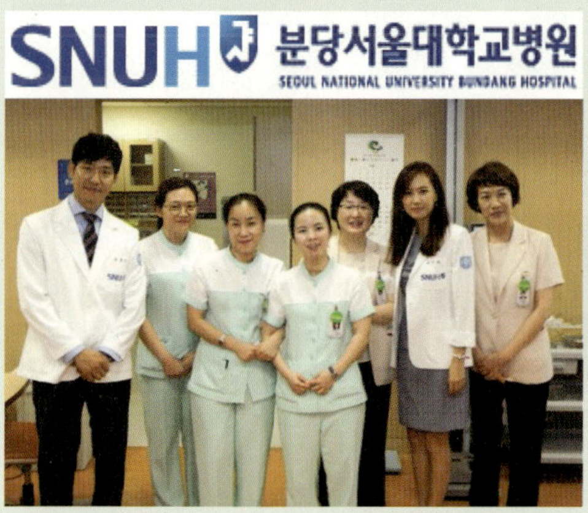

밝고 건강한 이미지가 돋보여 분당서울대학교병원 홍보대사로 위촉된 유준상 · 홍은희 부부

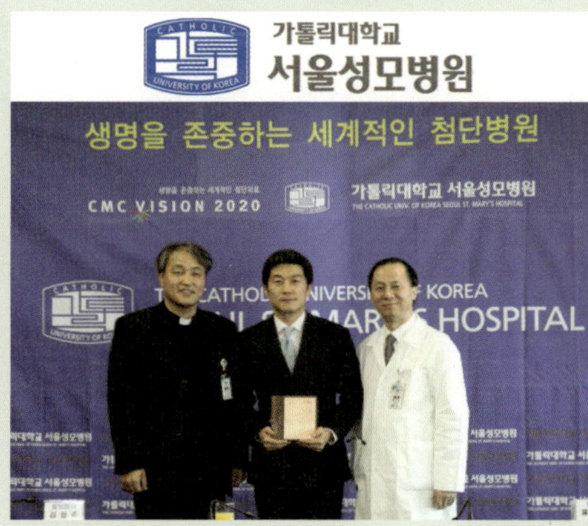

신뢰감이 높은 이미지가 병원이 추구하고자 하는 이미지와 부합하여 가톨릭대학교 서울성모병원 홍보대사로 위촉된 배우 김상중 씨

사례 9-16 테스코(Tesco)의 쿠폰을 이용한 Computers for Schools 캠페인 – 학습(작동적 조건화)

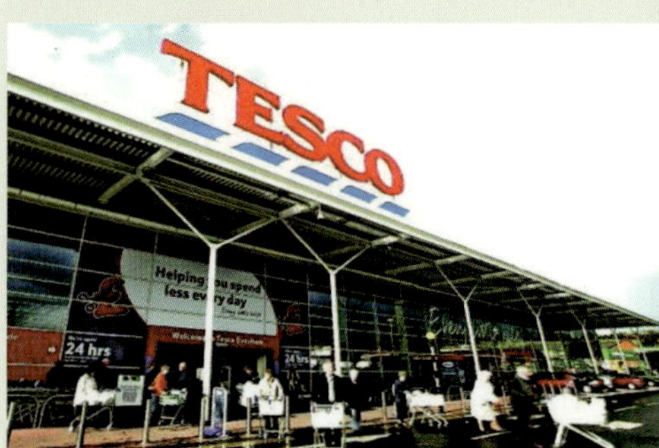

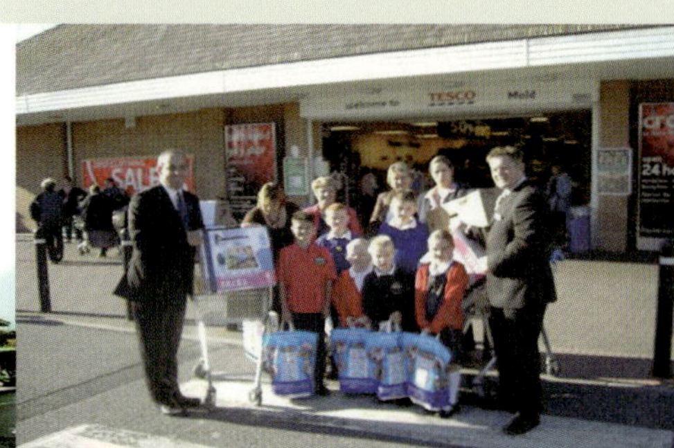

세계적인 유통업체 테스코(Tesco)는 물건을 구입하는 모든 고객에게 10파운드마다 쿠폰을 하나씩 주었다. 고객은 자신이 받은 쿠폰을 자신이 원하는 학교에 기부한다. 학교는 고객들이 기부한 이 쿠폰이 일정량에 달하면 그 쿠폰을 테스코에 제시하고 대신에 새 컴퓨터를 받아 간다.

이와 같은 과정을 통해 학부모들은 자신들의 자녀가 다니는 학교가 더 많은 컴퓨터를 받을 수 있도록 테스코를 자주 방문하였고, 심지어 교장부터 교사, 이사회까지 특별팀을 구성해서 많은 사람들이 보다 적극적으로 이 운동에 참여할 수 있도록 유도하기도 하였다. 결국 테스코사는 혁신적인 소매업자로서의 이미지를 구축할 수 있었으며, 급기야는 영국 내에서 최대 경쟁자 세인즈베리(Sainsbury)를 밀어내고 유통분야의 리더 자리에 올랐다. 이는 바로 테스코를 찾는 주부들의 가장 큰 관심이 바로 자녀교육 문제라는 것에 착안하여 평소 주요 구매 고객층을 정확히 겨냥하여 접근하는 방법을 찾았다는 점에서 주목할 만하다. 본 사례는 소비자의 관심에 대한 정확한 분석과 창의적인 아이디어가 효과적인 마케팅에 꼭 필요한 요인이라는 것을 다시 한 번 인식하게 된 좋은 사례가 되고 있다.

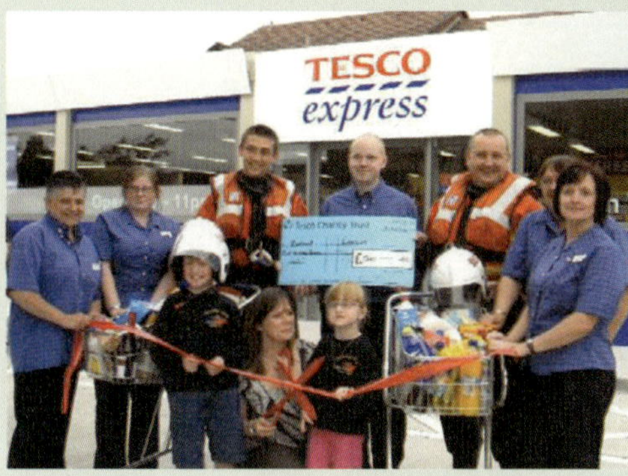

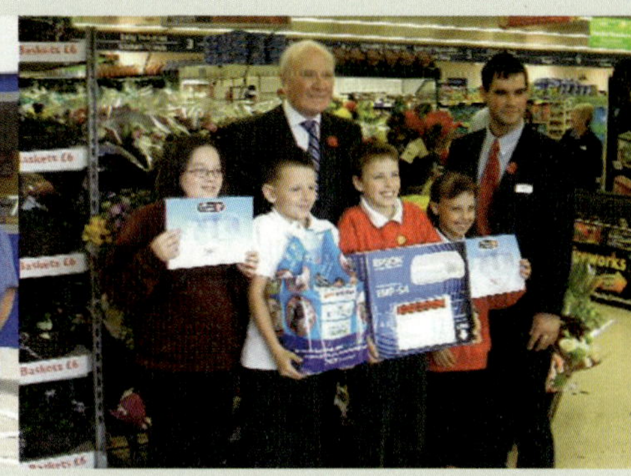

3.2 외적 요인

앞에서는 소비자행동에 영향을 미치는 내적 요인에 대해 살펴보았다. 그러나 소비자의 행동은 내적 요인뿐만 아니라 사회 · 문화적 요인, 소비자의 개인적 특성요인, 대인적 영향요인, 상황적 요인과 같은 다양한 외적 요인에 의해서도 영향을 받는다.

(1) 사회 · 문화적 요인

사회 · 문화적 요인은 소비자행동에 가장 폭넓고 깊게 영향을 미친다. 소비자가 속해 있는 사회와 문화는 소비자의 생활 전반에 걸쳐서 많은 영향을 준다. 문화적으로 비슷한 부류에 속하는 사람들은 그렇지 않은 사람들과 구분되는 행동을 한다. 예를 들어, 일본인은 자스민향을 좋아하고, 미국인은 레몬향을 좋아한다. 나라는 물론이고 보다 좁은 사회 안에서도 사회계층에 따라 서로 구분되는 특징이 있다.

신동아나 월간조선과 같은 월간지와 컴퓨터 전문지인 PC magazine의 독자층은 분명히 다르다. 두 잡지의 독자층은 명확하게 구분되는 특성을 가지고 있다. 따라서 신동아에는 골프웨어, 양주, 수입자동차, 발모제 등의 광고가 실린다. 이는 신동아를 보는 계층이 중장년층이며 이들이 이러한 상품의 주요 소비자라고 생각하기 때문이다. 반대로 컴퓨터 관련 잡지는 컴퓨터와 관련된 소프트웨어나 하드웨어의 광고가 대부분이다. 이와 같이 소비자에게 보다 효과적으로 접근하기 위해서, 기업은 자신이 생산하는 상품의 주요 고객이 누구이며, 이들이 어떤 계층에 속해 있으며, 그 계층의 특성은 어떠한지를 명확하게 파악하고 있어야 한다.

그림 9-15 소비자행동에 영향을 주는 외적 요인 – 사회 · 문화적 요인

사회 · 문화적 요인

- 문화적으로 비슷한 부류에 속하는 사람은 그렇지 않은 사람과 구분되는 행동을 함

일본인은 쟈스민향을 좋아함 ↔ 미국인은 레몬향을 좋아함

코스모폴리탄(COSMOPOLITAN magazine)

- 독자층 : 20대~30대의 여성
- 내용 : 패션, 뷰티, 연예
- 광고 : 화장품, 의류

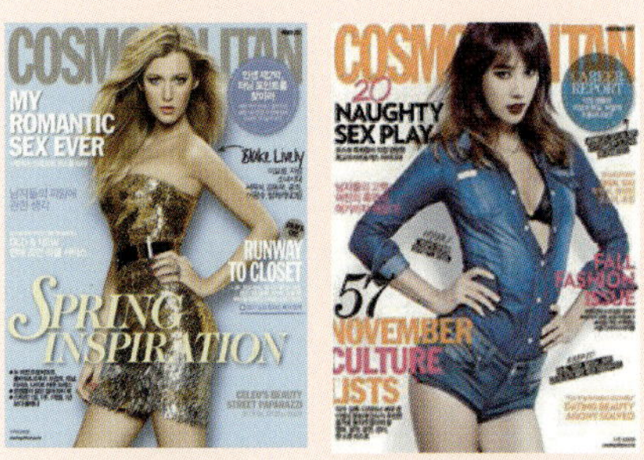

맨즈헬스(Men's Health magazine)

- 독자층 : 20대 중반~30대의 남성
- 내용 : 운동, 건강, 스포츠
- 광고 : 스포츠상품, 건강식품

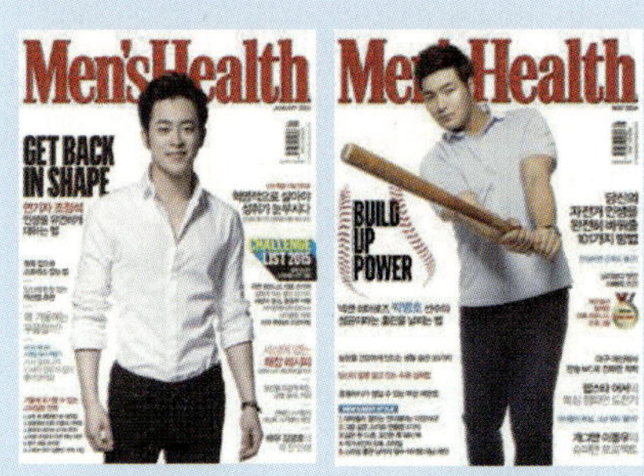

특정한 사회계층이나 집단이 어떤 특징을 가지고 어떤 행동을 하는지를 분석하는 것은 기업이 목표로 하는 소비자에게 정확하게 접근하고, 필요한 정보를 전달하기 위한 중요한 정보를 제공함

(2) 소비자 개인적인 특성요인

소비자 개인적인 특성도 소비자행동에 영향을 미친다. 개인적인 특성이란 다른 사람과 구별되어지는 특성을 말한다. 이러한 특성은 개인의 선천적인 요소와 후천적인 요소로부터 복합적으로 영향을 받는다. 국적, 성별, 머리색깔 등은 선천적인 요소이고, 좋아하는 색깔, 음악, 직업 등은 후천적인 요소가 된다. 개인의 특성을 말할 때 가장 많이 언급되는 개념은 개성과 라이프스타일이다.

개성(personality)은 외부환경으로부터 받는 자극에 대하여 상당히 일관된 패턴으로 지속적인 반응을 일으키는 심리적 특성으로서 소비자를 설명하고 예측하는 데에 도움이 된다. 따라서 개성의 대표적인 특성은 일관성과 지속성이다. 그러나 큰 사건을 겪거나 나이가 들어감에 따라 개성은 바뀔 수도 있다. 기업의 입장에서 소비자의 독특한 개성을 정확하게 파악할 수 있다면 보다 효과적으로 표적시장을 선정하고 상표를 포지셔닝할 수 있다.

라이프스타일(lifestyle)은 나이, 성별, 직업 등 개인의 전반적인 프로필을 집약적으로 나타내고 있다. 라이프스타일을 측정하는 도구로서 AIO(Attitude, Interest, Opinion)가 자주 이용

그림 9-16 | 소비자행동에 영향을 주는 외적 요인 – 소비자 개인적인 특성요인

소비자 개인적인 특성요인

- 개인적인 특성이란 다른 사람과 구별되어지는 특성을 말함
- 개인의 선천적인 요소와 후천적인 요소로부터 복합적으로 영향을 받음

개 성

- 외부환경으로부터 받는 자극에 대하여 상당히 일관된 패턴으로 지속적인 반응을 일으키는 심리적 특성
- 소비자를 설명하고 예측하는 데 도움이 됨
- 일관적이며 지속적인 특성을 가지고 있으나, 큰 사건을 겪거나 나이가 들어감에 따라 바뀔 수도 있음

라이프스타일

- 나이, 성별, 직업 등 개인의 전반적인 프로필을 집약적으로 나타냄
- 라이프스타일은 시간이 흐름에 따라 필연적으로 변함
  예) 학생과 직장인, 결혼 전과 결혼 후의 라이프스타일
- 개인적 성향을 집약적으로 파악할 수 있음
  예) 20대 남성 : 성공지향적, 패션추구형, 레저영위형
  ➜ 라이프스타일에 적합한 상품 추천

된다.

AIO는 사람이 주로 어떤 활동을 하고 사는지, 관심 분야는 무엇인지, 그리고 자기 자신과 더불어 주변에서 발생하는 세상일에 대하여 어떠한 의견을 가지고 있는지를 파악하여 라이프스타일을 분석하는 도구이다.

개성과 달리 라이프스타일은 시간이 흐름에 따라 필연적으로 변하게 된다. 사람은 누구나 나이가 많아짐에 따라 신체적 · 경제적 조건이 변하고, 그 역할이나 준거집단이 변하며, 그에 따라 취향도 달라진다. 학생일 때와 직장인이 되었을 때의 라이프스타일은 완전히 달라진다. 또한 결혼하기 전과 후에 따라 개인의 라이프스타일에 많은 변화가 생긴다.

마케팅에서 적용되는 예를 들어보면, 보통 20대 남성들의 라이프스타일을 성공지향형, 패션추구형, 레저영위형 등으로 분류한다. 이들은 나름대로의 독특한 생활유형과 그에 따른 차별된 소비행태를 보이고 있다. 따라서 마케팅담당자는 잠재고객의 라이프스타일 유형을

사례 9-17 남자도 이젠 예뻐지고 싶다

최근 남성들 사이에서도 여성들 못지않게 몸매관리를 위한 운동은 물론, 성형수술 등의 외모관리에 시간과 돈을 투자하는 남성들이 늘어나고 있다. 이러한 남성들을 일컫어 '그루밍족'이라고 칭하고 있다. 그루밍은 마부가 말을 빗질하고 목욕을 시켜주는 데서 유래한 말로서, 원래는 모발과 수염을 가꾸는 남성에 국한하여 사용되는 어휘였다. 그러나 최근에는 패션과 미용에 투자하는 남성들을 지칭하는 말로서 사용되기도 한다.

구루밍족이 늘어남에 따라 따라 성형외과, 피부과를 찾는 남성들도 점차 늘어 이제 성형외과에서 상담받는 남성들을 보는 일은 전혀 어색한 일이 아니다. 경쟁이 심화되는 성형외과나 피부과의 경우, 이처럼 아직 잠재되어 있는 니치마켓인 남성고객시장을 표적시장으로 삼아서 병원의 마케팅전략과 포지셔닝전략을 수립하는 것도 나름대로 의미가 있을 수 있다.

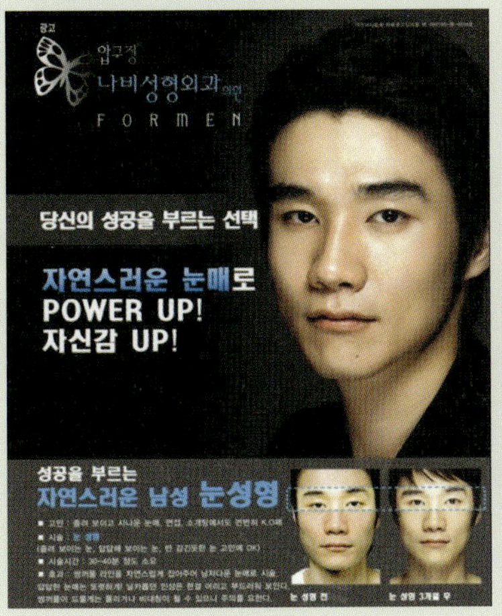

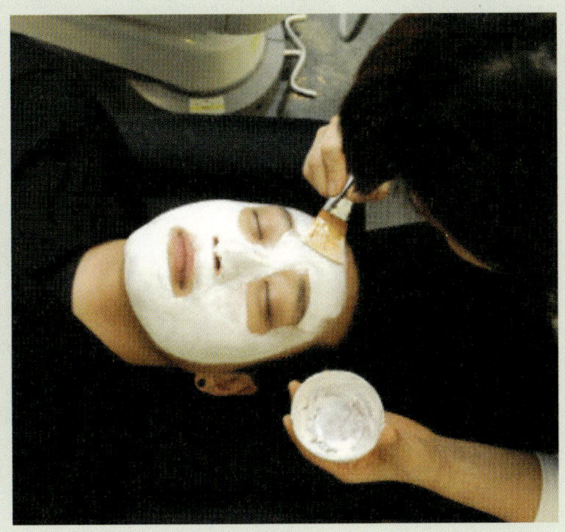

파악한 후, 각 유형별로 상이하게 나타나는 소비행동의 특징과 이들을 구성하는 인구통계적 특성을 분석한다. 분석 결과를 바탕으로 이들을 세분시장으로 나누고 각 세분시장에 적합한 마케팅믹스전략을 수립하여 실행한다. 이러한 마케팅활동을 위하여 마케팅담당자는 변화하는 소비자들의 라이프스타일을 수시로 분석하고 평가하여야 한다.

사례 9-18 '글로벌 D세대'의 라이프스타일을 잡아라

인터넷의 일상화, 대중미디어의 글로벌화, 글로벌 브랜드의 확산, 거대 유통기업의 성장 등에 힘입어 비슷한 소비패턴을 보이는 젊은이 세대가 여러 나라에서 동시에 등장하고 있다. 이러한 '글로벌 D세대'는 동질화되고 있는 전 세계의 10대를 의미한다. 이들은 어릴 때부터 자연스럽게 IT기기를 다루며 성장하고 인터넷에 익숙한 '디지털 네이티브(digital native)'이다. 이렇게 전 세계적으로 청소년들의 패션스타일, 음악적 취향, 미디어 습관 등이 동질화되면서 이들이 하나의 글로벌 집단(segment)으로 부상하고 있다.

글로벌 D세대의 구매력은 2002년 이후 크게 상승해서 2005년 1.9조 달러(세계 경상GDP의 4.3%)를 상회하고 있다. 현재 이러한 D세대의 인구증가율은 정체된 상태이다. 그러나 향후 세계적인 저출산 추세로 인해 가족의 소비가 집중되면서 이들의 구매력은 더욱 커질 전망이다. 이러한 글로벌 D세대의 4대 소비트렌드와 히트상품은 다음과 같다.

1. 익면(匿面)의 관계 형성 : 일반적으로 D세대는 타인에 대한 호기심은 왕성하나 직접적인 만남을 통해 새로운 관계를 형성하는 것에 익숙하지 않으며, 또한 학연과 지연 등에 따라 관계가 형성되는 것에 대해서 거부감을 가지고 있다. 이처럼 직접적인 대면보다 익면의 관계를 선호하는 D세대의 성향은 온라인상에서의 관계 형성으로 나타나고 있다.

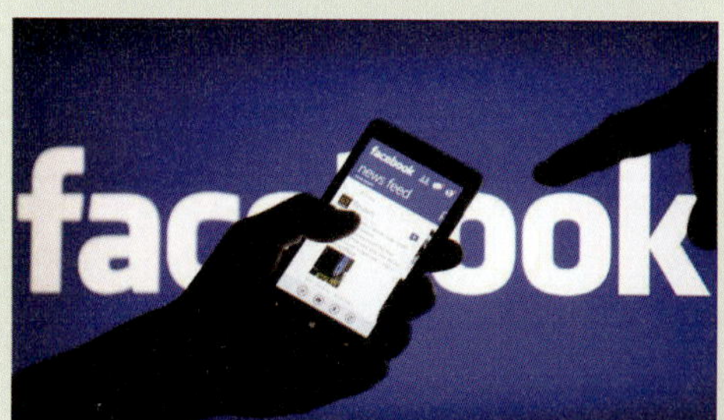

페이스북(Facebook)
2004년 하버드대학의 학생이었던 마크 주커버그가 창업한 페이스북닷컴은 2008년 6월, 연간 방문자 1.3억 명으로 세계 1위의 Social Network Site에 등극하였다. 플랫폼을 개방하여 이용자가 쉽게 응용소프트웨어를 만들 수 있을 뿐 아니라 이를 공유하고 거래할 수 있도록 하여 풍부한 콘텐츠를 확보하여 성공할 수 있었다.

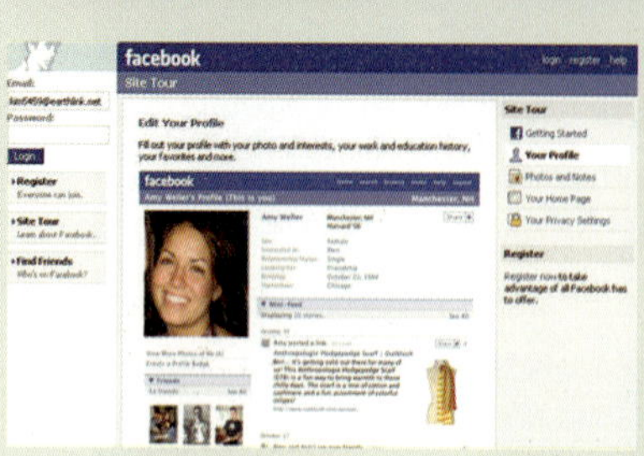

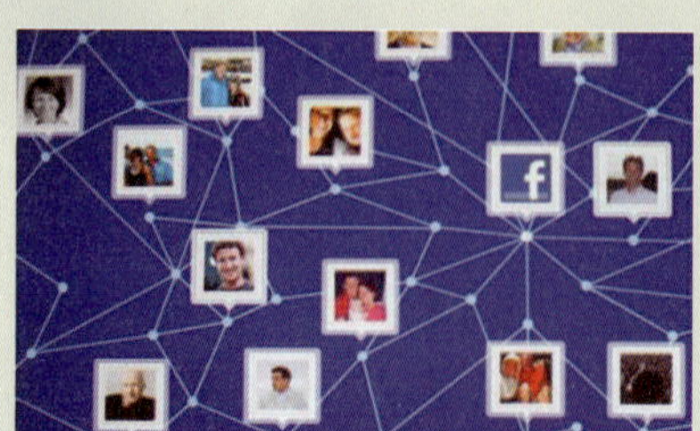

2. 대표아이콘 추종 : D세대들은 특정 문화와 라이프스타일을 상징하는 대표아이콘 상품을 추종하는 경향이 뚜렷하다. 즉, 상품이미지에 '나'를 투영하여 '대표아이콘 상품'을 갖고 있는지 여부가 자신의 지위나 위상을 결정한다고 인식한다. 특히 D세대의 공통적인 관심사인 음악, 사진, 동영상 등을 전달하는 매개체인 IT 제품은 항상 화제의 중심이 되고 있다.

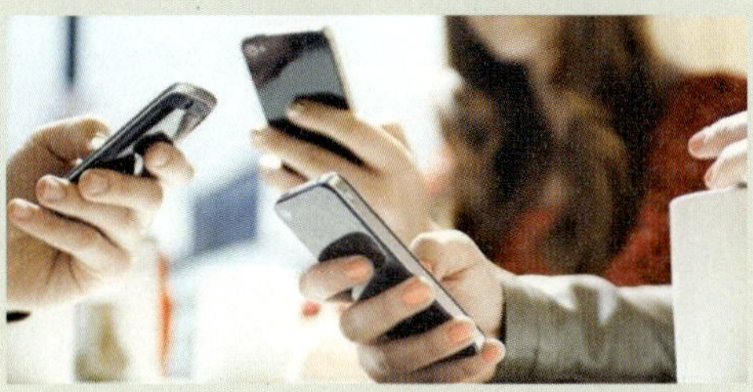

D세대의 대표 아이콘 : 스마트기기
손에든 작은 기기 하나로 웹서핑, 쇼핑, 금융거래 등 일상생활 전반에 필요한 다양한 기능이 모두 제공된다.

3. 패션노마드 지향 : 싫증을 잘 내고 변화를 앞서감으로써 자신의 존재를 부각시키기를 원하는 D세대는 끊임없이 새로운 유행을 추구한다. 특히 의류, 패션잡화 등 D세대만의 스타일이 존재하는 상품 카테고리에서는 유행의 탄생과 소멸이 빈번하여 '패션노마드'의 소비형태가 강하게 나타나고 있다.

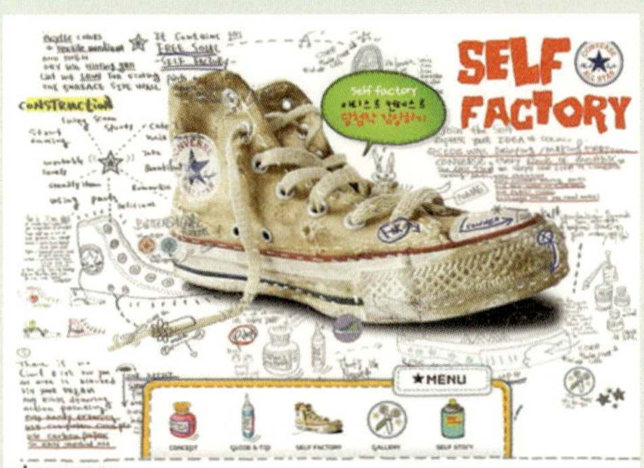

컨버스화
D세대들은 컨버스 운동화에 직물용 물감으로 자신이 직접 그림을 그려 넣거나 천을 덧대어 자신의 개성을 표현한다. 2008년에는 컨버스에서도 설립 100주년을 맞아 튜닝한 컨버스들의 콘테스트인 '셀프 팩토리 콘테스트'를 개최하여 더 높은 튜닝 경쟁을 유도하였다.

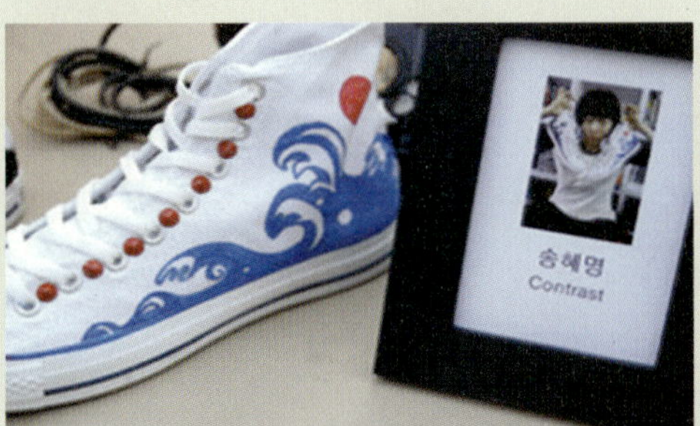

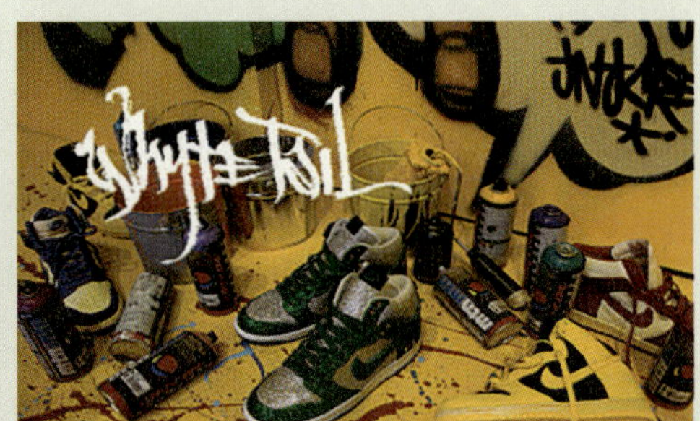

4. 반항심 표출 : 글로벌 D세대는 사회풍자나 일탈 등 반항적 코드가 담긴 콘텐츠에 열광한다. 즉, 기존의 사회질서나 정형화된 틀을 깨는 콘텐츠에 대한 선호도가 높은 편으로 이는 상품구매로까지 이어진다.

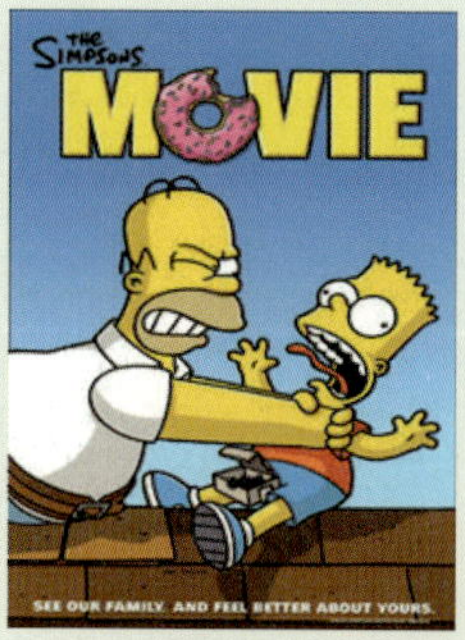

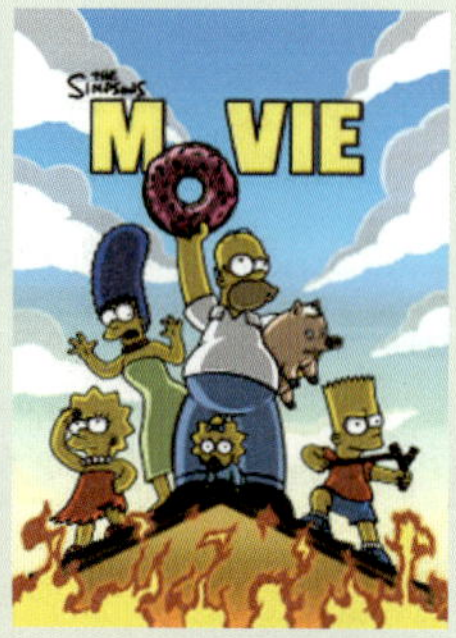

가족 애니메이션 '심슨'

일상생활에서 흔히 볼 수 있는 모순점을 코믹하게 보여주는 인기 애니메이션이다. 예를 들어, 실제로는 자녀에 대한 관심은 없으면서도 '좋은 아버지가 해야 할 일'을 들으며 어설프게 따라 하며 실수도 하나 자기만족을 느끼는 아버지의 모습을 보여주고 있다. 이러한 심슨 가족은 D세대들에게 흥미와 대리만족을 주기도 한다. 2007년 Habbo가 조사한 결과에 따르면, '심슨'은 글로벌 D세대가 성별에 관계없이 가장 선호하는 TV프로그램으로 선정되었다.

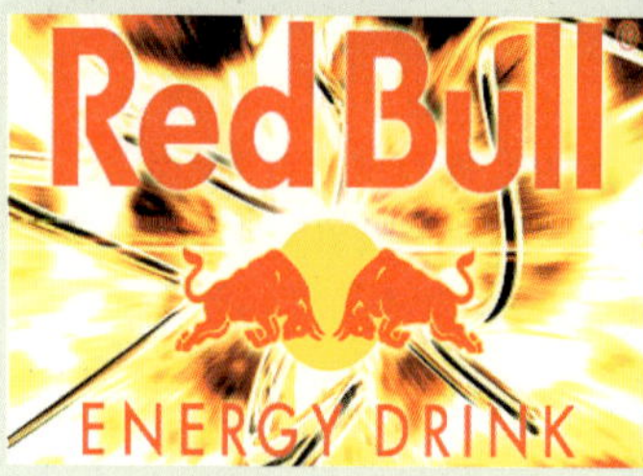

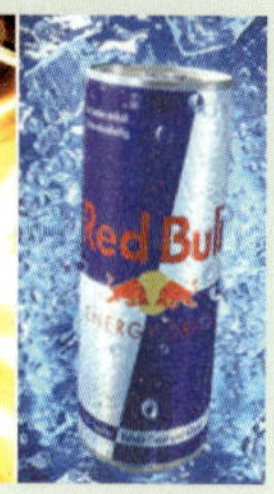

에너지음료 '레드불'

D세대들의 일탈과 반항심리가 실제 상품구매로 이어지는 경우도 종종 볼 수 있다. 미국 에너지음료시장의 65%를 차지하고 있는 오스트리아의 '레드불' 드링크는 '정력증진 및 환각효과가 있다'는 루머가 퍼지면서 글로벌 D세대 사이에서 장기간 인기를 누리고 있다.

자료 : 삼성경제연구소 보고서, 2008년 9월

(3) 대인적 영향요인

상표에 대한 태도 형성과 구매의사결정에 있어서, 소비자는 준거집단(reference group) 등 주변 사람들의 영향을 많이 받는다. 준거집단은 소비자가 추종하거나 동경하는 사회적 집단을 말하는 것으로 사람에 따라 준거집단은 서로 다르다. 예를 들어, 1997년 크게 유행했던 이스트팩이라는 가방이 있었다. "왜 그 가방을 메고 다니느냐"는 질문에 대하여 대부분의 중 · 고등학생, 특히 나이가 어릴수록 "친구들이 다 메고 다녀서"라고 답하였다. 즉, 같은 나이 또래로 이루어진 준거집단이 구매에 결정적 요인이 되었던 것이다.

또한 특정한 집단에서 어느 상품이 좋고 나쁘다는 등 특정 상품에 대한 정보와 장 · 단점을 주위의 사람들에게 알림으로써 그들의 구매활동에 영향을 주는 사람들이 있다. 이러한 사람들을 의견선도자(opinion leader)라 한다. 이들은 준거집단 전체의 행동에 아주 중요한 역할을 한다. 따라서 기업은 이들을 상대로 하는 판촉활동이 필요하다. 음료나 주류의 신상품 광고를 대학 캠퍼스에서 축제기간에 많이 하는 이유도 대학생들을 그 상품의 의견선도자로 만들고자 하는 의도에서 시작되었다.

이러한 대인효과는 구전(word of mouth)을 통하여 많이 발생한다. 구전은 실제로 상품을 사용해 본 경험자가 자신의 경험을 주변의 다른 사람들에게 전달하는 것을 말한다. 구전은 다른 어떠한 마케팅 커뮤니케이션 매체보다 높은 신뢰성과 설득력을 가지고 있다. 특히 최근 들어 광고의 효과가 떨어지고 무형의 서비스산업이 확장됨에 따라 구전을 통한 마케팅의 중요성이 더욱 강조되고 있다.

또한 구전은 긍정적인 내용보다 부정적인 내용이 훨씬 빠르게 전달되는 경향이 있다. 예를 들어, 만족한 고객이 자신의 만족 내용을 주위의 3명에게 전달한다고 한다면, 불만족한 고객은 자신의 불만사항을 11명에게 전달한다는 통계가 있다. 따라서 기업은 긍정적인 구전의 확산보다는 불만 섞인 부정적 구전 방지에 보다 많은 주의와 역량을 집중해야 한다.

그림 9-17 | 소비자행동에 영향을 주는 외적 요인 – 대인적 영향요인

대인적 영향요인

- 소비자는 구매의사결정 과정에서 주변 사람들로부터 영향을 받음
  예) 존경하는 사람이나 좋아하는 친구들로부터의 영향

준거집단(reference group)

- 소비자가 추종하거나 동경하는 사회적 집단
- 상품과 소비자에 따라 준거집단의 형태와 영향력은 다름
  예) 1997년 유행했던 이스트백가방
  "왜 이스트백 가방을 메고 다니느냐?"는 질문에 "친구들이 다 메고 다녀서…"

의견선도자(opinion leader)

- 어느 상품이 좋고 나쁘다는 등 특정 상품에 대한 정보와 장·단점을 주위의 사람들에게 알림으로써 그들의 구매활동에 영향을 주는 사람을 말함
  예) 대학생을 의견선도자로 이용 : 대학축제 때 음료나 주류의 신상품 광고

구전(word of mouth)

- 실제로 상품을 사용해 본 경험자가 자신의 경험을 주변의 다른 사람들에게 전달하는 것을 말하며 광고나 기타 판촉보다 훨씬 신뢰성 있게 전달됨
- 긍정적인 구전의 확산보다 부정적인 구전 방지가 더욱 중요함

사례 9-19 대인적 영향요인 - 구전(word of mouth)

키에 물을 주는 한의원 '이솝한의원'

엄마들의 입소문 만으로 명성을 쌓은 이솝한의원은 "특수 클리닉은 광고하지 않으면 환자를 모으기 힘들다"는 통념을 깼다. 이솝한의원은 특히 강남 압구정동 엄마들 사이에서 '키에 물을 주는 한의원'으로 소문이 자자하게 났다.

이러한 입소문의 비결은 진료에 대한 의료진들의 성실성과 진솔함에 있다. 검사를 통해 성장판의 열림 정도를 측정하러 찾아오는 아이들의 40%는 비록 지금은 키가 작을지라도 나중에는 자기 힘으로 훌쩍 클 아이들이라고 하며 그냥 아무런 치료 없이 돌려보낸다.

대신 성장판이 열려 있고 클 기간이 남아 있는 20%의 아이들은 확실하게 키가 클 수 있도록 도움을 준다. 놀랍게도 그는 아이가 클리닉을 받지 않고서도 스스로 자랄 수 있는 예측 키와 더불어 만일 몇 개월 치료를 받으면 몇 센티미터 정도가 더 클 거라고 정확하게 알려준다. 처음에는 반신반의하던 부모님들이 실제적인 효과를 보고는 주변의 친인척들을 소개하여 데리고 오는 경우가 많다. 이런 그를 만나기 위해 아이들은 서울과 지방, 멀리는 일본에서부터도 찾아온다. 조기유학을 떠난 영어권 국가에 있는 아이들도 방학을 맞아 들르는 일도 빈번하다.

결국 이솝한의원의 마케팅 성공비결은 의료진의 성실함과 진솔함, 그리고 그에 따른 구전(word of mouth)효과, 즉, 입소문마케팅 때문인 것으로 볼 수 있다.

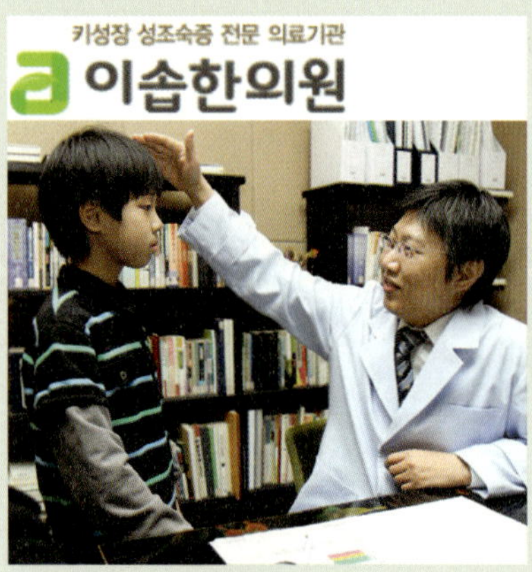

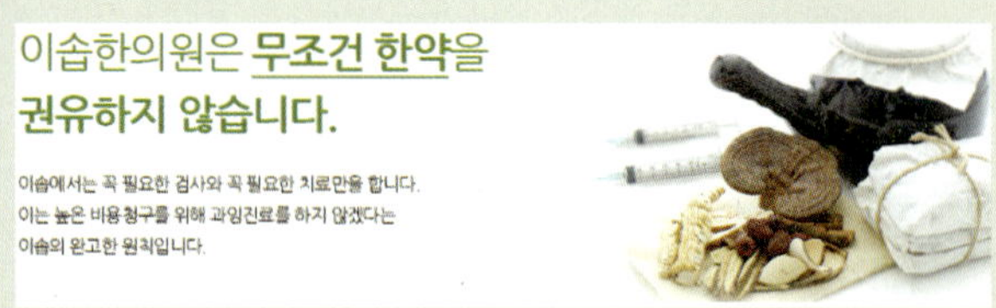

(4) 상황적 요인

상황적 요인은 특정한 시간과 장소 및 상황에서 일어나는 일시적 상태나 조건이 소비자행동에 영향을 미치는 것을 말한다. 예를 들어, 사람들은 평상시에는 잘 먹지 않던 팝콘을 극장에서 영화 볼 때는 잘 먹는다. 또한 직장상사나 선생님 앞에서는 마음대로 담배를 피거나 술을 마시지 못한다. 이러한 것이 바로 소비자행동에 영향을 주는 상황적 요인이라고 볼 수 있다.

대표적인 상황적 요인으로는 소비상황, 구매상황, 커뮤니케이션상황이 있다. 첫째, 소비자는 상품의 소비상황에 따라 상이한 의사결정과 행동을 한다. 예를 들어, 친구들과 해수욕장이나 계곡 같은 곳에 피서를 간 경우, 집 근처 슈퍼마켓에서는 1,800원 정도에 파는 맥주를 피서지 슈퍼마켓에서 3,000원에 팔아도 구입하는 경우가 있다. 이와 같이 소비하는 상황에 따라 소비자의 구매의사결정도 달라진다.

둘째, 상품이나 서비스를 판매하는 매장환경이나 구입하는 구매상황이 소비자의 의사결정에 영향을 미친다. 예를 들어, 점포 내의 상품 진열이나 흘러나오는 음악이 소비자의 구매행동에 영향을 미치기도 하고 상권의 크기, 유동인구, 교통의 편리성과 같은 상점의 입지도 소비자행동에 영향을 미친다. 또한 선물용인가 소비용인가 하는 구매목적에 따라 소비자는 상이한 구매행태를 보인다. 예를 들어, 자신이 소비하기 위해서는 절대로 사지 않는 비싼 굴비를 남에게 선물할 목적으로는 깊게 생각하지 않고 선뜻 구입하는 경우가 있다.

셋째, 판매원, 주변 사람, TV 등과 같은 서로 다른 매체의 특성과 이를 통한 커뮤니케이션 상황이 소비자행동에 영향을 미친다. 미국의 코카콜라사는 TV뉴스 시간대에 광고를 하지 않는다고 한다. 왜냐하면, TV뉴스에는 일반적으로 좋은 소식보다는 안 좋은 소식이 더 많아, 좋지 않은 내용의 뉴스가 상품의 이미지에 부정적인 영향을 미칠 수 있기 때문이다.

그림 9-18 | 소비자행동에 영향을 주는 외적 요인 – 상황적 요인

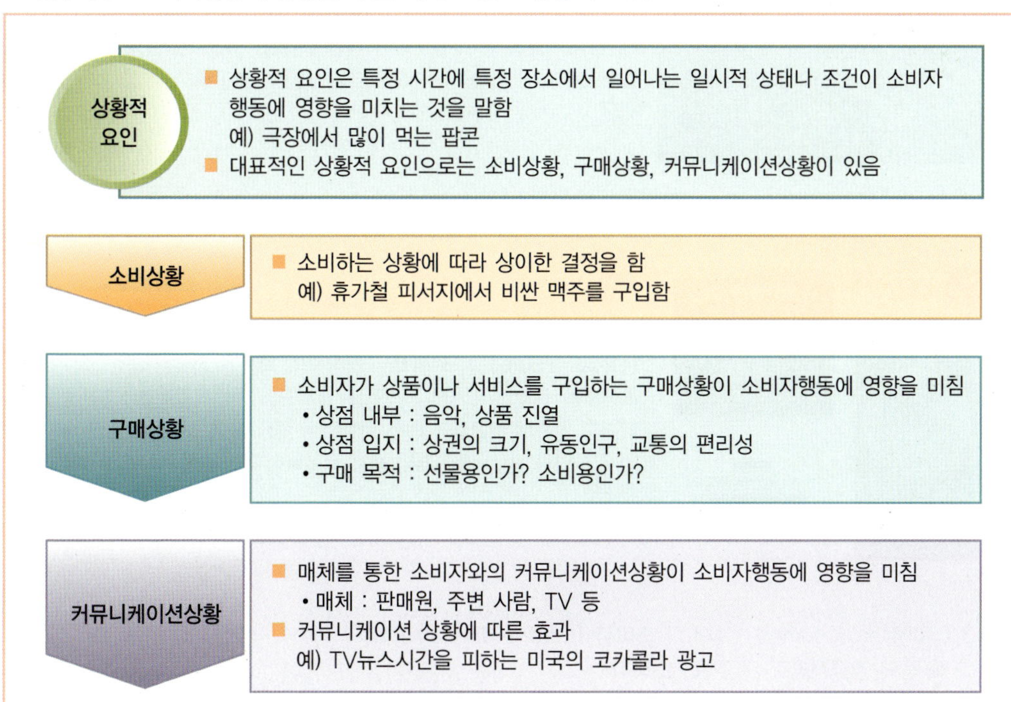

또한 가전제품에 대해 알아보기 위하여 동네에 있는 대리점을 방문하였을 경우 이것 저것 물어보고 나서, 차마 미안해서 그냥 나오지 못하고 마지못해 구입하는 경우가 종종 있다. 반면에 인터넷쇼핑이나 전화상담을 하면 이러한 부담적인 요인이 거의 없기 때문에 편한 마음으로 구매의사결정을 할 수 있다. 이와 같이 다양한 커뮤니케이션상황이 소비자의 구매의사결정에 많은 영향을 미치고 있다.

사례 9-20 소비자행동 – 뉴 소비코드 5

사회 · 문화가 더욱 복잡하고 다양해짐에 따라 소비자의 라이프스타일은 빠르게 변화 · 발전해 가고 있다. 특히 소비자행동에 영향을 미치는 소비자의 개인적인 특성, 즉 개성과 라이프스타일이 서로 복합적으로 작용하면서 소비시장이 더욱 세분화되고 있다. 최근 국내외적으로 부각되고 있는 현대 소비자의 대표적인 5가지 소비행태를 살펴보면서 소비자 니즈가 어떻게 변화하고 있는지를 파악하여 앞으로 이렇게 변화하는 소비자를 어떻게 효과적으로 대응해야 할지를 생각해 보도록 하자.

1. 트레져 헌터(Treasure Hunter) : 가격 대비 최고의 가치를 제공하는 상품을 구입하기 위해서 끊임없이 정보를 탐색하는 소비자

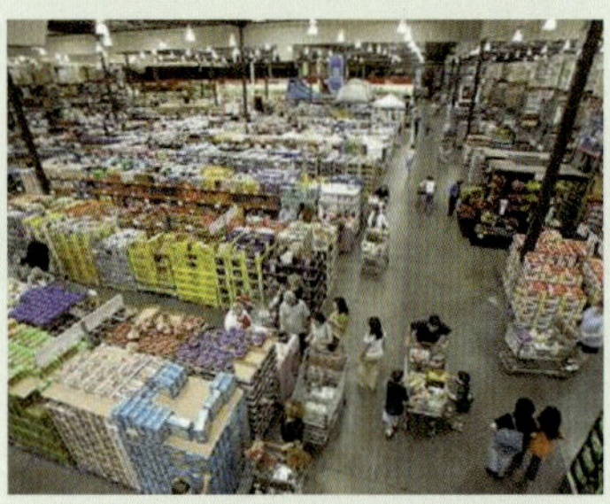

코스트코(Costco)
고급제품 가운데 과다한 재고를 보유한 제품이나 생산이 중단된 제품을 사들여 할인된 가격에 파는 전략으로 저가 유통 월마트와의 차별화에 성공하였다. 즉, 고급소비에 대한 니즈를 가지고 있으나 주머니 사정도 생각해야 하는 소비자에게 '가격 대비 최고의 가치'를 제공하고 있다.

2. 아티젠(Arty Generation) : 상품에 예술이 결합된 아트 디자인을 우선적으로 선호하는 소비자

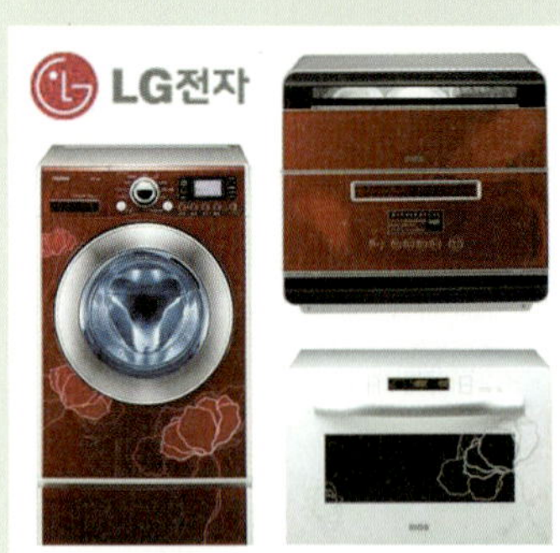

LG전자의 아트가전 시리즈
LG전자는 꽃의 화가라 불리는 하상림의 작품을 접목한 아트 디오스, 스팀트롬 등의 아트가전 시리즈를 출시하여 기존제품들과 차별화하였다. 즉, 단순히 세련되고 예쁜 디자인 수준을 넘어 예술가가 주는 고유의 디자인과 브랜드로 제품가치를 극대화하려는 목적으로 출시한 제품들이다.

3. 크리슈머(Cresumer) : 창조적 소비자(creative+consumer)로써 기업의 신제품 개발, 디자인, 판매 등에 적극적으로 개입하는 소비자

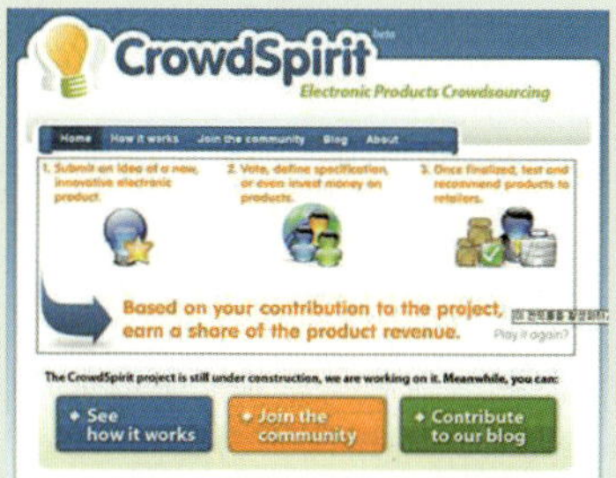

크라우드 스피릿(CrowdSpirit)

프랑스 IT기업인 크라우드 스피릿은 CD 플레이어나 게임기를 조작하는 조이스틱 등을 크리슈머가 직접 디자인하도록 했다. 제품설계는 물론이고 어떤 기능을 추가할지, 어떤 기술을 사용할지 등이 모두 투표로 결정되며 채택된 제안에 대해서는 보상금이 지급된다. 이와 같은 것을 크라우드 소싱(Crowdsourcing)이라고 하며, 이를 통해 생산단가를 낮출 수도 있다.

4. 몰링(Malling) : 대형 복합 쇼핑몰에서 쇼핑뿐만 아니라 오락 등 다양한 여가활동을 즐기는 소비행위

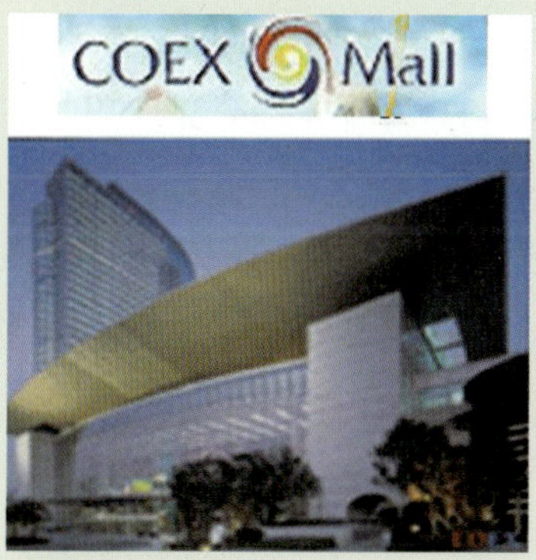

코엑스몰(COEX Mall)

서울 삼성동의 코엑스몰에는 가족이나 연인과 함께 쇼핑과 외식, 영화, 오락 등 여가를 동시에 즐기는 몰링족들이 있다. 이는 주5일 근무제가 정착되었지만 여전히 시간이 부족하고, 즐기고 싶은 일은 더욱 많아지고 있기 때문에 원스톱(one-stop), 즉 몰링을 추구하는 소비자가 늘어나고 있기 때문에 큰 인기를 누리고 있다. 해외에서도 몰링은 보편적인 소비패턴으로 자리잡고 있다. 미국의 Mall of America, 일본의 Canal City, 홍콩의 Harbour City 등이 몰링의 좋은 예이다.

5. 마이크로 미디어(Micro-media) 소비 : 네티즌들이 온라인상에서 1인 미디어인 UCC, 블로그, 미니홈피 등을 제작하고 공유하는 행위(신문 등의 시청 및 구독을 일컫는 매스 미디어 소비와 상반된 개념)

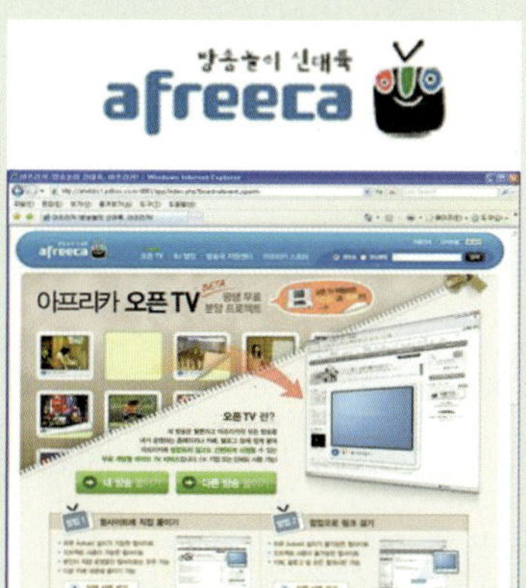

아프리카 TV(Afreeca TV)

2006년 3월초 '1인 방송국'을 지향하며 동영상서비스를 시작한 아프리카 TV는 누적 생방송 횟수 1,000만 건, 하루 평균 생방송 채널수 5만 개, 600만 개의 누적 방송채널을 개설하였다. 이는 최근 소비자들이 기업의 일방적인 정보 및 콘텐츠를 수동적으로 소비하는 것에서 벗어나 보다 적극적인 정보 생산자 및 주체로 거듭났음을 의미한다.

인터넷의 발달로 정보의 유통이 빨라지고, 기업과 소비자 간의 정보의 비대칭성에 따른 문제가 급속히 사라지고 있다. 과거의 기업이 주도적으로 대규모 광고 및 판촉활동 등을 통해 유행을 창조하고 시장을 조성해가던 시대는 점차적으로 사라져 가고 있다. 따라서 마케팅담당자는 쌍방향 커뮤니케이션을 통해서 변화하는 소비자들의 라이프스타일을 수시로 분석하고 평가하여 이를 기업의 마케팅활동에 반영할 수 있도록 해야 한다.

자료 : LG경제연구소 보고서, 2007년 7월

제4절 구매의사결정과정

4.1 고관여상품에 대한 구매의사결정모형

그러면 소비자는 어떠한 과정을 거쳐서 구매의사결정을 하는가? 앞에서 설명한 내적 요인과 외적 요인은 소비자의 구매의사결정과정에 큰 영향을 미치고 있다. 또한 구매하고자 하는 상품에 대한 소비자의 관여도 또한 구매의사결정과정에서 매우 중요하다.

관여도(involvement)는 소비자가 물건을 구입할 때 의사결정과정에서 세세하게 비교하는 신중함 정도를 말한다. 이러한 관여도는 상품의 가격이나 특성, 구매자의 개인적 성향에 따라 차이가 있다. 그러나 일반적으로 생필품이나 식음료와 같이 자주 구매하거나 금액이 작은 상품은 별다른 신중한 고려없이 구매한다. 이러한 상품을 저관여상품이라고 말한다. 반면에, 자동차나 가구 같이 구매의 빈도가 낮고 가격이 높은 내구재는 구매 시 관여도가 높아 고관여상품이라 한다.

소비자의 구매의사결정과정에 관해서는 여러 가지 모형이 연구 · 개발되었다. 이들 모형은 관여도의 크기에 따라 고관여상품에 대한 의사결정모형과 저관여상품에 관한 모형의 두 가지로 분류하여 볼 수 있다.

소비자의 구매의사결정에 관한 많은 모형이 연구 · 개발되었다. 그 중에 엔겔(Engel)과 블랙웰(Blackwell)의 의사결정모형이 가장 대표적이다. 엔겔과 블랙웰은 소비자의 의사결정을 단

그림 9-19 | 관여도

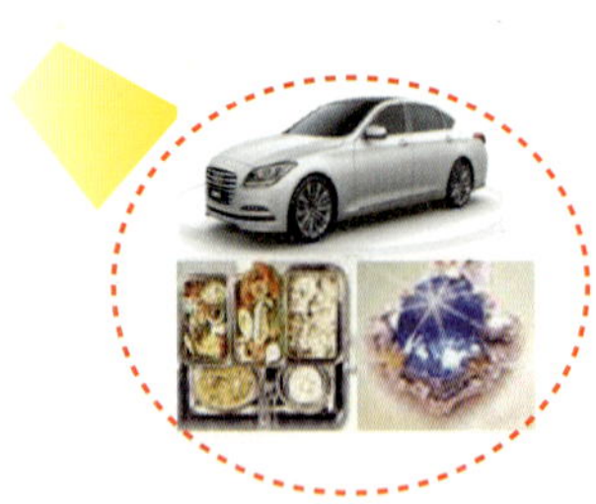

관여도

- 관여도 : 상품 구매 시 의사결정과정에서 세세하게 따져보고 비교하는 신중함의 정도
- 관여도는 상품의 가격이나 특성, 구매자의 개인적인 성향에 따라 차이가 있음
  - 저관여상품 : 자주 구매하거나 금액이 작은 물품
    예) 생필품, 식음료 등
  - 고관여상품 : 구매빈도가 낮고 금액이 높은 물품
    예) 자동차, 보석, 가구 등

그림 9-20 | 고관여상품에 대한 구매의사결정모형

1 문제인식	• 구매의 필요성을 인식하여 구매욕구가 발생함 • 마케팅담당자는 소비자의 잠재욕구를 자극함으로써 현 상황과 이상적 상황과의 괴리를 크게 하여 문제를 인식하도록 유도하여야 함
2 정보탐색	• 점포, 상품 및 구매에 관한 더 많은 정보를 얻으려고 노력함 • 내부탐색과 외부탐색, 적극적 탐색과 소극적 탐색이 있음
3 대안평가	• 정보탐색을 통하여 최종적으로 도출된 상표나 상품을 평가함 • 소비자욕구에의 부합 정도에 따라 상품의 성능, 디자인, 가격 등의 평가기준이 사용됨
4 대안선택	• 구매의사를 결정함 • 구체적인 상표나 상품은 물론 구매할 점포와 구입방식을 결정함
5 구매 후 행동	• 자신이 상품으로부터 기대한 효용과 실제 지각된 효용을 비교하여 차이가 클 경우 소비자는 심리적 부조화를 느끼고 이를 해소시키려 노력함 • 상품 사용 후 불만족하게 되면 심리적 부조화가 발생함

절된 행동이 아니라 연속적인 과정으로 판단하여, 문제인식, 정보탐색, 대안평가, 대안선택, 구매 후 행동에 이르는 5단계로 구성된 의사결정과정모형을 제안하였다.

첫 번째 단계는 문제인식의 단계로서 소비자들이 생각하는 이상적 상황과 실제적 상황 간의 차이를 인지함으로써 구매의 필요성을 인식하여 구매욕구가 발생하는 단계이다. 일반적으로 문제인식은 굶주림과 같은 내적 동기가 활성화되거나 광고와 같은 외적 자극에 의하여 발생한다. 이 단계에서 소비자는 욕구를 인지하고 구매를 통하여 그 욕구를 해결하고자 하는 동기를 갖게 된다. 따라서 마케팅담당자는 소비자의 잠재욕구를 활성화함으로써 현 상황과 이상적 상황 간의 괴리를 크게 하여 문제를 인식하도록 유도하여야 한다.

두 번째는 정보탐색의 단계로 문제를 인식한 소비자가 점포, 상품 및 구매에 관한 정보를 얻으려 노력하는 단계이다. 정보탐색은 내부탐색과 외부탐색이 있다. 내부탐색은 문제와 관련된 소비자의 경험이나 기억 속에 저장된 정보를 신속하고 무의식적으로 더듬어 찾는 과정이다. 만일 내부적 탐색만으로도 의사결정하기에 충분한 정보를 얻을 수 있다면 소비자는 바로 의사결정을 하게 된다. 그러나 만일 내부적 탐색의 결과로 얻은 정보나 경험이 의사결정하기에 충분하지 못하다면, 외부로부터 새로운 정보나 경험을 얻기 위한 외부적 탐색을 시작하게 된다. 외적 탐색의 범위는 탐색활동에 소요되는 비용과 그로 인하여 얻을 수 있는 이득에 대하여 소비자가 어떻게 지각하느냐에 따라 결정된다.

세 번째 단계는 대안을 평가하는 과정으로 정보탐색을 통해 최종적으로 도출된 상품들에 대하여 평가하는 것이다. 이때 각 상품을 평가하는 일련의 기준을 평가기준이라고 한다. 일반적으로 소비자욕구에 부합 정도에 따라 상품의 성능, 디자인, 가격 등이 평가기준으로 사용된다. 그러나 상품이나 상황에 따라 평가기준이 달라지기도 한다. 예를 들어, 1997년에 한 가구회사는 침대 스프링 논쟁을 통하여 침대의 구매에 대한 의사결정기준을 바꾸어 놓았다. 침대를 구매하는 경우, 일반적으로 크기, 디자인, 쿠션과 가격 정도가 고려되었고, 눈에 보이지 않는 스프링을 평가의 기준으로 삼은 사람은 거의 없었다. 그러나 1997년 특정 업체가 돌연 녹슨 스프링을 논하면서 스프링이라는 새로운 기준이 제시되었다. 이에 대한 광고가 나간 이후 침대 스프링이 구매의사결정기준의 중요한 요소로 등장하게 되었다. 이처럼 소비자의 구매의사결정과 평가기준은 상품과 상황에 따라 바뀔 수 있다.

네 번째는 평가한 대안을 선택하는 과정으로 실제적인 구매의사를 결정하는 단계이다. 이 단계에서는 구체적인 상표와 상품은 물론 구매할 점포와 구입방식 등을 결정한다.

마지막 다섯 번째 단계는 구매 후 행동이다. 구매 후 소비자는 자신이 구입한 상품으로부터 기대했던 효용과 실제 지각된 상품효용을 비교하게 된다. 이러한 비교를 통해 기대했던 효용보다 더 높은 효용을 얻었다고 판단하면 만족하게 되고, 그렇지 않으면 불만족하게 된다. 만일 불만족하게 되면 소비자는 심리적 불편함을 느끼게 된다. 이러한 심리적 부조화를 느낀 소비자는 이를 해소시키려 부단히 노력한다. 예를 들어, 자신이 선택한 상품의 장점을 의식적으로 강화하고, 단점을 약화시키려 하며, 자신의 선택을 지지하는 정보를 탐색함으로써 부조화를 해소한다.

사례 9-21 고관여상품에 대한 정보의 탐색 – 병원 홈페이지

인터넷의 발달로 인해 정보에 대한 접근이 보다 빠르고 편리해짐에 따라 소비자들의 의료서비스에 대한 많은 정보를 탐색하고자 하는 욕구도 나날이 증가하고 있다. 특히 감기약이나 소화제 등과 같이 신중하게 고려할 필요 없이 동네약국에서도 쉽게 구할 수 있는 저관여상품과는 달리, 많은 시간과 비용을 필요로 하는 진료나 치료의 경우에는 소비자들이 올바른 병원을 찾고자 많은 시간과 노력을 정보탐색에 쏟고 있다. 이러한 추세에 따라 병원들도 자신들의 인터넷 홈페이지를 통해서 고객들이 의료서비스에 관한 양질의 정보를 보다 쉽게 제공받을 수 있도록 노력하고 있다.

예를 들어, 삼성서울병원은 꾸준히 페이스북을 통해서 의료서비스정보와 병원소식 등을 제공하고 있다. 사람들에게 보다 높은 수준의 정보를 좀 더 쉽고 빠르게 제공하여 최근에는 '좋아요' 130,026개를 기록을 달성하였다. 가톨릭대학교 서울성모병원은 홈페이지상에 사이버상담 코너를 만들어서 각각의 진료분야별 원무상담을 비롯해서 복약상담, 약물부작용상담, 영양상담, 신앙상담 등을 수행하고 있다. 각 분야의 전문가와 직접 건강상담을 함으로써 환자들이 믿고 신뢰할 수 있는 정보를 얻고 병원에 대한 친근감과 신뢰를 쌓아가고 있다.

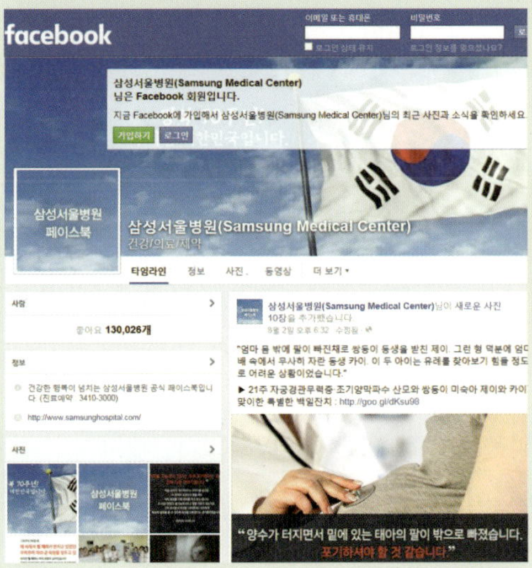

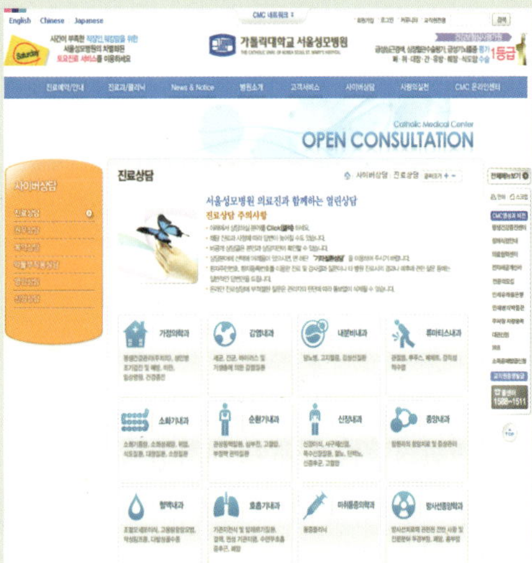

4.2 저관여상품에 대한 구매의사결정모형

소비자 구매활동의 대부분은 저관여상품에서 이루어진다. 그러나 일반적으로 저관여상품에 대한 구매의사결정과정은 고관여상품의 경우와 다르기 때문에 고관여모형은 저관여상품의 구매의사결정모형으로는 적합하지 못하다. 엔겔과 블랙웰이 제시한 저관여상품에 대한 구매의사결정모형은 [그림 9-21]과 같다.

저관여상품의 구매상황에서도 문제에 대한 인식은 있으나 그 성격은 크게 달라, 문제의 인식이 내부요인이 아닌 외부자극으로부터 기인되는 경우가 많다. 즉, 광고 등 커뮤니케이션 매체가 소비자의 관심을 자극함으로써 문제를 인식하게 되는 것이 일반적이다. 그러나 이러한 소비자의 문제인식은 단기적이며, 장기간 지속되는 경우는 극히 드물다.

그림 9-21 | 저관여와 고관여상품의 구매의사결정모형의 비교

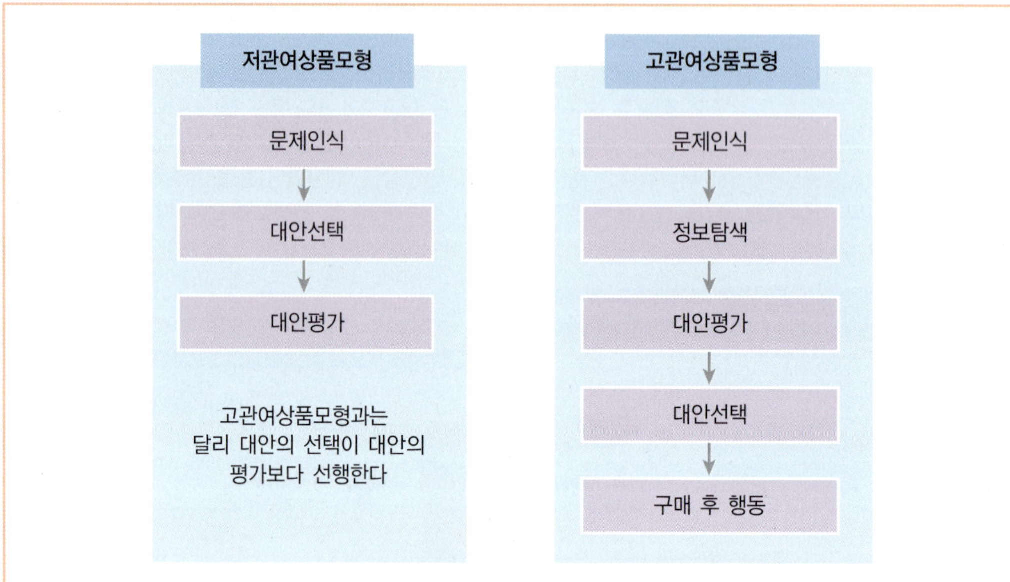

또한 저관여상품에 대한 의사결정과정에는 외부정보에 대한 탐색도 없다. 왜냐하면 대부분의 경우 외부탐색에 투입되는 비용과 시간이 이로부터 얻게 되는 이득보다 크기 때문이다.

저관여 의사결정모형에서 가장 특이한 점은 고관여 의사결정모형의 경우와 반대로 대안의 선택이 대안의 평가보다 선행하고 있다는 점이다. 그 이유는 소비자는 포괄적인 정보탐색 없이, 극히 제한된 지식에 근거하여 상표를 선택함으로써, 구매한 후 사용 과정에서야 비로소 상품을 제대로 평가할 수 있기 때문이다. 따라서 저관여상품에 대한 소비자의 신념과 태도는 상품 선택의 원인으로 작용하는 것이 아니라, 상품을 선택하여 사용해본 결과 얻게 되는 것이다.

이와 같이 저관여상품 구매 시 소비자행동은 고관여상품의 경우와 다르다. 따라서 저관여상품에 대한 소비자의 구매의사결정모형은 앞에서 설명한 고관여상품모형을 단순화한 것이 아니다. 지금까지 소비자행동에 관한 연구는 고관여상품에 관한 모형에 집중되었다. 그러나 소비자 구매상황의 대부분이 저관여상품에 속하고 있음을 감안할 때, 저관여상품의 구매의사결정모형에 관한 보다 적극적인 연구가 필요하다.

의료산업에서 감기 등과 같은 간단한 질병에 대한 치료를 위하여 병원을 선택하는 경우는 바로 이 저관여상품의 선택모형을 이용하게 된다. 예를 들어, 감기에 걸리면 일단 가장 편리

하게 갈 수 있는 가까운 병원에 가서 진료를 받게 된다. 그러나 무언가 마음이 들지 않는 점이 있으면 다음에는 별 생각이 없이 또 다른 병원을 찾아가게 된다. 우리나라의 의료보험료가 많이 증가하는 이유 중의 하나는 간단한 질병의 경우, 이처럼 소비자가 병원을 빈번하게 바꾸어가며 진료를 받기 때문이다.

반면에 암과 같이 높은 진료능력과 장비 그리고 시간과 비용을 필요로 하는 질병의 경우는 고관여상품의 구매의사결정모형이 적합하다. 따라서 병원은 어느 질병을 주로 진료하고자 하는가에 따라 그에 따른 소비자의 의사결정과정을 정확하게 파악하고 이에 맞는 마케팅 전략을 계획하고 실천하는 것이 바람직하다. 또한 간단한 질병치료에 만족한 고객이 경중도가 높은 질병의 치료를 위해서도 같은 병원을 찾을 수 있도록 최선을 다하는 노력이 필요하다.

사례 9-22 저관여상품의 구매의사결정모형

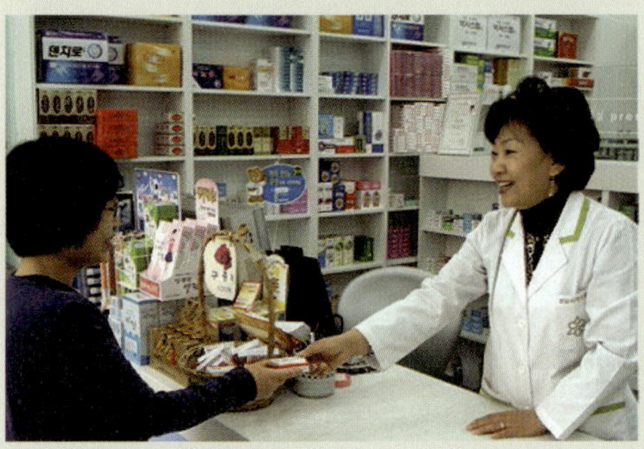

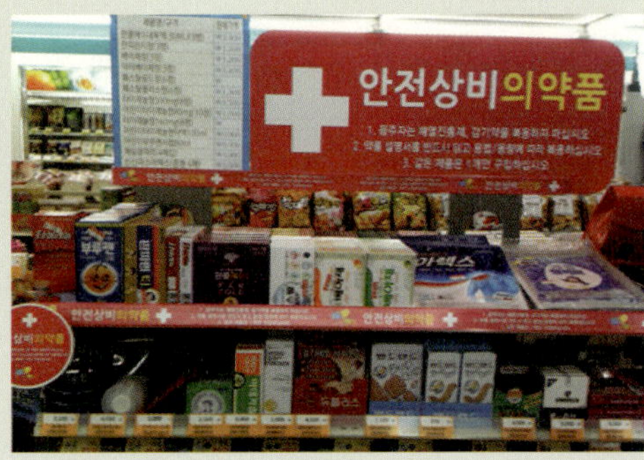

의약품 중에서 감기나 두통, 소화불량 등에 관한 약품들은 많은 정보탐색의 노력이나 의사의 처방전 없이도 약국과 편의점에서 쉽게 구입할 수 있다. 이처럼 병의 중증도가 낮거나 비용적인 측면에서 크게 부담이 되지 않아 신중하게 고려하지 않고 선택하여 구매하는 상품들의 의사결정과정을 나타내는 모형을 저관여상품의 구매의사결정모형이라 한다. 또한 감기와 같은 중증도가 낮은 병의 경우 진료 병원의 선택 과정도 저관여 의사결정모형으로 설명될 수 있다.

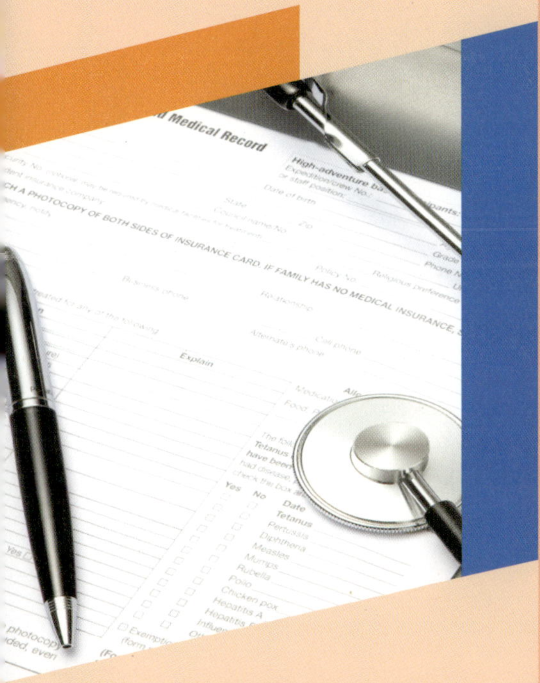

CHAPTER 10

소비자의 판단과 선택

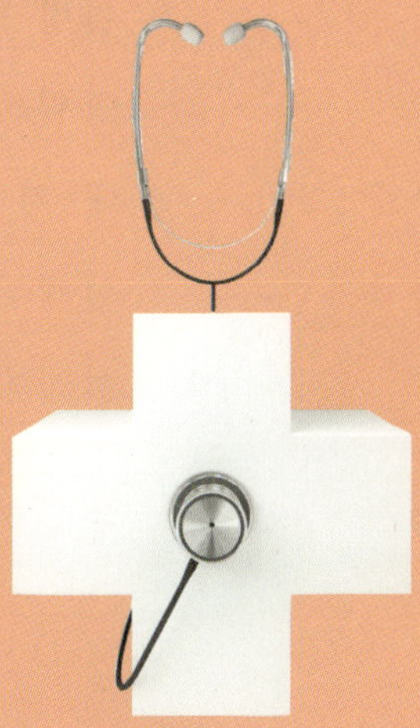

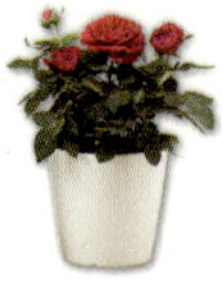

기다림

곽재구

이른 새벽
강으로 나가는 내 발걸음에는
아직도 달콤한 잠의 향기가 묻어 있습니다
그럴 때면 나는
산자락을 타고 내려온 바람 중
눈빛 초롱하고 허리통 굵은 몇 올을 끌어다
눈에 생채기가 날 만큼 부벼댑니다
지난밤, 바뀐 것은 아무것도 없습니다
내 낡은 나룻배는 강둑에 매인 채 출렁이고
작은 물새 두 마리가 해 뜨는 쪽을 향하여
힘차게 날아갑니다
사랑하는 이여
설령 당신이 이 나루터를
영원히 찾아오지 않는다 해도
내 기다림은 끝나지 않습니다
설레이는 물살처럼 내 마음
설레이고 또 설레입니다.

CHAPTER 10

소비자의 판단과 선택

제1절 의사결정모형과 휴리스틱

1.1 의사결정모형

의사결정모형에는 규범적 모형과 서술적 모형의 두 가지 종류가 있다. 규범적 모형은 경제학이론에 바탕을 둔 모형이다. 즉, 이성을 가진 합리적인 경제인이 최적의 결정에 이르도록 유도하고 규정하는 모형이다. 반면에 서술적 의사결정모형은 합리적인 결정을 위한 규범적인 행동 모형이 아니라, 의사결정과정에서 실제로 발생하는 판단과 선택행위를 서술하는 모형이다. 따라서 서술적 모형은 규범적 모형보다 설명력과 예측력이 높은 경우가 있다.

(1) 규범적 의사결정모형

경제인, 즉 합리적인 사람의 의사결정은 다음 6개의 단계를 거쳐서 이루어진다. 우선 ① 문제를 정의하고, ② 중요한 평가요인을 선정하여, ③ 각각의 평가요인에 가중치를 부여한다. 다음으로 ④ 고려대상이 되는 대안을 만들어, ⑤ 각 대안의 평가요인값에 가중치를 곱하여 총평가점수를 산출한다. 마지막으로 ⑥ 여러 대안 중에 가장 높은 점수를 받은 대안을 선

그림 10-1 | 규범적 의사결정모형

1) 규범적 의사결정모형

- 경제학이론에 근거함
- 이론적으로 가장 바람직한 의사결정모형

2) 규범적 의사결정모형의 단계

1단계	문제의 정의
2단계	평가요인의 선정
3단계	평가요인별 가중치 부여
4단계	대안의 선정
5단계	대안의 평가
6단계	대안의 선택

3) 규범적 의사결정모형의 한계

한계	내용
한계 1	충분한 정보를 얻을 수 없음
한계 2	의사결정자는 인간으로서의 인지적 능력에 한계가 있음 : 기억능력과 저장 및 계산능력
한계 3	의사결정은 정황(context)에 따라 크게 영향을 받음 : 현재 상태, 의사결정자의 경험, 구매목적 등

규범적 의사결정모형의 한계로 인하여 서술적 의사결정모형(휴리스틱)을 많이 사용함

택한다.

경제학이론을 바탕으로 한 규범적인 모형은 합리적인 판단과 수리적인 최적화를 기반으로 함으로써, 이론적으로 가장 바람직한 의사결정모형이다. 즉, 의사결정자가 가지고 있는 가치와 위험에 대한 선호를 명확하게 제시할 수 있으면, 이 모형은 논리적으로 최적의 결과를 유도하는 의사결정모형이 된다.

그러나 경제학에 근거를 둔 의사결정모형은 매우 중요하나 비현실적인 가정을 전제로 한다. 예를 들어, 인간은 가장 합리적인 경제인이며, 그가 얻고자 하는 모든 정보는 항상 얻을 수 있고, 또한 의사결정을 하는 과정에서 요구되는 시간과 비용 및 인지적 능력에는 제한이 없다고 가정한다.

그러나 이러한 가정을 만족시키는 의사결정상황은 거의 없다. 대부분의 의사결정은 충분한 시간과 비용을 허용하지 않고 있다. 또한 의사결정자 자신도 인간으로서 필연적인 인지적 · 감정적 그리고 동기적 요인과 의사결정의 정황적 요인에 따라 영향을 받고 있다. 일반적인 의사결정의 제한 요인들을 살펴보면 다음과 같다.

첫째, 충분한 정보를 얻을 수 없다. 즉, 의사결정에 필요한 평가기준을 선택하여 가중치를 부여하기 위한 충분한 정보와 평가대상이 되는 모든 대안들에 관한 정확한 정보를 얻을 수

그림 10-2 | 정보의 비용과 가치곡선

의사결정의 질을 향상시키기 위해서는 추가적인 정보가 필요하다. 그러나 새로운 정보를 수집하는 일은 추가적인 노력과 비용이 든다. 더욱이 많은 정보가 축적될수록 추가적인 정보를 얻기 위한 비용은 높아진다. 즉, 한계정보비용체증의 법칙을 따른다. 반면에 추가적인 정보의 가치는 정보가 많이 축적되어감에 따라 감소한다. 추가정보는 한계정보효용체감의 법칙에 따른다고 할 수 있다. 이러한 내용을 그래프로 나타내면 다음과 같다.

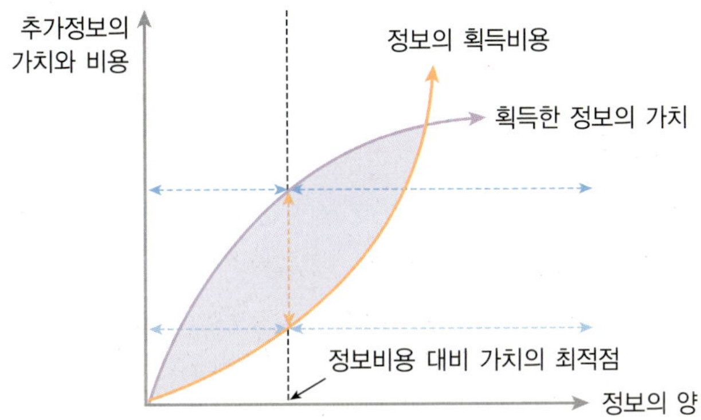

비용곡선과 가치곡선의 두 곡선이 만나는 점 안에서는 의사결정의 질 향상에 기여하는 정보의 가치가 이를 수집하기 위한 비용보다 높다. 그러나 두 곡선이 만나는 점 이상에서는 반대로 정보의 가치보다 비용이 더 크다. 즉, 두 곡선이 만나는 점 안에서만 정보는 수집비용 대비 가치가 있다.

또한 두 곡선 간의 사이가 가장 크게 벌어진 점에서 비용 대비 정보의 효과가 가장 크다. 따라서 적어도 이 수준까지는 정보를 수집하여 의사결정하는 것이 바람직하다. 이러한 정보의 비용과 가치곡선은 급격하게 커지는 정보수집비용 때문에 어떠한 의사결정에서도 완전한 정보가 제공될 수가 없다는 것을 명확하게 보여주고 있다.

없다. 특히 의사결정자 자신도 최선의 결정을 하기 위하여 무엇이 필요한지를 완전하게 파악하고 있지 못하는 경우가 많다. 또한 필요한 정보가 무엇인지 알고 있는 경우에도, 이러한 정보를 얻기 위한 시간과 비용이 충분하지 못하다. 따라서 대부분의 의사결정은 불충분한 정보만을 이용하여 불확실한 상황에서 이루어진다.

둘째, 의사결정자는 인간으로서의 인지적 능력에 한계가 있다. 우선 기억능력의 한계로 인하여 상대적으로 적은 양의 정보만을 기억하여 사용할 수 있다. 또한 정보처리능력과 계산능력에 한계가 있기 때문에, 주어진 정보를 가지고도 정확하게 계산하여 최선의 대안을 선택하기가 쉽지 않다.

셋째, 의사결정은 정황(context)에 따라 크게 영향을 받는다. 즉, 의사결정자의 경험을 비롯하여 여러 가지 정황적 요인이 의사결정에 영향을 준다. 예를 들어, 복권 등을 통하여 손쉽게 얻는 돈은 열심히 일하여 번 돈과는 서로 다른 의사결정과정을 통하여 사용되는 경우가 많다. 즉, 쉽게 얻은 돈은 간단한 의사결정과정을 거쳐 쉽게 사용되는 경향이 있다.

이러한 다양한 이유들로 인하여 철저하게 규범적인 의사결정모형에 따라 판단하고 선택하여 의사결정하는 경우는 거의 없다. 만일 규범적 모형을 따르는 경우에는 각 단계를 약식으로 수행하여 의사결정하는 경우가 대부분이다.

(2) 서술적 의사결정모형

대부분의 의사결정은 최선의 결정을 하기에 필요한 충분한 시간과 비용이 제한된 상태에서 이루어진다. 또한 의사결정자의 판단은 인간으로서 갖게 되는 여러 가지 제한된 인지적 능력에 의하여 영향을 받는다. 따라서 규범적 모형은 이론적으로는 합당하나, 많은 제한이 있어 실제상황에서 활용되기는 어렵다.

사례 10-1 일상생활에서 항상 사용되는 휴리스틱

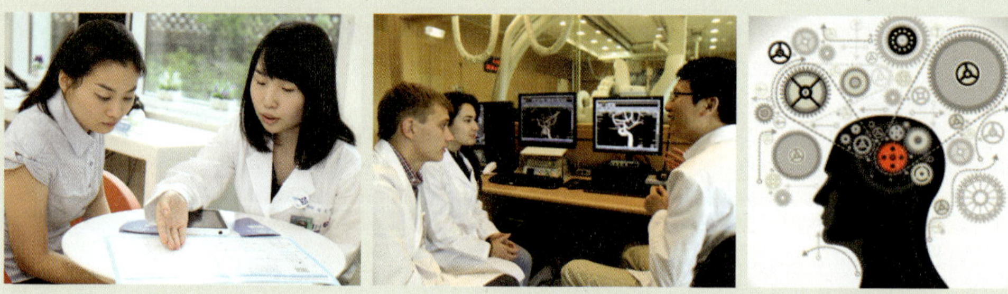

일상생활 과정에서 수행하는 모든 판단과 선택 등의 의사결정과정에는 항상 휴리스틱이 사용된다. 이러한 휴리스틱(heuristic)은 영어로 'rule of thumb'이라 하기도 하며, 한국말로는 '주먹구구식'이라 표현되기도 한다.

이러한 규범적 모형의 제한과 가정에 대한 의구심으로부터 시작하여, 사람들이 실제상황에서 판단하고 선택하는 의사결정과정을 이해하고 예측하고자 하는 노력이 서술적 의사결정모형에 대한 연구로 나타났다.

서술적 의사결정모형은 합리적인 행동을 규정짓는 것이 아니라 실제적으로 발생하는 의사결정 행위를 묘사하는 모형이다. 따라서 서술적 의사결정모형은 실제상황에서 이루어지는 의사결정과정과 방법을 객관적으로 종합한 결과이다. 이러한 서술적 모형은 사람들이 사용하는 휴리스틱과 이들의 판단에 영향을 주는 편의(bias)에 관한 중요한 정보를 제공하고 있다.

사례 10-2 이성보다 감성에 좌우되는 유권자의 선택

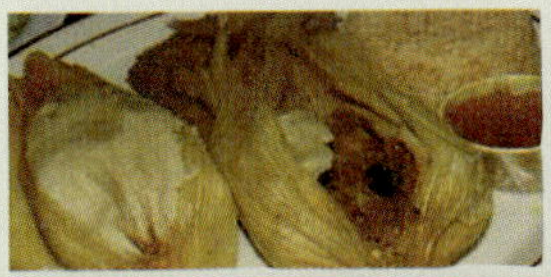
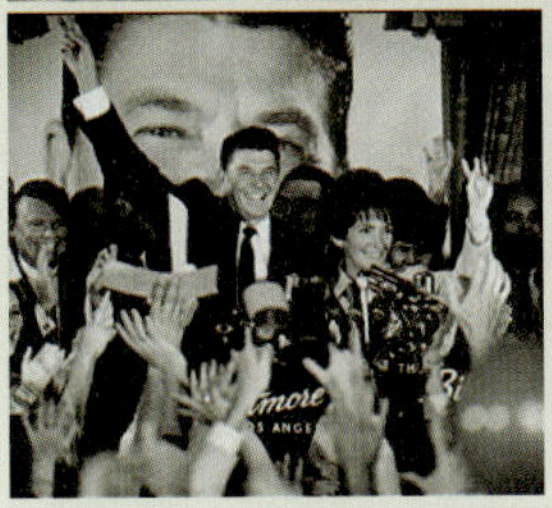
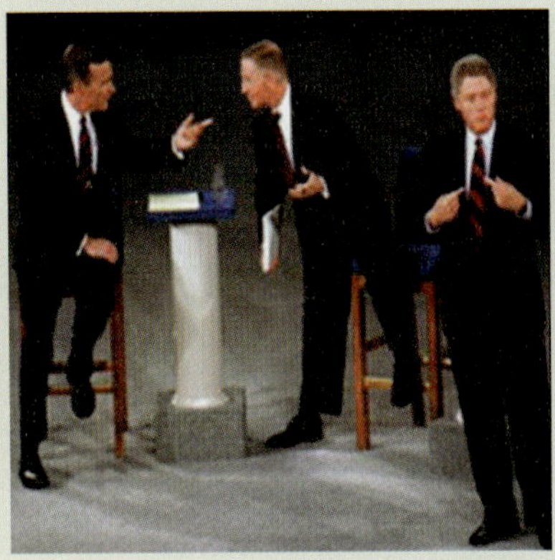
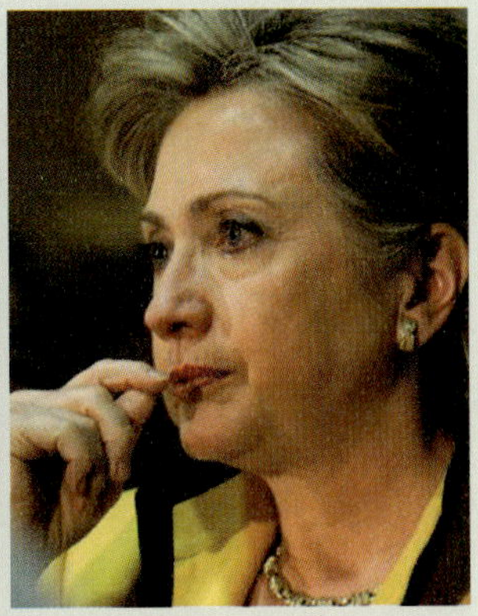

1976년 공화당 예비선거에서 포드는 텍사스주에서 유세활동을 벌이던 중 '타말레'라는 멕시코 요리를 먹었다. 그러나 그는 음식의 옥수수 껍질을 벗겨내지 않고 통째로 먹는 바람에 질식할 뻔했다. 멕시코계 미국인 유권자들은 이 사건을 보고 "포드는 우리 멕시코계 주민들의 문화를 잘 모른다. 따라서 우리는 당연히 레이건을 지지해야 한다"고 생각하기에 이르렀다. 이러한 생각을 가진 중남미계 유권자들의 절대적인 지지에 의하여 레이건은 텍스사주에서 압승을 거두어 96명의 대의원을 확보했고, 포드는 단 한 명의 대의원도 못 건졌다.

또 1992년 대선 유세 과정에서 조지 부시는 빌 클린턴과 TV토론을 진행하던 중에 자신의 손목시계를 쳐다봤다. 그 장면을 목격한 유권자들은 "부시는 토론에 참석하고 싶지 않았다"고 판단하였고 "부시는 미국을 더 이상 이해하려 들지 않는다"고 느꼈으며, 이런 느낌은 "나는 그를 신뢰하지 않는다"는 태도로 이어졌다. 그 결과 부시는 많은 유권자들의 지지를 잃게 되었다.

이와는 대조적으로 클린턴은 그 토론장에서 관중석에 있는 한 질문자 쪽으로 걸어갔다. 그러고는 그 여성의 눈을 쳐다보며 경제문제를 얘기했고, 그녀는 연방 고개를 끄덕였다. 당시 클린턴이 했던 얘기를 기억하는 사람은 아무도 없지만, 클린턴의 말에 수긍하던 그 여성의 시각적 동작은 모든 사람들이 기억했다. 이 작은 하나의 동작이 수십만 명의 마음을 바꿔놓는 계기가 되어 이들로 하여금 클린턴에게 지지표를 던지도록 유도하는 결과를 초래하였다.

또 다른 예를 들면, 2008년 뉴햄프셔에서의 민주당 예비선거 직전에 힐러리가 눈물을 글썽인 사건은 많은 여성이 힐러리와 일체감을 느끼도록 하였다. 여론조사 전문가 존 조그비는 특히 나이 든 여성유권자들은 힐러리가 감정을 드러내자 '그녀의 투쟁은 곧 나의 투쟁'이라는 생각을 갖도록 하였다. 이외에도 유권자의 투표행태가 감성에 좌우된다는 사례는 무수히 많다. 선거에서 표심이 머리와 가슴, 이성과 감정 중 무엇에 따라 움직이느냐에 대한 논쟁의 답은 명백하다. 따라서 선거에서 사람들이 무엇을 생각하느냐보다 더 중요한 요소는 그들이 어떻게 느끼느냐이다. 마케팅의 경우에도 선거의 경우와 크게 다르지 않다. 따라서 마케터는 소비자의 이성에 호소하기보다는 감성에 호소하는 것이 더 빠르고 유익할 수 있음을 명심해야 한다.

사례 10-3 흑인 아버지 얘기보다 백인 어머니를 내세워라

"미국인 중 일부는 여전히 흑인 대통령을 뽑을 준비가 되어있지 않다." 미 시사주간지 뉴스위크에서 최근 자체 개발한 '인종민감도지수(Racial Resentment Index)'에 따르면 백인 민주당원 중 29%가 인종 문제에 매우 민감한 성향인 것으로 밝혀졌다. 이들은 흑인인 버락 오바마 상원의원이 민주당 후보로 확정될 경우 본선 때 공화당의 존 매케인 후보 쪽으로 이탈할 가능성이 크다. 게다가 지금까지 민주당 지역별 경선의 출구조사 결과 유권자의 10~30%가 투표 시 인종에 의하여 영향을 받은 것으로 나타났다. 뉴스위크는 오바마가 이 같은 현실을 극복하고 본선에서 승리하기 위한 조언을 게재했다.

첫째, 백인 어머니 · 외조부모와의 인연을 강조해야 한다. 흑인 아버지 얘기만 하지 말고 백인 어머니와 외조부모에 대한 존경심을 더 드러내어야 한다. 가난을 딛고 혼자 힘으로 자녀를 키워낸 오바마의 어머니는 많은 이에게 호감을 불러일으킬 수 있다. 오바마가 올 여름 외조부의 무덤을 찾기로 한 것은 아주 잘한 일이다. 제2차 세계대전 참전용사인 외조부는 미국 국기에 싸인 채 묻혔다. 오바마를 키운 게 흑인 아버지가 아니라 참전용사 출신인 백인 외조부라는 사실을 더 많은 유권자들이 알도록 해야 한다.

둘째, 스스로 인종문제를 이슈화하지 말아야 한다. 자신을 비난하는 상대방을 절대로 인종주의자라고 공격해선 안 된다. "오바마가 흑인이 아니었다면 오늘의 위치에 오를 수 없었을 것"이라는 제럴딘 페라로(전 힐러리 캠프 재정위원)의 발언에 대해 오바마는 인종차별적 발언이라고 비판했다. 백인들은 별생각 없이 한 말인데, 이에 대해 인종차별주의라고 비난받으면 격분한다. 화를 자초할 필요가 없다. 과거 앨 샤프턴, 제시 잭슨 등 흑인 지도자들은 피부색을 정치적 무기로 활용했다. 이 같은 구시대 정치를 탈피한 것이 오바마의 장점임을 잊지 말아야 한다.

마지막으로, 미국적 가치의 수호자임을 알려야 한다. 오바마는 '진짜 미국인'이 아니라는 편견을 깨는 노력이 필요하다. 요즘 양복 깃에 성조기 배지를 달기 시작한 것은 현명한 처사다. 독립기념일을 축하하는 대규모 바비큐 파티를 여는 것도 바람직하다.

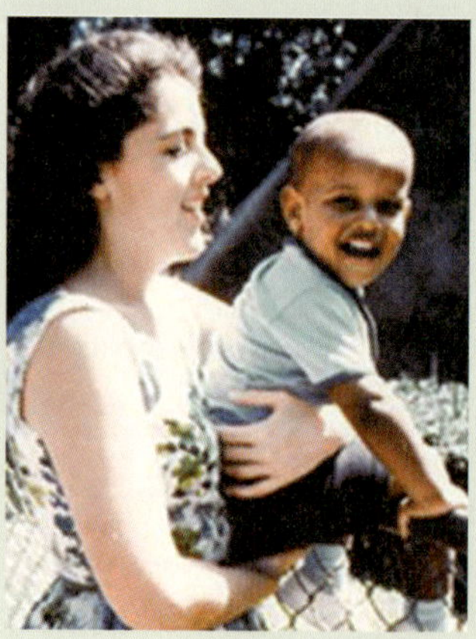

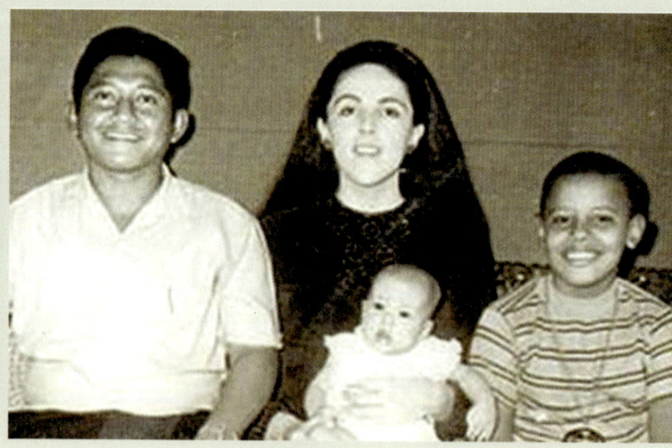

1.2 휴리스틱

사람들은 한정된 정보와 제한된 인지적 능력을 가지고 의사결정을 해야 하기 때문에 여러 가지 단순화전략을 구사하고 있다. 이러한 단순화전략을 다른 말로 휴리스틱(heuristic)이라 한다.

휴리스틱은 짧은 시간과 적은 비용을 사용하는 손쉬운 의사결정방법이다. 휴리스틱은 탐색 과정을 단순화시켜 의사결정에 필요한 시간과 노력을 절약하게 한다. 또한 휴리스틱은 최선의 선택을 보장하지는 못하여도 빠른 시간 내에 대체로 합리적인 결정을 유도함으로써 복잡한 의사결정 상황에서 효과적으로 사용되고 있다.

사회생활을 하는 모든 사람들은 휴리스틱을 사용한다. 사람들이 일반적으로 사용하고 있는 대표적인 휴리스틱을 살펴보면 다음과 같다.

그림 10-3 휴리스틱(heuristic)

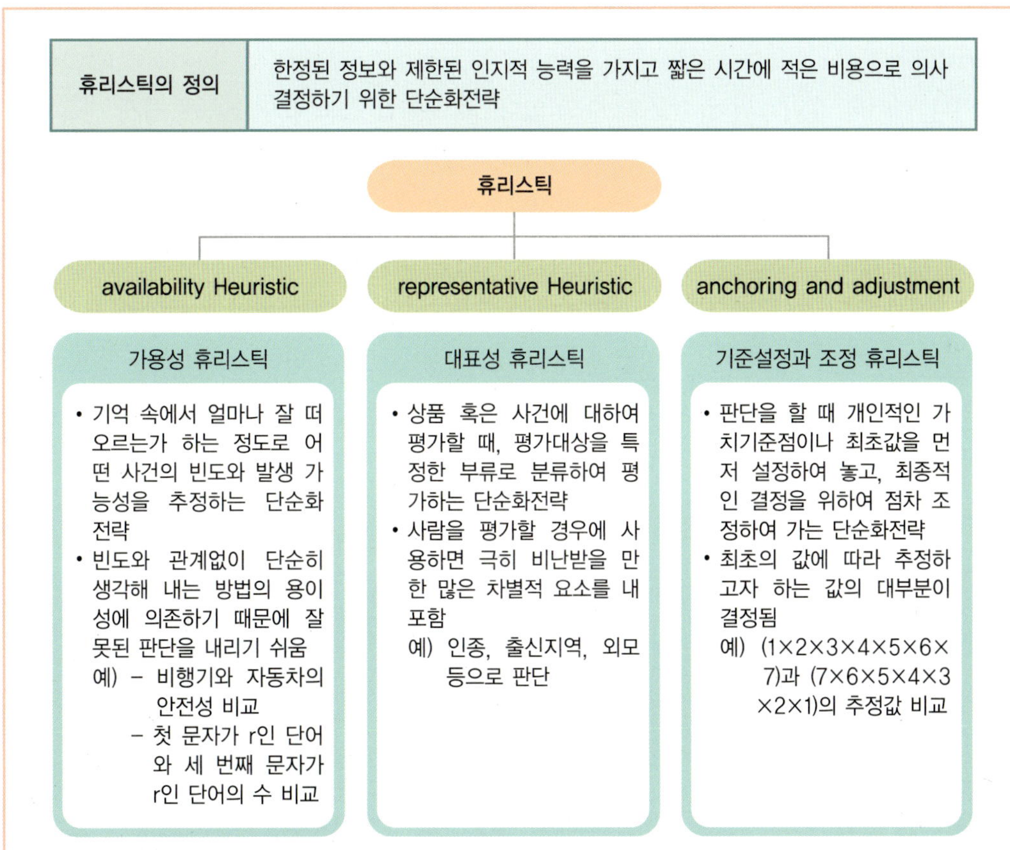

(1) 가용성 휴리스틱

사람들은 그들의 기억 속에서 얼마나 잘 떠오르는가 하는 정도로 어떤 사건의 발생 가능성과 빈도를 추정하는 경향이 있다. 예를 들어, 신상품 개발 담당자는 새로 만든 신상품의 성공과 실패 가능성을 머릿속에 떠오르는 유사한 상품의 성공과 실패 여부에 비추어 판단하는 경향이 있다. 따라서 경험한 상품이 대체적으로 성공하였으면 성공할 것으로, 반대로 실패하였으면 실패할 것으로 판단하는 경향이 있다.

즉, 머릿속에 쉽게 떠오르는 사건이 더 높은 빈도를 가지고 있다고 판단하여 쉽게 떠오르는 정도로 사건의 빈도를 추정하는 것이다. 일반적으로 자주 일어나는 사건의 예가 자주 일어나지 않는 사건의 예보다 머릿속에서 쉽게 떠오르기 때문에 이러한 휴리스틱은 나름대로 의미가 있다.

그러나 이러한 휴리스틱이 잘못될 수도 있다. 왜냐하면 정보가 머릿속에 쉽게 떠오르는 정도는 객관적인 빈도 외에 빈도와 전혀 관계없는 많은 요소로부터 영향을 받을 수 있기 때문이다. 즉, 어떤 사건이 아주 생생하게 기억되도록 표현되거나 쉽게 기억되도록 하는 요소를 내포하고 있다면, 단순히 기억에 의하여 이 사건의 객관적인 빈도를 추정하는 것은 옳지 못하다. 예를 들어, 비행기 사고는 치명적이며 대규모 인명피해와 연관되어 아주 생생하게 기억되는 경우가 많다. 따라서 사람들은 비행기를 자동차보다 위험하게 생각하는 경향이 있다. 그러나 실제적인 통계자료에 따르면, 동일한 거리를 갈 경우에는 비행기가 자동차보다

사례 10-4 가용성 휴리스틱(availability heuristic)

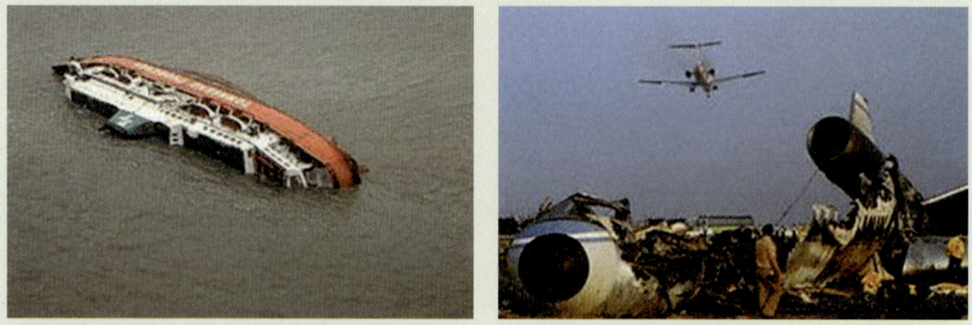

대형 비행기 사고는 생생하게 기억에 남는다. 따라서 자동차 사고에 비해 발생빈도수가 적어도 비행기가 더 위험한 것으로 착각할 수 있다. 그러므로 인간은 통계가 아니라 기억의 용이성에 따라 특정한 사건의 발생 가능성과 빈도를 판단하는 것은 잘못될 수도 있다.

훨씬 안전한 것으로 나타나고 있다.

또한 가용성 휴리스틱(availability heuristic)은 생각해내는 방법의 용이성에 의존하기 때문에 잘못된 판단으로 유도되기 쉽다. 예를 들어, 영어단어 중에 r로 시작하는 단어와 r이 세 번째로 들어가는 단어 중 어느 것이 더 많다고 생각하느냐는 질문에 많은 사람이 r이 첫 문자로 들어가는 단어가 많다고 답변한다. 왜냐하면 r이 세 번째 문자로 들어간 단어보다 r이 첫 문자로 들어간 단어가 쉽게 떠오르기 때문이다. 그러나 r이 세 번째로 들어가는 영어단어의 수가 첫 번째로 들어가는 단어의 수보다 월등히 많다.

(2) 대표성 휴리스틱

사람들은 사람이나 상품 혹은 사건에 대하여 평가할 때 평가 대상을 특정한 부류로 분류하여 평가하는 경향이 있다. 예를 들어, 신상품에 대하여 평가할 경우, 신상품이 성공한 상품의 대표적인 유형(prototype)과 비슷한지 실패한 상품의 전형적인 유형과 비슷한지를 평가하여 신상품의 성공 가능성을 판단하곤 한다. 또한 식물학자들은 새로 발견한 식물이 어느 종의 대표적 특징과 비슷한지를 찾아 그 종으로 분류한다.

사람의 능력을 평가할 경우에도, 관리자들은 평가하고자 하는 사람이 어느 부류의 사람들과 비슷한가를 판단하여 평가하는 경향이 있다. 예를 들어, 남자 신입사원이 머리를 노랗게 물들였다면, 관리자는 이 사람을 머리를 물들인 사람들의 부류에 같이 넣고 판단하는 경향이 있다. 또한 K대 졸업생이라면 어느 정도 능력이라고 단정지어 판단하는 것도 대표성 휴리스틱(representative heuristic)을 사용한 예라고 볼 수 있다.

이러한 휴리스틱을 이용하면 빠르고도 비교적 올바른 판단을 내릴 수 있으나, 경우에 따라서는 잘못된 판단으로 유도될 수도 있다. 특히 사람을 평가할 경우에 사용하면 인종차별이나 다양한 차별과 같은 잘못된 판단이 될 수 있으므로 조심하여야 한다.

(3) 기준설정과 조정 휴리스틱

사람들은 추정을 할 때 개인적인 가치기준점을 먼저 설정하여 놓고, 최종적인 결정을 위하여 점차 조정하여 가는 방식을 사용한다. 예를 들어, 관리자는 종업원의 임금을 새로이 책정하고자 할 경우, 그의 작년 임금을 기준 삼아서 정하는 경향이 있다. 즉, 최초의 값이 무엇에서부터 나왔든지, 최초의 값을 설정하고 이를 기준으로 적절한 조정작업에 들어간다. 문제는 최초값이 무엇으로부터 시작하였든 간에 최초값으로부터의 조정작업은 충분하지 못한 경우가 많다는 데에 있다.

최초값이 판단기준으로서 전혀 의미를 갖지 못하는 경우에도 최초의 값에서 크게 벗어나지 못한다. 따라서 같은 내용의 값을 추정한다 하여도, 최초의 값이 다르면 서로 다른 결과가 도출될 수 있다. 예를 들어, 학급 학생을 반으로 나누어 실험을 하여 보았다. 한쪽 그룹의 학생들에게는 1×2×3×4×5×6×7×8×9의 값이 얼마인지를 짧은 시간 내에 암산으로 추정하도록 하고, 다른 그룹의 학생들에게는 9×8×7×6×5×4×3×2×1의 값을 추정하여 보도록 하였다. 두 그룹의 평균값에는 큰 차이가 있었다. 처음 그룹의 평균추정값은 다른 그룹의 평균추정값보다 크게 작았다. 이와 같이 최초의 값에 따라 추정하고자 하는 값의 대부분이 결정될 가능성이 높으므로, 의사결정자는 항상 최초의 값을 매우 신중하게 책정하여야 한다.

제2절 의사결정 정황과 구성효과

사람들의 인지적 능력에는 한계가 있기 때문에 의사결정 문제의 본질과 관계가 없는 정황(context)이나 구성(framing)이 사람들의 의사결정에 중요한 영향을 미치는 경우가 많다. 이러한 요인들의 영향을 받아 사람들은 종종 비합리적인 판단과 선택을 하곤 한다. 본 절에서는 의사결정 정황에 영향을 받아 나타나는 비합리적 회계처리방법인 심적 회계(mental accounting)와 구성효과(framing effects)에 대하여 설명한다.

2.1 심적 회계

사람들은 경제원칙에 의한 회계학적 평가에 따라 판단하고 행동하기보다는, 자신만의 마음속 회계처리방법을 이용하여 판단하고 선택을 하는 경향이 있다. 데일러(Thaler, 1985)는 이러한 감정적 가치를 포함하는 것을 심적 회계(mental accounting)라 칭하고, 다음과 같은 사례를 제시하고 있다. 데일러가 제시한 예를 현재의 상황에 맞게 일부 수정하여 설명하면 다음과 같다.

사례 10-5 심적 회계

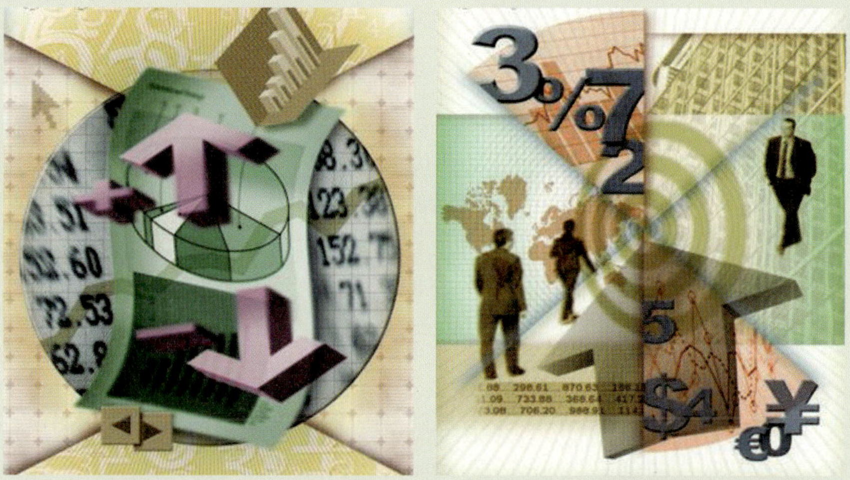

사람이 마음속으로 생각하고 계산하는 회계는 경제학이론을 기준으로 하는 회계와 다른 경우가 많다. 왜냐하면 사람은 이성보다는 감성에 의하여 지배받는 경우가 더 많기 때문이다. 즉, 사람들은 감성에 따라 판단하고 선택하는 경향이 높다.

(1) 심적 회계의 사례 1

사례 1

L씨는 아내와 함께 바다낚시를 가서 홍어를 잡았다. 그들은 이 홍어를 집으로 가져오기 위하여 비행기에 실었다. 그러나 이 홍어가 항공사의 실수로 분실되었다. 항공사는 이에 대한 보상으로 30만원을 지급하였다. 그들은 받은 돈으로 고급 레스토랑에서 외식을 하여 그 식대로 25만원을 지불하였다. 그러나 지금까지 L씨 부부는 이렇게 큰 돈을 저녁식사 비용으로 써본 경험이 없었다.

위의 예에서 볼 수 있듯이, 대부분의 사람들은 공짜로 얻은 돈은 노력해서 번 돈과 다르다고 생각한다. 그러나 돈 자체에 이를 구분하는 도장이 찍혀 있는 것은 아니다. 열심히 일을 해서 번 돈이나, 손쉽게 얻은 돈이나 그 자체에는 아무런 차이가 없다.

그러나 사례 1에서와 같이 돈이 얻어진 과정이 그 돈을 사용하는 의사결정에 커다란 영향을 미치는 경우가 많다. 일반적으로 큰 노력없이 쉽게 얻은 돈은 힘들게 일을 해서 번 돈에 비하여 상대적으로 쉽게 사용되는 경향이 있다. 즉, 사람들은 돈이 어떻게 하여 얻어졌는가에 따라, 마음속의 서로 다른 계좌에서 별도로 관리하는 경향이 있다. 따라서 돈은 그 출처에 따라 가치가 달라질 수도 있으며, 서로 다른 계좌에 넣어 구분하고 각기 다른 방법으로 사용되기도 한다. 이것이 바로 데일러가 말하는 심적 회계이다.

(2) 심적 회계의 사례 2

> **사례 2**
>
> J씨 부부는 휴가를 즐길 수 있는 별장을 마련하기 위하여 3,700만원을 저축해 왔다. 그들은 앞으로 5년 안에 별장을 마련할 수 있을 것으로 생각하면서, 이 돈을 저축성 예금으로 맡겨놓아 매년 6%의 이자를 받고 있다. 이러한 J씨 부부는 최근에 새 차를 1,700만원에 구입하였다. 그들은 신차대금을 일시불로 지급하지 않고 연간 11%의 이자를 지불하는 할부로 구입하였다.

위의 예는 경제학적인 측면에서 보면 참으로 어의없는 비합리적인 행동이며, 돈은 모두 같다는 경제학이론에 위배되는 행동이기도 하다. 그러나 적지 않은 사람들이 이와 비슷한 경험을 했으리라 생각된다. 자신이 어떤 특정한 의미를 부여한 돈을 다른 돈과 구분하여 특별하게 생각해본 경험이 있었을 것이다. 이러한 경우 사람들은 돈은 같으므로 발생하는 비용을 줄이기 위하여 서로 대체하여 쓸 수 있다는 경제학적인 이론을 위반하고 있는 것이다.

사례에서 별장을 구입하기 위해 저축하고 있는 돈은, 돈의 금전적 의미 외에 다른 가치를 J씨 부부에게 주고 있다. 따라서 J씨 부부는 5%의 추가적인 이자비용을 지급하면서도 저축하고 있는 돈을 지키고자 하는 것이다. 그들이 만일 별장을 구입하기 위해 마련한 돈을 쓰게 되면, 별장을 마련하고자 하는 자신들의 마음과 희망을 잃게 되는 것으로 생각했을지도 모른다.

(3) 심적 회계의 사례 3

> **사례 3**
>
> S씨는 H백화점에서 70만원짜리 캐시미어 스웨터를 보고 무척 사고 싶었다. 그러나 그는 70만원짜리 스웨터는 자신한테 너무 과분하다고 생각되어 포기하였다. 한 달 후에 그는 똑같은 스웨터를 부인으로부터 생일선물로 받고는 무척 기뻤다. 그러나 S씨 부부는 하나의 통장을 같이 쓰고 있었다. 즉, 부인이 통장에서 돈을 빼어 스웨터를 생일선물로 사주었던 것이다.

선물을 주고받는 행위는 나름대로의 부가적인 가치를 생성한다. 왜냐하면 남이 나에게 베푸는 행위 자체가 추가적인 효용을 제공하기 때문이다. 위의 사례에서 S씨가 기뻐하는 이유는 스웨터를 선물로 받음으로써 느끼는 고마움과 스웨터를 소유하고 사용함에 따른 효용의 합이 선물의 가격에 해당하는 비효용(disability)보다 크기 때문이다.

또한 선물은 기대하지 않았던 사람으로부터 기대하지 못했던 선물을 받았을 경우 그 효용이 가장 높다. 따라서 선물을 제공하는 사람은 가능하면 받는 사람이 갖기를 원하나 스스로는 구입하지 않을 상품을 선물하는 것이 좋다.

2.2 구성효과

경제학적 관점에서 보면 문제를 제시하는 방법, 즉 문제구성은 의사결정에 영향을 미치지 못하는 것이 당연하다. 그러나 실제로는 문제를 제시하는 방법이 의사결정에 중요한 영향을 미치고 있다. 즉, 대안들의 객관적인 특징이 어떠한 관점에서 어떻게 제시되는가에 따라 판단과 선택이 달라지기도 한다.

일반적으로 사람들은 긍정적인 방향으로 구성된 문제에 대해서는 위험을 회피하고(risk averse), 손실이나 부정적인 관점으로 구성된 문제에 대해서는 위험을 추구하는(risk taking) 경향이 있다. 예를 들어, 컵 속에 물이 반이 있는 경우를 보자. 만일 컵 속에 물이 반밖에 없다고 부정적으로 생각한다면 보다 적극적으로 새로운 물을 찾으려 위험을 무릎쓰고 노력할 것이다. 반면에 물이 반씩이나 남았다고 생각하는 경우에는 무리한 위험을 피하며 보다 느긋하게 대처할 가능성이 높다.

(1) 구성효과의 사례 1

다음 사례의 경우 80%에 이르는 많은 사람들이 계획 1과 계획 4를 택하였다. 문제가 어떻게 구성되었는가에 따라 선택이 바뀌어짐을 알 수 있다. 모든 병원을 이미 잃었다고 생각되나 잘하면 일부를 구할 수 있다는 식의 긍정적인 방향으로 문제가 구성된 경우에는 계획 1이 바람직해 보인다. 즉, 긍정적으로 문제를 인식하면 위험을 회피하는 쪽으로 계획 1을 선택하는 경향이 있다. 반면에, 현재는 잃지 않았으나 잘못하면 잃어버릴 수 있다는 부정적인 측면으로 문제를 인식한다면 위험을 선택하는 쪽으로 계획 4를 택하기 쉽다.

요약하면, 사람들은 긍정적인 측면(일자리와 병원을 구하는 쪽)으로 문제를 인지하는 경우는 손실 측면(일자리와 병원을 잃는 쪽)으로 문제를 인지하는 경우와 위험에 대한 생각이

사례 1

S종합병원은 최근에 경제적인 여건이 좋지 않아 3군데의 지역병원을 폐쇄하여 300명의 직원을 해고해야 하는 상황에 직면하였다. 병원장은 이러한 병원의 위기를 극복하기 위한 방안으로 다음과 같은 2가지 계획을 마련하였다.

문제 1

다음에 제시한 사항 외에도 노조 등 고려해야 하는 사항이 많이 있으나 모든 것을 고려하지 않아도 되는 상황이라 가정할 경우, 만약 당신이 병원장이라면 어떠한 계획을 선택하겠는가?

[계획 1] 이 계획을 수행하면 폐쇄에 직면한 병원 중의 하나를 살리고, 근로자 100명을 구제할 수 있다.

[계획 2] 이 계획을 수행하면 폐쇄에 직면한 병원 3개 모두와 300명의 직원 모두를 구제할 가능성이 33.3%이다. 그러나 병원 3개 모두와 300명의 직원 모두를 해고해야 할 가능성 또한 66.6%에 이른다.

문제 2

같은 문제를 다음과 같이 표현하였을 때 당신은 어떤 계획을 선택하겠는가?

[계획 3] 이 계획을 수행하면 병원 2개를 폐쇄하여 200명의 근로자를 해고해야 한다.

[계획 4] 이 계획을 수행하면 병원 3개 모두와 300명의 근로자를 해고해야 할 가능성이 66.6%이다. 그러나 병원 3개 모두와 300명 근로자 모두를 구제할 가능성이 33.3%이다.

다르다. 즉, 긍정적인 측면으로 문제를 보면 위험을 회피하는 쪽으로 선택하고, 부정적인 측면으로 문제를 보면 위험을 취하는 쪽으로 선택하는 경향이 있다.

문제를 긍정적으로 혹은 부정적으로 보는 관점은 의사결정자의 중립적 준거점(neutral reference point)이 어디에 위치하여 있는가에 달려 있다(Kahneman and Tversky, 1979). 즉, 준거점의 위치에 따라 같은 상황도 긍정적이거나 부정적으로 보일 수 있다.

위의 예에서처럼 문제를 어떻게 구성하고 표현하는가에 따라 준거점의 위치가 달라진다. 이것이 바로 구성효과(framing effect)이다. 즉, 위의 예에서 직업과 병원을 잃어야 한다는 쪽으로 문제를 제시하면 현재 입장을 생각하는 준거점보다 부정적인 위치에 있으므로, 위험을 택하는 경향이 높을 것이다. 그러나 병원과 일자리 일부를 구제할 가능성 측면에서 문제를 제시하면 현재의 입장을 나타내는 준거점보다 긍정적인 위치를 생각할 수 있으므로, 위험을 회피하는 쪽으로 선택이 선회될 수 있다. 준거점에 대한 보다 자세한 내용은 다음 절에 있는 프로스펙트이론(prospect theory)에서 설명하도록 한다.

(2) 구성효과의 사례 2

카네만과 트벌스키(Kahneman and Tversky, 1981)가 제시한 또 다른 예를 들어보겠다. 이들은 다음 선택 문제를 150명의 실험 대상자에게 제시하여 응답을 받았다.

사례 2 만일 당신이 다음과 같은 상황에서 선택해야 하는 경우에 있다고 가정한다면, 당신은 어느 것을 선택하겠는가?

문제 1

선택 A : $240에 해당하는 현금
선택 B : 25%의 확률을 가진 $1,000(나머지 75%는 한 푼도 받지 못할 확률이 된다)

문제 2

선택 C : $750에 해당하는 현금의 손실
선택 D : 75%의 확률을 가진 $1,000의 손실(나머지 25%는 한 푼의 손실도 없는 확률이 된다)

문제 3

선택 E : $240의 현금을 받을 확률이 25%이고, $760의 손실이 발생할 확률이 나머지 75%인 경우
선택 F : $250의 현금을 받을 확률이 25%이고, $750의 손실이 발생할 확률이 75%인 경우

위 실험에서 84%의 응답자가 문제 1에서 선택 A를 택하였고, 문제 2에서는 87%의 응답자가 선택 D를 택하였다. 이러한 선택의 예에서 볼 수 있듯이 사람들은 긍정적 문제에서는 위험을 회피하고, 부정적인 문제에서는 위험을 선택하는 경향이 있다.

더욱 재미있는 현상은 위의 두 문제를 결합하여 나타낸 문제 3에서 발생하고 있다. 위의 두 문제에서 선택 A와 선택 D를 한 응답자는 전체의 73%에 달하고 있다. 그러나 문제 3의 선택에 있어서는 대부분이 선택 F를 택하고 있다. 문제 3에서 선택 E는 문제 1의 선택 A나 문제 2의 선택 D를 결합한 것이고, 선택 F는 선택 B와 C를 결합한 것이다. 즉, 문제 1과 2에서 선호되지 못한 선택들의 결합이 오히려 선호되었던 선택들의 결합보다 더 선호되는 것으로 나타나고 있다. 이러한 것을 선호의 반전(preference reversal)현상이라 한다.

이러한 현상을 볼 때, 문제를 인식하는 준거점과 문제의 표현방식은 사람들의 선호에 많은 영향을 미치고 있음을 알 수 있다. 따라서 마케팅담당자는 다양한 마케팅변수를 이용하여 이러한 소비자의 의사결정 요인을 마케팅활동에 효과적으로 활용할 수 있도록 노력하여

야 한다(Kahneman and Tversky, 1979).

사례 10-6 구성효과

[실험 1] 아래 사진의 아이들은 심각한 질병에 걸려 있습니다. 이 질병을 치료하기 위해서는 3억원 정도의 지원금이 필요해서 이를 모금하고자 합니다. 당신은 아래 사진 중에서 어느 아이에게 지원금을 기부하시겠습니까?

(가)

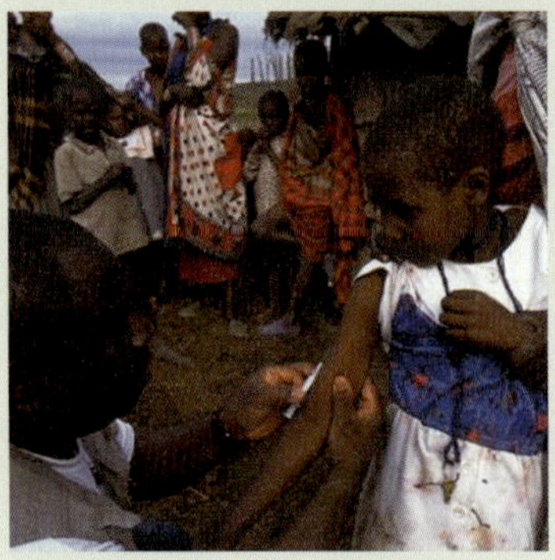

(나)

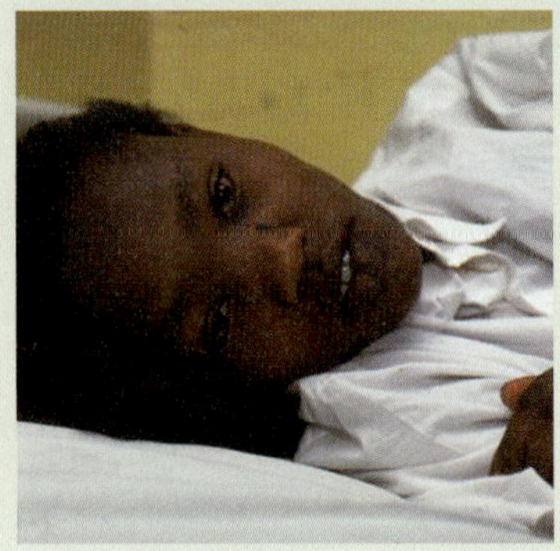

[실험 2] 아이들이 극심한 배고픔에 시달리고 있습니다. 여러분은 혼자 있는 아이에게 동정심이 가십니까? 아니면 둘이 같이 있는 아이들에게 더 동정심이 가십니까?

(가)

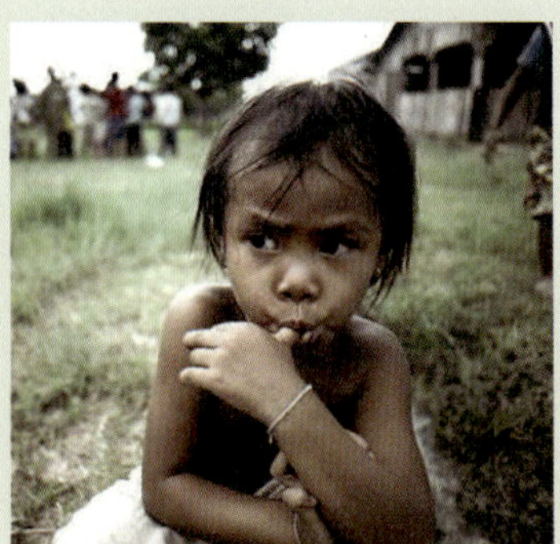

(나)

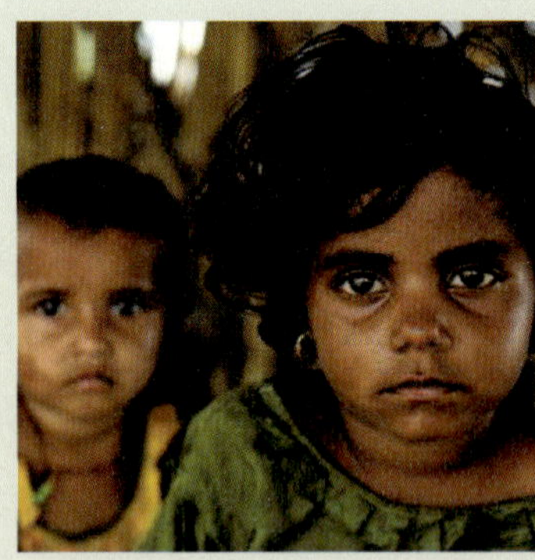

[실험 1]에서 대부분의 사람들이 어린이 8명 대신 어린이 1명에게 기부하고 싶다는 의사를 밝혔다. 또 [실험 2]에서는 홀로 있는 사진보다 둘이 함께 있는 사진을 보았을 때 동정심은 오히려 줄어들었다.

미국 오리건주립대학교의 폴 슬로빅 교수가 이 같은 실험을 토대로 인간의 동정심은 놀랄 만큼 제한적이라는 사실을 확인했다. "사람들은 단 하나의 희생자를 불쌍히 여기지만 희생자가 늘어날수록 무덤덤해지며 88명이 죽는다 해서 87명이 죽는 것보다 더 가슴 아파하지는 않는다"고 지적했다. 사람들이 수단의 대량학살 사태를 접하면서 둔감한 이유도 이런 현상으로 설명할 수 있다고 그는 밝혔다.

제3절 프로스펙트이론

사람들은 다양한 대안과 그에 속한 요인을 평가하여 최선의 것을 택한다. 대안을 평가하여 선택하는 가장 기본적인 방법은 각 대안의 기대값을 추정하여 가장 높은 기대값을 제시하는 대안을 선택하는 것이다. 그러나 사람들은 기대값이 제시하는 대안을 선택하지 않는 경우가 많다. 즉, 대안들이 어떻게 구성되고 제시되는가를 나타내는 구성효과(framing effect)에 따라 선택이 바뀔 수도 있다.

구성효과를 보다 명확하게 설명하기 위하여, 카네만과 트벌스키(Kahneman and Tversky, 1979)는 불확실성을 내포하고 있는 의사결정에서 기대값에 따른 판단과 선택이론의 대안으로 프로스펙트이론(prospect theory)을 개발하여 제시하였다. 프로스펙트이론은 최적의 행동이 무엇인가를 밝히기보다는 실제로 발생하는 사람들의 선택행위를 가장 정확하게 묘사하고 예측하는 데에 목적을 두고 있다. 본 절에서는 준거점(reference point) 등 구성효과에 영향을 미치는 요인들과 확률에 대한 주관적인 인식을 바탕으로 하는 프로스펙트이론과 이를 이용한 마케팅전략에 대하여 설명하고자 한다.

3.1 기대값과 위험에 대한 성향

하나의 대안에 대한 기대값(expected value)은 그 대안을 구성하고 있는 각각의 기대금액과 그 금액이 나올 확률을 곱한 값들의 총합이다. 이를 식으로 나타내면 다음과 같다.

$$\text{기대값} = \sum x \cdot p(x)$$

x = 기대금액 혹은 개별 기대값
$p(x)$ = x값이 발생할 가능성을 나타내는 확률

여기서 x는 기대금액이고 $p(x)$는 금액 x가 발생할 가능성을 나타내는 확률이다. 예를 들어, 동전을 던져서 앞면이 나오면 100만원을 주고 뒷면이 나오면 아무 것도 주지 않는 내기(betting)의 기대값은 100만원×0.5+0×0.5로 50만원이 된다. 이것이 일반적인 수학적 개

념에서의 기대값 산출방법이다.

이러한 기대값은 합리적인 의사결정의 기준이 되고 있다. 즉, 가장 단순한 의사결정규칙은 여러 대안 중에 가장 높은 기대값을 제시하는 대안을 선정하는 것이다. 최대 기대값에 의한 선택을 주장하는 이유는 각각의 경우마다 어느 정도 차이는 있을 수 있으나, 이것이 장기적으로 가장 최적의 의사결정방법이 되기 때문이다.

그러나 사람들은 기대값에 의한 선택을 하지 않는 경우가 많다. 예를 들어, 위의 예에서처럼 (A) 동전던지기 결과에 따라 보상을 받는 권리와 (B) 현금 45만원 중에 선택하라고 한다면 사람들은 고민하게 된다. 이 경우 기대값에 의하여 결정한다면 당연히 (A)를 택하여야 한다. 그러나 기대값에 따라 선택하기보다는 안전한 (B)를 택하는 사람이 많다. 이렇게 (B)를 택하는 이유는 위험을 회피하기 위해서이다.

그림 10-4 | 위험에 따른 사람들의 유형

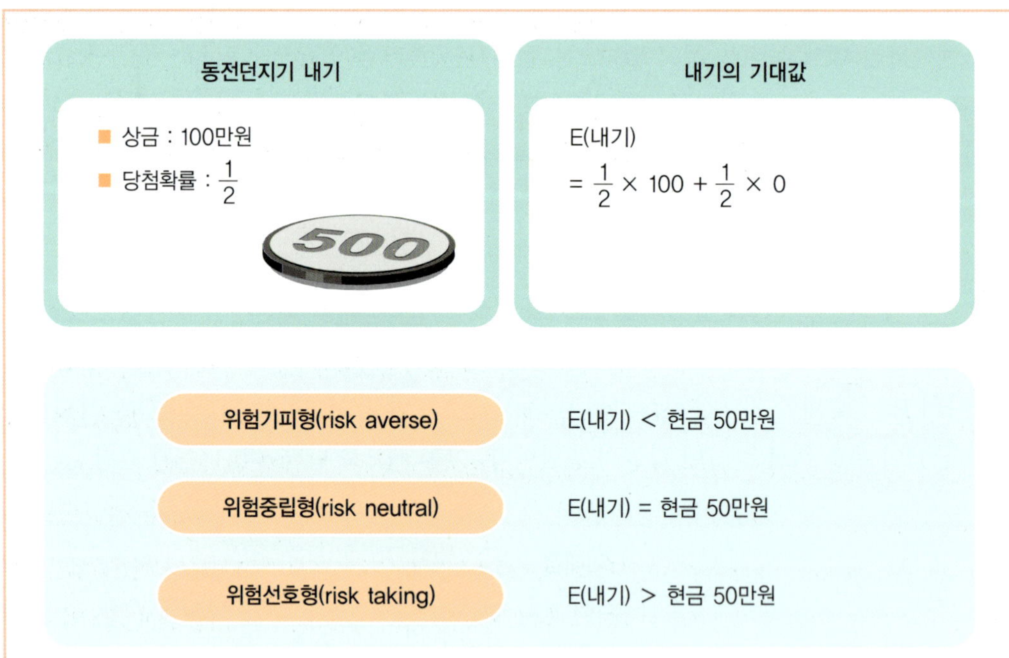

사람에 따라 위험에 대한 태도가 다르다. 위험에 대한 태도에 따라 사람들을 위험중립형(risk neutral), 위험선호형(risk taking), 위험기피형(risk averse)의 3가지 타입으로 분류한다. 어떤 사건의 가치를 그 사건의 기대값으로 정확하게 인식하고 있는 사람을 위험중립적이

사례 10-7 사람에 따라 위험에 대한 태도가 다르다

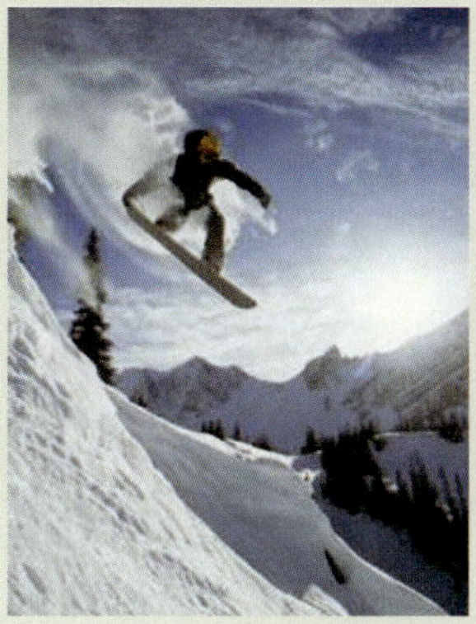

일반적으로 사람들은 위험회피형, 위험중립형 그리고 위험선호형으로 분류될 수 있다. 대부분의 사람들이 위험회피형에 속하나 그중에는 위험을 선호하는 사람도 있다. 그러나 모든 경우에서 일관성 있게 항상 위험을 선호하거나 회피하는 것이 아니라 문제의 특성이나 상황에 따라 위험에 대한 태도는 다르게 나타난다. 또한 신체적 위험과 재무적 위험과 같이 서로 다른 종류의 위험은 서로 다른 각도에서 접근하고 인식하게 된다.

라고 한다. 앞의 예에서 동전을 던져 금액을 결정하는 내기의 가치를 그 기대값인 50만원으로 정확하게 생각하는 사람을 말한다. 반면에 불확실한 사건을 그 기대값보다 낮게 평가하고 있는 사람들, 즉 (B)를 선택하는 사람들은 위험회피형이고, 반대로 기대값보다 높게 평가하는 사람, 즉 동전을 던져서 결정할 권리를 기대값인 50만원보다 많은 금액을 주고 구입하고자 하는 사람은 위험추구형이다.

3.2 프로스펙트이론

카네만과 트벌스키(Kahneman and Tversky, 1979)는 기대값 계산에서 사용되는 기대금액 x는 사람에 따라 또는 정황(context)에 따라 그 가치가 달리 평가될 수 있다고 생각하여, 이를 평가하는 가치함수(value function) $v(x)$를 제시하였다. 또한 x가 발생할 가능성을 나타내는 확률 $p(x)$도 사람과 정황에 따라 다르게 평가될 수 있다고 하여, 이를 나타내는 함수 $\pi(p(x))$를 만들었다. 그들은 기대값 대신에 이 두 가지 함수의 곱으로 예측치인 프로스펙트값(prospect value)을 추정하여, 사람들의 선택행위를 분석하고 예측하여야 한다는 프로스펙트이론을 개발하였다. 프로스펙트이론에서 프로스펙트값 PV는 $\sum v(x) \cdot \pi(p(x))$이 되며, 이것은 기대값과 같은 의미로 해석된다.

$$프로스펙트값(prospect value) = \sum v(x) \cdot \pi(p(x))$$

$v(x)$ = 금액 x에 대한 평가가치
$p(x)$ = 금액 x가 발생할 가능성을 나타내는 확률
$\pi(p(x))$ = $p(x)$에 대한 인식을 나타내는 함수값

(1) 가치함수

프로스펙트이론에 의하면 이득과 손실은 중립적인 준거점(reference point)을 기준으로 하여 평가된다. 준거점의 위치에 따라 구성효과가 달라지기 때문에 준거점의 위치는 매우 중요하다. 가치함수(value function)는 정해진 준거점을 기준으로 이득(gain)과 손실(loss)에 대한 평가함수를 말한다. 이러한 가치함수를 통하여 평가된 가치를 Y축으로, 이득과 손실을 X축으로 나타내면, 발생되는 이득이나 손실에 따라 인식된 평가가치의 변화는 S자 모양으로 나타난다.

이러한 가치함수의 모양은 가치판단자의 위험에 대한 태도와 그가 생각하고 있는 준거점의 위치에 따라 달라진다. 그러나 대부분의 사람들은 [그림 10-5]와 같은 S자 모양의 가치함수를 가지고 있고, 다만 그 진폭이 약간 다를 뿐이다.

[그림 10-5]에서 금액 x만큼의 이득이 발생하였을 때, 이에 대한 평가가치는 $v(x)$로서 Y축상의 높이로 표시된다. 이득이 x에서 y, z로 증가하면 그 평가가치는 $v(x)$에서 $v(y)$와 $v(z)$로 변한다. 그러나 그 증가폭은 이득의 증가폭에 비하여 점차 줄고 있다. 이러한 현상은 경제학에서 말하는 한계효용체감의 법칙과 같다.

배가 고플 때 처음 먹는 사과는 그 효용이 매우 클 것이다. 그러나 두 번째와 세 번째로 이어지는 사과들은 처음 것보다 그 효용이 점차 줄어들어 마지막 사과는 효용이 거의 없다. 금전적으로도 처음 1억원을 벌었을 때 그 효용은 매우 높다. 그러나 두 번째 벌게 된 1억원은 처음 1억원에 비해 상대적으로 그 효용이 낮다. 이러한 식으로 하여 100억원을 벌어 갈 경우, 마지막 1억원은 처음 1억원에 비하여 상대적으로 그 효용이 매우 적을 것이다. 이를 그래프로 나타내면, [그림 10-5]에서와 같이 점차 감소하는 곡선의 형태가 된다.

다음은 3/4분면에 나타난 손실(loss)에 관한 내용을 살펴보자. 만일 당신이 주식투자를 잘못해서 1억원의 손실을 보았다면 손실에 대한 부정적인 가치, 이 경우 슬픔으로 표현하면 그 슬픔의 정도는 매우 클 것이다. 그러나 1억원의 손실을 본 상태에서 추가적으로 1억원을 더 투자해서 모두 잃었다면, 두 번째 투자에서 잃은 1억원에 대한 슬픔의 정도는 처음 1억원만

그림 10-5 가치함수 – $v(s)$

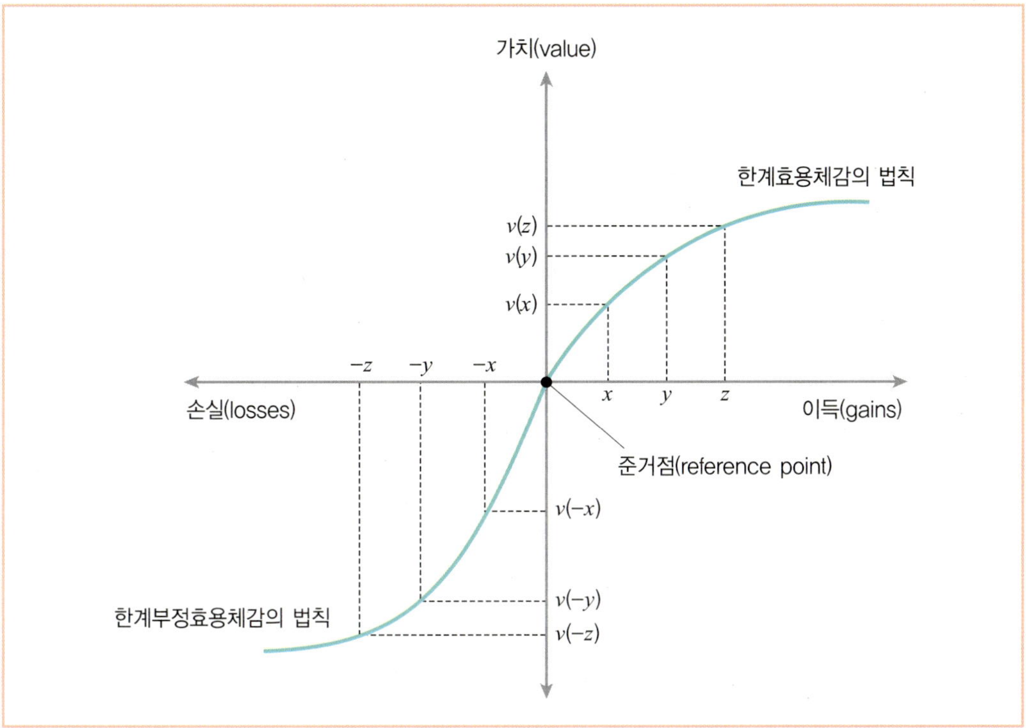

큼 심하지 않을 것이다. 이러한 과정이 지속되어 100억원을 잃을 경우, 마지막에 잃어버린 1억원 때문에 발생하는 부정적인 효용으로 인한 슬픔은 거의 못 느낄 정도가 된다. 즉, 어느 정도 손실을 본 상태에서 추가적으로 발생하는 손실에 대해서는 거의 무감각해질 수 있다. 이러한 현상을 한계효용체감의 법칙과 같은 관점에서 보면, 한계부정효용체감의 법칙이라고도 볼 수 있다.

(2) 가치함수의 가설

1) 인지된 가치는 절대가치와 다르다

어떤 금액을 사람들이 인식하는 가치는 그 금액 자체를 나타내는 절대가치와 다르다. 절대가치는 [그림 10-6]의 그래프에서 45° 각도의 파란색 사선으로 나타나고 있다. 즉, x만큼의 이득이 발생하면 이를 x만큼의 가치로 평가하고 인식하는 것이다. 그러나 사람들이 인식하는 가치는 발생하는 금액의 크기와 이것이 이득인지 손실인지에 따라 큰 차이가 있다.

일반적으로 사람들은 처음에 발생하는 약간의 이득(gain)에 대해서는 그 값의 절대가치보다 높게 평가하고, 큰 금액이나 추가적으로 발생하는 이득에 대해서는 그 값의 절대가치보다 낮게 평가하는 경향이 있다. 손실의 경우에도, 처음 혹은 약간의 손실에 대하여 매우 부정적으로 인식하나, 손실이 매우 큰 경우나 추가적으로 발생하는 손실은 상대적으로 작게 생각하는 경향이 있다. 또한 손실은 이득보다 그 평가가치가 상대적으로 매우 크게 나타나고 있다.

[그림 10-6]의 그래프에서 보면, 이득 x에서 얻은 긍정적인 가치 $v(x)$와 똑같은 크기의 손실 $-x$로 인하여 발생하는 부정적인 가치 $v(-x)$의 y축상의 크기에는 상당한 차이가 있다. 즉, 손실로 인한 고통이 이득으로 인한 즐거움보다 더 크다. 예를 들어, 100만원을 잃어버렸을 때 느끼는 슬픔은 100만원을 얻을 때 느끼는 기쁨의 크기보다 그 크기 면에서 훨씬 크다.

친구들과의 친선모임에서 금전을 건 게임을 해서는 안 되는 이유가 바로 여기에 있다. 왜냐하면 금전을 건 친구들과의 친선 포커게임의 종합적인 효용은 제로가 아니라 마이너스가

그림 10-6 | 가치함수의 가설 1

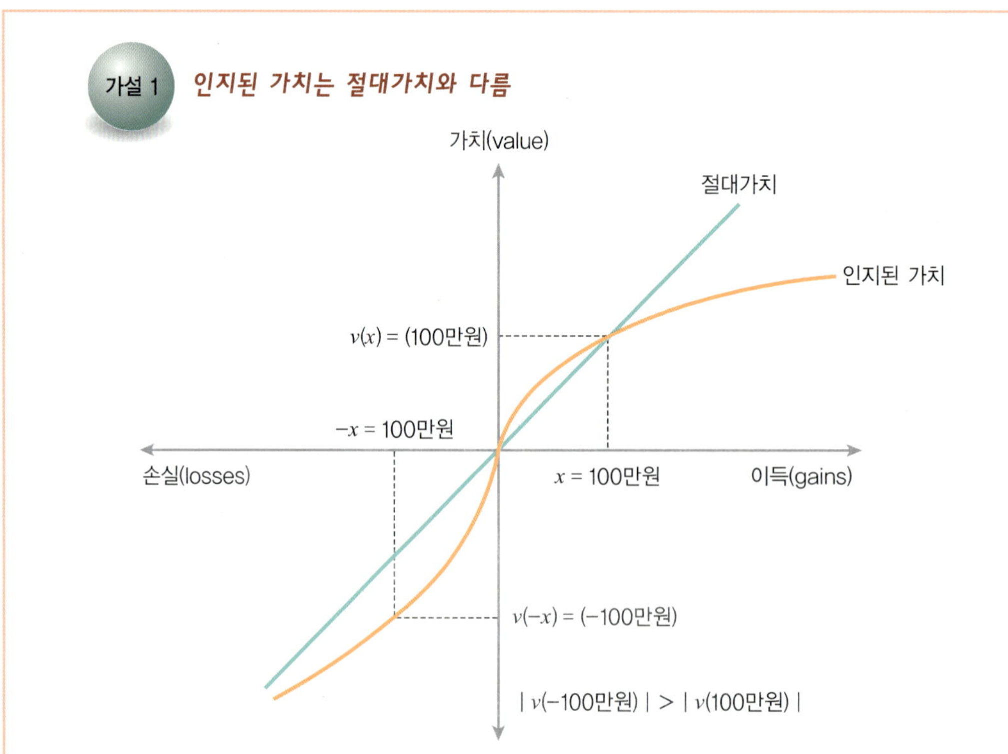

되기 때문이다. 즉, 게임에 참여하는 사람들의 효용을 종합한 합이 시작할 때와 같은 전체금액의 합처럼 제로가 되는 제로섬게임이 아니라 마이너스가 된다. 예를 들어, 10만원을 딴 사람은 자신이 딴 돈이 별것이 아니라고 생각하여 그 기쁨의 정도를 나타내는 v(10만원)는 크지 않다. 그러나, 10만원을 잃은 사람의 기분 v(−10만원)은 생각보다 훨씬 더 나쁠 수 있다. 따라서 이 두 사람의 효용의 합 [v(10만원)+v(−10만원)]은 마이너스가 된다. 이와 같이 하여 계산하면, 게임에 참가한 모든 사람의 효용을 종합한 가치의 합은 마이너스가 된다.

이처럼 사람들은 이득보다 손실에 대하여 더욱 민감하며, 손실이 발생하는 경우에는 보다 극단적인 행동을 취하는 경향이 있다. 이득에 대해서는 위험을 회피하는 성향을 보이는 사람들도 손실에 대하여서는 위험을 택하는 성향을 보이는 이유가 바로 여기에 있다.

사례 10-8 인지된 가치는 절대가치와 다르다

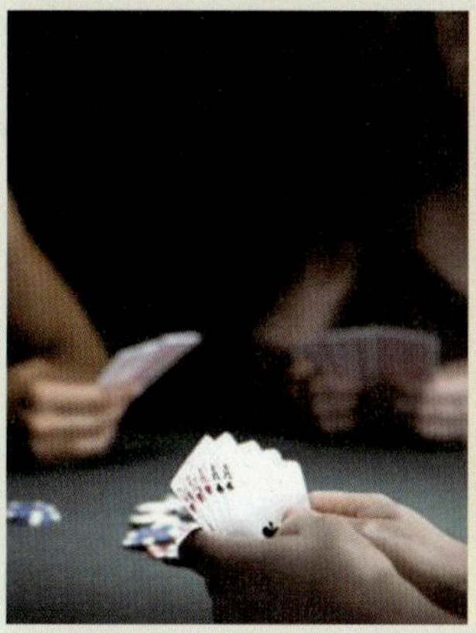

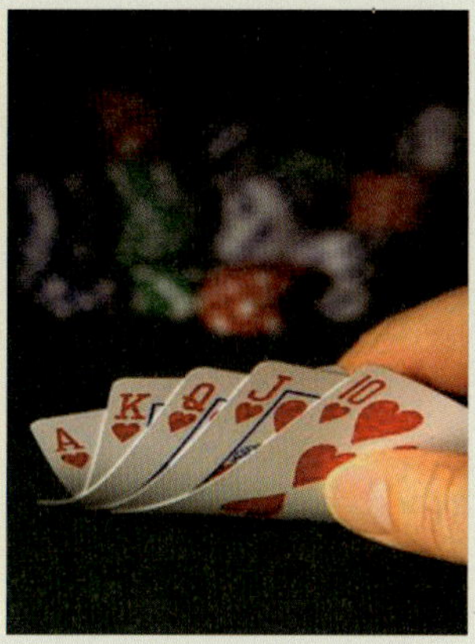

친구들과 금전을 건 포커게임을 해서는 안 된다. 왜냐하면 게임이 끝난 후 게임으로 인하여 발생한 금전적인 효용 전체의 합은 항상 마이너스가 되기 때문이다. 즉, 제로섬게임(zero sum game)이 아니라 효용의 합이 마이너스가 되는 게임이 된다.

2) 가치함수는 가치판단자에 따라 다르다

사람에 따라 일정한 금액에 대하여 인식하는 가치가 서로 다르다. 예를 들어, 근로자가 생각하는 100만원의 가치는 대기업의 회장이 생각하는 가치와 다르다. 또한 100만원을 얻었을 때 느끼는 기쁨의 정도와 100만원을 잃었을 때에 느끼는 슬픔의 정도 역시 모든 사람이 서로 다르다. [그림 10-7]의 그래프에서 '가', '나', '다'는 서로 다른 사람들의 상이한 가치함수를 나타내고 있다.

그림 10-7 | 가치함수의 가설 2

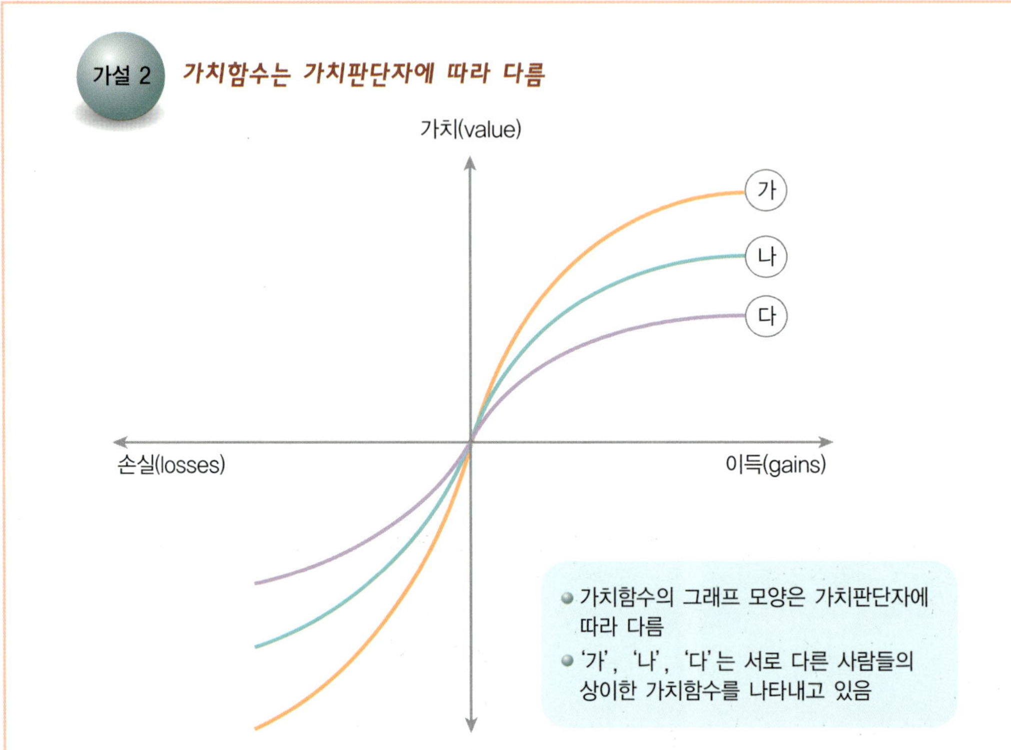

그림 10-8 | 가치함수는 가치판단자에 따라 다르다

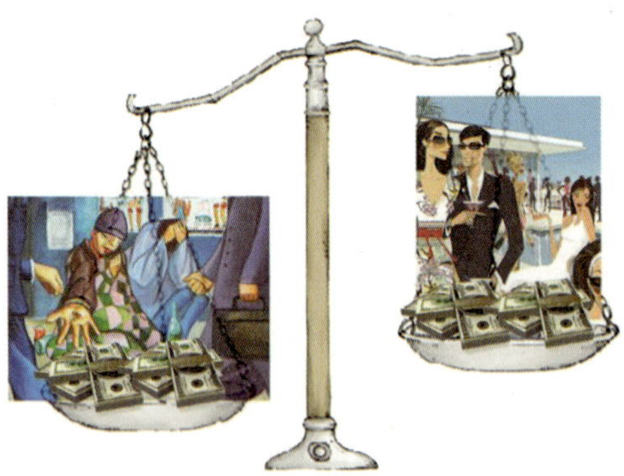

부자가 생각하는 100만원의 가치와 가난한 사람이 생각하는 100만원의 가치는 다르다. 이는 사람에 따라 일정한 금액에 대하여 인식하는 가치의 기준이 서로 다르기 때문이다. 따라서 100만원을 줄 경우에는 받는 사람이 가난한 사람의 입장에서 받도록 하고, 100만원을 받아 올 경우에는 주는 사람이 부자의 입장에서 줄 수 있도록 상황을 만드는 것이 마케터의 능력이다.

3) 가치함수는 가치판단자의 준거점에 따라 다르다

가치판단의 기준이 되는 준거점은 상황의 변화와 시간의 흐름에 따라 이동할 수 있다. 친구와의 친선 포커게임의 예를 이용하여 설명하겠다. 친구들과 포커게임을 매주 하는 경우, 어느 정도 기간이 지나고 나면, 딴 사람은 없고 돈을 잃은 사람만 존재한다. 이러한 현상은 가치함수 그래프에서 원점에 해당하는 준거점이 서로 다르기 때문에 발생한다. 예를 들어, 지난 주에 10만원을 딴 사람은 지난 주에 딴 것은 다 잊어버리고, 오늘을 기준으로 하여 새로운 준거점과 가치함수를 가지고 게임에 임한다.

반면에 지난 주 10만원을 잃은 사람은 이번 주에도 지난 주에 만들었던 준거점과 가치함수를 그대로 유지하고 있다. 따라서 이 사람은 10만원을 잃은 상태에서 게임을 시작하는 것이다. 이러한 과정을 되풀이하다 보면, 한 번이라도 잃은 사람은 잃기 전의 준거점을 고집하

사례 10-9 가치판단자의 준거점을 바꾼 사례

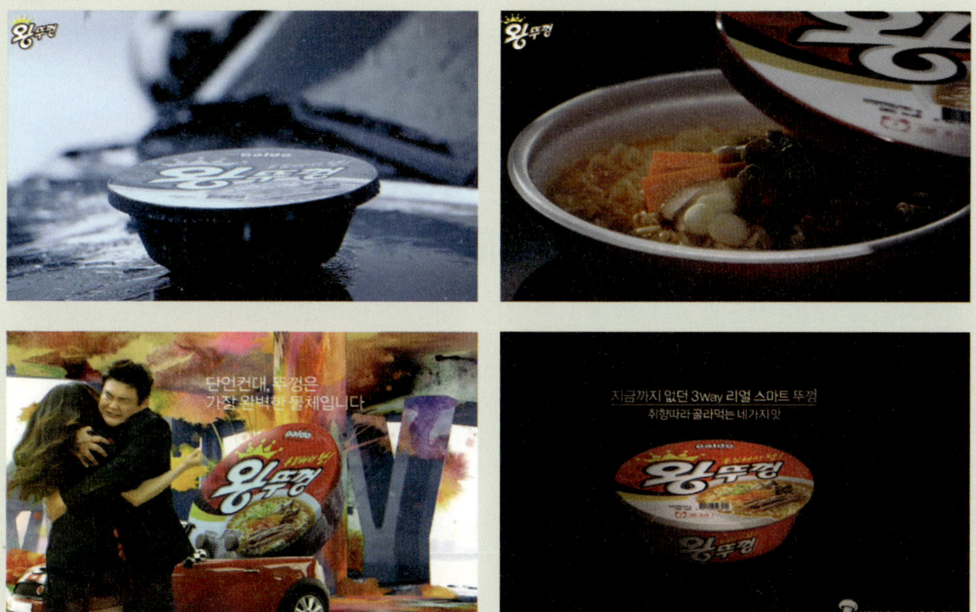

처음 컵라면이 생겨난 이후로 가격경쟁이 너무 뒤진다는 이유로 300원 하던 가격을 새로운 제품을 출시하면서 500원으로 올렸다. 그러나 기존에 300원씩 하던 컵라면을 500원에 구입하기에는 가격이 너무 비싸다는 이유로 처음에는 시장에서 소외되었다. 이에 업계에서는 1,000원짜리 새로운 컵라면을 또 다시 출시 함으로써 소비자들이 느끼는 컵라면 가격에 대한 가격의 기준을 변화시켰다. 그 결과 300원짜리 컵라면은 너무 싸서 차츰 소비자로부터 멀어지기 시작했고, 반면에 1,000원짜리 컵라면은 너무 비싸다는 인식 때문에 중간 가격인 500원짜리 컵라면의 소비가 급증하게 되었다.

그림 10-9 | 가치함수의 가설 3

가설 3 인지된 가치는 가치판단자의 준거점에 따라 다름

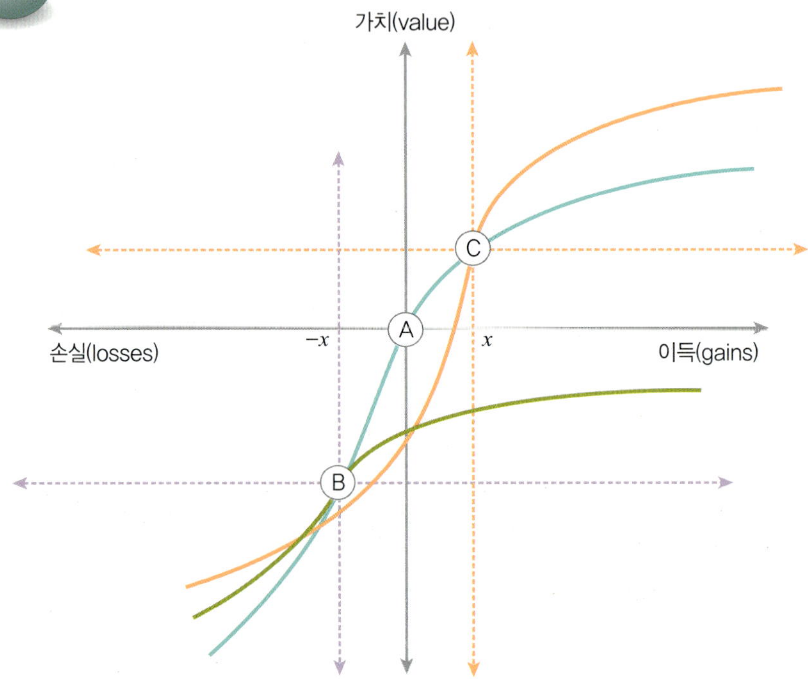

- 일정시점에서 형성된 가치판단자의 준거점은 상황의 변화와 시간의 흐름에 따라 다음 시점에서 새로운 위치로 이동할 수 있음
- 처음 포커게임을 했을 때 모든 참가자의 준거점은 A이다. '가'는 x만큼 돈을 잃었고, '나'는 x만큼 돈을 땄다고 가정하자. 얼마가 지난 후 다음 게임에서는
  - '가'의 준거점은 지난번에 잃어버린 것을 기억해서 기존의 준거점인 A에 남아 있는 것이 일반적이나, 앞서 잃은 것을 잊어버리고 B에서 새로운 준거점을 형성하기도 함
  - '나'는 지난번에 딴 상황을 잊어버리고 C점에 새로운 준거점을 형성하는 것이 일반적이나, 기존의 준거점 A를 유지하는 경우도 있음

게 됨으로써 구성원 모두가 손실을 본 것으로 인식하게 되는 것이다.

이를 그래프에서 설명하면 [그림 10-9]와 같다. 게임을 시작하였을 때 모든 사람의 준거점은 A이고, 처음 게임에서 '가'는 돈을 잃었고, 나'는 돈을 땄다고 가정하자. 한 주 후에 다시 게임에 임할 때, 이들의 준거점의 위치는 마음 먹기에 따라서 변할 수도 있고 변하지 않을 수도 있다. '가'는 지난번 잃은 돈을 생각하여 준거점 A를 고집하는 것이 일반적이나, 전에 잃은 것은 잊고 새로 시작한다는 마음으로 새로운 준거점 B를 택할 수도 있다.

그림 10-10 | 가치함수는 가치판단자의 준거점에 따라 다르다

■ 실험 1) 입장료가 1장당 만원인 연극을 보기로 결정했다. 극장매표소 앞에서 연극표를 사려고 하는데 만 원짜리 지폐를 잃어버렸음을 알았다.

이 경우 그래도 만원을 주고 연극표를 사겠는가?

A : 연극표를 산다

B : 연극표를 안 산다

A를 선택할 확률 88%

■ 실험 2) 연극을 보기로 하고 1장당 만원인 연극표를 샀다. 극장에 들어가려는데 표를 잃어버린 것을 알았다. 자리가 구별되어 있지 않으므로 표를 되찾을 수도 없다.

이 경우 다시 만원을 주고 표를 사겠는가?

C : 연극표를 산다

D : 연극표를 안 산다

C를 선택할 확률 46%

■ 실험 2는 실험 1과 다르게 연극표를 얻는 데에 필요한 전체 구매금액을 생각함으로써 연극표를 다시 구매하지 않는 사람들이 많다. 즉, 사람들은 일만 원이 아니라 이만 원짜리 연극표는 과하다고 생각한다.

반면에 '나'는 지난번 딴 것은 모두 잊고 C점에 새로운 준거점을 만들 수 있다. 이 경우 '나'가 지난번 딴 돈 중의 일부를 잃게 되면, '나'도 자신이 돈을 잃었다고 말하게 되는 것이다. 그러나 지난번 딴 돈을 인식하여 준거점 A를 유지하면, '나'는 아직 자신이 잃은 사람이라고 생각하지 않는다. 이와 같이 준거점은 상황과 시간의 흐름 그리고 개인의 마음 먹기에 따라 이동한다.

(3) 가치함수의 결합

가치함수는 사은품을 이용하는 판촉마케팅이나 신용카드사의 대금결제방법 등 다양한 마케팅분야에서 활용되고 있다. 예를 들어, 신용카드사는 고객이 카드를 사용할 때마다 발생하는 손실을 매번 느끼지 않고 사용할 수 있도록 하고, 사용금액을 종합하여 한 번에 지급하도록 제시함으로써 손실에 대한 부정적인 인식을 감소시키고 있다.

일반적으로 이득과 손실에 관련된 여러 개의 사건이 발생하였을 경우, 실제로 발생하는 금액이 같아도 이것을 어떻게 인식하느냐에 따라서 가치함수의 값이 달라진다. 따라서 여러 손실과 이득을 적절히 결합하면, 가치함수를 이용한 효과적인 마케팅전략이 개발될 수 있다.

데일러(Thaler, 1985)는 이득과 손실이 일어나는 4가지의 대표적인 경우를 [그림 10-11]에서와 같이 예시하면서, 그에 적합한 마케팅전략을 제시하고 있다. 데일러가 제시한 4가지의 대표적인 경우는 ① 여러 개의 이득이 발생하는 경우, ② 여러 개의 손실만이 발생하는 경우, ③ 커다란 이득과 상대적으로 작은 손실이 같이 발생하는 경우, 마지막으로 ④ 큰 손실과 작은 이득이 있는 경우의 4가지이다. 각각의 경우에 해당하는 예와 그에 따른 마케팅전략을 살펴보면 다음과 같다.

그림 10-11 | 가치함수의 결합

복수이득 (multiple gains)	$V(x) + V(y) > V(x + y)$
복수손실 (multiple losses)	$V(-x) + V(-y) < V(-x - y)$
이익과 손실이 합쳐진 이득 (mixed gains)	$V(z) + V(-x) < V(z - x) = V(y)$
이득과 손실이 합쳐진 손실 (mixed losses)	$V(-z) + V(x) > V(-z + x) = V(-y)$

1) 복수이득분리의 법칙 : 여러 개의 이득은 서로 분리하라

그림 10-12 | 복수이득분리의 예

누가 더 행복할까?

A.	B.
하나의 복권에서 50만원이 당첨되고, 또 하나의 복권에서는 25만원이 당첨되었다.	하나의 복권에서 75만원이 당첨되었다.

위의 예에서 A와 B 중 누가 더 행복하겠는가? 두 가지 경우, 비록 당첨금액 자체는 같지만 A가 B보다 더 기쁠 것으로 생각된다. A의 경우 하나의 복권이 당첨된 상태에서 또 하나가 추가로 당첨되었다. A는 "오늘은 매우 운이 좋은 날이구나"라고 생각하는 기쁨의 상승효과가 있을 수 있다.

가치함수상에서 비교하여 보아도 두 개의 복권에서 각각 당첨된 금액의 가치함수상의 합(v(50만원)+v(25만원))이 하나의 복권에서 얻는 같은 금액의 가치(v(75만원))보다 크다. 따라서 이득(gain)은 분리하여야 한다. 이것이 바로 복수이득분리(segregation of multiple gains)의 법칙이다.

사례 10-10 여러 개의 이득은 서로 분리하라

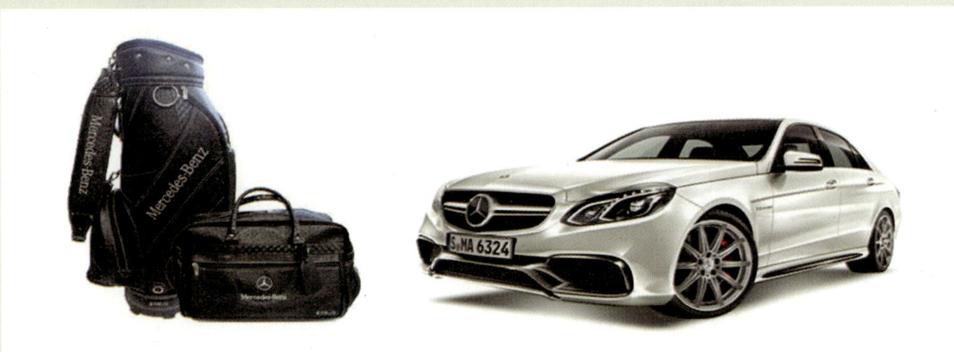

일반적으로 상품과 함께 제공되는 사은품은 가능하면 상품과 서로 다른 것으로 느낄 수 있는 또 다른 상품을 제공하는 것이 좋다. 즉, 소비자로 하여금 하나의 상품가격에 서로 다른 두 가지 상품을 동시에 얻게 되는 것처럼 생각하게 만듦으로써 상품구매로부터 얻게 되는 효용을 최대화시킬 수 있다. 만일 원래의 상품과 비슷한 상품이나 이와 밀접하게 연관된 상품을 사은품으로 제공하게 되면, 받는 사람의 입장에서는 사은품이 또다른 추가적인 상품이 아니라 자신이 구입한 상품의 일부라고 생각하기 쉽다. 따라서 사은품의 효과가 떨어질 수 있다. 즉, 소비자가 별도의 서로 다른 가치함수의 합으로 생각할 수 있도록 만드는 것이 필요하다.

사례 10-11 여러 개의 이득은 서로 분리하라 – 아마존의 '골드박스'

아마존에서 책을 산 적이 있는 고객이라면 골드박스를 보았을 것이다. 소비자가 로그인을 하여 'Your Account' 라는 메뉴를 클릭하게 되면 오른쪽 상단에 황금색의 휘황찬란한 'Jeanie's Gold Box' 라는 아이콘이 뜬다(그러나 만약 신규고객이라면 책을 구매한 후 며칠 정도 기다려야 한다). 이 아이콘을 누르면 'Offer' 라고 달린 1~5번까지 번호가 부착된 버튼이 나오는데, 이것들이 바로 골드박스를 열어볼 수 있는 일종의 황금열쇠들이다.

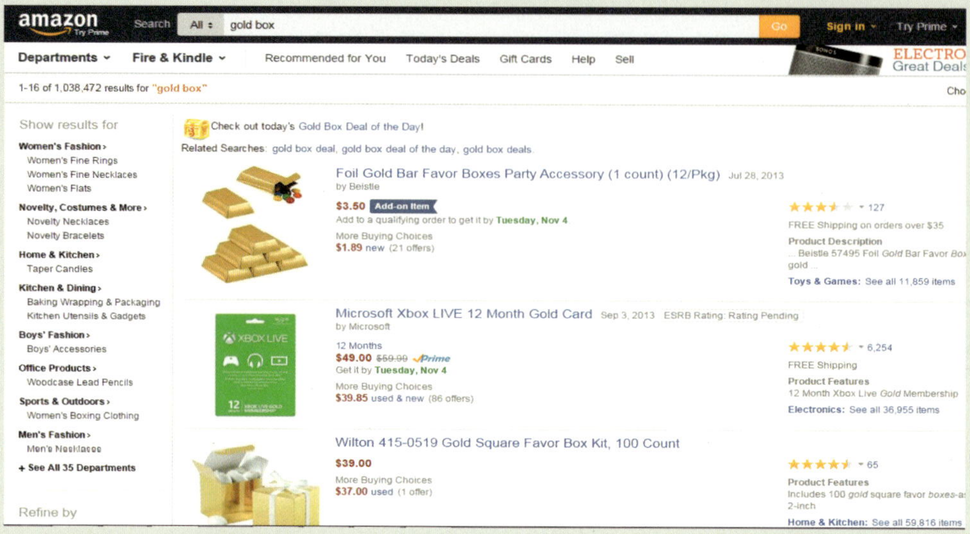

만약 1번을 클릭했다면 화면에는 특별한 쿠폰이 나온다. 쿠폰이라고 말하지만 사실 엄밀한 의미에서 보면, '즉각적인 가격할인'이라고 할 수 있다. 그 내용을 읽어보면, "원래 이 상품의 가격은 349.95달러인데 우리는 50달러 할인된 299.95달러에 팔고 있습니다. 그런데 이 골드박스를 열어본 대가로 20달러를 더 할인해서 무려 70달러가 할인된 279.95달러에 팔고 있습니다. 지금 사세요~!"라고 유혹하고 있는 것이다. 아마존은 또다시 "이 찬스는 60분이 지나면 가질 수 없어요. 시간이 지나면 자동으로 없어져 버린다구요!"라고 말하며 소비자들의 즉각적인 구매의사결정을 충동한다.

특히 개인화 기술을 접목시켰기 때문에 자신이 이전에 구입한 상품과의 관련이 높은 상품이 제시됨으로써 사고 싶은 욕심이 생기는데, 이 기회를 놓치면 20달러나 더 주고 구입해야 하며, 그나마 60분 뒤에는 이러한 기회 조차 사라져버린다고 하니 뭔가 조급한 긴장감이 생기게 된다. 여기서 더 나아가, 아마존은 "만약 당신이 'Buy Now' 버튼을 누르면 상품을 구매할 수 있지만, 만일 'Pass forever' 버튼을 누르면 다음 아이템으로 넘어가게 됩니다"라고 말하며 또 하나의 위협을 가해온다. 그냥 넘어가는 것이 아니라 '영원히', 다시는 이 아이템에 대해서는 기회를 얻지 못한다는 말은 '반드시 지금' 사야만 한다고 압력을 가하는 것이 된다.

골드박스는 5가지의 상품에 대해서 이미 할인된 가격에다 추가할인까지 제공받을 수 있도록 하여 소비자의 적극적인 구매를 유도한다. 이 또한 24시간이 지나면 제시한 아이템을 바꿔서 새로운 골드박스로 대체하여 제시한다. 즉, 24시간마다 색다른 추가할인의 기회를 제공하고 있다. 이 서비스를 시작하고 아마존은 사상 처음으로 분기흑자를 기록할 수 있었다.

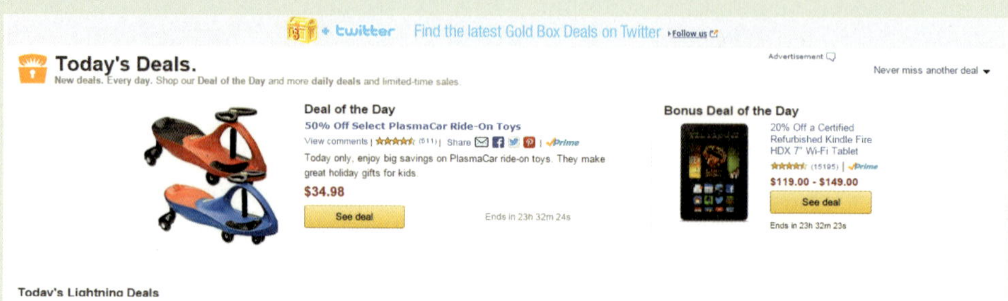
twitter Find the latest Gold Box Deals on Twitter Follow us
Today's Deals.
New deals. Every day. Shop our Deal of the Day and more daily deals and limited-time sales.
Never miss another deal
Deal of the Day
50% Off Select PlasmaCar Ride-On Toys
Today only, enjoy big savings on PlasmaCar ride-on toys. They make great holiday gifts for kids.
$34.98
See deal
Ends in 23h 32m 24s
Bonus Deal of the Day
20% Off a Certified Refurbished Kindle Fire HDX 7" Wi-Fi Tablet
$119.00 - $149.00
See deal
Ends in 23h 32m 23s
Today's Lightning Deals

복수이득분리의 법칙은 보너스 지급 방법에 활용될 수 있다. 즉, 보너스는 어느 정도 나누어서 지급하는 것이 효과적이다. 일단 보너스를 지급하고 어느 정도 기간이 지나면 보너스 받은 것을 잊게 된다. 즉, 보너스를 받아 느끼던 기쁨을 잊고 기존의 준거점에서 벗어나 새로운 준거점과 가치함수를 형성하게 된다. 이때 다시 보너스를 지급하면 이는 처음 받는 것과 같이 높은 가치로 평가될 수 있다. 따라서 보너스는 처음부터 한꺼번에 지급하는 것보다 어느 정도까지 나누어 지급하는 것이 받는 사람이 느끼는 종합된 가치를 높일 수 있다.

이러한 복수이득분리 효과를 그래프를 이용하여 설명하면 다음과 같다. [그림 10-13]의 그래프에서 처음에 x만큼의 보너스를 지급하면 받는 사람은 $v(x)$만큼의 가치를 인식하게 된다. 이러한 상태에서 어느 정도 시간이 지나면, 준거점은 ①에서 ②로 이동한다. ②로 이동

그림 10-13 | 복수이득분리의 효과

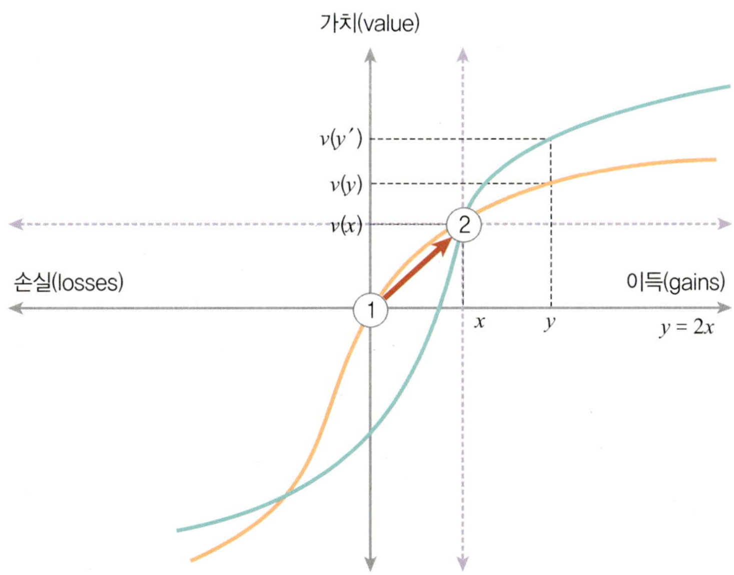

- 한번에 y만큼의 보너스를 지급할 때 이를 한꺼번에 지급하면 받는 사람은 $v(y)$만큼의 가치를 느낌
- 그러나 이를 반으로 나누어 일정한 기간을 두고 두 번으로 나누어 지급하면 받는 사람은 $v(y')$만큼의 가치를 느끼도록 할 수 있음
  - 최초 x만큼의 보너스를 지급하면 받는 사람은 $v(x)$만큼의 가치를 느끼고 어느 정도 시간이 지나면 받는 사람의 준거점(reference point)이 ①에서 ②로 이동하게 됨
  - 이때 다시 남은 x만큼의 보너스를 지급하면 전체적으로 $v(y')$만큼의 가치를 느낄 수 있도록 할 수 있음
  - 따라서 같은 금액의 보너스를 한 번에 줄 때와 두 번으로 나누어 줄 때 받는 사람이 느끼는 가치의 차이는 $v(y') - v(y)$가 됨

한 후에 파란색의 새로운 가치함수가 형성된다. 기존의 가치함수보다 높게 나타나는 이 상태에서 $(y-x)$만큼의 보너스를 다시 지급하면 받는 사람이 느끼는 종합가치는 $v(y')$가 된다.

그러나 처음부터 한 번에 y만큼의 보너스를 지급하면 이에 대한 가치는 $v(y)$가 되어 $v(y')$보다 낮다. 같은 금액의 보너스를 한 번에 줄 때와 두 번으로 나누어 줄 경우 받는 사람이 인식하는 가치의 차이는 $v(y')-v(y)$가 된다. 따라서 보너스는 나누어 지급하는 것이 바람직하다. 그러나 준거점이 이동할만한 충분한 시간적인 간격이 필요하므로 너무 잘게 나누는 것은 의미가 없다.

이 법칙에 따르면 여러 개의 선물들을 한꺼번에 포장하여 한 번에 주면 효과가 적다. 즉, 여러 개의 선물들을 하나의 박스에 넣어서 주면 선물을 하나 하나 받으면서 얻을 수 있는 즐거움에 관한 효용을 상실하게 됨으로써 선물의 종합적인 효용을 떨어뜨리는 결과를 초래할 수 있다.

예를 들어, 지하철이나 시내버스 내에서 빗이나 간단한 일용품을 파는 사람들을 만날 수 있다. 이들은 절대로 자신이 판매하고자 하는 물건들을 모두 한꺼번에 제시하지 않는다. 상품을 소개하고 그에 따른 사은품을 '이것만 주냐?' 하면서 하나씩 추가적으로 제시하고 있다. 이렇게 함으로써 사람들은 매우 많은 것을 주고 있구나 하고 생각하게 되고, 이에 따라 상품에 대한 종합적인 효용이 증가한다. 이들이 제공하는 사은품 하나 하나는 서로 다른 가치함수 그래프상에서 별도의 가치를 갖게 된다. 이들을 종합하면, 한 개의 종합상품으로서 하나의 가치함수상에서 평가받는 것보다 훨씬 높은 종합평가가치를 얻을 수 있다.

2) 복수손실통합의 법칙 : 여러 개의 손실은 하나로 통합하라

그림 10-14 | 복수손실통합의 예

누가 더 불행할까?

A.

국세청으로부터 작년에 종합소득세 신고가 잘못되어 50만원을 더 내야 된다고 연락을 받았다
같은 날 재산세 신고가 잘못되어 20만원을 더 내야 된다고 편지를 받았다

B.

국세청으로부터 작년에 종합소득세 신고가 잘못되어 70만원을 더 내야 된다고 연락을 받았다

이 경우에는 누가 더 불행하다고 생각되는가? 물론 추가적으로 더 내야 되는 손실 금액인 세금은 70만원으로서 두 경우가 같다. 그러나 A의 경우에는 "오늘 무엇인가 재수가 없다"라는 생각을 떨쳐버리기가 어렵다. 심리적으로 재수가 없다는 생각이 손실금액 못지 않게 부정적인 효용으로 작용할 수도 있다.

국세청으로부터 보내진 두 개의 다른 세금으로부터 발생하는 부정적인 가치는 차라리 하나로 묶어서 받는 부정적인 가치보다 더 크게 느껴진다. 따라서 여러 개의 손실의 경우에는

사례 10-12 여러 개의 손실은 통합하라

치과 정기검진 후 3개의 치아에 대한 충치치료를 받아야 한다고 통보받았다. 당신은…

A.	**B.**
한 번에 3개의 충치를 치료받는다	각각 따로 치료를 받는다(3번 방문)

호주의 한 공립대 대학생들을 대상으로 충치를 치료하는 방법에 대하여 설문조사를 실시하였다. 한 번 방문하여 충치 3개 모두를 치료하는 것을 선호하는지 아니면 한 번에 하나씩만 치료하기를 원하는지에 대하여 설문하였다. 설문결과를 살펴보면, 응답자 80명 중 91.5%(75명)의 응답자들이 한 번에 모두 치료받는 것을 선택하였으며, 오직 8.5%(5명)만이 하나씩 치료받기를 원하는 것으로 나타났다. 의료서비스의 경우에도 고통스러운 치료나 번거로움을 유발하는 경우에는 가급적이면 통합해서 한 번에 치료받을 수 있도록 하는 것이 바람직하다. 더 나아가서 번거로움을 줄이기 위한 통합상품을 개발하는 것도 필요하다. 또한 통합상품을 개발하는 경우에도 의료서비스와 관련된 상품들만을 생각할 것이 아니라 소비자가 일상생활에서 필요로 하는 모든 상품들을 포괄적으로 생각해서 개발하는 것도 필요하다.

3주짜리 체중감량프로그램에 참여하여 최종적으로 1.5kg 감량하였다. 당신은 감량사실에 대한 보고로 다음 중에 어느 방식을 원하십니까?

A.	**B.**
매주 0.5kg 감량했다고 보고받는다	3주 뒤에 1.5kg 감량했다고 보고받는다

대학생들을 대상으로 체중감량프로그램의 결과를 보고받는 방법에 대하여 설문하였다. 응답자 93명 중 75.3%(70명)의 응답자들이 분리이익을 나타내는 대안 A를 선택하였고 24.6%에 해당하는 23명이 대안 B를 선택하였다. 이처럼 대부분의 사람들이 좋은 일은 여러 번으로 나누어 받는 것을 원하는 경향이 있다. 따라서 이러한 소비자의 심리상태를 잘 활용하면 병원도 보다 효과적으로 고객과의 관계를 개선하여 높은 고객충성도를 유지할 수 있다.

이들을 한꺼번에 통합하는 것이 좋다. 이것이 여러 개의 손실은 하나로 통합하라는 복수손실통합(integration of multiple losses)의 법칙이다.

예를 들어, 병원에서 진료비를 청구하는 경우에도 매번 진료할 때마다 진료비를 청구하게 되면 소비자의 입장에서는 진료비를 과잉청구하는 것처럼 느낄 수 있다. 또한 하나의 청구서 내에서도 여러 개의 항목별로 금액을 정하여 청구를 하게 되면 생각보다 많은 것을 청구하는 것처럼 보일 수 있다. 이동통신요금의 경우에도 기본료, 문자사용료, 정보이용료 등으로 구분하는 경우에도 무엇을 이렇게 많이 청구하는가 하고 느끼는 경우가 있다. 따라서 이러한 경우에는 가능하면 청구할 모든 금액을 합하여 총청구금액으로 청구하는 것이 소비자 인식에 도움이 된다. 병원에서도 각 검사와 진료 때마다 구분하여 청구서를 제시하기보다는

사례 10-13 상품의 가격은 어떠한 방식으로 책정되어야 효과적인가?

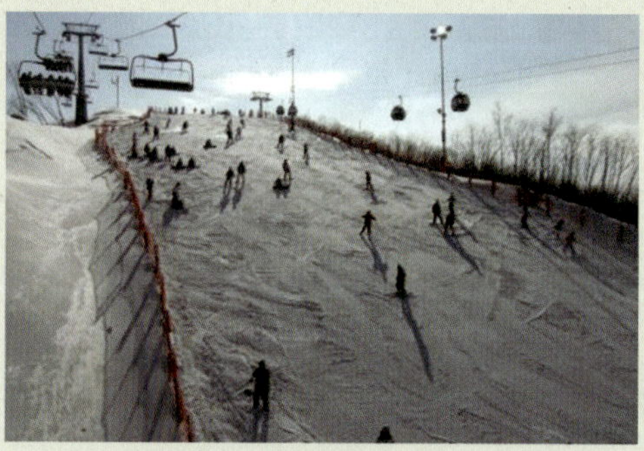

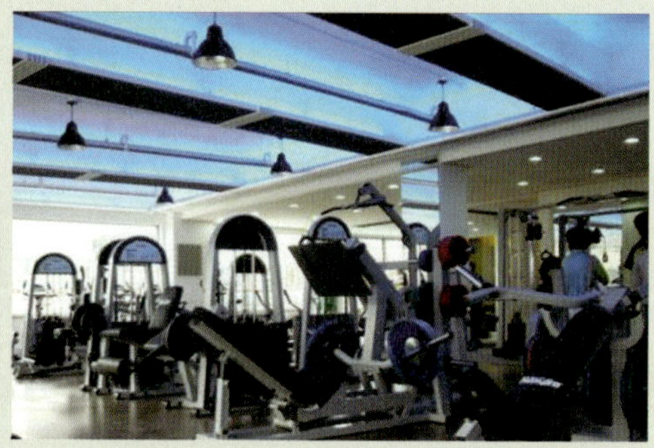

스키 리프트권을 판매하는 경우 5일분을 약간의 할인된 금액으로 판매하는 것과, 1일 리프트권을 매일 매일 정가에 판매하는 것 중에 어느 것이 기업의 입장에서 더 바람직한가? 사람들이 어느 것을 더 선호하는지는 할인된 패키지 가격이 어느 정도인가에 달려 있다.

그러나 이러한 소비자의 선택만큼이나 중요한 점이 또 하나 있다. 일반적으로 패키지를 구매한 고객보다 1일권을 구매한 고객이 구매한 리프트권을 사용할 가능성이 높다는 것이다. 즉, 패키지를 구매한 고객은 물론 단가가 낮다고 생각되어서 그럴 수 있겠으나 어찌되었든 1일권 구매자보다 사용빈도가 낮다. 사용빈도가 낮아지면 그만큼 장비의 소모가 덜 되고, 사용되지 않고 있는 시설이나 장비는 또 다른 소비자를 유인하는 데에 사용될 수 있다는 점에서 이는 기업에게 이득이 된다. 따라서 기업이 패키지 상품을 설계하는 경우에는 이러한 모든 점을 고려해서 패키지 상품의 가격을 적절하게 조정할 필요가 있다. 왜냐하면 너무 패키지 가격이 1일권의 가격과 크게 차이가 없으면 잘 팔리지 않을 수 있기 때문이다.

이러한 내용은 헬스클럽 회원권 가격설정에도 적용된다. 일반적으로 가격이 어떻게 책정되었든 간에 일시불로 선불한 일시납 회원과 분납한 회원들이 헬스클럽을 찾는 횟수는 서로 현저한 차이가 있다. 이에 대한 연구조사결과를 살펴보면, 분납 회원이 선불한 완납회원보다 약 1.5배, 그리고 남성인 경우에는 거의 2배 정도 방문빈도가 높은 것으로 조사되었다. 따라서 회원권을 판매하는 기업이나 헬스클럽 등은 일시납 회비와 분납 회비 간의 적절한 차이를 잘 조절하여야만 기업의 이윤을 극대화할 수 있다.

모든 검사와 진료가 끝났을 때 모든 비용을 합산하여 한 번에 청구하는 것이 병원의 입장에서 더 효과적이다.

이러한 법칙을 가장 효과적으로 활용한 상품이 신용카드(credit card)이다. 즉, 한 달 동안에 발생하는 지출을 한꺼번에 묶어 한 번의 대금명세서를 통하여 요구함으로써, 개별 지출 때마다 발생하는 손실에 대하여 인식하지 못하도록 하고 있다. 다시 말해서 지출이 발생할 때마다 이를 손실로 평가하여 인식하게 된다면, 사용자는 지출 때마다 심리적 부담을 갖게 된다. 카드 대신 현금을 사용할 때 느끼게 되는 부담을 말한다. 그러나 이러한 손실을 매번 느끼지 않도록 한꺼번에 모아서 발생시키면, 이에 대한 슬픔이나 부정적인 느낌이 크게 감소할 수 있다. 신용카드 사업은 어느 정도 이러한 이론에 근거하고 있다.

사례 10-14 여러 개의 손실은 하나로 통합하라

신용카드 상품의 본질은 현금을 사용할 때마다 느낄 수 있는 심적 부담을 한 달에 한 번만 느끼도록 함으로써 매번 지출로 인한 고객의 심적 부담을 최소한으로 줄여 줄 수 있다는 것이다. 즉, 한 번에 몰아서 대금을 청구함으로써 지불금액을 손실로 인식하는 느낌을 실제 지불비용보다 작게 느끼겠끔 하는 것이 신용카드 사업을 가능하게 하는 핵심역량이다.

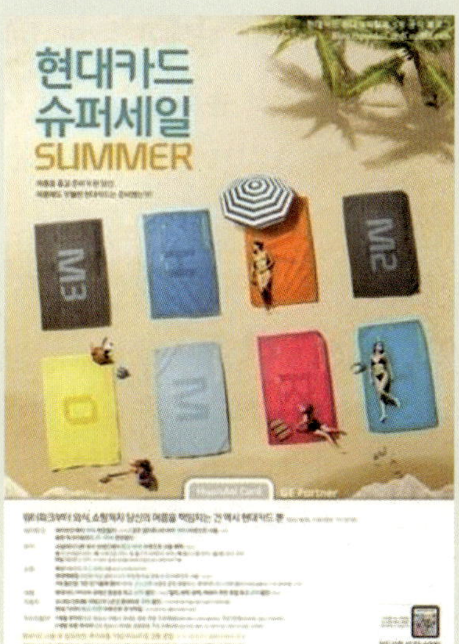

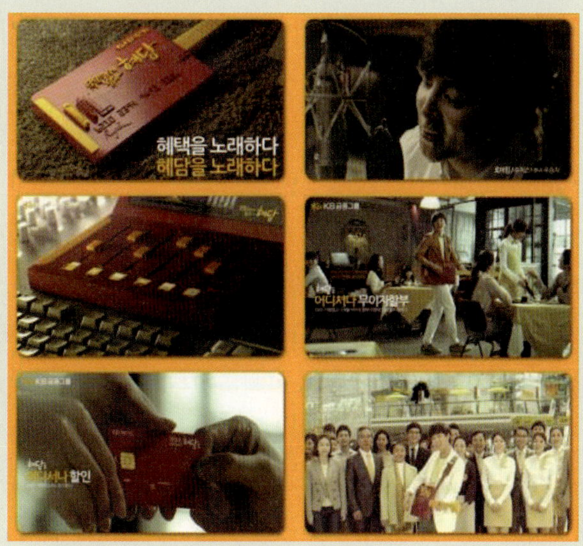

3) 이득과 손실통합의 법칙 : 이득이 손실보다 클 경우 큰 이득으로 작은 손실을 상쇄시켜라

그림 10-15 | 이득과 손실통합의 예

누가 더 행복할까?

A.	B.
복권이 당첨되어 50만원을 받게 되었다. 너무 기뻐 빨리 집으로 들어오다 자동차로 쓰레기통을 받아 범퍼와 헤드라이트가 깨져 수리비로 30만원의 비용이 발생했다	복권이 당첨되어 20만원을 받게 되었다

다음은 이득과 손실이 동시에 일어날 경우에 해당되는 법칙이다. 다음 예에서 A씨는 과연 기쁘겠는가 아니면 오히려 슬프겠는가? 이득과 손실이 동시에 발생하나, 이득이 손실보다 큰 경우에 해당한다. 이득이 손실보다 크면 손실을 상쇄시켜 제거하고 이득만을 제시하는 것이 좋다. 즉, 이득이 있는 상태에서 약간의 손실이 발생하면 이득에서 손실을 뺀 나머지만을 하나의 이득으로 인식하는 것이 바람직하다. 이것이 이득과 손실통합(integration of mixed gain)의 법칙이다.

예를 들어, 100만원짜리 복권에 당첨되었다고 가정하자. 그 돈을 찾아 가지고 집으로 돌아오다가 지하철에서 20만원을 분실하였다. 이 경우 집에 가서 어떻게 이야기하는 것이 좋다고 생각하는가? 만일 사실대로, 100만원이 복권에서 당첨되었는데 20만원을 잃어버렸다고 말하면 가족들은 얼마나 기뻐하겠는가? 아마도 기뻐하기는 커녕 잃어버린 돈에 대하여 아까워하며 심지어는 당신을 나무라는 경우도 적지 않을 것이다. 반면에 20만원을 잃어버린 사실은 이야기하지 않고 복권에서 80만원이 당첨되었다고 말하면, 당신은 가족들로부터 좋은 소리만 들으며 가족들도 모두 기뻐하기만 할 것이다.

따라서 이득과 손실이 동시에 발생할 경우 이득이 손실보다 크면 손실을 상쇄시키고 이득만을 제시하는 것이 좋다.

4) 이득과 손실분리의 법칙 : 손실이 이득보다 클 경우 큰 손실과 작은 이득은 분리하라

그림 10-16 이득과 손실분리의 예

누가 더 불행할까?

A.
자동차로 쓰레기통을 받아 범퍼와 헤드라이트가 깨져서 수리비로 100만원의 비용이 발생하였으나 오늘 즉석복권에서 20만원이 당첨되었다

B.
자동차로 쓰레기통을 받아 범퍼가 깨지고 헤드라이트가 깨져서 수리비로 80만원의 비용이 발생하였다

그림 10-17 가치함수의 분리와 통합법칙

이득(gains)은 분리하라

$$V(x) + V(y) > V(x + y)$$

- 보너스는 잘게 나누어 자주 지급하라
- 선물은 한꺼번에 포장하여 주지 마라

손실(losses)은 통합하라

$$V(-x) + V(-y) < V(-x-y)$$

- 신용카드(credit card)

큰 이득과 작은 손실은 통합하라

$$V(z) + V(-x) < V(z - x) = V(y)$$

큰 손실과 작은 이득은 분리하라

$$V(-z) + V(x) > V(-z + x) = V(-y)$$

위의 예에서 누가 더 불행하겠는가? 이 경우는 손실이 이득에 비하여 상대적으로 큰 경우이다. 큰 손실로 인한 슬픔을 작은 이득이 어느 정도까지 상쇄할 수 있겠는가? 아주 큰 손실로 매우 실망한 상태에서 발생한 약간의 좋은 일은 희망이 될 수 있다. 따라서 손실이 큰 상

태에서 약간의 이득이 발생하면 손실에서 이득 금액을 뺀 것만큼을 손실로 간주하기보다는 이득과 손실을 분리해서 별도로 인식하는 것이 바람직하다. 이것이 이득과 손실분리(segregation of mixed loss)의 법칙이다.

그러나 이득과 손실분리의 법칙은 손실과 이득 간의 차이 정도에 따라 달라질 수 있다. 손실이 이득보다 많이 크면 손실과 이득을 분리시켜 인식하는 것이 좋다. 예를 들어, 오늘 주가가 폭락해서 1,000만원의 손실을 보았다. 그러나 10만원짜리 즉석복권이 당첨되었다면 이를 상쇄하여 990만원의 손실을 보았다고 말하는 것보다 1,000만원의 손실을 보았으나 10만원이 당첨되었다고 말하거나 생각하는 것이 바람직하다.

그러나 손실이 이득보다 약간만 클 경우에는 이를 통합해서 손실만을 이야기하는 것이 좋다. 예를 들이, 주식에서 1,000만원의 손실을 보고, 복권에서 900만원이 당첨되었다면 이를 통합하여 100만원을 주식에서 손해보았다고 하는 것이 좋다.

3.3 확률에 대한 판단

확률이란 통계학적인 의미에서 어떠한 특정 결과가 발생할 가능성을 나타내고 있다. 그러나 앞에서 설명한 가치함수의 경우에서와 같이 수학적인 확률값과 이를 사람들이 인지하는 확률값은 서로 다르다. 카네만과 트벌스키(Kahneman & Tversky, 1979)는 확률값에 대한 사람들의 인식에 체계적인 편의(bias)가 존재함을 증명하여, 이를 프로스펙트이론에서 언급하였다.

프로스펙트이론에 따르면 사람들은 아주 작은 확률에 대해서는 그 실제값보다 크게 인식하고, 반면에 중간 정도이거나 그 이상의 높은 확률은 실제값보다 작게 인식하는 경향이 있다. 또한 이러한 확률의 고평가나 저평가현상은 아주 작은 확률이나 높은 확률값에서 더욱 두드러지게 나타나고 있다.

[그림 10-18]의 그래프에서 45° 각도의 대각선은 어떤 사건이 일어날 확률과 이에 대한 객관적이며 정확한 평가값을 나타내고 있다. 예를 들어, x축에서 값 0.5는 y축에서 0.5로 정확하게 평가되고 인식되어야 한다. 대각선 아래의 곡선은 확률값을 변화시켜가면서 만든 여러 가지 대안에 대하여 사람들이 선택한 결과를 바탕으로 하여 만든, 즉 실험을 통하여 얻은 확률인식곡선이다. 이 곡선에서 나타나듯이 사람들이 인식하는 확률값(곡선)은 정확한 실제 확률값(직선)보다는 낮다. 예를 들어, 사람들은 실제확률값 0.5를 0.3이나 0.4 정도로 실제

그림 10-18 | 실험을 통하여 얻은 확률인식곡선

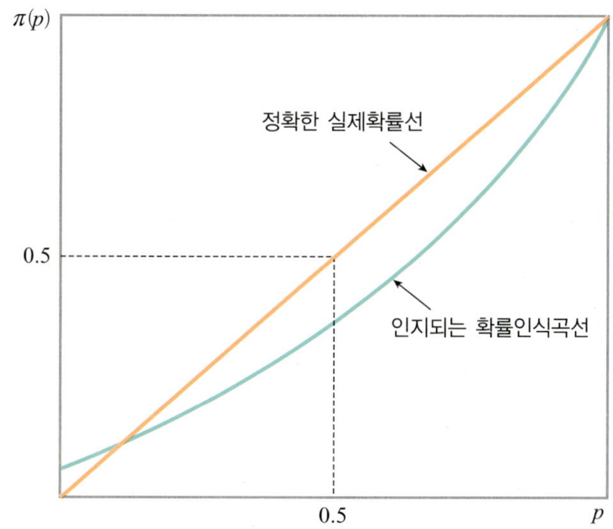

→ 인지되는 확률은 정확한 실제확률과는 다름

값보다 낮게 인식하고 있다. 이 두 개의 선이 일치하는, 즉 실제확률값과 사람들이 인식하는 확률값이 같은 곳은 2군데 뿐이다. 실제확률값이 1인 경우($p(x) = 1$)와 두 선이 교차하는 작은 확률값에서만 같을 뿐이다.

이러한 확률인식에 있어서의 차이 때문에 많은 기업들, 특히 특정 성분의 함유량이나 효과를 주장하는 제약회사나 음료회사는 자신의 제품에 대한 광고를 할 때 어려움을 겪고 있다. 예를 들어, 특정 성분이 98% 있다고 광고하면 이를 보는 사람들은 약 90% 정도 있겠구나라고 생각하고, 99% 정도라고 얘기하면 93% 정도로 인식한다. 결국 100%라고 할 때만이 100%로 인식한다. 이것이 바로 100%의 법칙이다.

반면에 그래프의 왼쪽 밑의 경우에는 오히려 사람들이 인지하는 확률값이 실제확률값보다 높다. 이러한 현상을 재미있는 예를 들어 설명하면 다음과 같다. 예를 들어, 땅바닥에 100만원짜리 수표가 떨어져 있다고 가정하자. 이 돈을 주워 가져도 된다. 그러나 이 지점에서 3km 떨어진 거리에서 M-1소총을 가지고 있다가 당신이 돈을 주우려 하면 겨냥하여 사격을 한다고 가정하자. 당신이 수표를 줍기 위해 허리를 굽히는 순간, 당신을 향하여 사격을 해도 된다고 깃발을 흔들어 신호를 보낸다. 이러한 경우 여러분은 이 돈을 주을 수 있겠는가?

지금 생각에는 실감이 나지 않아 돈을 줍겠다는 사람도 있을 수 있다. 그러나 실제로 상황을 만들어 놓고 이러한 실험을 한다면 아마 아무도 줍지 않을 것이다. 3km나 되는 거리에서 쏜 총알에 맞을 가능성은 거의 없다. 그러나 사람들은 [그림 10-18]에서와 같이 매우 작은 확률을 과장해서 크게 인식하는 경향이 있기 때문에 아무도 이러한 위험은 택하지 않을 것이다.

이러한 작은 확률값에 대하여 사람들이 실제값보다 높게 인식한다는 데에 기반을 둔 대표적인 상품이 복권이다. 예를 들어, 당신이 친구에게 만원을 빌렸다고 가정하자. 친구가 만원을 돌려달라고 할 때, 당신의 지갑에는 돈이 없고, 5,000원짜리 복권 2장이 있다고 가정하자. 만일 친구가 빌려 준 돈 만원 대신에 당신이 가지고 있는 복권 두 장을 달라고 한다면 당

사례 10-15 왜 사람들은 보험상품을 구매하는가?

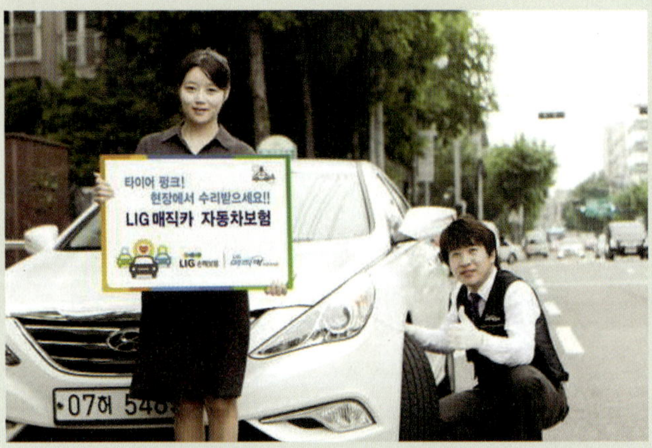

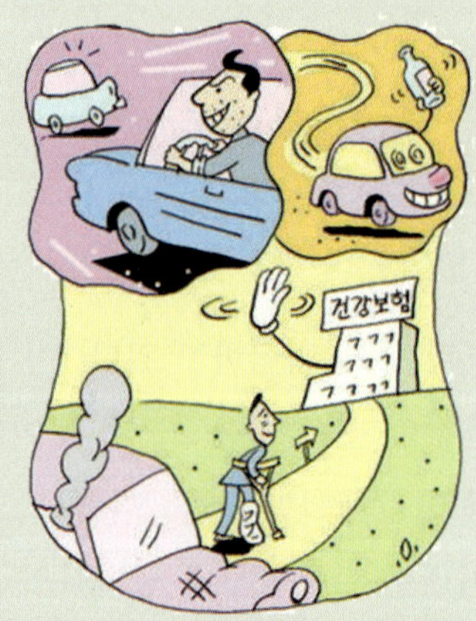

사람들은 실제로 기대되는 손실보다도 더 높은 비용을 지불하면서도 보험상품을 구매한다. 예를 들어, 자동차보험의 경우 많은 사람들이 사고를 경험하지 않으면서도 항상 보험에 가입한다. 즉, 사고가 나서 보험금으로 사고비용을 처리하게 될 것이라고 기대하는 기대손실은 사고확률이 매우 낮아 아주 작은 값이 되나, 사람들은 이 작은 확률의 사고를 피하기 위하여 기대손실보다 높은 보험료를 지불한다. 그러면 왜 사람들은 기대손실보다 높은 비용을 지불하면서 보험을 들게 되는 것일까? 그 이유는 바로 사고가 발행할 확률과 '보험'이라는 단어에 대한 인식에 있다.

다시 말해서, 실제적인 통계로부터 추정되는 사고발생 확률보다 사람들이 사고발생 가능성에 대해 인식하고 있는 확률, 즉 인지되고 있는 확률이 상대적으로 더 크기 때문이다. 작은 확률이 크게 인식되기 때문에 예상되는 기대손실도 커져서 거의 보험료에 준하는 수준까지 높아지게 된다. 이러한 이유로 인하여 사람들은 거의 발생할 가능성이 매우 낮은 확률의 사고에 따른 큰 손실을 피하고자 상대적으로 높은 보험료를 지불하면서까지 보험을 들게 되는 것이다. 보험을 들게 되는 또 하나의 이유는 바로 '보험'이라는 개념에 대한 소비자의 인식이다. 사람들은 손실로 설정된 상황에서는 위험을 선호하는 경향이 있으나 '보험'이라는 말을 사용하면 큰 위험을 회피하기 위하여 기꺼이 그보다 작은 보험을 들게 된다. 이 또한 보험이 잘 판매되는 이유이기도 하다.

신은 선뜻 내어 주겠는가? 실제 통계학상으로 복권이 당첨될 확률은 약 2백만분의 1(1/2,000,000) 정도이다. 따라서 5,000원짜리 복권의 기대값은 1원도 안 되어 거의 0원이라고 볼 수 있다. 그러나 많은 경우 당신이 구입한 두 장의 복권을 만원 대신 주지 않을 것이다. 왜냐하면 여러분은 자신이 구입했기 때문이라든지, 아니면 돼지꿈을 꾸었다는 등의 이유로 복권이 당첨될 확률을 실제보다 크게 인식하고 있기 때문이다.

사례 10-16 국민소득과 종교적 신앙심과의 상관관계

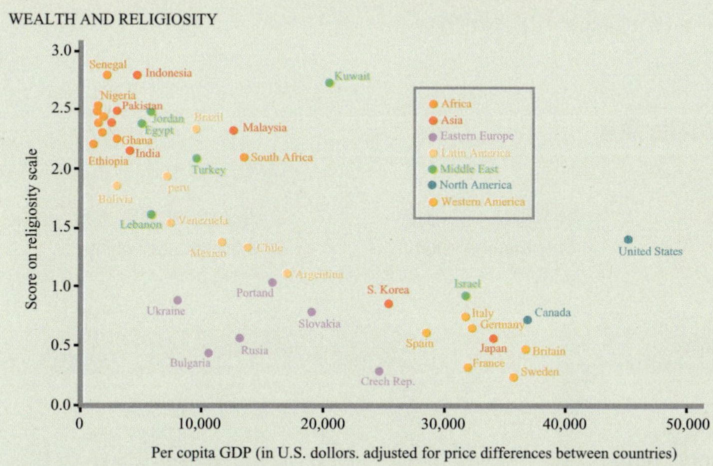

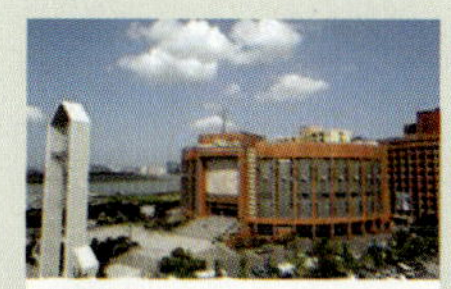

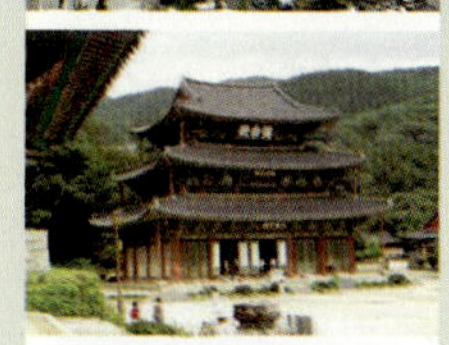

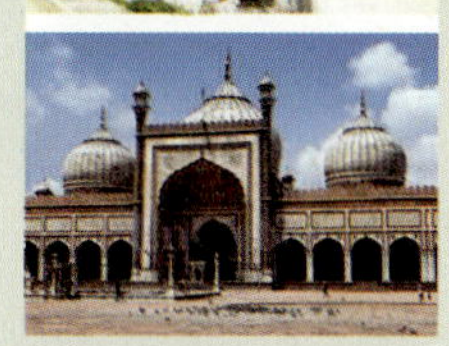

종교의 힘이 강한 나라일수록 가난하다. 역으로 말하면, 1인당 국민소득이 높아질수록 종교의 영향력이 줄어든다. 퓨 리서치 센터가 세계 44개국 국민소득과 종교적 신앙심과의 상관관계를 조사한 결과 국민소득이 높은 국가일수록 종교의 영향력이 상대적으로 약하다고 발표하였다. 서유럽에서 가장 대표적인 종교 국가였던 스페인과 아일랜드에서조차 이러한 세속화 경향이 뚜렷하게 나타나고 있다. 스페인에서는 최근 동성결혼과 동성커플의 자녀 입양을 합법화했고, 아일랜드의 성당들도 교인 수가 크게 줄어들었다. 이에 반해 이집트인의 99%와 요르단인의 97%는 "도덕적인 사람이 되기 위해서는 반드시 신을 믿어야 한다"고 응답했다. 그러나 터키 · 쿠웨이트 · 사우디아라비아 등과 같이 상대적으로 부유한 중동국가 국민들의 대다수가 이슬람 근본주의보다 근대화를 선호하고 있는 것으로 조사되었다.

반면에 미국은 신앙심이 남미 국가와 거의 비슷한 수준이지만, 국민소득은 훨씬 더 높다. 이에 반론하여 앨런은 "미국인 중에서 실제로 종교적 논쟁이나 역사에 대해 잘 아는 사람은 거의 없다. 즉, 신앙인의 수가 많은 것에 비해서, 실제 이들이 지닌 신앙의 깊이는 얕다"고 말한다.

과학기술과 민주주의가 발달하고 경제적 수준이 향상되면서 일상생활에서 맞서 싸워야 할 상대가 줄어들게 되었다. 가난하고 어렵던 시절에 비해 신(神)에게 의지해야 할 일들이 상대적으로 줄어든 것이다.

자료 : March 2008 Atlantic Monthly by Alan Wolfe(Pew Research Center)

3.4 거래성과에 따른 효용

소비자가 상품구매로부터 얻는 효용에는 크게 두 가지가 있다. 첫째, 상품을 직접 소유함으로써 얻는 효용으로 이를 소유효용(acquisition utility)이라 한다. 이것은 소비자가 상품구입을 위하여 상품의 가격에 해당하는 금액을 지급하고 상품 그 자체에 부여한 가치를 소유함으로써 얻는 효용이다. 둘째, 거래의 성과에 따른 효용으로, 이것은 고객이 공정성을 비롯하여 거래의 질에 대한 평가결과로부터 발생하는 효용이다. 데일러(Thaler, 1985)는 이를 거래성과에 따른 효용(transaction utility)이라 칭하였다.

그림 10-19 | 구매로부터 얻어지는 효용

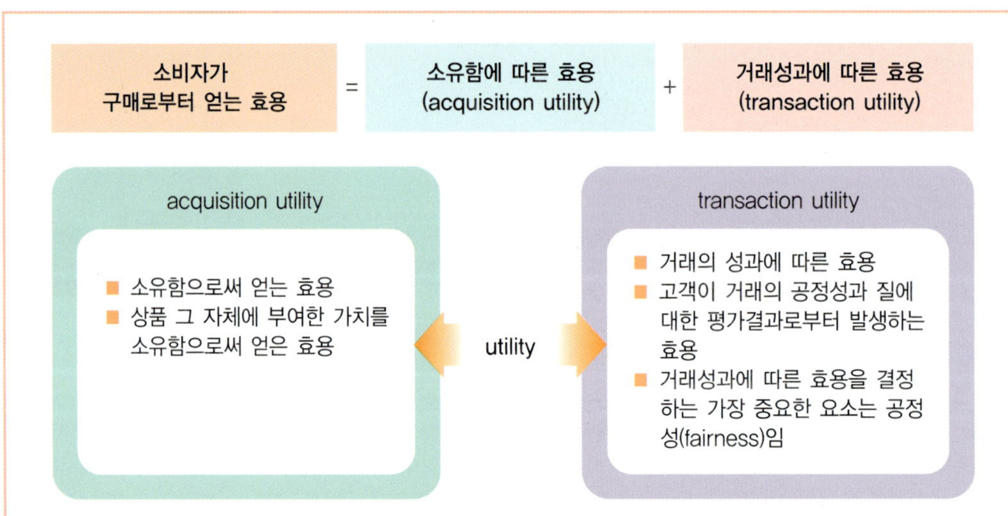

(1) 거래성과에 따른 효용사례 1

거래성과에 따른 효용을 결정하는 가장 중요한 요소는 거래의 공정성(fairness)이다. 거래성과에 따른 효용의 발생 여부를 알아보기 위하여 데일러의 실험을 각색하여 다음과 같은 실험을 하여 보았다.

우선 실험하기 위해 학생들을 두 그룹으로 나누었다. 첫 번째 그룹 학생들에게 다음과 같은 상황을 설명하였다. 당신은 아주 더운 여름날 부산 해운대 비치에서 친구와 함께 1시간 정도를 앉아 있었다. 30분 정도 전부터 당신은 시원한 맥주가 마시고 싶었다. 때마침 친구가

그림 10-20 | 거래성과에 따른 효용발생 실험

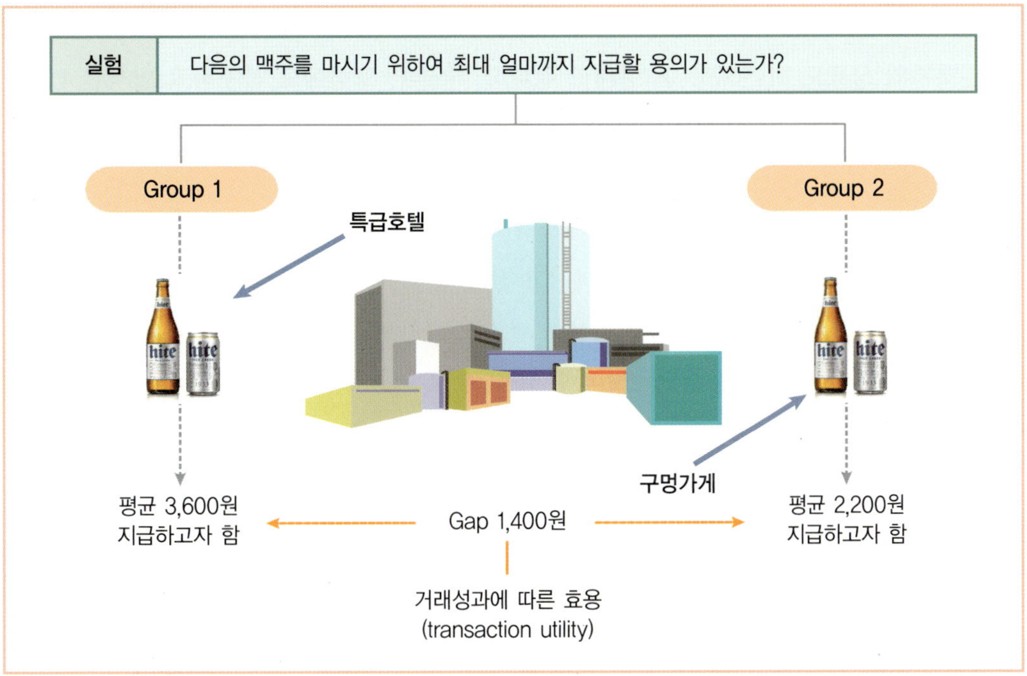

전화를 걸러 갈 일이 있다고 하기에 친구에게 맥주 한 병을 사오라고 부탁하였다. 당신의 부탁에 친구는 다음과 같은 제안을 하였다. "내가 전화를 걸고 오면서 네가 원하는 맥주를 사오겠다. 단, 내가 맥주를 사온 다음 너에게 맥주 값으로 얼마를 지급할 용의가 있는지를 물어, 내가 사온 가격보다 네가 지급하고자 하는 가격이 높은 경우에만 사온 맥주를 구입한 가격에 주겠다. 그러나 만약 네가 지급하고자 하는 금액이 내가 구입한 가격보다 낮을 경우에는 맥주를 너에게 주지 않고 내가 마시겠다." 이렇게 이야기하고는 맥주를 사왔다.

돌아온 친구가 이야기하기를 "맥주를 사러 가는데 가까운 곳에 조선비치호텔이 있더라. 그래서 나는 멀리 가지 않고 조선비치호텔에 가서 시원한 하이트맥주 한 병을 사왔다"라고 얘기하였다. 학생들에게 만약 당신이라면 이 맥주를 마시기 위해 얼마 정도의 돈을 지급할 용의가 있느냐고 물었다. 학생들의 답변 금액들의 평균을 보니 3,600원 정도였다.

또 하나의 다른 그룹의 학생들에게도 먼저 그룹에서와 같은 내용으로 설명을 하고 다만 조선비치호텔이 아니라, 가까이 있는 구멍가게에 가서 사왔다고 설명하였다. 이 경우 답변을 한 학생들의 평균가격은 2,200원이었다. 두 그룹 사이에는 1,400원이라는 평균가격의 차이가 발생하고 있다.

왜 이런 차이가 발생할까? 실제 여러분이 호텔에 가서 맥주를 마신다면 더 많은 금액을 지급할 수도 있다. 그러나 이 실험에서는 맥주를 마시는 장소는 해운대 백사장으로 고정하였고, 맥주의 상표도 하이트로 그 상태도 같다고 하였다. 그럼에도 불구하고 발생한 1,400원이라는 가격차이는 무엇 때문인가?

만일 구멍가게에서 사왔다고 하면서 3,600원을 지급하라고 한다면 여러분은 뭐라고 말하겠는가? 학생들에게 물어보니, "구멍가게가 완전히 사기다." 혹은 "바가지 가격이다." "그 돈 주고 사느니 기분이 나빠 차라리 안 마시고 참겠다." 이렇게까지 말하는 학생이 있었다.

왜냐하면 구멍가게에서 배 이상의 이윤을 남기고 파는 것은 학생들의 상식으로는 허용되지 않기 때문이다. 그러나 일류 호텔이라면 이러한 경우도 묵인될 수 있다는 것이다. 이 실험에서 보면 무언가 거래성과에 따른 효용이 분명히 존재함을 알 수 있다.

(2) 거래성과에 따른 효용사례 2

통계학을 가르치면서 수업시간에 다음과 같은 질문을 해 보았다. "여러분은 통계학 시험을 치르기 위해 수리 계산기를 구입해야 한다. 학교 앞에서는 이 계산기가 55,000원에 판매되고 있다. 그러나 똑같은 계산기를 용산 전자상가에 가면 훨씬 싸게 살 수 있다. 용산전자상가에서 이 계산기를 얼마 정도에 팔면 용산전자상가까지 가서 구입을 하겠느냐?고 질문을 하였다. 참고로 동대문구에 있는 경희대학교에서 용산전자상가까지는 약 40분 정도의 시간이 소요된다. 이러한 질문에 많은 학생들이 만원 정도 싸면 가겠다고 하였다.

잠시 후, 다른 질문을 하였다. 이번에는 삼성 노트북을 예로 들었다. 학교 주변에 있는 삼성전자대리점에서 180만원에 판매하는 노트북을 용산전자상가에서 얼마 정도에 팔면 용산전자상가에 가서 사겠냐고 물어보았다. 대부분의 학생들이 10만원 이상 싸면 용산 전자상가에 가서 사겠다고 대답하였다.

그러면 용산전자상가가 학교 앞 대리점보다 3만원 정도가 싸면 안 가겠느냐?라고 반문을 하여 보았다. 많은 학생들이 3만원 때문에 용산전자상가까지 가느냐 하는 반응을 보였다. 방금 전까지 계산기가 만원만 싸면 용산전자상가로 가겠다던 학생들이 이렇게 답하고 있었다.

위의 예에서 학생들의 답변은 거래의 공정성에 의하여 많은 영향을 받고 있음을 알 수 있다. 거래금액이 큰 경우에는 그 금액에 맞는 할인율이 있고, 작은 경우에는 그에 적합한 할인율이 있다고 생각한다. 즉, 대부분의 사람들은 자신이 사고자 하는 상품가격에 따라 적합한 상대적 할인율을 생각하고 있다. 따라서 판매자는 절대적 할인금액이 아니라 고객이 기대하는 상대적 할인율을 고려하여 판촉활동에 활용하여야 한다.

기술의 발달로 인하여 상품의 본질적 차이는 점차 미미해지고 있다. 따라서 최근에는 거래의 공정성과 거래결과에 따른 효용의 중요성이 상대적으로 크게 부각되고 있다. 즉, 상품 그 자체보다는 그와 관련된 서비스와 거래성과에 따른 효용이 중요시되고 있다. 더욱이 급격히 늘어나고 있는 감성소비의 증가도 거래의 공정성이나 거래에서 발생하는 효용에 대한 소비자의 높은 관심을 촉발시키고 있다.

3.5 가격을 올리기 위한 방법

다음으로 가격을 올리기 위한 몇 가지 방법을 소개하면 다음과 같다.

첫째, 권장소비자가격을 높게 제시한다. 참조가격인 소매가격과 공장도가격을 높게 제시함으로써 실제 판매가격을 올릴 수 있다. 이것은 사람들이 자주 사용하는 휴리스틱 중의 하나인 기준설정과 조정(anchoring and adjustment)을 이용하는 방법이기도 하다. 즉, 소비자의

그림 10-21 | 가격을 올리기 위한 방법

[방법 1] 권장소비자가격을 높게 제시함

- 참조가격인 소매가격과 공장도가격을 높게 제시함
- 소비자가 사용하는 휴리스틱 중의 하나인 기준설정과 조정을 이용하는 방법
  예) 소매가격이 얼마인데 얼마에 세일함

[방법 2] 기본상품은 저렴하게 하고 옵션(option)을 추가함

- 한계부정효용체감의 법칙을 활용함
  예) 자동차 기본모형에 옵션 추가 판매

[방법 3] 원래의 가격을 유추하지 못하도록 애매하게 함

- 정확한 거래 결과에 따른 효용(transactional utility)은 추정하지 못하게 함
  - 표준화되지 않은 특수한 규격이나 포장을 사용함 예) 캔디 포장
  - 가격 추정이 어려움 예) 수입 물건

준거가격(reference price)을 높게 책정함으로써, 기준이 높게 설정되어 어느 정도 조정을 한다하여도 충분하지 않기 때문에 가격을 높게 받을 수 있다.

둘째, 기본상품은 저렴하게 하고 옵션(option)을 추가하도록 한다. 예를 들어, 자동차를 구입할 경우 판매자들은 기본제품보다 옵션에서 더 많은 이윤을 남기고 있다. 따라서 판매자는 기본제품보다는 옵션을 많이 팔 수 있도록 노력해야 하고, 소비자는 옵션에 대하여 보다 많은 주의를 기울여야 한다.

이를 앞에서 설명한 가치함수를 가지고 설명하면 다음과 같다. 일단, 2000cc EF소나타를 사기로 결정한 순간, 소비자에게는 약 1,700만원 정도의 손실이 발생한다. 여기에 추가되는 옵션으로 발생하는 비용인 가죽시트 52만원, 카스테레오 50만원, 조수석 에어백 38만원 등은 이미 1,700만원 정도의 손실을 인지한 상태에서 발생하는 추가적인 손실이기 때문에 이에 대한 소비자의 인식은 상대적으로 미미하다. 이를 그래프로 나타내면 [그림 10-22]와 같다. 따라서 '쓸 때 쓰자, 이왕 쓰는 것 또 언제 쓰겠냐?' 하는 마음이 생기는 것도 이미 추가적인 손실에 대하여 감각이 무디어졌음을 잘 나타내고 있다. 소비자가 옵션의 가격에 대해 민감하지 않는 이유가 바로 여기에 있다.

이러한 현상은 기본상품의 가격이 비싸면 비쌀수록 더욱 심하게 나타난다. 그러나 기본상

그림 10-22 가격을 올리기 위한 방법 – 기본상품에 옵션을 추가하는 경우 가치그래프상의 변화

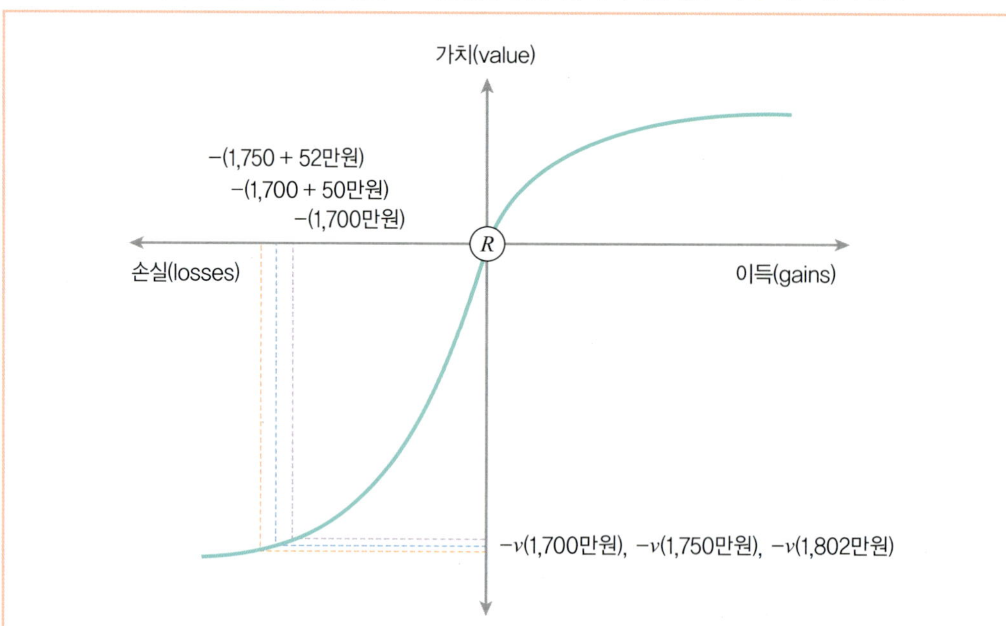

품의 가격이 너무 높으면 구매결정을 내리기가 어려워지기 때문에 기본상품가격을 적절하게 정하여야 한다. 소비자들로 하여금 처음에 사겠다는 마음이 들도록 만드는 것이 어렵지, 일단 구입결정을 한 다음에 추가적인 옵션을 판매하는 것은 그리 어려운 일이 아니다. 따라서 기본상품은 되도록 싸게 팔고, 필요한 옵션을 추가로 판매하도록 하는 방식으로 상품을 구성하는 것도 가격을 올릴 수 있는 좋은 방법 중의 하나이다.

셋째, 원래의 가격을 유추하지 못하도록 애매하게 한다. 표준화되지 않은 특수한 포장이나 특이한 모양으로 포장하는 경우도 이에 해당된다. 예를 들어, 직사각형 비닐봉투에 넣어 포장할 경우에는 80개를 넣어서 만원에 판매하던 사탕을 버섯이나 지팡이 또는 하트 모양으로 포장을 하면 60개 정도 넣고도 만원 이상에 판매할 수 있다. 이와 같은 맥락에서 수입물건을 비싸게 팔 수 있는 이유 중의 하나는 소비자가 가격을 추정하기 어렵기 때문이다.

사례 10-17 프린터보다는 토너, '왝더독' 제품이 뜬다

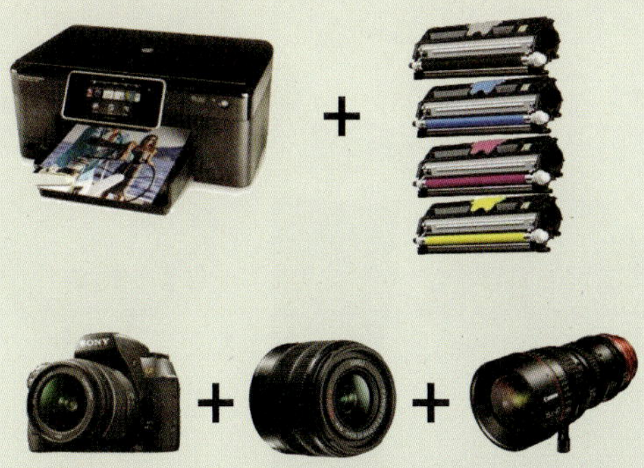

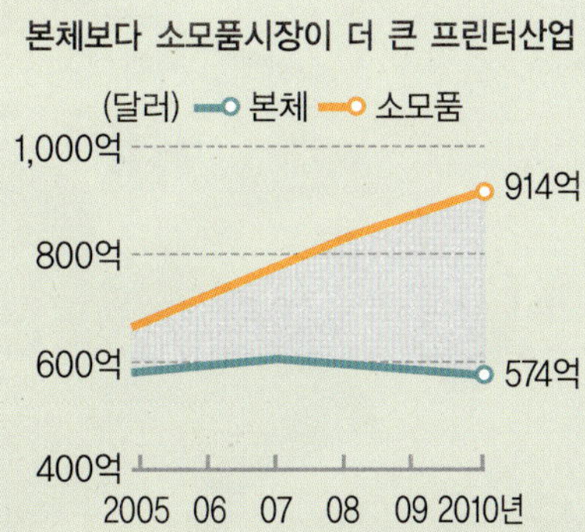

왝더독(Wag the Dog)이란 "개 꼬리가 몸통을 흔든다"(the tail wagging the dog)는 말에서 나온 것으로 주객이 전도된 상황을 가리키는 말이다. 이는 본상품보다도 소모품이나 부속품의 시장규모가 더 큰 상품들을 의미한다. 대표적으로 프린터나 콘솔 게임기가 이러한 상품군에 속한다. 최근엔 렌즈교체용 디지털카메라(DSLR)와 공기청정기도 가세했다. 전자산업을 비롯하여 많은 소모성 자재를 필요로 하는 장비산업이 애프터마켓 창출형 산업으로 재구성되어 그 시장이 크게 확대되고 있다.

프린터의 경우 지난해 세계시장 규모는 1,310억달러였다. 이는 메모리반도체(400억달러)나 디지털 TV(1,000억달러) 시장보다 크다. 그러나 프린터시장에서 본체가 차지하는 부분은 불과 590억달러에 지나지 않는다. 나머지는 잉크 · 토너 등과 같은 소모품을 팔아 달성한 매출이다. 미국의 시장조사업체인 IDC는 본체 시장 규모는 큰 변동이 없으나 소모품시장 규모는 날이 갈수록 커져서 2010년에는 900억 달러를 넘어 설 것으로 예상했다. 삼성전자가 이 분야를 차세대 수익사업으로 삼고 있는 이유도 바로 여기에 있다. 삼성전자는 HP · 엡손 · 캐논 등이 장악하고 있는 잉크젯프린터 대신 레이저프린터시장을 공략해서 이 분야 시장점유율 2위에 올랐다.

비디오게임기도 본체보다 게임 타이틀로 얻는 수익이 더 크다. 1995년 플레이스테이션(PS)을 처음 내놓은 소니는 PS2 · PS3와 휴대용인 PSP 등을 모두 합쳐 60조원어치를 판매하였다. 그러나 타이틀 판매액은 100조원이 넘는다. 본체에는 중앙처리장치 · 메모리 · 그래픽카드 같은 고가 부품이 들어가기 때문에 많이 팔아도 이익이 크지 않다. 반면에, 타이틀은 추가적인 판매로 인한 원가의 증가분이 거의 미미하기 때문에 많이 팔릴수록 수익이 크게 증가한다. 이러한 전략의 일환으로 소니는 PS3 가격을 올해 20% 이상 낮췄다. 차세대 DVD 지원기능을 갖춘 자사 제품을 많이 팔아 차세대 DVD 타이틀 시장을 확보하려는 전략이다. 우리나라에 있는 소니컴퓨터 엔터테인먼트코리아도 "실제로 게임기보다 타이틀로 돈을 더 많이 번다"고 말했다.

디지털카메라 제조사들도 컴팩트형보다 DSLR에 집중하고 있다. 업계관계자는 '카메라 바디(본체) 시장을 선점해야 렌즈 · 플래시 등을 많이 팔 수 있다'고 말했다. 따라서 앞으로는 본체는 본전만 하고 소모품이나 소프트웨어 등에서 수익을 내고자 하는 기업들이 점차 더 늘어날 것으로 예상된다. 이렇듯 본체를 최대한 저렴하게 공급한 후에 소모품을 구매하도록 하는 방식이 상품 전체의 가격과 매출을 올리기 위한 방법으로 널리 사용되고 있다.

사례 10-18 다양한 포장방식으로 가격을 추정하기 어렵게 함

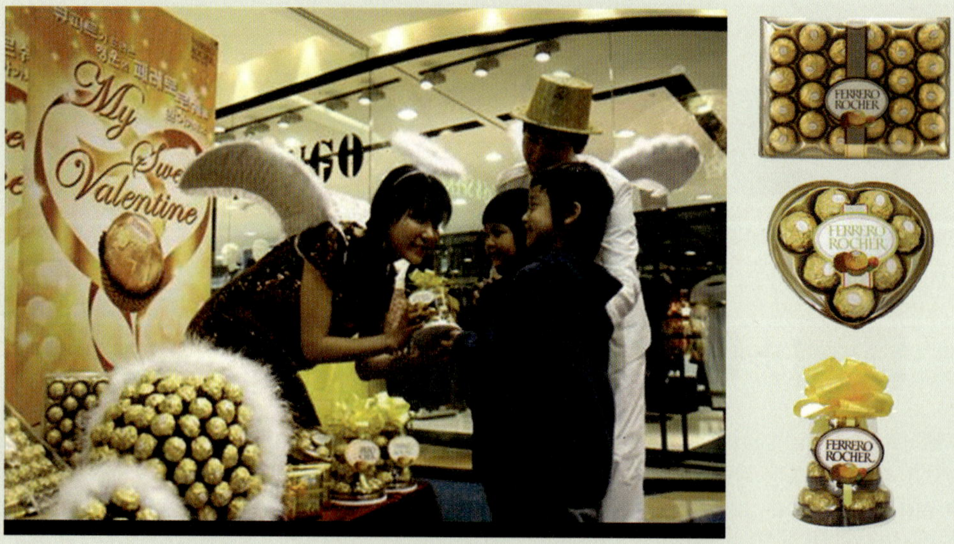

흔히 발렌타인데이의 선물용으로 초콜릿이 많이 판매된다. 이 경우 초콜릿 자체보다 이를 포장하는 포장술이 더 중요하다. 초콜릿 제조업체들은 같은 제품이라도 하트나 종모양 등과 같은 다양한 방법으로 포장한 제품을 출시하고 있다. 반면에 이렇게 다양한 포장은 소비자에게 더 어필할 수 있음은 물론이고 동시에 원가추정을 어렵게 함으로써 실제 제공되는 초콜릿 양을 크게 줄일 수도 있기 때문이다. 이처럼 포장도 중요한 상품의 구성요소이며 동시에 기업의 입장에서는 가격을 높일 수 있는 방법이 되기도 한다.

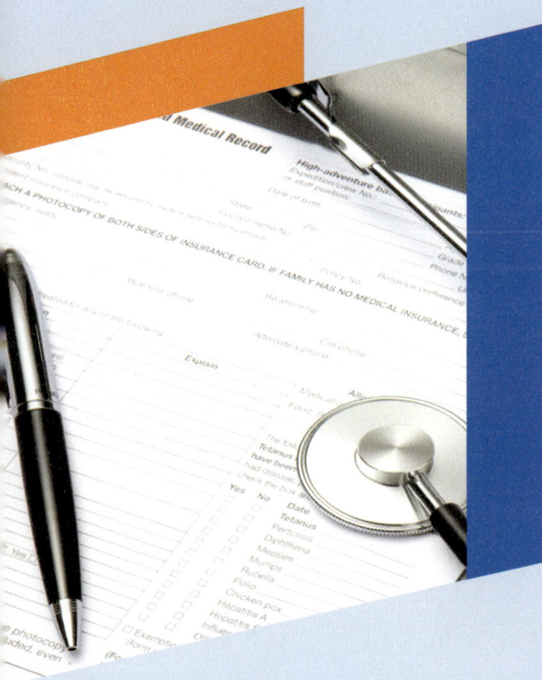

CHAPTER 11

마케팅조사

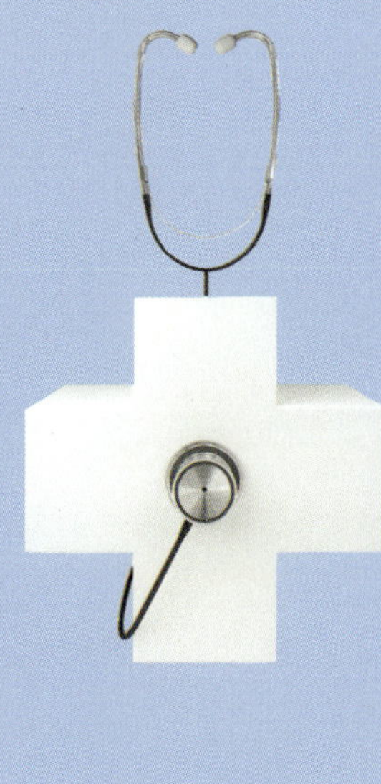

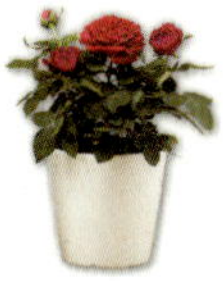

나 비

김춘수

나비는 가비야운 것이 美다.

나비가 앉으면 순간에 어떤 우울한 꽃도 환해지고 多彩로와진다. 變化를 일으킨다.

나비는 福音의 天使다. 일곱 번 그을어도 그을리지 않는 純金의 날개를 가졌다.

나비는 가장 가비야운 꽃잎보다도 가비야우면서 영원한 沈默의 그 空間을 한가로이 날아간다. 나비는 新鮮하다.

CHAPTER 11

마케팅조사

제1절 마케팅조사의 개관

마케팅조사(marketing research)는 시장을 조사하고 시장의 반응을 알아내기 위한 것이다. 마케팅조사의 궁극적인 목적은 기업의 투입과 산출물 간의 효과적인 관계를 규명하여 이를 마케팅 의사결정에 반영하는 데에 있다.

1.1 마케팅조사의 정의

마케팅조사는 궁극적으로 기업의 전략적 의사결정을 위해 이루어지는 목적 · 목표지향적인 활동이라고 정의할 수 있다. 즉, 마케팅 의사결정을 위한 정보의 획득을 목적으로 자료를 체계적으로 수집 · 분석 · 해석하는 객관적이고 공식적인 과정이다. 미국마케팅학회(American Marketing Association : AMA)에서는 마케팅조사를 "제품과 서비스를 마케팅하는 데 관련된 문제에 대해서 정확하고 객관적이며 체계적인 방법으로 자료를 수집 · 기록 · 분석하는 일련의 활동(Marketing research is the systematic gathering, recording, and analyzing of data about problems relation to the marketing of goods and service)"이라고 정

그림 11-1 | 마케팅조사의 정의

마케팅조사의 정의	• 제품과 서비스를 마케팅하는 데 관련된 문제에 대해서 정확하고 객관적이며 체계적인 방법으로 자료를 수집 · 기록 · 분석하는 일련의 활동 – 미국마케팅학회(American Marketing Association) – • 전략적 의사결정을 위해 이루어지는 목적(목표)지향적인 활동 • 의사결정자의 정보욕구를 진단하고, 그에 따른 정보와 관련된 변수들을 선정하여, 유효하고 신뢰성 있는 자료를 수집 · 기록 · 분석하는 일련의 활동

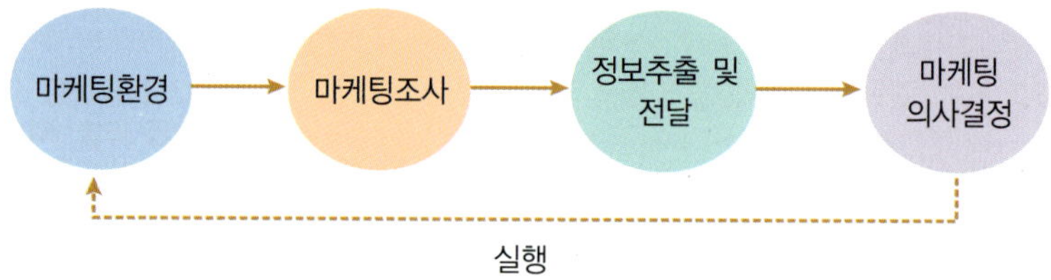

의하고 있다.

그러나 이 정의에서는 어떠한 정보를 수집 · 기록 · 분석할 것인지에 대한 내용을 포함하지 않고 있다. 의사결정에 필요한 유용한 정보는 구체적인 의사결정의 필요와 욕구에 따라 다르기 때문에, 마케팅조사란 "의사결정자의 정보욕구를 진단하고, 그에 따른 정보와 관련되는 변수들을 선정하여, 유효하고 신뢰성 있는 자료를 수집 · 기록 · 분석하는 일련의 활동"으로 정의하는 것이 바람직하다.

궁극적으로 이러한 마케팅조사는 거시적 환경, 자사, 경쟁사, 소비자의 행동 등 병원을 둘러싼 다양한 환경요소에 대하여 보다 명확하게 조사하고 분석함으로써, 마케팅 의사결정에 도움이 되는 신뢰성과 타당성이 높은 정보를 제공하는 데에 의의가 있다.

1.2 마케팅조사의 의의

기업의 경영활동은 무수히 많고 연속적인 의사결정(decision-making)으로 이루어져 있다. 이러한 의사결정문제를 해결하는 방법은 ① 의사결정자의 경험이나 직관을 근거로 해서 판단하는 의사결정과 ② 중요사항에 대하여 객관적으로 조사하여 얻은 결과에 자신의 경험과 직관을 적용하여 판단하는 의사결정의 두 가지 형태로 나누어 볼 수 있다.

지금까지 대부분 기업의 의사결정은 해당 기업이 수행해 온 경험이나 축적된 데이터베이스로부터 추출한 정보를 바탕으로 판단하는 휴리스틱에 준하는 방법이 주로 사용되었다. 즉, 해당 기업의 전문가 몇 명이 모여서 주어진 정보와 경험을 이용해서 의사결정하였다. 그러나 경쟁이 심화되고 환경이 급변함에 따라 점차 의사결정의 중요성이 높아지고, 내부 구성원의 의견과 경험만을 바탕으로 하는 판단(judgment)에는 한계가 있음을 깨닫기 시작하였다.

기업이 실패 없이 지속적으로 생존하고 발전하기 위해서는 올바른 의사결정이 필요하고, 이를 위해서는 보다 객관적이며 정확한 정보를 필요로 하게 되었다. 즉, 경쟁이 심하지 않던 과거에는 조직이나 집단 내의 의견수렴만으로 판단해도 큰 무리가 없었으나, 점차 경쟁이 심화될수록 의사결정 자체가 중요해지고 올바른 의사결정을 내리기 위하여 객관적이고 정확한 정보가 더 많이 필요하게 되었다. 객관적인 정보를 추가적으로 획득하기 위해 기업은 많은 조사를 필요로 하며, 이러한 조사 중에서 가장 대표적인 조사가 바로 마케팅조사이다. 기업의 의사결정과정에서 발생하는 다양한 문제를 해결하는 과정에서 필요로 하는 마케팅조사의 역할과 의의를 요약하면 [그림 11-2]와 같다.

그림 11-2 | 마케팅조사의 역할과 의의

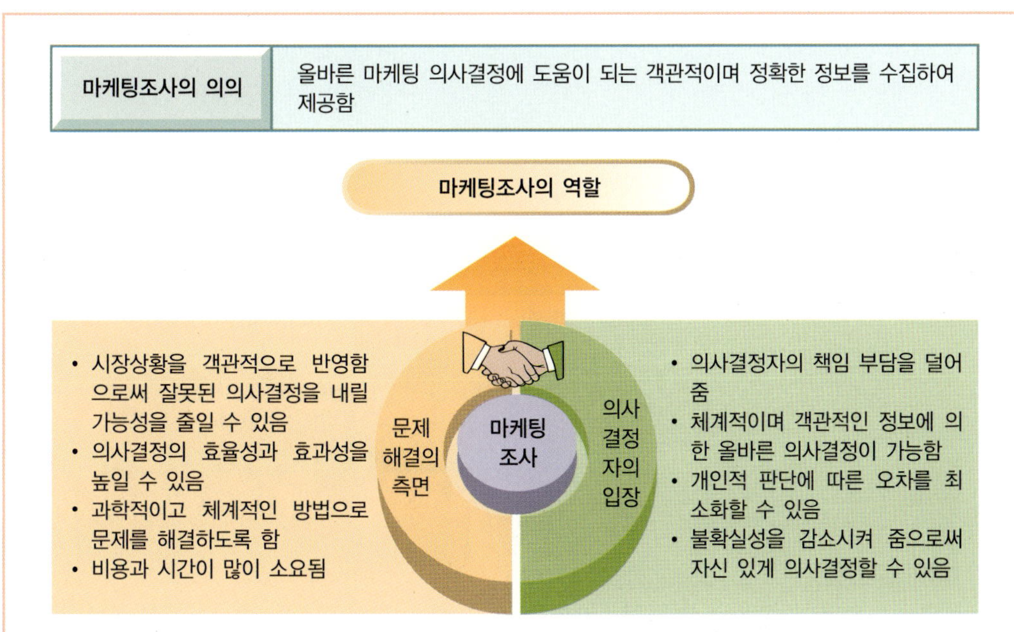

(1) 문제해결 측면에서의 마케팅조사

마케팅조사를 실시하여 의사결정한다는 것은 주관적인 판단만으로 의사결정하는 경우보다 비용과 시간이 다소 많이 소요되는 것은 사실이다. 그러나 마케팅조사를 통한 의사결정은 문제해결의 실마리를 제공하는 실제적인 시장상황을 반영하여 의사결정함으로써 의사결정의 실패 가능성을 줄이고, 의사결정의 효율성과 효과성을 증진시키는 효과가 있다.

그러나 의사결정자는 마케팅조사를 실행하기에 앞서서 마케팅조사를 통해 얻을 수 있는 정보와 조사를 실행하는 과정에서 필요로 하는 비용을 정확하게 파악해야 한다. 즉, 마케팅조사를 통해 획득할 수 있는 정보가 의사결정에 어느 정도 도움을 줄 수 있을지에 대하여 정확하게 판단하고 합당한 경우에만 조사를 실시하도록 해야 한다.

(2) 의사결정 입장에서의 마케팅조사

기업의 의사결정자는 자신이 내린 의사결정에 대하여 책임을 져야 한다. 이러한 책임은 의사결정자에게 항상 큰 부담으로 작용하고 있다. 마케팅조사는 의사결정자로 하여금 책임에 따른 부담을 덜고, 보다 체계적이며 객관적인 방법으로 의사결정하도록 유도하는 역할을 한다.

즉, 의사결정자의 개인적 판단에서 오는 편견과 이에 따른 오차를 최소화하고, 시장에 대한 객관적이며 정확한 정보를 수집하여 불확실성에 따른 위험을 최소화하기 위한 방법 중의 하나가 마케팅조사이다. 또한 비교적 정확한 정보를 이용하여 의사결정을 하게 됨으로써, 의사결정자는 자신의 결정에 대하여 확신을 가지고 이를 적극적으로 추진할 수 있다.

사례 11-1 마케팅조사의 활용

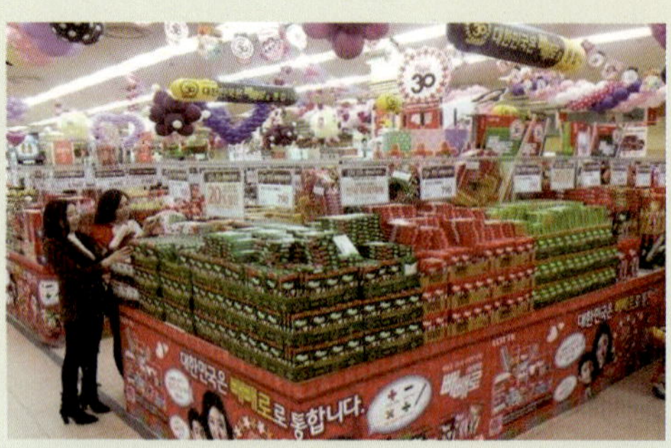

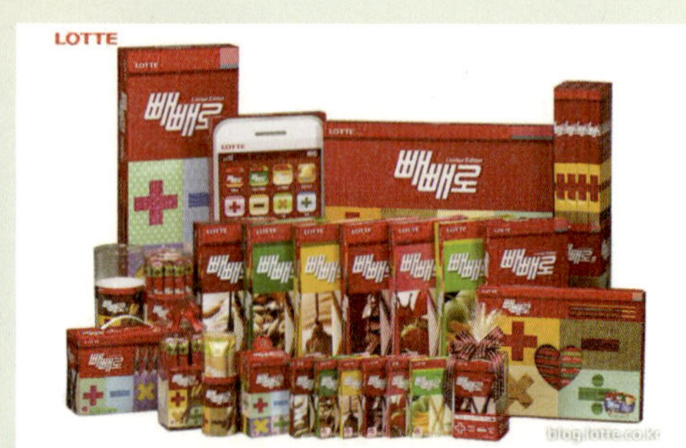

11월 11일은 무슨 날일까? 11월 11일은 많은 사람들에게 빼빼로데이로 알려져 있다. 발렌타인데이나 화이트데이 등과 같은 국적 불명의 기념일들을 누르고 이 토종기념일이 젊은층을 중심으로 빠르게 확산되고 있다. 그러나 빼빼로데이는 빼빼로라는 과자를 만든 롯데제과에서 만든 날이 아니다. 이 날은 1994년 부산의 한 여중생이 숫자 1이 네 번 겹치는 11월 11일에 친구끼리 우정을 전하면서 "키 크고 날씬하게 예뻐지자"라는 의미로 빼빼로를 교환하던 데에서부터 유래되었다.

롯데제과는 1996년 영남지역 지방신문 기사를 통해 빼빼로데이가 있음을 알게 되었고, 그 후 이 날을 대대적으로 마케팅하면서 빼빼로데이가 10~20대를 중심으로 빠르게 확산되었다. 빼빼로데이 덕에 롯데제과의 빼빼로는 9~11월에만 연간 판매량의 절반 이상이 팔리는 호황을 누리고 있다.

롯데제과뿐만 아니라 다른 제빵과 제과사에서도 이 날을 기념해 각종 기획제품을 내놓았고, 유통업체와 놀이공원 그리고 영화사에 이르기까지 많은 업체들이 다양한 행사를 벌이는 등 그 파급효과는 실로 대단했다. 지금도 백화점과 인터넷쇼핑몰 등에서도 빼빼로데이 특수를 겨냥해 각종 이벤트와 상품을 쏟아내고 있다.

1.3 마케팅조사의 필요성

경쟁이 가속화되고 경쟁환경이 급변함에 따라 객관적인 정보를 바탕으로 하는 정확하고 효과적인 경영의사결정을 더욱 필요로 하고 있다. 즉, 객관적인 조사의 필요성이 점차 높아지고 있다. 특히 경쟁이 심화되고 기술이 발달함에 따라 상품의 라이프사이클은 짧아지고, 정보통신의 발달로 고객의 요구는 시시각각 변화하며, 디지털화로 가용한 정보는 급속도로 증가하고 있다. 따라서 이러한 여러 가지 상황을 모두 고려하여야 하는 병원의 입장에서는 올바른 의사결정을 내리기가 더욱 어려워지고 있다.

또한 과거에는 잘못된 의사결정을 내렸을 때 그에 따른 폐해가 치명적이지 않아 이를 극복하기가 상대적으로 용이했다. 그러나 오늘날과 같이 급변하는 경쟁환경에서는 실패에 따른 대가가 너무 크기 때문에 이를 극복하기가 쉽지 않다. 왜냐하면 기술발달과 고객취향의 변화 속도가 너무 빠르고 경쟁자 또한 계속적으로 변화와 개선을 모색하기 때문에 한 번의 실수도 치명적인 결과로 나타날 수 있다.

이러한 환경에서 기업 의사결정자의 축적된 경험과 직관에 의한 판단만으로는 정확한 의사결정이 어렵기 때문에, 의사결정에 활용할 수 있는 객관적인 정보가 더욱 더 요구된다. 이러한 객관적인 정보를 제공해 주는 가장 유용한 수단이 바로 조사이다. 예를 들어, 신상품을 개발할 경우 소비자가 어떤 상품을 원하고, 그것을 만들 수 있는 현재 기술수준은 어떠하며, 또한 그것이 상품화되었을 경우 시장성은 있는가 등에 대하여 조사하면 비교적 객관적인 정보를 추출할 수 있다. 이러한 객관적인 정보를 이용하면 보다 정확한 의사결정을 할 수 있다.

그림 11-3 | 마케팅조사의 필요성

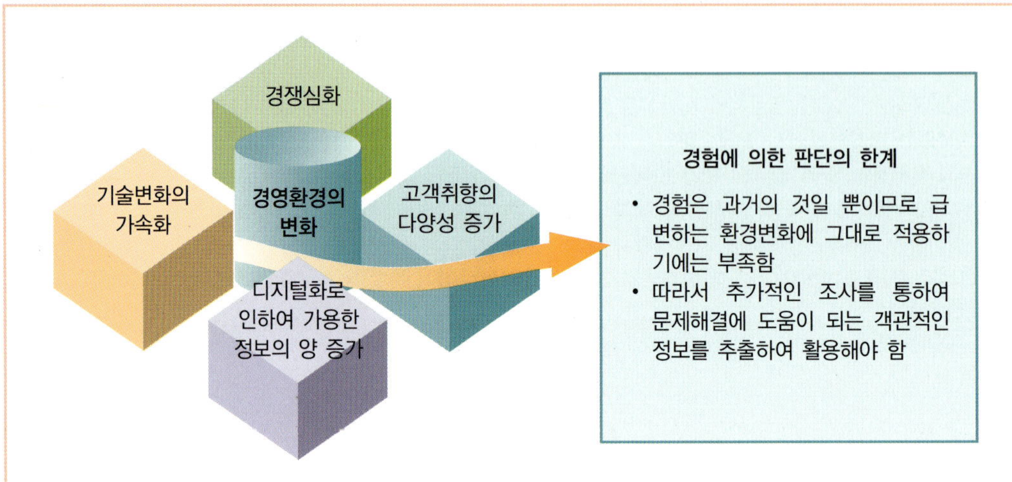

사례 11-2 신상품개발 시 마케팅조사의 중요성

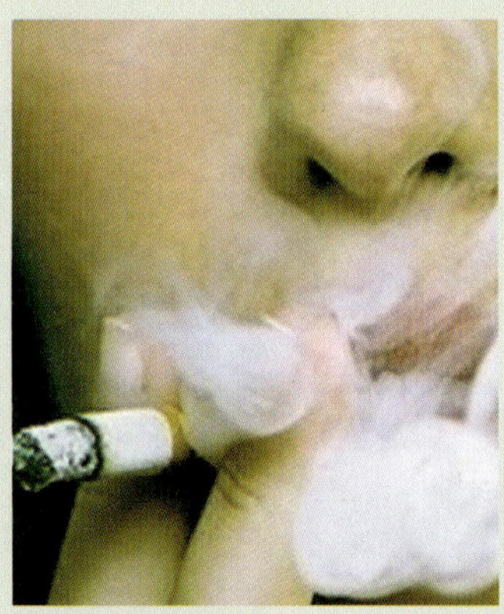

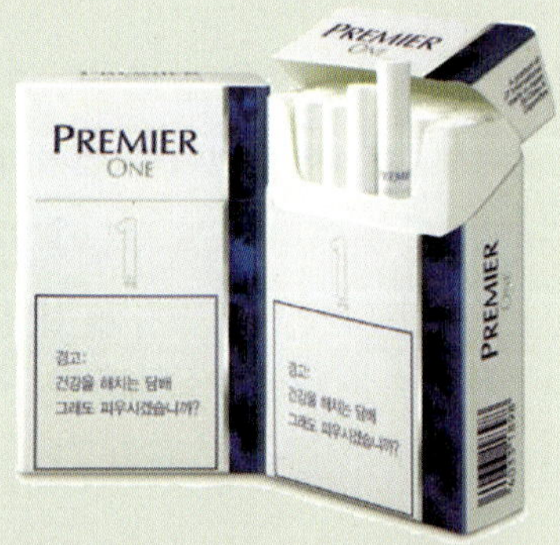

습관적인 흡연이 건강에 심각한 위험을 준다는 사실과 간접흡연의 위험이 사회적인 이슈로 부상했던 당시, RJ 레이놀즈사는 약 3억 달러의 개발비를 투자해서 연기 없는 담배 '프리미어(Premier)'를 출시하였다. 그 당시에는 참으로 기발한 아이디어라고 생각되었으나 실패하고 말았다. 왜냐하면 흡연하는 소비자들의 니즈를 정확하게 파악하지 못했기 때문이다. 우선 맛이 나쁘고 피우기 어려워서 흡연자들에게 크게 환영받지 못했고, 무연담배이었기 때문에 새로운 비흡연자들을 유인할 만한 매력도 없었다. 한 마디로 무연담배 프리미어를 위한 시장은 아무데도 없었다. 판매량이 매우 부진하자 결국 회사는 실패를 인정하고 생산을 중단했다.

그러나 몇 년 후 RJ 레이놀즈사는 또 다시 거액의 연구비를 들여 '이클립스(Eclipse)'라는 업그레이드된 무연담배를 출시했다. 이클립스는 숯을 사용한 담배로, 타지 않았기 때문에 기존담배에 비해 연기가 거의 나지 않는다. 그 대신 흡연자는 다른 담배를 피울 때와는 달리 더운 니코틴 증기를 마셔야만 했다. 이클립스도 프리미어와 마찬가지로 흡연자들은 굳이 무연담배의 필요성에 대해 전혀 공감하지 못했다. 즉, 이들 담배는 실제 고객인 흡연자들을 전혀 고려하지 않고 고객이 아닌 비흡연자들만을 고려해서 제품을 만든 것이다. 더욱이 이 회사는 앞서서 출시한 프리미어가 실패했을 때, 무연담배의 시장이 아직 존재하지 않는다는 사실을 인지했음에도 이를 무시한 결정이 또 하나의 실패를 낳게 되는 결과가 되었다. 본 사례에서 보았듯이, 시장의 잠재고객에 대한 마케팅조사가 반드시 선행되어야만 신상품의 실패를 최소화할 수 있다.

1.4 마케팅조사의 영역 및 목적

마케팅은 사회과학의 여러 분야 중에 응용과학(applied science)에 속한다. 즉, 마케팅은 기업의 실제적인 마케팅활동을 지원함을 목표로 함으로써 고객의 태도 및 행동이 기업의 마케팅활동에 어떠한 영향을 미치고 있는가에 대하여 연구하는 학문이다. 따라서 마케팅조사는 모든 마케팅 영역에서 필요로 하는 정보를 획득하여 활용하는 대표적인 수단이다.

일반적으로 마케팅조사는 실무영역과 학문영역의 두 가지 영역에서 서로 다른 목적을 가지고 실시된다. 쉽게 말하면 학문영역의 마케팅조사는 학교나 연구실에서 이루어지는 것이고, 실무영역의 마케팅조사는 기업에서 실행되는 것이다. 실무영역에 있어서 마케팅조사는 마케팅관리자의 합리적인 의사결정을 위하여 필요한 정보를 수집하고 분석할 목적으로 실시된다. 반면에 학문영역의 마케팅조사는 시장현상을 연구함으로써 새로운 마케팅이론과 기법을 개발하려는 학문적 목적을 바탕으로 수행된다. 또한 학문적인 목적으로 실시되는 조사는 과학적인 분석에 초점을 맞추고 실시하는 반면에 실무영역에서의 조사는 과학적인 분석과 더불어 창의적 노력을 필요로 하고 있다. 즉, 실무영역에서의 조사는 학문적인 연구를 위한 체계적이며 시스템적인 분석보다는 급변하는 시장상황을 정확하게 이해하고 분석하기 위해 상황에 맞는 창의적이며 즉흥적인 대응 능력을 필요로 한다.

학문영역의 마케팅조사는 대부분 이론(theory)과 과학(science)에 기초하고 있다. 따라서 학문영역의 마케팅조사는 주로 현상을 연구하여 새로운 마케팅모형이나 이론을 개발하고, 사례를 검증하는 데에 활용된다. 경우에 따라서는 문제를 명확하게 설명하고, 문제해결을 위한 대안을 제시하기 위하여 활용되기도 한다. 따라서 학문영역의 마케팅조사에서 중요시되는 것은 연구조사가 과학적이어야 하며 이론과 관련된 내용이어야 한다는 것이다.

보편적으로 실무분야는 학문분야보다 불확실성이 더 많고, 위험이 큰 상황에 직면하는 경우가 많기 때문에 학문영역의 마케팅조사는 실무영역의 조사보다 위험이나 모험에 대하여

그림 11-4 | 마케팅조사의 영역 및 목적

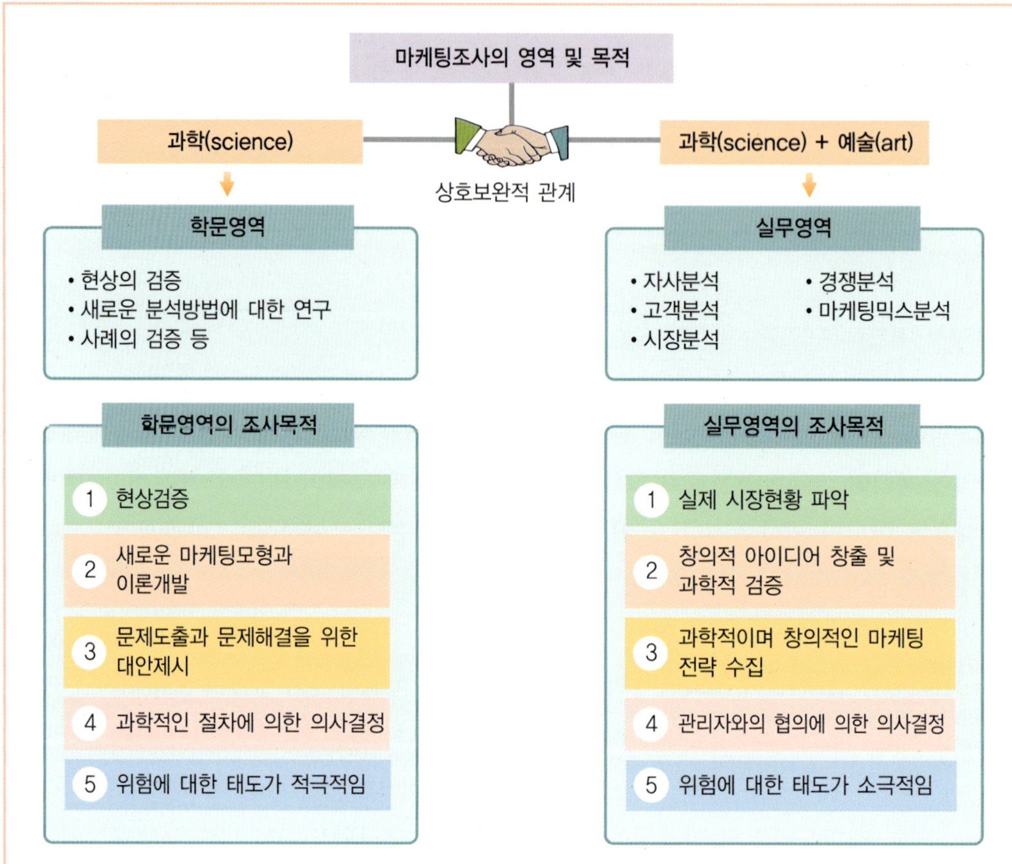

보다 적극적이고 자유로운 자세로 임할 수 있다. 또한 학문영역의 마케팅조사는 과학적 절차에 의한 실행이 중요하나, 실무영역의 마케팅조사는 상황에 따라 유연하게 대처해야 하므로 마케팅담당자와 조사자 간의 지속적이며 효과적인 협의가 필요하다.

실무영역의 마케팅조사는 과학뿐 아니라 창의성을 강조하는 예술적인 감각과 능력에 기반을 두고 있다. 즉, 계획하고 있는 창의적 아이디어를 현실적인 시장상황 속에서 과학적으로 검증하거나, 새로운 창조적 아이디어를 산출하기 위한 방법으로 마케팅조사를 활용하는 경우가 많다. 따라서 시장, 고객, 자사, 경쟁사 및 마케팅 믹스를 분석하는 것뿐만 아니라 이를 통해서 현황을 파악하고 문제해결을 위한 창의적인 마케팅전략을 수립하는 것이 실무영역에서 바라보는 마케팅조사의 궁극적인 목적이라고 할 수 있다.

그러나 실무자들이 직면하고 있는 문제들을 해결하기 위해서는 학문영역의 이론과 분석방법 및 조사기법에 대한 지식이 필요하다. 반면에 학문영역의 마케팅조사는 실제 마케팅현상에 대한 정보와 기초자료를 바탕으로 한 연구를 기반으로 하기 때문에 실무영역에서의 경험과 지식이 필요하다. 따라서 학문영역과 실무영역은 서로 별개가 아닌 상호 보완적인 관계로서 마케팅조사의 적극적 활용과 발전에 함께 공헌하고 있다.

사례 11-3 인식과 실행 간의 관계

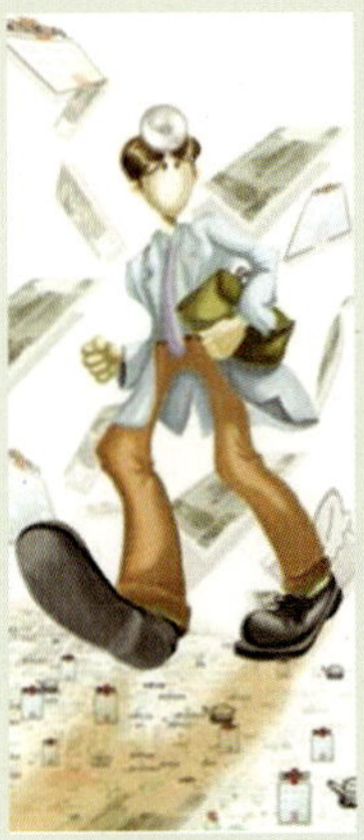

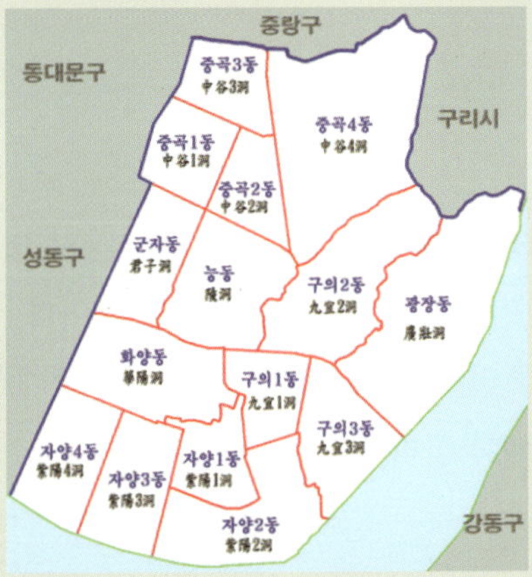

(2015년 7월 기준)

행정기관	인구수	세대수
중곡제1동	16,005	7,595
중곡제2동	22,280	9,737
중곡제3동	18,119	8,187
중곡제4동	31,701	12,948
능동	11,282	5,770
구의제1동	22,758	11,152
구의제2동	25,781	10,514
구의제3동	29,774	11,557
광장동	36,728	11,900
자양제1동	23,053	10,903
자양제2동	27,708	11,241
자양제3동	30,912	11,139
자양제4동	23,397	11,582
화양동	21,502	14,192
군자동	20,940	10,289
합 계	361,940	158,706

연령	인구(명)	비율(%)
0~9세	26,069	7.2
10~19세	35,431	9.8
20~29세	59,517	16.4
30~39세	63,768	17.6
40~49세	61,359	17.0
50~59세	56,941	15.7
60~69세	33,484	9.3
70세 이상	25,371	7.0

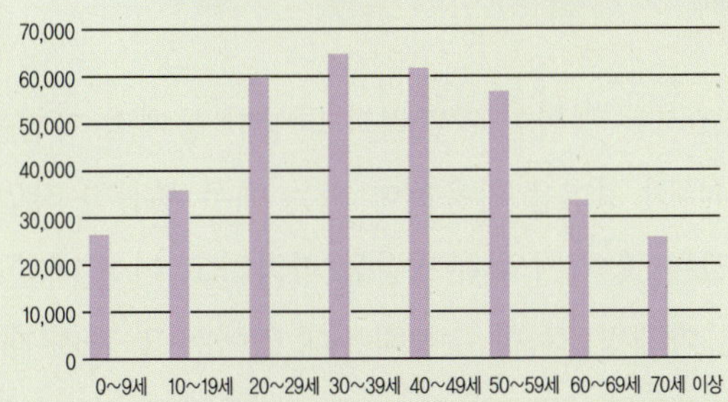

광진구 전체 인구연령별 분포를 살펴보면,
생산연령층(20~40대)이 51%로 높은 위치
30대 연령층이 가장 높게 분포(17.6%)
30대>40대>20대>50대>10대 순으로 나타남

많은 개원의들이 성공적인 개원을 위해서 가장 필요한 핵심 항목으로 '입지선정'을 꼽았다. 그러나 이들이 실제로 개원지역을 선택할 때에는 '연고지역'을 가장 많이 고려하는 것으로 조사되었다.

의협 의료정책연구소가 발간한 '일차 의료기관 경영실태조사'에 따르면 전국 개원의 480명을 대상으로 실시한 '성공적인 개원을 위한 조건'을 조사한 결과 317명(66.0%)이 '개원입지'를 선택했다. '진료기술'을 선택한 사람은 84명(17.5%)으로 2위를 차지했으며, 다음으로 '경영기술' 38명(7.9%), 그리고 '기타'가 20명(4.2%)으로 그 뒤를 이었다. '개원규모'나 '병원시설'은 각각 12명(2.5%)과 9명(1.9%)이 선택하여 비교적 낮은 비중을 보이고 있다. 그러나 이들에게 중요한 개원조건과는 별개로 자신들이 실제로 개원지역을 선택할 때 가장 고려하는 사항이 무엇이냐고 물었을 경우에 응답자의 46.3%에 이르는 222

명이 '연고지역'이라고 말했다.

한편, 진료분야별로는 소아과의 경우 '개원입지'를 선택한 응답자가 85.7%에 이르고 있으며, 산부인과는 '개원규모'가 22.7%로 가장 높았으며, 정형외과는 '진료기술'이 26.7%로 가장 높게 나왔다.

이렇듯 조사를 통해 성공적인 개원에 중요하다고 생각하는 것과 이들이 실제로 개원을 할 때 가장 고려하는 사항은 서로 차이가 있는 것으로 나타남으로써, 전략적인 사고와 이를 행동으로 옮기는 것 간에는 적지 않은 괴리가 있는 것으로 밝혀졌다.

1.5 마케팅조사의 문제점과 오남용

마케팅조사는 결코 완전한 의사결정을 보장하는 것이 아니며, 단지 의사결정과정에서 수반되는 불확실성을 합리적인 수준으로 감소시켜 주는 역할을 할 뿐이다. 따라서 마케팅조사에 전적으로 의존하는 것은 오히려 그릇된 의사결정을 유도하거나 마케팅조사의 남용 내지는 오용을 유발할 수 있다는 점에 유의해야 한다.

(1) 마케팅조사의 현실적 문제점

마케팅조사는 정확한 판단력과 다양한 통계적 기법을 필요로 할 뿐 아니라 풍부한 마케팅 지식과 실무적 경험을 활용해야 하는 매우 복잡한 작업이다. 따라서 마케팅조사가 현실적으로 안고 있는 몇 가지의 문제점을 파악하고 이에 대한 장기적인 대처 방안을 마련하는 것이 필요하다. 마케팅조사를 수행하는데 있어서 몇 가지 대표적인 문제점은 다음과 같다.

첫째, 마케팅조사를 담당하고 있는 많은 실무자들조차 마케팅조사에 관한 지식과 경험이 부족하다. 기업의 마케팅팀에 근무하는 사람들 대부분이 마케팅조사에서 사용되는 다양한 마케팅조사 기법과 도구를 이해하지 못하고 있는 경우가 많다. 따라서 조사가 잘못 수행되거나 분석이 틀려도 이를 찾아내거나 수정할 능력이 부족하여 항상 전문가의 도움을 필요로 하고 있다. 장기적인 관점에서 이러한 상황은 마케팅조사의 발전에 가장 큰 저해요인 중의 하나이다.

둘째, 능력을 갖춘 조사자라 할지라도 기업이 당면하고 있는 마케팅문제의 본질을 정확하게 파악하지 못하고, 자의적인 판단에 따라 독자적으로 조사를 수행하는 경우가 많다. 기업이 당면하고 있는 진정한 마케팅문제를 찾아내고 이해하기 위해서 조사자는 마케팅관리자와 지속적인 대화채널을 유지해야 하며, 특히 독선적인 조사를 지양해야 한다.

셋째, 마케팅조사와 관련하여 현실적으로 가장 심각한 문제는 조사를 통해 얻은 마케팅문제에 대한 해결방안이 이를 사용할 마케팅관리자의 관심을 끌지 못하여 무시되는 경우가 많다. 이러한 일은 조사자가 너무 난해한 기법이나 복잡한 내용으로 의사결정자인 마케팅관리자를 혼동시키는 경우에 흔히 발생한다. 따라서 조사자는 정보이용자의 능력과 욕구에 맞추어 분석된 정보를 효과적으로 전달할 수 있도록 해야 한다. 즉, 마케팅관리자의 추가적인 요구사항에 따라 상세한 내용이나 사용기법에 대하여 알기 쉽게 설명할 수 있어야 한다.

마지막 문제점은, 아직도 마케팅조사에서 활용할 수 있는 다양한 기법들이 충분히 개발되어 있지 못하다는 점이다. 마케팅조사를 통해 경제현상이나 인간의 행동을 파악하는 것은 매우 복잡하고 어렵다. 그러나 이러한 복잡한 현상을 분석하고 이해하는 것이 마케팅조사의 목적인 바, 이를 보다 효과적으로 분석할 수 있는 방법이 지속적으로 연구·개발되어야 한다.

그림 11-5 마케팅조사의 문제점

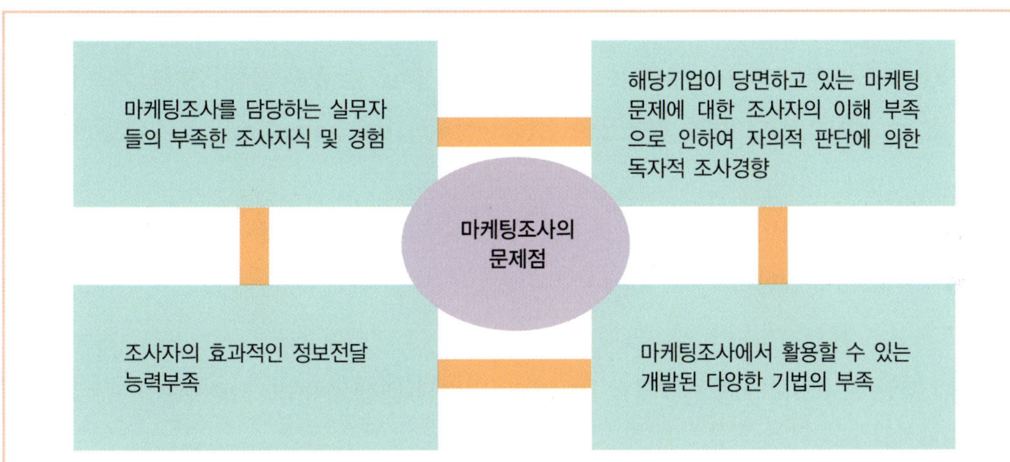

(2) 마케팅조사의 오남용

마케팅조사의 목적은 마케팅관리자가 보다 나은 의사결정을 내릴 수 있도록 지원하는 것이다. 그러나 많은 경우에 이와는 다른 목적을 가지고 마케팅조사를 실행함으로써 의도적으로 마케팅조사를 오용하거나 남용하고 또한 오류를 범하기도 한다. 이렇게 마케팅조사를 다른 목적으로 사용하는 대표적인 경우를 살펴보면 다음과 같다.

첫째, 가장 보편적인 오류는 조사자가 특정한 입장을 지지하기 위하여 마케팅조사를 실시하는 경우이다. 이때 조사자는 특정한 사전적인 신념 또는 선입관과 일치하는 자료만을 선택적

그림 11-6 | 마케팅조사의 오남용

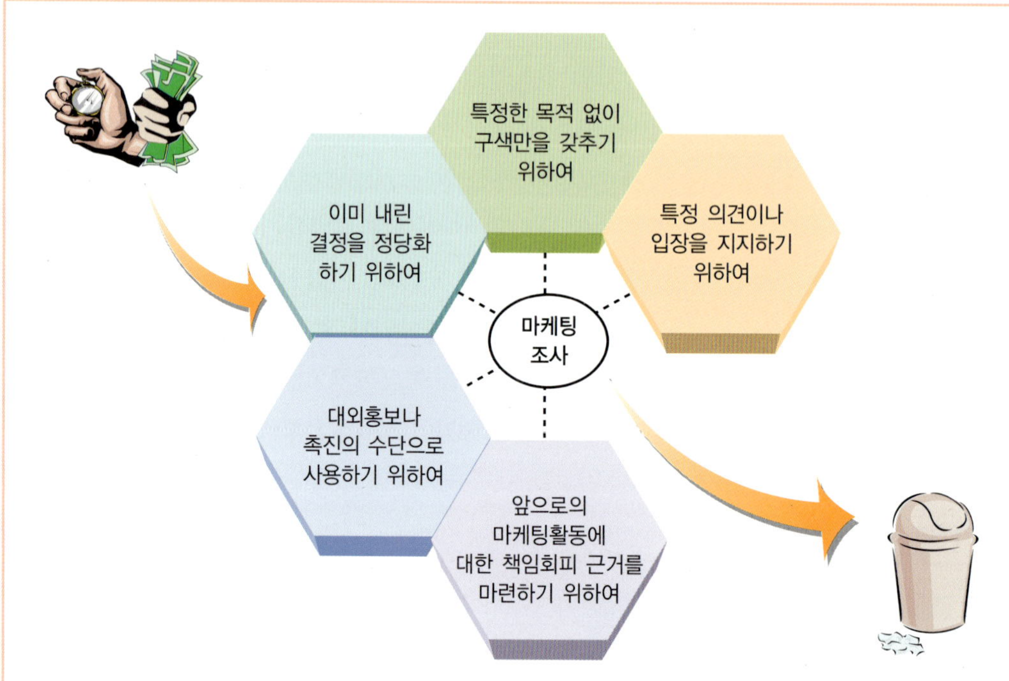

으로 수집하거나 더 나아가서 자료를 조작하기도 하는데, 이러한 일은 마케팅조사에 있어서 가장 심각한 오류에 속한다.

둘째, 특정한 목적이 없이 다른 기업이 실시하기 때문에 구색을 갖추기 위하여 마케팅조사를 실시하는 경우가 있다. 이 경우 특정한 목적이 결여된 상태에서 조사가 실행되는 만큼, 조사 결과가 의사결정에 크게 도움이 되지 못하며 유용성 또한 매우 적다.

셋째, 이미 내린 그릇된 의사결정에 대하여 사후에 면죄부를 얻기 위해 마케팅조사를 조작하기도 한다. 혹은 이미 내린 결정을 정당화하기 위하여 사후에 실시하는 경우도 있는데, 이것 역시 마케팅조사가 잘못 이용되는 대표적인 예이다.

넷째, 홍보나 촉진용으로 마케팅조사를 실시하기도 한다. 예를 들어, 일부 광고대행사나 매체사들은 고객들에게 자신들이 과학적이고 현대적인 기법을 사용한다는 인상을 주기 위하여 마케팅조사를 이용하는 경우가 있다. 또한 고의적으로 복잡한 접근방법을 사용하고, 보고서에서도 난해한 통계용어와 마케팅 전문용어를 지나치게 남발함으로써 고객을 혼동시키는 경우가 있다.

다섯째, 사전적으로 마케팅활동의 결과로 나타날 수 있는 실패에 대한 책임을 회피하기 위한

사례 11-4 마케팅조사의 실패사례

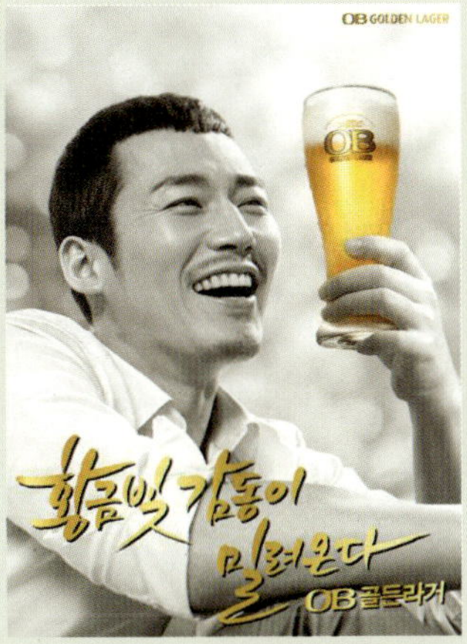

VS

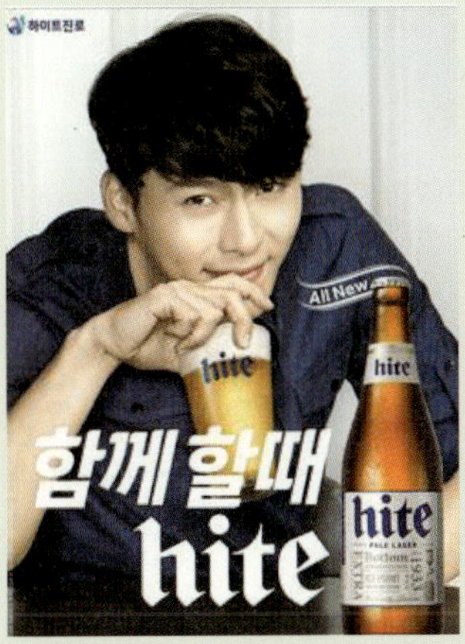

OB맥주는 국내 맥주시장을 거의 장악하던 시절이 있었다. 지난 1993년까지만 해도 OB맥주(당시 동양맥주)는 전체 맥주시장의 70%를 넘는 점유율로 부동의 1위 업체였다. 당시 경쟁사였던 조선맥주(현재 하이트진로)의 시장점유율은 기업 생존을 위해 최소한으로 필요한 20% 안팎의 점유율을 보유하고 있었다. 그러나 OB맥주의 독주는 조선맥주가 브랜드 이름과 회사명을 하이트맥주로 바꾼 하이트 제품을 출시한지 불과 3년 만에 1위 자리를 탈환하며, 무려 40년 동안 지속돼 온 맥주업계의 순위를 바꿔놓음으로써 세상을 놀라게 했다.

이러한 대응으로 OB맥주는 제품라인을 다양화하는 멀티브랜드전략을 폈쳤다. 일반 맥주보다 알코올 도수가 높은 6.9도의 '카스 레드'와 맥주에 레몬을 첨가한 '카스 레몬', 도수가 낮은 2.9도의 '카스 2X'가 그 예이다. OB맥주가 '카스 레드'를 처음 출시할 때만 해도 일반 맥주(4.5도)보다 강한 알코올 성분에 끌린 소비자들의 관심을 모았다. 그러나 시간이 지나자 높은 도수에 부담을 느낀 소비자들은 맥주 본연의 낮은 도수를 지닌 제품을 찾기 시작했다.

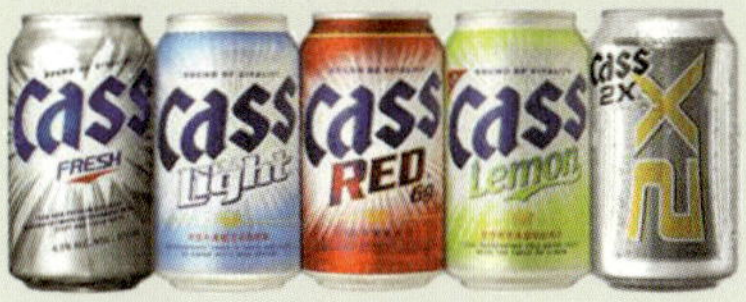

결국 카스를 멀티브랜드로 내세운 OB맥주의 마케팅전략은 잘못된 마케팅조사로 인한 소비자의 니즈 파악 실패로 밝혀졌다.

근거자료를 마련하기 위하여 마케팅조사를 실시하는 경우가 있다.

이 밖에도 많은 조사들이 조사문제의 본질을 잘못 파악하거나, 관련된 변수를 잘못 선정함으로써 조사결과의 가치를 의심하게 만드는 오류를 범하고 있다. 예를 들어, 우리 국민이 해외에서 소비하는 경비와 외국인이 한국에서 쓰는 경비를 단순 비교하여 과소비성향을 언급하는 일은 바람직하지 못하다. 왜냐하면 전자는 여러 방문지를 돌아다니면서 지출하는 경비총액이며, 후자는 한 방문지(우리나라)에서 지출한 경비에 불과하기 때문에 전자가 큰 것은 당연하기 때문이다.

제2절 마케팅조사의 실행과정

마케팅조사의 질은 통계학, 수학, 경제원리나 행동과학의 이론, 컴퓨터의 성능과 조사자의 능력 및 경험에 의해 크게 좌우된다. 특히 조사과정에서 접하게 되는 다양한 문제와 영향요인들에 대하여 효과적으로 대처할 수 있는 조사자의 능력이 가장 중요하다. 즉, 동일한 조사 문제라 할지라도 조사자의 경험과 능력에 따라 조사계획에서부터 구체적인 조사활동과 분석 그리고 결과를 제시하는 방법 등에 많은 차이가 있다. 그러나 조사 문제의 성격이나 조사자의 개인적 특성과 능력은 달라도 대부분의 조사는 [그림 11-7]과 같이 8단계의 과정을 통하여 수행된다.

그림 11-7 | 마케팅조사의 실행과정

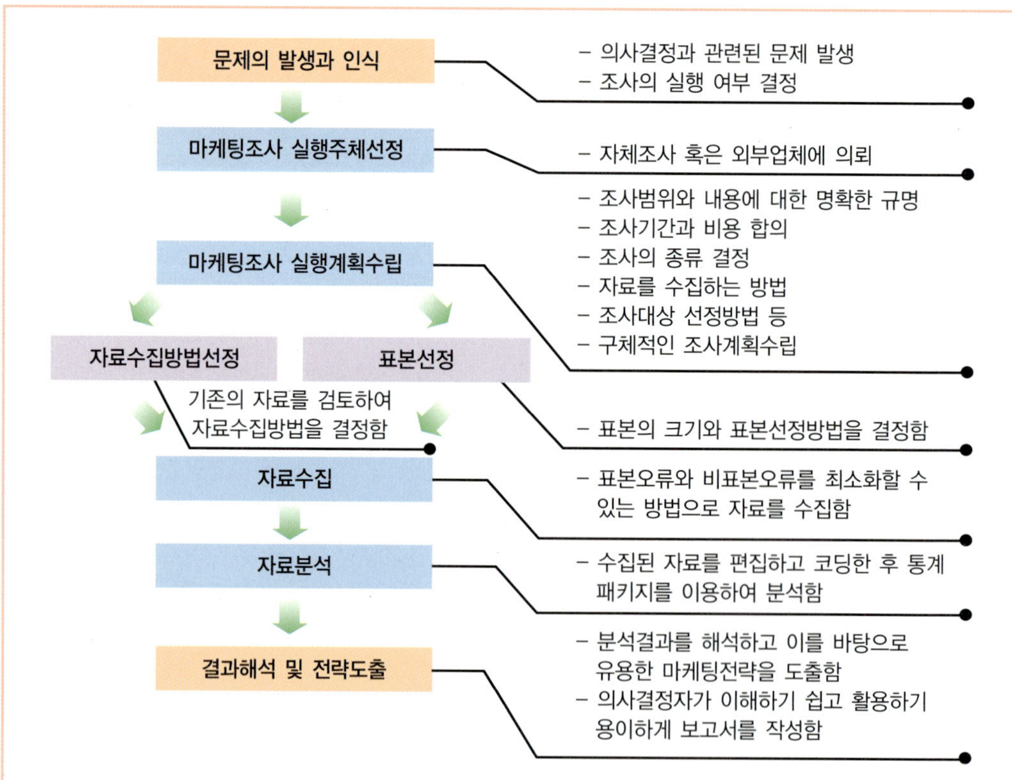

그림 11-8 | 조사의 실행과정

1 문제의 발생과 인식

인터넷 포털서비스 업체인 프리첼(freechal)사의 마케팅팀장 김 실장은 오전 동안 사장실에서 열린 회의에 참석하였다. 회의의 주제는 서비스 유료화 시행에 따른 수익성 분석과 이에 따른 이탈고객 방지를 위한 대책을 세우는 것이었다.

인터넷 산업은 진입과 퇴출이 자유롭고, 서비스라는 동질적 상품을 취급하며, 정보획득에 드는 비용이 낮아 경쟁이 치열해질 수밖에 없는 산업이다. 또한 지금까지 e-소비자들은 무료 콘텐츠와 서비스에 익숙해져 있으므로 갑작스러운 서비스의 유료화는 소비자들로부터 강력한 저항을 받을 것으로 예상되고 있다. 따라서 프리첼사의 진 사장은 마케팅팀장 김 실장에게 서비스 유료화에 따른 파급효과와 이에 대한 대응책에 대하여 보고하도록 지시하고, 향후 업무에 대한 진행계획서를 작성하여 보고하라고 지시하였다.

이에 김 실장이 속해 있는 마케팅팀은 유료화 실행에 따른 효과가 어떠할 것인가에 대하여 회의를 하였다. 그러나 대부분의 팀원들은 상식적인 수준의 결과만을 예측할 수 있었고, 보다 정확한 예측과 시장상황에 대한 객관적인 판단자료는 외부의 마케팅조사 전문기관에 프로젝트를 의뢰하여 정보를 수집해 보는것이 좋겠다고 의견을 모았다.

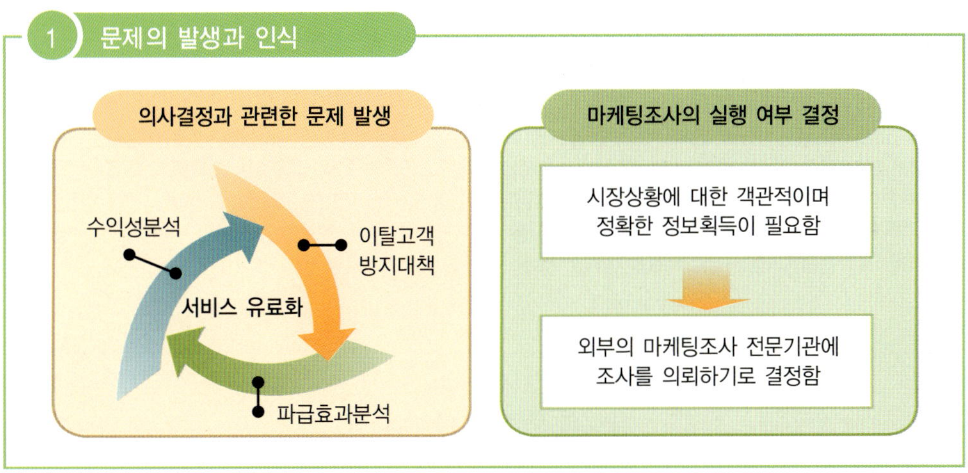

2 마케팅조사 실행주체 선정

마케팅팀은 마케팅조사 업체에 용역을 의뢰해야 한다는 내용의 보고서를 사장에게 제출하였고, 보고서에 대한 사장의 결재가 이루어졌다. 이에 따라 김 실장은 작년 매출액 기준으로 상위 5위 안의 조사업체들을 선정하여 연구제안서(research proposal)를 제출하도록 요청하였다.

마케팅조사 업체들로부터 제출된 연구계획서를 토대로 제안된 내용과 조사실행 경험 등을 기준으로 하여 3개의 조사업체를 선정하였다. 김 실장은 3개의 조사업체에게 조사와 관련된 제안서를 발표해 줄 것을 요청하고, 최종적인 업체 선정기준을 결정하여 통보하였다. 선정기준으로는 전문성을 비롯하여 성실성, 업체의 과거 연구수행 경력, 회사의 규모, 제시된 예산 등이었고, 이를 바탕으로 객관적인 평가표가 작성되었다.

각 조사업체의 제안서 발표를 듣고 평가하여 최종적으로 'e-마케팅연구소'가 선정되었다. 프리첼사의 진 사장은 김 실장과 박 대리를 업무 담당자로 하여 조사업체와의 긴밀한 협조하에 정확한 조사를 실행하라고 지시하였다.

2 마케팅조사 실행주체선정

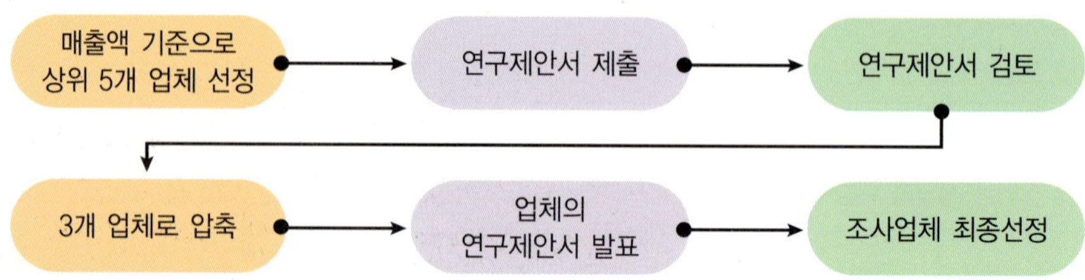

3 마케팅조사 실행계획수립

프리첼사의 김 실장과 박 대리는 e-마케팅연구소의 연구원들에게 서비스 유료화와 관련된 상황을 설명하고, 조사의 실행방향과 원하는 조사내용 및 결과와 같은 조사 전반에 대한 계획을 상의하였다. 구체적으로 김 실장은 다음과 같은 조사목적에 대하여 설명하였다.

- 서비스 유료화가 인터넷 포털 사업 및 닷컴 시장의 변화에 미치는 영향 분석
- 소비자들이 선호하는 콘텐츠 및 서비스를 선정할 때 사용하는 평가기준에 관한 정보
- 프리첼사의 향후 마케팅전략

조사기간은 약 2달 정도로 합의하였으며, 웹서핑이나 메일과 같은 기본적인 서비스를 주로 이용하는 기존회원들에게는 인터넷을 이용한 온라인 설문조사를 실시하고, 다른 포털서비스를 이용하는 고객들에 대해서는 설문지를 이용한 면접조사를 실시하기로 하였다. 또한 설문지 작성에 앞서서 어떠한 내용을 조사하는 것이 바람직한지를 파악하기 위하여, 즉 설문조사를 필요로 하는 내용이 무엇인지에 관한 정보를 수집하기 위하여 인터넷을 이용한 온라인 표적집단조사(on-line focus group interview)를 실행하기로 하였다.

3.1 마케팅조사 실행계획수립

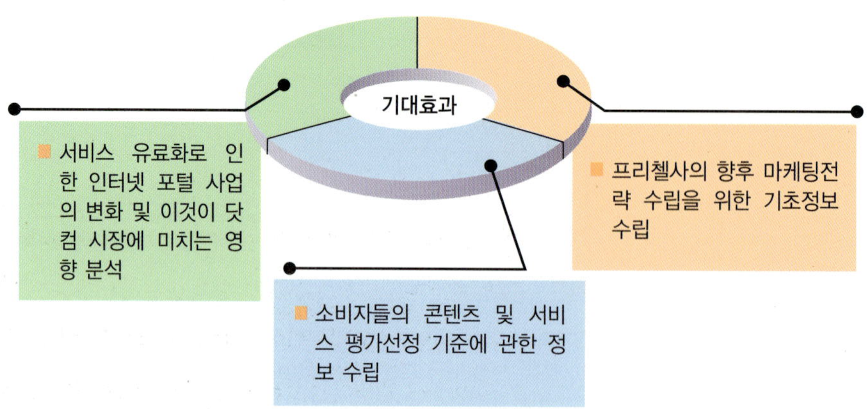

3.2 조사방법 및 조사기간 합의

- 설문내용에 관한 정보를 파악하기 위하여 온라인 표적집단면접(FGI)을 실시함
- 기존의 프리첼 회원들에게는 인터넷을 이용한 온라인 설문조사를 실시함
- 다른 경쟁 포털서비스를 이용하는 고객들에 대해서는 설문지를 이용한 면접조사를 실시함
- 전체 조사기간을 2개월로 합의함

4 자료수집방법선정

조사실행 주체인 e-마케팅연구소는 기존의 서비스 사용자들을 대상으로 온라인 표적집단면접을 실행하였다. 이 면접에는 기존의 프리첼사의 서비스 사용자 5명과 다른 포털의 서비스 사용자 4명이 참석하였다. 조사팀장인 e-마케팅연구소의 양 박사는 주로 이용하는 서비스 유형과 이용횟수, 그리고 향후 서비스를 유료화할 경우의 반응 등에 대하여 차례로 질문하고 이에 대해 자유롭게 의사를 표현하도록 하였다. 조사팀은 이들의 대화내용을 기록하고, 각자의 컴퓨터에 부착된 디지털캠코더를 이용하여 면접과정을 녹화하였다. 프리첼사의 김 실장은 컴퓨터를 이용한 표적집단면접 진행과정을 살펴보았다.

두 번에 걸친 온라인 표적집단면접법을 통하여 서비스 유료화에 영향을 미치는 중요한 요인으로 다음과 같은 사실들을 알게 되었다.

- 오락성과 즐거움을 줄 수 있는 서비스가 얼마나 다양한가와 차별화된 서비스의 필요성
- 대금결제시스템의 보안에 대한 우려, 즉 결제 보안성
- 서비스를 이용하는 고객이 정보이용에 따른 비용을 충분히 지불할 능력이 있는 사람들인가 아니면 경제적 능력이 없는 청소년 층인가와 같은 주요 고객들의 경제적 능력에 대한 정보

조사팀은 표적집단조사 결과를 바탕으로 조사를 위한 설문지의 초안을 작성하고, 이에 대해 조사의뢰자인 김

4 자료수집방법선정

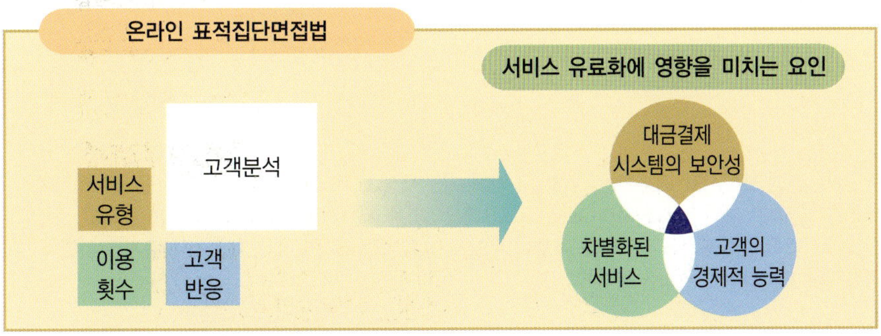

1차자료수집 – 설문지를 이용한 조사

- 인터넷을 이용한 온라인 설문조사
- 설문지를 이용한 면접조사
- 추가 설문내용 : 고객이 필요로 하는 정보 유형, 커뮤니티 활성화 방안, 경쟁 포털서비스 이용자들의 서비스 이용 유형

실장과 상의하였다. 설문지의 내용과 질문형식을 검토한 김 실장은 구체적으로 고객들이 필요로 하는 정보가 무엇인지, 커뮤니티 활성화를 위해서 어떠한 것들이 필요한지, 또한 다른 경쟁 포털사이트를 이용하는 고객들은 어떠한 서비스를 주로 사용하는지에 관한 문항을 설문지에 추가하도록 요청하였다.

5 표본선정

설문지를 수정한 후 조사의뢰자와 조사팀은 프리첼사의 고객과 D사나 Y사와 같은 다른 경쟁 포털사이트들을 이용하는 사람들을 모집단으로 하고 조사를 위한 구체적인 표본추출방법에 대하여 논의하였다. 표본선정은, 첫째로 자사의 회원들을 일반회원과 특별회원으로 구분한 다음, 회원이 이용하는 정보의 종류와 경제적 능력을 판단할 수 있도록 표본을 선택하였다. 표본추출방법은 비교적 간단한 비확률표본추출방법 중에서 할당표본추출법을 사용하기로 하였다.

할당표본추출법은 전체회원 중 일반회원과 특별회원의 비율이 7:3 정도이기 때문에 면접의 대상이 되는 표본을 추출하는 데 있어서도 이와 같은 비율을 적용하여 표본을 추출하는 방법이다. 또한 회원별로 구분된 표본은 미성년자와 성인으로 세분화가 필요하다고 생각하여 다시 할당추출법을 사용해서, 미성년자와 성인의 비율이 5:5가 되도록 표본의 크기를 할당하였다. 또한 비용을 고려하되 신뢰할 수 있는 정보를 획득하기 위해서 표본은 1,000명 정도로 결정하였다. 따라서 총표본 1,000명을 700명의 일반회원과 300명의 특별회원으로 정하고, 다시 각 회원별로 연령에 따라 표본을 할당하고, 정해진 그룹 내에서는 단순무작위법으로 표본을 추출하였다. 이 같은 방식으로 하여 최종적으로 할당된 표본은 아래와 같다.

5 표본의 선정

프리첼사의 서비스 이용회원에 대한 표본할당

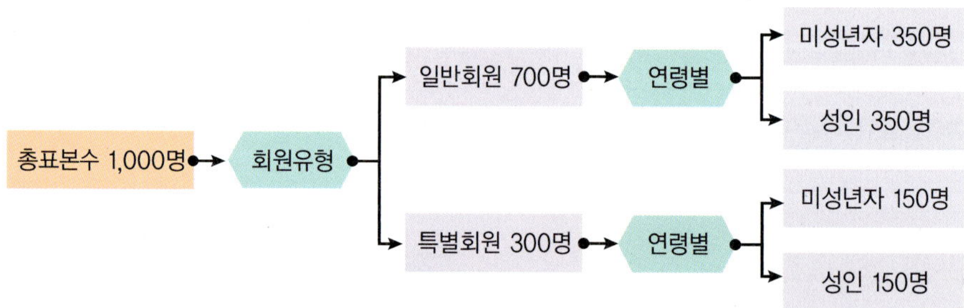

둘째로, 다른 경쟁 포털사를 이용하는 사람들에 대해서는 직접 오프라인상에서 면접조사를 실시하기로 결정하였다. 그러나 시간적인 제약으로 인하여 표본조사의 대상지역을 서울시로 제한하고 명동과 여의도, 종로, 용산, 잠실의 5곳에서 각각 100명씩을 무작위로 추출하여 모두 500명을 대상으로 조사를 실시하기로 하였다. 따라서 면접조사를 위한 표본할당표는 다음과 같다.

경쟁 포털사이트를 이용하는 사람들에 대한 표본할당

조사대상지역	표본의 수
명동	100명
여의도	100명
종로	100명
용산	100명
잠실	100명

6 자료수집

조사팀은 프리첼사의 서비스를 이용하는 회원들을 대상으로 2주 동안 인터넷을 이용해서 온라인 서베이조사를 실시하였다. 또한 기타 다른 경쟁사 사이트의 이용자들을 대상으로 하는 면접조사를 실시하기에 앞서서, 면접을 통한 자료수집과정에서 발생할 수 있는 제반 문제들의 발생을 예방하기 위해서 면접원들을 교육하였다.

각 지역별로 면접원들이 할당 배치되어 일반인들을 상대로 하는 면접조사가 진행되었고, 면접조사가 끝난 뒤에는 응답자들에게 사은품을 주었다. 면접조사 후에 조사팀은 면접자 기입란을 검토하면서 응답자들이 얼마나 성실하게 면접설문에 응하였는지에 대한 검증작업을 통해서 불성실하게 답변을 한 응답자의 설문지를 분석에서 제외시켰다.

7 자료분석

조사팀은 코딩과 펀칭작업을 통해서 정리된 자료를 EXCEL 파일로 정리한 다음, 컴퓨터 통계 패키지인 SPSS를 사용해서 분석하였다. 기초적인 분석 결과는 약 이틀 후에 나올 예정이며, 이 분석 결과의 내용을 검토한 후 프리첼사의 김 실장과 모임을 갖기로 하였다. 모임의 목적은 분석 결과를 바탕으로 프리첼사의 마케팅전략을 도출하는 것이었다.

6 자료수집 및 분석

자료수집

- 프리첼 이용자 : 인터넷을 이용한 온라인 조사
- 기타 경쟁사이트 이용자 : 면접조사

자료분석

- 코딩 및 펀칭
- SPSS나 SAS 등과 같은 통계 패키지를 이용하여 분석함

8 결과해석 및 전략도출

모임을 가진 다음 며칠이 지난 후, 김 실장은 e-마케팅연구소의 양 박사로부터 수집된 자료에 대한 분석이 끝났으며 조사와 분석결과를 설명하기 위하여 오후에 방문한다는 통보를 받았다.

최종 결과 보고서에서 양 박사는 서비스 유료화는 프리첼사를 비롯한 모든 닷컴 기업들이 살아남기 위해서 반드시 필요한 것이라고 설명하였다. 즉, 닷컴 기업들의 버블이 붕괴된 이후 지금까지 허리띠를 졸라매며 어렵게 견뎌왔다 하더라도 지속적으로 영업흑자를 내지 못한다면 단순한 생명 연장에 불과하다는 것이다. 따라서 가능한 한 빠른 시일 내에 제대로 된 수익모델이나 유료화 모델을 만들어 기업의 수익성을 증명하지 못할 경우, 닷컴 기업은 도산하거나 합병당하는 운명에 처할 것이라고 예상하였다. 또한 인터넷 포털 업체의 주요 수익 원천은 광고였으나 경쟁이 치열해지면서 점차 수익이 줄어들고 있는 실정이고, 이에 반하여 고품질의 보다 나은 서비스를 요구하는 고객들은 점차적으로 증가하고 있는 추세이다. 따라서 프리첼사는 이들을 대상으로 제공하는 정보의 질을 높이고, 이를 위해서 서비스의 유료화가 반드시 이루어져야 한다는 결론을 내렸다. 끝으로 서비스 유료화를 했을 경우에 궁극적으로 얻게 되는 예상 수익을 구체적인 수치로 제시하고, 구체적인 유료화 방안에 대하여 설명하였다.

e-마케팅연구소의 양 박사는 인터넷은 상호 커뮤니케이션을 통한 정보획득 비용이 매우 저렴한 것이 가장 큰 특징이므로, 무료 콘텐츠에 익숙한 사용자들을 유료서비스로 전환하기 위해서는 정보의 흐름에 대한 의존도가 높은 분야부터 유료화를 추진하는 것이 바람직하다는 의견을 제안하였다. 또한 콘텐츠 유료화의 성공 여부를 측정하기 위한 가장 간단하고도 효과적인 방법은 직접 소비자의 입장에서 생각해 보는 것으로서, 도출된 수익모델이나 아이디어가 있을 때 사업자가 역으로 소비자의 입장이 되어 서비스를 이용하는 대가로 기꺼이 돈을 지불할 용의가 있는지를 냉정하게 판단해야 하며, 이러한 유료 콘텐츠 제공을 통하여 다른 경쟁자들이 쉽게 모방할 수 없을 정도의 경쟁력과 진입장벽을 어떻게 형성할 것인가에 대한 의견과 정보를 제공하였다.

또한 유료화에 따른 이탈고객의 방지와 기타 다른 포털 사용자의 유인전략에 대하여 설명하였다. 우선 콘텐츠의 유료화를 단계적으로 실시함으로써 이탈고객을 최소한으로 줄이고, 일반정보나 메일 서비스를 무료로 제공하여 고객을 유지하고 특정한 서비스만 유료화하는 전략을 제시하였다. 이렇게 함으로써, 기존의 회원들을 그대로 유지하면서도 점진적으로 유료화 정도와 분야를 넓힐 수 있다고 설명하였다. 특히 서비스를 받는 이용자의 인구분포와 유료화에 따른 가격탄력성에 대한 정보를 제공함으로써 의사결정에 따른 부담을 줄일 수 있다고 요약하였다.

프리첼사의 김 실장은 이번의 조사가 서비스의 유료화전략에 크게 도움이 될 것이라고 판단하여, e-마케팅연구소의 양 박사에게 임원회의에서 발표하기 전까지 마케팅팀과 협의하면서 구체적인 세부전략을 보강하도록 요청하였다.

2일 후 e-마케팅연구소의 연구원들과 프리첼사의 마케팅팀원들은 약 5시간에 걸친 토의를 통하여 조사팀이 제안한 서비스의 유료화 방안과 새로운 수익모델 그리고 고객 이탈방지를 위한 마케팅전략을 수정하고, 구체적인 발표방향에 대하여 논의하여 최종 발표안을 만들었다.

마케팅팀의 김 실장은 모든 준비를 마치고 임원회의에서 조사결과에 대하여 발표를 하였다. 이 회의에서 임원들은 조사결과에 대하여 매우 긍정적인 반응을 보였으며, 진 사장은 각 부서 책임자들에게 마케팅팀에서 제안한 마케팅전략을 효과적으로 실행할 수 있는 구체적인 방안을 모색하고 단계적인 실행계획을 수립하라고 지시하였다.

7 결과해석 및 전략도출

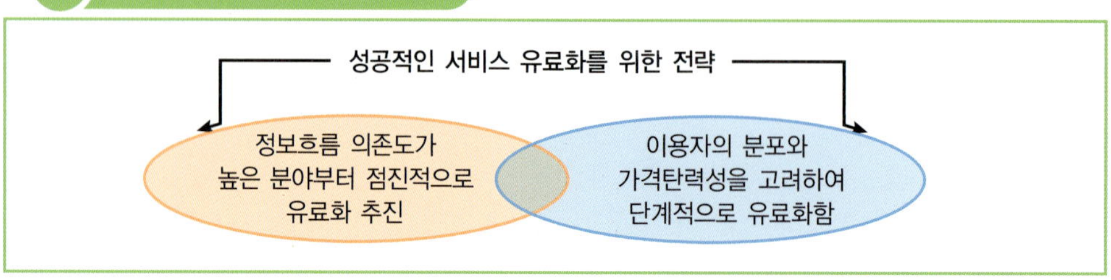

2.1 문제의 발생과 인식

대부분의 마케팅조사는 문제의 발생과 이에 대한 인식으로부터 시작된다. 기업에서는 신제품 개발, 시장점유율 하락, 매출액 감소, 경쟁업체 진출 등과 같이 마케팅의사결정의 대상이 되는 문제가 수시로 발생한다. 이러한 경우 의사결정자는 문제의 발생 원인을 파악하고 그 해결방안에 관한 유용한 정보를 획득하기 위하여 마케팅조사를 결정하게 된다.

마케팅문제에 대한 이해를 바탕으로 조사문제를 명확하게 정의하는 일은 조사방향을 결정짓고 결과의 활용에 이르기까지 조사활동 전체에 상당한 영향을 미친다. 이 단계가 잘못되면 전체 조사활동이 무의미하게 되며, 심지어는 그릇된 정보를 제공함으로써 잘못된 의사결정을 내릴 수 있다. 그러므로 이 단계가 마케팅조사에서 가장 중요하다고 할 수 있다. 이 단계에서는 현재 기업이 처한 마케팅문제가 무엇이며 이를 무엇으로 해결하는 것이 바람직한가를 파악한다.

그림 11-9 | 문제의 발생과 마케팅조사 문제제기

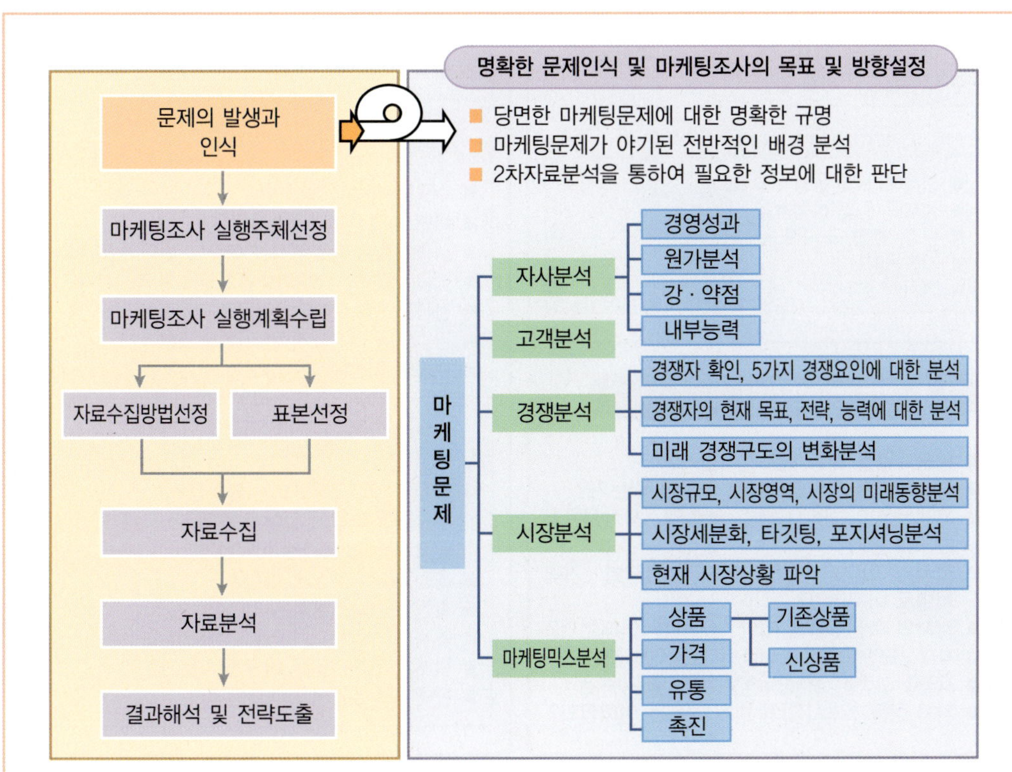

그림 11-10 | 문제발생 시 주로 거론되는 사항들(경영계획과 통제에 필요한 정보유형)

1 경영여건

Customer(소비자)

- 구매자는 어떤 사람인가(Who)?
- 그들은 어디에서 구입하는가(Where)?
- 그들은 어떻게 구입하는가(How)?
- 그들은 언제 구입하는가(When)?
- 그들은 어떠한 것을 구입하는가(What)?
- 그들은 얼마나 구입하는가(How much)?
- 그들의 구매하는 동기는 무엇인가(Why)?
- 이상의 구매행위나 특성이 미래에는 어떻게 변화할 것인가?
- 고객들은 어느 정도 만족하는가?
- 고객들이 어느 정도 유지되는가?

Company & Competitor(회사와 경쟁자)

- 제품계열별 시장점유율
- 고객유형별 매출액
- 판매지역별 매출액
- 고객별 · 거래처별 자사의 이미지 및 상품 이미지
- 경쟁자의 특성(마케팅 프로그램, 경쟁전략, 경쟁자의 자원)
- 마케팅능력, 생산능력, 재무능력, 기술능력
- 내부환경의 미래 동향

External Environment(외부환경)

- 경제여건 및 동향
- 정부규제 및 정책방향
- 환경, 안전, 소비자 관심
- 기술동향
- 정치적 분위기

2 경영성과의 측정

- 상품계열별 매출액은 어떠한가?
- 상품계열별 시장점유율은 얼마나 되는가?
- 고객유형별 · 판매지역별 매출액, 시장점유율은 어떠한가?
- 자사의 이미지, 상품이미지가 고객별 · 거래처별로 어떠한가?
- 자사의 촉진활동에 대한 인지도는 어떠한가?
- 자사 상표의 회상수준에 대한 인지도는 어느 정도인가?
- 지역별 · 고객별 · 소매상 유형별 거래비율은 어떠한가?
- 자사 상품가격(시장)의 변화 정도는 어떠한가?

3 마케팅의 4P

Product(상품)

- 어떤 상품특성 및 효용이 중요한가?
- 상품을 어떻게 차별화해야 하는가?
- 경쟁상품과 비교해서 어떻게 인식되고 있는가?
- 어떤 세분시장을 목표로 삼아야 할까?
- A/S, 품질보증은 얼마나 중요한가?
- 상품품목이나 계열을 변화시킬 필요가 있는가?
- 포장(디자인)은 얼마나 중요한가?
- 상품별 구매예측은 어떻게 하는가?
- 상품에 대한 시장테스트는 어떻게 하는가?

Place(유통)

- 당사 상품을 어떤 유형의 중간상이 취급하도록 할까?
- 자사 상품을 취급하는 거래처의 동기 및 태도는 어떠한가?
- 도매 및 소매를 지역별로 얼마나 깊숙이 침투해야 할까?
- 상품별 마진율은 얼마가 적당할까?
- 물적 유통체계는 어떻게 설계해야 할까?

Price(가격)

- 수요탄력성은 어떠한가?
- 어떤 가격정책이 적절한가?
- 상품계열별 가격조정은 어떻게 되어야 하나?
- 상품품목별 가격변화는 어느 정도가 적당한가?
- 경쟁자의 가격위협에 어떻게 대처해야 하는가?
- 가격이 구매자에게 얼마나 중요한가?
- 제품별 마진분석은 어떻게 하는가?

Promotion(촉진)

- 촉진예산의 적정규모는 얼마인가?
- 수요를 자극함에 있어서 판매촉진 · 광고 · 인적 판매의 효과는 어떠한가?
- 촉진믹스는 어떻게 할까?
- 촉진수단별 효율성은 어떠한가?
- 메시지 · 매체는 어떻게 선정해야 하는가?
- 판매지역의 선정은 어떻게 하는가?
- 판매자의 효율성은 어떠한가?

일반적으로 마케팅조사를 필요로 하는 분석대상으로는 자사, 고객, 경쟁, 시장, 마케팅 믹스분석 등이 있다. [그림 11-9]는 마케팅조사를 필요로 하는 마케팅의 4P와 고객 및 기업의 입장에서 야기되는 대표적인 마케팅 문제 유형을 나타내고 있다. 예를 들어, 의료신상품 출시를 통한 시장침투전략을 실행하기 위해서는 경쟁병원과 자사의 의료상품군별 시장점유율이 어떠한지, 고객 유형별 매출액이 어떻게 다른지 등을 파악해야 하므로 이에 대한 마케팅조사가 필요하다.

또한 문제발생의 단계에서는 기업이 처한 마케팅문제 자체뿐 아니라 문제가 발생하게 된 배경에 대해서도 철저히 파악할 필요가 있다. 왜냐하면 문제를 유발시킨 배경에 대하여 명확하게 알고 있을 때보다 효과적으로 문제해결의 실마리를 얻게 되고, 문제해결을 위한 방향을 정확하게 찾아낼 수 있기 때문이다. 문제발생과 인식 단계에서 주로 거론되는 사항들을 살펴보면 [그림 11-10]과 같다.

사례 11-5 시장에서의 문제인식과 대처방안

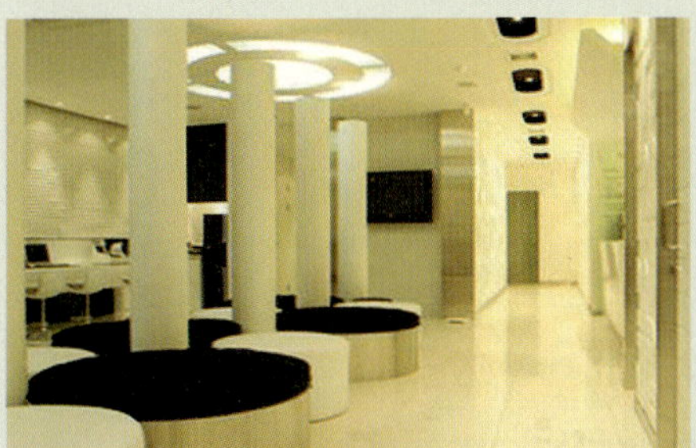

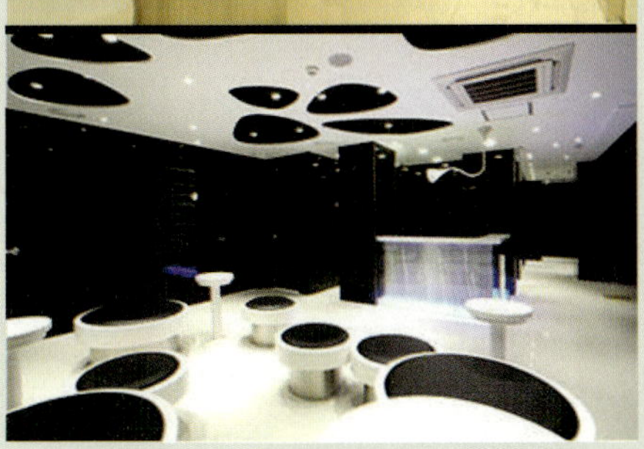

산부인과의원 증감

구분	2004년	2007년	2010년	2013년	증감	증감률%)
산부인과	1,913	1,737	1,568	1,397	−516	−27

출처 : 건강보험심사평가원

연도별 출생수 추이변화

구분	2004년	2007년	2010년	2013년	2014년
출생	472,761	493,189	470,171	436,455	435,300

출처 : 통계청

분만실 및 신생아실 추이

구분		2013년	2014년	2015년
분만실	병실수(개소)	1,554	1,538	1,485
	병상수(개소)	2,773	2,711	2,558
신생아실	병실수(개소)	908	906	857
	병상수(개소)	8,851	8,641	8,306

출처 : 통계청

앞으로 의료시장 개방이나 외국병원의 국내시장 진출, 그리고 민간의료보험 도입이 본격화되면 지금과 같은 소규모 병원으로는 경쟁력을 가질 수 없다고 인식하여 시작된 병 · 의원의 대형화 및 전문화 추세는 시간이 지날수록 심화되고 있다. 특히 다른 과에 비해 산부인과의 최근 추이를 살펴보면, 전반적인 출산율 감소로 경영난이 증가되고 있으며, 분만실 및 신생아실이 감소하고 있다. 이에 산부인과의원은 공동개원을 통해서 병원의 규모도 확장하고 전문병원화를 추구하고 있는 추세이다.

대형병원에 맞서서 의원급 병원의 새로운 대안으로 부각된 집단개원 또는 공동개원으로 인한 규모의 확대와 여성질병 전체를 전문적으로 치료하는 병원을 표방하는 여성전문병원에 대한 관심이 점차 높아지고 있다. 이들 여성전문병원들은 동네 의원들에서 진료하기에는 부담이 되고, 반면에 종합병원에서는 다루지 않아도 될 진료 분야를 집중적으로 진료하는 이른바 틈새시장을 공략하는 전략을 실천하고 있다. 메디프렌드 경영컨설팅팀에서 조사한 바에 따르면 200명의 여성들을 대상으로 산부인과 의료기관에 대한 선호성향을 조사한 결과, 젊은 연령층일수록 전문병원에 대한 선호도가 높은 것으로 나타남으로써 향후 산부인과를 중심으로 하는 여성전문병원이 상대적으로 고객유치에 유리할 것으로 예견되고 있다.

의료시장의 흐름에 견주어 보았을 때, 소규모 병 · 의원들은 각 분야의 전문화를 통해 진료의 질 향상이 치열한 경쟁에서 살아남기 위한 최선의 전략이 아닌가 한다. 그러나 산부인과의 대형화와 전문화를 위해서는 산부인과 환자들의 특성과 니즈의 변화 등을 정확히 이해할 필요가 있으며, 또한 병원이 위치할 주변지역의 여성 인구분포 및 인구통계적 특성을 정확하게 파악하여 이를 바탕으로 병원의 규모와 진료범위 등을 결정해야 한다. 전반적으로 산부인과 환자는 점차 감소하는 추세이므로 출산으로 인한 수요보다는 부인과적 의료수요의 증가가 예상된다. 즉, 미혼들의 건강검진 및 진료, 그리고 갱년기 건강검진 및 진료에 대한 의료수요가 특히 확대될 전망이다. 또한 결혼한 여성뿐만 아니라 미혼여성도 아이를 낳는데 이상이 없는지, 건강한 아이를 낳을 수 있는지, 탯줄은행을 이용하는 것이 좋은지에 대하여 관심이 높아지고, 결혼 전에 미리 건강검진을 받는 수요가 점차 확대됨에 따라 이들을 유치하여 지속적인 평생고객으로 유지하고자 하는 마케팅전략이 필요하다.

2.2 조사의 실행주체 선정

일단 조사하기로 결정하였다면 누가 조사를 실행할 것인가, 즉 실행주체를 선정하여야 한다. 조사 문제의 성격과 기업의 여건에 따라 기업 내부의 마케팅 부서나 외부 전문조사업체들 중에서 조사를 실시하기에 가장 적합한 실행주체를 선택한다. 일반적으로 기업 내부 부서는 해당 산업분야에 대하여 전문적인 지식과 경험을 가지고 있다는 장점이 있고, 반면에 전문조사업체는 마케팅조사에 필요한 조사나 분석방법에 대하여 세부적인 전문지식을 가지고 있다는 장점이 있다. 대부분의 경우 기업은 조사의 전문성이나 객관성을 고려하여 전문조사업체를 선택하여 조사를 의뢰한다.

가장 적합한 조사업체를 선정하기 위해서, 기업의 조사담당자는 다수의 전문조사업체들로부터 연구제안서(research proposal)를 제출받아 조사의 목적, 조사에 필요한 시간과 비용, 조사업체의 규모나 경험 등을 기준으로 심사하여 최종적으로 조사업체를 선정한다.

성공적인 마케팅조사를 위하여 조사를 의뢰한 마케팅담당자와 조사를 의뢰받은 조사담당자가 하지 말아야 할 몇 가지 금기사항들을 정리하면 [그림 11-11]과 같다. 우선 마케팅담당자는 조사의 명확한 목적을 감추거나, 발생될 수 있는 문제점을 알면서도 조사담당자에게

그림 11-11 | 마케팅담당자와 조사담당자의 금기사항

마케팅담당자와 조사담당자의 금기사항

- 조사에 대한 명확한 목적을 감추는 행위
- 발생될 수 있는 문제점을 알면서도 조사담당자에게 알리지 않는 행위
- 조사의 내용과 상호협의하여 작성된 설문지를 계속 수정하는 행위
- 실사의 시작을 지연시키면서 보고서의 제출기일 엄수를 강력하게 요구하는 행위
- 보고서에 필요 이상의 가능한 많은 표들을 작성해줄 것을 강요하는 행위
- 조사비 지불을 지체하는 행위

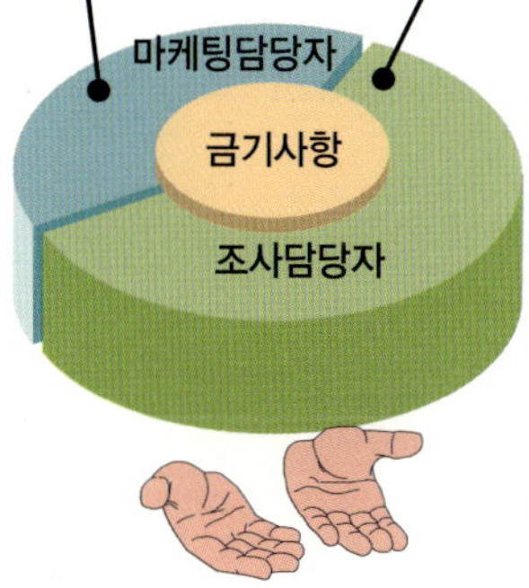

- 자신이 잘 아는 조사방법을 이용하기 위해 조사의 목적을 임의로 수정하는 행위
- 마케팅담당자가 요구한 수정사항을 제대로 반영하지 않는 행위
- 정상적으로 조사가 진행되지 않음에도 불구하고 이를 감추는 행위
- 보고서제출이 지체될 경우 마케팅관리자와의 접촉을 의도적으로 피하는 행위
- 약간의 내용수정으로 높은 조사비를 요구하는 행위
- 최종보고서 제출 전에 계산서를 먼저 보내는 행위

자료 : Micheal Harchin, "How Clients And Marketing Research Firms Should Not Work Together", *Marketing Today*, Vol.23, No.1, 1985.

알리지 않는 행위를 금하여야 한다. 또한 조사의 기본적인 내용을 계속 수정하고 서로 협의하여 한 번 작성한 설문지를 계속 수정하면서 실사를 지연시키고, 보고서의 제출기일을 엄격하게 지켜줄 것을 강력하게 요구하는 행위는 하지 말아야 한다. 또한 보고서에서 최대한 많은 표들을 작성해 줄 것을 강요하고, 보고서를 제공받고도 조사비 지불을 지체하는 행위를 금하여야 한다.

반면에 조사담당자는 자신이 잘 아는 조사방법을 이용하기 위해 조사의 목적을 임의로 수정하거나 마케팅담당자가 요구한 수정사항을 제대로 반영하지 않는 행위는 피하여야 한다. 또한 정상적으로 조사가 진행되지 않음에도 불구하고 이를 감추거나 보고서제출이 지체될 때 마케팅관리자와의 접촉을 의도적으로 피하는 행위는 금하여야 한다. 이외에도 마케팅담당자가 요구할 경우 약간의 내용만을 수정하고 높은 조사비를 청구하거나 최종보고서 제출 전에 계산서를 먼저 보내는 행위는 금하는 것이 좋다.

2.3 마케팅조사 실행계획수립

조사업체가 선정되면 조사 의뢰자와 조사업체는 서로 협의하여 조사의 목적과 조사내용의 범위, 조사방법 그리고 조사일정 등을 포함하여 전반적인 조사계획을 수립한다. 이때 조사실행의 주체는 기업에서 제공한 조사 의뢰서와 과거 진행한 연구보고서를 비롯하여 이와 관련된 2차자료들을 토대로 다음과 같은 순서에 따라서 조사계획을 수립한다.

그림 11-12 | 마케팅조사 실행계획수립

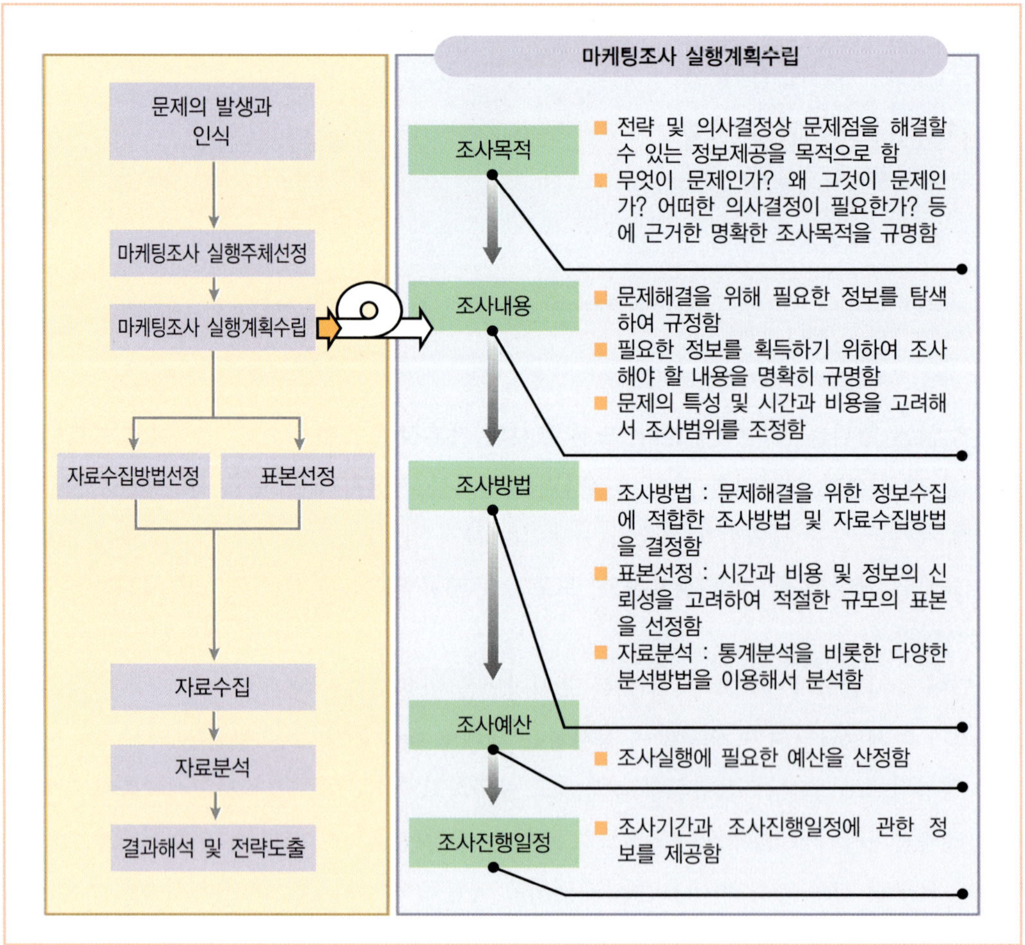

2.4 자료수집방법 선정

조사결과는 수집된 자료의 품질에 따라 달라진다. "쓰레기가 들어가면 쓰레기가 나온다(Garbage in, garbage out)"는 말과 같이 품질이 좋지 않은 자료를 분석하여 얻은 정보는 좋은 정보가 못 된다. 또한 이를 이용하여 의사결정을 한다면 결코 좋은 결과를 기대하기 어렵다. 따라서 정확한 정보를 얻기 위해서는 신뢰할 수 있고 좋은 질의 자료를 수집하는 것이 무엇보다도 중요하다. 좋은 질의 자료를 수집하기 위해서는 현재 가용한 자료를 어떻게 찾아야 하는지, 그리고 만일 현재 가용한 자료 외에 새로운 자료가 필요한 경우 이를 어떻게 얻을 수 있는지 등과 같은 전반적인 자료획득 방법에 대하여 명확하게 이해할 필요가 있다.

그림 11-13 | 자료수집방법의 선정

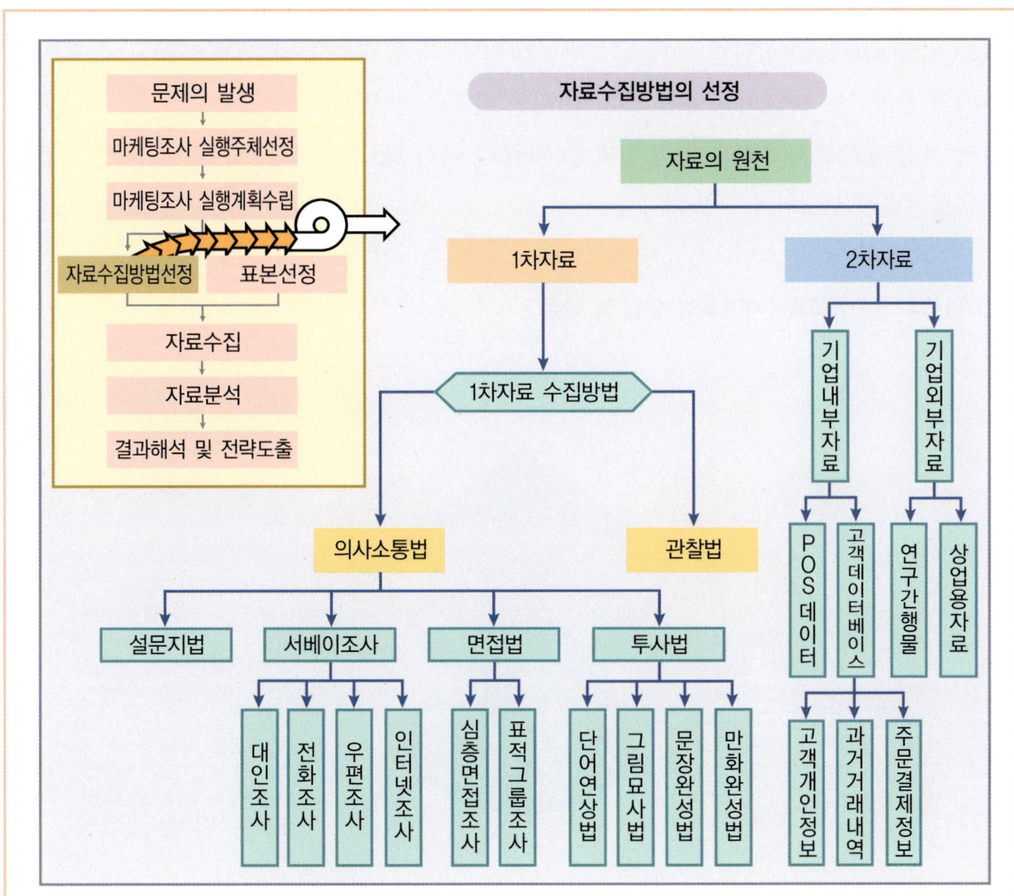

일반적으로 자료는 그 원천에 따라 1차자료(primary data)와 2차자료(secondary data)의 두 가지 유형으로 구분된다. 2차자료란 현재 의사결정에 활용할 목적으로 조사된 것이 아니라 과거에 다른 목적으로 조사되어 수집된 자료로서 현재의 의사결정에도 어느 정도 사용 가능한 자료를 말한다. 반면에, 1차자료란 기존의 2차자료로부터는 얻을 수 없었으나, 현재의 의사결정에 꼭 필요하다고 판단되어 조사자가 직접 조사하여 수집한 자료를 말한다.

따라서 1차자료는 의사결정과 직접적으로 연관되기 때문에 그 분석 결과를 직접 활용할 수 있다. 1차자료는 2차자료에 비하여 많은 시간과 노력 그리고 비용을 필요로 하기 때문에 가용한 2차자료를 확인한 후에 부족한 부분에 대해서만 1차자료를 수집하는 것이 바람직하다.

1차자료의 주요한 원천으로는 응답자, 실험, 사례연구, 시뮬레이션 등이 있다. 대표적인 1차자료의 수집방법으로는 응답자와의 커뮤니케이션을 통하여 자료를 수집하는 의사소통법(communication method)과 어떤 현상 및 사건에 대해서 제3자의 입장에서 관찰하는 관찰법(observation method)이 있다. 이들은 다시 조사목적의 공개 여부와 체계화 정도 등에 따라 세부적인 기법으로 다양하게 구분된다. 이러한 자료수집방법들은 특징과 장 · 단점이 있다. 따라서 조사자는 조사목적과 얻고자 하는 자료의 특성 및 가용시간과 예산에 따라 적합한 자료수집방법을 선택하여 사용해야 한다.

그림 11-14 | 1차자료와 2차자료의 장점 및 단점

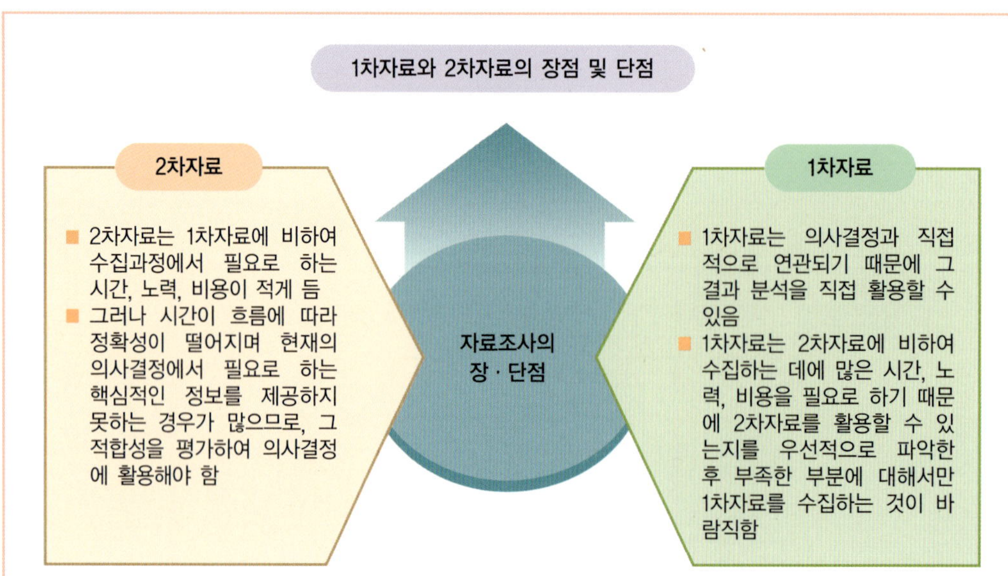

2.5 표본선정

표본선정이란 조사대상을 선정하는 것으로서 의사결정에 필요한 정보를 제공해 줄 수 있는 대상을 선정하는 것이다. 따라서 표본은 전체 모집단을 대표할 수 있도록 선정되어야 한다. 즉, 표본으로부터 얻은 정보는 전체 모집단의 정보를 대변할 수 있어야 한다. 예를 들어, 고가의 새로운 맥주 브랜드를 개발하고자 하는 경우, 대학생만을 대상으로 조사를 실시한다면 이들로부터 획득한 정보는 의사결정에 적합한 정보가 되지 못한다. 따라서 조사자는 필요한 정보의 성격과 표본이 가지는 특성 등을 종합적으로 감안하여 가장 적절한 표본을 선정할 수 있도록 하여야 한다. 전반적인 표본선정 과정과 방법을 살펴보면 [그림 11-15]와 같다.

모집단에 대한 규정과 표본프레임이 선정되면, 조사자는 구체적인 표본추출방법을 결정하여야 한다. 표본추출방법을 크게 나누어 보면 확률표본추출방법(probability sampling)과

그림 11-15 | 표본선정

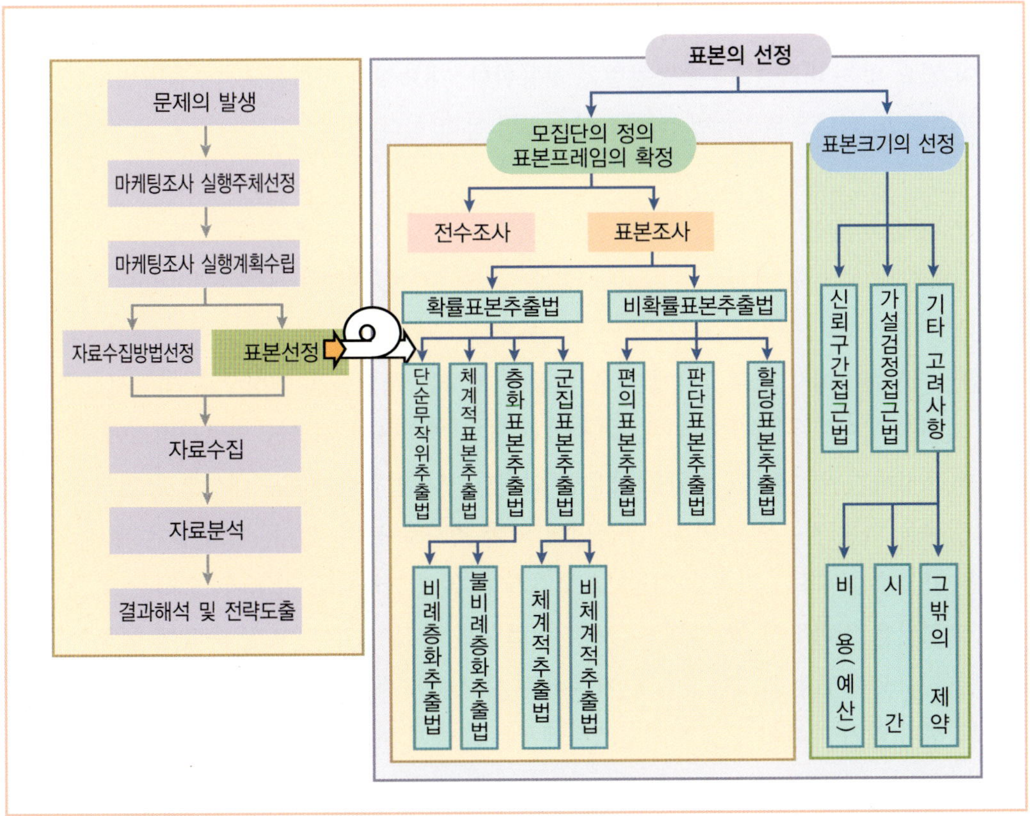

비확률표본추출방법(non-probability sampling)이 있다. 이 중에 일반적인 조사에서 가장 자주 쓰이고 있는 비확률표본추출방법에 대하여 보다 구체적으로 살펴보면 다음과 같다.

(1) 비확률표본추출방법

비확률표본추출방법은 모집단 내의 각 구성요소가 표본으로 선택될 확률을 알 수 없기 때문에 이들로부터 수집된 자료가 모집단을 어느 정도 잘 대표하는지에 대한 정확한 추정이 어렵다. 이러한 비확률표본추출방법은 조사대상이 되는 모집단의 규모가 매우 크거나 표본프레임을 입수하기가 쉽지 않은 상업적 조사에서 흔히 사용된다.

예를 들어, 서울특별시 주민들의 소비성향을 조사하기 위하여 확률표본추출방법을 이용하여 2,000명의 표본을 추출하고자 한다면, 1,000만 명이 넘는 서울특별시 주민들의 명단(성명, 주민등록번호, 주소 등의 정보가 필요)을 입수해야 한다. 그러나 이러한 자료를 입수한다는 것은 가능하지도 않을 뿐더러 2,000명 정도의 표본을 추출하기 위하여 필요한 기초자료를 수집하는 데에 투입해야 할 시간과 비용을 고려할 때 매우 비효율적이다. 따라서 많은 수의 일반 소비자들을 대상으로 하는 대부분의 상업적 마케팅조사에서는 정확한 표본프레임이 필요 없는 비확률표본추출방법을 사용한다. 대표적인 비확률표본추출방법으로는 편의표본추출법, 판단표본추출법, 할당표본추출법 등이 있다.

1) 편의표본추출법

편의표본추출법(convenience sampling)은 가장 간단한 형태의 표본추출방법으로서 임의로 선정한 지역과 시간대에 조사자가 임의로 원하는 사람들을 표본으로 선택하는 방법이다. 예를 들면, TV뉴스에서 오후 7시에 서울 명동을 지나는 행인들을 대상으로 의료시장개방에 대한 의견을 물어보는 경우가 이에 해당된다. 또한 병원에서 제공한 의료서비스에 대한 만족도를 조사하기 위하여 그 병원을 방문한 외래환자나 입원환자들을 대상으로 임의로 선정하여 질문을 하는 경우도 편의표본추출법에 의한 조사로 볼 수 있다. 이와 같은 편의표본추출법은 표본추출비용이 거의 들지 않고 절차가 매우 간단하다는 장점이 있으나, 추출된 표본이 모집단을 정확하게 대표한다고 보기 어렵다는 단점이 있다. 또한 응답에 협조하는 대상들만을 조사하게 됨으로써 응답을 거부하는 사람들의 특성이 전혀 반영되지 못한다는 문제점도 적지 않기 때문에 실제 마케팅조사에서는 드물게 사용되는 방법이다.

그림 11-16 | 편의표본추출법

가장 간단한 형태의 표본추출방법으로서 임의로 선정한 지역과 시간대에서 **조사자의 편의에 따라 표본을 선택하는 방법**

- 조사담당자가 임의로 정한 시간과 장소에서 표본 대상을 선정하는 방법

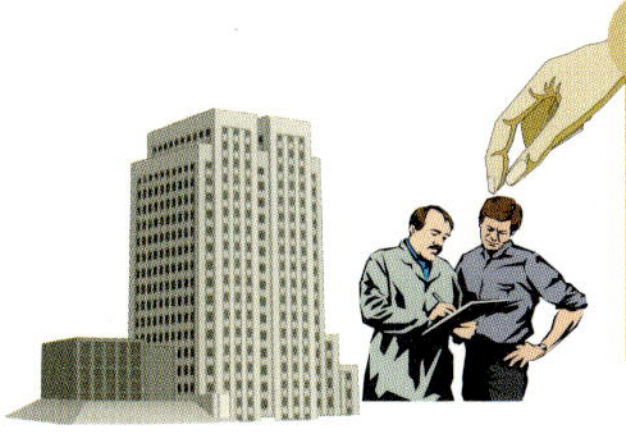

표본추출 의료시장개방에 대한 의견조사

– 연구자가 20××년 ×월 ×일 오후 7시에 서울 명동을 지나가는 행인들 중 몇 명을 임의로 정하여 인터뷰를 실시함

2) 판단표본추출법

판단표본추출법(purposive sampling)은 조사문제를 잘 알고 있거나 모집단의 의견을 효과적으로 반영할 수 있을 것으로 판단되는 특정 집단을 표본으로 선정하여 조사하는 방법이다. 예를 들어, 맞춤형 방사선 치료기인 토모세라피(Tomotheraphy)를 이용해서 암세포를 치료하는 경우, 실제로 토모세라피를 경험해본 사람들이 많지 않기 때문에, 이를 경험하지 못한 사람들을 대상으로 토모세라피를 이용한 암세포치료 경험에 대하여 의미 있는 정보를 수집하는 데에는 한계가 있다. 따라서 이처럼 새로운 장비나 신기술을 적용한 의료서비스에 대하여 조사하기 위해서는 의료 전문가들이나 이를 이용해본 경험이 있는 환자들만을 대상으로 조사해야 보다 정확한 정보를 얻을 수 있다. 물론 이러한 판단표본추출방법은 모집단의 특성을 정확하게 대표하지 못할 수 있다는 문제점은 있으나, 적은 비용으로 의미 있는 자료를 수집할 수 있다는 장점이 있기 때문에 표적집단면접법과 함께 본 조사를 하기 전에 실시하는 사전조사에서 많이 활용되고 있다.

판단표본추출법을 효과적으로 활용하기 위해서, 조사자는 조사문제에 대하여 전문적인 지식을 가지고 있는 표본을 정확하게 찾아낼 수 있어야 한다. 만일 조사자가 조사에 필요한 표본을 충분하게 확보하지 못했을 경우에는, 먼저 접촉한 대상자들에게 자신들과 유사한 지식을 가진 다른 대상자들을 소개해 줄 것을 부탁함으로써 연속적으로 새로운 표본을 찾아내기도 하는데, 이러한 판단표본추출법을 스노우볼 표본추출법(snowball sampling)이라 한다.

그림 11-17 | 판단표본추출법

조사 문제를 잘 알고 있거나 모집단의 의견을 효과적으로 반영할 수 있을 것으로 판단되는 **특정 집단을 표본으로 선정하여 조사하는 방법**

■ 조사문제에 대하여 전문적인 지식을 가진 표본을 조사담당자가 임의로 선정하는 방법

맞춤형 방사선 치료기인 토모세라피 (Tomotheraphy)에 관한 정보수집

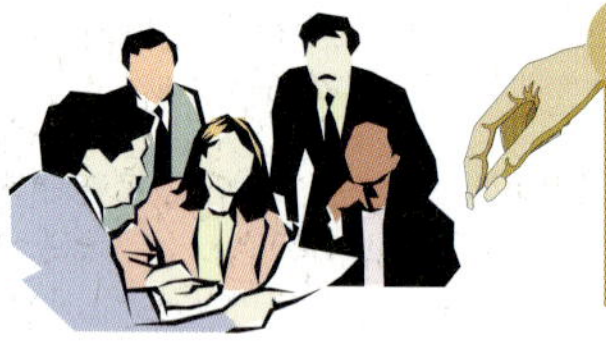

표본추출

- 토모세라피(Tomotheraphy)를 사용해서 치료를 해본 경험이 있는 사람들만을 대상으로 표본을 추출함

3) 할당표본추출법

할당표본추출법(quota sampling)은 미리 정해진 분류기준에 의해 전체 표본을 몇 개의 집단으로 나누고 각 집단별로 필요한 대상을 추출하는 방법으로, 상업적 마케팅조사에서 가장 널리 이용되는 표본추출방법이다. 즉, 어느 한 부분으로 편중되지 않고 모집단의 특성을 적절하게 반영할 수 있도록 모집단의 특성에 비례하여 표본을 추출하는 방법이다.

일반적으로 상업적 마케팅조사에서 설문면접대상자를 선정할 경우 조사자는 흔히 나이, 성별 또는 소득에 따라 적당하게 표본을 할당하여 조사하는 할당표본추출법을 많이 사용한다. 예를 들어, 자사 병원의 의료상품에 대한 만족도조사에서 전체 구매고객의 30%가 50대의 연령층이라면 조사자는 전체표본 중 30%를 50대의 연령층에 할당하는 식으로 표본을 추출하는 방법을 말한다.

이러한 할당표본추출법이 상업적 마케팅조사에서 널리 활용되는 이유는 할당표본추출이 비확률표본추출방법에 속하나, 조사자가 집단분류기준을 효과적으로 선정하여 이를 잘 반영한다면 모집단의 특성을 충분히 반영할 수 있는 표본을 선정할 수 있다는 장점이 있기 때문이다. 즉, 편의표본추출법이나 판단표본추출법과는 달리 할당표본추출법은 모집단 내에서 서로 상이한 특성을 가진 대상들을 표본에 포함시킴으로써 표본의 모집단 대표성을 어느 정도 확보할 수 있다. 그러나 이를 위해서 조사자는 사전에 모집단의 특성에 대하여 충분히 파악하여야 효과적인 할당기준을 마련할 수 있다. 그러나 조사자가 이 과정에 대한 통제를 소홀히 한다면 할당표본추출법은 편의추출방법과 큰 차이가 없게 되어, 추출된 표본이 모집단을 효과적으로 대표하지 못할 수 있다.

그림 11-18 | **할당표본추출법**

- 추출된 표본이 인구통계적 특성과 같은 모집단의 특성에 비추어 볼 때 어느 한 부분으로 편중되지 않도록 모집단의 특성에 비례하여 표본을 추출하는 방법
- 특성에 따라 세분된 각 집단 내에서의 표본선정은 조사자의 주관적 판단 혹은 편의표본추출법에 의하여 이루어짐
- 상업적 마케팅조사에서 가장 널리 활용되는 표본추출방법

연구주제

- K대학병원에 대한 이미지조사
  - 각 지역별 인구구성비율로 표본수를 할당함

  예) 총조사 인원은 2,000명으로 하고자 함

모집단

- K대학병원을 이용해 본 경험이 있거나 K대학병원을 아는 대한민국 국민

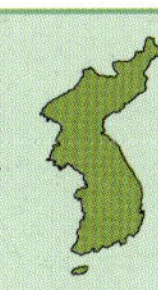

표본추출

2,000명의 표본을 대한민국 국민의 인구분포에 따라 지역별로 할당하여 표본을 추출함

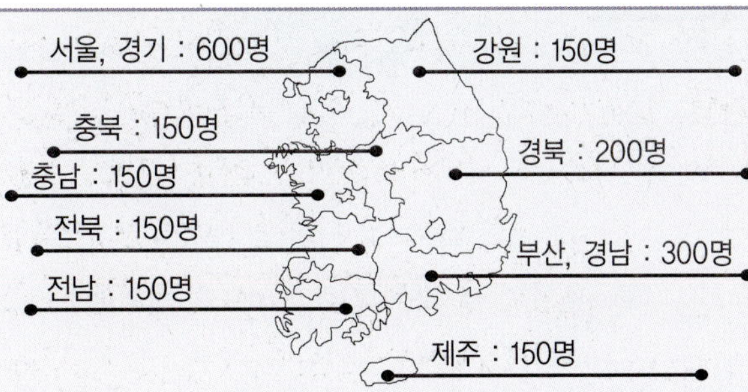

2.6 자료수집

표본의 크기와 대상이 정해지면 설문지나 전화 등을 이용하여 조사를 실시하고, 그 결과를 수집하는 자료수집과정을 거치게 된다. 이러한 자료수집과정에서 가장 많이 사용되는 방법으로 설문지를 사용하여 조사하는 '설문지법'이 있다.

설문지는 조사목적에 맞는 유용한 자료를 수집하기 위하여 가장 많이 사용되는 효과적인 수단이다. 설문지를 이용한 자료수집과정에서는 응답자가 설문에 답변하는 과정에서 발생할 수 있는 편의(bias)를 최소화하도록 설문지의 각 문항을 간결하고 명확하게 작성해야 하며, 모호한 언어의 사용은 가능한 한 피하도록 하여야 한다. 또한 설문문항의 척도와 측정방법에 따라 응답자로부터 얻을 수 있는 정보의 양과 질이 달라지기 때문에, 조사자는 조사의 목적과 내용에 적합한 척도를 사용하여 설문문항을 작성하고 설문지를 효과적으로 구성해야 보다 정확하고 다양한 정보를 얻을 수 있다.

그림 11-19 | 설문지 작성 시 고려사항

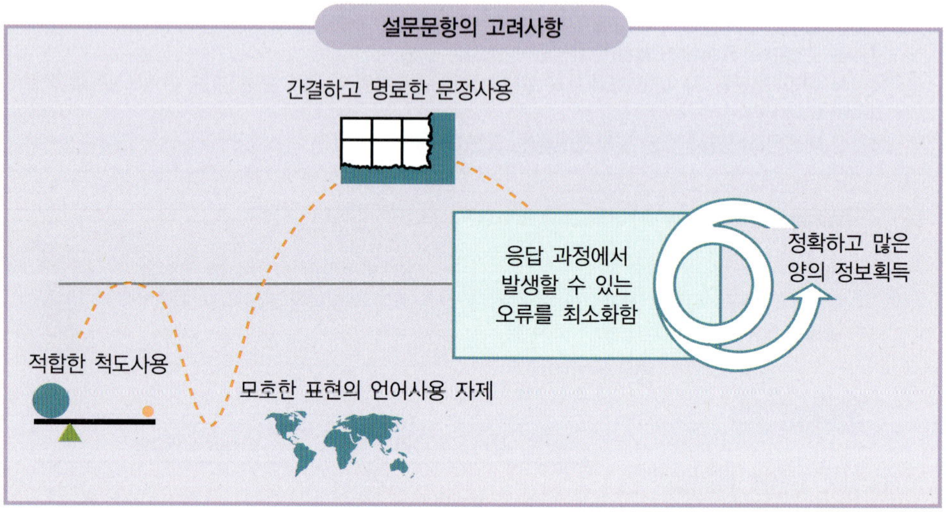

사례 11-6 설문지 작성 시 선택대안의 순서에 따른 효과

미국에서의 이혼이 지금보다 쉬워져야 합니까? 아니면 어려워져야 합니까? 또는 지금 그대로가 좋습니까?

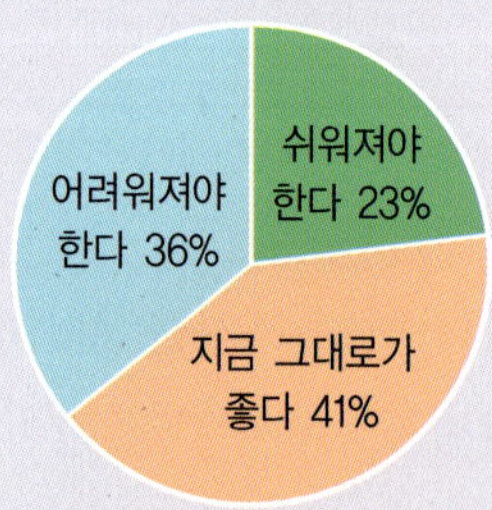

미국에서의 이혼이 지금보다 쉬워져야 합니까? 아니면 지금 그대로가 좋습니까? 또는 지금 보다 어려워져야 합니까?

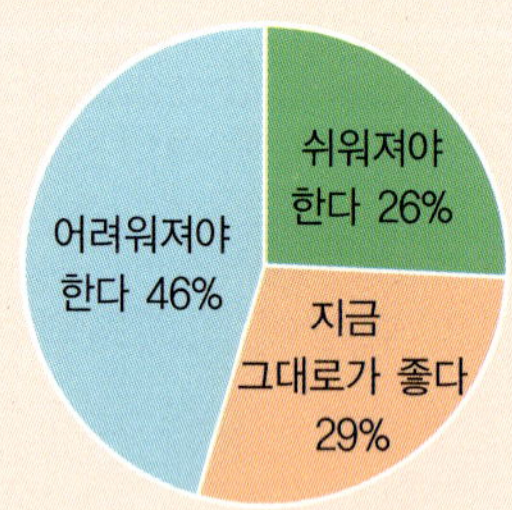

설문내용에서 어느 항목을 가장 나중에 물어보는가, 즉 선택대안의 순서에 따라 응답이 크게 달라질 수 있다. 여러 선택대안들을 하나의 질문형태로 나열해서 질문하는 경우 가장 나중에 나오는 선택대안이 선택될 가능성이 높다. 이는 어느 정도 recency effect 때문이기도 하다. 이렇듯 대답은 질문에 사용된 대안의 순서에 따라서도 영향을 받으며, 마지막에 위치하는 대안이 선택될 확률이 상대적으로 큰 편이다.

사례 11-7 설문지 작성 시 선택대안의 언어적 표현에 따른 효과에 관한 실험

실험에 사용된 질문

- A : 영국이 보유한 핵무기가 '안전한(safe)' 느낌을 줍니까?
- B : 영국이 보유한 핵무기가 '더 안전한(safer)' 느낌을 줍니까?

- A : 응답자의 40%가 긍정, 50%가 부정
- B : 응답자의 50%가 긍정, 36%가 부정

설문내용에서 사용하는 단어에 따라, 즉 언어적 표현에 따라 서로 다른 응답을 유도할 수 있다. '안전한(safe)' 대신에 '더 안전한(safer)' 이라는 단어를 사용함으로써 안전함에 대한 긍정적인 답변이 더 많이 나왔다. 이처럼 강조하는 부사를 사용하면 자신이 원하는 방향의 답변을 보다 많이 유도할 수도 있다.

사례 11-8 설문지 작성 시 질문의 언어적 표현에 따른 효과

갤럽

- 미국의 여론조사기관 갤럽은 조사 응답자들에게 '닉슨 대통령이 향후 3개월 안에 베트남에서 2만 5,000명의 병력을 철수시키도록 지시했다' 고 알려주었다. 그리고 다음과 같은 질문을 던졌다.
  '군대를 더 빨리 철수해야 한다고 생각합니까, 아니면 더 천천히 철수해야 합니까?'
  ('현상태를 유지해야 한다' 는 의견은 묻지 않았다)

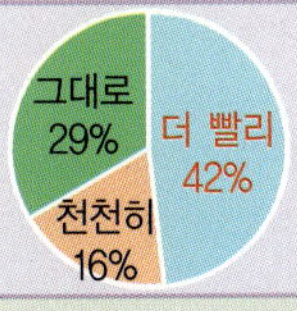

갤럽은 이러한 질문을 이용해서 다음과 같은 조사결과를 얻었다. 이를 바탕으로 매스컴에는 '미국 국민, 신속한 군대 철수 지지' 라고 보도되었다.

해리스

- 반면에 미국의 여론조사기관 해리스는 다음과 같은 질문을 사용해 비슷한 조사를 실시하였다.
  '일반적으로 대통령의 군대 철수 시기가 너무 빠르다고 생각합니까, 아니면 너무 느리다고 생각합니까? 또는 적절하다고 생각합니까?'

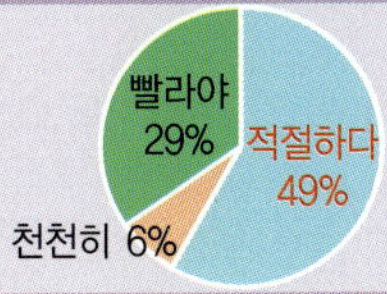

조사결과 다음과 같은 응답을 얻었다. 이를 바탕으로 매스컴에는 '미국 국민 현 상태 지지, 이전조사 오류인가?' 라고 보도될 것이다.

그렇다면 위의 조사들은 오류일까? 두 조사 모두 근거가 있고, 각 조사별로 오점이 존재하기에 어떤 조사가 옳은지를 따지는 대신 각 조사결과가 의미하는 바를 이해하는 것이 중요하다. 갤럽의 경우 선택 강요형 질문을 사용하였으며 입장이 분명하지 않은 사람도 둘 중 하나를 선택하도록 하였으나, 해리스의 경우는 중간범주를 제시하여 응답자의 10~40%가 중간범주로 답을 바꾸도록 용인함으로써 매우 다른 결과를 얻었다. 위의 예에서 보듯이 질문에서 사용하는 단어 한두 개를 바꾸거나 선택대안의 순서와 내용에 따라 응답결과가 크게 달라질 수 있다. 즉, 설문지를 작성하는 경우 어떻게 질문을 하느냐 하는 질문의 언어적 표현에 따라 서로 다른 응답을 유도할 수도 있다.

2.7 자료분석

자료분석은 수집된 자료를 편집하고 코딩한 후 이를 분석하는 것이다. 편집(editing)이란 수집된 자료를 판독 가능성, 일관성, 완전성 등을 고려하여 사용 가능한 설문지를 검토하고 선별하여 정리하는 작업을 말한다. 즉, 알아보기 어려운 응답이나 일관성 없이 무성의하게

그림 11-20 자료분석

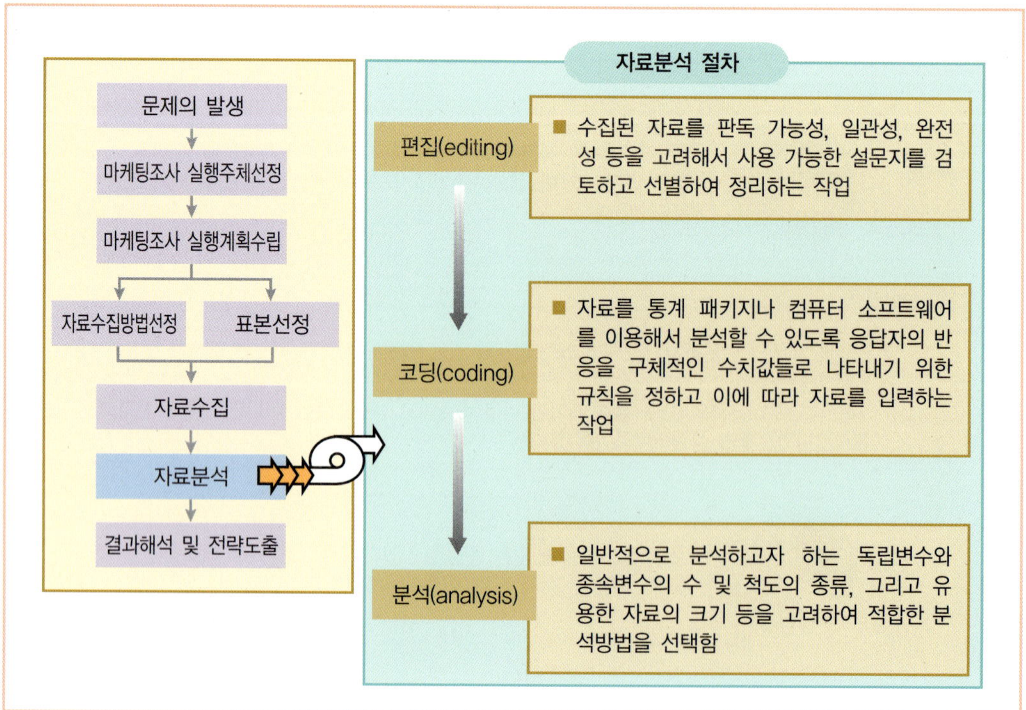

응답한 설문지 또는 무응답한 문항이 많아 완전성이 떨어지는 설문지를 분석에서 제외시키는 작업이다.

코딩(coding)이란 자료를 통계 패키지나 컴퓨터 소프트웨어를 통해 분석하기 위하여 응답자의 반응을 구체적인 수치값들로 나타내기 위한 규칙을 정하고 자료를 입력하는 작업이다. 예를 들어, 응답자의 성별을 나타내는 변수값을 남자면 1로 표기하고 여자면 0으로 표기한다는 등의 규칙을 정하는 것이다.

일단 자료에 대한 요약표가 작성되고 코딩작업이 끝나면 조사자는 구체적인 분석방법을 결정한다. 일반적으로 분석하고자 하는 독립변수와 종속변수의 수와 척도, 그리고 유용한 자료의 수 등을 고려하여 분석방법을 선택한다. 그러나 무엇보다도 중요한 것은 올바른 의사결정에 필요한 정보를 효과적으로 얻을 수 있는 분석방법을 선정하여 분석하는 것이다.

일반적으로 조사방법은 조사계획단계에서 이미 결정된다. 즉, 원하는 정보를 얻기 위하여 필요한 분석방법을 결정한 후, 분석에 필요한 자료를 구하기 위한 설문지를 작성하고 표본을 선정하여 조사를 실시한다. 그러나 필요에 따라서는 자료수집 후에도 가능한 한도 내에서 새로운 방법을 선정하여 사용할 수도 있다. 이때는 위에서 언급한 사항들을 고려하여 가장 효과적인 방법을 선택하여야 한다.

사례 11-9 병원 고객만족도조사의 실행과정

I. 조사배경 및 목적

- 서울지역 종합병원의 경우 2005년 53개에서 2007년 현재 62개로 늘어 경쟁이 점차 심해지고 있다. 본 조사의 목적은 R병원에 대한 만족도와 현재의 이미지를 파악하여 향후 병원의 효과적인 마케팅전략 수립에 필요한 자료를 수집하는 데에 있다.

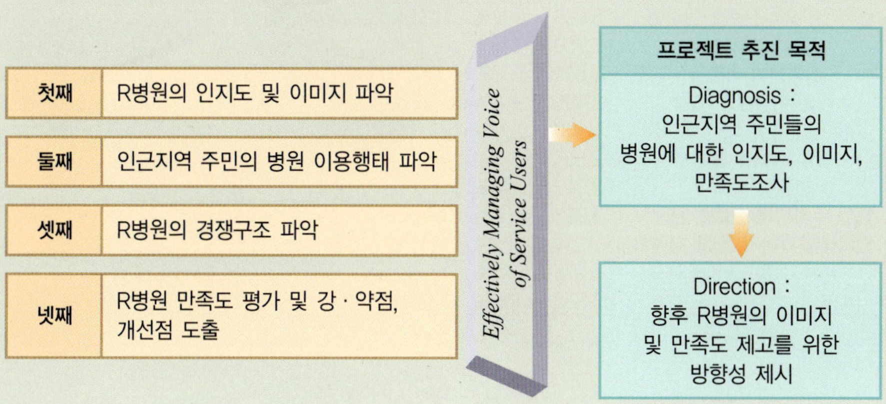

II. 조사설계

- R병원 조사분석에 앞서서 기본적인 조사설계는 다음과 같음.
- 할당표본추출법으로 M구와 H시 시민의 비율을 7:3 정도로 전화설문을 실시함
- 전체 샘플 사이즈는 1,000명으로 남녀비율을 1:1로 하고 20대에서 60대 성인을 대상으로 함

Research Method	• Telephone Survey
Sample Definition	• 서울 M구 거주자 및 경기 H시 거주자 중 20대~60대 성인 남녀
Respondents composition	• 총 1,069명(M구 : 756명, H시 : 309명)

	M구			H시			Total
	남자	여자	합계	남자	여자	합계	
20대	98	89	187	36	30	66	253
30대	84	90	174	36	37	73	247
40대	99	114	213	41	39	80	293
50대	77	71	148	30	31	61	209
60대	17	17	34	18	15	33	67
합계	375	381	756	161	152	313	1,069

주1 : 인구비례로 표본프레임을 구성할 경우 M구 800, H시 200 정도의 샘플이 할당되는 것이 바람직하나, 최소 셀당 30명 이상의 표본을 확보하기 위해 M구 700, H시 300 이상의 샘플을 할당하기로 함.

주2 : R병원 이용 경험자 확보를 위해 병원으로부터 도움을 받음

III. 조사분석

1. R병원의 고객 방문경로 분석

- 병원 이용자들은 알고 있는 유명한 의사의 진료를 원하거나 협력병원의 소개로 내원하는 경우가 많음.

방문경로	빈도	백분율
기타	12,262	24%
협력병원 소개	6,603	13%
유명한 의사진료를 원하여	5,663	12%
집에서 가까워서	3,969	8%
R병원의 이미지	3,822	8%
기존 이용환자 추천	3,696	8%
새로운 병원에 대한 이미지	3,431	7%
언론/홍보를 통해서	2,555	5%
병원직원 소개	2,307	5%
동일 주치의의 진료를 원해서	1,858	4%
인터넷(홈페이지 등)을 통해서	1,714	4%
주차시설이 편리해서	975	2%
합계	48,855	100%

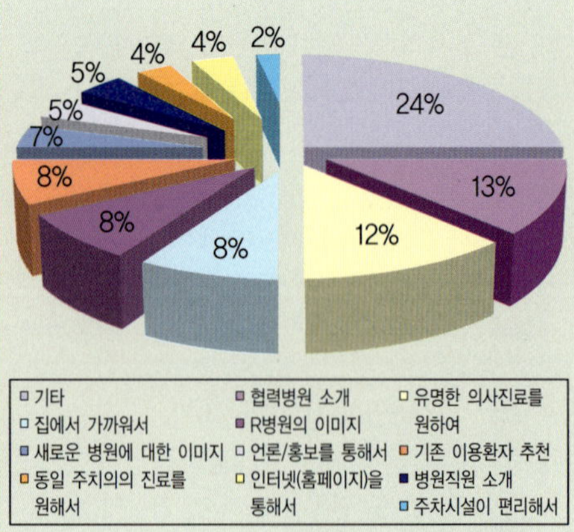

2. R병원의 경쟁구조 파악

- 인근지역 종합병원에서 R병원은 S병원과 고객만족도 수준은 유사하나, 접근편리성 및 다양한 진료과목 측면에서의 만족도 수준이 인근지역 타 병원 대비 높은 수준임.

(5점 척도 평균, 점)

	R병원	S병원	H병원	L병원	A병원
사례수	(151)	(360)	(153)	(55)	(20)
교통편리	4.01	3.69	4.15	3.65	3.70
입·퇴원 수속편리	3.92	3.74	3.48	4.05	3.57
전화/인터넷 예약편리	4.01	4.07	3.66	4.16	3.87
진료에 최선을 다하는 의사	4.19	3.89	3.49	3.98	3.53
다양한 진료과목(한/양방, 치과 등)	4.26	3.71	3.26	3.55	3.75
치료를 잘한다	4.01	4.15	3.50	4.07	4.10
적절한 진료비(진료비/병실 사용료/약값/검사비)	2.89	2.76	2.71	2.96	3.20
직원의 친절성	4.08	3.95	3.50	4.33	3.79
최신 의료장비	4.28	4.33	3.36	4.38	4.13

3. R병원의 만족도 평가

- R병원 이용자의 65% 정도가 만족한다는 의견이며, 병원을 이용한 경험이 많을수록 만족도가 높은 편임.
- 여성보다 남성의 만족도가 상대적으로 높았으며, 다른 연령대에 비해 만 20세~29세의 연령대의 만족도가 높았다.

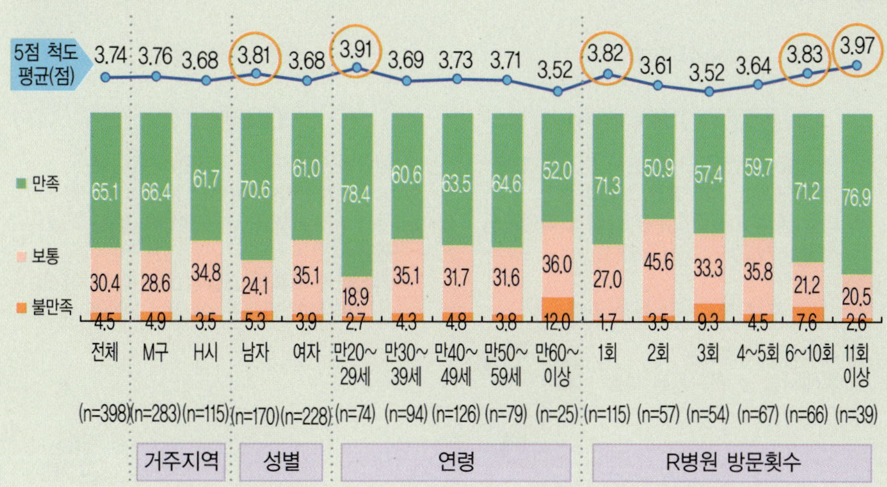

4. R병원의 만족도에 영향을 미치는 중요한 속성들

- 치료 결과 진료과목의 다양성, 의료진의 최선을 다하는 모습 및 직원의 친절성이 R병원에 대한 고객만족도에 미치는 영향력이 상대적으로 큰 편임. 따라서 향후에도 이 부분에 대한 집중적인 관리가 필요할 것으로 판단됨.

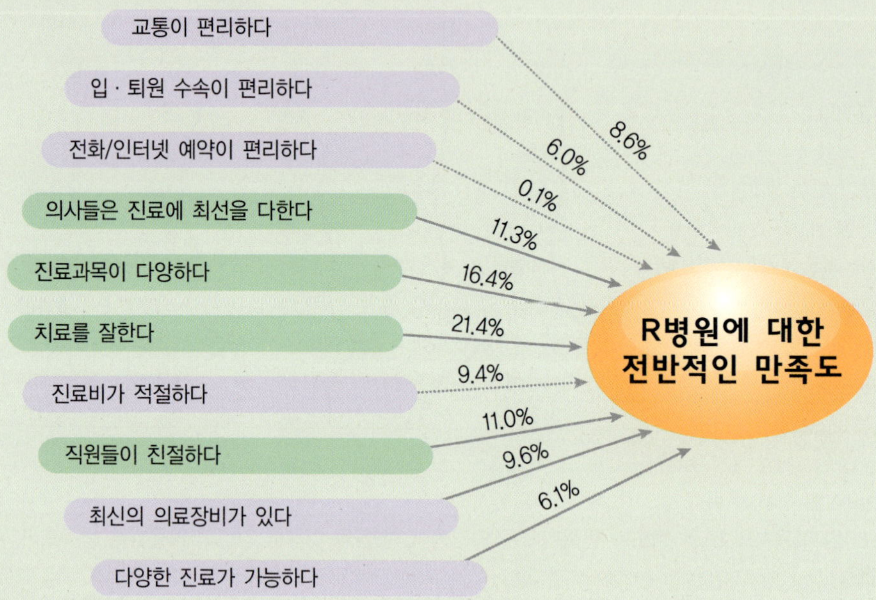

Ⅳ. 조사 분석 결과

개선 방향	향후 마케팅 방향
고객관리 및 응대 메뉴얼 ■ 첫 방문, 재방문 고객, 장기 이용고객 등 고객 단계별 관리 프로그램 마련 ■ 이를 통해 고객관리뿐만 아니라 직원들의 친절성 제고 **주변 편의시설 개선 고려** ■ 주차시설/주차비용 ■ 휴게시설 및 편의시설 확충 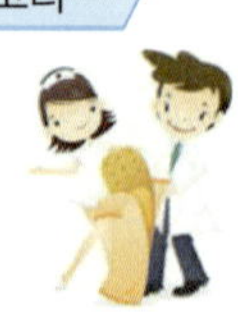 **환자정보 공유** ■ 의료진의 친절성은 환자정보 공유에서부터 시작해야 함	**병원마케팅전략** ■ 협력병원 확대 및 유대관계 활성화 ■ 고객관계관리(CRM)시스템 도입 및 활용 ■ 주변 지역사회를 위한 병원의 봉사 이벤트 활용 ■ 기업체와 제휴한 건강검진을 확대하여 많은 사람들이 방문할 수 있는 기회를 늘림 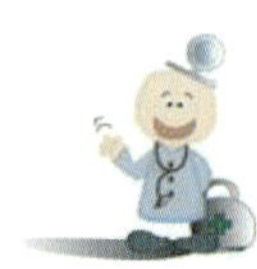

2.8 결과해석 및 전략도출

조사과정은 조사결과를 보고서로 작성함으로써 종결된다. 보고서는 조사를 통하여 얻은 정보와 이를 바탕으로 고안된 마케팅전략을 포함한다. 즉, 분석결과로부터 얻은 정보를 활용하여 마케팅전략의 시사점을 도출하고, 이를 효과적으로 제시하는 것을 포함한다. 따라서 보고서 작성은 분석결과에 대한 통계적 이해뿐만 아니라, 마케팅에 관한 충분한 이론과 실무경험 및 감각을 필요로 한다.

보고서 작성 과정에서 고려하여야 할 또 하나의 중요한 요인은 작성방법 그 자체이다. 마케팅조사는 그 결과에 대한 최종보고서가 실제 마케팅 의사결정에 효과적으로 활용되어야 의미가 있는 것이다. 아무리 유용한 조사도 그 결과가 의사결정에 제대로 반영되지 못한다

그림 11-21 | 보고서 작성 시 유의사항

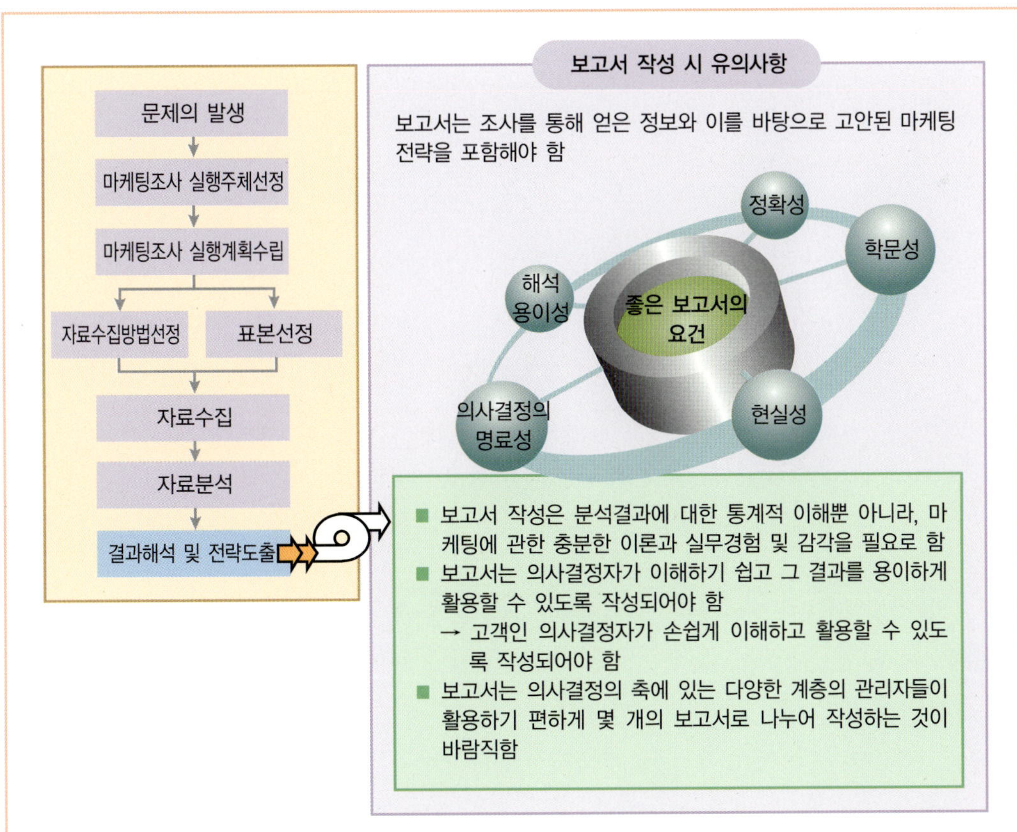

면 조사의 가치는 전혀 없고, 그 조사는 실패한 것이 된다. 따라서 보고서는 의사결정자가 이해하기 쉽고 그 결과를 용이하게 활용할 수 있도록 작성되어야 한다. 즉, 고객인 의사결정자가 손쉽게 이해하고 활용할 수 있도록 작성되어야 한다.

양적인 측면에서도 적당한 조절이 필요하다. 너무 많은 양의 보고서는 부담이 되고, 반면에 너무 적은 양의 보고서는 필요한 정보를 충분히 담고 있지 못하는 경우가 있다. 따라서 보고서는 의사결정의 축에 있는 다양한 계층의 관리자들이 활용하기 편하게 몇 개의 보고서로 나누어 작성하는 것이 바람직하다.

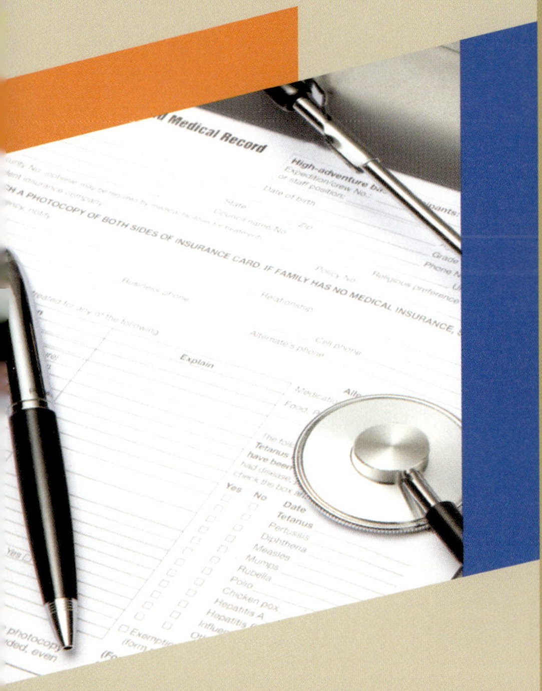

CHAPTER 12

병원의 인터넷마케팅

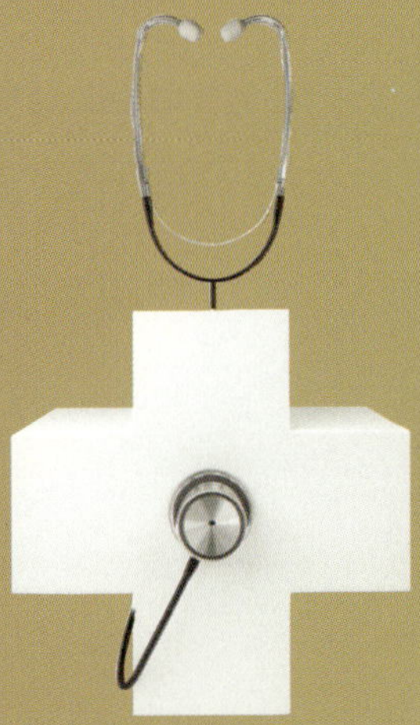

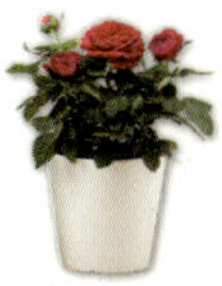

어떤 편지

도종환

진실로 한 사람을 사랑할 수 있는 자만이
모든 사람을 사랑할 수 있습니다
진실로 모든 사람을 사랑할 수 있는 자만이
한 사람의 아픔도 외면하지 않습니다
당신을 처음 만난 그 숲의 나무들이 시들고
눈발이 몇 번씩 쌓이고 녹는 동안
나는 한 번도 당신을 잊은 적이 없습니다
내가 당신을 처음 만나던 그때는
내가 사랑 때문에 너무도 아파하였기 때문에
당신의 아픔을 사랑할 수 있으리라 믿었습니다
헤어져 돌아와 나는 당신의 아픔 때문에 기도했습니다
당신을 향하여 아껴온 나의 마음을 당신도 알고 계십니다
당신의 아픔과 나의 아픔이 만나
우리 서로 상처에서 벗어날 수 있는 길을 생각합니다
진실로 한 사람을 사랑할 수 있는 동안은 행복합니다
진실로 모든 이에게 아낌없는 사랑을 줄 수 있는 동안은 행복합니다

CHAPTER 12

병원의 인터넷마케팅

제1절 인터넷과 e-비즈니스모델

인터넷마케팅에 대하여 이해하기 위해서는 우선 인터넷 자체와 이를 이용한 다양한 비즈니스 유형을 살펴볼 필요가 있다. 대부분의 비즈니스 모델은 인터넷마케팅을 포함하고 이를 적극적으로 활용하고 있다. 따라서 이들 인터넷 비즈니스 유형에 대하여 명확하게 파악하는 것이 인터넷마케팅을 이해하는 지름길이 된다. 본 절에서는 인터넷을 이용한 e-비즈니스모델에 대하여 설명하고자 한다.

1.1 e-비즈니스모델

정보통신의 발달과 컴퓨터 이용자 수의 급증에 힘입어 발전한 인터넷은 사람들의 생활을 편리하게 하고, 다양한 최신 정보의 습득이 용이하도록 도와주고 있다. 인터넷을 이용한 효과적인 정보교류 방법은 개인과 기업에게 높은 경제적 비용을 절감할 수 있도록 함으로써 다양한 비즈니스 기회를 제공하고 있다. 인터넷을 통한 직 · 간접적인 경제활동은 큰 의미가 있으며, 인터넷 사이버스페이스는 기업이윤을 창출하는 또 하나의 시장공간으로서 그 중요

그림 12-1 | 인터넷 비즈니스 모델의 구성요소(7C)

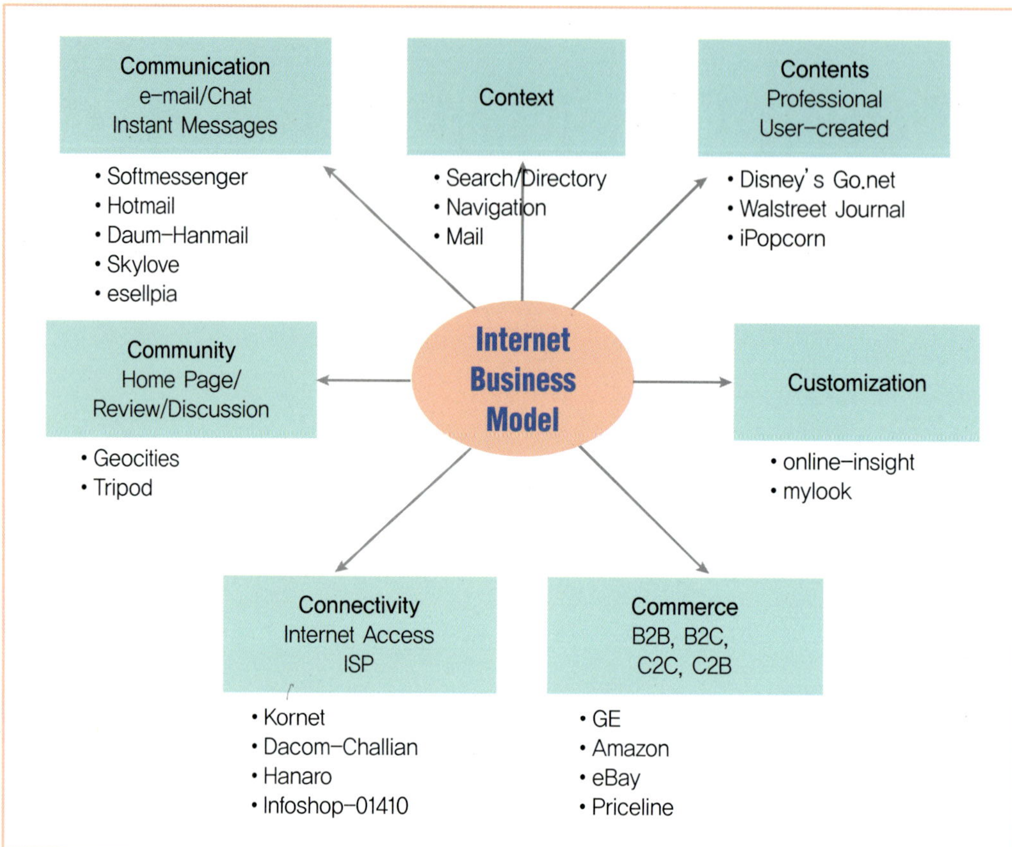

성이 크게 인식되고 있다. 이와 같이 인터넷의 사업적 활용이 거론되면서 인터넷을 활용한 다양한 비즈니스 모델이 고안되고 있다. 이러한 인터넷 비즈니스 모델의 구성요소는 비즈니스 유형에 따라서 크게 7가지(7C : Context, Contents, Connectivity, Communication, Commerce, Community, Customization)로 나누어 볼 수 있다. 얼마 전까지만 해도 6C이었으나, 최근에 고객화(customization)의 중요성이 강조되면서 7C가 되었다.

(1) 컨텍스트

컨텍스트(context)는 고객이 기업 홈페이지의 인터페이스에서 인지할 수 있는 느낌으로 정의된다. 모든 사이트의 컨텍스트는 두 가지의 대표적인 특성을 가지고 있다. 하나는 사이트에서 필요로 하는 기능들이 잘 구성되어 원활하게 역할을 수행하고 있는가를 나타내는 기능

그림 12-2 | 컨텍스트

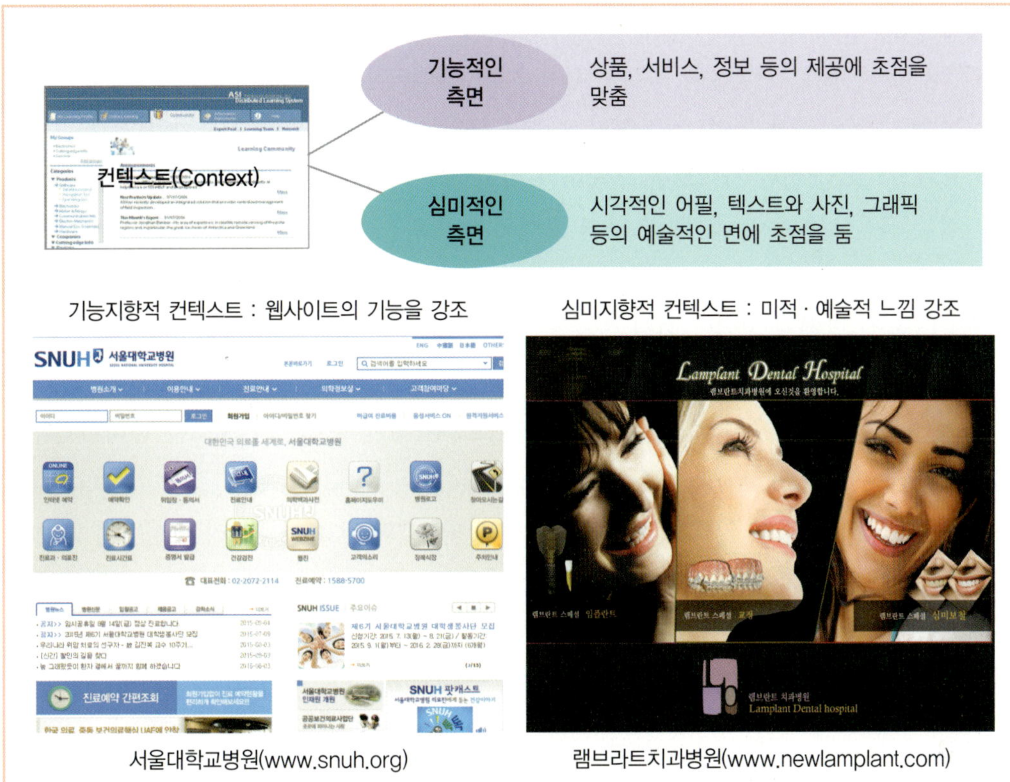

성이고, 다른 하나는 사이트가 고객들에게 시각적으로 얼마나 잘 어필하고 있는지, 얼마나 멋있고 아름다운가를 가늠하는 심미성이다. 대부분의 사이트는 이 두 가지를 적당하게 결합하여 사용하고 있다. 그러나 경우에 따라서는 사이트 목적에 맞게 어느 한쪽을 강조하기도 한다. 예를 들어, 기능이 중요한 네이버(Naver)와 같은 사이트는 기능지향적 컨텍스트를 택하고, 샤넬(chanel.com)과 같은 명품 사이트는 심미지향적인 측면을 강조한다. 종합 검색엔진부문에서 1위를 차지한 네이버(Naver)를 비롯하여 다음(Daum), 구글(Google) 등과 같은 포털 사이트(portal site)는 기능지향적 컨텍스트를 사용하고 있다. 또한 대형병원의 홈페이지 대부분은 웹사이트 자체가 가진 정보검색이나 자료교환 등과 같은 기능이 얼마만큼 효율적이고 효과적으로 이루어지는가와 같은 기능성에 중점을 두고 있다.

반면에, 디자인을 중요시하는 명품 사이트나 특정 미술관 사이트 등과 같은 심미지향적 관점의 컨텍스트는 웹사이트의 미적이고 예술적인 느낌을 강조한다. 명품쇼핑몰 분야에서 9.03%의 시장점유율로 1위를 차지하고 있는 럭셔리빌나 병의원 웹사이트를 기획하고 제작하는 메디캐스트 웹사이트는 심미지향적 컨텍스트로 전체적으로 여유로운 분위기와 미적이고 예술적인 느낌을 강조하고 있다.

각각의 웹사이트는 그 기능과 목적에 따라 기능지향적이며 심미지향적인 컨텍스트를 적절하게 사용해야 한다. 예를 들어, 일반적인 온라인 전자상거래 사이트는 기능적인 면과 미적인 면을 효과적으로 겸비한 사이트를 구축하는 것이 바람직하다. 전자상거래 사이트는 고객에게 직접 상품을 보여주며 소개함으로써 고객의 구매욕구를 일으켜야 한다. 이를 위해서는 심미적인 요인이 필요하다. 그러나 구매가 편리하고 손쉽게 이루어지도록 하기 위해서는 기능적인 면도 잘 갖춰져 있어야 한다. 이 두 가지 면을 모두 잘 갖추어야 고객을 유인하여 효과적으로 만족시킬 수 있다.

이리한 기능적이고 심미적인 컨텍스트를 적절히 사용한 사이트의 예로는 테마한의원의 홈페이지(www.tmclinic.kr)와 같은 웹사이트가 있다. 이 사이트는 관심 증상별로 의료서비스를 효율적으로 접할 수 있도록 메인에 4개의 원형모양의 진료 카테고리를 설정해 놓았다. 이렇게 해서 방문자로 하여금 자신이 원하는 콘텐츠로 바로 갈 수 있도록 하는 기능적인 면과 경쾌하고 편안한 이미지를 부각시키는 심미적인 면을 동시에 고려함으로써 사이트 방문자들이 테마한의원의 신선함을 피부로 느낄 수 있도록 하였다. 이와 같이 테마한의원의 웹사이트는 기능적 관점과 심미적 관점의 컨텍스트를 적절하게 활용하여 사용함으로써 고객에게 매력적이면서도 편리한 웹 환경을 제공하고 있다.

그림 12-3 | 기능적이며 심미적인 컨텍스트

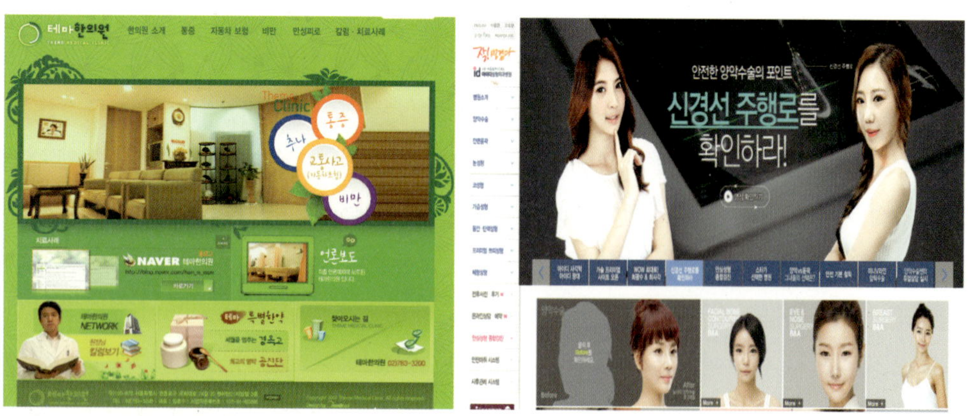

테마한의원(www.tmclinic.kr) 아이디성형외과(www.idhospital.com)

(2) 콘텐츠

콘텐츠(contents)는 웹사이트가 가지고 있는 디지털화된 정보를 말한다. 즉, 텍스트, 비디오, 오디오, 그래픽 등과 같은 기능을 이용하여 사이트에서 제공하는 상품과 서비스에 대한 정보를 말한다. 따라서 컨텍스트가 웹사이트의 디자인에 초점을 둔 것이라면 콘텐츠는 웹사이트의 내용에 초점을 둔 것이다.

그림 12-4 | 콘텐츠의 유형

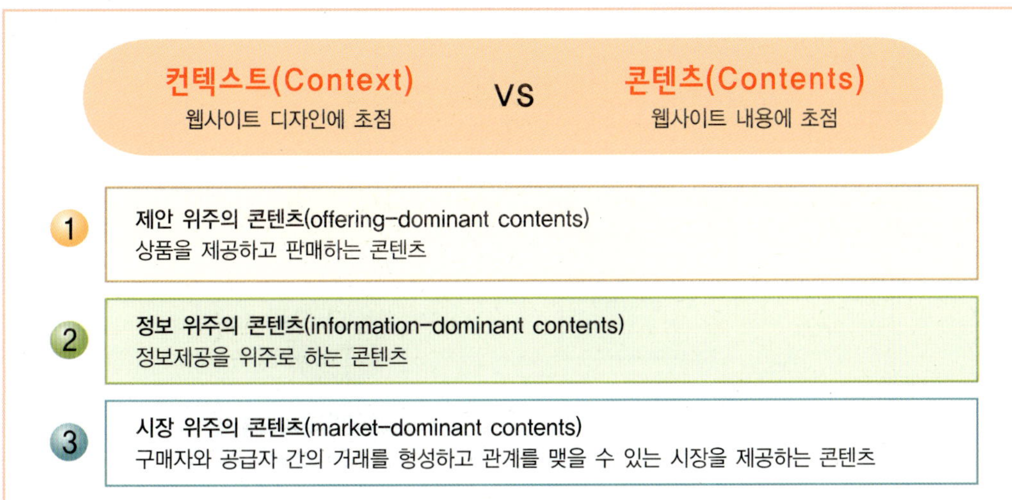

일반적으로 콘텐츠는 상품을 제공하고 판매하는 제안 위주의 콘텐츠(offering-dominant contents), 정보제공을 위주로 하는 정보 위주의 콘텐츠(information-dominant contents), 그리고 구매자와 공급자 간에 거래를 형성하고 관계를 맺을 수 있는 시장을 제공하는 시장 위주의 콘텐츠(market-dominant contents)의 3가지 대표적인 유형으로 나누어 볼 수 있다.

1) 제안 위주의 콘텐츠

제안 위주의 콘텐츠는 상품을 제공하는 대표적인 상점사이트에서 많이 사용하고 있는 콘텐츠로서 취급하는 상품라인의 수와 깊이에 따라 다시 3가지 유형으로 구분된다. 즉, 슈퍼마켓과 같은 슈퍼스토어(superstore), 특정 상품 카테고리에 관한 전반적인 내용을 취급하는 카테고리 킬러(category killer), 그리고 극소수의 상품만을 집중적으로 취급하는 전문점(specialty store)이 있다.

그림 12-5 | 제안 위주의 콘텐츠

슈퍼스토어 (superstore)	광범위하고 다양한 상품을 찾을 수 있는 슈퍼마켓이나 'one-stop shop' 형태의 점포
카테고리 킬러 (category killer)	종합소매점에서 취급하는 품목 가운데 한 계열을 선택하여 상품의 폭을 넓히고 할인된 가격으로 판매하는 전문유통업체로써 카테고리에 관한 대부분의 정보와 다양한 상품을 제공함
전문점 (specialty store)	• 단일 혹은 극소수의 상품이나 서비스만을 집중적으로 취급함 • 배타적이면서 독점성이 강한 질적 속성에 초점을 맞춘 사이트

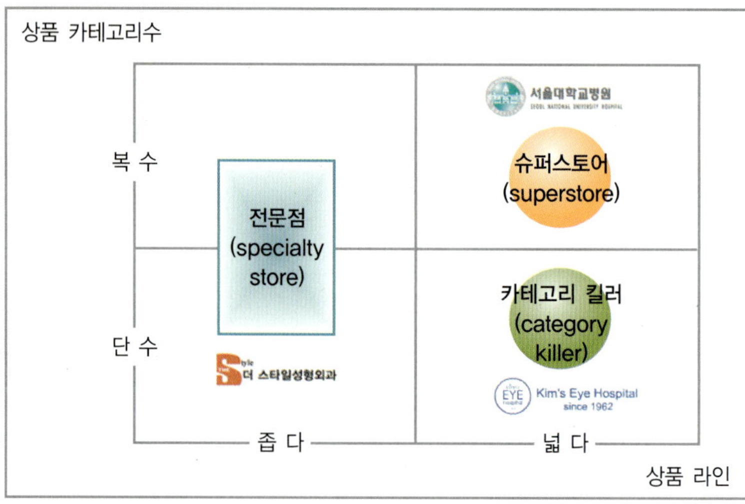

그림 12-6 | 슈퍼스토어의 예 – 서울아산병원(www.amc.seoul.kr)

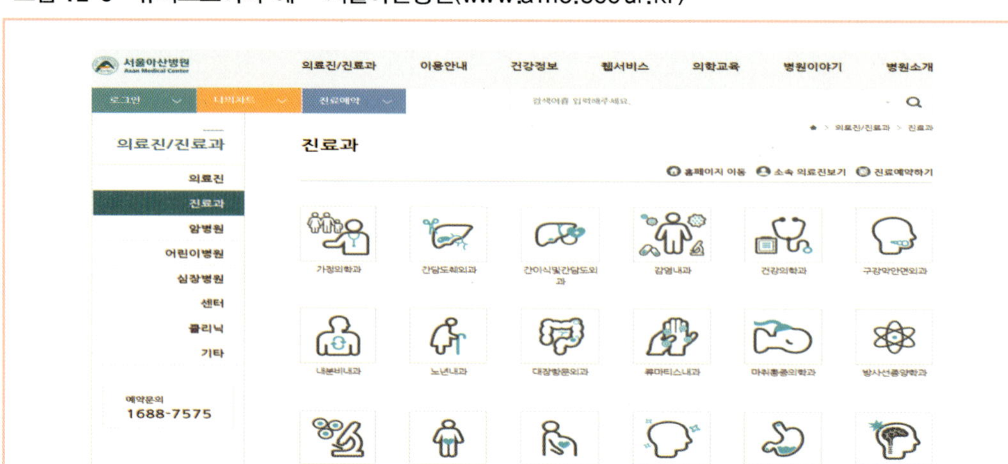

슈퍼스토어(super store)

환자들이 공통적으로 느끼는 것은 어떻게 하면 필요한 의료정보를 편리하게 얻을 수 있을까 하는 문제이다. 오프라인상의 병원이 환자에게 쾌적한 분위기와 질 좋은 서비스를 제공해줄 수 있도록 설계되어야 하듯이 온라인상의 병원도 신속하고도 쉽게 필요한 의료정보를 얻을 수 있도록 해야 한다. 방문자로 하여금 필요한 진료정보를 신속하고도 용이하게 얻을 수 있도록 배려하는 과정에서 슈퍼스토어 사이트가 탄생되었다. 따라서 슈퍼스토어는 대형 슈퍼마켓처럼 환자들이 광범위하고 다양한 의료정보를 편리하게 찾을 수 있도록 one-stop-shopping이 가능하도록 one-stop shop의 형태를 갖추어야 한다.

예를 들어, 서울아산병원(www.amc.seoul.kr)은 40개의 임상진료과와 암센터, 심장병센터, 당뇨병센터 등 16개의 전문센터 및 진료과별 전문 클리닉을 운영하는 대한민국 최대 규모의 종합병원이다. 환자들은 브라우즈(browse) 메뉴를 클릭만 하면 자신이 원하는 해당 사이트로 쉽게 이동할 수 있다. 이처럼 다양한 의료서비스들을 한꺼번에 찾을 수 있도록 구성해 놓은 사이트를 슈퍼스토어라 한다.

그림 12-7 | 카테고리 킬러의 예 – 김안과(www.kimeye.com)

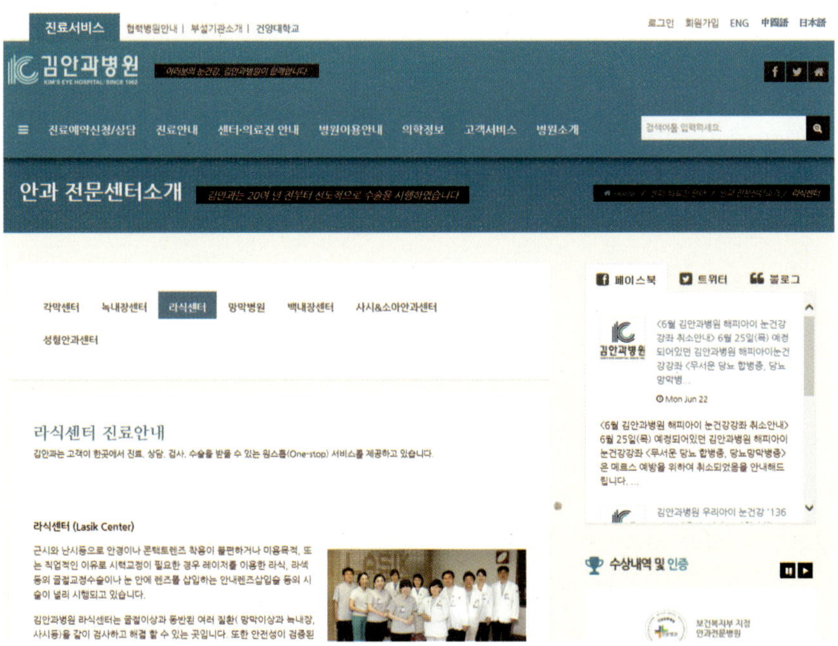

카테고리 킬러(category killer)

카테고리 킬러란 종합 소매점에서 취급하는 품목 가운데 한 계열을 선택하여, 상품의 폭을 넓히고 할인된 가격으로 판매하는 전문 유통업체를 일컫는다. 카테고리 킬러의 특징은 독자적 상품개발력, 저렴한 가격확립, 품목가지수의 우위 등을 들 수 있다. 의료산업의 경우 특정한 분야의 진료와 관련된 전반적인 모든 서비스를 제공하는 것이 카테고리 킬러에 해당한다. 예를 들어, 종합병원에서 진료하는 다양한 분야 중에서 특히 안과분야의 전문병원으로서 김안과병원은 눈과 관련된 모든 전문적인 의료서비스를 제공하는 카테고리 킬러에 해당한다.

그림 12-8 전문점의 예 – 석플란트치과병원(www.seokplant.com)

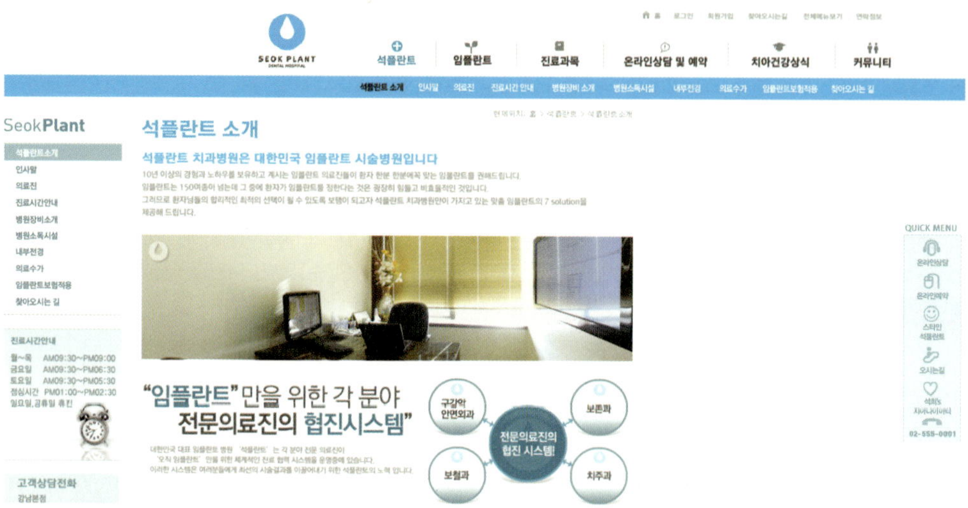

전문점(specialty store)

전문점은 극소수의 상품만을 중점적으로 소개하는 사이트이다. 병원의 경우를 예로 들면, 치과병원 중에서 임플란트만을 전문적으로 진료하는 석플란트치과병원(www.seokplant.com)이 일종의 전문점에 속한다. 이 사이트는 임플란트만에 대한 정보를 제공한다. 이와 같이 배타적이면서 독점성이 강한 속성에 초점을 맞추고 있는 사이트들이 전문점에 속한다.

2) 정보 위주의 콘텐츠

정보제공을 위주로 하는 정보 위주의 콘텐츠(information-dominant contents)는 오락이나 시사성이 있는 정보를 제공한다. 이러한 사이트의 경우에는 고객이 궁금해 할만한 다양한 질문에 대한 답을 제시해준다. 따라서 고객이 자신의 관심분야를 손쉽게 검색할 수 있는 기능을 잘 갖추고 있어야 한다. 즉, 광대한 정보에 노출되어 있는 고객을 위해 그들이 원하는 정보만을 일목요연하게 볼 수 있도록 정보를 체계적으로 구조화시켜야 한다. 또한 고객이

그림 12-9 정보 위주의 콘텐츠

- 고객에게 다양한 정보를 제공하는 콘텐츠
- 고객이 궁금해 할만한 다양한 질문에 대한 답을 제공함
- 관심분야를 손쉽게 검색할 수 있는 기능을 갖춤
- 방대한 양의 정보를 구조화해서 정리해 놓음
- 콘텐츠를 생성하고 다른 사이트로부터 콘텐츠를 수집하는 역할을 함

원하는 정보를 해당 사이트에서 충분히 제공할 수 없는 경우에는 그와 관련된 정보를 제공하는 사이트와 연결해줄 수 있어야 한다.

정보 위주의 콘텐츠의 예로 엠디저널(www.mdjournal.net)이 있다. 이 사이트는 의료뉴스의 분야별 검색 및 시사칼럼, 의료클리닉, 인터뷰, 만성질환시리즈 등 의료분야에서 발생하는 다양한 뉴스들을 모아서 제공한다.

그림 12-10 | 정보 위주 콘텐츠의 예 – 엠디저널(www.mdjournal.net)

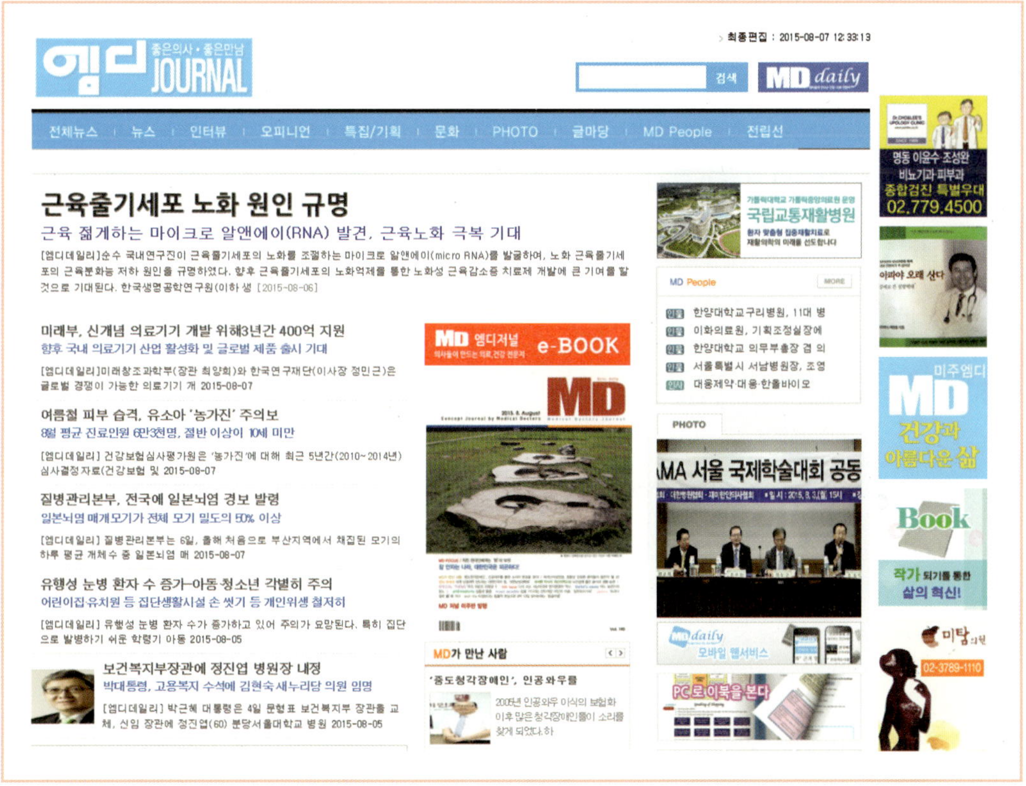

3) 시장 위주의 콘텐츠

시장 위주의 콘텐츠(market-dominant contents)는 구매자와 공급자 간에 거래를 형성하고, 관계를 맺을 수 있는 시장을 제공함을 목적으로 한다. 시장은 거래하기를 원하는 사람들끼리 연결하여 거래가 이루어질 수 있도록 하는 촉매제 역할을 한다.

그림 12-11 시장 위주의 콘텐츠

- 구매자와 공급자 간의 거래를 형성하고 관계를 맺을 수 있는 시장을 제공하는 콘텐츠
- 비즈니스 거래를 위한 촉매역할, 중개자역할을 함

(3) 고객화

고객화(customization)는 웹사이트가 개별 사용자들에게 맞춤화되는 것을 의미한다. 고객화는 인터넷 사이트 스스로가 고객의 취향을 파악하여 컨텍스트와 콘텐츠 등을 고객의 취향에 맞추거나, 사용자 스스로가 자신의 선호정보를 입력하여 맞추는 것을 말한다. 전자의 경우를 맞춤화(tailoring)라 하고, 후자를 개인화(personalization)라 한다. 개인화는 사용자 스스로가 선호하는 것을 선택함으로써, 구체적인 컨텍스트와 콘텐츠를 구성하는 것을 말한다. 반면에 사이트에 의한 고객 맞춤화는 사이트가 사용자로부터 얻을 수 있는 정보와 이미 축적한 다양한 정보를 이용하여 고객에게 맞춤서비스를 제공하는 것이다.

그림 12-12 고객화의 정의

- 고객화(customization)
  - 사이트제공자 스스로가 고객의 취향을 파악하여 그에 적합한 컨텍스트와 콘텐츠를 구성하여 주거나, 사용자 스스로가 선호하는 것을 선택함으로써 컨텍스트와 콘텐츠를 구성하는 것을 의미함
  - 맞춤화(tailoring) : 사이트제공자가 고객을 위하여 맞춤서비스를 제공하는 사이트에 의한 고객화를 말함
  - 개인화(personalization) : 사용자 스스로가 찾아서 구성하는 고객화를 말함

그림 12-13 고객화의 종류

사용자에 의한 개인화(personalization by User)	사이트에 의한 고객 맞춤(tailoring by site)
• 사용자의 명확한 의도 및 선호스타일을 기초로 함 • 사용자는 어느 정도 틀이 갖추어진 레이아웃이나 콘텐츠 소스를 기반으로 하나씩 구축함	• 유사한 선호패턴을 가진 다른 사용자들의 행동에 기초한 고객맞춤 정보와 상품을 제공함 • 사용자 프로필 정보를 이용해서 적당한 상품을 추천함 • 과거의 구매기록 정보를 이용해서 추천도 하고, 사용자의 관심영역에 맞춘 마케팅 메시지를 전달하기도 함

예를 들어, 서울대학교병원(www.snuh.org)에서는 '자가진단서비스'라는 고객화된 서비스를 제공한다. 이 사이트는 사용자가 스스로 건강진단을 할 수 있는 항목들과 결과에 대한 건강 콘텐츠를 통해서 진료과를 추천하거나 건강실천 사항을 제공하는 대표적인 고객맞춤 사이트이다.

그림 12-14 | 고객화의 예 – 서울대학교병원(www.snuh.org)

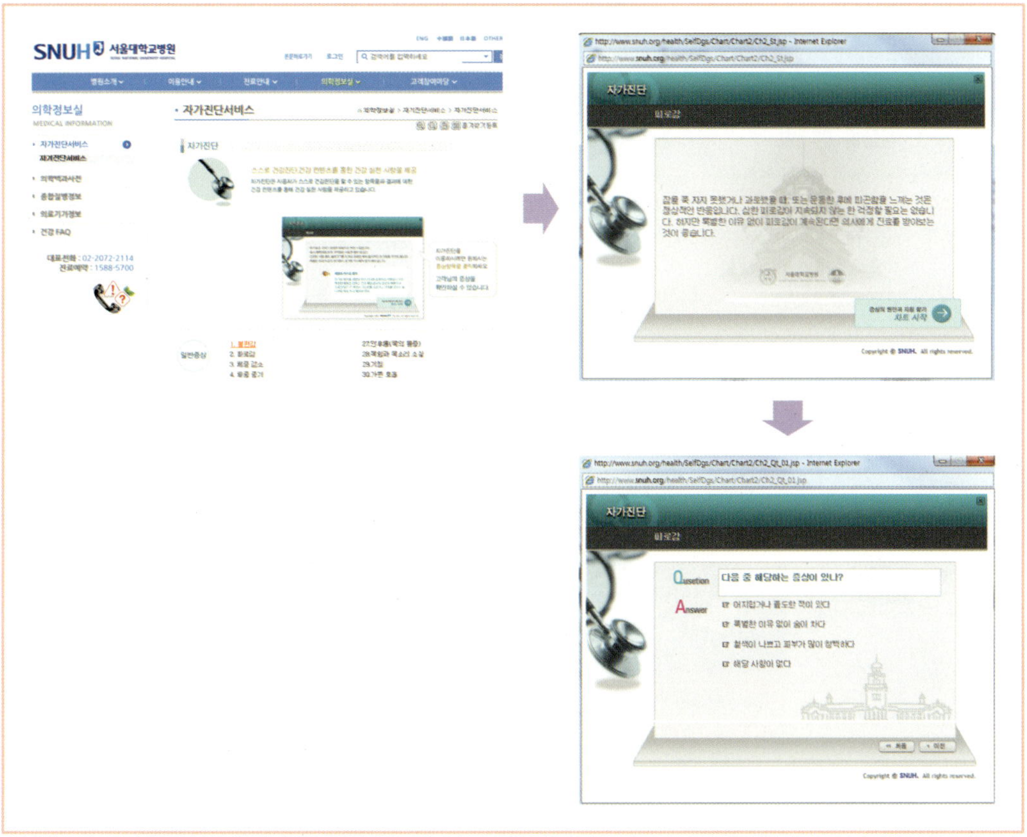

(4) 전자상거래

전자상거래(commerce)는 웹사이트에서 이루어지는 상품판매를 말한다. 전자상거래와 인터넷 비즈니스는 엄밀히 말하면 다른 개념이라고 할 수 있다. 인터넷 비즈니스는 상품을 기획하고 개발 · 생산 · 유통하는 것뿐만 아니라, 소비자에게로 이어지는 가치사슬의 모든 과정을 인터넷과 접목시켜서 하는 매우 포괄적인 개념이다. 반면에 전자상거래는 단순히 상품

그림 12-15 | 전자상거래 유형

인터넷 비즈니스	상품을 기획하고 개발 · 생산 · 유통하는 것뿐만 아니라, 소비자에게 이어지는 가치사슬의 모든 과정을 인터넷과 접목시켜서 수행하는 매우 포괄적인 개념을 말함
전자상거래	단순히 전용회선이나 인터넷을 통해 상품이나 정보 혹은 서비스를 판매하고 구입하는 것을 의미함

카탈로그가격방식	경매방식	가격흥정방식(haggle pricing)
오프라인상의 상점과 같이 정해진 가격으로 상품을 판매함	경매를 통하여 상품을 판매함	구매자와 판매자 간의 협상을 통해 가격을 흥정함

사례 12-1 전자상거래 유형의 사례

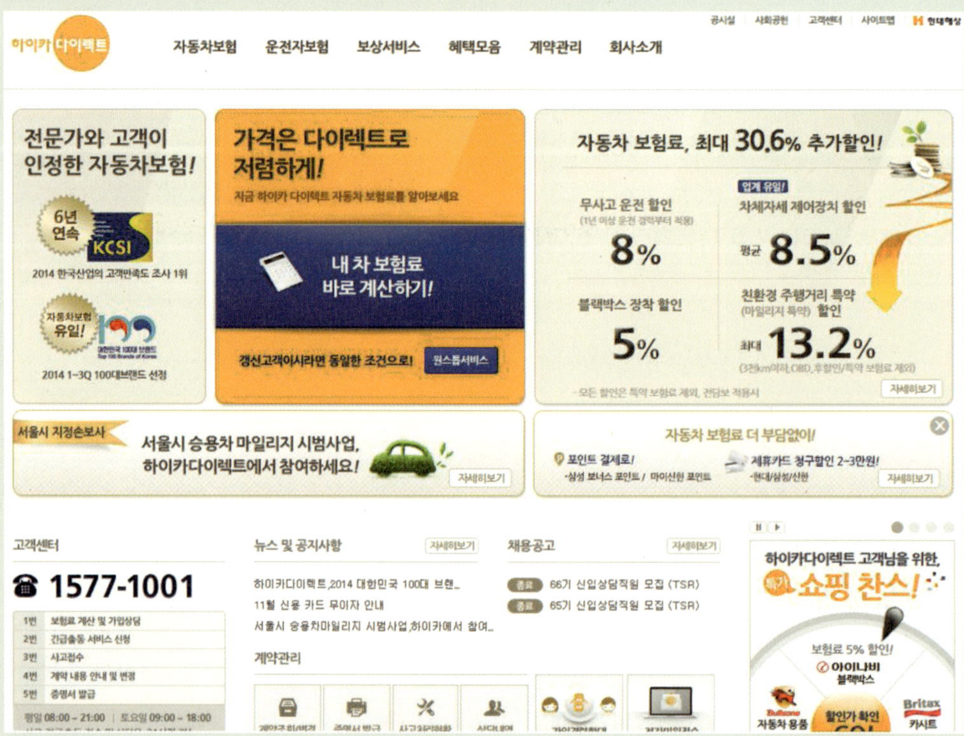

현대해상의 온라인 자회사인 현대하이카다이렉트보험은 보험 보상조직 구성과 마케팅전략 수립에 전력을 기울이고 있다. 이 회사는 오프라인 자동차보험보다 15% 정도 싼 가격의 상품과 브랜드 파워를 앞

세워 가격민감도가 높고 인터넷이 생활화된 20~30대층을 집중 공략하고 있다. 이들 대형사의 온라인 영업 강화에 따라 다른 손해보험사들도 대응책 마련을 위해 분주하게 움직이고 있다.

온라인 보험의 장점은 무엇보다 저렴한 보험료이다. 고객과 보험사가 직접 연결됨으로써 설계사나 대리점 등의 유통마진을 없앴기 때문이다. 또한 최근에는 가족형제자매운전특약, 부부운전한정특약, 1인운전한정특약 등 다양한 특약으로 보험료를 적게는 5%에서 최대 28%까지 할인해주고 있다. 전에는 이러한 인터넷 자동차보험의 가장 큰 고객은 인터넷을 통한 정보습득의 기회가 많은 20~30대였으나, 소비자들의 가격민감도가 커지면서 이젠 주부 및 40대 직장인들까지 고객의 폭을 다양하게 넓혀 나가고 있다.

그림 12-16 | 전자상거래의 예 – GS홈쇼핑(www.gseshop.co.kr)

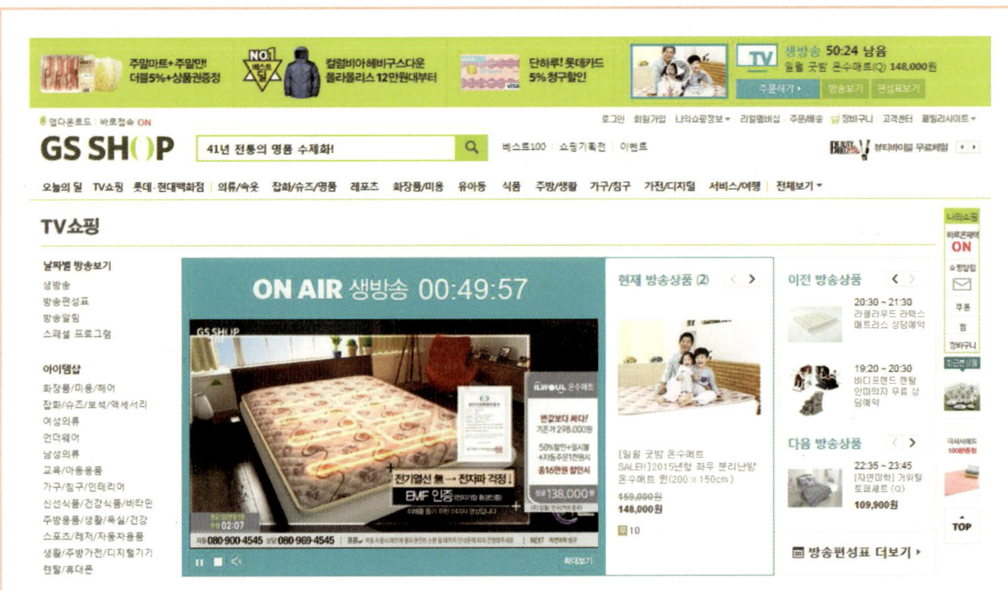

이나 정보 혹은 서비스를 전용회선이나 인터넷을 통해 판매하고 구입하는 것을 뜻한다. 그러나 기업 간 전자상거래를 비롯하여 대부분의 거래가 인터넷을 통하여 이루어지고 기업의 대부분의 비즈니스는 효과적인 상품판매로 이어지는 추세이기 때문에 전자상거래와 인터넷 비즈니스는 점차 동일한 개념으로 나아가고 있다.

전자상거래의 대표적인 유형으로는 카탈로그가격방식, 경매방식, 가격흥정방식이 있다. 오프라인에서의 상점과 같이 가격이 정해져 있는 상품을 판매하는 전자상거래를 카탈로그가격방식이라고 한다. 또한 경매를 통해서 상품을 판매하는 경매방식과, 구매자와 판매자 간의 협상을 통해서 가격을 결정하는 가격흥정방식이 있다.

그림 12-17 가격흥정방식의 예 - eBay

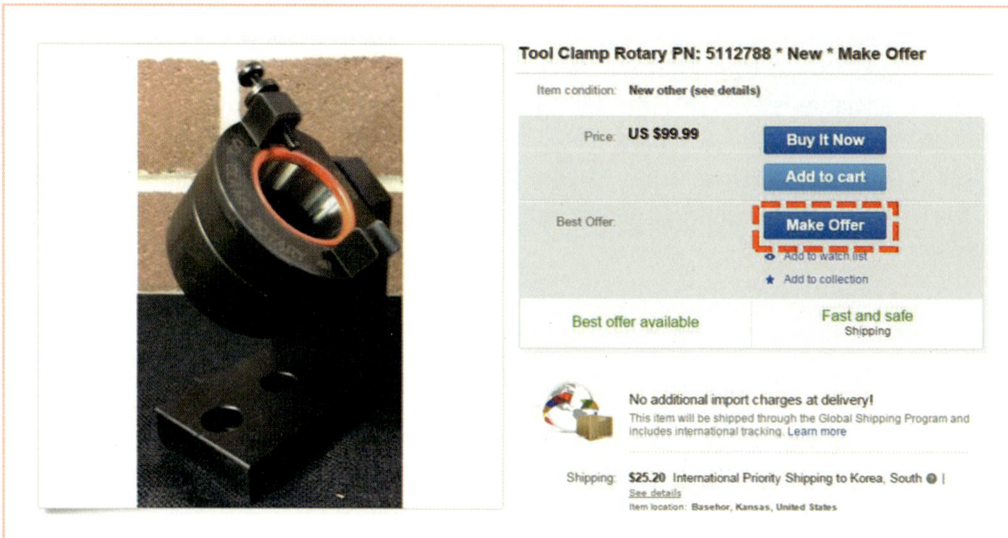

예를 들어, 케이블 TV의 GS홈쇼핑을 운영하면서 쌓은 노하우를 인터넷 쇼핑몰에 적용하여 단기간에 두각을 나타내게 된 GS이숍은 카탈로그가격방식을 취하고 있는 대표적인 사이트이다. GS샵은 홈쇼핑 분야의 경험이나 노하우를 이용할 뿐만 아니라, 케이블 TV의 홈쇼핑 동영상 정보를 인터넷 멀티미디어 서비스로 연결해서 상품을 소개하는 데에 활용함으로써, 사업영역에서 실질적인 연계가 이루어지고 있다.

가격흥정방식의 예로는 eBay(www.eBay.com) 사이트를 들 수 있다. eBay의 'Make Offer' 기능은 판매자가 흥정이 가능하다고 정해 놓은 일정 금액의 범위 내에서 구매자가 흥정을 제시하는 방식의 가격협상으로 오프라인에서 일어나는 판매자와 구매자 간의 1 대 1 가격협상을 온라인상에서도 가능하도록 되어 있다. 가격흥정이 성사되면 고객은 원래가격에서 흥정된 금액을 제하고 입금하게 되면 거래가 이루어진다.

(5) 연결

연결(connectivity)은 웹사이트와 다른 웹사이트 간의 공식적 혹은 비공식적 연결을 의미한다. 연결방식에는 외부경로방식과 내부경로방식이 있다. 다음(daum), 네이버(naver)와 같은 대부분의 포털사이트는 외부경로방식을 이용하여 외부 사이트와 연결한다. 예를 들어, 경희의료원을 찾고자 할 경우에는 포털사이트 네이버에 접속한 후, 자신이 원하는 사이트의 이름

그림 12-18 | 외부경로방식의 예 - 네이버(www.naver.com)

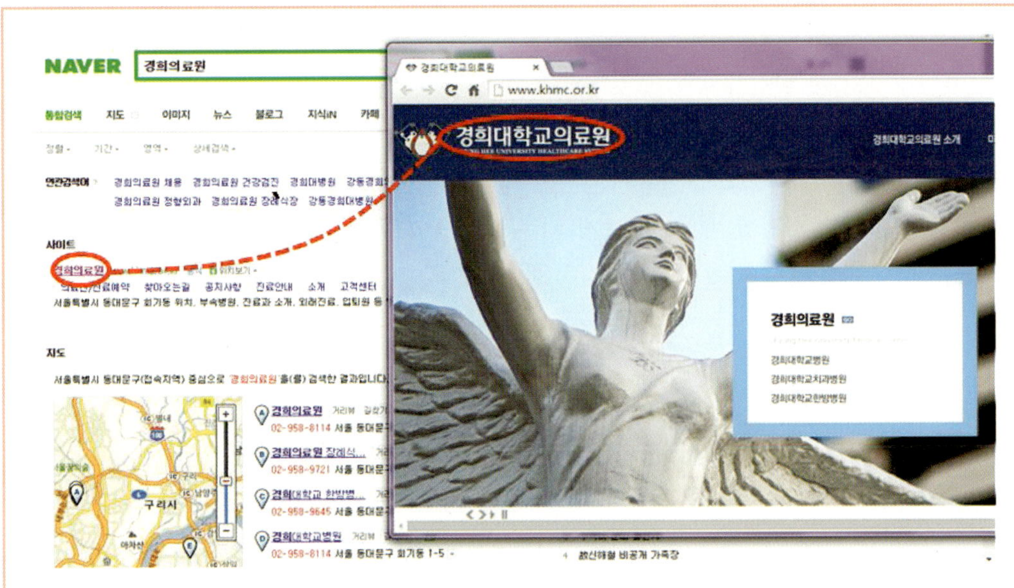

인 '경희의료원'을 통합검색어란에 입력한다. 검색결과로 나타난 경로를 클릭하게 되면 해당 사이트로 바로 연결된다. 이러한 연결방식을 외부경로방식이라 한다.

반면에 내부경로방식은 제휴 혹은 웹사이트 간의 배너광고를 통해서 다른 사이트와 연결되는 것을 말한다. 예를 들어, 피부질환이나 진료정보를 비롯하여 다양한 피부과 정보를 멀

그림 12-19 | 내부경로방식의 예 - 이지함피부과(www.ljh.co.kr)

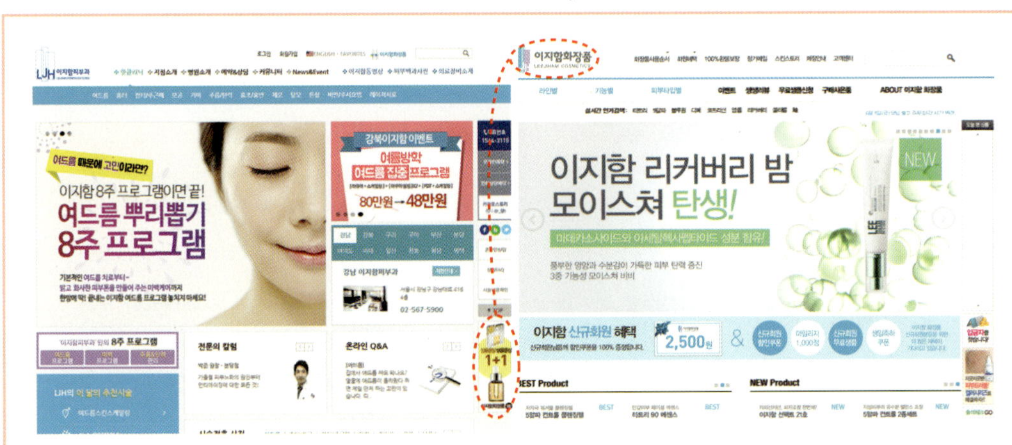

티미디어 서비스로 제공하는 이지함피부과(www.ljh.co.kr) 사이트에서는 사이트에 방문한 이용자들에게 병원의 위치 및 병원 전문의들이 피부질환 치료 및 예방에 관한 쓴 칼럼들을 각종 멀티미디어 매체를 사용하여 신속하게 제공한다. 이 사이트에서 웹서핑을 하다 보면, [그림 12-19]에서처럼 이지함피부과라는 창으로 들어갈 수 있다. 그곳에서 이지함화장품이라는 배너를 클릭하게 되면, 이지함피부과의 이지함화장품 쇼핑몰 사이트와 직접 연결된다. 이처럼 웹사이트를 서핑할 때 자주 보게 되는 배너광고를 클릭함으로써, 배너광고를 한 웹사이트로 이동하는 방식을 내부경로방식이라 한다.

(6) 커뮤니티

커뮤니티(community)는 이메일이나 게임 혹은 채팅룸 등을 통하여 자신들의 공통관심사에 대하여 의견과 정보를 교환하는 사용자 간의 공식적이거나 비공식적인 공동체를 의미한다. 이러한 커뮤니티의 일반적인 유형은 다음과 같다. 첫째, 상품 구입이나 상품에 관한 정보교환을 목적으로 하는 거래중심의 커뮤니티가 있다. 둘째, 취미 등 특정 주제에 대한 관심이나 전문지식을 공유하는 관심중심의 커뮤니티가 있다. 셋째, 게임 혹은 엔터테인먼트 등을 통한 탐험과 환상적인 체험을 목적으로 하는 커뮤니티가 있다. 넷째, 비슷한 경험을 가진 사용자 간의 유대관계를 위한 커뮤니티로서 가장 일반적인 유형이다. 이 밖에도 부가적인 서비스를 제공하는 등 다양한 목적을 가지고 형성되는 커뮤니티가 있다.

이러한 커뮤니티는 기업의 비즈니스에 직·간접적으로 많은 영향을 미치고 있다. 예를 들어, 암정보 공유 사이트인 암을 이겨낸 사람들(www.a-m.co.kr)은 의학적인 지식을 공유하고, 암에 관한 정보, 암을 이긴 사람들, 암 환자들의 식이요법, 항암치료, 통증관리, 암을 예

그림 12-20 | 커뮤니티의 유형

거래중심(transaction)	상품을 구입하거나 상품에 관한 정보교환을 목적으로 하는 커뮤니티
관심중심(interest)	취미 등 특정 주제에 대한 관심이나 전문지식을 공유하는 커뮤니티
환상적 체험중심(fantasy)	역할 게임과 엔터테인먼트 등 환상적 체험과 탐험을 목적으로 하는 커뮤니티
유대관계중심(relationship)	비슷한 경험을 가진 사람들이 모여 의미 있는 인간관계를 형성하거나 정보를 교환하는 커뮤니티

그림 12-21 | 커뮤니티의 예 – 암을 이겨낸 사람들(www.a-m.co.kr)

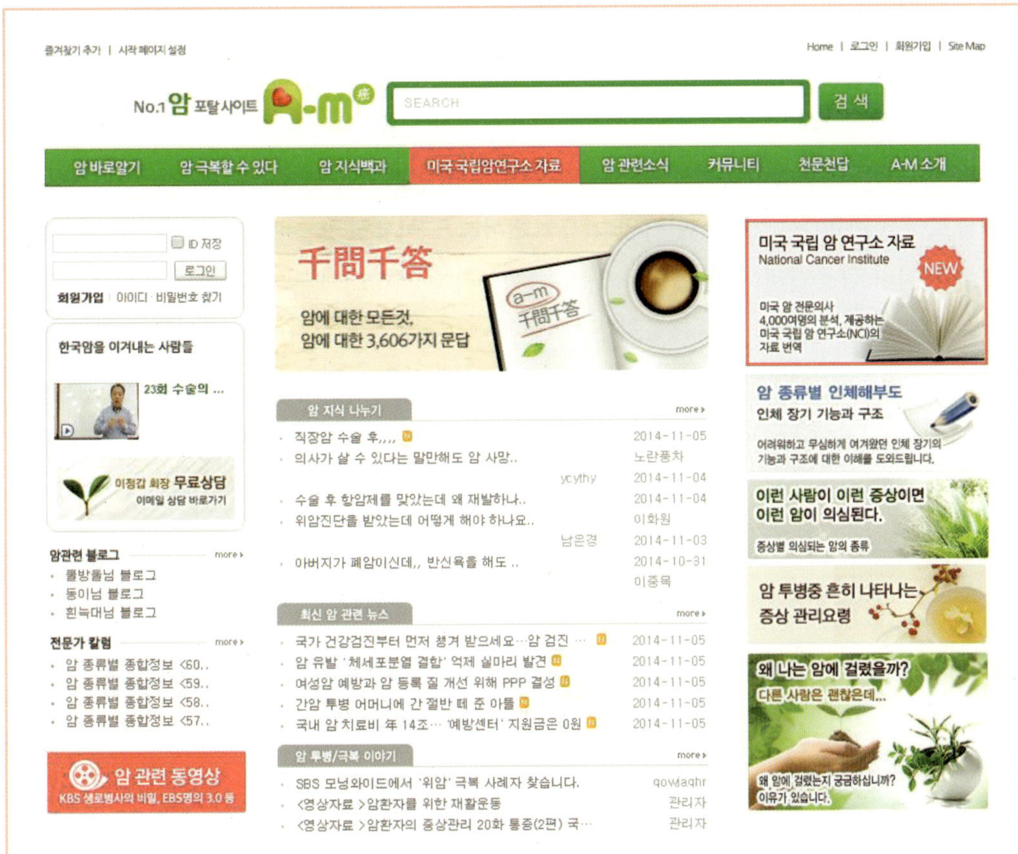

방하는 음식 등의 정보를 제공하는 사이트로서 암의 종류에 따라 다양한 커뮤니티가 형성되어 있다.

(7) 커뮤니케이션

커뮤니케이션(communication)은 인터넷 이용자들 간에 이루어지는 의견교환을 의미한다. 커뮤니케이션은 일방적으로 공지하는 단방향적인 방법과 상호 간의 대화로 의견을 교환하는 쌍방향적인 방법이 있다.

인터넷상에서 대표적인 커뮤니케이션의 수단은 역시 이메일(e-mail)이다. 국내에서는 1995년 2월 (주)다음 커뮤니케이션이 설립된 이래로, 1997년 5월 국내 최초로 무료 웹메일 서비스인 한메일넷(hanmail.net)을 오픈하면서 온라인상의 커뮤니케이션이 활성화되었다.

처음에는 단순히 개인과 개인(C to C) 간의 커뮤니케이션 수단으로 발달되었으나, 기업이 광고나 홍보의 도구로 이용되면서 이제 이메일은 개인과 기업(B to C) 간의 중요한 커뮤니케이션 수단으로 자리잡게 되었다.

그러나 이메일을 이용한 기업의 활발한 마케팅활동으로 인하여 개인이 원하지 않는 스팸메일의 수 또한 크게 증가하여, 스팸메일은 오히려 효과적인 인터넷 커뮤니케이션의 커다란 장애물로 등장하였다. 그러나 인터넷 커뮤니케이션을 이용한 또 하나의 대표적인 비즈니스 모델은 사이버 금융거래이다. 증권사가 직접 제공하는 서비스가 많지 않은 상황에서 저렴한 수수료와 이용의 편리성 등을 제공하는 사이버 증권거래는 투자자에게 매력적일 수밖에 없다. 이제 증권거래의 약 80%가 인터넷을 이용한 사이버 거래로 이루어진다. 또한 은행을 비롯한 금융회사들도 수수료를 낮추어 준다는 명목하에, 많은 업무를 인터넷을 이용하여 처리하도록 고객을 유도하고 있다.

사례 12-2 커뮤니케이션 - O2O서비스

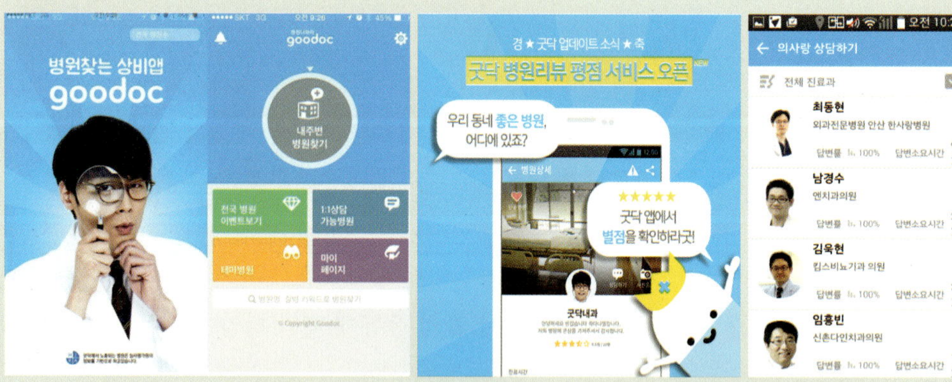

온라인과 오프라인을 연결한 O2O(Online to Offline)서비스가 최근 생활 속 크고 작은 불편함을 해소해주며 소비자들로부터 각광받고 있다. 초기 음식배달서비스를 중심으로 성장한 O2O서비스는 쇼핑, 부동산, 공간예약 등 그 영역을 점차 넓혀가고 있으며, 특히 유통업계의 경우 O2O서비스를 기반으로 소비자접점을 확대하고 있다.

O2O서비스가 판매자와 소비자 모두에게 인기를 얻고 있는 가장 큰 이유는 소비자가 원하는 형태의 서비스를 바로 제공해 줄 뿐만 아니라 온 · 오프라인의 판매자와 소비자를 유기적으로 연결해 실제구매로 이어질 수 있도록 커뮤니케이션이 가능하기 때문이다.

종합 모바일 서비스기업 ㈜옐로모바일(www.yellomobile.com)의 병원 · 약국 검색 앱인 '굿닥'은 의료분야 O2O서비스로 250만 다운로드를 기록하며 명실공히 의료분야 대표 앱으로 자리매김하고 있다. 건강보험심사평가원 공공데이터에 기반을 두고 전국 9만여 개의 병원 및 약국정보를 보유하고 있어 위치나 시간, 상황 등에 따른 맞춤검색 결과를 제공한다. 앱으로 현재 이용 가능한 병원을 검색하고, 진료예약까지 할 수 있다.

굿닥은 특히 주변 의료시설을 파악하기 어려운 직장인이나 아이 때문에 휴일이나 야간에 병원을 찾는 일이 잦은 주부에게 좋은 반응을 얻고 있다. 또한 비급여진료정보 비교가 가능한 '병원 이벤트 모아보기'와 건강정보를 쉽게 읽어볼 수 있는 '굿닥캐스트' 등의 의료관련 기능들도 포함하고 있다. 진료과목에 따른 1:1 의사상담서비스를 제공, 직접 병원이나 약국에 가지 않아도 간단한 의료상담을 모바일로 받을 수 있어 사용자 편의를 더하고 있다.

제2절 인터넷마케팅

인터넷마케팅과 사이버 마케팅을 같은 의미로 이해하고 사용하는 경우가 많다. 그러나 사이버 마케팅은 인터넷마케팅을 포함하는 좀 더 포괄적인 의미를 가지고 있다. 사이버마케팅은 컴퓨터가 제공하는 사이버 스페이스에서 고객과의 실시간 쌍방향 커뮤니케이션을 통한 마케팅을 의미한다. 따라서 인터넷이라는 매체가 등장하기 이전의 PC통신을 이용한 마케팅도 사이버마케팅이라고 할 수 있다.

그러나 인터넷마케팅은 인터넷이라는 특정 매체의 이용을 전제로 하기 때문에 사이버마케팅보다는 좁은 의미로 해석된다. 즉, 인터넷마케팅은 개인 혹은 조직을 연결하는 쌍방향 커뮤니케이션의 기반을 인터넷을 이용하여 구축하고, 이를 바탕으로 마케팅활동을 하는 것을 의미한다. 인터넷을 이용하면 저렴한 비용으로 신속하게 고객과의 쌍방향 커뮤니케이션이 가능하고, 그 결과를 실시간으로 마케팅활동에 반영할 수 있다.

2.1 마케팅 커뮤니케이션의 변화

전통적인 마케팅 커뮤니케이션 환경에서는 기업은 전달하고자 하는 메시지(콘텐츠)를 라디오, 다이렉트메일, 텔레비전광고 혹은 그 밖의 일방적인 매체를 통해서 다수의 고객에게 전달하였다. 기업과 고객 간의 이러한 관계는 커뮤니케이션이 아니라 전달에 그치는 수준이었다. 이러한 환경하에서는 고객이 자신의 메시지를 기업에게 전달한다는 것은 무척 어려웠다. 설문조사 등을 통하여 기업이 자발적으로 고객의 욕구와 메시지를 알아보고자 할 경우에만 기업에게 전달되었다.

그림 12-22 전통적 마케팅 커뮤니케이션모형

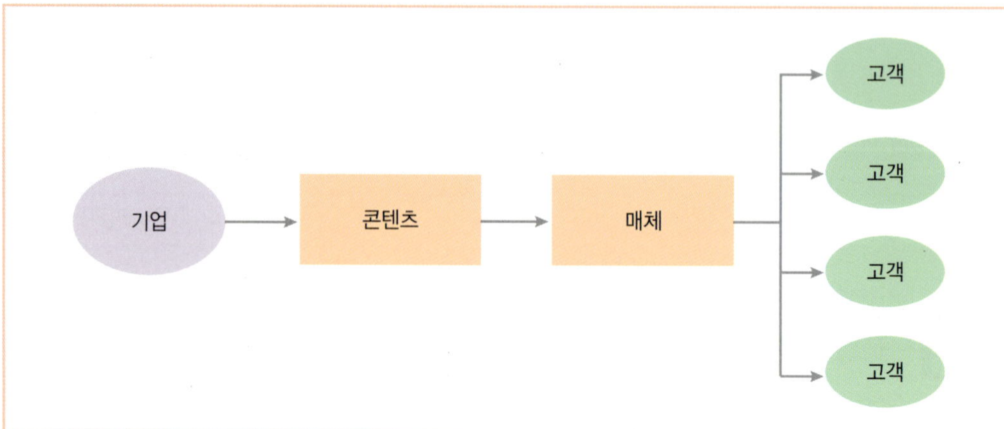

사례 12-3 페이스북을 활용한 마케팅

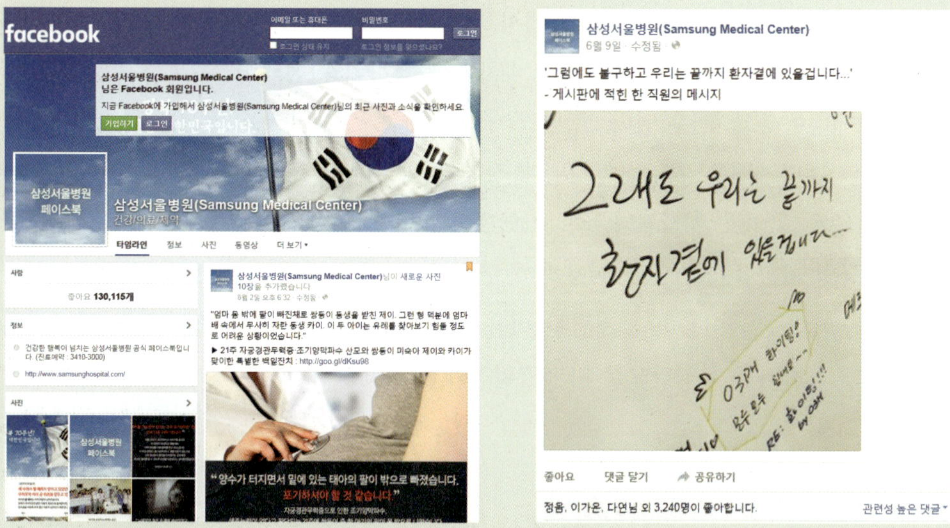

삼성서울병원은 정보통신과 인터넷, SNS의 전파력을 병원홍보에 활용하고자 페이스북을 활용하여 다양한 병원에 대한 소식을 제작하여 일반인들에게 제공하여 소비자가 병원에 대해 보다 친숙해 질 수 있도록 노력하고 있다. 병원이라는 특수한 조직에 대한 이해도를 높이고 환자들에게 좀 더 친근한 이미지를 전달하기 위해서 페이스북을 활용하고 있는 것이다.

2015년 메르스로 인하여 환자, 시민들이 불안하고 공포스러운 환경에서 "그래도 우리는 끝까지 환자곁에 있을 겁니다"라는 직원의 메시지를 페이스북을 통해 전달하여 많은 사람들과 공감을 나누기도 하였다. SNS는 주목도가 높고 파급력이 큰 만큼 환자들에게 도움이 될만한 내용을 전달이 용이하여, 이제는 병원의 새로운 마케팅 수단으로 자리를 잡아가고 있다.

그림 12-23 | 개인 대 개인 마케팅 커뮤니케이션 모형

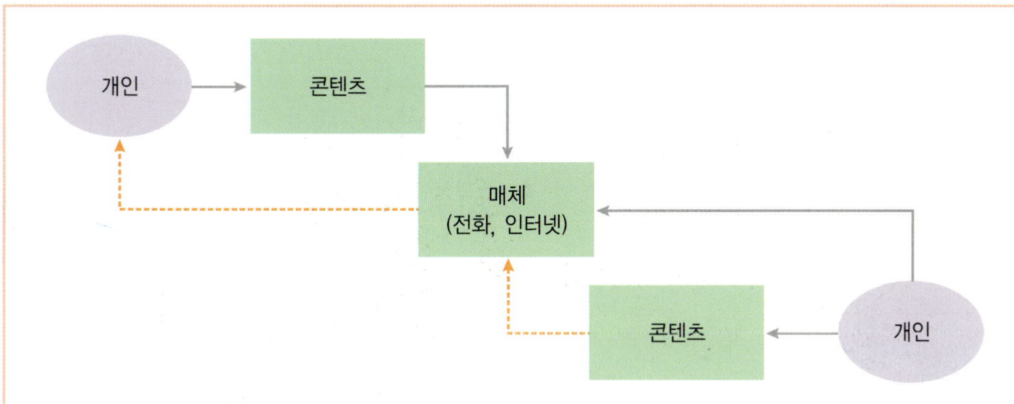

이러한 극단적인 관계를 개선하고자 하여 기업이 사용한 것은 전화나 인터넷 등을 이용한 1 대 1 커뮤니케이션이다. 이러한 커뮤니케이션을 통하여 서로가 전달하고 싶은 메시지를 1 대 1로 주고받을 수 있다. 이러한 양방향 커뮤니케이션은 일방적 전달이라는 단점을 많이 극복하였다. 그러나 오직 두 객체 사이에서만 커뮤니케이션이 가능하다는 제약은 남아 있다.

[그림 12-24]는 다(多) 대 다(多) 커뮤니케이션 형태이다. '리니지II' 라는 인터넷 게임의 경우 전 세계 어느 곳에서나 접속할 수 있으며, 하나의 화면 안에 나타나는 여러 명의 대리인들과 서로 대화를 나눌 수 있다. 즉, 인터넷이라는 매체를 이용함으로써 시 · 공간을 초월하여 한 시점 한 장소에 한데 모여 의견을 교환할 수 있게 되었다.

이와 같이 인터넷이라는 매체는 기업과 개인, 그리고 개인과 개인 간의 쌍방향 커뮤니케이션을 가능하게 하였으며, 더 나아가 여러 개인들과 기업들이 동시에 커뮤니케이션할 수 있도록 해주었다. 기업은 인터넷을 통하여 많은 고객과의 효과적인 의사소통이 가능하게 되었고, 이에 따라 고객의 요구와 불만사항 등을 보다 손쉽게 파악할 수 있게 되었다.

고객 입장에서는 여러 기업들과의 직접적인 의사소통이 가능해짐에 따라 기업에 대하여 보다 많은 것을 알고, 기업들 간의 선의의 경쟁을 유발시켜 보다 질 높은 상품과 서비스를 제공받을 수 있게 되었다. 즉, 고객들은 인터넷을 효과적으로 활용하여 기업과 대화하고 스스로 학습함으로써 기업에게 보다 많은 영향력을 행사하여 보다 높은 수준의 만족을 보장받을 수 있게 되었다.

그림 12-24 인터넷마케팅 커뮤니케이션모형

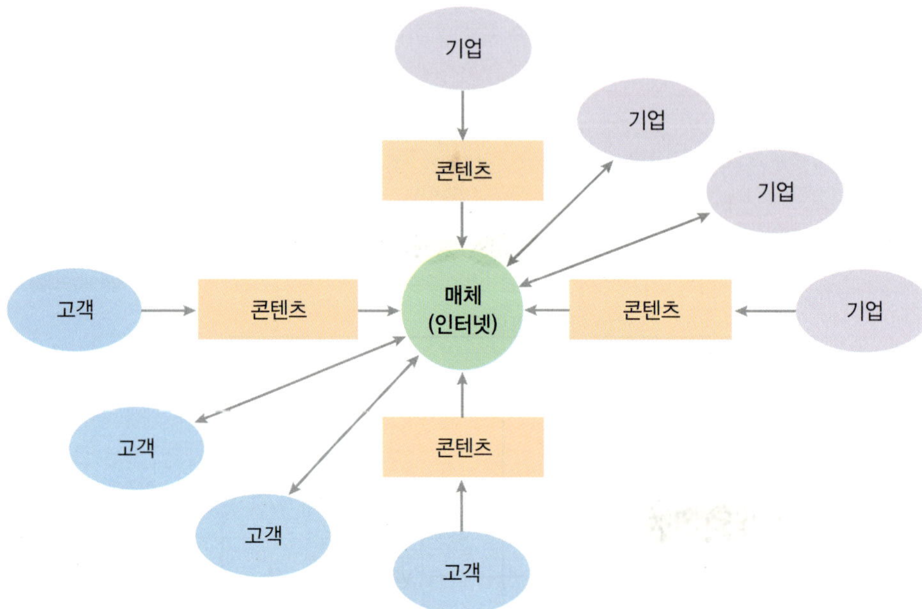

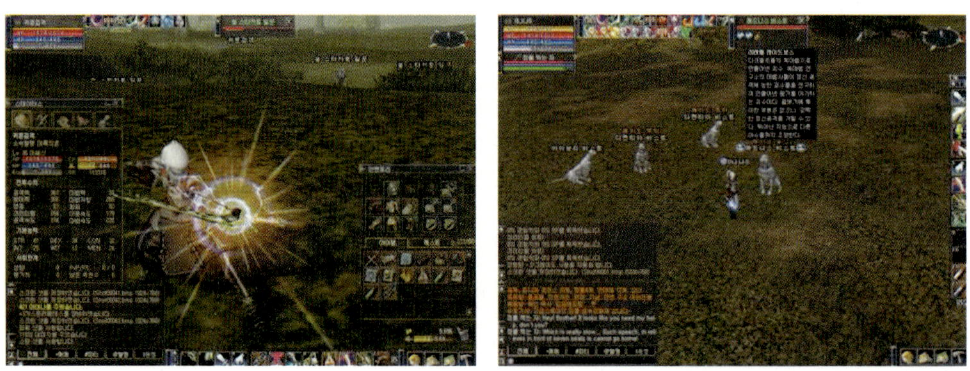

이제는 인터넷을 통하여 전 세계에 있는 여러 사람들이 동시에 실시간으로 서로 대화를 나눌 수 있게 되었다. 그 대표적인 예가 바로 게임이다.

사례 12-4 병원의 모바일 홈페이지를 이용한 마케팅

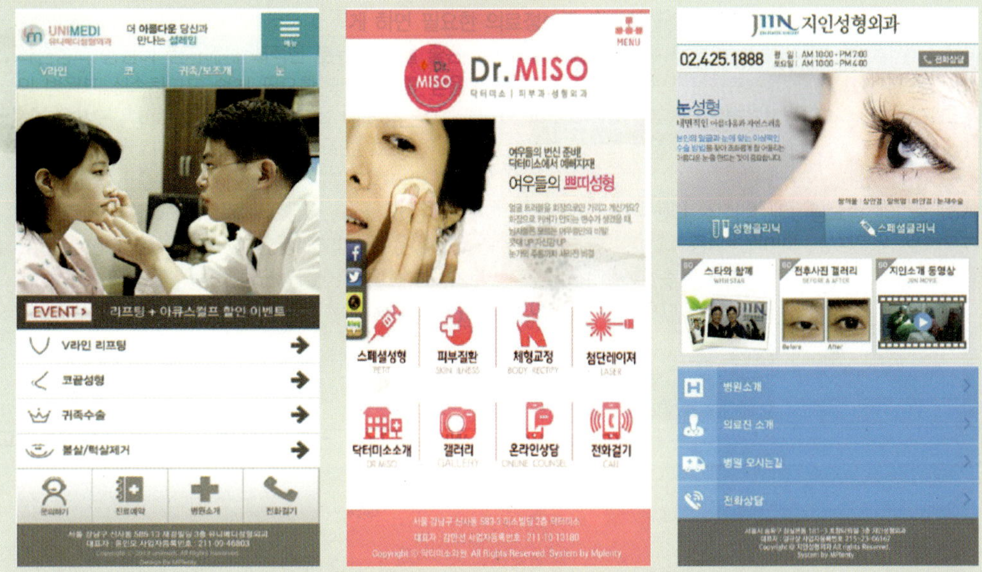

의료분야에서 서비스의 개념이 중시되고, 브랜드화 되어감에 따라 병원 업종 간의 경쟁이 점차 치열해지고 있다. 이에 병원의 인지도를 높이고 고객을 유치하기 위한 온라인마케팅 활동들 또한 활발하게 진행되고 있다. 이제는 홈페이지만으로 홍보하는 것에 그치지 않고 모바일을 이용하면 보다 많은 마케팅 효과를 얻을 수 있다. 예를 들어, 같은 비용의 다른 매체를 활용하여 지불하는 비용과 동일한 비용으로 모바일마케팅을 수행한 경우 매출이 무려 3.5배까지 증가한 사례도 발생하였다. 이처럼 모바일 매체가 병원산업의 경우에도 마케팅의 중요한 수단으로 점차 자리 잡아가고 있다.

2.2 마케팅도구로서의 인터넷

인터넷은 마케팅도구로서 많은 장점과 다양한 가치가 있다. 첫째, 인터넷은 기존의 매체에 비해서 공간상의 제약을 받지 않는다. 사무실 안의 컴퓨터 한 대로 국내는 물론, 전 세계를 상대로 마케팅활동을 할 수 있다. 즉, 전자게시판, 뉴스그룹, 검색엔진, 전자신문 혹은 웹사이트를 통하여 전 세계를 상대로 광고 및 영업활동을 할 수 있다.

둘째, 인터넷은 시간상의 제약이 없다. 24시간 동안 계속해서 광고하며, 다양한 마케팅활동을 전개할 수 있다. 시간대가 다른 국가에서도 인터넷을 이용하면 언제든지 원하는 시간에 접속이 가능하다. 그러나 상품에 따라 시간대별 광고효과에는 차이는 있을 수 있다.

셋째, 인터넷은 표적집단으로의 접근을 용이하게 만든다. 인터넷상의 뉴스그룹이나 전자우

사례 12-5 SNS를 이용한 표적집단으로의 접근

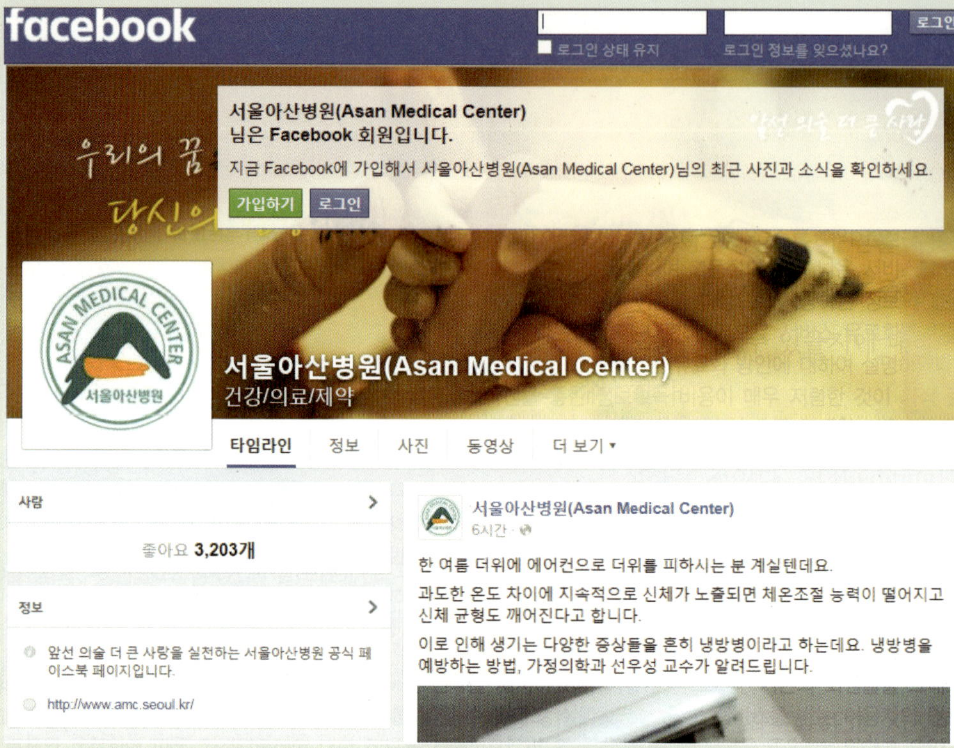
facebook
로그인
로그인 상태 유지
로그인 정보를 잊으셨나요?
서울아산병원(Asan Medical Center)
님은 Facebook 회원입니다.
지금 Facebook에 가입해서 서울아산병원(Asan Medical Center)님의 최근 사진과 소식을 확인하세요.
가입하기
로그인
서울아산병원(Asan Medical Center)
건강/의료/제약
타임라인
정보
사진
동영상
더 보기 ▾
사람
좋아요 3,203개
정보
앞선 의술 더 큰 사랑을 실천하는 서울아산병원 공식 페이스북 페이지입니다.
http://www.amc.seoul.kr/
서울아산병원(Asan Medical Center)
6시간
한 여름 더위에 에어컨으로 더위를 피하시는 분 계실텐데요.
과도한 온도 차이에 지속적으로 신체가 노출되면 체온조절 능력이 떨어지고
신체 균형도 깨어진다고 합니다.
이로 인해 생기는 다양한 증상들을 흔히 냉방병이라고 하는데요. 냉방병을
예방하는 방법, 가정의학과 선우성 교수가 알려드립니다.

차세대 SNS의 선두주자인 페이스북은 계속해서 새로운 마케팅플랫폼으로 주목받고 있다.

편을 이용하면 가장 구체적으로 필요성을 느끼는 아주 좁은 범위의 표적집단으로 접근할 수 있다. 이들은 또한 자신이 경험한 상품이나 서비스에 대해 적극적으로 의견을 제시하기도 하기 때문에 기업은 표적집단의 의견을 마케팅활동에 효과적으로 반영할 수 있다.

넷째, 인터넷은 의견선도자를 통한 구전마케팅을 보다 효과적으로 수행할 수 있도록 해준다. 인터넷 이용자들은 대부분 고학력의 구매력이 있는 정보탐색형의 의견선도자들이다. 이들은 자신이 알고 있는 수백만의 잠재고객들에게 적극적으로 정보를 전하는 의견선도자의 역할을 한다. 따라서 이러한 인터넷 사용자들을 잘 활용하게 되면 마케팅관리자들은 예상하지 못한 큰 효과를 거둘 수 있다.

다섯째, 인터넷은 광고비가 저렴하다. 일반적인 인터넷의 광고비는 기존의 4대 매체(TV, 라디오, 신문, 잡지)에 비해 상대적으로 매우 낮다. 인터넷의 웹사이트는 회선 사용료만 부담하면 되는 경우도 있다.

더욱이 인터넷을 사용하면 원하는 상대방에게 메시지를 거의 정확하게 전달할 수 있다. 따라서 기존의 다이렉트 메일의 경우와 같이 주소가 잘못되어 되돌아오거나 제대로 전달이 되지 않는 경우가 거의 없다. 또한 전달되었다 하더라도 읽히지 못한 채 버려지는 낭비요소를 최소화할 수 있다는 장점도 있다.

이외에도 인터넷은 커뮤니케이션 리치(reach)가 제한된 기존 매체와 비교할 수 없을 정도로 넓고 다양한 리치를 가지고 있다는 특징이 있다. 이러한 인터넷의 특징과 장점을 효과적으로 활용한다면 기업은 적은 비용과 노력으로 단시일 내에 효과적인 마케팅성과를 달성할 수 있다.

그림 12-25 | 마케팅도구로서의 인터넷 가치

1 공간상의 제약이 없음

- 사무실 안의 컴퓨터 한 대로 국내와 전 세계를 상대로 마케팅활동을 벌일 수 있음
  → 전자게시판, 뉴스그룹, 검색엔진, 전자신문 혹은 웹사이트를 통하여 세계를 상대로 광고할 수 있음

2 시간상의 제약이 없음

- 24시간 동안 계속해서 광고하며, 다양한 마케팅활동을 전개할 수 있음
- 시간대가 다른 국가에서도 이용자는 언제든지 원하는 시간에 접속이 가능하므로 24시간 계속해서 광고할 수 있음
- 시간대별 광고효과는 상품에 따라 차이가 있음

3 표적집단에 대한 접근이 용이함

- 인터넷상의 뉴스그룹이나 전자우편을 통하면 가장 구체적인 필요성을 느끼는 아주 좁은 범위의 표적집단으로 접근이 가능함

4 의견선도자를 통한 구전마케팅의 효과가 증진됨

- 인터넷 이용자들은 대부분 20~40대의 중산층, 고학력의 구매력이 있는 정보탐색형의 의견선도자들이 많으므로 이들을 효과적으로 활용하면 구전효과가 큼

5 광고비가 저렴함

- 기존의 4대 매체에 비해 평균 광고비가 매우 낮음
  → 회선 사용료만 부담하면 되는 경우도 있음

사례 12-6 병원의 온라인 제휴마케팅

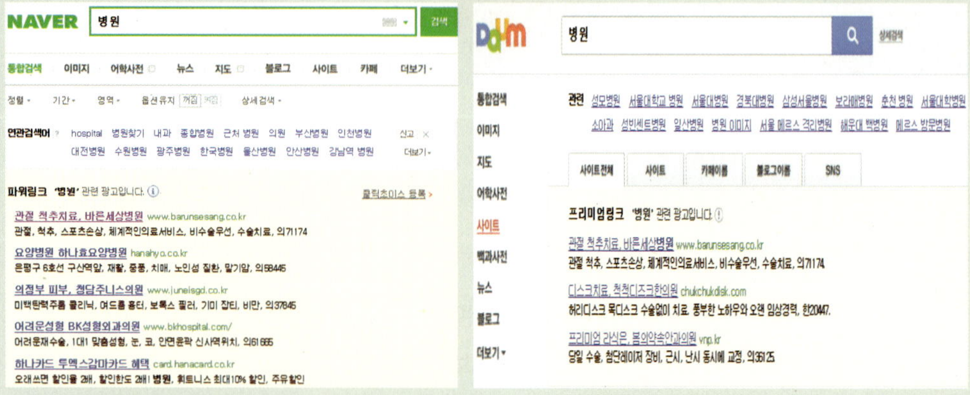

의료산업에도 온라인 제휴마케팅이 도입됐다. 온라인 제휴마케팅 대행사인 L사는 의료산업분야에서 온라인 제휴마케팅을 시작하였다. 온라인 제휴마케팅이란 광고주가 실제 성과에 대해서만 광고비를 지급하는 마케팅방법으로서 홈페이지를 운영하는 대행사가 사이트에 방문한 고객을 광고주의 사이트로 연결한 다음 이로 인해 매출이 발생하면 판매액의 일정비율을 마케팅비용으로 받는 식의 마케팅을 말한다. 예전에 종합쇼핑몰이나 패션전문몰 위주로 진행되던 이러한 제휴마케팅이 병원 · 의료분야로 그 활용범위를 넓히게 되었다. 병원의 입장에서도 실제 성과에 대해서만 마케팅비용을 지불하도록 하는 제휴마케팅은 광고비 절감 효과가 크기 때문에 매력적인 병원마케팅 수단으로 활용될 수 있다.

2.3 전통적인 마케팅과 인터넷마케팅의 비교

인터넷마케팅은 기존의 전통적인 마케팅과 구체적으로 어떠한 점에서 어떠한 차이가 있는가? 몇 가지 대표적인 요인에서 그 차이점을 살펴보면 다음과 같다. 우선 마케팅환경의 측면에서 보면, 전통적인 마케팅은 시장이 공간상으로 지역과 국가에 한정되어 있다. 또한 마케팅활동이 기업 주도적으로 이루어지며, 정보시스템 역시 외부와 단절된 상태에서 기업 내부에 한정되어 사용되고 있다. 그러나 인터넷마케팅환경하에서는 시장의 경계가 없어지고, 고객이 마케팅환경에 가장 큰 영향력을 미치는 요소로 등장하였다. 또한 정보시스템은 기업 내부뿐만 아니라, 외부와 연결되어 전 세계를 대상으로 통합적으로 사용할 수 있도록 확장되었다. 즉, 유 · 무선인터넷을 통하여 어느 곳에서나 기업의 데이터베이스에 접근하여 정보를 사용할 수 있게 되었다.

전통적 마케팅에서는 선도기업으로서의 주도적 역할이 가장 중요한 마케팅 성공요인으로 작용한다. 기업 간의 협력은 큰 의미가 없으며, 고객과의 커뮤니케이션은 필요하다고 인식

그림 12-26 | 전통적인 마케팅과 인터넷마케팅의 비교

	전통적 마케팅	인터넷마케팅
마케팅환경	• 시장이 공간상으로 지역과 국가에 한정됨 • 기업이 주도적 역할을 함 • 기업 내부 사용으로 한정된 정보시스템	• 시장의 경계가 없어짐 • 고객이 주도적 역할을 함 • 외부와 연결되어 통합적으로 사용되는 정보시스템
마케팅 성공요인	• 선도기업으로서의 주도적 역할이 중요함 • 기업 간의 협력은 중요치 않음 • 고객과의 커뮤니케이션은 필요하나 많은 비용이 발생하므로 제한적으로 유지됨	• 고객의 반응이 주요 성공요인 • 기업 간의 전략적 제휴가 중요 • 고객과의 커뮤니케이션이 중요
기업 내 마케팅 위상	• 마케팅이 상품개발을 주도함 • 마케팅부서는 마케팅활동의 전위 역할을 수행함	• 마케팅부서가 다른 업무부서와 기술적으로 통합됨 • 전사적 마케팅으로 그 중요성이 보다 강조됨
고객에 대한 관점	• 고객들은 상품에 대한 지식과 정보가 적음 • 고객의 기대와 행동이 어느 정도 예상 가능함	• 고객들의 학습 증가로 상품에 대한 많은 지식과 정보 보유 • 고객을 집단이 아닌 개인 단위로 생각하여 기업활동에 이용함

하나 높은 비용으로 인하여 매우 제한적으로 유지되는 실정이었다. 그러나 인터넷환경에서 가장 중요한 성공요인은 고객반응이다. 고객으로부터 높은 반응을 이끌어내기 위해서는 고객과의 커뮤니케이션이 중요하며, 고객의 정보를 공유하며 활용하기 위한 기업 간의 전략적 제휴가 중요한 성공요인으로 대두되었다.

기업 내 마케팅의 위상은 전통적인 환경에서는 마케팅이 상품개발을 주도하였고, 마케팅부서는 대부분 마케팅활동의 전위 역할을 수행해 왔다. 그러나 인터넷환경에서는 마케팅부서가 다른 업무부서와 기술적으로 통합되어 이제 전사적 마케팅으로 그 중요성이 보다 강조되고 있다.

고객에 대한 관점에서 보면, 전통적 마케팅환경에서는 고객들이 상품과 서비스에 대하여 얻을 수 있는 지식과 정보에는 한계가 있었다. 따라서 기업은 고객의 기대와 행동을 어느 정도 예상하고 이에 효과적으로 대처할 수 있었다. 그러나 인터넷마케팅환경에서의 고객은 보다 많은 지식과 정보를 보유하게 됨으로써 이들을 효과적으로 응대하는 것은 기업에게 큰

그림 12-27 | 전통적인 마케팅과 인터넷마케팅의 다른 대표적인 특성

전통적 마케팅	인터넷마케팅
일방적	쌍방향적
대중마케팅	1 대 1 마케팅
이미지중심	정보중심
상품중심	관계중심
수동적 고객	능동적 고객
간접경로 위주	직접경로 위주

부담이 되나, 이들과의 효과적인 커뮤니케이션은 기업에게 새로운 기회를 제공하기도 한다.

이처럼 전통적인 마케팅환경에서는 불가능하고 어려웠던 일들이 인터넷환경에서는 가능하게 되었다. 무엇보다도 고객의 욕구를 정확하게 파악하여, 그 결과를 기업의 마케팅활동에 즉각적으로 반영할 수 있게 되었다는 점이 가장 큰 인터넷의 효과이다.

2.4 인터넷마케팅전략 수립 시 고려사항

인터넷마케팅전략을 수립할 경우 다음과 같은 사항을 고려하여야 한다. 첫째, 인터넷마케팅도 마케팅이다. 인터넷마케팅을 생각하는 사람들의 대부분이 기술적인 요소에 집착하다 보면 웹마스터를 먼저 떠올리는 경우가 많다. 그러나 창의적인 마케팅 아이디어가 결여된 인터넷마케팅은 의미가 없다. 인터넷마케팅에 필요한 시스템 구축과 유지는 마케팅활동을 위한 필요조건이지 궁극적인 목표는 아니다. 인터넷마케팅의 성공은 마케팅의 기본개념에 바탕을 둔 창의적인 마케팅전략 개발에 달려 있다.

둘째, 인터넷마케팅전략을 수립할 때 중요하게 생각하는 또 다른 요소는 인터넷의 단점을 상기하면서 마케팅활동을 계획하여야 한다는 것이다. 일반적인 인터넷 이용자들은 자신에게 필요한 정보와 이를 제공하는 광고에 대해서만 많은 관심을 가지고 있다. 그 외의 다른 광고에 대해서는 좋은 시각으로 바라보지 않는다. 이용자들에게 전달되는 메일도 자신에게 직접

그림 12-28 | 인터넷마케팅전략 수립 시 고려사항

인터넷마케팅도 마케팅이다!

- 인터넷마케팅을 생각하는 사람들의 대부분이 기술적인 요소를 먼저 생각하여 웹마스터를 떠올림 → 그러나 시스템과 기술보다 마케팅 아이디어가 중요함
- 인터넷에서 시스템의 구축과 유지는 인터넷마케팅을 위한 필요조건이지 궁극적인 목표는 아님 → 수단과 목적을 혼동해서는 안됨
- 인터넷마케팅의 성공은 창의적인 마케팅전략 개발에 달려 있음

인터넷마케팅의 단점을 상기하라!

1. **자신에게 필요한 정보 이외의 광고에 대한 강한 거부감**
   - 인터넷 이용자들은 표적화되지 않은 광고를 싫어할 뿐 아니라 표적집단에 대한 광고에서도 호의적이지만은 않음
2. **자사상품에 대한 극소수의 부정적인 정보가 모든 고객에게 영향을 미칠 수 있음**
   - 인터넷에서 자유롭게 게재되는 자사상품에 대한 부정적인 정보 때문에 손해를 입는 경우가 있음
3. **인터넷의 보안상의 문제**
   - 인터넷 비즈니스에서 언제나 가장 먼저 부딪치는 문제임
   - 인터넷마케팅을 하는 기업의 입장에서 자사의 마케팅활동에 대한 정보의 누출이 큰 문제임

필요한 것 외에는 모두 스팸메일로 간주하여 부정적으로 보는 경향이 있다.

또한 인터넷에서 자유롭게 게재되는 자사상품에 대한 부정적인 정보 때문에 손해를 보는 경우가 있다. 한 마리의 미꾸라지가 깨끗한 물 전체를 흐려버린다는 말과 같이 단순하게 제시되는 개인의 부정적인 의견이 전체 고객에게 영향을 미칠 가능성이 매우 높다. 일반인들은 긍정적인 것보다 부정적인 내용을 보다 쉽게 받아들인다는 것을 감안할 때, 이렇게 자유로운 부정적 의견 전달은 기업의 입장에서는 또 하나의 큰 부담으로 작용하고 있다.

마지막으로, 인터넷 보안상의 문제점을 고려해야 한다. 이것은 인터넷을 이용하여 비즈니스를 하려 할 경우에는 언제나 가장 먼저 부딪치는 문제이다. 많은 고객들이 자신의 정보에 대한 우려감을 가지고 있다. 따라서 엄격한 제도와 신뢰할 수 있는 시스템이 개발되기 전까지는 보안상의 문제를 신중하게 고려하여 인터넷마케팅전략을 수립해야 한다.

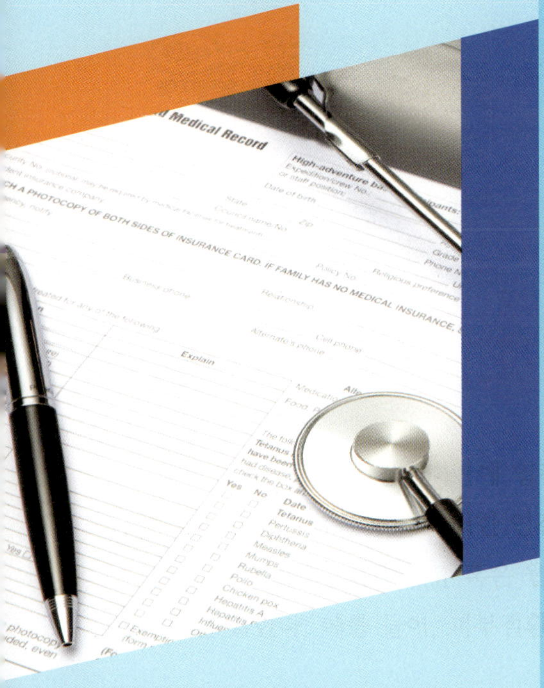

CHAPTER 13

병원의 다이렉트마케팅

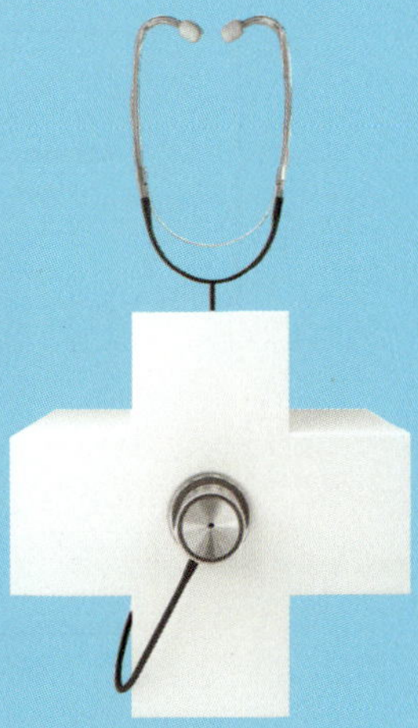

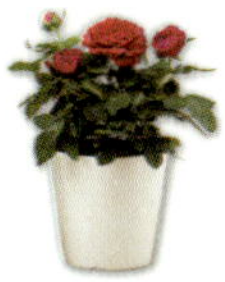

숨길 수 없는 노래 3

이성복

내 지금 그대를 떠남은 그대에게 가는 먼 길을 시작했기 때문입니다
돌아보면 우리는 길이 끝난 자리에 서 있는 두 개의 고인돌 같은 것을
그리고 그 사이엔 아무도 발디딜 수 없는 고요한 사막이 있습니다
나의 일생은 두개의 다른 죽음 사이에 말이음표처럼 놓여 있습니다
돌아보면 우리는 오랜 저녁빛에 눈먼 두개의 고인돌 같은 것을
내 지금 그대를 떠남은 내게로 오는 그대의 먼 길을 찾아서입니다.

CHAPTER 13 병원의 다이렉트마케팅

제1절 다이렉트마케팅

1.1 다이렉트마케팅의 정의

(1) 다이렉트마케팅의 정의

미국 다이렉트마케팅협회(DMA : Direct Marketing Association)는 다이렉트마케팅을 하나 또는 그 이상의 광고매체를 사용하여 어느 장소에서나 측정 가능한 반응이나 거래가 이루어지도록 상호작용하는 마케팅시스템으로 정의하고 있다.

일반적으로 다이렉트마케팅을 수행하는 가장 대표적인 매체가 다이렉트메일(direct mail)이다. 그러나 최근에는 TV, 라디오, 잡지, 신문 등의 매스미디어나, 일반전화, 휴대폰, 팩시밀리 및 비디오텍스 등의 다양한 전자매체와 각종 광고매체가 이용된다. 또한 인터넷을 통한 다이렉트메일, 즉 이메일(e-mail)은 고객과의 쌍방향 관계 형성이 가능하다는 점에서 매우 중요한 다이렉트마케팅 매체이다.

다이렉트마케팅은 그 반응과 거래의 측정이 가능하다. 사실 고객과의 직접적인 대화와 반응을 고려하지 않고 마케팅을 수행하는 경우는 없다. 그러나 그 반응과 거래를 측정하는 것

그림 1-14 다이렉트마케팅의 정의

다이렉트마케팅의 정의	Direct Marketing is an interactive system of marketing which uses one or more advertising media to effect a measurable response and/or transaction at any location - Direct Marketing Association - 다이렉트 마케팅은 하나 또는 그 이상의 광고매체를 사용하여 어느 장소에서나 측정 가능한 반응이나 거래가 이루어지도록 상호작용하는 마케팅시스템을 말하는데, 그 거래 내용은 데이터베이스에 저장되어 활용됨

사례 13-1 화장품 DERMA의 다이렉트메일

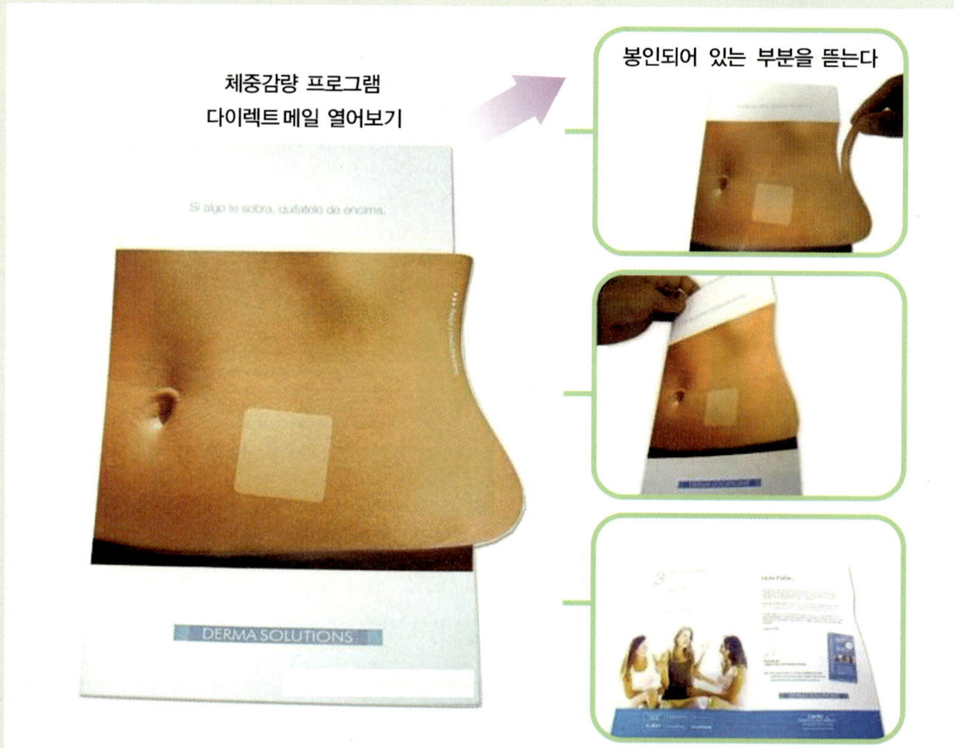

화장품 브랜드인 DERMA는 자사의 체중감량 프로그램인 Derma solutions을 홍보하기 위한 다이렉트메일을 고객에게 발송했다. 이 다이렉트메일에는 허리살이 옆으로 나온 여성의 몸 이미지가 인쇄되어 있는데 이 메일을 열기 위해서는 여성의 허리살 라인으로 처리되어 있는 부분을 절취해야만 내용을 확인할 수 있도록 되어 있다.

어떠한 상품을 홍보하기 위해 다이렉트메일을 발송했는지 그 의도를 쉽게 알 수가 있고, 또한 재미있게 이를 확인할 수 있도록 하고 있다. 여성의 허리살에 해당하는 부분을 직접 절취하는 행위를 통해 자신의 허리살 또한 이처럼 쉽게 줄일 수 있을 것이라는 기대를 갖도록 하고 있는 매우 재미있고 창의적인 다이렉트메일이다.

은 쉽지 않다. 다이렉트마케팅의 가장 큰 특징은 마케팅 결과에 따른 소비자의 반응을 측정할 수 있다는 것이다. 따라서 비용 대비 효과를 정확하게 측정할 수 있기 때문에, 다이렉트마케팅은 실험을 바탕으로 하는 과학적인 마케팅이다.

예를 들어, 메일을 보내는 데 드는 비용과 발송된 메일에 대한 반응비율을 측정함으로써 다이렉트마케팅 캠페인의 성과를 정확하게 분석해낼 수 있다. 따라서 다이렉트마케팅 캠페인은 하나의 실험이며, 지속적인 실험의 과정으로 볼 수 있다. 실험이 성공하면 범위를 확대해서 적용해 보는 식으로 점진적 마케팅을 수행하는 것이 바로 다이렉트마케팅이다.

마지막으로 상호작용(interactive)하는 마케팅시스템이라는 말은 일방적으로 메시지를 전

사례 13-2 다이렉트마케팅 – 실시간 1:1 무료 건강상담서비스

자생한방병원은 스마트폰 카카오톡 앱을 활용한 '무료 건강상담서비스'를 제공한다. 스마트폰을 통해 한방에 대한 궁금증은 물론 갑자기 생긴 증상에 대해 질문하면 즉각적으로 답변하는 상담서비스다. 자생한방병원의 이우경 원장은 "환자 누구나 카톡 메신저로 병원 측과 연락하면 건강상태 및 병원정보에 대해 자세히 상담받을 수 있으며, 상담과 함께 환자의 건강보험 혜택까지도 안내를 한다"며 이를 마케팅 도구로도 사용해 외국인 고객 유치에도 활용할 계획이라고 밝혔다. 이러한 상담서비스는 스마트폰과 PC에서 모두 활용이 가능해 바쁜 직장인들이 보다 쉽게 건강상담받을 수 있는 장점이 있다. 자생한방병원 카카오톡 실시간 무료 건강상담서비스는 병원 전용 ID인 'JASENGCENTER'로 친구등록을 하면 서비스를 받을 수 있게 된다.

자료 : 중앙일보 보도자료(2015. 3. 14)

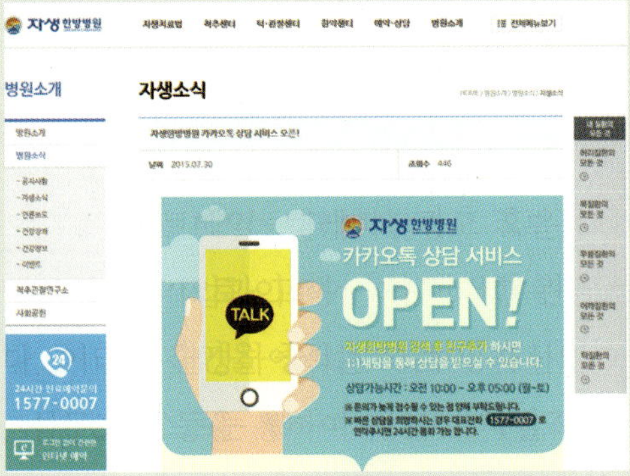

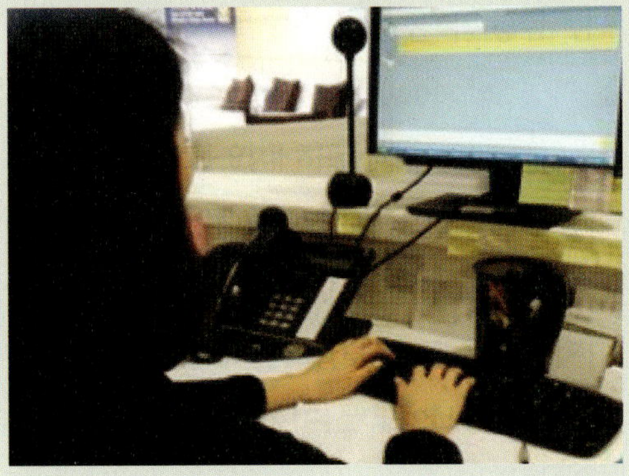

사례 13-3 다이렉트메일

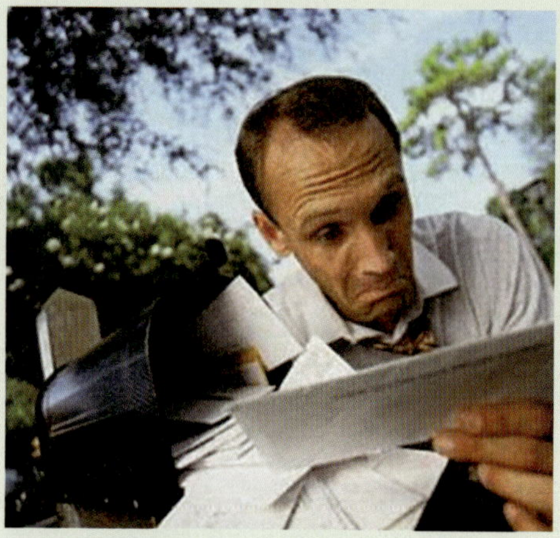

현대인은 매일 쏟아지는 메일과 함께 살아간다. 이러한 메일 더미 속에서 기업이 전달하고자 하는 메일이 눈에 띄도록 하는 것은 쉽지 않은 일이다.

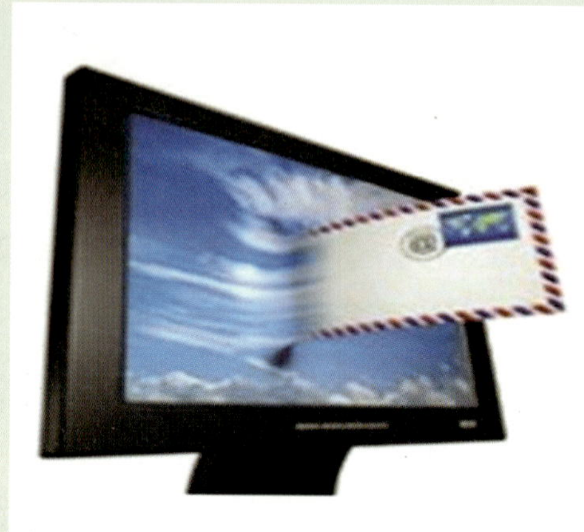

인터넷을 통한 다이렉트메일, 즉 이메일(e-mail)은 고객과의 쌍방향 관계 형성이 가능하다는 점에서 매우 중요한 다이렉트마케팅이다.

달하는 형태의 매스마케팅과는 달리 기업과 고객들 간에 쌍방향 커뮤니케이션을 통해 정보가 전달되고 반응이 측정된다는 것을 의미한다.

(2) 다이렉트마케팅의 일반적인 특성

전통적인 매스마케팅과 다이렉트마케팅을 비교하는 것은 매우 어렵다. 더욱이 다이렉트마케팅이 시대의 흐름에 따라 자신의 영역을 점차적으로 넓혀 왔기 때문에 이들을 구분하기 위한 기준 또한 애매하다. 그러나 위에서 정의한 다이렉트마케팅의 특성을 좀 더 명확하게 설명하기 위하여, 매스마케팅(mass marketing)의 대표적 도구인 광고와 비교해 보도록 하자.

첫째, 광고는 브랜드인지도를 높이고 수요를 창출하는 것이 목적인 반면에, 다이렉트마케팅은 즉각적인 고객반응을 이끌어내는 것을 목적으로 하고 있다. 일반적으로 광고는 짧은 시간에 진행되는 순간적인 정보의 흐름이기 때문에 소비자의 즉각적인 판단을 요구하지 않으며, 이를 위한 시간적인 여유도 충분하지 않다. 따라서 광고는 상품판매보다는 상표의 인지도를 높이거나 시장조성을 위하여 사용된다. 반면에 다이렉트마케팅은 잠재고객의 즉각적인 반응을 목적으로 하고 있다.

그림 13-2 | 매스마케팅과 다이렉트마케팅의 일반적인 특징 비교

	매스마케팅(광고)	다이렉트마케팅
목적	브랜드인지도 향상 및 수요창출	즉각적인 반응
정보의 흐름	기업 → 고객(일방적)	기업 ↔ 고객(쌍방향)
고객반응	우회적 / 점진적 (not immediately)	즉각적(immediately)
광고매체	여러 매체(mix of media)	대체로 한 캠페인에 하나
구매시점 및 장소	소비자가 결정	판매자가 결정
효과	지속성이 있음	단절적인 경향이 있음
성과측정	계량화와 정확한 측정이 어려움	계량화와 정확한 측정이 비교적 가능함

둘째, 광고는 기업으로부터 고객에 이르는 정보의 일방적인 흐름이나, 다이렉트마케팅은 기업과 고객 간의 쌍방향 흐름으로 이루어진다. 따라서 다이렉트마케팅은 상호 커뮤니케이션이 가능한 매체만을 사용하는 것이 일반적이다. 그러나 광고는 다이렉트마케팅에서 사용하는 대부분의 매체를 사용할 수 있다.

셋째, 소비자는 광고에 대해서 즉각적으로 반응하지 않으나, 다이렉트마케팅에 대해서는 즉각적으로 반응한다. 즉, 광고의 효과는 매우 우회적이며 점진적으로 발생되는 반면에, 다이렉트마케팅의 효과는 어느 정도 정해진 시간 내에 정해진 방법에 의해 정보가 전달되고 거래가 성사됨으로써 거의 즉각적으로 발생한다.

넷째, 일반적으로 광고는 다양한 여러 매체를 이용하여 실행되나 다이렉트마케팅은 하나의 캠페인마다 하나의 매체만을 사용하는 경우가 많다. 그러나 다이렉트마케팅에서 사용하는 매체는 다양하다. 일반적으로 우편만을 다이렉트마케팅으로 생각하는 경우가 많지만 이러한 생각은 잘못된 것이다. 우편뿐만 아니라 이메일, 전화, 인터넷, 전단, 쿠폰, 광고 인쇄물 외에도 어떠한 것이든 고객과 직접적인 접촉이 이루어진다면 이것은 다이렉트마케팅 매체로 간주할 수 있다.

다섯째, 광고는 상품의 구매시점 및 장소를 소비자가 결정하도록 하는 반면에, 다이렉트마케팅은 판매자가 결정한다. 즉, 소비자는 광고를 통하여 생산자 및 상품에 대한 정보를 기억하였다가, 나중에 상품이 필요하다고 생각되는 경우, 상품에 대한 기억을 회상하여 평가하고

구매하게 된다. 구매를 할 경우에도 소비자는 해당 상품을 생산자로부터 직접 구매하는 것이 아니라 소매업체 혹은 도매업체 중 한 곳을 선택하여 상품을 구입한다. 그러나 다이렉트마케팅은 판매자가 정한 시간 내에, 소비자는 구매 여부에 대한 의사결정을 하여야 한다.

마지막으로, 광고는 그 효과가 어느 정도 지속적으로 남아 있을 수 있으나 그 효과를 측정하는 것은 매우 어렵다. 반면에 다이렉트마케팅은 비교적 정확한 효과측정이 가능하다. 광고에 대한 소비자의 반응은 즉각적으로 나타나지 않고, 나타난다 하여도 다른 마케팅효과와 복합적으로 나타난다. 예를 들어, 다른 해보다 올 여름에 에어컨의 판매량이 급증하였다고 가정할 때, 그 이유가 순수하게 올 봄에 실시한 광고효과만으로 얻어진 결과라고 볼 수는 없다. 올 여름 날씨 때문에 에어컨의 판매량이 급증한 것일 수도 있고, 최근에 좋아진 경제여건의 영향일 수도 있다. 즉, 광고와 매출 간의 인과관계와 그에 따른 효과를 명확하게 분석하여 규명하는 것이 어렵다.

사례 13-4 다이렉트마케팅 – 실시간 성형상담

일반적으로 피부, 탈모, 또는 성형 등을 고민하는 사람들의 대부분이 비용이나 여러 개인적인 이유로 인하여 처음부터 병원을 방문하는 것을 꺼려한다. 그래서 이들은 병원 홈페이지를 방문해서 정보를 얻고, 상담게시판이나 전화를 통해 간단한 상담을 하게 된다. 그러나 통화가 원활하지 않거나 전화를 거는 것 자체가 부담이 되는 경우, 또는 구체적인 정보나 사진 등의 자료를 얻어야 하는 경우가 생기거나 설명을 듣고 추가적으로 궁금한 내용에 대해 질문을 해야 하는 경우가 생기게 된다. 이러한 필요를 인식해서 최근 쥬얼리성형외과에서는 홈페이지 내에서 실시간으로 채팅상담을 할 수 있는 '실시간 성형상담' 서비스를 운영하고 있다. 특히 가슴성형, 지방흡입 같은 큰 수술에 대해 부담 없이 이를 안내하고자 하는 목적으로 실시한 이 상담서비스는 빠른 답변을 얻을 수 있어 이를 이용해 본 많은 여성 고객들이 만족스러워 하고 있다.

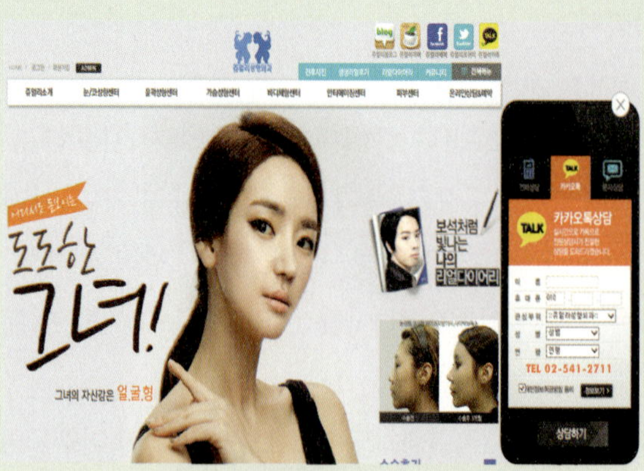

쥬얼리성형외과

'실시간 성형상담' 서비스를 통해 텔레마케팅의 단점을 보완하고 있다.

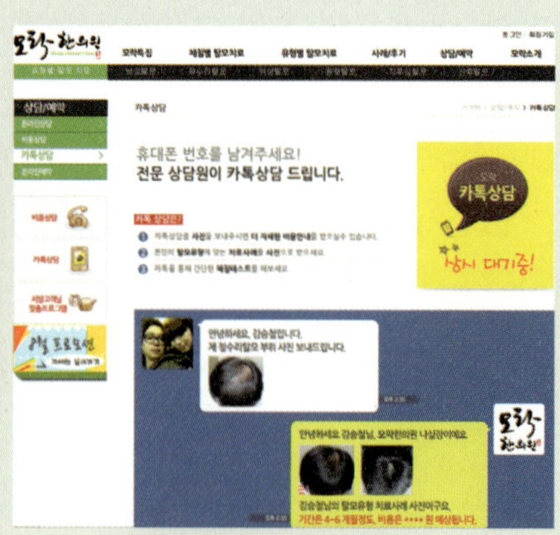

모락한의원

'실시간 탈모상담' 서비스를 통해 빠르고 간편하게 상담을 할 수 있다.

그러나 다이렉트마케팅은 광고와는 달리 커뮤니케이션이나 거래방법이 제한되기 때문에 그 결과에 대하여 비교적 정확한 측정이 가능하다. 예를 들어, 전화 등의 매체를 통해 고객과 접촉했을 때 그 즉시 혹은 제한된 일정한 시간 내에 고객의 응답이 없을 경우 영원히 효과가 없다고 생각한다.

광고와 다이렉트마케팅 중에 어느 것이 더 효과적인지 단정지어 말할 수는 없다. 다만 광고는 효과가 지속적이고 다이렉트마케팅은 효과가 매우 즉각적이며 단절적인 경향이 있을 뿐이다. 서로 나름대로의 특징이 있는 이들을 병행하여 실행하면 높은 시너지효과를 볼 수 있는 경우가 많다.

(3) 다이렉트마케팅의 실행상 특성

앞에서는 다이렉트마케팅의 일반적인 특성을 설명하기 위해 매스마케팅의 광고와 비교하여 보았다. 이제 실행상의 측면에서 다이렉트마케팅과 매스마케팅이 어떠한 차이점을 보이는지 살펴보자.

그림 13-3 | 매스마케팅과 다이렉트마케팅의 실행상 특징 비교

매스마케팅(광고)	다이렉트마케팅
• 상품판매	• 오퍼(offers)판매
• 시장창출	• 테스트과정을 통해 시장발견
• 상품에 대한 인지도와 친근감 향상	• 고객의 직접적인 반응 유도
• 소비자의 행동을 변화시킴	• 소비자의 행동을 분석하여 모델화함
• 함축적	• 자세한 설명을 위하여 길고 사실적임
• 감성에 호소	• 이성에 호소
• 판매창출	• 고객창출
• 대량판매 추구	• 정확하고 가치 있는 틈새시장 추구

첫째, 매스마케팅(광고)은 상품을 판매하는 것을 목표로 하고, 반면에 다이렉트마케팅은 상품이 아닌 오퍼(offer)를 판매하고자 한다. 여기서 오퍼란 조건을 의미한다. 예를 들면, 컴퓨터를 얼마의 가격에 어떠한 지급조건으로 할부판매를 한다거나, 1년 후에 무료 업그레이드를 실시한다는 등의 내용을 오퍼라 한다. 이와 같이 다이렉트마케팅은 컴퓨터가 아니라 바로 이러한 오퍼를 판매한다.

둘째, 매스마케팅은 잠재고객의 잠재적 니즈를 불러 일으켜 시장을 창출하나, 다이렉트마케팅은 테스트 과정을 통해 시장을 직접 발견한다. 따라서 매스마케팅과 다이렉트마케팅을 병행하여 실시하는 것이 효과적이다. 즉, 광고를 실시하여 상품에 대한 소비자의 인지도를 높인 다음에, 다이렉트메일을 보내거나 전화를 걸어 판매를 촉진하면 효과적이다.

셋째, 매스마케팅은 고객의 호의와 동의만을 이끌어내는 것으로 끝나지만, 다이렉트마케팅은 고객의 직접적인 반응을 유도한다. 즉, 광고가 상품에 대한 인지도 및 친근감을 촉진시키는 역할을 수행한다면 다이렉트마케팅은 단순한 호감만이 아니라 실제적인 행동(반응 : 주문, 요청, 거부)으로 옮겨지도록 하는 역할을 한다.

넷째, 매스마케팅은 소비자의 행동을 변화시키나, 다이렉트마케팅은 소비자행동을 분석하여 모델화한다. 매스마케팅은 인지도를 높임으로써 소비자의 행동을 변화시키려는 목적이 있으며, 실제적으로도 변화시키는 역할을 한다. 그러나 다이렉트마케팅은 어떠한 오퍼를 제공했을 때 그에 대한 반응이 어떻게 나타나는지를 파악하여, 소비자 자극과 반응에 대한 행동을

사례 13-5 마사지 체인점의 옥외광고를 이용한 매스마케팅

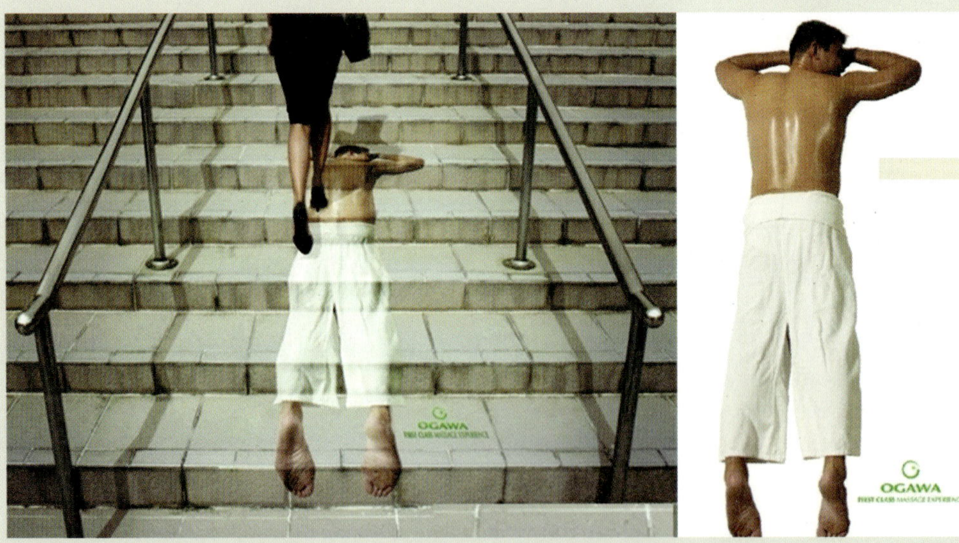

말레이시아의 마사지서비스 체인점 OGAWA는 남자가 엎드려 마사지 서비스를 받고 있는 모습의 실제 크기 사진을 자국 주요 도시의 계단에 반투명 스티커로 부착하여 옥외광고를 실시하였다. 이 스티커가 부착된 계단을 오르내리는 사람들이 마치 마사지서비스를 받는 사람의 등을 밟는 것과 같은 느낌을 갖도록 함으로써 자사만의 독특한 마사지서비스를 간접적으로 체험하도록 하는 재미있는 옥외광고를 실행하여 좋은 효과를 거두었다.

모델화하는 데에 목적이 있다. 따라서 소비자의 반응을 유도하기 위한 성공적인 다이렉트마케팅기법은 발명되었다기보다는 많은 시행착오 끝에 얻어진 결과이며, 특히 엄격한 테스트, 모델링, 재시도 끝에 정립된 모델이자 과학이다.

다섯째, 매스마케팅은 함축적이나 다이렉트마케팅은 길고 사실적이다. 매스마케팅은 일반적으로 많은 시간이나 지면이 보장되는 것이 아니기 때문에 매우 함축적이어야 한다. 따라서 매스마케팅은 전달하고자 하는 내용을 한두 마디로 요약해서 표현해낼 수 있어야 한다. 그러나 다이렉트마케팅은 오히려 함축적이어서는 안 된다. 상품에 대한 설명을 자세하게 해주면서 이 상품을 구입하게 되면 어떠한 혜택이 있고, 어떠한 방법으로 사용할 수 있는지, 이것을 사용해본 고객들의 반응이 어떠한가에 대한 자세한 정보를 제공함으로써, 고객 스스로 이성적으로 정확하게 판단할 수 있도록 도와주어야 한다.

사례 13-6 사실적인 내용을 기반으로 소비자의 감성보다는 이성에 호소하는 홍보물

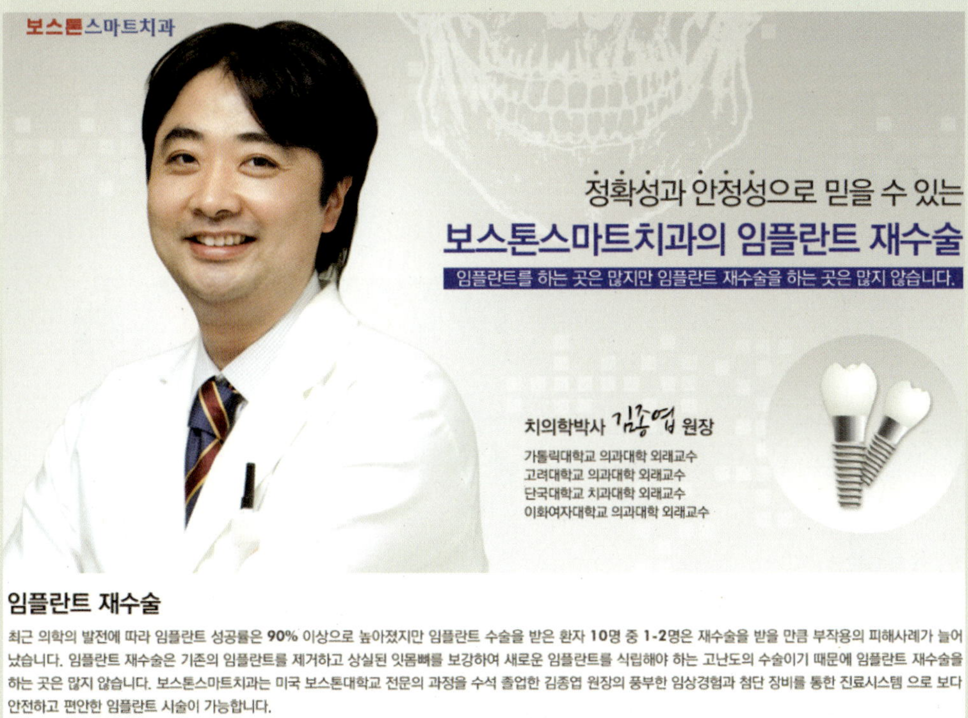
보스톤스마트치과
정확성과 안정성으로 믿을 수 있는
보스톤스마트치과의 임플란트 재수술
임플란트를 하는 곳은 많지만 임플란트 재수술을 하는 곳은 많지 않습니다.
치의학박사 김종엽 원장
가톨릭대학교 의과대학 외래교수
고려대학교 의과대학 외래교수
단국대학교 치과대학 외래교수
이화여자대학교 의과대학 외래교수
임플란트 재수술
최근 의학의 발전에 따라 임플란트 성공률은 90% 이상으로 높아졌지만 임플란트 수술을 받은 환자 10명 중 1-2명은 재수술을 받을 만큼 부작용의 피해사례가 늘어났습니다. 임플란트 재수술은 기존의 임플란트를 제거하고 상실된 잇몸뼈를 보강하여 새로운 임플란트를 식립해야 하는 고난도의 수술이기 때문에 임플란트 재수술을 하는 곳은 많지 않습니다. 보스톤스마트치과는 미국 보스톤대학교 전문의 과정을 수석 졸업한 김종엽 원장의 풍부한 임상경험과 첨단 장비를 통한 진료시스템 으로 보다 안전하고 편안한 임플란트 시술이 가능합니다.

보스톤스마트치과는 임플란트 '재수술'에 대한 사실적 정보를 제공함으로써 소비자의 감성보다는 오히려 이성에 호소하고 있다. 왜냐하면 '재수술'의 경우에는 감성보다는 이성적인 판단이 필요하다고 생각하기 때문이다.

여섯째, 매스마케팅은 감성에 호소하고, 다이렉트마케팅은 이성에 호소한다. 요즈음 세대를 겨냥한 많은 광고는 이성과 지성보다는 감성에 호소하고 있다. 이와 같이 매스마케팅은 감성적인 이미지향상을 위주로 광고하고, 다이렉트마케팅은 감성보다는 이성적이고 기능적이

사례 13-7 소비자의 이성보다는 감성에 호소하는 병원홈페이지

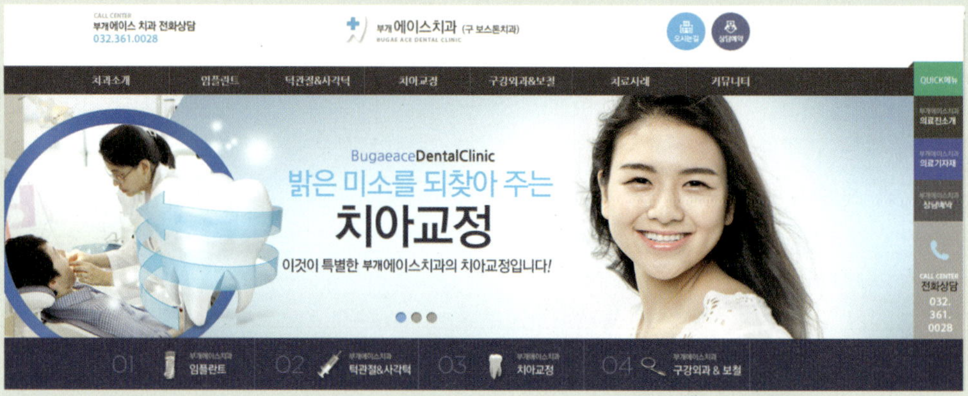

홈페이지의 메인 화면에 여성이 하얀 이를 자신있게 드러내며 아름답게 웃고 있는 모습을 보여줌으로써 소비자의 이성보다는 감성적인 면에 호소하고 하고 있다.

사례 13-8 전달하고자 하는 내용을 함축적으로 표현한 광고

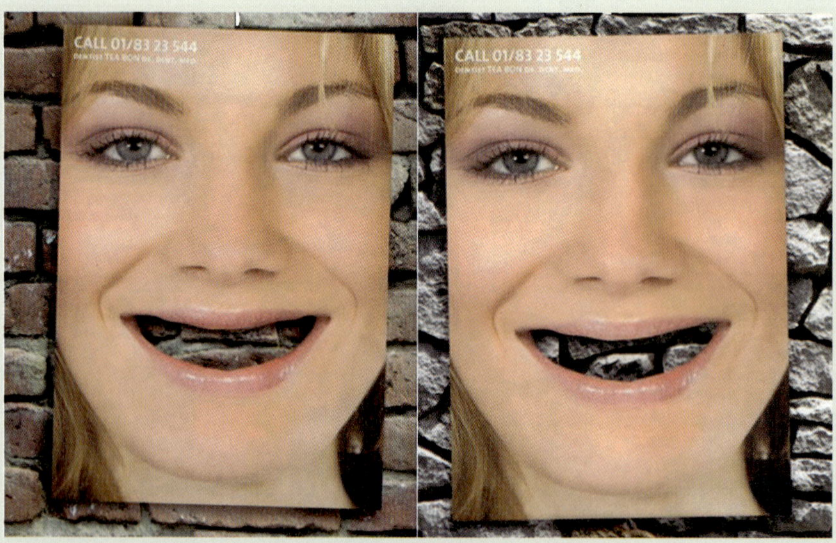

미모의 여인의 치아가 카페인과 니코틴에 잔뜩 찌들었음을 의미한다.
주변 벽을 이용하여 치아의 중요성을 함축적으로 표현한 옥외 치과광고이다.

며 사실적인 내용을 기반으로 고객에게 호소한다.

일곱째, 매스마케팅은 판매를 창출하고, 다이렉트마케팅은 고객을 창출한다. 매스마케팅은 궁극적으로 판매를 창출함으로써 종결된다. 그러나 다이렉트마케팅은 판매로 끝나는 것이 아니라 지속적으로 가치가 있는 고객을 창출한다.

여덟째, 매스마케팅은 대중을 대상으로 하는 대량판매를 목표로 하나, 다이렉트마케팅은 정확하고 가치 있는 틈새시장을 추구한다. 따라서 다이렉트마케팅은 과학적인 타깃팅과 이들에게 의미있는 실질적인 오퍼를 제공하는 것이 중요하다.

(4) 다이렉트마케팅의 기본전제

이러한 다이렉트마케팅을 수행하기 위한 기본전제로는 여러 가지가 있지만, 그 중에서 대표적인 몇 가지에 대해 알아보도록 하자.

첫째, 모든 고객은 동등하지 않다. 매스마케팅에서 발전한 최근의 다양한 마케팅 개념은 여기서부터 시작한다. 이러한 전제를 입증하는 많은 결과가 있는데, 그 중의 하나가 80 대 20

그림 13-4 | 다이렉트마케팅의 기본전제

1. 모든 고객은 동등하지 않음
2. 가장 가치 있는 고객은 재구매고객임
3. 같은 리스트를 대상으로 단시일 내에 반복해서 접촉하게 된다면 반응률은 증가함
4. 구매경험이 있는 고객이 가장 효과적인 표적집단이 됨
5. 고객은 상품 자체의 특성보다도 상품으로부터 얻고자 하는 혜택을 고려하여 상품을 구입함
6. 다이렉트마케팅에 대한 응답건수를 늘리기보다는 고객의 평균구매금액을 증가시키는 전략이 더 쉽고 효과적임
7. 할인보다는 무료사은품이 더 효과적임
8. 'yes/no' 처럼 구체적인 의사표현을 요구하는 오퍼가 더 효과적임
9. 우편이나 이메일보다는 개인의 직접적인 접촉(전화)이 4~5배 정도 더 효과적임

법칙이다. 이것은 이탈리아 경제학자 파레토(Vifredo Pareto)의 80 대 20 이론을 바탕으로 하고 있는데, 80 대 20 법칙은 한 회사 매출액의 80%는 상위 20%의 고객으로부터 창출된다는 것을 말한다. 따라서 고객 하나하나가 기업에 미치는 영향이 서로 다름을 알 수 있다.

둘째, 다이렉트마케팅에서 가장 가치가 있는 고객은 재구매고객이다. 신규고객들이 해당기업과 거래를 하게 된 이유는 특별히 그 기업의 상품이 마음에 들거나 서비스에 만족했기 때문이라기보다는 우연하게 구매하는 경우가 많다. 그러나 재구매를 했다는 사실은 그 기업으로부터 구매한 과거 상품과 서비스에 만족을 했고, 다시 그와 같은 만족감을 기대하면서 구매하는 것이다. 인간은 습관적인 구매패턴을 갖기 때문에, 한 번 방문한 후에 만족감을 얻게 되면 충성고객으로 남아 있게 된다. 따라서 다이렉트마케팅도 신규고객보다는 재구매 및 재방문고객에게 더 많은 관심을 집중하여야 한다.

셋째, 같은 리스트를 대상으로 단시일 내에 반복해서 접촉하면 반응률은 증가한다. 일반적으로 한 달 이내에 접촉을 하게 되면 40~50% 정도 더 높은 반응률을 얻을 수 있다. 따라서 가격이 비싸거나 구매가 자주 일어나기 어려운 상품의 경우에는 일정한 시간간격을 두고 정기적으로 다이렉트마케팅을 실시하는 것이 효과적이다. 이러한 방법으로 구매의사결정을 자극하여도 그 자극에 대한 즉각적인 반응을 기대하기는 어렵다. 그러나 점차적으로 호의와 충성도가 축적되기 때문에 소비자가 최종 의사결정을 내릴 때 큰 영향력을 발휘할 수 있다.

넷째, 구매한 경험이 있는 고객이 가장 효과적인 표적집단이 된다. 예를 들어, 홈쇼핑 카탈로그나 신용카드사에서 제공하는 카탈로그를 이용하여 상품을 구매한 경험이 있는 고객은 구매경험이 전혀 없는 고객보다 통계상으로 같은 매체를 통하여 상품을 구매할 확률이 10배 이상 높다. 따라서 다이렉트마케팅을 수행하는 기업은 이러한 고객들의 리스트를 효과적으로 이용하는 다이렉트마케팅전략을 수립할 필요가 있다.

다섯째, 고객은 상품 자체의 특성보다도 그 상품으로 인해 얻게 될 여러 가지 혜택(benefits)을 고려하여 상품을 구입한다. 따라서 편익에 의한 시장세분화 등 구체적인 마케팅 분석을 기반으로 다이렉트마케팅을 수행하여야 한다.

여섯째, 다이렉트마케팅에 대한 응답건수, 즉 반응률을 늘리는 방법보다는 고객의 평균구매금액을 증가시키는 전략이 훨씬 더 쉽고 효과적이다. 고객들이 상품을 구입할 경우에는 일반적으로 구매결정을 내리기까지가 어렵다. 그러나 일단 구매결정을 내리고 나면 추가적인 구매금액의 증가에 대해서는 상대적으로 민감하지 않은 편이다. 이러한 현상은 제10장에서 설명한 가치함수 그래프를 참조하면 쉽게 이해할 수 있다. 따라서 매출액을 늘리기 위한 방법으로는 구매빈도를 늘리는 것보다 한 번 구매행위가 일어날 때 고객들이 민감하게 반응하지

사례 13-9 모든 고객은 동등하지 않다 - 의료계에도 파레토법칙 "20%를 잡아라"

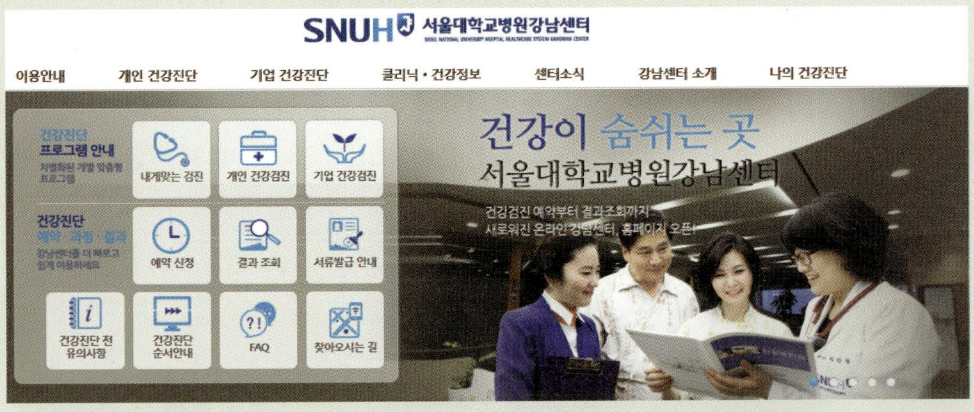

사회 전반에 핵심고객 대상의 프리미엄서비스가 보편화되고 있는 가운데 의료계에서도 이러한 8 대 2의 법칙, 즉 우량고객 20%가 전체 매출의 80% 창출한다는 '파레토법칙'이 확산되고 있다.

서울대병원 헬스케어 강남센터의 경우 이와 같은 파레토법칙의 효과를 톡톡히 거두고 있다. 고가의 헬스케어검진과 숙박검진, 특급호텔에 리무진서비스 등 확실한 프리미엄서비스를 제공하며 이제는 은행들의 프라이빗뱅킹(PB)서비스와 손잡고 더욱 고급화전략을 실행하고 있다. 특히 전문 헬스플래너에 의한 평생건강관리 코디네이션을 내세우며 개인맞춤형 건강진단 프로그램과 함께 하버드 의과대학 교육병원과 협력하여 회원제 건강관리서비스인 Partners Premiere CEO 프로그램을 개발하여 수익면에서 좋은 효과를 거두고 있다.

우리나라뿐만 아니라 미국에서도 '콘시어지(Concierge)' 개념의 고급 의료서비스가 등장했다. 프리미엄 의료기관으로 꼽히는 퍼스널 피지션스 헬스케어는 의사 한 명당 환자수를 300명으로 제한하고 기술적인 면에서도 차별성을 제공한다. 연간 회원비가 고가임에도 불구하고 100%의 가동률로 재무제표상의 목표를 달성했다.

이와 같이 다이렉트마케팅의 기본전제인 "모든 고객은 동등하지 않다"는 파레토법칙은 의료계에서도 사례를 찾아볼 수 있다.

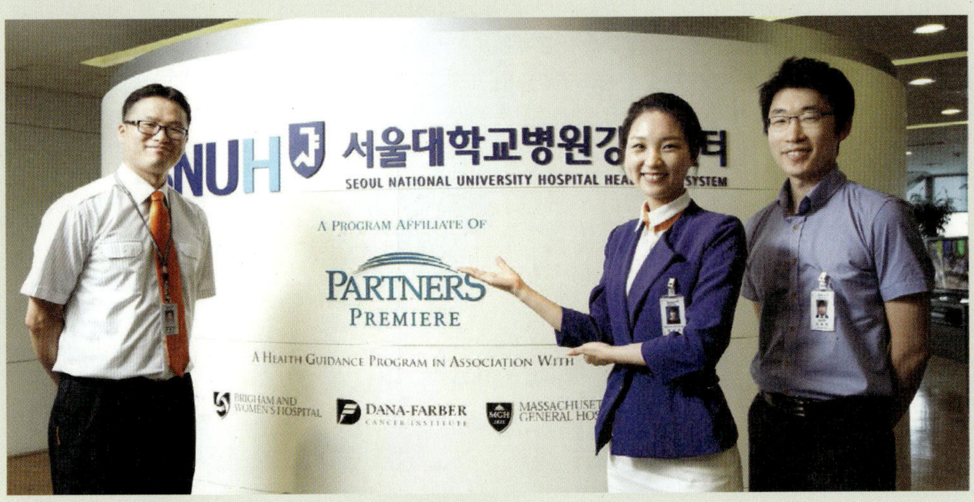

않는 범위 내에서 최대한의 금액을 소비할 수 있도록 유도하는 것이 더 좋은 방법이다.

일곱째, 할인보다는 무료 사은품이 더 효과적이다. 할인을 해준다는 말보다는 사은품을 무료로 제공해준다는 내용의 오퍼(free-gift-offers)가 고객의 관심을 더 집중시킬 수 있다. 이것은 제10장에서 설명한 바와 같이, 이득은 분리하여 제공하는 것이 효과적이라는 복수이득 분리의 법칙(segregation of multiple gains)을 따른다. 예를 들어, 두 개의 서로 다른 복권에서 각각 얼마씩의 당첨금액을 받는 것이 하나의 복권에서 같은 금액을 받는 것보다 기쁨이

사례 13-10 가장 가치 있는 고객은 재구매고객이다

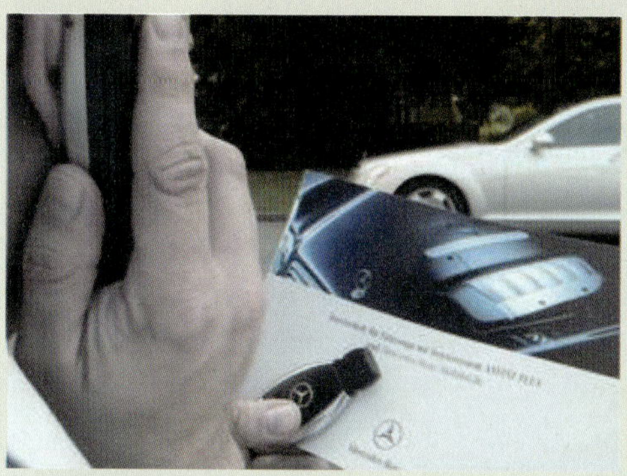

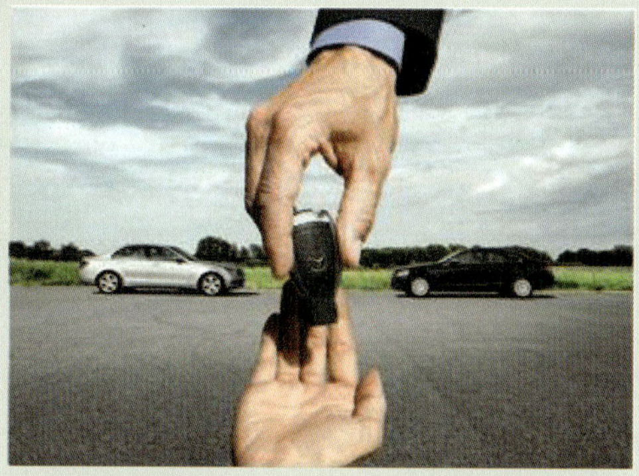

메르세데스-벤츠코리아는 차별화된 고객서비스를 통해서 기존고객의 재구매를 유도하고 입소문을 통한 홍보효과까지 얻고 있다. 차별화된 서비스란 고객이 원하는 시간과 장소에서 차량을 픽업해 정기점검 및 소모품교환 등의 점검을 마친 후 고객이 원하는 장소까지 전달하는 픽업 & 딜리버리서비스(Pick-Up & Delivery Service)를 제공하는 것을 말한다. 메르세데스가 직접 전국적인 규모로 이와 같은 서비스를 제공하는 것은 다른 나라에 없는 독특한 사례로서 바쁜 대한민국 고객들을 위해 최초로 시작되었다.

이에 대응하여 BMW코리아도 긴급출동서비스를 통해서 실시간 고장수리 등의 서비스를 제공하고, 시간상 바로 출고가 불가능할 경우에는 고객의 목적지까지 택시나 기차 또는 항공요금을 지원해주고 부득이하게 숙박이 필요할 경우에는 호텔비용도 부담하는 모빌리티 케어 서비스를 제공하고 있다.

이와 같이 사소한 고객의 불편이라도 덜어주고자 하는 파격적인 고객서비스를 통해 벤츠와 BMW는 제품뿐만 아니라 서비스에서도 명품이라는 이미지로 기존고객들의 재구매를 유도하고 있다.

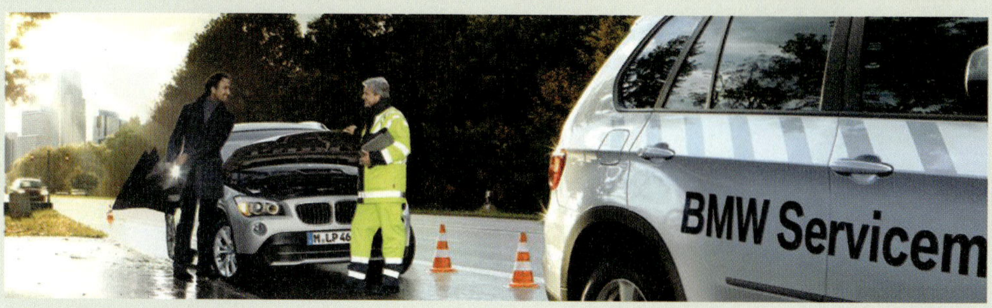

더 크다는 것이다. 복수이득분리의 법칙에 따르면 보너스는 나누어서 자주 지급하는 것이 효과적이며, 선물은 한꺼번에 포장하여 주면 효과가 적다. 따라서 구매금액에 따라 어느 정도 차이는 있겠으나, 일반적으로 할인을 해주기보다는 사은품을 제공하는 것이 효과적이다.

특히 구매하는 상품의 금액이 큰 경우에는 비싼 상품의 금액을 약간 할인해주기보다는 할인금액에 해당하는 다른 선물을 제공하는 것이 더 효과적이다. 이것은 손실이 이득보다 클

사례 13-11 가장 가치가 있는 고객은 재구매고객이다

어린이 눈높이 서비스 – 고객충성심을 뛰어 넘어 '열성팬'으로

병원들이 충성고객을 만들기 위해 발벗고 나섰다. 잠재적 미래 고객인 어린이 환자에게 눈높이 서비스를 제공하며 관심을 집중시키고 있다. 특히 정서적인 교감과 정교한 프로그램 등을 통해 고객충성심을 높이고 어린이 환자에게 병원에 대한 좋은 이미지를 남기고 있다.

세브란스 어린이병원학교는 '학교복귀 및 적응 프로그램'을 개발하여, 소아암 등 만성질환을 가진 어린이들이 오랜 투병으로 인한 단절감과 부적응으로 인한 또 다른 고통에서 벗어나 성공적으로 학교 및 일상생활에 적응할 수 있도록 하고 있다.

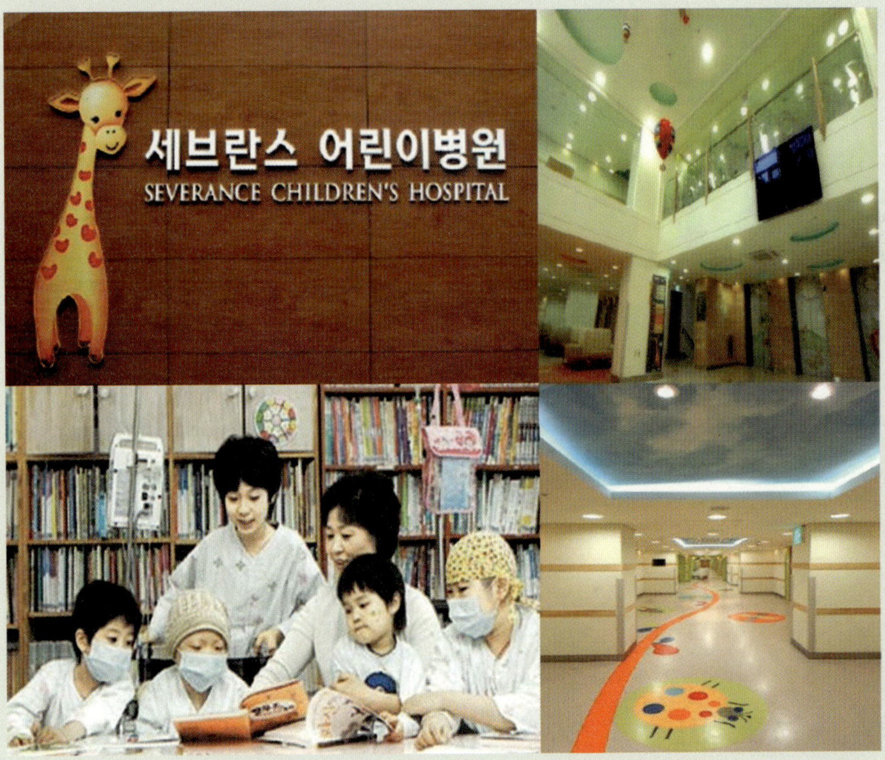

어린이 환자들이 세브란스 어린이병원 학교에서 '학교복귀 및 적응 프로그램'을 통해 눈높이 교육을 받고 있다.

경우, 큰 손실과 작은 이득은 분리하라는 이득과 손실의 분리(segregation of mixed loss) 법칙에 해당한다. 즉, 손실이 이득보다 많이 크면 손실과 이득을 분리시켜 제시하는 것이 효과적이라는 말이다. 예를 들면, 500만원에 해당하는 상품을 구매할 경우 구매금액의 5%에 해당하는 25만원을 할인해주기보다는 25만원에 해당하는 선물을 별도로 제공하는 것이 더 효과적이다.

여덟 번째, 'yes/no' 처럼 구체적인 의사표현을 요구하는 오퍼가, 그리고 일정한 판매기간이나 판매량 제한이 명시되어 있는 오퍼가 더 많은 주문을 얻어낼 수 있다. 또한 현금보다는 '신용카드 우대' 라는 오퍼가 평균 주문량의 약 20% 이상을 높여줄 수 있다.

마지막으로, 우편이나 이메일보다는 직접적인 접촉에 의한 전화가 구매의사를 4~5배 정도 더 높일 수 있다.

(5) 다이렉트마케팅의 실행 과정

일반적으로 다이렉트마케팅은 다음과 같은 과정을 거쳐서 수행된다.

첫째, 적합한 상품을 선정한다. 상품 선정이 잘못되는 경우에는 다이렉트마케팅 자체가 무의미하다. TV홈쇼핑이나 암웨이 등 다이렉트마케팅에서 성공한 유통업체에서 판촉할 상품의 선정에 세심한 노력을 기울이는 것도 바로 이러한 이유에서 비롯된다. 즉, 다이렉트마케팅을 통하여 구매가 가능한 상품인가? 가격에 비하여 가치있는 상품인가? 상품이 경쟁력이 있으며 독자적인 특성이 있는가? 시장의 규모 및 수익성이 충분한가? 등을 살펴봄으로써 대상 상품을 선정한다.

둘째, 다이렉트마케팅을 수행할 매체를 선정한다. 매체로는 우편과 이메일, TV홈쇼핑, 잡지, 카탈로그, 일반전화, 휴대폰 등 다양한 매체가 있다. 이들 매체마다 특징이 있으므로 상품의 특성과 얻을 수 있는 잠재고객 리스트에 맞추어서 매체를 선정하는 것이 효과적이다.

셋째, 잠재고객의 리스트를 확보하고 테스트한다. 즉, 다이렉트마케팅의 대상이 되는 우수한 잠재고객 리스트를 확보하는 과정이다. 상품에 따라 어느 정도는 다르겠지만, 고객 리스트의 질이 다이렉트마케팅 성공 여부의 약 40%를, 많게는 80%까지 좌우한다. 좋은 리스트는 한 번에 찾을 수 있는 것이 아니라 지속적인 테스트와 분석을 통하여 추출된다. 다이렉트마케팅의 과학적인 요인은 바로 여기서부터 시작된다고 볼 수 있다.

넷째, 오퍼(offer)를 작성하고 테스트한다. 오퍼는 리스트에 버금가는 다이렉트마케팅의 성공요인으로 약 30~40%의 비중을 차지하는 중요한 요소이다. 오퍼는 단순한 가격만을 의미

그림 13-5 | 다이렉트마케팅의 추진절차

(1) 적합한 상품선정
- 다이렉트마케팅을 통해 구매가 가능한 상품인가?
- 가격에 비하여 가치있는 상품인가?
- 상품이 경쟁력이 있으며 독자적인 특성이 있는가?
- 시장의 규모 및 수익성이 충분한가?

↓

(2) 수행할 매체선정
- 다이렉트마케팅 매체 : 우편, 이메일, TV홈쇼핑, 잡지, 카탈로그, 일반전화, 핸드폰 등
- 상품 특성과 얻을 수 있는 잠재고객 리스트에 맞추어 매체를 선정하는 것이 효과적임

↓

(3) 잠재고객 리스트 확보 및 테스트
- 다이렉트마케팅의 대상이 되는 우수한 잠재고객 리스트를 확보하는 과정
- 고객리스트의 질이 다이렉트마케팅 성공 여부의 40%를, 많게는 80%까지 좌우함

↓

(4) 오퍼 작성 및 테스트
- 오퍼(offer)란?
  단순한 가격만을 의미하는 것이 아니라, 상품 및 서비스의 가치에 영향을 주는 모든 요소와 고객이 판매자로부터 물건을 구매하는 정상에 영향을 미치는 모든 것을 포함함
- 오퍼(offer) 테스트 목적
  - 고객에게 제공해야 할 효과적인 정보 파악
  - 어떠한 방식으로 오퍼를 표현하는 것이 가장 좋은가를 확인할 수 있음
  - 고객이 상품구입을 위해 지급할 용의가 있는 가격수준을 결정할 수 있음

↓

(5) 수행 및 결과분석
- 반응고객을 파악하는 일 외에도 반응고객에게 추가적으로 판매할 수 있는 상품을 찾는 상품분석이 중요함
- 상품을 구매한 고객 프로필과 일치하는 고객들을 다른 소스의 고객 데이터베이스에서 찾아내어 다이렉트마케팅 대상을 확대하고 반복 적용함

하는 것이 아니라, 상품 및 서비스의 가치에 영향을 주는 모든 요소와 고객이 판매자로부터 물건을 구매하는 과정상에 영향을 주는 모든 것을 포함한다. 고객에게 어떠한 정보를 제공해야 하고 어떠한 방식으로 오퍼를 표현하는 것이 가장 좋은가를 검증하기 위해서는 오퍼 및 그 형식(format)을 테스트해야 한다. 또한 고객들이 상품구매를 위해 얼마나 많은 금액을 지급할 용의가 있는지를 알아내기 위한 가격 테스트를 포함한다.

다섯째, 다이렉트마케팅을 수행하고 그 결과를 분석한다. 결과 분석에서 무엇보다도 중요한 것은 단순히 누가 반응을 보이고 구매를 하였는가 외에, 구매한 고객들에게 어떠한 상품을

추가적으로 판매할 것인가에 관한 분석이 필요하다. 또한 반응을 보인 고객들과 같은 프로필을 가진 고객 리스트를 어디에서 확보할 것인가를 생각하여야 한다. 즉, 상품을 구매한 고객들의 프로필과 일치하는 고객 리스트를 다른 고객 데이터베이스에서 찾아 내어 다이렉트마케팅 대상을 확대하고 반복 적용하는 것이다.

1.2 다이렉트메일

지금까지는 다이렉트마케팅의 기본적인 개념과 실행과정에 대하여 설명하였다. 본 절에서는 정보통신기술이 급속도로 발달하기 전까지만 하여도 가장 대표적인 다이렉트마케팅 방법으로 인식되어 온 다이렉트메일에 대해서 알아보도록 한다. 인터넷을 이용한 이메일(e-mail)과 전화 등으로 그 사용 빈도가 많이 줄어 들었으나, 아직도 다이렉트마케팅의 대표적인 수단으로 많이 활용되고 있다.

(1) 다이렉트메일의 특성

다이렉트메일은 판매를 목적으로 하는 상호교류가 가능한 커뮤니케이션 매체이다. 광고나 통신문을 의미하는 것이 아니라 고객과의 직접적인 마케팅, 즉 무언가를 팔거나 고객의 의향이나 질문 등을 유도하기 위한 것이다. 요약하면, 다이렉트메일은 자극(상품이 아닌 오퍼)과 반응이 있는 커뮤니케이션 매체로서, 고객으로부터 동의가 아닌 직접적인 반응 획득을 목적으로 하고 있다.

판매원이 가지고 있는 시간과 공간적 제약을 초월하여 바로 이 시점에도 고객이 있는 장소에서 무형의 판매원으로 활동하고 있는 다이렉트메일은 기업이 정확하게 파악하지 못한

그림 13-6 | 다이렉트메일

- 판매를 목적으로 하는 상호교류가 가능한 커뮤니케이션 매체
- 고객의 동의가 아닌 직접적인 반응 획득을 목적으로 함
- 판촉, 광고, PR 등 일반적인 마케팅기법과 병행해서 활용하면 효과적임
- 다이렉트메일을 이용한 다이렉트마케팅 추진전략과 기법은 기존의 마케팅기법과는 달리 사전에 상세하게 계획되어야 함

그림 13-7 | 다이렉트메일의 특징

대상 선택이 자유로움

- 장점 : 완전한 선택적 매체 또는 메시지
- 단점 : 다이렉트메일과 그 반응을 세밀하게 계획 · 분석 · 관리할 능력이 없을 경우 오히려 단점이 됨

전달시간을 자유롭게 조정할 수 있음

- 다이렉트메일(DM)은 비교적 정확하게 필요한 시점에서 메시지를 전달할 수 있음

스페이스에 대한 제한이 거의 없음

- 라디오나 텔레비전의 광고와 신문이나 잡지의 광고는 스페이스에 제한이 있음
- 다이렉트메일(DM)은 광고주의 뜻대로 전달하기 원하는 것은 거의 모두를 포함할 수 있음

종이의 질은 메시지 전달효과가 있음

- 상품에 따라 품위, 세련됨, 호화로움, 여유 있는 느낌 등이 광고 제작에서 요구되는 경우에는 고급 용지를 사용함으로써 상품에 내포된 메시지를 더욱 효과적으로 전달할 수 있음

모든 종류의 인쇄가 가능함

- 다이렉트메일(DM)은 상품의 매력을 살리기 위한 컬러표시가 자유로움

1 대 1 대화가 가능함

- 신문, 잡지, 라디오, 텔레비전과 같이 여러 가지 광고가 한 곳에 모여 있지 않기 때문에 고객과 단독으로 대화가 가능함

경쟁자가 모르게 수행할 수 있음

- 경쟁자는 다이렉트메일(DM)을 이용한 기업의 마케팅활동을 사전에 감지하기가 어려움
- 일종의 전략 · 전술적 매체임

잠재고객들을 대상으로 기업을 대신하여 적극적인 판매활동을 수행한다. 그러나 장문의 편지나 화려한 상품 설명을 고객에게 제공하더라도 아무런 반응이 없으면 실패한 것이다. 따라서 잠재고객의 행동을 유발하기 위해서는 행동을 수반할 수 있는 효과적인 자극을 제공해야 한다.

일반적으로 다이렉트메일은 판촉, 광고, PR 등과 같은 일반적인 마케팅기법과 병행해서 활용되면 효과적이다. 그러나 다이렉트메일을 이용한 다이렉트마케팅의 추진전략과 기법은 기존의 마케팅과는 달리 상세하게 계획되어야 한다. 이러한 다이렉트메일의 대표적인 특징

은 다음과 같다.

첫째, 대상의 선택이 자유롭다. 대상을 자유롭게 선정할 수 있기 때문에 완전한 선택적 매체 또는 메시지라 할 수 있다. 그러나 이러한 장점이 경우에 따라서는 단점이 될 수도 있다. 즉, 다이렉트메일을 세밀하게 계획하거나 분석하고 관리할 능력이 없을 경우에, 대상을 자유롭게 선택한다는 것은 막연하여 오히려 단점이 될 수 있다.

사례 13-12 다이렉트메일 - 성공사례

힘찬병원 이 원장은 자신이 수술을 집도한 환자들에게 한 달에 한 번씩 편지를 보내고 안부를 묻는 일을 8년째 하고 있다. 처음에 편지를 쓰던 환자들의 수는 20여 명에 불과했지만 지금은 1만 2,000통을 훌쩍 넘어섰다. 특히 나이든 고객들이 많은 관절전문병원이니만큼 편지를 보내는 일은 고객에게 병원에 좋은 인상을 심어주고 결국 이들을 충성고객으로 만들고 있다.

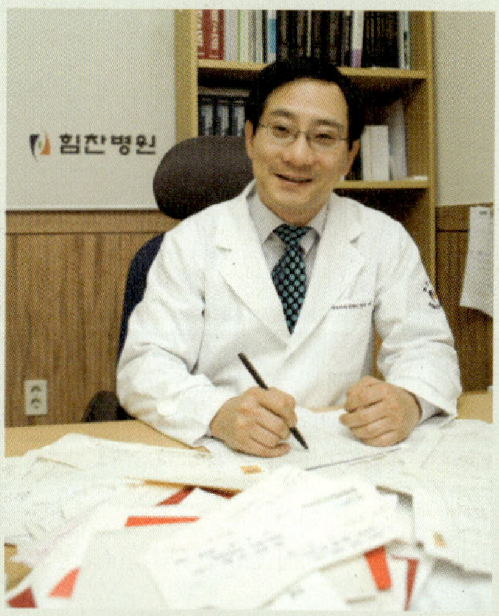

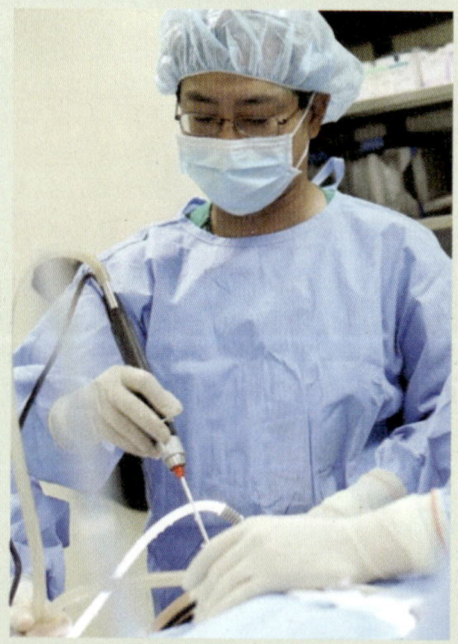

수술 고객에게 안부편지를 쓰는 일을 10년 넘게 하고 있는 힘찬병원

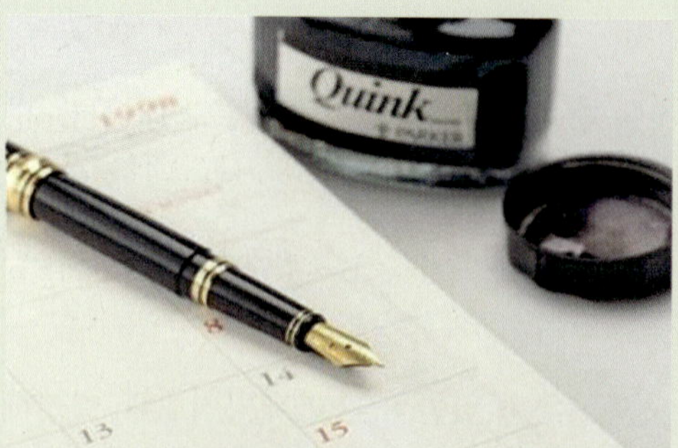

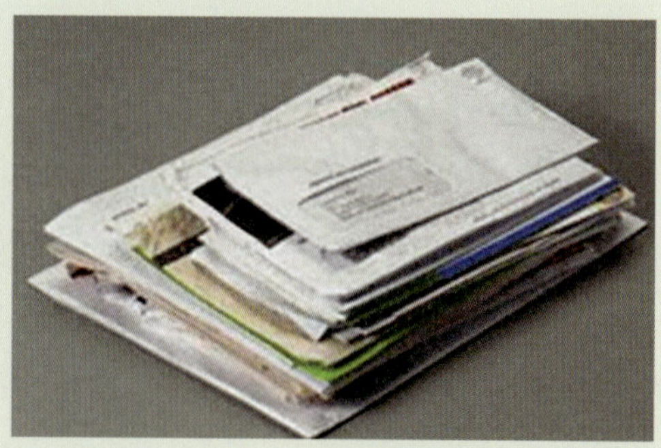

위와 같이 상호교류가 가능한 커뮤니케이션 매체로서 다이렉트메일은 최근에 급증하고 있는 이메일과 비교해도 나름대로의 장점이 있기 때문에 아직도 많이 사용되고 있다.

둘째, 전달시간을 자유롭게 조정할 수 있다. 다이렉트메일은 정확하게 필요한 시점에서 메시지를 전달할 수 있다. 타이밍은 매체전략에서 매우 중요하다. 이러한 관점에서 볼 때 다이렉트메일은 알맞은 매체라 할 수 있다.

셋째, 스페이스에 제한이 거의 없다. 라디오나 텔레비전의 광고나 신문잡지의 광고는 스페이스에 제한이 있다. 그러나 다이렉트메일은 스페이스 제한이 거의 없다. 설명과 설득을 위해서 많은 스페이스가 필요할 경우에는 발송자의 뜻대로 모두 포함할 수 있다.

넷째, 종이의 질은 메시지 전달효과가 있다. 상품에 따라서는 품위, 세련됨, 호화스러움, 여유 있는 느낌 등을 전달하는 것이 요구되는 경우가 있다. 이러한 경우에 고급용지를 사용함으로써, 상품에 내포된 메시지를 더 효과적으로 전달할 수 있다.

다섯째, 모든 종류의 인쇄가 가능하다. 상품적 매력을 부각시키기 위하여 어떠한 컬러 표시도 자유롭게 처리할 수 있다.

여섯째, 1 대 1의 대화가 가능하다. 다이렉트메일은 첫 장을 열기만 하면 다른 광고보다 용이하게 메시지를 전달할 수 있다. 다이렉트메일은 신문이나 잡지, 라디오, 텔레비전과 같이 여러 종류의 광고가 모두 한 곳에 모여 있지 않기 때문에, 받는 사람과의 1 대 1의 독점적인 대화가 가능하다.

일곱째, 경쟁자가 모르게 수행할 수 있다. 다이렉트메일은 조용하고 깊숙하게 잠행하는 매체이다. 다이렉트메일을 이용하면 기업의 마케팅활동을 경쟁사가 사전에 감지하기 어렵기 때문에 다이렉트메일을 일종의 전략 · 전술적 매체라고 평가하기도 한다.

(2) 효과적인 다이렉트메일전략

테드(Ted)가 제시한 10가지의 효과적인 다이렉트메일전략에 대해서 설명하면 다음과 같다.

첫째, 상품을 쉽게 파악할 수 있는 정보를 제공하라. 고객으로 하여금 상품을 좀 더 쉽게 이해할 수 있도록 하라는 것이다. 사람들은 자동차를 구입하기 전에 시승하거나 운전해 보기를 원하며, 옷을 살 때는 직접 입어보고 싶어한다. 따라서 판매자는 고객들이 상품에 가능한 한 가까이 다가갈 수 있도록 배려하여야 보다 긍정적인 반응을 얻을 수 있다.

다이렉트메일도 마찬가지이다. 가능하다면 사진이나 삽화를 제공하여 상품에 대하여 정확하게 알리고 고객이 쉽게 다가갈 수 있도록 하여야 한다. 소비자에게 익숙한 외형을 가진 비슷한 크기의 물건과 같이 찍은 상품사진을 제공하는 것도 상품의 크기를 쉽게 알릴 수 있

그림 13-8 효과적인 다이렉트메일전략

전략 1	상품을 쉽게 파악할 수 있는 정보를 제공하라

사진이나 삽화를 제공하여 상품에 대하여 정확하게 알리고 고객이 쉽게 다가갈 수 있도록 하여야 함

전략 2	독자의 시선을 원하는 곳으로 끌고 가라

변화를 주며 주의를 끌다가 사진이나 삽화를 이용하여 원하는 곳에 멈출 수 있도록 하여야 함

전략 3	직접 손으로 쓴 메시지가 주의를 끌 수 있다

손으로 직접 쓴 글은 특별한 생각을 강조하는 도구가 됨
그러니 손으로 직접 쓴 글을 너무 지나치게 사용해서는 안됨

전략 4	정적이 아니라 동적인 것으로 만들어라

정적인 것은 고객의 집중도를 떨어뜨릴 수 있음
그러나 지나치게 동적인 것은 이해를 저하시킬 수 있음

전략 5	광고문안의 규모를 적당하게 작은 단위로 만들어라

단락을 너무 크게 만들면 읽기 힘들고 내용을 파악하기 어려움
그러나 너무 작게도 만들지 말아야 함

전략 6	지루하지 않게 변화를 주면서 작성하라

같은 스타일의 반복적인 어구는 읽는 사람을 쉽게 지루하게 함

전략 7	고객의 특성을 잘 반영하라

읽는 사람의 특성에 맞게 컬러와 레이아웃, 전반적인 외형 등 모든 분야에서 고객의 언어로 이야기하여야 함

전략 8	상품의 특성을 잘 반영하라

남성을 대상으로 한 상품은 남성적으로, 여성을 대상으로 한 상품은 여성적으로 표현해야 함

전략 9	가능한 한 따뜻한 색상을 사용하라

따뜻한 색상은 따뜻한 반응을, 차가운 색상은 차가운 반응을 가져옴

전략 10	가능한 한 단순하게 작성하라

가능한 한눈에 피로감을 줄 수 있는 산만함이 없도록 하여야 함
한 단락에 하나의 주제만을 포함하여야 함

는 하나의 방법이다. 예를 들어, 손바닥에 올려 놓은 녹음기 사진을 제시함으로써 녹음기의 크기에 대한 정보를 쉽게 전달할 수 있다.

둘째, 독자의 시선을 원하는 곳으로 끌고 가라. 예를 들어, 어두운 곳에서 밝은 곳으로, 밝은 곳에서 어두운 곳으로, 커다란 물체에서 작은 물체로, 작은 물체에서 큰 물체로 마케팅담당자가 원하는 대로 고객의 시선을 끌고 나아갈 수 있도록 하여야 한다. 다시 말하면, 변화를 주며 주의를 끌다가 사진이나 삽화를 이용하여 강조하기를 원하는 곳에 멈출 수 있도록 하여야 한다는 것이다.

셋째, 직접 손으로 쓴 메시지가 주의를 끌 수 있다. 요즘과 같이 컴퓨터가 발달한 시내에서 사실상 손으로 쓴 필기체의 메시지를 받아보는 경우는 상당히 드물기 때문에, 손으로 직접 쓴 글은 고객에게 색다른 인상을 줄 수 있다. 따라서 마케팅담당자는 필기체를 이용하여 원하는 내용을 효과적으로 강조할 수도 있다. 그러나 너무 많은 필기체를 포함시키는 경우에는 오히려 역효과를 불러 일으킬 수 있으니 주의해야 한다.

넷째, 정적이 아니라 동적인 것으로 만들어라. 너무 정적인 것은 고객의 집중도를 떨어뜨릴 수도 있다. 반면에 너무 동적인 것은 고객의 이해를 저하시킬 수 있다. 따라서 적당한 수준으로 동적인 것이 필요하다.

다섯째, 광고문안의 규모를 적당하게 작은 단위로 만들어라. 단락을 너무 크게 만들면 읽기 힘들고 내용을 파악하기 어렵다. 조그만 고기조각이 먹기도 좋고 소화도 잘된다. 블록이 너무 크면 독자에게 부담이 된다. 무엇보다도 독자들을 편하게 만드는 것이 중요하다. 그러나 너무 작게 하는 것도 문제는 있다. 적당하게 무리가 가지 않을 정도로 나누는 것이 필요하다.

여섯째, 지루하지 않게 변화를 주면서 작성하라. 고객은 쉽게 지루해 한다. 같은 스타일의 반복어구는 쉽게 지루함을 느낄 수 있으므로 이를 피해야 한다. 또한 동일한 스타일로 구성되어 있다면 읽을 것이 많은 것처럼 보여 쉽게 지루해할 수 있다. 따라서 단락마다 각각을 다르게 만들어야 한다.

일곱째, 고객의 특성을 잘 반영하라. 읽는 사람들의 특성에 맞게 색상과 레이아웃, 전반적인 외형 등 모든 분야에서 고객과 관련있는 고객의 언어로 이야기하는 것이 필요하다.

여덟째, 상품의 특성을 잘 반영해야 한다. 남성을 대상으로 한 상품은 남성적인 이미지가 표출될 수 있도록 하고, 여성을 대상으로 하는 상품은 여성스럽고 부드럽게 표현해야 한다.

아홉째, 가능한 한 따뜻한 색상을 사용하라. 따뜻한 색상은 긍정적이며 따뜻한 반응을 유발하고, 차가운 색상은 차가운 반응을 유발한다. 따라서 주문서 카드에는 빨간색처럼 밝고 따뜻한 색상을 사용하는 것이 좋다.

열째, 가능한 한 단순하게 작성하라. 너무 복잡할 경우 눈의 피로와 산만함을 줄 수 있다. 따라서 한 단락에 하나의 주제만을 포함하는 식으로 간략하게 작성하여야 한다. 또한 고객의 눈이 하나의 정보 블록에서 다른 정보 블록으로 쉽게 이동할 수 있도록 해야 하며, 가능하면 라인업을 사용하여 눈의 피로를 줄여줄 수 있도록 하여야 한다.

대부분의 사람들은 여러 가지 이유를 핑계로 메일들을 거들떠 보지도 않는다. 통계적으로 모집단의 약 35%만이 메일에 관심을 가지고 봉투를 개봉해본다고 한다. 개봉하는 35% 중에서도 대부분이 다이렉트메일에서 제공하는 오퍼에 대하여 거절하고, 오직 5~6%, 전체의 약 2%만이 비교적 긍정적인 응답을 준다. 그러나 본 절에서 설명한 내용에 유의하여 다이렉트메일을 작성하면 고객으로부터 보다 많은 반응을 이끌어낼 수 있을 것이다.

사례 13-13 다이렉트메일전략 – 독자의 시선을 원하는 곳으로 끌고 가라

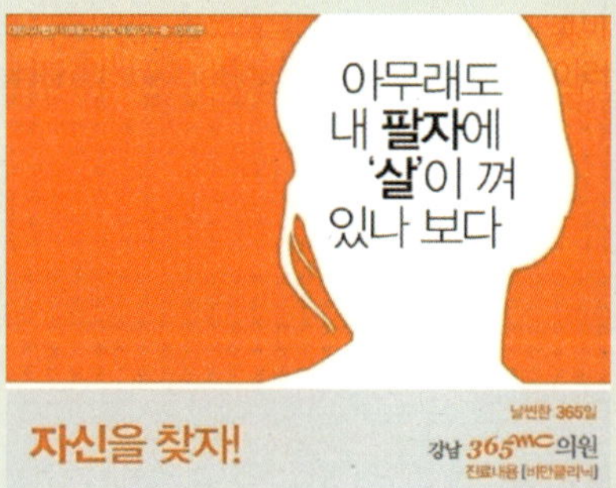

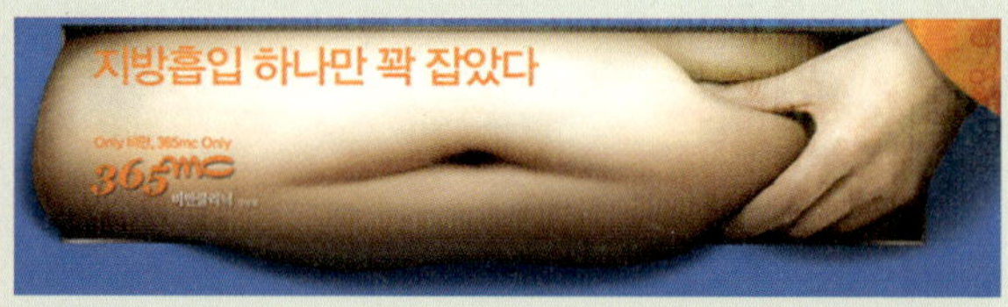

병원의 메인 색상과 함께 뱃살을 다이렉트메일에 적용시킴으로써 고객들이 365mc 병원이 무슨 도움을 주는 병원이라는 것을 쉽게 알수 있도록 하고 있다.

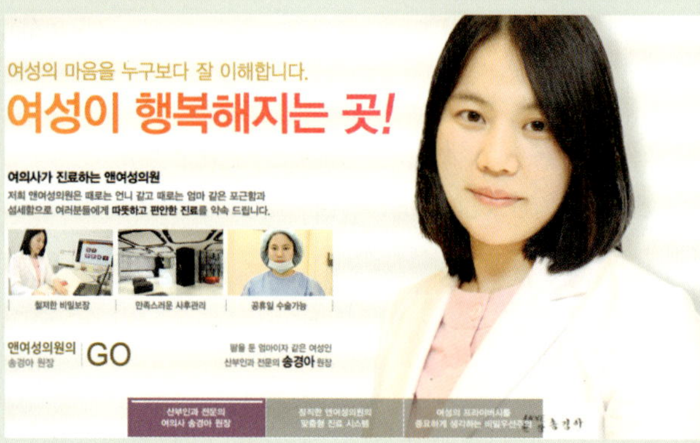
여성의 마음을 누구보다 잘 이해합니다.
여성이 행복해지는 곳!
여의사가 진료하는 앤여성의원
앤여성의원의 송경아 원장
GO

여의사가 진료하는 산부인과는 보다 편하게 문진에 임할 수 있고 치료에 있어서도 비교적 수치심이 적게 들 수 있다는 장점을 가지고 여의사의 사진을 다이렉트메일에 활용하고 있다.

제2절 이메일마케팅

2.1 이메일마케팅의 개요

(1) 이메일과 이메일마케팅의 정의

이메일(e-mail)은 전하고 싶은 내용의 편지나 자료를 다른 사람에게 보낼 수도 있고 받을 수도 있다는 점에서 기존의 우편과 매우 유사하다. 그러나 기존의 우편은 인편으로 전달되지만 이메일은 통신망을 통해 실시간으로 전달된다는 면에서 차이가 있다. 또한 이메일은 전화와는 달리 상대방이 부재중이라도 편지나 자료를 전달할 수 있다. 요약하면, 이메일은 편지의 '기록성'과 전화의 '즉시성'이라는 장점을 동시에 가지고 있는 커뮤니케이션 수단이다. 따라서 이메일은 판매와 촉진수단뿐만 아니라 고객관계관리(Customer Relationship Management : CRM)에서도 중요한 커뮤니케이션 수단으로 사용되고 있다.

이러한 이메일을 활용하여 마케팅을 수행하는 것이 바로 이메일마케팅이다. 그러나 이메일마케팅은 단순히 이메일을 인터넷마케팅 도구 중의 하나로 사용하는 것 이상의 의미를 가진다. 이메일을 이용하여 광고와 홍보를 비롯한 다양한 이벤트와 프로모션활동을 수행함으로써 고객니즈를 창출하고 이를 만족시키는 마케팅활동을 말한다. 이러한 이메일마케팅이 현재 주목받고 있는 이유는 이메일이 다른 마케팅 매체에 비해 비용이 저렴하면서도 고객들로부터

그림 13-9 | 이메일과 이메일마케팅의 정의

이메일의 정의	■ 편지의 '기록성'과 전화의 '즉시성'이라는 장점을 동시에 가지고 있는 인터넷상의 대표적인 커뮤니케이션 수단
이메일마케팅의 정의	■ 인터넷마케팅 방법의 하나로서 '이메일을 활용한 마케팅' ■ 이메일을 이용하여 광고와 홍보를 비롯한 다양한 이벤트와 프로모션활동을 수행함으로써 고객니즈를 창출하고 이를 만족시키는 마케팅활동

- 인터넷 사용자의 92.6% 이상이 이메일을 보유함
- 인터넷을 이용하는 목적의 84.7%가 이메일 사용에 있음
- 대표적인 인터넷 커뮤니케이션 도구임
- 다른 마케팅 커뮤니케이션 도구에 비해 낮은 비용으로 높은 반응효과를 창출함

높은 응답률을 얻어낼 수 있기 때문이다. 즉, 이메일을 이용한 마케팅은 투자에 비해 수익률(return on investment : ROI)이 매우 높고, 이메일은 많은 잠재고객들에게 마케팅 메시지를 동시다발적으로 실시간에 전달할 수 있다는 장점이 있다.

(2) 이메일마케팅의 현황

1) 국내 이메일의 이용현황

이메일마케팅이 등장하게 된 배경은 컴퓨터 보급과 인터넷 이용의 급증으로 인한 이메일 사용자의 증가라고 볼 수 있다. 2014년 7월 현재 전체 가구의 78.2%가 가구 내에 데스크탑 컴퓨터, 노트북 컴퓨터, 스마트패드 등의 유형으로 컴퓨터를 보유하고 있는 것으로 조사되었다. 또한 인터넷 이용자수는 41,118천 명에 이르고 있다.

인터넷 이용용도(1년 이내 기준)로는 '자료 및 정보접근/검색'이 91.1%로 가장 높게 나타났으며, 다음으로 '이메일, SNS, 채팅 등 커뮤니케이션(89.8%)', '여가활동 (79.7%)' 등의 순으로 나타났다.

인터넷 이용자의 최근 1년 이내의 이메일 이용률은 59.3%로 조사되었다. 이메일 이용자의 52.6%가 주 1회 이상(하루에 1회 이상 20.6%, 일주일에 1회 이상 32.0%) 업무 외의 개인 용도로 이메일을 이용하는 것으로 나타났다(한국인터넷진흥원, 2014. 12).

이러한 조사결과는 이메일이 1 대 1 마케팅을 지향한 다이렉트마케팅의 유용한 도구로서 이용될 수 있음을 뒷받침하고 있다.

2) 이메일 기술의 발전현황

기능적이고 기술적인 면에서 기존의 이메일은 텍스트 형태의 단순 메시지를 개인 대 개인(person to person)의 차원에서 교환하는 수단으로만 활용되었다. 그러나 최근에는 MIME(multipurpose internet mail extension)[1]이 지원됨으로 인하여, 이메일은 HTML(hypertext markup language)문서로부터 이미지, 소리, 동영상 등 다양한 멀티미디어 메시지도 전달할 수 있게 되었다. 또한 이메일의 문제점 중의 하나였던 보안문제도 이메일 보안표준(S/MIME)이 지속적으로 개발됨에 따라 점차 해결되고 있다. 이로 인해 웹브라우저상에서만 가능했던 다양한 형태의 메시지를 이메일을 통해 전달할 수 있게 되었다.

---

1) 아스키형식(ASCII format) 이외의 텍스트 및 화상이나 음성, 영상 등의 멀티미디어 데이터를 아스키형식으로 변환할 필요없이 인터넷 전자우편으로 송신하기 위한 간이 전자우편 전송프로토콜(SMTP)의 확장규격을 말한다.

그림 13-10 이메일의 발전현황

1세대 (~1996)	2세대 (1996~1997)	3세대 (1997~1999)	4세대 (1999~2000)	5세대 (2001~)
■ 텍스트 기반의 메일 ■ 주요 이용목적 : 개인용도	■ 웹메일 등장 ■ 뉴스레터 형식의 초기 이메일 비즈니스 시작	■ 데이터베이스 연동 ■ 커뮤니티 사이트 등장 ■ 이메일 프로모션의 다양화 ■ 이메일 관리시스템(EMS) 등장	■ 포털화 추세확장 ■ 이메일 에이전시 등장 ■ 이메일 응답관리 시스템(ERMS) 등장	■ e-CRM과의 연동

사례 13-14 온라인쇼핑몰의 이메일마케팅

온라인쇼핑몰들이 이메일을 활용한 고객 마케팅활동을 강화하고 있다

각 업체들은 신상품 소개 위주로 구성된 이메일서비스에서 벗어나 베스트 아이템이나 할인율이 적용된 아이템, 재입고상품 등에 관한 정보를 이메일을 통해 발빠르게 제공하고 있다. 이메일마케팅이 확대되는 가장 큰 이유는 타깃별 개인 혹은 그룹단위로 소위 '바로 꽂아주는 마케팅'이 가능하기 때문이다.

쇼핑몰 디앤샵(d&Shop)은 주 1회 정기적으로 발송하는 이메일 뉴스레터에 특가 상품군을 전진 배치하여 톡톡한 재미를 보고 있다. 이메일 발송 시 순방문자수가 증가하는 것은 물론이고, 특정 타깃층에만 특가를 적용할 수도 있어서 우수고객 관리에도 큰 도움이 되고 있다.

이메일에 삽입한 할인상품군으로 인해 이메일 개봉률이 상승한 것은 물론, 평소에 관심을 갖고 있던 상품에 대한 구매 유도에도 확실한 효과가 있는 것으로 나타났다. 또한 구매를 신중하게 고려하였다가 구매하지 않은 상품, 즉 장바구니에 담겨 있던 상품들을 조사하여 이를 이메일 특가로 보내면 구매율이 70% 정도에 달한다고 한다.

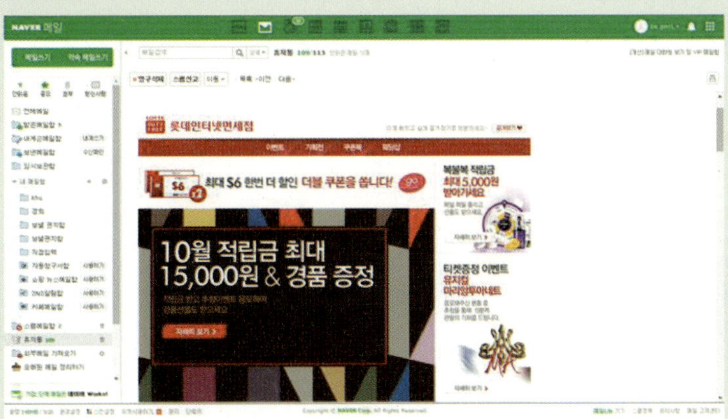

기능적인 측면에서의 발달과 더불어 현재의 이메일은 개념적인 측면에서도 많은 변화와 발전이 이루어지고 있다. 즉, 단순한 커뮤니케이션 수단에서 기업과 기업 간(business to business) 그리고 기업과 개인소비자 간(business to consumer)의 마케팅수단으로 발전하고 있다. 또한 현재는 e-CRM에서 고객과의 커뮤니케이션 도구로 사용되는 중요한 매체 중의 하나이며, 이를 위한 참신하고도 다양한 이메일마케팅 모델과 기법들이 개발되고 있다.

(3) 이메일의 장 · 단점과 마케팅 측면에서의 이메일 활용

인터넷을 접하게 된 많은 사람들은 웹사이트를 중심으로 생각을 하게 되어 웹사이트가 인터넷마케팅의 전부인 것같이 생각하는 경향이 있다. 그러나 웹사이트뿐만 아니라 이메일, 배너(banner) 등 다양한 인터넷 도구들이 인터넷마케팅에 활용될 수 있다.

최근에는 이메일에서도 웹사이트에서와 같이 배너광고나 설문조사 등이 가능하게 되었다. 특히 데이터베이스와의 연동이 가능해짐에 따라 이메일은 웹사이트보다 더 개인화된 비

그림 13-11 | 직접우편과 비교한 이메일의 특징

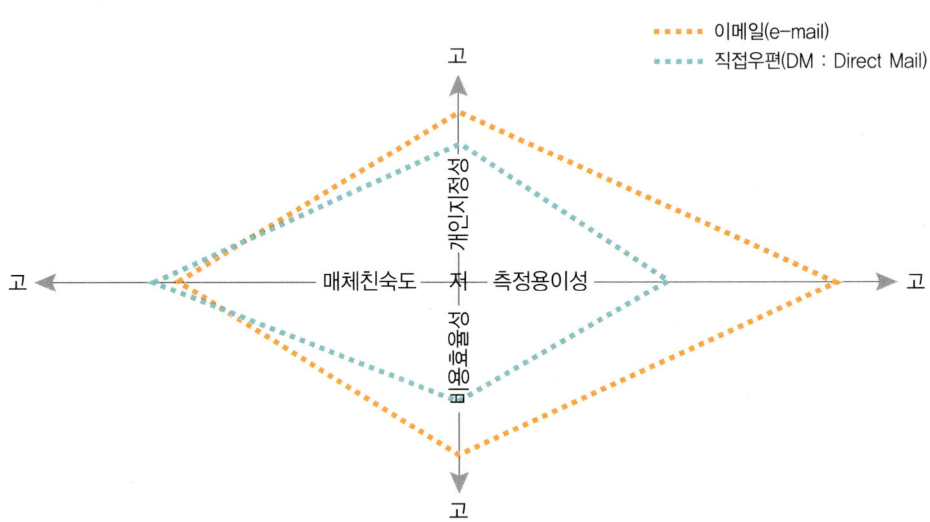

• 매체친숙도 : 이메일은 친숙한 생활매체로 자리를 잡아감에 따라 이에 대한 거부감이 작아짐
• 개인지정성 : 메시지의 전략적 차별화가 가능함으로써 개인에게 맞춘 메시지를 보낼 수 있음
• 비용효율성 : 저비용 고효율성을 가진 매체로서 다양한 서비스를 실현할 수 있음
• 측정용이성 : 과학적인 성과분석과 세밀한 정보수집이 가능함

즈니스를 수행할 수 있는 강력한 1 대 1 커뮤니케이션 매체가 되었다. 이러한 이메일의 장점과 단점, 그리고 이메일을 활용한 마케팅에 대하여 살펴보면 다음과 같다.

1) 이메일의 장점

기업의 입장에서 이메일은 새로운 고객접근서비스이다. 이러한 이메일은 매체친숙도, 개인지정성, 비용효율성, 측정용이성 등이 타 매체에 비해서 높다. 이러한 특성을 가지는 이메일은 기존의 마케팅 매체들보다 뛰어난 장점을 가진다. 가장 큰 장점은 기존의 마케팅 매체에 비해서 낮은 비용으로 높은 효과를 얻을 수 있다는 점이다. 구체적인 장점을 살펴보면 [그림 13-12]와 같다.

첫째, 고객과 거의 실시간으로 대화가 가능하다. 이메일을 이용하면 고객과의 즉각적인 쌍방향 커뮤니케이션이 가능하다. 다이렉트메일의 경우 발송 후 효과가 나타나기까지 수일 혹은 수주일의 시간이 소요된다. 그러나 이메일은 고객의 즉각적인 반응을 유도할 수 있고, 고객의 요구에도 빠르게 대응할 수 있다.

둘째, 다양한 반응정보를 측정할 수 있다. 이메일은 발송 후 고객의 수신율, 개봉 여부, 읽

그림 13-12 | 마케팅도구로서의 이메일의 장점

장점 1 : 고객과 거의 실시간으로 대화가 가능함
즉각적인 쌍방향 커뮤니케이션이 가능함

장점 2 : 다양한 반응정보의 측정이 가능함
수신율, 개봉 여부, 읽은 시간, 응답결과 등을 측정하여 고객의 반응을 분석할 수 있음

장점 3 : 저렴한 비용
일반적인 다이렉트메일 비용의 1/9 정도임

장점 4 : 높은 고객반응률
수신 허락한 옵트인 메일의 경우에는 10~15% 정도의 반응률을 보임

장점 5 : 직접적인 구매로의 연결이 가능함
충분한 상품정보 제공과 전자결제시스템으로 인하여 직접적인 구매로 연결이 가능함

은 시간, 응답결과 등을 측정할 수 있다. 메일을 수신한 고객의 반응이 고객 데이터베이스와 실시간 연동되어 저장됨으로써, 캠페인에 대한 고객의 반응을 수시로 분석할 수 있다. 이러한 분석결과를 활용하면 보다 정교한 고객 관련 캠페인을 수행할 수 있다. 반면에 고객 입장에서는 자신의 관심분야와 취미에 따라 선별된 정보를 받아 볼 수 있게 된다.

셋째, 비용이 저렴하다. 고객들에게 다이렉트메일 1통을 발송하는 비용은 약 300~400원이다. 그러나 이메일은 다이렉트메일과 비교할 때 약 1/9 정도의 저렴한 비용으로 효과적인 캠페인 메시지를 전달할 수 있다.

넷째, 타 매체에 비해 고객반응률이 높다. 이메일은 스팸메일과는 기본적으로 구별되는 특징이 있다. 자발적으로 정보를 받아보겠다고 허락한 고객(permission customer)의 경우에는 10~15%에 이르는 높은 클릭률을 보인다. 미국의 인터넷 조사 회사인 이마케터(e-marketer)에 따르면 매체별 고객반응률 중 이메일이 11.5%라는 가장 높은 반응률을 보이고 있는 것으로 조사되었다. 반면에 다이렉트메일의 반응률은 평균적으로 1~1.5%이고 잘해야 2% 정도로 추정되고 있다. 특히 배너광고의 반응률은 생각보다 상당히 떨어진 0.55%이다. 기관에 따라 조사 결과에는 다소 차이가 있을 수 있으나, 대부분은 배너광고의 효과를 2% 이하로 보고 있으며, 시간이 지남에 따라 점점 더 회의적인 결과를 얻고 있다. TV나 라디오 같은 매체를 말하는 리치 미디어(rich media)의 반응률은 3.8%에 해당한다. 따라서 허가된 이메일은 다른 매체에 비하여 몇 배에 이르는 효과를 볼 수 있는 것으로 조사되었다.

다섯째, 직접적인 구매로의 연결이 가능하다. 이메일을 이용한 마케팅 캠페인 수행 시, 고객은 발송되는 메일을 통하여 직접 구매도 할 수 있다. 왜냐하면 이메일에 충분한 상품정보는 물론이고 전자결제시스템을 직접 연동하여 운영할 수 있기 때문이다.

2) 이메일의 단점

이메일의 단점은 그 장점에 비해 상대적으로 적지만 단점을 정확히 파악해야 이메일이 가지고 있는 매체의 특성을 살린 마케팅이 가능하다. 이메일의 단점은 다음 3가지로 크게 요약해 볼 수 있다.

첫째, 이메일은 반드시 상대가 지정되어 있어야 한다. 이메일을 통해 커뮤니케이션하고자 할 경우에는 반드시 수신인을 지정해야 한다. 다시 말해 수신자의 이메일 주소를 정확히 알고, 기입하지 않으면 메일발송이 불가능하다. 이는 이메일을 통하여 의사소통을 할 수 있는 사람들이 매우 제한적일 수 있음을 의미한다. 이메일 주소를 아는 사람들의 범위가 바로 이메일을 통하여 접근이 가능한 사람의 수가 된다. 따라서 수신을 허락한 옵트인 메일리스트

그림 13-13 | 마케팅도구로서의 이메일의 단점

장점 1 : 반드시 상대가 지정되어 있어야 함

이메일마케팅 효과는 수신을 허락한 옵트인 메일리스트(opt-in mail list)의 크기에 비례함

장점 2 : 의사소통이 단절될 가능성이 높은 매체임

수신자가 메일을 읽지 않거나 읽고도 반응하지 않으면 커뮤니케이션이 단절됨

장점 3 : 메시지 양이 타 매체보다 제한됨

정보의 양 자체의 제한은 없으나 이메일에 첨부된 파일은 열어보지 않기 때문에 별의미가 없음

(opt-in mail list)가 적은 경우에는 이메일을 통한 마케팅은 큰 효과를 기대하기 어렵다.

둘째, 이메일은 의사소통이 단절될 가능성이 높은 매체이다. 이메일은 수신자가 메일을 읽고 응답해야만 원활한 쌍방향 커뮤니케이션이 가능하다. 수신자가 메일을 열어보지 않거나 메일을 읽은 후에도 특별한 관심을 보이지 않을 경우에는 일방적으로 커뮤니케이션이 단절될 수 있다. 이를 무시하고 지속적으로 이메일을 보내는 경우에는 스팸메일(spam mail)로 인식되어 오히려 부정적인 영향을 줄 수도 있으니 주의해야 한다.

셋째, 이메일의 메시지 양은 타 매체보다 제한된다. 이메일은 개인마다 차별화된 메시지를 전달할 수 있으나 직접 전달할 수 있는 메시지의 양은 제한된다. 물론 이메일의 파일첨부기능을 이용하여 본문에 게재하기 어려운 많은 정보를 담아 보낼 수는 있다. 그러나 첨부된 파일은 수신자가 특별히 관심을 가지지 않는다면 거의 열어보지 않게 된다. 또한 최근에 확산되고 있는 바이러스 감염의 우려로 미리 약속된 파일이 아니라면 실행은 물론 다운로드(download)마저 기피한다. 따라서 파일첨부 형식으로 이메일이 전달할 수 있는 메시지의 양에 대하여 크게 기대하기는 어렵다.

3) 마케팅 측면에서의 이메일 활용

마케팅담당자로서 이러한 장 · 단점을 가지는 이메일을 어떻게 활용할 것인지에 대해서 살펴보면 다음과 같다.

첫째, 이메일은 개별고객의 취향에 따른 차별화된 상품과 정보를 제공할 수 있다. 1 대 1 커

뮤니케이션을 통하여 개별고객의 취향에 맞춘 상품과 정보를 제공함으로써 고객의 구매를 효과적으로 유도할 수 있다. 아마존(amazon.com)의 경우 개별고객들의 구매정보를 이용하여 고객이 관심을 가질 것으로 예상되는 정보와 서적들을 선별하여 이메일을 보낸다.

둘째, 차별화된 가격전략이 가능한 매체이다. 수신이 허락된 옵트인 메일(opt-in e-mail)은 고객의 특성에 맞춘 상품선별뿐 아니라 개인에 따른 가격차별화도 가능하다. 고객정보와 거래정보를 기반으로 고객을 유형별로 분류한 후 각각의 고객에게 얼마의 가격을 제시하는 것이 바람직한가를 평가하여 서로 다른 차별된 가격을 제시할 수 있다. 그러나 가격차별화는 특정한 상품이 아니면 수행하기 어렵고, 가격정보가 서로 공유되지 않는다는 전제하에서만 가능하다. 예를 들어, 경매참가자의 유보가격(reservation price)에 대한 정보를 이용할 효과적인 가격차별화전략을 수행할 수 있다.

셋째, 이메일은 중요한 홍보수단이 된다. 기업은 새로운 상품을 개발하는 등 고객이 관심을 가질만한 사항이 있으면 이를 널리 알려 홍보한다. 이러한 경우에는 이메일을 이용한 뉴스레터가 많이 이용된다. 이제 고객서비스 차원에서 발송되는 이메일 뉴스레터는 고객과의 일

그림 13-14 | 마케팅 관점에서의 이메일의 특성 및 활용분야

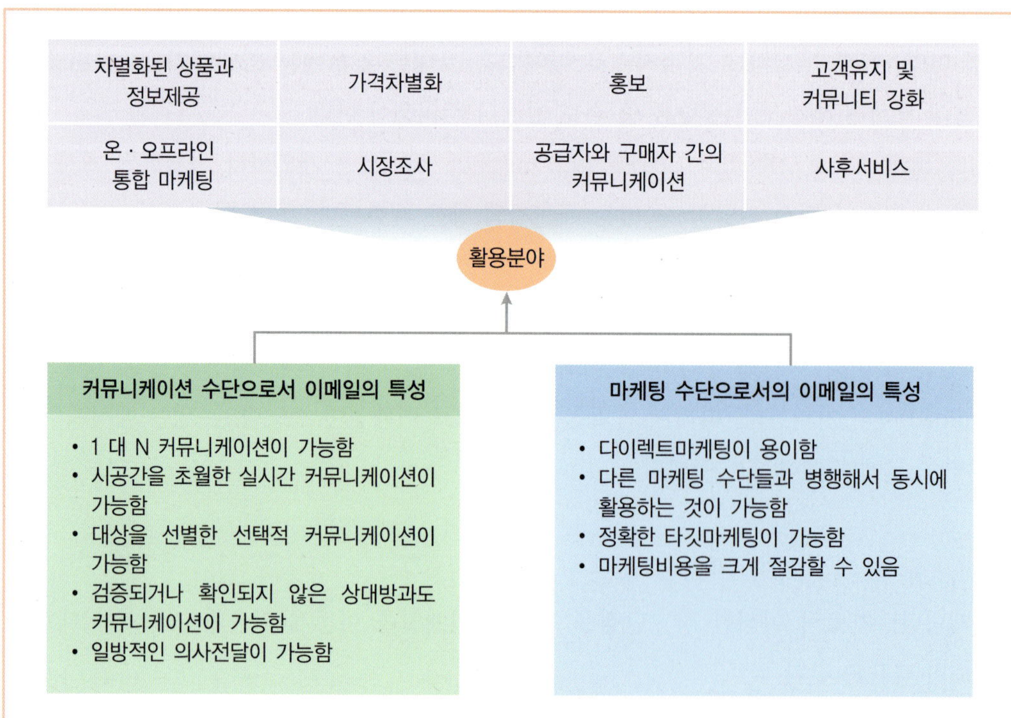

상적인 커뮤니케이션 채널로 정착됨에 따라 이메일은 기업의 홍보매체로서 중요한 역할을 하고 있다.

넷째, 이메일은 고객을 유지하거나 커뮤니티를 강화하는 수단이 된다. 예를 들어, 기업은 접속빈도가 감소하거나 장기간 접속하지 않는 온라인 고객에게 이메일을 보냄으로써 주의를 환기시킬 수 있다.

다섯째, 이메일은 온라인과 오프라인을 통합하는 마케팅 수단이다. 이메일은 기업의 온라인과 오프라인마케팅의 통합에 효과적으로 기여한다. 예를 들어, 페더럴 익스프레스(Federal Express)의 경우, 오프라인상에서 이루어지는 과정에 관한 정보를 이메일을 통하여 고객에게 전달한다. 이메일을 이용한 이러한 정보전달은 고객의 마음속에 기업의 신뢰와 이미지를 강화시키는 효과가 있다.

여섯째, 이메일을 이용하여 시장조사를 할 수 있다. 이메일을 이용하여 고객을 대상으로 설문조사를 함으로써 고객들의 니즈를 파악하거나, 상품의 개념이나 신상품이 나왔을 때 이에 대한 고객들의 반응을 신속하게 파악할 수 있다. 이러한 설문조사에 이메일을 활용할 경우 이메일에서 바로 설문조사를 하거나, 설문조사 파일을 첨부하여 보낼 수도 있다. 또한 웹사이트에서 실시하고 있는 설문조사에 직접적인 참여를 요구하는 메일을 보낼 수도 있다. 그러나 이메일 설문조사에서는 설문대상자를 사전에 정한 후 그 패널을 대상으로 해야 하는 단점이 있다. 왜냐하면 불특정 다수에게 무작위로 보내진 설문 메일은 스팸메일이 되기 때문이다.

일곱째, 이메일은 공급자와 구매자 간의 커뮤니케이션 수단이 된다. 즉, 이메일은 판매와 구매과정에서 공급자와 구매자 간의 원활한 커뮤니케이션을 위한 도구로서 적합하다. 주기적으로 카탈로그를 발송하거나, 대폭적 할인판매 또는 특별판매 등의 이벤트를 알리고, 신제품을 소개하기 위한 목적으로 이메일을 활용한다. 이제 이메일을 이용한 판촉활동은 대부분의 고객에게 매우 일반적인 사항으로 받아들여지고 있다.

여덟째, 이메일은 판매 후 고객관리의 중요한 수단이 된다. 판매와 마찬가지로 사후서비스에서도 이메일이 일찍부터 이용되어 왔다. 가장 일반적인 형태로 고객들로부터 서비스 요청을 받고, 이를 이메일이나 전화 혹은 방문 등을 통하여 응대하듯이 이메일은 일종의 서비스 활동의 채널로 이용되어 왔다. 자동화된 응답서비스나 이메일서비스는 기업에게 많은 운용비용 절감의 효과를 준다. 그러나 고객의 입장에서는 원하는 서비스를 받기가 어려울 뿐 아니라 획일적으로 정형화된 서비스로 인하여 별로 즐겁지 않은 경험이 될 수도 있기 때문에 이를 채택하지 않는 기업도 많다.

2.2 이메일마케팅의 문제점과 해결방안

최근 들어 이메일마케팅담당자가 당면한 가장 큰 문제점은 고객반응률의 지속적인 하락이다. 이메일마케팅담당자들은 10만 명에게 메일을 보내도 1,000~2,000명 정도밖에 반응이 없다고 고민하고 있다. 반면에 고객들은 너무 많은 이메일이 오고 있어, 하루라도 이메일을 정리하지 않으면 메일저장 용량이 부족해 정말로 중요한 메일이나 파일을 받을 수 없을 정도라고 불평한다. 이러한 현상은 시간이 지날수록 점점 더 심각해지고 있으며, 이메일마케팅 자체를 위협하는 치명적인 요인이 되고 있다. 본 절에서는 이러한 이메일마케팅의 문제점과 이를 개선하기 위한 방안에 대하여 살펴본다.

(1) 이메일마케팅의 문제점

1) 고객 수신 이메일량의 급증

이메일마케팅의 최대의 적은 이메일이다. 일반고객들의 이메일 이용증대와 기업들의 과다한 발송으로 인하여 고객 1인당 수신하는 메일 수가 급증하고 있다. 아침에 컴퓨터를 켜고 이메일을 확인할 때, 가장 먼저 해야 하는 일은 불필요한 광고성 메일을 삭제하는 것이다. 어디서, 어떻게 수신자의 이메일 주소를 알았는지 궁금할 정도로 다양하고 많은 곳으로부터

그림 13-15 | 이메일마케팅의 문제점

1. 고객이 수신하는 이메일량의 급증 → 수신되는 이메일 증가로 인한 혼란으로 거부감이 팽배함
2. 일관된 테마의 부재 → 단순한 상품 선전으로 설득력이 약함
3. 차별화된 정보전달 능력부재 → 개별고객의 취향과 특성에 맞춘 이메일 작성 등 맞춤화가 미흡함
4. 출처를 알 수 없는 메일 → 스팸메일의 범람
5. 불편한 메일수신 거부기능 → 복잡하고 까다로운 메일수신 거부절차로 부정적인 인식확산
6. 인센티브의 부족 → 고객의 경우 응답해줄 만한 충분한 인센티브가 없음

메일을 받고 있다.

이러한 이메일은 고객의 특성이나 관심과는 무관하게 무차별적으로 발송되기 때문에, 고객들은 쌓이는 메일을 정리하는 데 따르는 번거로움과 더불어 확산되는 바이러스로 인하여 이메일에 대한 거부감이 높아지고 있다. 이러한 현상은 이메일마케팅의 효과에 치명적인 영향을 미치고 있다. 따라서 자신의 메일을 다른 스팸메일과 차별화하는 것이 이메일마케팅담당자의 새로운 고민이 되고 있다.

2) 일관된 테마의 부재

대부분의 광고성 메일은 상품 간의 일관성이나 유기적 연관성이 없는 단순한 상품 선전이나 나열로서 고객들에게 복잡한 느낌만 주고 있다. 많은 상품을 광고한다고 하여 보다 손쉽게 고객을 구매로 유도할 수 있는 것은 아니다. 일관성 없는 광고메일은 오히려 기업에 대한 신뢰를 떨어뜨리는 부작용을 초래하기 쉽다.

[그림 13-16]은 테마가 있는 메일과 그렇지 못한 메일의 예를 보여 주고 있다. 왼쪽의 그림은 어느 쇼핑몰 사이트에서 남자 대학생에게 보낸 상품광고 메일이다. 아동용품, 여성용품, 전자제품 등을 모두 포함하고 있지만, 남자 대학생의 관심을 끌만한 상품은 CD 플레이어를 제외하고는 거의 없어 보인다. 따라서 이렇게 테마가 없는 광고메일은 수신자를 구매로 유도하기보다는 부정적인 인상만을 남기게 되는 결과를 초래할 수도 있다.

그러나 오른쪽 그림은 컴퓨터 전문쇼핑몰에서 보낸 '노트북과 주변기기'라는 테마의 광고메일이다. 일단 컴퓨터에 관심있는 사람이라면 바로 노트북을 구입하지는 않아도 노트북

그림 13-16 | 이메일마케팅의 문제점 → 일관된 테마의 부재

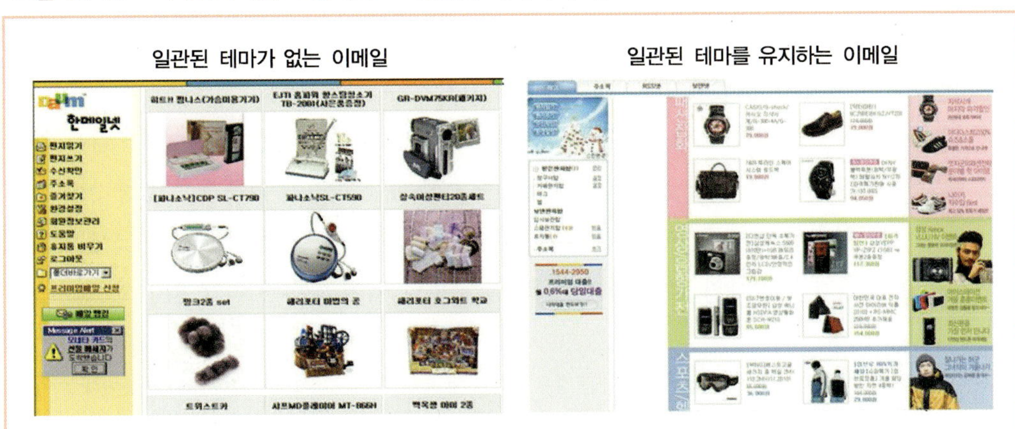

시세가 궁금하거나 지금 가지고 있는 노트북에 필요한 주변기기를 보기 위해 메일을 클릭할 가능성이 있다. 이와 같이 테마가 있는 메일이 그렇지 못한 메일보다 효과적인 것은 사실이나 아직까지는 표적고객에 맞는 테마를 구성하여 메일을 보내는 경우가 그리 많지 않다.

3) 차별화된 정보전달 능력부재

이메일을 통한 광고는 고객정보에 근거한 맞춤광고를 지향하고 있으나 아직 이 단계까지 발전되지 않았다. 즉, 광고의 대상이 누구인지 불분명한 상태에서 계획된 복합적이며 일반적인 광고에 그치고 있다. 이는 기존의 대중매체를 통한 푸쉬(push) 마케팅활동과 다를 바 없다. 최근에는 메일 제목에 수신자의 성명이 적혀 있는 경우도 있다. 예를 들어 '홍길동님께 행운을 드립니다!!' 등의 제목으로 이메일을 보낸다. 이러한 메일도 그 내용은 수신자와는 전혀 상관없는 경우가 대부분이다. 왜냐하면 단순한 메일 머지(mail merge)[2] 기능을 사용한 것으로 맞춤화와는 거리가 멀기 때문이다.

4) 스팸메일

수신되는 메일 중에는 출처를 알 수 없거나 개인적인 관심이나 관련성이 전혀 없는 스팸메일(spam mail)이 많다. 스팸메일은 정크메일(junk mail) 혹은 벌크메일(bulk mail)이라고도 불리는데, 일반적으로 수신자가 원치 않는 메일을 통틀어 일컫는 말이다. 또한 이러한 스팸메일을 보내는 사람을 스패머(spammer)라고 한다.

원래 스팸은 1920년대부터 미국인들의 식생활에 큰 비중을 차지하던 호르멜푸즈(Hormel Foods)사의 돼지고기 햄 통조림의 이름이다. 미국은 물론 전 세계적인 유통망을 가진 호르멜푸즈사가 스팸을 홍보하는 방법은 매우 독특하였다. 모든 마케팅활동을 광고에만 집중하였기 때문에 여기서 유래되어 엄청난 광고로 인한 공해를 스팸이라는 말로 표현하게 되었다. 스팸메일도 이와 같은 공해라는 뜻을 가지고 있다.

스팸메일에는 광고, 설문조사, 메일폭탄, 행운의 편지, 돈벌기메일 등 수신을 원치 않는 모든 메일이 포함된다. 최근에 급속도로 늘어가는 스팸메일로 인한 피해사례가 증가함에 따라 스팸메일은 사회적 문제로까지 인식되고 있다. 정보통신부는 범람하고 있는 스팸메일에 대한 규제를 강화하기 위하여, 과거에는 권고사항으로만 되어 있던 제목에 있어서 [광고] 표

2) 같은 내용의 문서를 여러 사람에게 발송해야 하는 경우 이름을 달리 하여 매번 작성한다면 번거로울 것이다. 이럴 때에는 머지 기능을 이용하면 된다. 여러 사람의 이름, 주소 등이 들어 있는 데이터 파일과 내용문이 들어 있는 파일을 결합시킴으로써 수십, 수백 통의 편지를 한꺼번에 손쉽게 발송해 주는 기능을 말한다.

그림 13-17 | 스팸메일의 유형과 대처방안

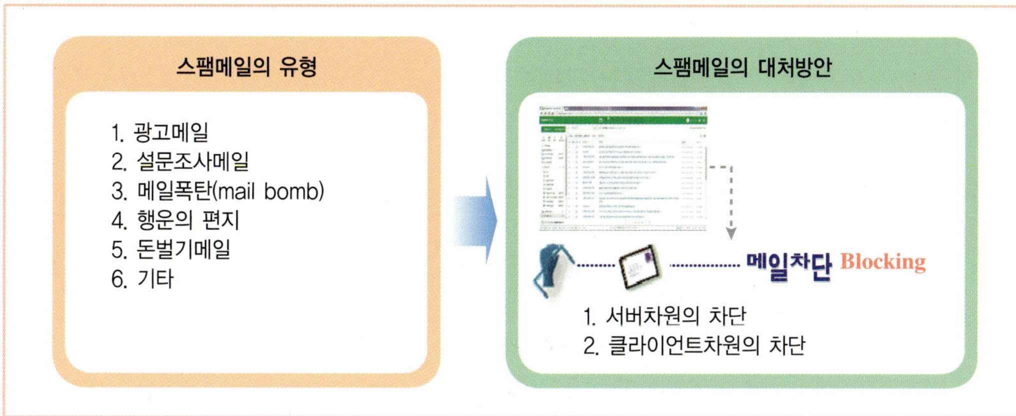

시와 메일 안에 수신자가 손쉽게 수신을 거부할 수 있는 [수신거부] 표시를 의무화하도록 하였다(2002. 1. 7).

5) 불편한 메일 수신거부기능

광고성 이메일은 메일 수신을 거부하기 전까지 지속적으로 전달되는 특성이 있다. 이러한 폐해를 방지하기 위해 광고성 이메일 하단에는 수신거부에 대한 사항을 반드시 기재하도록 하고 있다. 그러나 아직도 많은 경우 수신거부 버튼을 클릭하여도 곧바로 수신거부가 발송사에 접수되지 않는다. 해당 회사의 홈페이지에 가서 메일 수신 여부를 재설정하도록 강요되거나, 메일 담당자의 이메일 주소로 수신거부에 대한 이메일을 별도로 보내도록 하는 경우가 대부분이다. 이렇게 복잡한 수신거부기능은 고객의 의견을 수렴하고 존중하는 것이 아니라, 수신거부절차를 까다롭게 함으로써 고객으로 하여금 계속해서 메일을 수신하도록 강요하고 있다.

6) 인센티브의 부족

고객이 이메일을 받아보도록 유도하기 위해서는 고객의 입장에서는 얻을 수 있는 실질적인 가치나 정보가 있어야 한다. 그러나 광고성 메일의 대부분은 고객에게 정당한 인센티브를 제공하기보다는 과장된 제목으로 고객을 현혹하여 유인하는 데에만 급급하였다. 설사 인센티브를 제공한다 하더라도 그것은 추첨과 같은 도박적인 확률에 의한 것이거나, 포인트 적립과 같이 장기적인 시간을 요구하는 것으로서, 고객에게 직접적인 가치를 제공하지 못하고 있다. 고객들은 이미 많은 메일을 클릭하면서 번번히 속았다는 느낌을 받아왔기 때문에, 이제는 그러한 제목에는 속지 않고 점차 면역이 되어가고 있다. 따라서 이메일이 향후에도 지속적인 마케팅 수단이 되기 위해서는 고객에게 특별한 가치를 제공할 수 있어야 한다.

사례 13-15 HP의 고객데이터베이스를 이용한 이메일마케팅

휴렛 팩커드(Hewlett Packard)는 이메일마케팅으로 한 해에 3억 달러의 매출을 달성하고 있으며, 회원 탈퇴율도 거의 제로에 가깝다. 무엇보다도 고객들의 스팸메일에 대한 항의도 거의 전무하다. 그러나 이와 같은 HP의 e-relationship 프로그램도 처음 시작할 때부터 좋았던 것은 아니다. 먼저 HP는 대부분 도매상을 통한 간접판매방식을 고수하고 있기 때문에, 직접마케팅(direct marketing)시스템을 도입하지 않은 상태에서 단순한 e-mail 데이터베이스와 시스템을 만들어서 이용해야만 했다. 또한 일반 소비자와 IT기업 고객들과 같이 서로 다른 성향을 파악하여 개별고객을 대상으로 하는 맞춤화가 미흡하였다. 그러나 HP 이메일마케팅팀은 과도한 양의 이메일, 스팸메일, 프라이버시 침해와 같은 가장 심각한 이메일마케팅의 문제로부터 벗어나고자 노력했고, 동시에 웹사이트와 우편, 그리고 도매상들로부터 고객정보를 하나씩 모아 데이터베이스를 구축하여 오늘날의 성공적인 이메일마케팅시스템을 구축할 수 있었다.

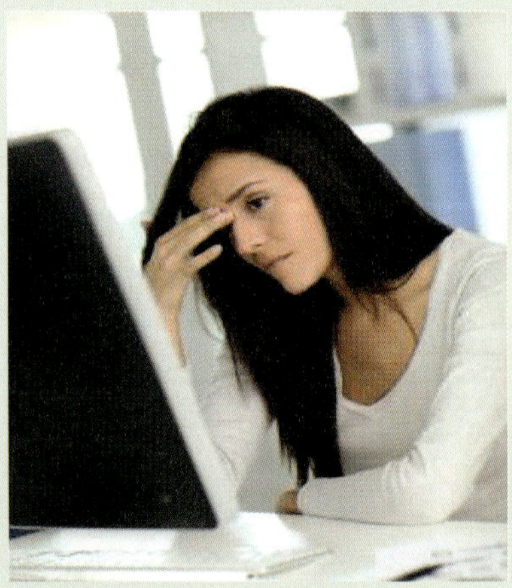

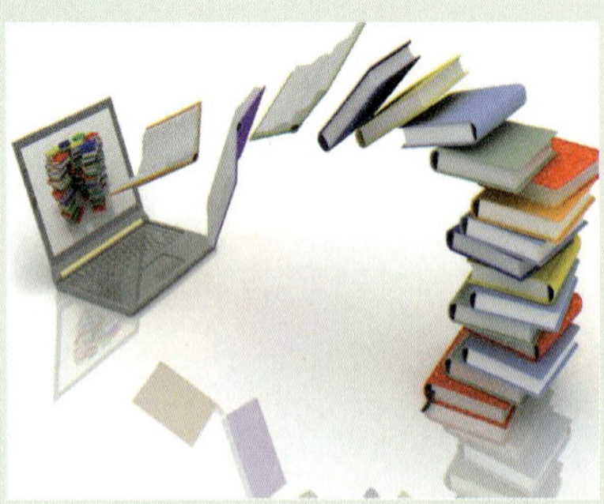

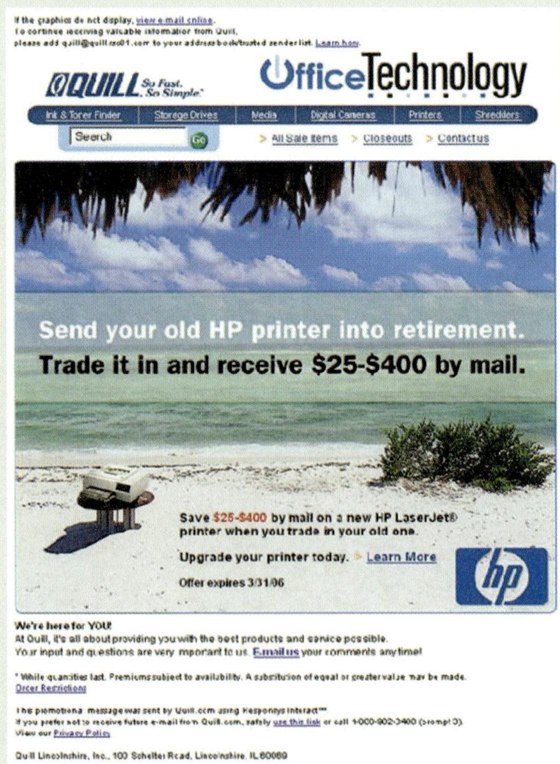

이메일마케팅의 문제점을 개선시키기 위해서 다각적으로 노력한 Hewlett Packard

(2) 성공적인 이메일마케팅을 위한 개선방향

이메일마케팅은 매우 효과적인 마케팅방법으로 자리잡아가고 있다. 그러나 적지않은 문제로 인하여 이메일마케팅의 효과가 점차 줄어들고 있어 향후 이메일마케팅의 역할에 대하여 회의적인 시각도 대두되고 있다. 앞에서 언급한 이메일마케팅 문제의 해결과 성공적인 이메일마케팅을 위한 몇 가지 제안을 하면 다음과 같다.

1) 맞춤화

성공적인 이메일마케팅을 위해서 가장 중요한 부분은 맞춤화(tailering)이다. 현대의 소비자를 사이버컨슈머(cyberconsumer)라 부른다. 사이버컨슈머는 상품과 서비스는 당연히 고객화되고, 정보는 개인에게 맞춤정보 형태로 제공될 것을 기대하면서, 상품의 구매시간과

사례 13-16 이동통신사의 맞춤형 이메일전략

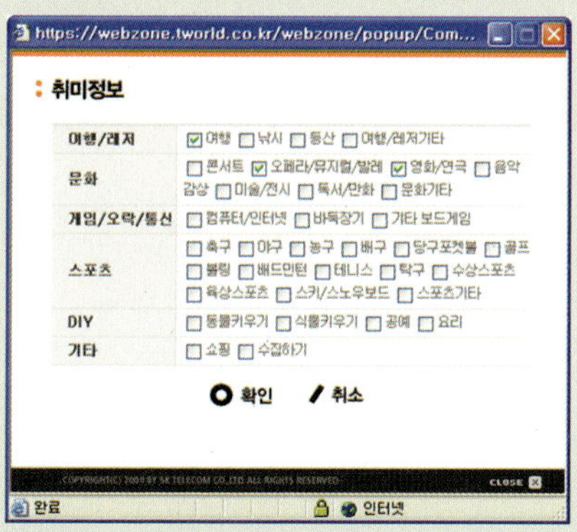

이동통신사는 고객들에게 맞춤형 정보를 제공하기 위해 회원가입 시 고객의 취미생활에 관한 정보를 수집한다. 그리고 이렇게 수집한 정보를 바탕으로 이동전화서비스와 관련된 다양한 서비스 그리고 이벤트나 경품 및 시사회 등 다양한 혜택과 맞춤정보를 고객들에게 제공하고 있다.

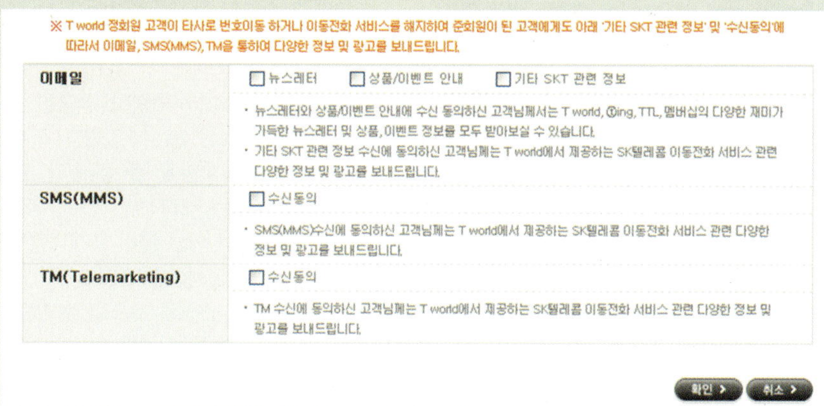

장소 및 가격을 스스로가 결정하기를 원하는 소비자들을 일컫는 말이다. 이러한 사이버컨슈머가 원하는 메일은 방대한 양의 다양한 정보를 담고 있는 메일이 아니라, 자신의 관심사항에 초점을 맞춘 맞춤화된 메일이다.

고객맞춤화를 위하여 기업은 인구통계학적인 정보를 비롯하여 선호정보, 행동패턴, 이메일 반응, 웹상에서의 행태, 구매관련정보 등을 포함한 고객에 관한 다양한 자료를 분석하여야 한다. 왜냐하면 이러한 분석결과가 있어야만 비로소 개별고객에게 맞추어진 맞춤화된 메일을 작성할 수 있기 때문이다.

2) 차별화

정보제공을 위한 이메일은 점차로 늘어나고 있다. 그리니 수신된 많은 메일 중에 오픈되는 메일의 수는 소수이고, 그 중 관심을 끌게 되는 것은 극소수이다. 이렇게 고객에게 선택받는 극소수의 메일은 차별화되고 맞춤화된 메일이다. 메일의 맞춤화와 더불어 차별화는 천편일률적인 메일의 홍수 속에서 생존하기 위한 필수적인 전략이다.

사례 13-17 샌프란시스코의 차별화된 이메일 디자인

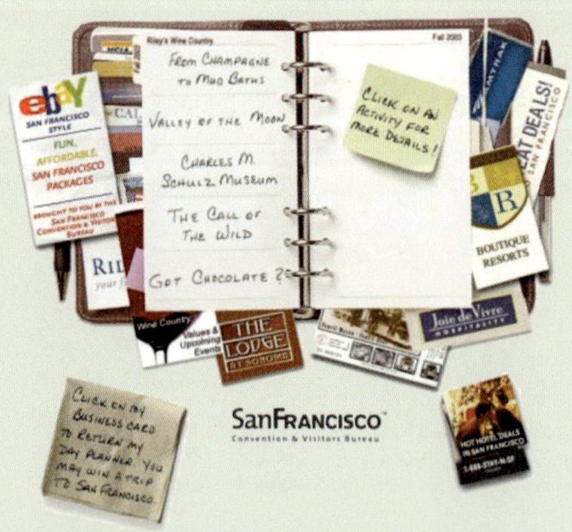

샌프란시스코 주정부는 이베이를 통해 고객들에게 창의적으로 디자인된 이메일을 발송함으로써 마케팅ROI를 현저하게 높일 수 있었다.

7번의 이메일마케팅 캠페인을 시행한 후 1,627명이 샌프란시스코를 방문, 이 중 88%가 호텔에 투숙했으며, 총 3,720,000달러의 경제적 효과가 발생하였다고 한다. 이메일을 받은 사람의 74%는 향후에 샌프란시스코의 방문을 희망하였다.

이러한 이메일마케팅이 성공한 이유로는 다른 이메일에서 볼 수 없었던 색다른 크리에이티브와 디자인을 들 수 있다. 또한 클릭할 수밖에 없는 매력적인 경품과 홈페이지와는 다른 이메일마케팅 전용 랜딩페이지 구성, 웹표준 내비게이션 스타일이 아닌 데이 플레너형식의 유저인터페이스 등도 성공에 기여했다. 그리고 7번의 이메일마케팅 캠페인을 진행하면서 메일마다 매번 다른 주제를 사용하였으며, 서베이를 통해서 고객리스트를 구성하고, 고객별로 관심을 유도할 수 있는 주제를 구성해서 발송했다. 또한 이메일 발송 후 반드시 평가한 다음, 그 평가내용을 다음번 이메일마케팅 캠페인에 효과적으로 반영한 결과 이와 같은 성공을 거둘 수 있었다.

차별화를 위해서는 첫째, 고객을 위한 독특하고 매력적인 콘텐츠를 개발하여야 한다. 이를 위하여 기업은 자사의 뉴스레터(newsletter)나 메일진(mail-zine)[3] 혹은 판촉광고의 콘텐츠가 특정 고객층의 관심과 선호를 얻기에 충분한 것인가를 수시로 점검하여야 한다.

둘째, 창조적인 디자인으로 차별화하여야 한다. 컴퓨터와 정보통신기술의 발달로 이메일에 사진이나 애니메이션은 물론 사운드효과 및 동영상까지 포함이 가능하다. 즉, 여러 가지 차별화 도구가 생긴 것이다. 이러한 도구를 효과적으로 이용하여 가능한 한 창조적인 방법으로 메일을 디자인하여 차별화함으로써 고객의 흥미를 유발시켜야 한다.

3) 발송시기 조정

이메일의 적합한 발송시기는 정보의 내용과 이를 필요로 하는 대상의 특성에 따라 다르다. 주식거래를 하고 있는 고객에게 증권정보는 즉각적으로 전달되어야 한다. 그러나 급하지 않은 광고나 기업홍보용 뉴스레터는 적합한 시기를 찾아 발송하는 것이 효과적이다.

이메일 수신에 대한 통계조사에 따르면, 직장인은 보통 9시 전후에 이메일을 오픈하는 경우가 가장 많다고 한다. 그러나 구체적인 상품에 관심을 보이는 클릭률은 점심시간 이후인 1시 전후나 5시 전후에 가장 높다고 한다. 따라서 대상고객마다 다르겠지만 대상고객이 직장인인 경우 상품광고메일은 아침보다는 한가한 점심시간 이후에 수신할 수 있도록 발송하는 것이 현명한 방법이다. 또한 수신시간에 대한 개인적인 선호정보가 있으면 이에 맞추는 것이 오픈율과 클릭률 증가에 큰 도움이 된다.

4) 발송빈도 조정

이메일의 발송빈도는 수신자의 입장에서 고려되어야 한다. 늘어나는 이메일에 고객들은 지쳐가고 있다. 고객이 지나치다고 생각할 정도로 많은 메일을 발송하는 것은 기업의 이미지에 오히려 나쁜 영향을 미친다. 따라서 기업은 자신이 제공하는 정보나 콘텐츠가 고객에게 언제 얼마나 자주 필요한 것인지를 파악하여, 이를 바탕으로 이메일의 발송빈도를 조정해야 한다.

일반적으로 발송빈도는 정보의 종류에 따라 다르다. 일반 직장인을 대상으로 하는 경우 해당 업무와 관련된 정보, 간단한 유머, 뉴스, 주식정보 등은 매일 전달하여도 무방하다. 그러나 여행정보나 쇼핑관련정보는 매일 전달되면 오히려 스팸메일이 된다.

---

3) Mail+magazine의 합성어로 magazine의 내용을 mail로 보내준다. 대부분 무료로 보내지만 특정 사이트에서는 잡지 구독료처럼 일정금액을 받기도 한다.

그림 13-18 | 성공적인 이메일마케팅을 위한 개선방향

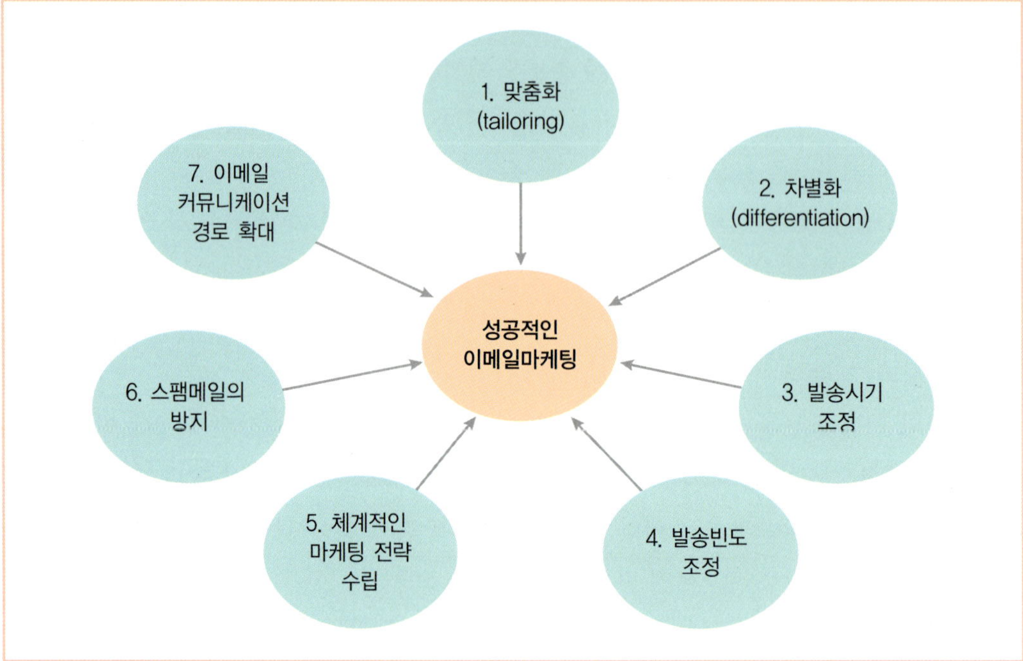

또한 같은 정보라도 대상에 따라 발송빈도가 달라야 한다. 예를 들어, 날마다 국내외 경제의 흐름을 면밀하게 파악해야 하는 증권투자자나 전자상거래 관련 종사자, 경제학자 등에게 유용한 경제정보메일은 매일 실시간으로 전달되어야 한다. 그러나 국내경제의 큰 트렌드에만 관심있는 사람들에게는 주 1~2회에 요약된 내용을 보내주는 것이 바람직하다.

5) 체계적인 마케팅전략 수립

대부분의 이메일마케팅 담당자는 이메일 발송 후, 그에 대한 고객의 반응에 대해서 무관심하거나 후속적으로 어떠한 조치를 취할 것인가에 대해 계획하고 있지 않는 경우가 많다. 그러나 이메일마케팅도 다른 마케팅활동과 마찬가지로 전략을 수립하여 계획적으로 수행하면 보다 높은 성과를 얻을 수 있다. 즉, 고객들의 반응을 추적하고 분석하여, 개인이나 반응그룹별로 후속메일의 발송 등을 계획하고 수행하는 것이 필요하다. 예를 들어, 같은 고객 리스트를 대상으로 반응을 추적해가면서 단시일 내에 반복해서 발송한다면 고객의 반응률은 증가하게 된다. 따라서 1차 메일 수신자 중에 메일을 오픈하거나 상품을 클릭한 고객에게는 2, 3차 메일을 발송하여 상품구매를 적극 유도하는 것이 필요하다.

6) 스팸메일의 방지

현재 이메일마케팅에 있어서 최대의 걸림돌이 되고 있는 스팸메일은 이메일마케팅 담당자에게도 최대의 고민거리가 되고 있다. 기업은 자신이 보내는 메일이 스팸메일로 보이지 않도록 하기 위한 다양한 아이디어를 개발하고 있다. 그러나 일시적이고 단발적인 이윤획득이 아니라 근본적으로 장기적인 관점에서 고객과의 관계를 생각한다면 기업은 고객에게 스팸메일을 절대 보내서는 안 된다. 기업은 메일 수신을 허락한 옵트인(opt-in) 고객리스트만을 이용하여 이메일마케팅을 수행하여야 한다. 따라서 성공적인 이메일마케팅을 위해서는 무엇보다도 인센티브 등 다양한 접근방법을 개발하여 수신을 허락한 옵트인(opt-in) 고객리스트를 확대하는 것이 필수적이다.

7) 이메일 커뮤니케이션 경로 확대

이메일이 활용되는 경로는 온라인과 오프라인에서 다양하게 확장되고 있다. 초기의 이메일은 주로 고정된 유선 컴퓨터를 이용하여 송·수신하였다. 그러나 현재는 무선 랜(lan) 기능이 있는 노트북을 가지고 다니면서, 이동 중인 기차나 비행기에서도 이메일 검색과 발송이 가능하다. 또한 휴대폰이나 PDA(Personal Digital Assistant)로도 이메일을 주고받을 수 있다. 따라서 이메일을 활용할 수 있는 다양한 새로운 경로를 개발하여 고객과의 접점을 더욱 확대시켜 나가는 것이 필요하다. 예를 들어, 최근에 버스터미널, 기차역이나 백화점, 쇼핑센터 등에 등장하고 있는 KIOSK[4)]도 새로이 개발된 이메일 커뮤니케이션 경로 중의 하나이다.

제3절 텔레마케팅

3.1 텔레마케팅의 정의

텔레마케팅(telemarketing)은 텔레커뮤니케이션(telecommunication)과 마케팅

4) 터치스크린(touch screen)을 이용하여 컴퓨터나 정보시스템에 대한 지식이나 경험이 적은 사람들도 편리하게 정보검색이나 인터넷검색을 할 수 있게 고안된 시설물

(marketing)을 합성한 용어로 고객과의 1 대 1 커뮤니케이션을 통하여 고객유지, 고객만족 향상, 신규고객 확보를 수행하는 대표적인 마케팅수단이다. 텔레마케팅은 고객의 특성, 요구, 행동 등을 체계적으로 분석한 고객정보를 바탕으로 전화, PC통신, 인터넷 등의 정보통신수단을 이용하여 판촉활동, 고객상담, 주문 및 예약접수 등을 수행하는 마케팅활동을 의미하여 이러한 텔레마케팅 업무를 수행하는 사람을 텔레마케터(telemarketer)라고 한다.

텔레마케팅이라는 용어는 1970년대에 미국에서 처음으로 등장하였다. 이때의 텔레마케팅의 개념은 전화로 상품구매를 추천하거나 상품에 대한 고객의견을 수집하는 통신판매 정도의 수준이었다. 그러나 컴퓨터의 보급이 급격히 빨라지고, 발전된 컴퓨터기술이 텔레마케팅에 도입되기 시작하면서 기업은 자신의 고객이나 잠재고객에 대한 정보를 보다 쉽게 얻을 수 있게 되었으며, 이를 통해 계획적이고 직접적인 마케팅활동을 수행할 수 있게 되었다.

그림 13-19 | 텔레마케팅의 정의

■ 텔레커뮤니케이션(telecommunication)과 마케팅(marketing)의 합성어인 텔레마케팅은 고객정보를 바탕으로 전화, PC, 통신, 인터넷 등의 정보통신수단을 이용하여 합리적인 비용으로 고객과의 1 대 1 커뮤니케이션을 통하여 고객유지, 고객만족 향상, 신규고객 확보 등을 수행하는 마케팅활동

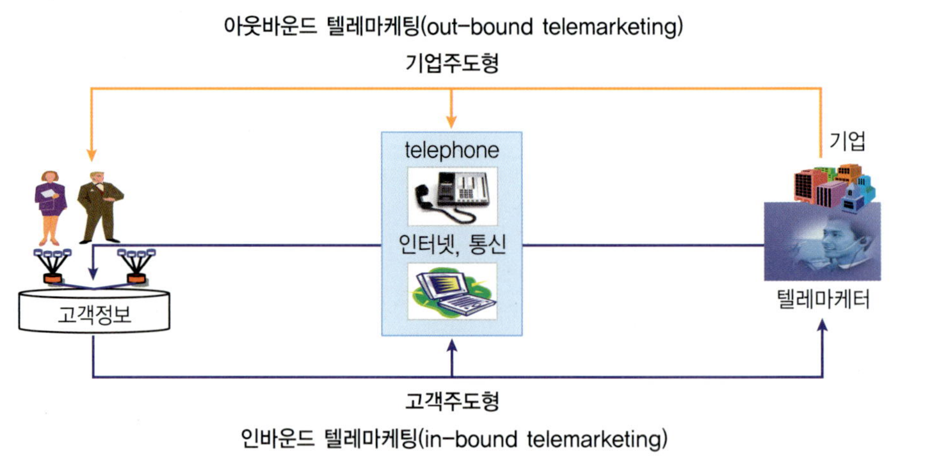

3.2 텔레마케팅과 텔레세일즈의 비교

텔레마케팅은 주로 전화를 매체로 하여 고객에게 상품과 서비스를 판매한다는 점에서 텔레세일즈(telesales)와 유사하다. 그러나 텔레세일즈가 고객에게 일방적으로 상품을 소개하고 구매를 강요하는 반면에, 텔레마케팅은 과학적인 방법으로 선정된 잠재고객과의 쌍방향 커뮤니케이션을 통하여 고객의 니즈(needs)와 원츠(wants)를 파악한 다음, 고객이 관심있어 할만한 상품정보를 자연스럽게 제공하여 구매를 유도한다.

또한 텔레마케팅은 상품판매뿐만 아니라 시장조사, 상품개발, 상품정보의 제공, A/S 등 다양한 마케팅활동에 폭넓게 활용되고 있다. 이러한 관점에서 텔레마케팅은 단순히 판매수단으로 전화를 사용하는 텔레세일즈와는 본질적으로 다르다. 근본적으로 텔레마케팅은 고객을 목표로 하고, 텔레세일즈는 판매를 목표로 한다. 따라서 텔레마케팅은 체계적인 계획하에 장기적으로 반복해서 실시되나, 텔레세일즈는 개별적이며 산발적으로 실행된다.

또한 텔레마케팅은 다른 매체와 병행해서 사용되는 경우가 많고, 다양한 정보가 있는 고객 데이터베이스를 활용하며, 인바운드(in-bound) 및 아웃바운드(out-bound) 콜(call) 모두를 포함한다. 반면에 텔레세일즈는 단순고객리스트만을 사용한 아웃바운드 콜만을 중심으로 실행한다. 구체적인 비교사항을 정리해 보면 [그림 13-20]과 같다.

그림 13-20 | 텔레마케팅과 텔레세일즈 비교

구분	텔레마케팅	텔레세일즈
전화이용 목적	마케팅도구	판매도구
목표	고객지향	판매지향
실시형태	체계적, 장기적, 반복적	단기적, 불연속적
스크립트(script)	조직적, 체계적	개별적, 개인적
매체믹스	다른 매체와 통합	단독 또는 DM과 병행
고객관리	데이터베이스 활용	고객리스트(list) 활용
실시형태	인바운드와 아웃바운드 조화	아웃바운드 중심

그림 13-21 | 국내 텔레마케팅(telemarketing)의 시초 : 1990년

1990년 12월 26일 080 클로버서비스 개시

전화를 건 사람의 전화료를 착신자가 부담하는 서비스인 080 클로버서비스가 개시되었다. 처음에는 단순기능의 서비스가 제공되었으나, 1995년도에 지능망이 구축되면서, 영업소가 여러 곳이라도 전국 어느 곳에서나 동일한 전화번호를 이용하여 전화를 거는 위치와 가장 가까운 지역의 영업소로 자동 연결되는 전국 단일번호 기능 및 근거리 우선 루팅기능, 발신지역 제한기능, 착신통화 분배기능 등 다양한 부가서비스를 제공할 수 있게 되었다

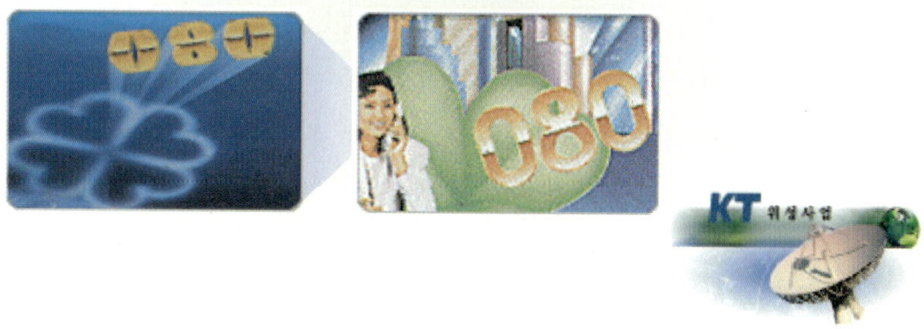

3.3 텔레마케팅의 특성

텔레마케팅의 특성을 알아보기 위해서는 텔레마케팅의 대표적인 매체인 전화의 특성에 대한 이해가 필요하다. 마케팅매체로서의 전화는 낮은 비용, 기동력, 유연성, 높은 생산성, 높은 보급률과 쌍방향성의 특징을 지니고 있다. 또한 실시간으로 고객과 직접 대화할 수 있는 쌍방향성을 가진 미디어로서 전화는 시간, 공간, 거리의 장벽을 일시에 해소한다.

첫째, 시간을 절약할 수 있다. 직접 방문하는 대신 전화를 사용함으로써 고객은 상품을 주문하고 구매하는 과정에서 소요되는 시간을 절약할 수 있으며, 기업도 판매과정에서 필요한 시간을 절약할 수 있다. 또한 고객의 반응과 불평불만 사항을 즉각적으로 파악하여 처리할 수 있다.

둘째, 공간과 거리의 장벽을 극복할 수 있다. 공간과 거리의 장벽을 넘어 국내 모든 지역은 물론, 전 세계를 대상으로 한 마케팅이 가능하다. 점포판매의 경우는 점포의 규모, 매장의 면적, 상권의 규모 등에 의하여 매출이 결정된다. 그러나 텔레마케팅은 점포와 같은 공간적 제약을 받지 않으며, 카탈로그 등을 효과적으로 활용한다면 국내는 물론 전 세계를 대상으

그림 13-22 | 전화의 특성

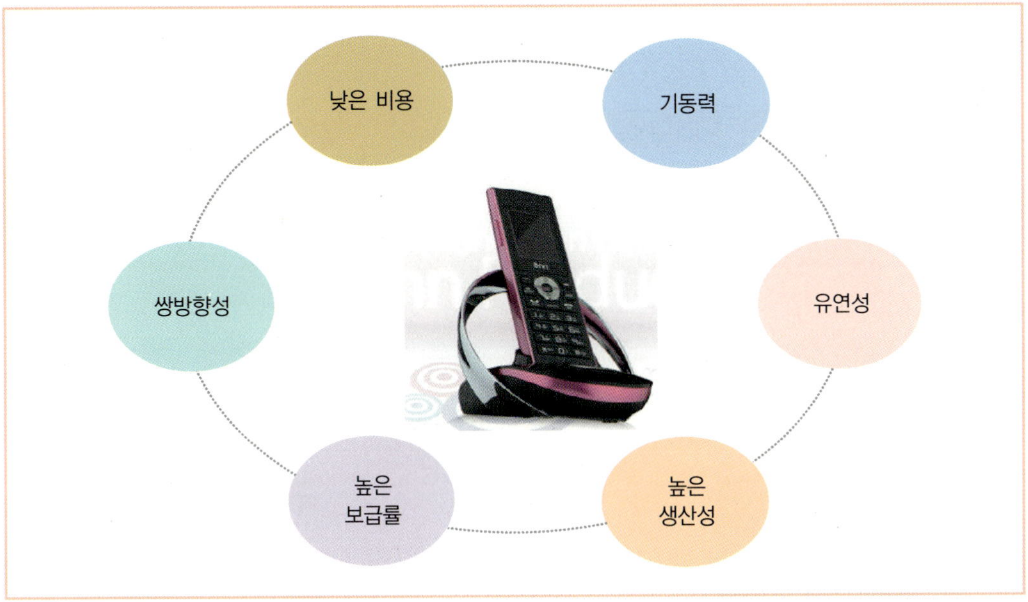

로 한 무점포판매도 가능하다.

셋째, 유용한 정보를 효과적으로 수집할 수 있다. 최근에는 개별고객에 대한 충분한 이해와 정확한 정보수집이 고객만족을 추구하는 기업의 가장 시급한 과제로 인식되고 있다. 텔레마케팅은 이러한 목적에 부합되는 가장 적합한 마케팅방법으로서, 고객과의 1 대 1 커뮤니케이션을 통하여 정확한 고객정보를 수집할 수 있다.

넷째, 텔레마케팅은 데이터베이스를 기반으로 하고 있다. 체계적으로 정리된 데이터베이스가 없으면, 텔레마케팅은 단순한 텔레세일즈에 불과하다. 데이터베이스로부터 고객에 대한 유용한 정보를 추출 · 분석하고 이를 활용함으로써 개별고객의 관심에 맞추어 커뮤니케이션을 수행할 수 있다.

다섯째, 텔레마케팅은 고객과의 관계를 중시한다. 텔레마케팅은 고객의 문제를 상담하고 욕구를 파악하여 취향에 맞는 상품과 서비스를 제공함으로써 고객관계를 향상시키고자 하는 목표를 가지고 있다. 또한 고객과의 대화 과정에서 얻은 정보를 데이터베이스에 체계적으로 축적하고 활용함으로써 마케팅활동을 보다 효과적으로 수행할 수 있다. 특히 정보통신기술의 발달과 신용사회로의 전이가 가속화됨에 따라 텔레마케팅은 고객과의 관계에 기반을 둔 대표적인 마케팅수단으로 자리잡아가고 있다.

그림 13-23 텔레마케팅의 특성

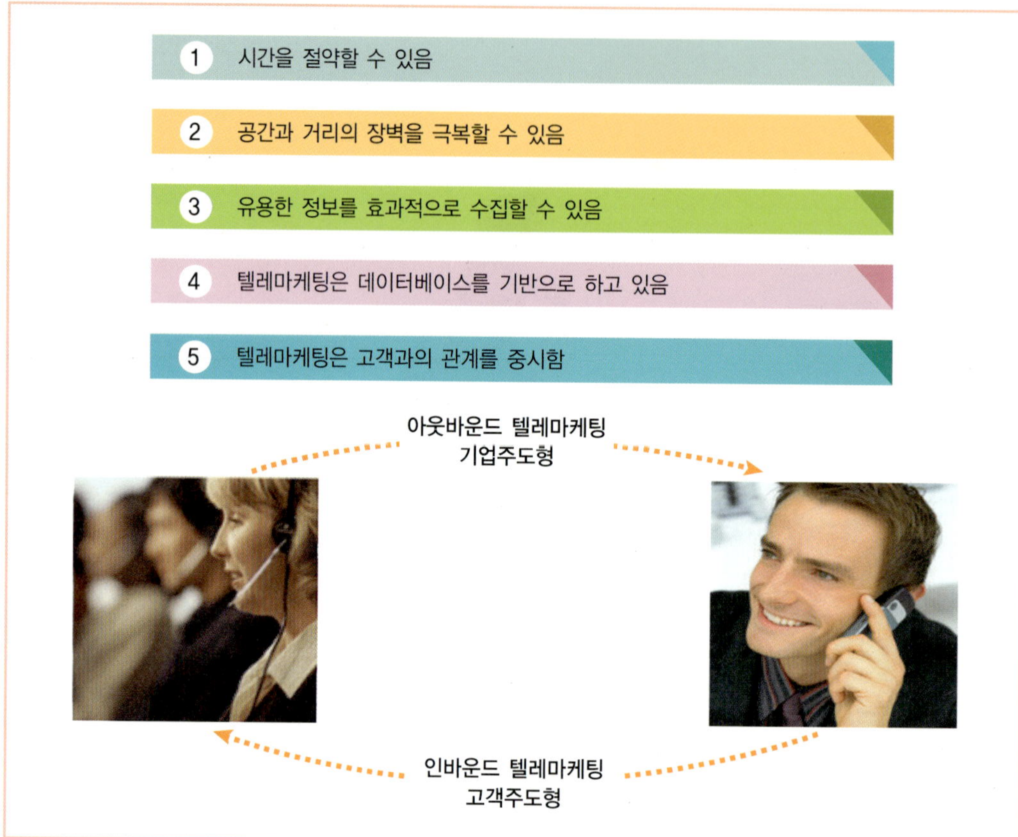

3.4 텔레마케팅의 활용효과

(1) 판매비용 절감

판매원이 고객을 직접 찾아다니면서 상품을 소개하고 구매를 설득하는 인적판매는 비용이 많이 든다. 그러나 방문판매원 대신에 전화를 이용하면 인적판매에 소요되는 많은 비용(인건비, 교통비, 기타 경비 등)을 절감할 수 있다.

(2) 다른 마케팅매체를 보완하여 반응률 증대효과

텔레마케팅은 대중매체를 통한 광고나 판매촉진 혹은 다이렉트메일(direct mail)과 같은 다른 마케팅매체를 보완하는 역할을 함으로써, 이들에 대한 반응률을 높여 준다. 특히 TV나 신문과 같은 대중매체를 이용하여 대대적인 광고를 한 후 고객에게 전화를 하면 그 효과는 크게 증가한다. 또한 인터넷 홈페이지나 이메일 등으로 구체적인 구입방법이나 요금 또는 구입에 따른 효용을 중점적으로 광고하고 전화하면 고객의 최종 구매결정을 손쉽게 이끌어 낼 수 있다.

(3) 기업이미지 제고 효과

고객서비스에 텔레마케팅을 도입함으로써 고객을 생각하는 기업이라는 이미지를 심어줄 수 있다. 예를 들어, 고객에게 무상으로 차량정비서비스를 제공한 화재보험사가 다음날 고객에게 전화를 걸어 제공된 서비스에 대한 만족도를 묻는다면 보험사는 고객에게 깊은 인상을 심어줄 수 있다. 또한 진료를 받고 돌아간 환자에게 다음날 전화를 걸어 불편한 점이 있는지를 확인한다면 병원의 이미지 향상에 지대한 영향을 미칠 것이다. 이외에도 수신자부담서비스는 적고 사소한 비용까지도 기업이 부담한다는 측면에서 고객에게 심리적 만족감을 줌으로써 이를 통해 기업의 이미지를 제고시킬 수 있다.

(4) 쌍방향 커뮤니케이션을 통한 대고객서비스 향상

텔레마케팅은 일반 광고와는 달리 고객의 반응을 즉각적으로 파악하고 대응할 수 있다는 장점을 가지고 있다. 대중광고와 같이 일방적으로 고객에게 접근하는 것이 아니라 쌍방향 커뮤니케이션함으로써 고객의 반응에 따라 보다 정확하게 적극적으로 대처할 수 있다. 즉, 고객과의 상호작용을 통하여 보다 유연하고 융통성있게 대처함으로써 대고객서비스를 향상시킬 수 있다.

그림 13-24 텔레마케팅의 효과

1. **판매비용의 절감**
   전화를 통한 마케팅활동이 인적판매보다는 비용이 적게 듬
2. **다른 마케팅매체를 보완하여 반응률을 증대시키는 효과**
   광고, 판매촉진, 직접우편과 같은 다른 마케팅매체를 보완하여 고객반응을 유도함
3. **기업이미지 제고 효과**
   전화와 같은 직접적인 커뮤니케이션매체를 이용하여 고객에게 서비스를 제공함으로써 기업이미지를 제고함
   예) 퇴원환자에게 의사가 직접 전화를 걸어 불편한 점이 있는지를 물어봄
4. **쌍방향 커뮤니케이션을 통한 대고객 서비스 향상**
   광고와는 달리 고객반응을 직접적으로 파악하고 이에 대응할 수 있음
   고객과의 상호작용을 통해 대고객서비스 향상과 유연하고 융통성있는 고객관리가 가능함
5. **실시간 원격지 접촉**
   일반 광고와는 달리 24시간 내내 실시간으로 제품과 서비스에 관한 정보를 제공할 수 있음
6. **시장조사에 활용**
   고객의 니즈나 욕구를 파악하는 시장조사도구로 활용할 수 있음
7. **생산성 향상**
   직접방문에 비해 시간과 비용을 절감할 수 있으므로 상품판매와 서비스제공 등과 같은 대고객 활동의 생산성을 제고할 수 있음

(5) 실시간 원격지 접촉

신문이나 방송이 미치지 못하는 산간벽지나 도서지역, 난시청지역 또는 판매원을 파견할 수 없는 원격지역이라도 전화만 연결되어 있으면 텔레마케팅활동은 가능하다. 즉, 직접 방문판매가 불가능한 지역까지 상권을 확대하고 판로를 개척할 수 있다.

사례 13-18 원진성형외과 - 텔레마케팅

원진성형외과는 글로벌 헬스케어를 대표하는 '바이오&메디컬코리아2014' 에서 보건복지부장관 표창을 수상하였다. 이는 외국인환자유치 실적 부문에서의 3년 연속 수상이었다. 보다 많은 외국인환자 유치를 위해 외국인환자 편의 서비스를 확대하고자 기존의 한국어와 영어, 중국어 홈페이지에 러시아, 몽골, 베트남, 태국, 일본, 인도네시아 언어를 추가하여 총 9개국의 언어로 홈페이지를 운영하고 있다. 또한, 해당 국가의 언어를 능숙하게 사용할 수 있는 코디네이터를 상주시켜 24시간 상담과 통역이 가능하도록 콜센터시스템을 운영하고 있다. 특히 고국에 돌아가더라도 텔레마케팅으로 꾸준히 환자들을 사후관리하고 있다는 점에서 높이 평가받고 있다.

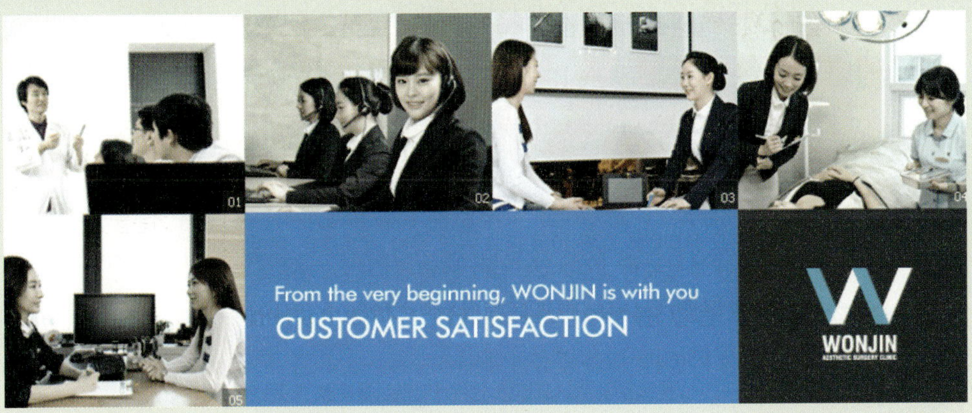

(6) 시장조사에 활용

고객 데이터베이스를 이용한 텔레마케팅은 쌍방향 커뮤니케이션을 통하여 고객의 취향과 특성을 보다 세밀하게 파악할 수 있기 때문에, 고객의 니즈나 욕구를 파악하는 시장조사의 도구로도 활용할 수 있다.

(7) 생산성 향상

직접방문에 비해서 시간과 비용을 절감할 수 있으므로 상품판매와 서비스제공 등과 같은 대고객활동의 생산성을 제고할 수 있다. 대부분의 고객이 전화를 보유하고 있기 때문에 거의 모든 지역의 고객을 한 곳에서 전화로 응대할 수 있어 효율적이다.

제4절 데이터베이스마케팅

오래 전부터 기업은 고객자료를 수집하여 분석하고, 이를 토대로 고객과의 커뮤니케이션을 향상하고자 노력하여 왔다. 그러나 고객의 정보를 수집하여 이를 직접적으로 마케팅활동에 활용하기 시작한 것은 아주 최근의 일이다. 즉, 발달된 정보통신기술이 기업으로 하여금 다양한 고객정보를 보다 효과적으로 획득하고 분석하여 이를 마케팅활동에 활용할 수 있게 하였다. 이러한 정보통신기술을 활용하여 기업이 수행하는 마케팅활동의 대표적인 예가 바로 데이터베이스마케팅(database marketing)이다. 더욱이 산업기술의 발달로 경쟁이 치열해짐에 따라 고객의 데이터베이스를 이용한 마케팅의 중요성이 더욱 강조되고 있다.

4.1 데이터베이스마케팅

우선 데이터베이스마케팅은 한마디로 데이터베이스를 이용한 마케팅으로 정의할 수 있다. 구체적으로는 고객, 상품 그리고 판매에 관한 데이터베이스를 이용하여 고객을 세분화하고, 세분화된 고객별로 선호하는 상품과 서비스를 선정하여, 이를 효과적인 방법으로 제공함으로써 판매를 촉진하는 것이다. 또한 제공한 결과에 대한 피드백 자료를 분석하여, 수행된 각종 마케팅활동 및 판촉활동이 고객의 구매활동과 이용패턴에 어떤 영향을 주었는지를 파악하여, 이를 새로운 마케팅활동에 활용한다. 즉, 새로 분석하여 얻은 정보를 바탕으로 보다 효과적인 마케팅전략을 수립하고 실행하여 평가하는 과정을 지속적으로 되풀이하는 클로우즈드루프마케팅(closed loop marketing)이다.

이러한 데이터베이스마케팅은 신규고객의 개척보다는 기존고객을 대상으로 하는 고객유지마케팅(retention marketing)에 더욱 비중을 두고 있다. 즉, 고객과의 장기적인 관계형성을 통하여, 고객평생가치(Life Time Value : LTV)를 최대화하는 것을 목표로 하고 있다. 이외에도 데이터베이스마케팅은 데이터베이스분석을 전제로 한 장기전략 수립, 유통채널 및 서비스 수행체제의 효율적 운용, 그리고 마케팅 리서치의 자동화 등을 포함하고 있는 마케팅활동이다.

그림 13-25 | 데이터베이스마케팅의 정의

데이터베이스 마케팅의 정의	■ 데이터베이스를 이용한 마케팅 ■ 고객, 상품, 그리고 판매에 관한 테이터베이스를 이용하여 고객을 세분화하고 세분화된 고객별로 선호하는 상품과 서비스를 선정하여, 이를 효과적인 방법으로 제공함으로써 판매를 촉진하는 것으로 신규고객의 확보보다는 이탈방지, 즉 고객유지에 더욱 비중을 두는 마케팅

4.2 데이터베이스마케팅의 전제조건

데이터베이스마케팅은 다음과 같은 사실을 전제로 하고 있다. 첫째, 모든 고객이 똑같지 않으며, 따라서 서로 다르게 대우받아야 한다. 모든 고객을 동일한 색채의 대중으로 본다면 고객 개개인의 정보를 기반으로 하는 데이터베이스마케팅은 필요가 없다. 그러나 모든 고객이 같지 않다는 것은 명백한 사실이다. 다만 이들의 차이점을 명확하게 파악하기가 어렵고, 많은 비용과 노력을 필요로 하기 때문에, 기업은 매스마케팅을 수행할 수밖에 없었다.

그러나 정보통신기술의 발달로 기업은 고객에게 보다 손쉽게 다가가서 이들의 차이점을 파악할 수 있게 되었다. 또한 고객들도 인터넷 등을 이용하여 다양한 정보를 접하게 됨에 따라, 자신의 정보를 제공하고 기업에게 다르게 대우해 줄 것을 강력하게 요구하고 있다. 이러한 경쟁환경의 변화와 고객의 요구에 효과적으로 부응하기 위하여 데이터베이스마케팅이 탄생하였다.

둘째, 데이터베이스마케팅은 상품중심의 마케팅에서 벗어나 고객중심의 마케팅체제로의 변환을 전제로 하고 있다. 지금까지의 마케팅은 대부분의 경우 상품을 중심으로 진행되었다. 고객을 분석하여 세분시장으로 나누고, 각 세분시장에 적합한 기존의 상품 및 서비스를 제공하였다. 이러한 경우 세분시장 내에서 개별고객은 독특한 색채가 없는 하나의 구성요소일 뿐이다. 따라서 한 가지의 상품을 여러 고객에게 제공하는 식의, 즉 상품중심의 마케팅이 진행되었다.

그러나 데이터베이스마케팅은 개별고객을 중심으로 하는 생각에서 출발하고 있다. 즉, 개별고객이 필요로 하는 상품과 서비스를 파악하여 이를 효과적으로 제공하는 것을 목표로 하고 있다. 이 경우 한 명의 고객에 대하여 다양한 여러 개의 상품이 선정되어 제공될 수 있다. 따라서 모든 활동이 고객중심으로 이루어진다.

그림 13-26 | 데이터베이스마케팅의 전제와 대응책

전제 1	모든 고객이 똑같지 않으며 따라서 서로 다르게 대우를 받아야 한다

기본전제

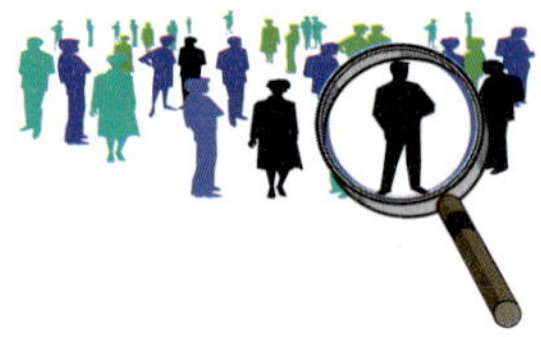

모든 고객은 제각기 다름

대응책

고객정보를 이용하여 어느 고객이 어떻게 다른가를 파악하여야 함
기업에 기여하는 개별고객의 가치를 정확하게 평가할 수 있어야 함

전제 2	집단별로 고객이 동일하다는 상품중심의 마케팅체계에서 벗어나 모든 고객이 서로 다르다는 개별고객중심의 마케팅체제로 변환해야 함

메스마케팅

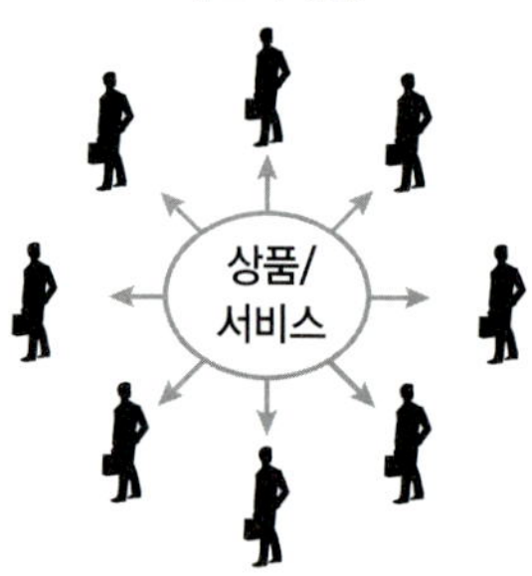

표적고객집단을 대상으로 동일한 상품과 서비스를 일률적으로 판매함

데이터베이스마케팅

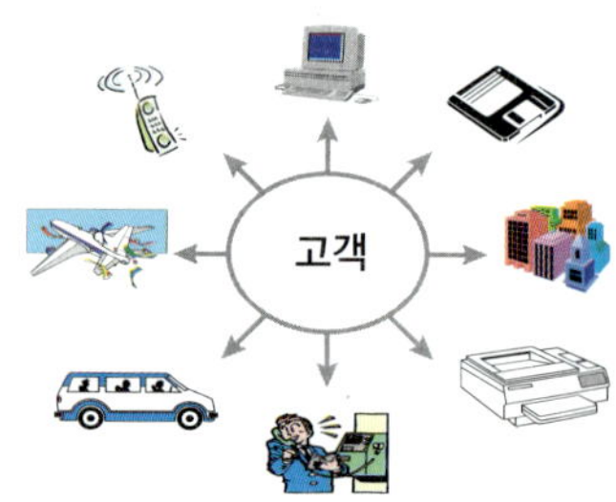

고객정보를 활용하여 고객의 요구에 부응하는 가장 적절한 상품과 서비스를 선정하여 제공함

사례 13-19 리츠칼튼호텔의 데이터베이스마케팅

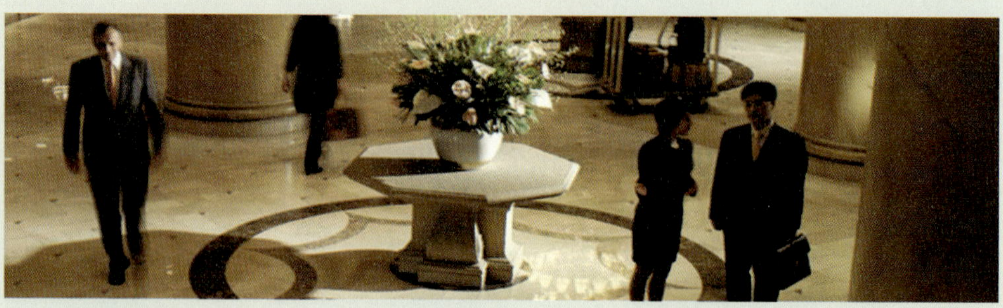

미국 출장에 나선 황 부장은 샌프란시스코의 리츠칼튼호텔에 숙박하였다. 황 부장은 서양식 푹신한 베개가 싫어 프런트에 전화를 걸어 약간 딱딱한 베개를 주문하여 취침하였다. 황 부장은 샌프란시스코에서

의 업무를 마치고 뉴욕으로 가서 다시 뉴욕의 리츠칼튼호텔을 숙소로 정하게 되었다. 이러한 황 부장은 방에서 여장을 풀다 깜짝 놀랐다. 침대 위에는 샌프란시스코의 리츠칼튼호텔에서 요구했던 모양의 딱딱한 베개가 놓여 있었기 때문이다. 뉴욕의 리츠칼튼호텔에 황 부장의 기호를 고려한 딱딱한 베개가 놓여 있을 수 있었던 것은 바로 리츠칼튼호텔의 고객기호분석 데이터베이스시스템 때문이었다.

황 부장의 전화를 받은 샌프란시스코 리츠칼튼호텔의 프런트 종업원은 곧바로 고객의 기호 핫라인을 통해 요구사항을 입력하였다. 이렇게 입력된 정보는 리츠칼튼 고객 데이터베이스 센터에 기록이 되어 향후 이 고객에 대한 호텔의 응대서비스에 활용된다.

현재 리츠칼튼은 약 50만 명 이상의 고객 프로필을 축적하고 있으며, 이 중에 50% 이상의 고객들에 대한 취향이 파악되어, 고객이름만 입력하면 고객의 기호를 포함하여 상세한 정보를 볼 수 있다. 이를 이용한 호텔의 응대서비스나 마케팅활동은 당연히 고객들로부터 큰 호응을 받을 수밖에 없다.

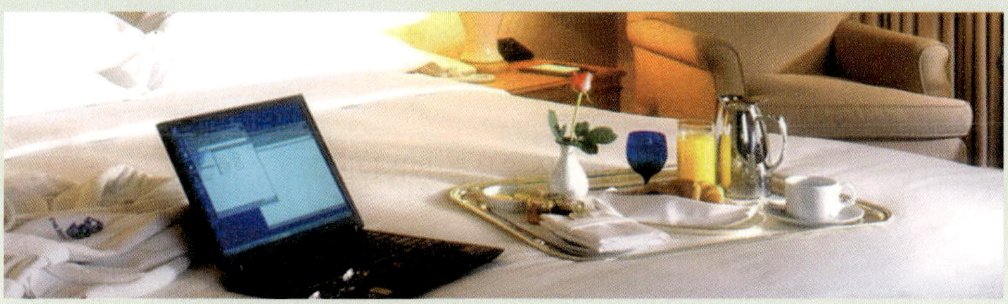

4.3 데이터베이스마케팅의 목적

데이터베이스마케팅의 목적은 고객가치의 극대화를 통한 기업가치의 극대화이다. 고객가치의 극대화를 위해서 기업은 우선 고객을 잘 알아야 하며, 고객을 잘 알기 위해서는 고객에 대한 정보를 가지고 있어야 한다. 따라서 기업은 고객에 관한 자료를 지속적으로 수집하여 데이터베이스에 축적하고 이를 분석하여 정보로 활용하여야 한다.

데이터베이스마케팅을 단순히 고객의 전화번호나 주소 등을 알기 위하여 필요한 것으로 생각해서는 안 된다. 고객이 선호하는 상품이나 서비스, 그리고 가치를 두고 있는 것을 비롯하여 현재상태 및 구매행태 등 고객에 관한 전반적인 정보를 바탕으로 마케팅활동을 전개하는 것이다. 이렇게 다양한 고객정보를 저장하고 분석하기 위해서 데이터베이스가 필요한 것이다.

구체적으로 데이터베이스마케팅은 고객획득, 고객유지 및 고객강화를 목표로 하고 있다. 즉, 가능한 한 많은 신규고객을 획득하고 기존고객의 이탈을 최소화함으로써 고객으로부터의

그림 13-27 | 데이터베이스마케팅의 목적

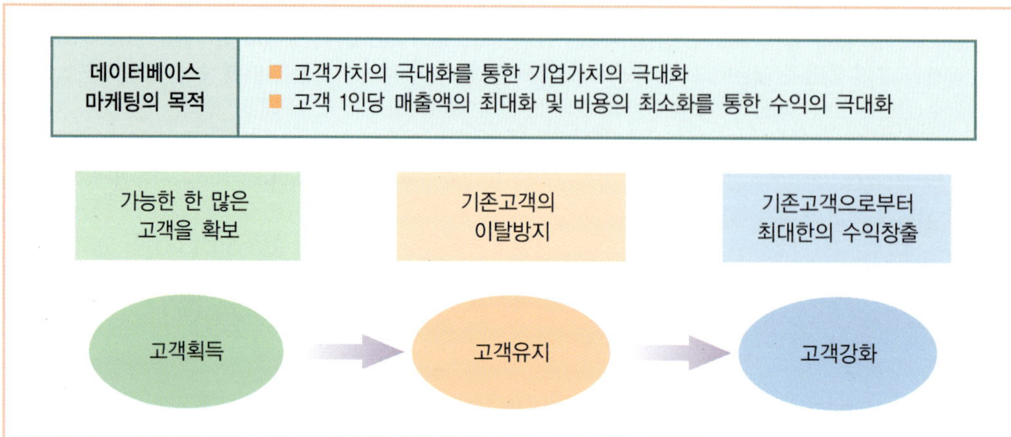

수익을 최대화하고자 하는 고객강화를 목표로 한다. 이들 3가지 모두가 데이터베이스마케팅의 목표로 중요하다.

그러나 이들 세 가지 중 데이터베이스마케팅에서 가장 중요하게 생각하는 목표는 기존고객의 유지이다. 점차로 치열해지는 경쟁환경하에서 기업이 생존하고 발전하기 위해서는 새로운 고객의 확충이나 고객강화도 필요하나, 무엇보다도 중요하고 또한 효과적인 것은 기존고객을 유지하는 것이기 때문이다. 즉, 기업은 잘 알고 있는 기존고객으로부터 지속적인 매출을 보장받는 것이 가장 효과적이다. 데이터베이스가 없거나 부족하여 명확한 정보가 없는 신규고객을 공략하기 위해서는 기존고객을 유지하는 데에 필요한 비용과 노력의 5배 이상을 소모해야 한다. 따라서 기존고객의 유지 및 강화가 신규고객 확보보다 우선하는 데이터베이스마케팅의 목표가 될 수밖에 없다.

4.4 매스마케팅과 데이터베이스마케팅의 비교

기존의 매스마케팅(mass marketing)과 데이터베이스마케팅을 비교하면 [그림 13-28]과 같다. 마케팅의 측면에서 보면, 매스마케팅은 고객을 동일한 집단으로 대우하는 반면에, 데이터베이스마케팅은 고객의 개별적인 차이를 인정하고, 고객을 개별적으로 대우한다.

또한 매스마케팅은 적당한 가격, 고품질의 상품과 서비스제공, 신속한 배달, 경쟁력 확보, 많은 고객유치를 전략적 목표로 한다. 이러한 목표를 달성하기 위하여 할인쿠폰, 광고, 직접적인 메일전송 등의 다양한 수단을 이용해 왔다.

반면에 데이터베이스마케팅은 고객의 개별적인 다양한 욕구와 고객이 기업에게 기여하는 정도가 서로 다름을 전제로 하여 마케팅전략을 수립한다. 또한 개별고객의 특성과 가치에 따라 상품과 서비스를 차별화함을 목표로 한다. 즉, 상품과 고객에 대한 많은 정보를 수집하고 분석하여 개별고객의 취향에 맞는 상품을 제시함으로써 고객만족을 꾀하고 장기적인 기업이윤 확대를 전략적 목표로 삼고 있다.

이를 달성하기 위해서 기업은 고객가치를 평가하고 상품 구매행태를 분석하여 고객과의 커뮤니케이션을 강화하여야 한다. 특히 정보통신기술이 발달하고 핵가족화, 쇼핑시간 단축, 교육수준 증가 등 고객환경이 변화함에 따라 개인화된 고객의 특성에 맞는 커뮤니케이션의 필요성이 더욱 부각되고 있다. 또한 이러한 기업의 마케팅활동은 정량적 측정과 피드백을 통하여 지속적으로 관측되고 개선되어야 한다.

그림 13-28 | 매스마케팅과 데이터베이스마케팅의 비교

	매스마케팅 (mass marketing)	데이터베이스마케팅 (database marketing)
개념상의 차이	고객을 동일한 집단으로 대우함	고객의 개별적인 차이를 인정하고 고객을 개별적으로 대우함
전략적 목표	■ 적당한 가격으로 고품질의 상품과 서비스를 제공함으로써 수익을 창출함 ■ 신속한 배달 등의 서비스로 경쟁력을 확보하여 많은 고객을 유치함	■ 고객의 개별적인 욕구와 기업에 기여하는 정도가 다름을 전제로 개별고객의 특성과 성과 가치에 따라 상품과 서비스를 차별화함 ■ 상품과 고객에 대한 많은 정보를 수집 · 분석하여 고객 개개인 취향에 맞는 상품을 제시함으로써 고객만족도를 높임
수단	■ 할인쿠폰 제공 ■ 광고 실시 ■ 직접적인 메일 전송 등	■ 고객가치평가와 상품판매분석 ■ 쌍방향적인 고객관계 구축 ■ 정량적 측정과 분석을 통한 지속적 개선

고객환경의 변화 : 핵가족화, 쇼핑시간 단축, 교육수준 증가에 따라서 데이터베이스마케팅의 중요성이 증대되고 있음

사례 13-20 K사의 쿠폰을 이용한 데이터베이스마케팅전략

기존의 할인쿠폰은 고객을 동일한 집단으로 대우하는 매스마케팅(mass marketing)의 대표적인 수단으로써 이용되어 왔다. 그러나 치즈를 생산해서 판매하고 있는 K사는 그동안 수집한 고객정보와 거래정보를 저장하고 있는 데이터베이스를 분석하여 개별고객의 특성과 가치에 따라 할인쿠폰을 차별화해서 전달하는 데이터베이스마케팅전략을 구상하였다. 즉, 그림에서와 같이 자신의 고객뿐 아니라 경쟁사의 고객 그리고 이들이 구입하는 양 그리고 충성도 등을 기준으로 서로 다른 가치의 쿠폰을 발행하는 마케팅 전략이다. 전략에 따르면 충성도가 높은 고객에게는 굳이 쿠폰을 보내지 않고 어느 정도 상표전환 가능성이 있는 고객들 그리고 경쟁사의 고객으로써 많은 양의 치즈를 구입하는 고객들을 집중적으로 공략하였다. 이렇게 세운 전략을 바탕으로 데이터베이스마케팅을 수행한 후 결과를 분석해서 이를 바탕으로 기존의 전략을 수정하든가 아니면 또 다른 새로운 전략을 수립해서 수행한다. 이렇게 데이터베이스마케팅 전략은 유연성 있게 구상되고 활용될 수 있어야 한다.

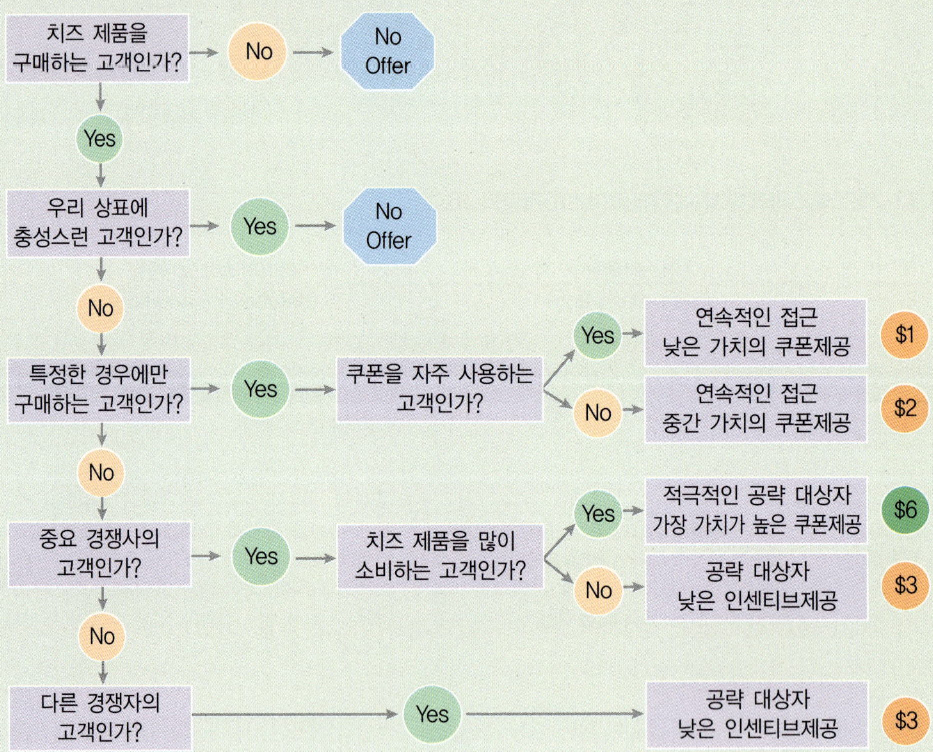

사례 13-21 하기스의 임산부 데이터베이스마케팅

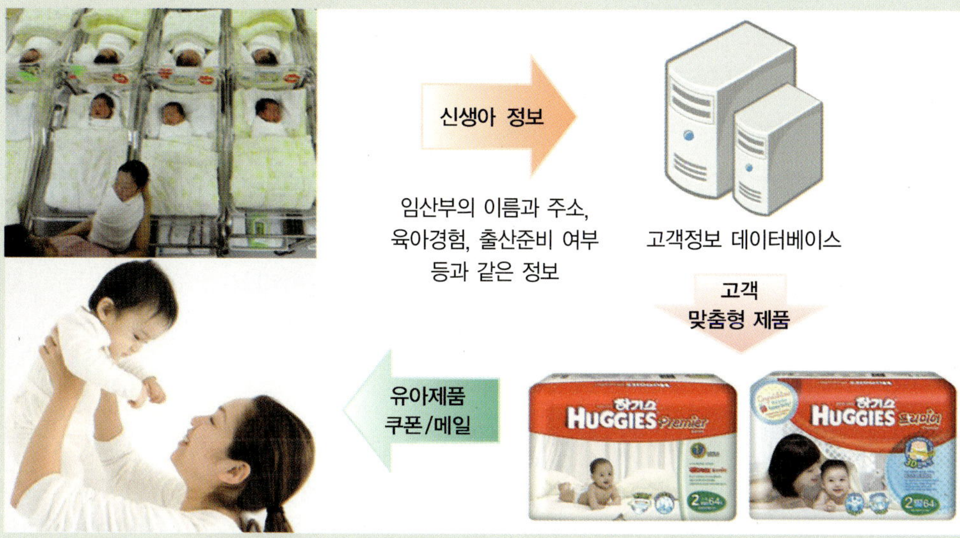

아기 기저귀로 우리 귀에도 익숙한 하기스사는 치밀한 고객정보시스템을 구축하여 이를 바탕으로 개별 마케팅을 전개하는 것으로 유명하다. 특히 고객들에 대한 체계적인 정보관리 및 시장정보 입수력을 바탕으로 한 개별 마케팅전략을 수행하여 큰 효과를 보고 있다.

하기스사는 임산부의 이름과 주소뿐만 아니라 육아경험과 출산준비 여부 등과 같은 고객정보가 기록된 시스템을 구축하기 위해 약 1,000만 달러를 투자하였다. 임산부에 관한 정보는 병원 의사나 조산원 등으로부터 입수하였다. 하기스는 이렇게 구한 잠재고객에 대한 정보를 체계적으로 전산화하여 고객 데이터베이스에 축적하였다.

하기스사는 이와 같은 고객 데이터베이스 정보를 기초로 임산부들과 보다 긴밀한 관계를 구축할 수 있었다. 그들에게 육아에 관한 잡지나 편지를 보내고, 또한 출산 후 제품구입 시 긴요하게 사용할 수 있는 할인권 등을 적시에 우송하였다. 축적된 고객 데이터베이스를 활용하여 잠재고객의 특성을 명확하게 분석한 결과를 이용하여 실행한 것이다. 이러한 할인권은 모두 코드화되어 있으며, 할인권을 받은 고객이 하기스사의 제품을 구입했는지의 여부도 쉽게 파악할 수 있도록 정보추적관리시스템도 구축하였다. 이러한 시스템으로부터 구한 자료는 고객의 재구매를 유도하기 위한 차별적인 촉진활동에 유용하게 사용되고 있다.

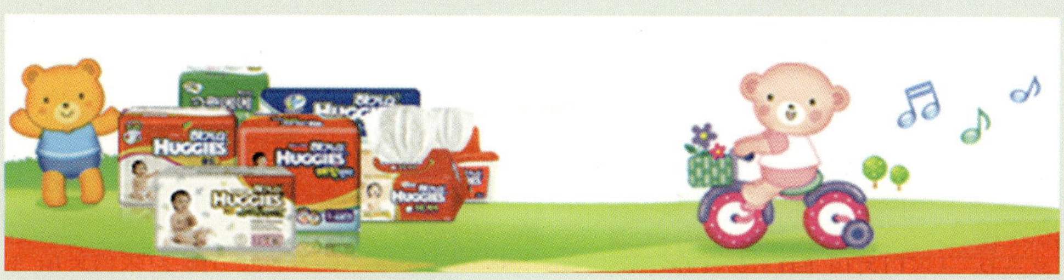

4.5 성공적인 데이터베이스마케팅전략

성공적인 데이터베이스마케팅은 다음과 같은 사항을 전제로 하고 있다.

첫째, 끊임없이 정보를 갱신하여야 한다. "Garbage in, garbage out"이라는 말이 있다. 어떤 시스템에 쓰레기를 집어넣으면 아무리 좋은 시스템이라 할지라도 쓰레기만을 만들 수밖에 없다는 말이다. 반대로 말하면, 입력 내용이 좋아야 훌륭한 결과를 얻을 수 있다는 말이다. 데이터베이스마케팅도 마찬가지다. 고객과 상품에 대한 정확하고 충분한 데이터를 활용하여야 성공적으로 데이터베이스마케팅을 수행하고 좋은 결과를 얻을 수 있다.

데이터는 마치 고인 물과 같아서 사용하지 않고 내버려두면 그대로 있는 것이 아니라 썩어버린다. 따라서 데이터는 구르는 돌과 같이 이끼가 끼지 않도록 지속적으로 활용하고 최신화(update)할 필요가 있다. 즉, 고객에 관한 정보를 끊임없이 갱신하여 항상 정확한 정보를 유지하여야 한다. 고객의 취향에 맞는 상품과 서비스를 제공함으로써 기업은 고객과의 원만한 관계를 형성하고 고객은 보다 정확하고 많은 정보를 기업에게 제공하게 된다. 다시 기업은 이를 바탕으로 보다 나은 서비스를 고객에게 제공할 수 있게 된다. 이러한 루프(loop)를 되

그림 13-30 | 데이터베이스마케팅전략 1

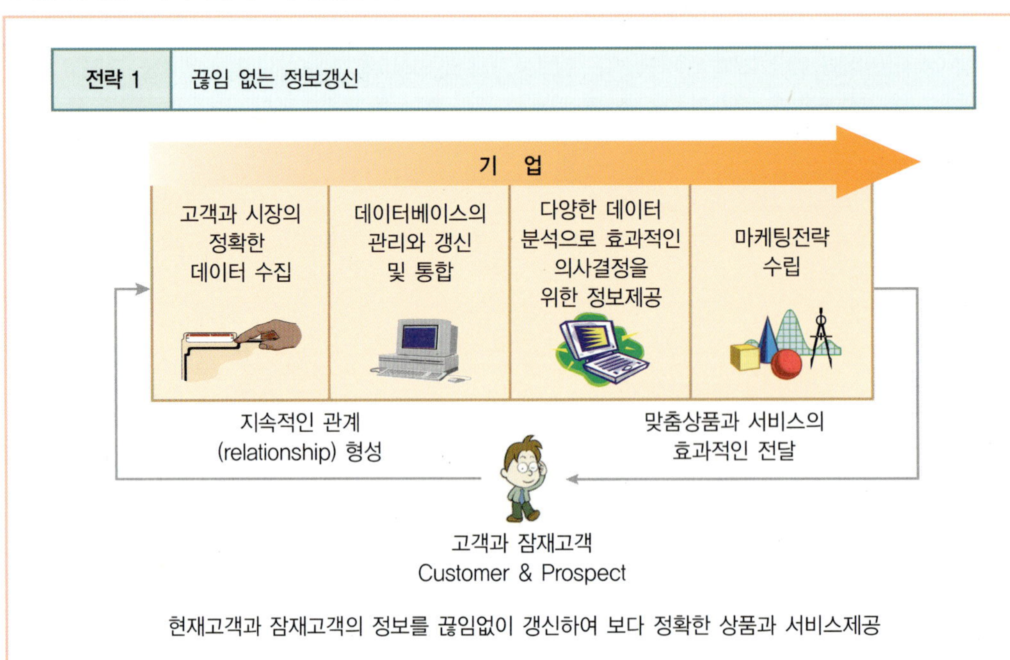

풀이 함으로써 기업의 데이터베이스마케팅은 점차 정확해지고 그 효과는 점진적으로 향상된다.

둘째, 기업은 고객과의 장기적인 관계형성을 통해 고객의 평생가치(Life Time Value : LTV)를 최대화하여야 한다. 이를 위하여 고객의 평생가치를 정확하게 파악하여야 한다. 고객의 평생가치란 기업 입장에서 본 고객의 가치이며, 한 사람의 고객이 평생에 걸쳐 기업이 제공하는 상품을 구매하는 데 지출하는 총소비 금액과 기업을 홍보하는 홍보효과를 포함한 부수적인 가치의 총합이다.

예를 들면, 샐러리맨이 23세부터 55세까지 매년 양복을 한 벌씩 구입하여 32벌의 양복을 구입한다고 하면, 양복을 판매하는 주인이 보는 이 고객의 가치는 얼마인가? 평균 30만원짜리 양복이라면 이 샐러리맨의 평생고객가치는 960만원과 홍보효과이다. 따라서 양복점 주인은 양복을 사러 온 이 샐러리맨을 단순히 30만원짜리 고객으로 보아서는 안 된다.

또 다른 예로, 어린 아이가 태어나서 5살이 될 때까지 통계적으로 평균 25켤레의 신발이 필요하다고 한다. 만일 어린 아이를 안고 신발을 사러 온 아이엄마를 신발가게 주인이 단순히 5,000원짜리 신발을 사는 고객으로 생각하여 대수롭지 않게 대한다면 보다 많은 매출을 올릴 가능성을 스스로 포기하는 결과가 된다.

미국의 유명한 슈퍼마켓 주인은 고객이 인상을 쓰고 나가는 것을 보고 한숨을 쉬며, 수십

그림 13-31 | 데이터베이스마케팅전략 2, 3

전략 2	고객과의 장기적인 관계형성을 통해 고객의 평생가치(life time value)를 최대화함

- 고객의 평생가치(life time value)를 정확하게 파악함
- 고객의 평생가치(life time value)는 기업 입장에서 본 고객의 가치이며, 한 사람의 고객이 평생에 걸쳐 기업의 상품과 서비스를 구매하는 데 지출하는 총소비금액과 홍보효과 등 부수적인 가치의 총합
  예 1) 샐러리맨이 1년에 양복 1벌씩 23세부터 정년인 55세까지 32벌의 양복을 구입하게 된다고 할 때, 평균 30만 원짜리 양복이라면 그 샐러리맨의 평생고객가치는 960만 원과 홍보효과임

전략 3	창의적인 마케팅 능력을 발휘

- 마케팅은 궁극적으로 아이디어 싸움임
- 데이터의 수집에서부터 분석 및 활용에 이르기까지 전 단계에서 창의적인 아이디어를 필요로 함
  예) 필립모리스사의 신제품인 Merit담배 판촉

달러가 아니라 수만 달러짜리 고객을 잃었구나 하고 생각하였다. 아마도 나쁜 구전효과까지 감안하면 이보다 더 큰 손실이 될 것이다. 그 후로 그는 종업원들에게 고객의 중요성을 인식시키기 위하여 커다란 화강암에 종업원들이 지켜야 할 규칙을 새겨넣어 모두가 이를 따르도록 지시하였다. 그 화강암에는 다음과 같은 규칙이 있었다. "〈규칙 1〉 고객은 항상 옳다. 〈규칙 2〉 만일 고객이 옳지 않으면 〈규칙 1〉을 보아라." 이제 기업들도 고객의 장기적인 가치, 즉 평생가치를 정확하게 평가하여 이를 바탕으로 마케팅전략을 수립하고 실행하여야 할 것이다.

셋째, 창의적인 마케팅능력을 발휘하여야 한다. 마케팅은 아이디어의 싸움이다. 데이터베이스마케팅도 다른 마케팅과 마찬가지로 많은 창조적인 아이디어를 필요로 한다. 데이터 수집에서부터 분석 및 활용에 이르기까지 전 단계에서 창의적인 아이디어를 필요로 한다. 예를 들어, 말보로담배로 유명한 필립모리스사는 새로운 담배인 Merit담배를 만들어냈다. 이 담

사례 13-22 후한의원 데이터베이스마케팅

후한의원은 '병원천사' 라는 프로그램을 통해서 데이터베이스마케팅을 수행하고 있다. 이 프로그램 통해 데이터베이스에 기록된 환자정보를 다양한 조건으로 검색하여 마케팅에 활용하고 있다. 예를 들어, 전화상담 후 예약하지 않은 잠재고객의 데이터베이스를 확보하여 다시 마케팅을 하거나, 재진 예약 후 병원에 오지 않은 환자들을 특별관리하고 있다. 또한 익일 예약환자들에게 문자를 발송하여 일상에 바쁜 고객들의 편리성을 높이고, 병원의 이미지 향상과 예약부도율을 낮추고 있다. 이러한 통합적인 데이터베이스마케팅을 통해서 병원은 고객과의 긍정적인 관계를 장기적으로 유지할 수 있고, 또한 업무의 효율화를 꾀하여 병원이 보다 창의적인 마케팅을 계획하고 수행할 수 있게 되었다.

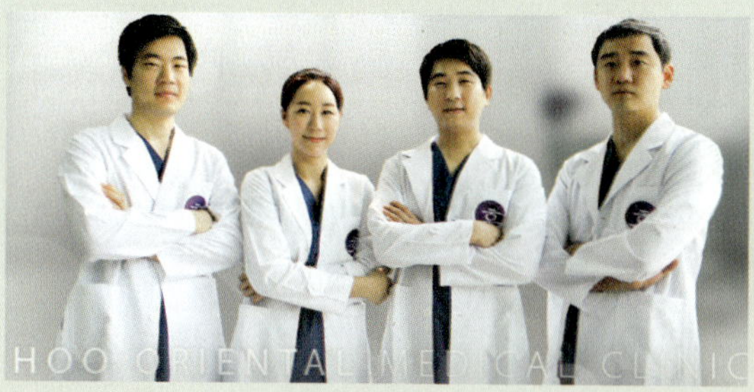

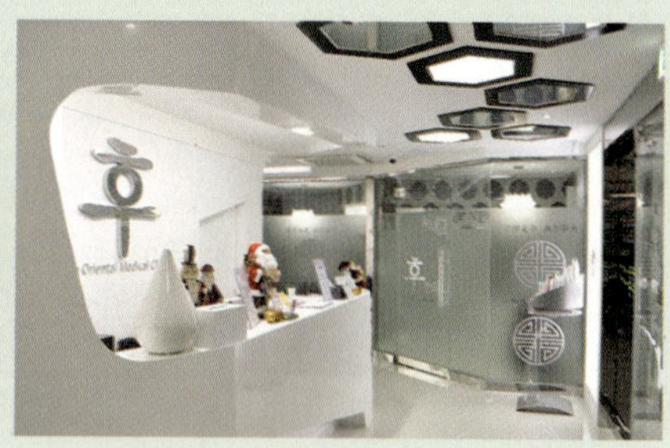

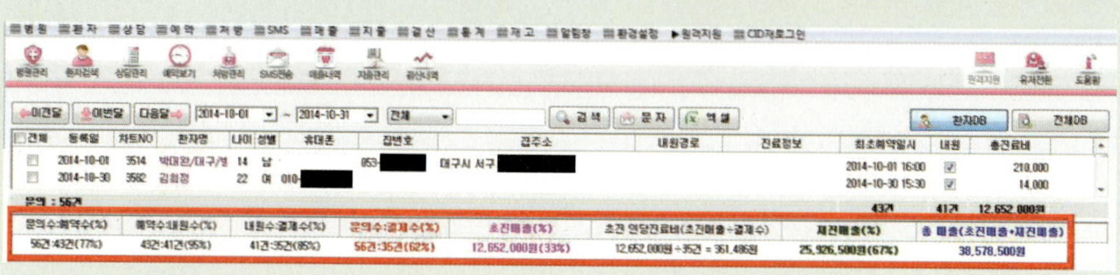

배를 시장에 출시하기 위한 판촉을 기획하면서 타임지와 뉴스위크지에 "다음 질문 사항에 답하여 우편으로 보내주시면 당신에게 신비로운 담배 2갑을 보내드리겠습니다"라고 광고를 하였다. 이러한 판촉활동으로 담배를 피우는 고객들의 정보만을 선별하여 얻을 수 있었고, 또한 그들에게 새로운 담배를 보내 줌으로써 짧은 시간 내에 매우 효과적인 판촉활동을 전개할 수 있었다. 마케팅에 있어서 성공의 절반은 과학적인 분석과 정보이고, 나머지 절반은 아이디어임을 명심하여야 한다.

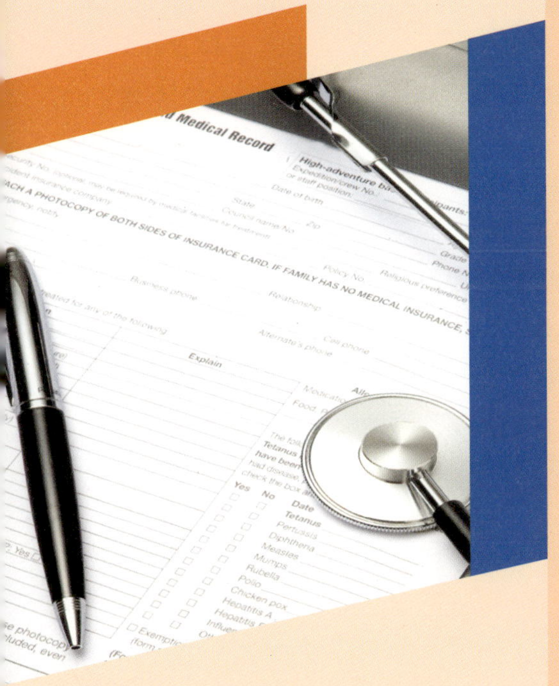

CHAPTER 14

병원의 고객관계관리(CRM)

제 1 절 고객관계관리(CRM)의 기본개념

제 2 절 CRM을 위한 데이터마이닝

제 3 절 CRM을 위한 전략적 분석 및 활용

제 4 절 성공적인 CRM을 위한 패러다임의 전환

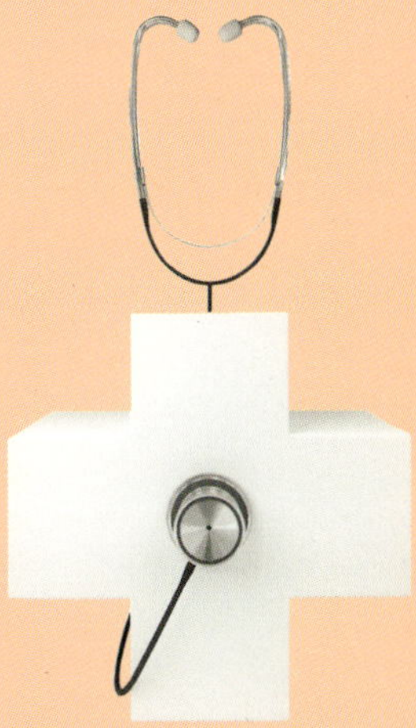

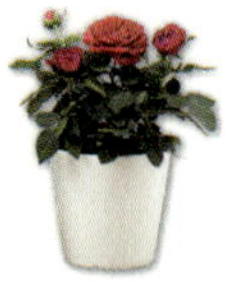

꽃의 이유

마종기

꽃이 피는 이유를
전에는 몰랐다.
꽃이 필적마다 꽃나무 전체가
작게 떠는 것도 몰랐다.

꽃이 지는 이유도
전에는 몰랐다.
꽃이 질 적마다 나무 주위에는
잠에서 깨어나는
물 젖은 바람 소리.

사랑해본 적이 있는가.
누가 물어보면 어쩔까.

병원의 고객관계관리(CRM)

CHAPTER 14

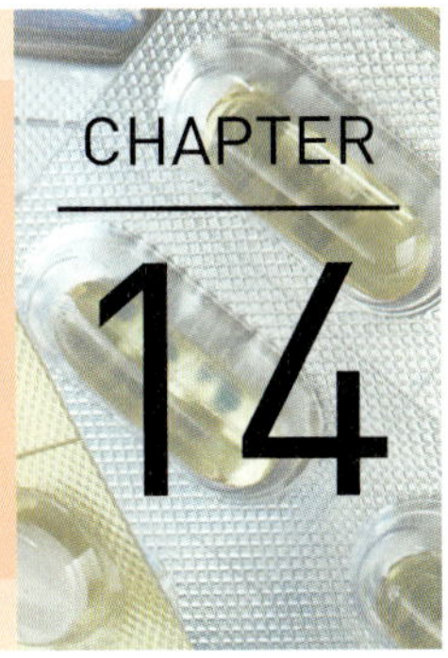

제1절 고객관계관리(CRM)의 기본개념

1.1 CRM의 정의 및 도입배경

(1) CRM의 정의

고객관계관리(Customer Relationship Management : CRM)[1]란 고객정보를 효과적으로 이용하여 고객과의 관계를 유지·확대·개선함으로써 고객의 만족과 충성도를 제고하고, 기업 및 조직의 지속적인 운영·확장·발전을 추구하는 고객과 관련된 제반 프로세스 및 활동을 말한다. 즉, 고객의 니즈를 파악하여 그들이 편리하고 즐거운 삶을 영위할 수 있도록 도와줌으로써 한 번의 고객을 평생고객으로 만들어 지속적인 매출과 장기적인 수익을 얻고자 하는 제반 활동과 시스템을 말한다.

평생고객이란 기존의 단발적인 마케팅이 아니라 고객과의 지속적인 관계를 유지함으로써 한 번의 고객을 기업의 평생고객으로 만든다는 것을 의미한다. 또한 기업의 장기적인 수익

---

1) 고객관계관리라는 말보다 CRM이 더 보편적으로 사용됨으로써 본 장에서는 고객관계관리를 CRM이라는 약어를 사용하도록 한다.

그림 14-1 | CRM의 정의 및 목표

CRM의 정의	고객관계관리(CRM)는 고객정보를 효과적으로 이용해서 고객과의 관계를 유지 · 확대 · 개선함으로써, 고객의 만족과 충성도를 제고하고, 기업 및 조직의 지속적인 운영 · 확장 · 발전을 추구하는 고객관련 제반 프로세스 및 활동을 의미한다

- 고객이 보다 편리하고 행복하게 살 수 있도록 하는 것
- 진정한 고객만족을 통한 기업의 지속적인 매출과 장기적인 수익을 극대화

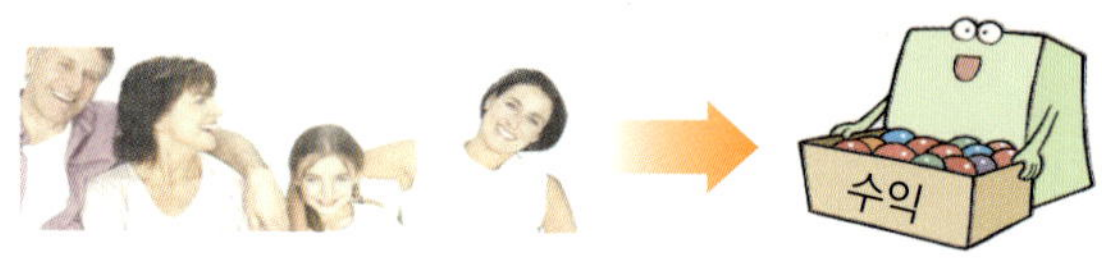

을 극대화한다는 것은 고객과의 관계를 바탕으로 하여 고객의 평생가치(lifetime value)를 극대화한다는 것을 의미한다.

이러한 CRM의 필요성이 적극적으로 대두된 가장 핵심적인 이유는 정보기술의 발달로 인한 산업의 디지털화와 정보화 그리고 인터넷의 발달과 확산 때문이다. 즉, 컴퓨터와 정보기술의 발달로 산업 내의 많은 자료가 공유되고, 인터넷이라는 획기적인 커뮤니케이션 매체의 등장으로 고객은 외부로부터 많은 정보를 얻고 또한 자신의 것을 손쉽게 전달할 수 있게 되었다. 이와 같이 정보의 자유화와 보편적 서비스화가 급속도로 진행됨에 따라 정보의 단절로 인하여 어느 정도 제한되던 기업 간의 경쟁이 점차 심해지고 있다. 이러한 경쟁에서 살아남고 발전하는 길은 오직 고객에 있음을 깨닫고 기업이 자신의 역량을 고객에 집중함으로써 CRM이 필요하게 되었다.

(2) CRM의 도입배경

정보기술의 발달과 인터넷의 확산은 고객으로 하여금 용이하게 정보를 획득할 수 있도록 함으로써 고객의 힘을 강화시키는 역할을 하고 있다. 또한 산업 간의 경계가 무너지고 시장 진입이 용이해짐에 따라 새로운 기회와 위협에 직면하게 된 기업은 변화의 필요성을 강하게 느끼게 되었다. 더욱이 정보의 공개화로 인하여 가격경쟁이 점차 가속화됨에 따라 기업은 생존하기 위하여 충성스럽고 가치 있는 고객을 선별 · 유지 · 관리할 필요성을 느끼게 되었다. 이러한 배경하에서 등장한 것이 CRM이다.

그림 14-2 | CRM의 도입배경

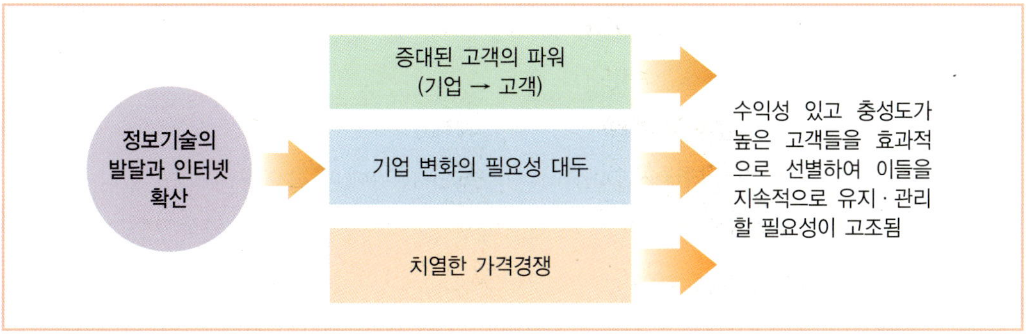

1) 증대된 고객의 파워

예로부터 정보는 곧 힘(power)으로 인식되었다. 과거 매스마케팅 시대에는 기업이 정보를 가지고 일방적인 커뮤니케이션 매체를 통하여 고객들에게 선별적이며 제한적으로 정보를 제공함으로써 고객을 손쉽게 유인하거나 통제할 수 있었다. 즉, 기업이 칼자루를 쥐고 고객은 칼날을 쥐고 있는 형상이었다.

그러나 인터넷과 정보기술의 발달로 기업과 고객 간의 관계는 새로운 전환기를 맞이하게 되었다. 고객은 인터넷 등 정보통신기술을 이용하여 광범위한 정보를 신속하게 획득하여 분석할 수 있게 되었다. 경우에 따라서는 기업보다 고객이 보다 폭넓고 깊은 정보를 가지고 있는 상황도 발생하고 있다. 예를 들어, 고객들은 특정한 브랜드의 컴퓨터를 어디서 가장 싸게 구입할 수 있는지를 기업의 대리점보다 더 잘 알 수도 있다.

이제는 구매자인 환자들이 칼자루를 쥐고 병원을 선택한다. 즉, 인터넷으로 인하여 고객의 선택폭이 크게 확대됨에 따라 선택은 더 이상 기업의 전유물이 아니라 고객의 것으로 변해가고 있다. 즉, 인터넷과 디지털 정보기술의 발달은 협상의 힘을 병원에서 고객에게로 급

그림 14-3 | CRM의 도입배경 I

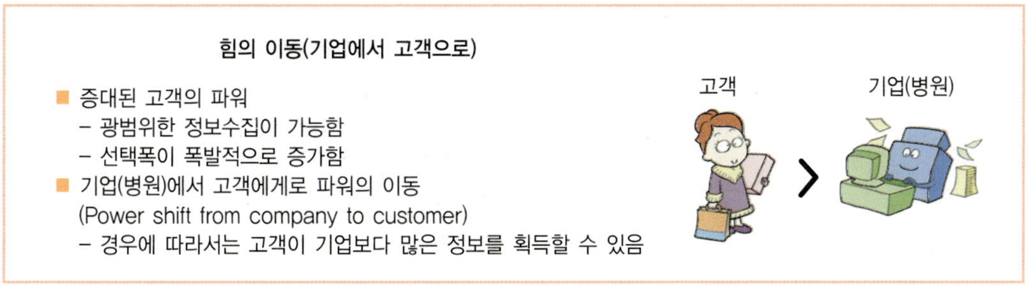

속하게 이동시키고 있다. 이러한 병원으로부터 고객에게로의 파워의 이동(power shift)이 인터넷의 발달과 확산으로 인한 가장 큰 변화로 나타나고 있다.

2) 기업 변화의 필요성

인터넷의 발달과 확산은 기업의 입장에서는 기회인 동시에 위협요인이 되고 있다. 시장의 진입장벽을 낮추고 시 · 공간상의 제약을 제거함으로써 시장을 확대시키고 새로운 시장을 창출할 수 있다는 점이 기회요인이 된다. 예를 들면, 과거에는 점포를 개설하려고 할 경우 지리적 · 공간적인 제약은 물론이고 점포를 24시간 운영하는 것은 거의 불가능하였다. 그러나 요즘은 인터넷을 이용하여 시 · 공간적인 제약을 전혀 받지 않는 온라인상에 매장을 개설할 수 있다. 이와 같이 자유로운 시장진출의 기회가 부여되고 시 · 공간적 제약이 약화됨에 따라 기존의 시장을 확대하거나 다양한 틈새시장을 창출하는 것이 가능하게 되었다.

그림 14-4 CRM의 도입배경 Ⅱ

기업 변화의 필요성 증대

- 인터넷의 발달과 확산은 기업의 입장에서 기회인 동시에 위협요인이 됨
- 기회요인은 효과적으로 활용하고 위협요인을 회피하기 위한 방법 모색은 결국 고객으로 종결됨

• 시장의 확산
  - 시장 확대 : 시 · 공간을 초월하여 시장이 형성될 수 있음
  - 다양한 틈새시장 창출 : 시간과 공간상의 제약이 없으므로 수요의 집중화가 용이함

• 경쟁의 증가
  - 새로운 시장으로 진입이 매우 용이함
  - 산업 간의 경계가 없어져 경쟁이 심화됨

예를 들어, 예전에는 몸집이 큰 사람들을 위한 점포라든가 왼손잡이를 위한 점포를 오프라인상인 종로거리에서 운영한다 하여도 이를 유지할 만한 충분한 수요를 확보하기 어려웠다. 왜냐하면 우선 이러한 점포의 존재에 대하여 널리 알리기가 어렵고, 만일 알린다 하여도 부산이나 제주 또는 광주 등에 사는 고객들이 서울 종로까지 상품을 구매하러 오기란 그리 쉽지 않기 때문이다. 그러나 인터넷상에서는 충분히 가능하다. 예를 들어, 엑스사이즈(xsize.co.kr)나 레프트랜드(leftland.com) 등의 온라인 점포는 시 · 공간을 초월하여 전국 아니 전 세계에 널리 퍼져 있는 고객들을 모을 수 있으므로 잘만 알려지면 그 수요는 점포를 운영하기에 충분하다.

이와 같이 오프라인상에서 불가능한 사업이라도 온라인상에서는 충분히 가능성이 있는 틈새시장이 될 수 있다. 또한 시 · 공간에 구애받지 않고 광고를 하여 수요를 창출할 수 있다는 이점과 새로운 사업자의 진출로 인하여 인터넷상의 시장규모는 점차 확대되어 기업에게 중요한 기회요인이 되고 있다.

그러나 이러한 인터넷 정보혁명은 기업에게 기회요인만 제공하는 것이 아니라 동시에 위

사례 14-1 제일모직의 Fassenger마케팅

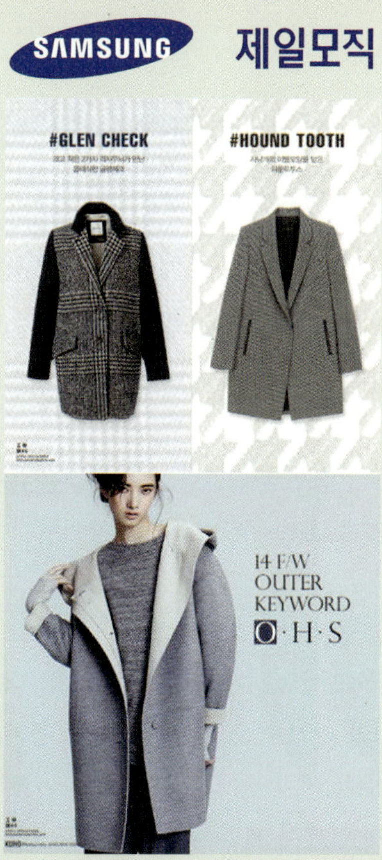

패션업계에도 신규고객보다 기존고객을 유지하는 것이 더욱 중요하다는 인식이 커짐에 따라 CRM이 급속도로 진행되고 있다. 일반적으로 'CRM(Customer Relationship Management)'은 고객과의 관계에 중심을 두고 이를 기반으로 전체 경영을 계획하고 실천하는 경영전략이다. 성공한 브랜드의 공통점 중의 하나는 다분히 고객중심적인 경영을 한다는 것이라는 점에 주목할 필요가 있다.

제일모직에서도 고객만족을 넘어선 고객감동으로 기존고객을 유지하려 부단히 노력하고 있다. 고객과 매장분석 자료를 제품 분배 및 다음 시즌 기획에 참고하여 반영함으로써 기존 고객의 이탈을 막고 이들의 니즈에 잘 맞는 제품을 제작하여 판매함으로써 경영의 효율성을 높이고 있다. 제일모직은 고객 데이터 분석 결과, 고정고객의 경우 상위 20%의 고객이 전체 고객 매출의 63%를 차지하고 있으며, 상위 40% 고객이 전체 매출의 80% 수준을 차지하는 등 전체 매출에 있어서 상위 고객의 기여도가 비교적 높게 나타나고 있다는 사실을 알게 되었다. 이러한 분석 결과에 따라 제일모직은 지난 2000년부터 고객을 크게 4분류로 나누어 타깃 마케팅을 수행하고 있다.

- 일반고객 : 제일모직 구입 경험 고객 중 고객정보가 데이터로 저장된 고객
- 우수고객 : 3회 이상 제일모직 제품을 구매한 고객(총 17만 명)
  - ☞ 분기 1회 발행하는 제일모직 패션정보지 제공
- VIP고객 : 5회 이상 제일모직 제품을 구입한 고객(약 5만여 명)
  - ☞ 제일모직 제품 무료수선, VIP전용으로 불편사항 해결을 위한 080 전화개설, 3만원 이상 금액의 상품권 제공
- 로열고객 : 5회 이상 그리고 총 500만원 이상 구매 고객(약 2만 천여 명)
  - ☞ 구매금액의 7%가 적립되는(일반 5%) 별도의 보너스카드 발급
    생일 꽃배달서비스 및 연 2회 로열 서비스데이 실시

이외에도 'Fassenger'를 통한 1:1 마케팅을 전개하고 있다. Fassenger마케팅은 2002년 1월부터 시행하고 있는 고객과의 1:1 커뮤니케이션시스템으로 패션(Fashion)과 메신저(Massenger)의 합성어이다. 문자메시지 및 이메일을 통해 생일이나 결혼기념일 등을 알려주는 기능을 한다. 우수고객이 대상인 만큼 고정고객의 기본적인 데이터 자료에 근거해서 고객별 타깃마케팅 활동을 통해 우수고객을 지속적으로 유지하고 추가적인 구매를 유도하고 있다. 특히 각 매장에 고객관련 정보를 관리하도록 함으로써 판매현장에서 고객의 사이즈 및 구매특성 등에 관한 데이터베이스를 직접 관리하면서 대고객 마케팅을 수행한다는 것이 특징이다.

제일모직은 'Fassenger'를 이용해서 수백만 건의 메시지를 고객에게 전송하였다. 이 제도를 도입하기 전 2001년에는 고정고객수가 87만 명이었으나 도입 후 1년 만인 2002년에는 226만 명으로 193% 증가함으로써 이 시스템은 특히 고객관리 차원에서 좋은 효과를 보이고 있다.

협요인이 되기도 한다. 우선 시장의 진입장벽이 낮춰짐으로써 경쟁이 심화되고 있다. 인터넷이란 매체가 생겨나면서 충분한 자본과 공간없이 아이디어만 가지고도 시장에 진출하여 사업을 할 수 있게 되었다. 최근에 많이 생겨나고 있는 쇼핑몰 중에는 오프라인상에 창고나 상품없이 인터넷을 통한 중개업무만을 수행하는 곳들이 많다. 이와 같이 새로이 시장에 진입할 경우 부딪치는 진입장벽이 낮아짐에 따라 경쟁은 점차 높아질 수밖에 없다. 따라서 인터넷 정보통신기술의 발달은 새로운 시장에 진입할 수 있는 기회를 제공함과 동시에 치열한 경쟁을 촉발시키는 위협요인으로 작용하고 있다.

또한 인터넷 정보통신기술의 발달은 산업 간의 경계를 없앰으로써 산업 간의 경쟁을 촉발시키고 있다. 최근 들어 포춘(Fortune) 500에 기록된 기업을 대상으로 미래의 경쟁기업에 대한 조사를 실시하였다. 향후 당신 기업의 최대 경쟁자가 누구라고 생각하는가에 대한 조사결과, 대부분의 기업들이 마이크로소프트(Microsoft)사를 꼽았다고 한다. 즉, 동종의 소프트웨어산업에서 경쟁하는 기업뿐 아니라 금융업, 유통업, 제조업 등 다양한 산업에 속한 대다수의 기업들이 마이크로소프트사를 경쟁사로 꼽았다. 이와 같이 앞으로는 산업 간의 경계가 불투명해지고 마침내 산업 간의 경계는 사라지게 될 것이다.

산업 간의 경계가 불투명하게 되면 기존의 명확한 경계 안에서 제한적으로 경쟁하는 경우와는 달리, 기업은 완전경쟁에 노출됨으로써 여러 산업의 선두 기업들과 경쟁을 해야 한다. 예를 들어, 정유업계의 기업들도 기존의 정유업계를 비롯한 모든 오프라인 기업들은 물론이고 고객과의 커뮤니케이션을 수익모델로 하는 대표적인 온라인 기업들과도 경쟁하여야 한다. 이와 같이 인터넷과 정보통신의 발달은 산업 간의 경계를 없애고, 경쟁을 가속화시키고 있다. 경우에 따라서 이것이 기업에게 다른 무엇보다도 가장 큰 위협적 요인이 될 수 있다.

3) 치열한 가격경쟁

요즘은 거의 모든 고객들이 가격에 민감하게 반응하고, 가격에 대해 많은 신경을 쓰고 있다. 이처럼 가격에 대한 관심이 높아지고 있는 이유 중의 하나는 인터넷을 이용한 정보탐색이 쉬워졌기 때문이다. 이제 고객은 언제 어디서나 원하는 상품에 대한 정보를 손쉽게 비교해 볼 수 있다. 심지어는 낮은 가격을 찾는 것을 게임처럼 생각하고 이를 즐기는 사람들까지 생겨나고 있다.

또한 제품 구경은 대리점에서 하고, 실제 구입은 인터넷 쇼핑몰 등 다른 유통채널을 통하여 구매하는 경우도 많다. 대리점에 와서도 "이 제품은 얼마입니까?"라고 물어보기보다는 "인터넷을 보니까 가격이 이러하던데, 이 가격에 주실 수 있으십니까?"라고 물어보는 고객들이 늘고 있다고 한다. 이처럼 인터넷 쇼핑은 고객들로 하여금 상품에 대한 일반적인 특성보다는 가격에 보다 많은 관심을 집중하도록 유도하는 경향이 있다.

직접 대리점을 방문하여 이것저것 마음에 드는 제품을 만져 보고, 점원에게 질문도 건네면서 원하는 제품을 구입하던 과거에는, "다음에 오겠습니다"라는 말을 하고 점포를 나서게 되면 괜히 미안한 마음이 들어 "다음에 오면 진짜 사야겠다"라고 생각하기도 하였다. 그러나 요즘은 단순히 마우스를 한 번 클릭함으로써 한 점포에서 다른 점포로 부담감 없이 떳떳하게 옮겨 다닐 수 있게 되었다. 이것 또한 소비자로 하여금 점포와의 관계보다는 가격에 민감하게 반응하도록 유도함으로써 기존의 충성스러운 고객(relationship buyer)까지도 가격에 연연하는 단순거래고객(transactional buyer)으로 전환시키는 역할을 하고 있다. 또한 서로 가격을 낮추는 가격경쟁은 고객들로 하여금 "조금만 기다리면 가격이 더 내리겠지"라고 생각하도록 만드는 학습효과를 제공하고 있다.

이처럼 가격에 치중하는 고객들이 많이 늘어남에 따라 기업은 보다 치열한 경쟁에 직면하

그림 14-5 | CRM의 도입배경 Ⅲ

치열한 가격경쟁

- 가격에 대한 고객의 관심 증대
  - 상품별 가격비교가 용이함
  - 보다 낮은 가격을 찾는 것을 게임으로 인식하기도 함
- 기업 간의 가격할인경쟁이 심화됨
- 가격할인은 새로운 고객학습효과가 있음
- 가격경쟁은 고객을 점차 충성도가 낮은 단순거래고객으로 변화시킴

게 되었다. 이러한 환경에서 생존하고 발전하기 위하여 기업은 수익성과 충성도가 높은 고객들을 보다 적극적으로 선별하여 집중관리하고 유지하여야 한다. 기업이 이러한 목적을 효과적으로 달성하기 위하여 CRM이 더욱더 필요하게 되었다.

1.2 CRM의 개관

CRM의 개관을 간단하게 그림으로 나타내면 [그림 14-6]과 같다. 그림에서 보듯이 기업은 고객이 원하는 사항을 정확하게 파악하여 고객에게 인식(recognition), 편리함(convenience), 신분인정(identification), 서비스(service), 도움(helpfulness), 정보(information) 등을 효과적으로 제공한다. 기업으로부터 자신이 원하는 것을 얻게 될 때 고객은 기업에 대한 호감이 높아지고 점차 충성스러운 고객이 된다. 충성스런 고객은 기업이 생산하는 상품에 대한 구매빈도와 구매량을 증가시키고 경쟁사의 마케팅활동에도 관심을 보이지 않으며 반응하지 않는다.

또한 이러한 충성스러운 고객은 이탈률이 낮고 유지비용이 오히려 적게 든다. 반면에 기업을 호의적으로 소개하는 구전효과는 매우 높다. 따라서 기업은 고객을 보다 적극적으로 이해하고 배려하여 기업을 신뢰하는 충성스런 고객으로 만듦으로써 기업은 장기적으로 수

그림 14-6 | CRM의 개관

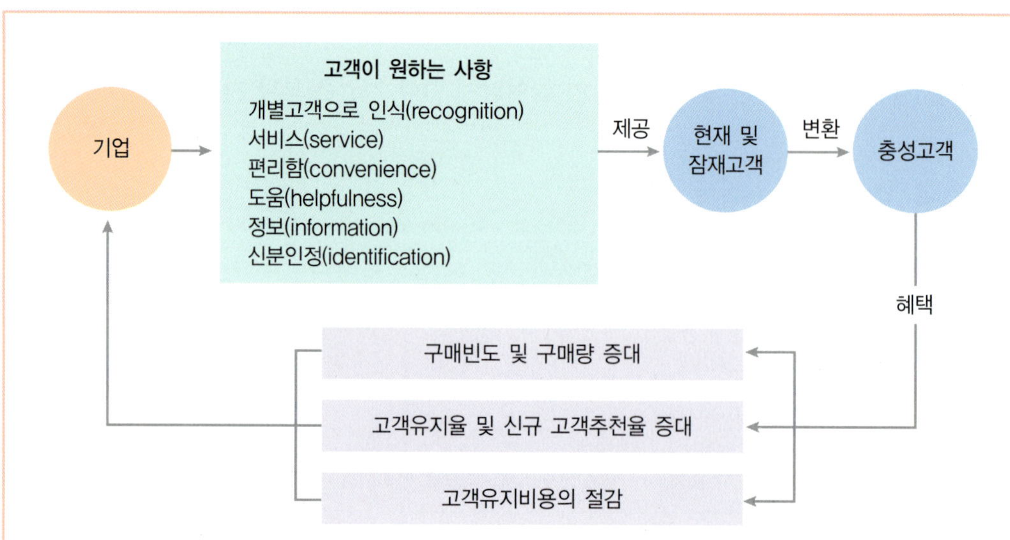

익을 달성하여 발전하게 된다. 따라서 CRM은 이러한 과정에서 볼 수 있듯이 고객과 기업 모두가 만족하고 발전하기 위한 시스템이다.

[그림 14-7]에서 고객들이 기업으로부터 원하는 사항을 보다 구체적으로 설명하면 다음과 같다.

(1) 구별되는 개별고객으로 인식

고객은 대중이 아니라 개별적인 욕구와 선호를 가진 개인으로 인식(recognition)되기를 원한다. 단순한 손님이 아닌 구체적인 이름으로 불려지기를 원하며 회원은 비회원과 다른 특별한 서비스를 제공받고 골드회원은 일반회원과 다르게 대우받기를 원한다. 따라서 기업은 고객을 개별적인 특징을 가진 개인으로 인식할 뿐 아니라 그들을 기업이 분류한 등급에 따

그림 14-7 | 고객이 원하는 사항

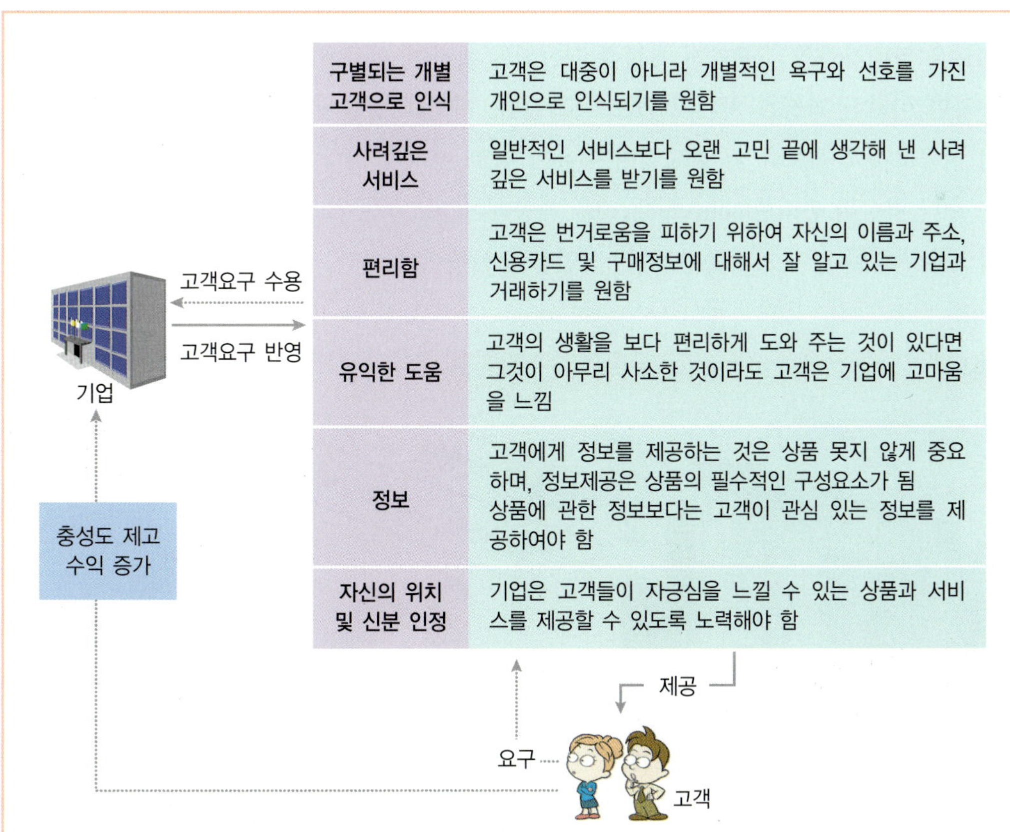

라 달리 대우할 수 있는 능력을 갖추어야 한다.

(2) 사려깊은 서비스

고객은 일반적인 서비스(service)보다 신중하게 생각하여 고안해 낸 사려깊은 서비스를 원한다. 즉, 기업이 고객의 입장을 충분히 고려하여 생각해 낸 것으로 인식될 수 있는 서비스를 제공하여야 한다. 이러한 서비스는 서비스에 소요되는 많은 시간과 비용에 의해서 만들어지는 것이 아니라 고객과의 지속적인 커뮤니케이션과 참신한 아이디어에 의해 개발된다.

(3) 편리함

현대의 사람들은 여러 가지 다양한 일에 얽혀 시간에 쫓기는 생활을 하고 있다. 따라서 사람들은 그들의 이름이나 주소, 신용카드 및 구매정보 등에 대하여 이미 잘 알고 있는 기업과 거래하기를 원한다.

새로운 판매자와의 신규거래 개설에 수반되는 복잡한 절차에 부담을 가지고 있기 때문에 가능하면 이러한 과정을 거치지 않으려고 한다. 기업의 입장에서 기존의 고객을 유지하는 것이 신규고객 유치보다 더 효과적인 이유가 바로 여기에 있다. 따라서 기업은 기존고객에게는 보다 향상된 편리함(convenience)을 제공해야 하고, 신규고객을 유치하기 위해서는 부가적인 불편함이 없이 처리할 수 있는 방안을 모색하여야 한다.

사례 14-2 의정부척병원 - 재방문율을 높이기 위한 사례

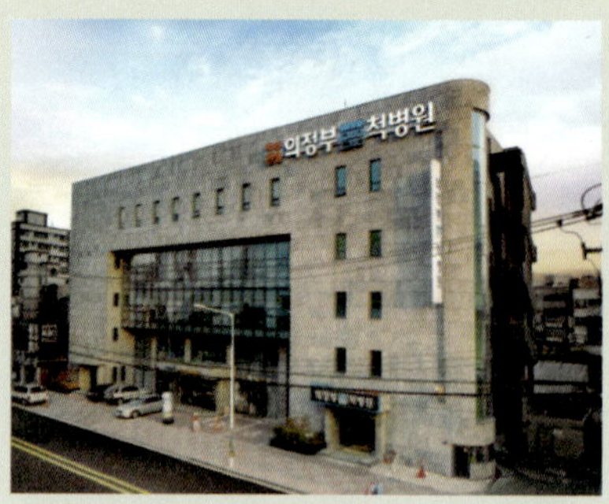

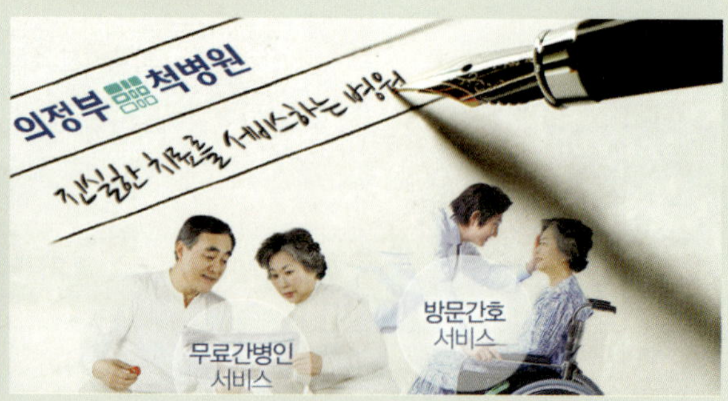

척추, 관절병원인 의정부척병원은 퇴원환자들을 대상으로 간호사들이 직접 방문하는 '가정방문서비스'를 실시하고 있다. 의정부척병원의 가정방문서비스는 관절이나 허리디스크, 척추 등의 치료를 받은 후 퇴원한 환자들의 상태를 점검하고 빠른 재활을 돕기 위해 마련된 프로그램이다. 환자의 집에 방문한 간호사는 치료 부위를 관찰하고 소독하는 등 꼼꼼하게 관리해주며 환자들이 겪는 증상에 대해서도 알기 쉽게 설명해준다. 또한 방문간호사는 일상생활에 불편한 점 등 고충을 직접 듣고 이야기를 나누며 환자와의 친밀감을 쌓는다. 대화할 기회가 적은 병원에서와는 달리 다양한 주제로 이야기를 나눌 수 있어 환자의 만족도가 매우 높다. 또한 의료진은 가정방문 후 해피콜을 통해 환자들의 고충을 적극적으로 처리해주고 있다. 이러한 서비스를 지속적으로 펼침으로써 병원이 제공할 수 있는 최상의 서비스를 제공하고, 이로 인해 고객들의 재방문율을 지속적으로 높여 가고 있다.

(4) 유익한 도움

바쁘게 돌아가는 고객의 생활을 보다 편리하게 도와줄 수 있다면 그것이 아무리 사소한 것이라도 고객은 이러한 서비스를 제공하는 기업에게 고마움을 느끼게 된다. 따라서 기업은 작은 것이라도 고객들에게 도움(helpfulness)을 줄 수 있는 방안을 지속적으로 연구하여야 한다. 왜냐하면, 고객에 도움이 되는 훌륭한 아이디어를 찾아내는 기업만이 생존할 수 있기 때문이다. 그러나 기업이 고객과 언제나 같이 있고 고객에게 많은 관심을 가지며 고객의 필요에 즉각적으로 반응할 준비가 되어 있을 경우에만 고객을 위한 훌륭한 아이디어를 생각해 낼 수 있다.

(5) 정보

고객들은 정보화사회에서 생활하고 있다. 고객들은 과거 어느 때보다 컴퓨터와 인터넷 및 정보통신수단을 많이 사용하고 있기 때문에 정보(information)를 획득하는 활동이 일상생활화되어 유용한 정보제공은 고객과 효과적으로 커뮤니케이션하기 위한 커다란 유인요소로 작용하고 있다. 따라서 기업은 정보제공을 잘만 이용하면 고객이 큰 거부감을 느끼지 않도록 하면서 고객에게 효과적으로 접근할 수 있다. 이를 위하여 기업은 상품에 관한 정보보다는 고객이 관심을 가지고 있는 사항에 관한 정보를 찾아 내어 맞춤식으로 제공하여야 한다. 예를 들어, 최근에는 금융기관에서 부동산에 관한 정보는 물론이고 골프나 여행 및 스포츠에 관한 정보를 제공하기도 하는데, 이러한 정보제공서비스는 고객에게 있어 중요한 상품선택요인으로 작용하고 있다. 정보제공은 이제 상품 못지않게 중요하며 확장된 상품의 필수적인 구성요소가 되고 있다.

(6) 자신의 위치 및 신분인정

사람들은 자신이 사용하는 상품이나 서비스를 차별화함으로써 다른 사람들과 다르게 인식되기를 원한다. 예를 들어, 최고급 승용차를 타고 가장 비싼 골프채를 사용하는 이유 중의 하나는 자신의 지위 및 신분을 남들로부터 인정받기를 원하기 때문이다. 따라서 기업은 고객들이 자긍심을 느낄 수 있는 상품 및 서비스를 제공할 수 있도록 노력해야 한다.

1.3 CRM 활동의 고객변화 프로세스

일반적으로 고객은 [그림 14-8]에서와 같이 기업과의 관계발전 정도에 따라 불특정다수, 잠재고객, 고객, 단골고객, 그리고 충성고객의 5단계로 구분될 수 있다. 첫째, 불특정다수(suspect)란 일반 사람들 모두를 포함한다. 둘째, 잠재고객(prospect)은 불특정다수 중에 자사의 상품을 구입할 가능성이 있는 사람을 말한다. 셋째, 잠재고객이 자사의 상품을 최초로 구매하게 되면 비로소 고객(customer)이 된다. 넷째, 고객이 자사의 상품을 지속적으로 구입하여 사용하게 되면 단골고객(client)이 된다. 마지막으로, 이러한 단골고객이 기업의 적극적인 서비스에 힘입어, 기업의 상품을 주변 사람들에게 긍정적으로 알리고 추천하며 홍보하는 데에 이르면 이 고객은 충성고객(advocate)으로 분류된다.

예를 들어, 술에 순금을 넣어 만든 순금 매취순이 시장에 출시되었다. 이 순금 매취순의 예를 들어 고객을 설명하면 불특정다수는 미성년자인 어린이를 포함하는 모든 사람을 말하며, 잠재고객은 미성년자를 제외한 음주할 수 있는 성인을 말한다. 그리고 잠재고객이 술을 마시기 위해 순금 매취순을 구입하면 고객이 되고, 이 고객이 지속적으로 순금 매취순을 구입하면 단골고객이 된다. 단골고객이 주변에 술을 좋아하는 사람들에게 순금 매취순이 몸에도 좋고 부드럽다고 말하면서 권한다면 이 고객은 충성고객이 된 것으로 볼 수 있다.

CRM은 고객변화 프로세스에서 어느 단계에 있는 고객을 대상으로 마케팅활동을 수행하는가? 우선 CRM의 대상을 살펴보면, CRM에서의 C는 고객을 의미하듯이 CRM의 대상은 고객 이상의 단계에 있는 고객과 단골고객 그리고 충성고객이라고 할 수 있다. 따라서 CRM은 일단 자사의 고객이 된 사람들을 보다 적극적으로 관리하는 데에 목표를 두고 있다고 할 수 있다.

그림 14-8 | 고객변화 프로세스

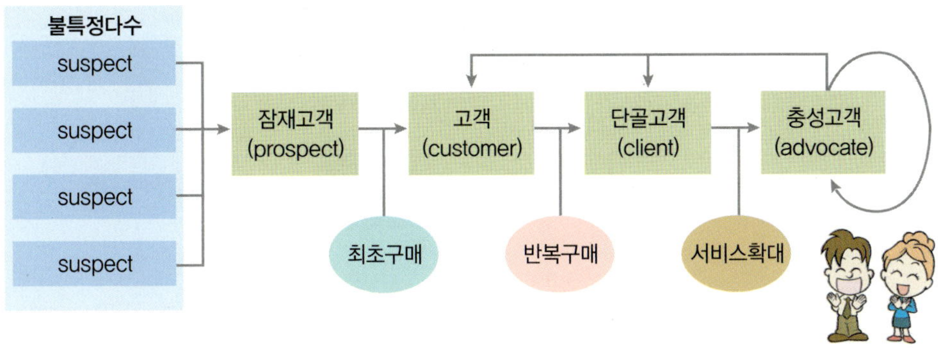

- 불특정다수 : 일반 사람 모두를 포함함
- 잠재고객 : 자사의 상품을 구입할 가능성이 있는 사람
- 고객 : 잠재고객 중에서 자사의 상품을 최초로 구매한 고객
- 단골고객 : 자사의 상품을 지속적으로 구입하여 사용하는 고객
- 충성고객 : 기업의 상품을 주변 사람들에게 긍정적으로 알리고 홍보하는 고객

제2절 CRM을 위한 데이터마이닝

2.1 데이터마이닝 개관

데이터마이닝의 개관은 [그림 14-9]와 같다. 우선 여러 데이터베이스에 저장되어 있는 자료를 정제하고 통합하여 데이터웨어하우스에 저장한다. 다양한 분석과 효과적인 자료 활용을 위하여 데이터웨어하우스에서 일부 필요한 자료를 선택하여 이를 데이터마트에 저장한다. 데이터마트에 있는 자료에 데이터마이닝(data mining)기법을 적용하여 정보를 추출하고, 추출된 정보는 해석과 평가과정을 거쳐 지식화되어 경영의사결정이나 마케팅활동에 활용된다.

그림 14-9 | 데이터마이닝 개관

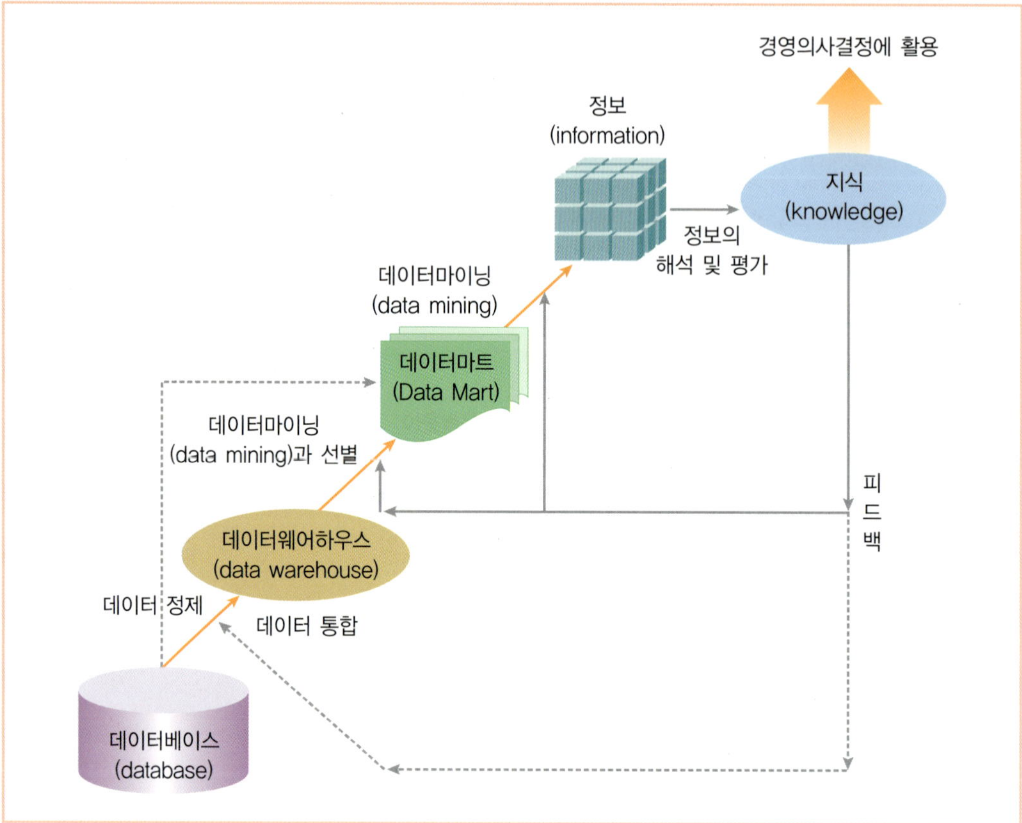

(1) 데이터마이닝의 정의

데이터마이닝(data mining)은 대용량의 데이터베이스로부터 정보를 추출하는 과정이라 볼 수 있다. 구체적으로는 데이터베이스에 존재하는 자료(고객 및 상품, 거래자료 등)에 내재하고 있는 변수들 간의 숨겨진 관계를 패턴인식기술이나 통계기법, 수학적 알고리즘 등을 이용하여 찾아내는 것[2]을 의미한다.

데이터마이닝을 보다 알기 쉽게 설명하면 [그림 14-11]과 같다. 마이닝(mining)은 광산에서 금을 캐든가 혹은 그림에서와 같이 유전에서 석유를 채취하는 것에 비유하면 이해가 쉽다. 즉, 데이터마이닝은 데이터에서 금이나 석유와 같이 귀중한 정보를 추출하는 것이다.

---

1) Data Mining is the process of exploration and analysis, by automatic or semiautomatic means, of large quantities of data in order to discover meaningful patterns and rules. Michael Berry, and Gordon Linoff, *Data Mining Technique for Marketing, Sales and Customer Support*, John Wiley & Sons, 1997.

그림 14-10 | 데이터마이닝의 정의

데이터마이닝의 정의	■ 대용량 데이터베이스로부터 새로운 정보를 추출하는 과정 ■ 대규모 데이터베이스에 존재하지만 숨겨져 있는 상호 연관성과 글로벌 패턴에 대한 탐색 ■ 패턴인식기술이나 통계기법, 수학적 알고리즘을 이용하여 의미있는 상관관계, 패턴, 추세 등을 발견하는 과정

이러한 데이터마이닝은 크게 분석도구를 활용한 데이터마이닝(tool-based mining)과 경험을 기반으로 하는 데이터마이닝(experience-based mining)으로 대별할 수 있다. 분석도구에 근거한 데이터마이닝은 통계기법이나 마이닝도구(mining tool)를 이용하여 준비된 자료로부터 정보를 추출하는 것을 말한다.

반면에 경험에 근거한 데이터마이닝은 경영자나 관리자의 머릿속에 저장된 경험이나 직관으로부터 정보를 추출하는 것을 의미한다. 분석도구에 근거한 마이닝은 추출하고자 하는 정보의 특성과 질에 따라 사용되는 도구도 달라지고 그 과정상의 난이도도 달라진다. 가장 낮은 곳에 묻혀 있어서 찾기 쉬운 정보는 SQL(structured query language)을 사용한다. 그러나 이보다 깊고 복잡하게 얽혀 있는 자료에서 정보를 추출하기 위해서는 OLAP(online analytic process)를 사용한다.

그림 14-11 | 데이터마이닝의 개념

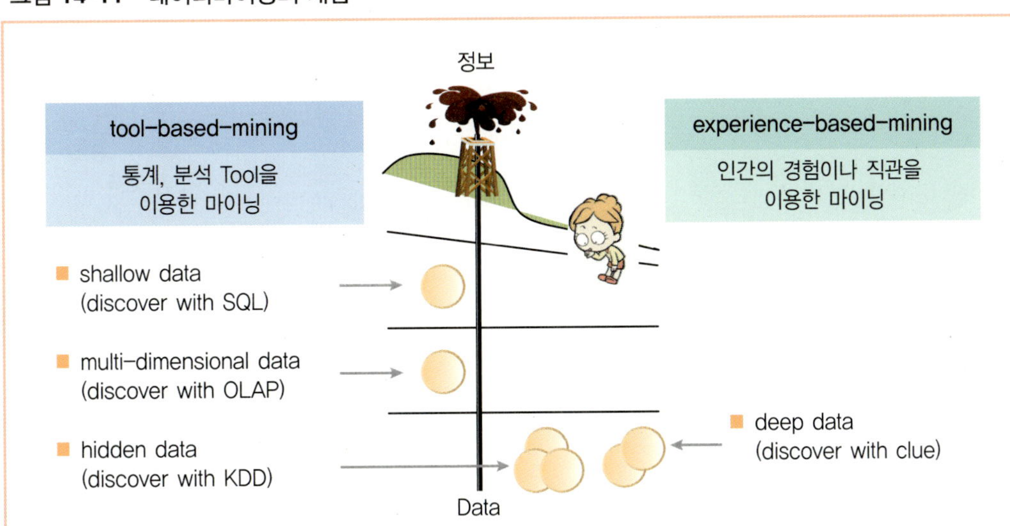

그리고 가장 깊은 곳에 위치한 정보는 의사결정나무기법(decision tree)이나 인공신경망(neural networks) 등 보다 복잡한 관계를 찾을 수 있는 도구를 사용하여야만 한다.

경험에 근거한 데이터마이닝(experience-based mining)은 특정한 도구를 사용하지는 않으나 정보추출자의 많은 훈련과 풍부한 경험을 토대로 하고 있다. 경험이 풍부한 경영자의 직관이 문제해결의 핵심적인 역할을 하는 경우가 많이 있기 때문에, 이러한 의사결정자의 경험이나 직관에 의한 마이닝은 기업의 의사결정에서 매우 중요한 부분을 차지하고 있다.

(2) 데이터마이닝 프로세스

1) 광의의 데이터마이닝 프로세스

넓은 의미의 데이터마이닝 프로세스는 우선 기업의 자료창고인 데이터웨어하우스(data warehouse)에서 필요한 데이터를 일차적으로 마이닝(mining)한 후 보다 세밀한 분석과 추가적인 정보추출을 위하여 선별된 자료를 분야별로 집중관리하는 데이터마트(data mart)로

그림 14-12 광의의 데이터마이닝 프로세스

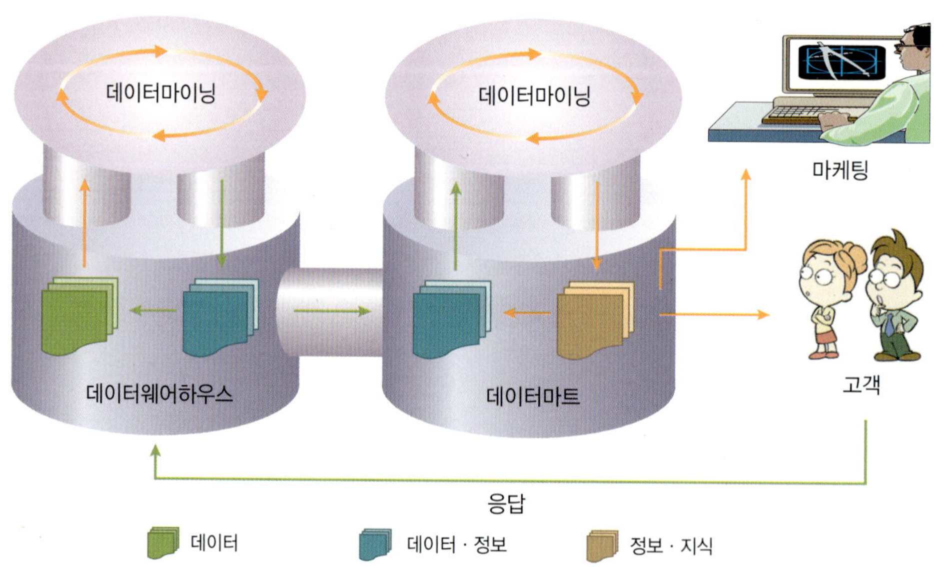

- 데이터웨어하우스에서 필요한 데이터를 일차적으로 마이닝한 후 선별하여 데이터마트로 보냄
- 데이터마트에서는 다차원적인 관점에서 데이터를 분석하고 재해석한 후 정보와 지식의 형태로 마케팅에 활용됨

자료 : Alex Berson, Stephen Smith and Kurt Thearling, *Building Data Mining Application for CRM*, 2000.

보낸다. 데이터마트에서는 다차원적인 관점에서 자료를 분석하여 고객과의 관계관리나 마케팅활동에 직접적으로 필요한 정보를 추출하거나 이를 바탕으로 모형을 만드는 마이닝 작업을 한다.

이를 그림으로 설명하면 [그림 14-12]에서와 같이 데이터 웨어하우스에서 자료를 추출하여 일부는 기존의 자료형태로, 일부는 어느 정도 가공된 정보형태로 변형하여 데이터마트로 보낸다. 데이터마트에서는 받은 자료를 목적에 맞게끔 정제하고 가공하여 직접 사용할 수 있는 구체적인 정보나 지식의 형태로 마케팅담당자에게 제공한다. 마케팅담당자는 이를 바탕으로 고객과 커뮤니케이션을 하는 등의 마케팅활동을 전개하여 그 반응이나 결과를 다시 데이터웨어하우스나 데이터마트에 저장한다. 이러한 과정에서 자료를 정제하고 유용한 정보를 추출하여 제공하는 것이 일반적인 광의의 데이터마이닝 프로세스이다.

사례 14-3 혈액관리본부 – 통합적 데이터베이스 구축

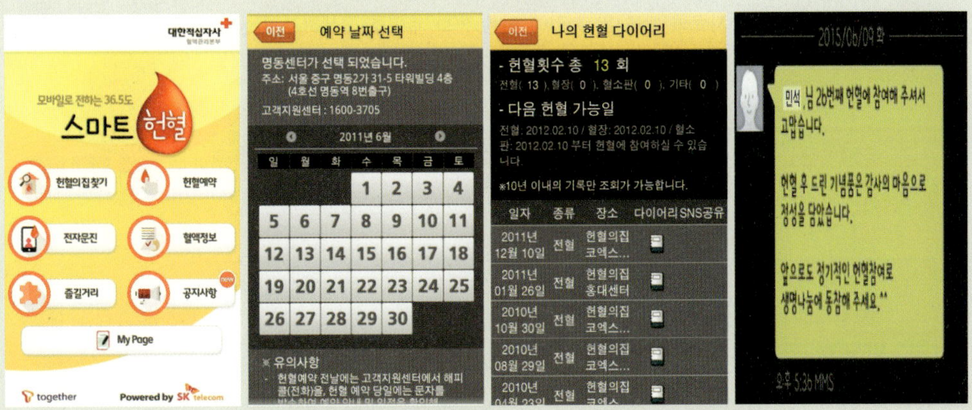

혈액관리본부가 헌혈자 개인별 맞춤 서비스를 운영 중이다. 헌혈자는 '스마트헌혈' 어플을 통해 헌혈을 원하는 날짜와 시간, 헌혈의 종류를 선택하여 예약하는 것이 가능하다. 또한 혈액형별 오늘의 혈액재고, 긴급헌혈 발생정보 알리는 등 혈액에 대한 정보도 한눈에 알아볼 수 있다.

또한 등록한 헌혈자들을 대상으로 다음 헌혈이 가능한 날짜를 안내하고 혈액검사 결과에 대하여 전문상담 등의 서비스를 제공한다. 더 나아가 사전에 파악된 의료기관의 시기별로 필요한 혈액량을 기반으로 헌혈가능자의 헌혈을 유도하기도 한다. 또한 헌혈자 개개인의 상담기록과 헌혈기록을 통합해서 구축한 데이터베이스를 이용해 헌혈자들의 라이프스타일에 맞는 헌혈관련 정보를 제공하고 이를 통해 보다 적극적인 헌혈참여를 유도한다.

2) 협의의 데이터마이닝 프로세스

협의의 데이터마이닝 프로세스는 분석을 위한 표본자료를 추출한 후 전반적인 자료의 형태를 파악하고, 자료를 수정 · 보완한 다음 적절한 분석도구를 이용하여 모형을 개발한다. 또한 개발된 모형을 평가하고 그 결과를 최종 리포트로 작성하는 식의 모형개발을 중심으로 하는 데이터마이닝 과정을 말한다. 그 구체적인 과정을 살펴보면 [그림 14-13]과 같다.

그림 14-13 | 협의의 데이터마이닝 프로세스

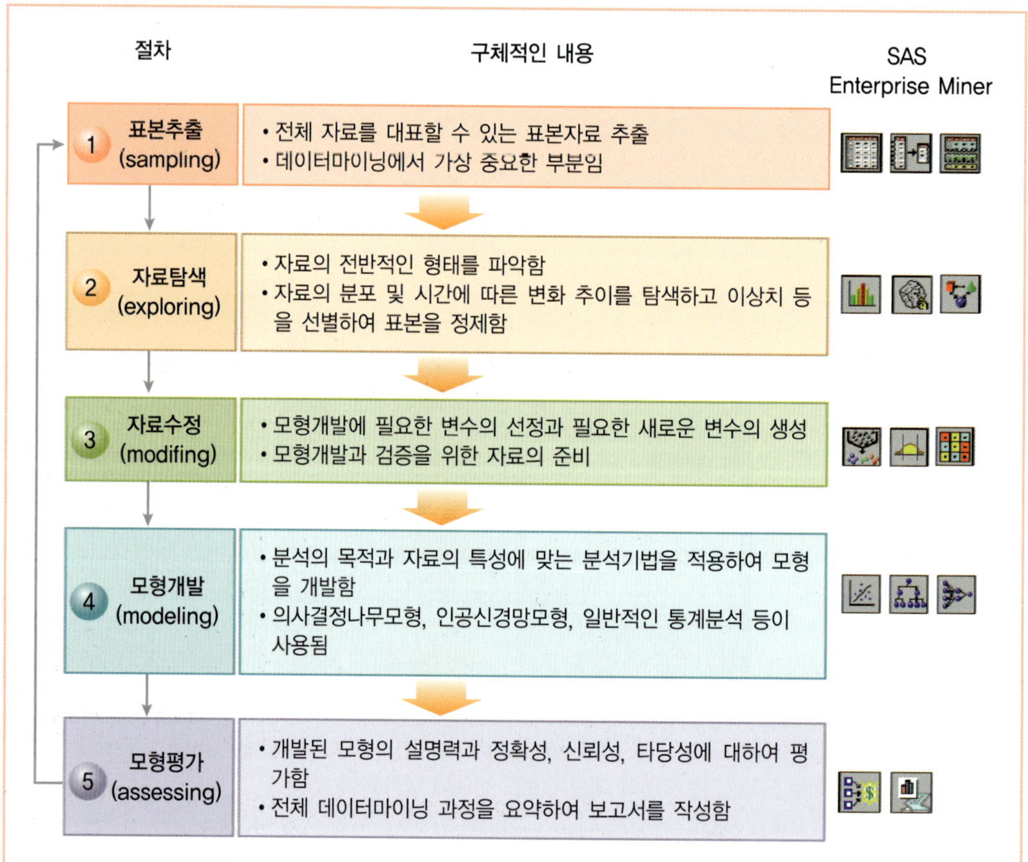

첫 번째 과정은 표본추출(sampling)이다. 아무리 분석도구가 좋아도 전체 자료를 모두 분석하는 데에 많은 시간과 비용이 소요되거나 자료가 너무 많아 분석이 불가능할 경우에는, 전체 자료를 대표할 수 있는 표본자료를 추출하여 사용하여야 한다. 표본을 사용할 경우 데이터마이닝으로 추출하고자 하는 정보의 질은 표본자료에 달려 있다. 자료의 추출과 할당이 잘못되어 표본이 모집단을 대표할 수 없는 경우에는 올바른 정보를 얻을 수 없다. 따라서 마이닝에 사용할 표본자료를 추출하는 샘플링은 데이터마이닝에서 가장 중요한 부분에 해당된다.

두 번째 과정은 자료탐색(exploring)이다. 자료를 분석하기에 앞서 추출된 자료의 전반적인 형태를 파악하는 단계이다. 일반적으로 관심 있는 변수의 특성에 따른 자료분포를 탐색하고 시간과 연관된 자료는 시간에 따른 자료의 변화 추이를 알아보는 것이 필요하다. 또한 표본 전체에 그릇된 영향을 미치는 이상치(outlier)를 조사하고 선별하는 표본정제작업이 탐색과정에서 수행되어야 한다.

세 번째는 자료수정(modifing)과정이다. 전반적인 자료의 형태를 살펴본 후에 모형개발에 필요한 변수를 선정하고, 필요한 경우 기존의 변수들을 이용하여 새로운 변수를 생성하여야 한다. 또한 모형을 개발하는 것뿐 아니라 개발된 모형을 검증하기 위하여 자료를 몇 개의 소그룹으로 나누어 준비하는 것도 필요하다.

네 번째는 준비된 자료에 데이터마이닝 기법을 적용하여 정보를 추출하고 모형을 개발하는(modeling) 단계이다. 이 과정은 분석도구를 직접 적용하여 보는 단계로서 데이터마이닝의 핵심단계이다. 가치있는 정보의 추출을 위해서는 분석의 목적과 자료의 특성에 맞는 분석기법의 적용이 필요하다.

마지막으로 분석되어 나온 결과에 대하여 평가(assessing)하여야 한다. 마이닝도구를 이용하여 얻어진 모형의 설명력과 신뢰성 및 타당성에 관하여 평가하는 과정이다. 모형의 정확성 검증을 위해서는 일반적으로 표본을 모형추정용 표본(estimation sample)과 검증용 표본(holdout sample)의 두 가지로 나누어 테스트하는 분할 표본테스트(split sample test)가 많이 사용되고 있다. 또한 전체 데이터마이닝 과정을 요약하고, 이에 대한 보고서를 작성하는 작업도 이 과정에 포함된다.

사례 14-4 베텔스만 북클럽의 고객DB 축적을 위한 마케팅실험

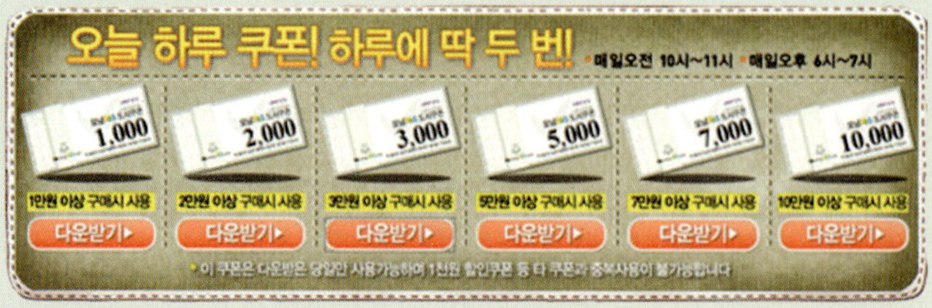

베텔스만의 쿠폰반응실험

베텔스만은 성공적인 CRM의 기초 데이터를 얻기 위해 지난 50년간 고객을 대상으로 다양한 실험을 전개해 왔다. 고객의 호기심을 자극하는 창의적인 실험, 어떤 경품을 선호하는지를 조사하는 프리미엄실험, 3개월간 책을 읽고 생각한 바를 회신하는 참여실험 등 다양한 실험을 통해 고객의 기호를 조사한 후 그 결과를 핀매전략에 활용하고 있다. 이메일을 보낼 때도 단계적으로 호기심을 자극하는 방법으로 고객의 관심을 불러일으킨다. 처음에는 제목만 있는 빈 이메일을, 다음에는 고양이와 강아지그림을, 마지막에는 메모를 첨부한 이메일을 보내면서 고객의 반응을 일일이 기록한다.

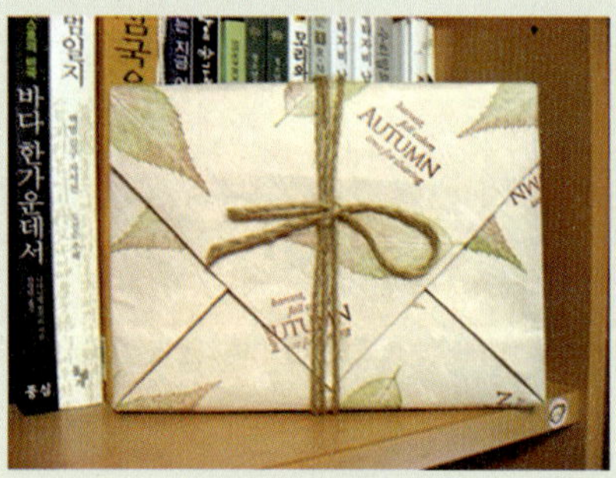

베텔스만의 책포장실험

이처럼 베텔스만은 다양한 조건에 대한 고객의 반응을 끊임없이 연구해 왔다. 그 결과를 데이터베이스(DB)로 관리하여 신상품이 나올 때마다 고객을 공략하는 근거자료로 활용한다. 일단 고객의 취향을 파악하고 나면 최소한 비용으로 고객을 구매로 유도할 수 있다. 또한 베텔스만은 24개국 마케팅관리자 회의를 통해서 조사된 고객분석정보를 서로 공유하고, 새로운 마케팅전략을 수립할 때 이를 적극 활용한다.

DB마케팅은 실로 다양한 형태로 추진된다. 책 카탈로그를 발송할 때, 성과 연령별로 차별화된 우편봉투를 사용하기도 한다. 또한 책을 배달하면서도 대상고객에게 어필할 수 있는 캐릭터가 그려진 포장지를 선별해서 사용한다.

베텔스만 북클럽의 고객관리는 여러 단계로 세분화되어 있다. 북클럽에 처음 등록하면 일반고객(general book club)으로 접수된다. 어떠한 종류의 책을 선호하는지가 파악되지 않았기 때문이다. 회원이 된 후 제일 처음 받아보는 것은 북클럽에서 취급하는 책의 종류가 수록된 카탈로그다.

특정 고객이 어떤 책을 구입하게 되면 이때부터 그에 대한 구매이력이 작성되기 시작한다. 구매행태에 대한 분석을 거쳐서 세분화 작업이 심도있게 진행된다. 이를 근거로 고객을 개인별로 특별 주제 북클럽(special interest club)에 배정한 후, 그 고객만을 위한 맞춤형 카탈로그를 작성하여 제공하게 된다. 요리 마니아를 위한 쿠킹, 공상과학 마니아를 위한 사이언스픽션 등 주제는 고객의 취향에 따라 아주 다양하다. 베텔스만 관계자는 '쿠킹전문클럽에 가입한 회원은 소수지만 이들의 구매력은 높은 편이다"라고 말하며, "체계적인 고객정보를 이용해서 고객요구에 맞는 상품을 제공하기 때문에 운용비용을 최소화하면서 최대이익을 낼 수 있다"고 설명한다.

한마디로 CRM의 핵심은 데이터창고나 솔루션이 아니라 끝없이 변하는 고객의 기호를 파악하는 데 있다. 베텔스만의 CEO는 "고객은 변한다. 하루에 1만번도 더 변한다." 따라서 "회원가입 때 확보된 초기 정보로는 고객의 기호를 제대로 파악할 수 없다"고 단언하고 있다. 그는 또 "상황 · 나이 · 계절별로 변화하는 고객의 기호를 읽고 이해해서 새로운 서비스를 제공하는 것이 진정한 CRM이고, 이것이 바로 e비즈니스 마케팅전략의 기본이다"라고 설명하고 있다.

이제 솔루션 도입은 CRM의 부분집합에 불과하다. 고객정보에 대한 지속적인 수집 및 분석을 통해서 보다 나은 서비스를 제공할 때 비로소 CRM은 그 목적을 실현할 수 있게 되는 것이다.

제3절 CRM을 위한 전략적 분석 및 활용

3.1 CRM의 종류와 프로세스

CRM은 크게 전략적 CRM과 전술적 CRM으로 나누어 볼 수 있다. 전략적 CRM은 기업의 경영전략에 기반을 둔 장기적인 고객전략이다. 일반적으로 4~5년 이상의 장기간을 두고 운용하는 지속적인 전략으로서, 경우에 따라서는 새로운 조직이나 프로세스 그리고 상품 및 정보시스템에 관한 투자를 필요로 한다. 이러한 전략적 CRM의 결과는 보통 2~3년 후에나 나타난다.

반면에 전술적 CRM은 6개월에서 1년의 단기간 내에 효과가 나타나기를 기대하면서 수행하는 단기적인 CRM전략이다. 단시일 내에 계획하여 수행하고 그 결과에 따라 전략을 수정 · 보완하여 다시 실행하는 마케팅 캠페인에 준하는 CRM활동이다. 따라서 그 효과도 5% 내외의 수입 증가와 같은 소규모의 성과향상을 목표로 하고, 추가적인 비용이나 조직의 변화를 필요로 하지 않는 범위 내에서 이루어지는 것이 일반적이다. 즉, 창조적 아이디어와 과학적 분석능력을 기반으로, 현재의 조직과 시스템을 효율적으로 활용하여 추가적인 수익증대를 목표로 하는 대고객활동이다.

전략적 CRM이나 전술적 CRM 모두 고객을 알고 대응해나가는 방향을 모색하는 것으로부터 시작된다. 따라서 대부분 CRM전략과 전술은 고객세분화를 기반으로 하고 있다. 고객세분화를 통해서 고객의 특성을 파악하고, 그에 대응하여 고객관리전략을 세우는 것이다.

이러한 내용을 기준으로 개괄적인 CRM의 전략적 운영 프로세스를 도식화하면 [그림 14-14]와 같다. 기업은 경영전략에 따라 거시적인 관점에서 전체 고객을 전략적으로 세분화한다. 전략적 세분화(strategic segmentation)에서는 일반적으로 손쉽게 구할 수 있는 인구통계적

그림 14-14 | CRM의 전략적 운영 프로세스

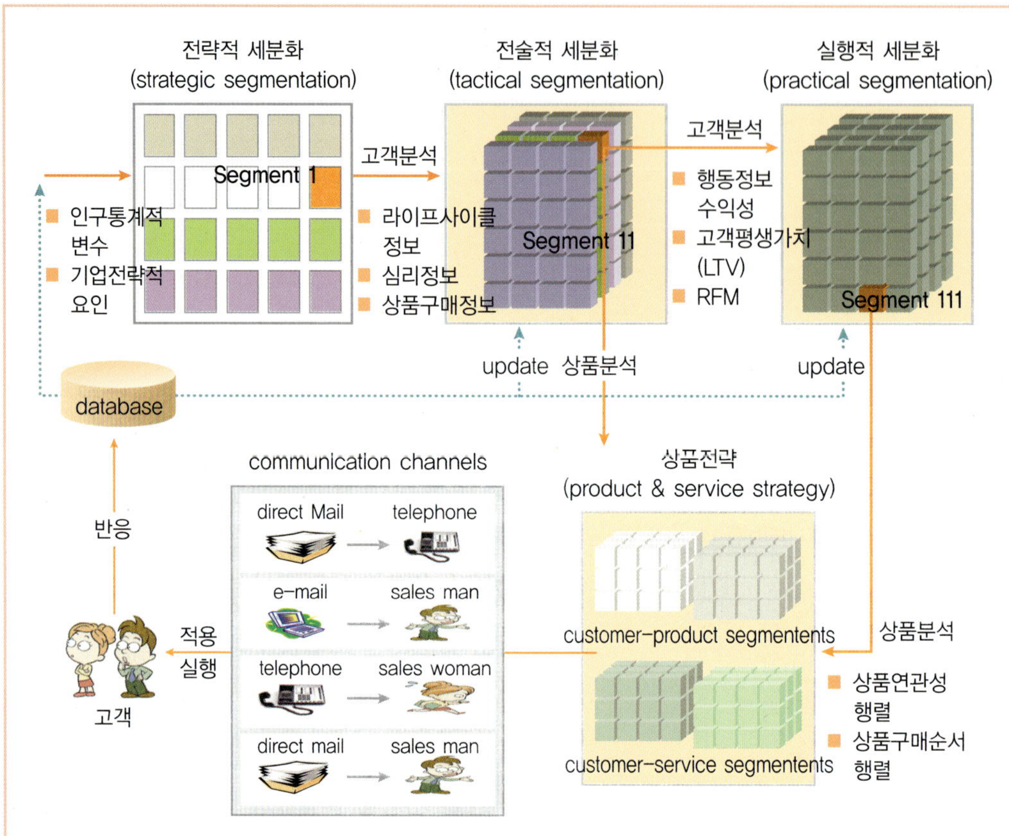

변수와 같은 공통적인 변수와 기업의 전략적 요인을 나타내는 변수가 사용된다.

다음으로 전략적으로 세분화된 고객을 다시 라이프스타일정보, 심리정보, 고객의 상품구매자료 등과 같은 구체적인 정보를 이용해서 보다 세밀한 고객군으로 분류한다. 이러한 세분화를 전술적 세분화(tactical segmentation)라고 한다. 전술적 세분화는 실제 CRM 캠페인을 구현하기에 적합한 수준, 즉 고객을 보다 잘 파악할 수 있는 수준으로 접근하기 위하여 실시한다.

전술적 세분화를 통해서 보다 구체적으로 분류된 각각의 고객군에게 적합한 상품과 서비스를 분석한 다음, 이를 효과적으로 전달하기 위한 구체적인 마케팅전략을 수립한다. 그러나 일차적인 전술적 세분화를 통하여 세분 고객군을 확정했어도 효과적인 CRM 캠페인의 실행을 위해서 필요할 경우 2차, 3차로 추가적인 세분화를 실시할 수 있다. 이때에는 기존에 사용했던 변수들을 비롯하여 수익성, 고객의 평생가치(Life Time Value : LTV) 등과 같은 보다 구체적인 정보가 사용될 수 있다. 적합한 수준으로 세분화가 끝나면, 상품 및 커뮤니케이션 분석정보를 이용하여 각각의 세분 고객군에 대한 상품과 서비스전략을 수립한다.

최종적으로 개발된 상품과 서비스전략은 개별고객 혹은 세분시장의 특성에 적합한 가장 효과적인 커뮤니케이션 채널을 통해서 수행된다. 이 과정에서 다이렉트마케팅의 다양한 채널과 커뮤니케이션 기법들이 활용된다. 예를 들어, 전화를 걸고 방문하거나 다이렉트메일을 보내고 전화를 걸거나 하는 등의 다양한 커뮤니케이션 방법들 중에 가장 효과적인 채널을 택하여 대고객활동을 수행한다.

또한 대고객활동, 즉 CRM 캠페인 수행 후 반드시 고객의 반응을 측정하여 데이터베이스에 저장한다. 저장된 자료는 분석되어 추후에 실시되는 전략적 세분화나 전술적 세분화 혹은 상품과 서비스전략 개발에 활용됨으로써 보다 효과적인 CRM 캠페인을 위한 정보로 활용된다.

3.2 CRM의 실행전략

(1) CRM의 유형

1) 거시적 관점에서의 전략적 CRM

거시적 관점에서의 전략적 CRM은 기업의 경영환경에 영향을 미치고 있는 4C(company, customer, competitor and collaborator)를 통합적으로 고려한다. [그림 14-15]에서 볼 수 있듯이 기업은 자체 역량뿐 아니라 기업을 둘러싸고 있는 직·간접적인 경쟁사, 전략적 제휴를 맺고 있는 협력기업, 그리고 급변하는 고객을 명확하게 파악하여 CRM전략을 수립하여야 한다. 즉, 경쟁사의 CRM전략과 협력사의 역량과 전략 등을 충분히 고려하여 보다 차별되고 창의적인 전략을 수립하고 실행함으로써 신규고객을 획득하고 기존고객을 유지·강화하여야 한다.

이와 같이 거시적 관점에서의 CRM전략도 다음에 설명하는 미시적인 관점에서의 전술적 CRM과 마찬가지로, 고객획득에서 고객유지 그리고 고객강화에 이르는 일련의 CRM 프로세스를 수행하는 것을 목표로 하고 있다. 다만 이를 수행함에 있어 보다 거시적이며 장기적인 관점에서 기업 자신의 역량은 물론 협력업체와의 관계, 고객규모와 질 그리고 고객의 변화, 경쟁업체와의 총체적인 경쟁관계를 고려하여 장기적인 관점에서 계획하고 실행하여야 한다는 점에서 차이가 있을 뿐이다.

그림 14-15 | 거시적 관점에서의 전략적 CRM

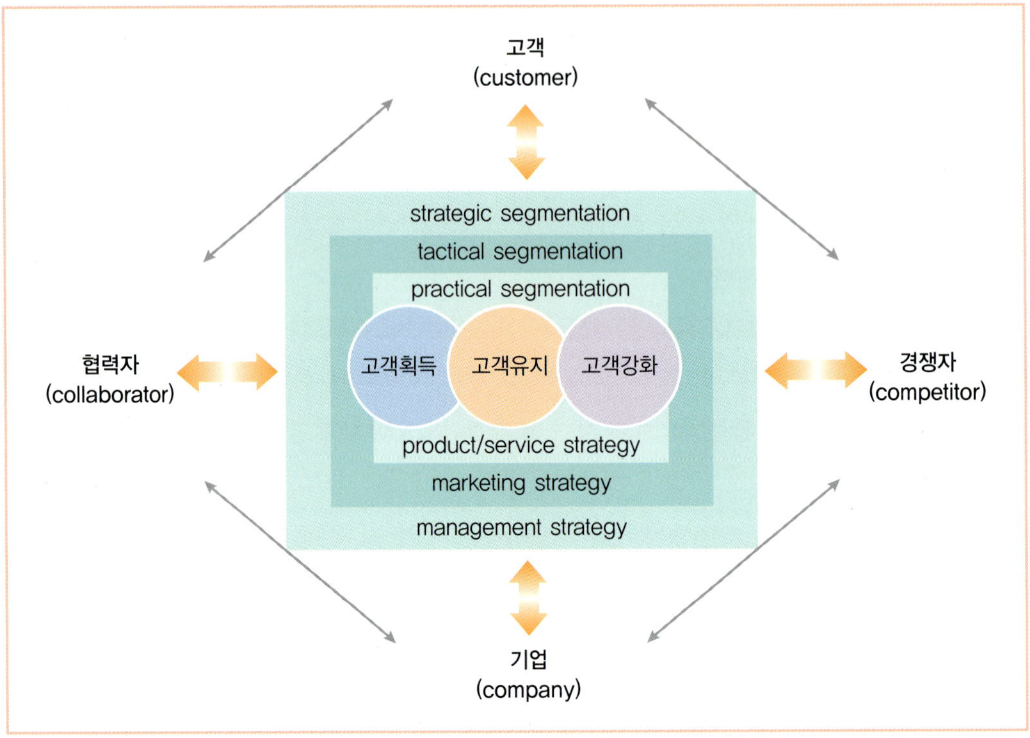

2) 미시적 관점에서의 전술적 CRM

미시적 관점에서의 전술적 CRM은 고객에게 최적의 상품과 서비스를 제공하기 위한 자료의 도출과 분석에 초점을 둔 구체적인 고객대응전략을 목표로 한다. 즉, 기업은 자신이 보유하고 있는 데이터베이스 내의 자료를 분석하여 고객을 효과적으로 응대할 수 있는 상품과 서비스정보를 추출한다. 기업은 추출된 정보를 이용하여 상품판매를 촉진하고, 고객을 만족시킴으로써 고객으로 하여금 지속적으로 기업의 충성스러운 고객이 되도록 유도하는 것이 미시적 관점에서의 전술적 CRM이다. 이를 요약하여 설명하면 [그림 14-16]과 같다.

기업경영전략의 일환으로 대고객전략이 수립되면 이를 효과적으로 수행하기 위한 전략적 세분화를 실시하고 전사적인 CRM전략을 수립한다. 다음으로 CRM전략을 기준으로 이를 구체적으로 실행하기 위한 CRM전술을 수립하여야 한다. CRM전술은 전술적 고객세분화로부터 시작된다. 전술적 고객세분화방법으로는 여러 가지가 있으나, 가장 대표적인 것으로는 RFM을 이용한 분석과 고객의 평생가치(LTV)를 이용한 방법이 있다. 그러나 일반적으로는 어느 한 가지 방법을 사용하기보다는 여러 가지 유용한 분석지표들을 종합해서 고객을

그림 14-16 | 미시적 관점에서의 전술적 CRM

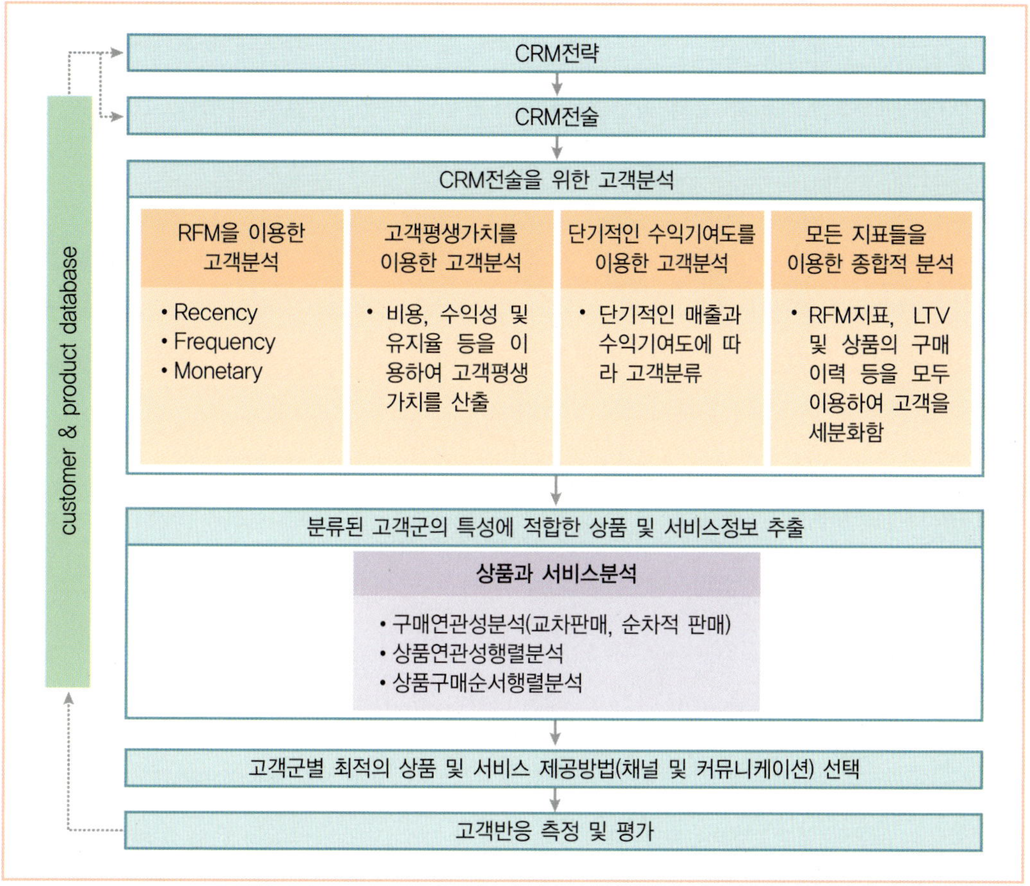

분석하고 세분화한다.

다음으로 분류된 각각의 고객군의 특성에 맞는 상품과 서비스를 선정한다. 선정된 상품과 서비스는 가장 효과적인 커뮤니케이션 채널을 통하여 고객에게 전달되도록 한다. 마지막으로 전달된 상품과 서비스 그리고 커뮤니케이션에 대한 고객의 반응을 측정하고 평가한다. 고객의 반응에 관한 자료는 향후에 CRM전략과 전술의 수정과 보완에 매우 유용한 정보가 된다.

CRM은 단속적으로 수행되는 것이 아니라 기업이 존재하는 한 지속적으로 수행하여야 하기 때문에, 기업의 활동에 대한 고객의 반응정보를 얼마나 효과적으로 수집하여 분석하고 활용하는가에 CRM의 궁극적인 성공이 달려 있다.

(2) 전술적 CRM을 위한 고객분석

RFM분석은 고객과의 커뮤니케이션에 초점을 맞춘 분석이다. 고객에 초점을 둔 분석으로는 고객에게 쓰여진 비용과 평생 동안 그 고객으로부터 얻을 수 있는 가치를 고려하여 산출되는 고객평생가치(LTV)에 근거한 분석이 있다. 이외에도 수익성 측면의 고객분석을 비롯하여 많은 분석이 있을 수 있다.

이러한 여러 가지 분석방법 중에 어느 한 가지에 치우쳐 고객을 분석하는 것은 CRM을 효과적으로 수행하기 위해 바람직하지 못한데, 이는 마치 수학 한 과목의 성적만으로 학생의 전반적인 능력을 평가하는 것과 같기 때문이다. 따라서 가능하면 다양한 여러 가지 분석에서 얻어진 결과를 종합하여 체계적으로 분석하는 것이 올바른 고객분석이다.

그림 14-17 | RFM분석

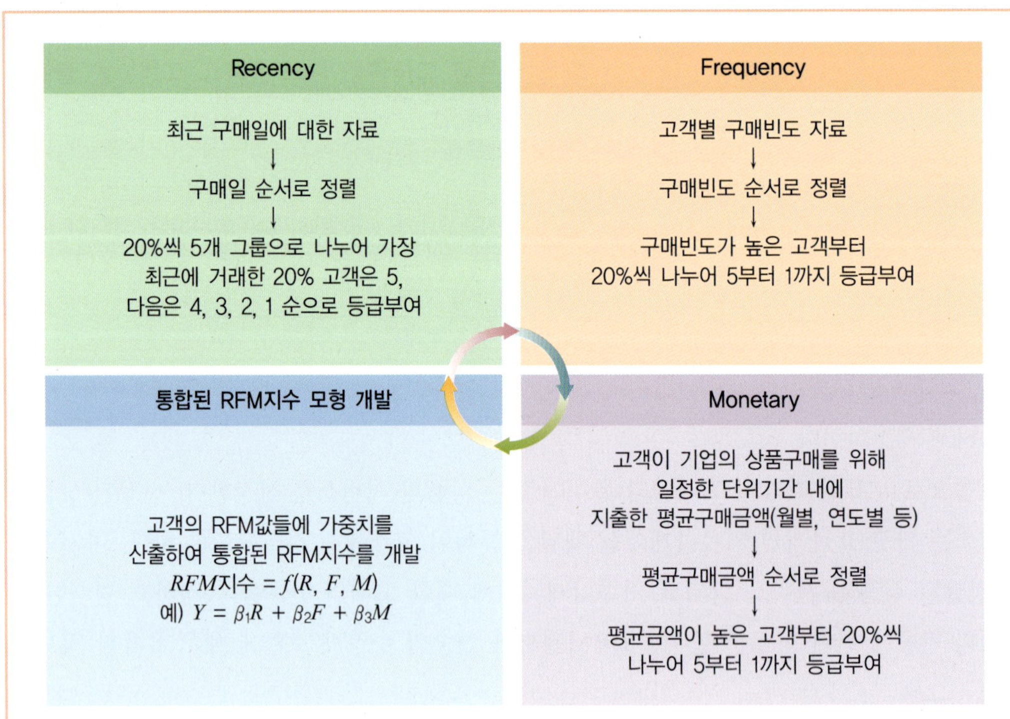

1) RFM을 이용한 고객분석

가) RFM분석의 개념

RFM분석에서 R은 Recency로서 고객이 가장 최근에 기업과 커뮤니케이션한 것이 언제인가를 나타내는 척도이다. F는 Frequency로 일정한 기간 동안 고객이 기업과 커뮤니케이션한 횟수를 나타낸다. M은 Monetary를 나타내는데 고객이 기업과의 접촉에서 평균 어느 정도의 금액을 소비하였는가를 나타낸다.

RFM분석을 위해서는 우선 고객의 모집단에서 표본고객을 추출하여 각각의 표본고객을 R, F, M 척도로 등급을 매긴다. 표본추출은 전체 표본의 수, 지리적 분포, 상품의 특성을 고

사례 14-5 고객관계관리 성공 사례

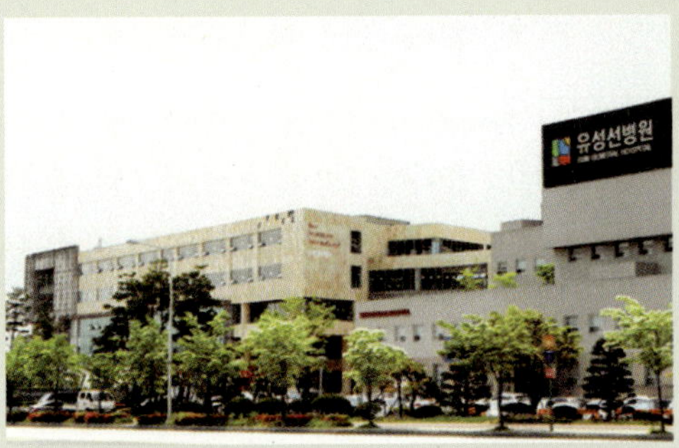

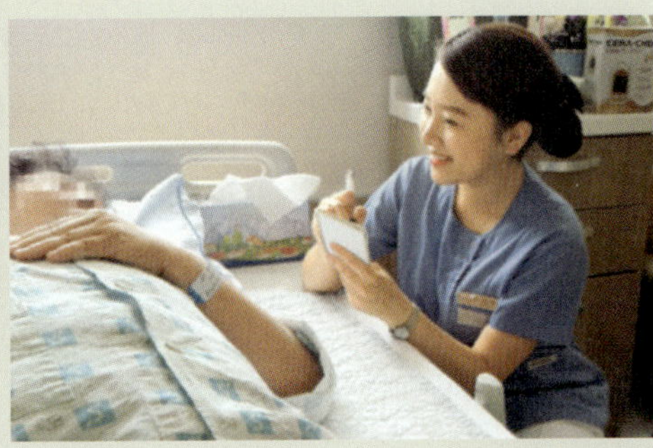

1966년 20병상의 정형외과 의원으로 출발한 대전의 선병원은 요즘 외국인 환자 유치에 관해서 '떠오르는 스타'로 대접을 받고 있다. 최근 3년 연평균 증가율이 무려 390%로, 전국에서 최고를 기록했다. 작년에도 2,323명의 외국인 환자를 유치하여 전년도보다 2.7배가 넘는 실적을 올렸다. 이런 공로로 정부의 '글로벌 헬스케어 유공 포상'에서 서울대학교병원과 연세세브란스병원에 이어 동상 격인 장관 표창을 삼성서울병원과 함께 공동으로 수상했다.

이 병원의 모든 간호사는 주머니에 손바닥만한 수첩과 볼펜을 갖고 다닌다. 전쟁터에 나간 군인에게 소총이 그렇듯이 이 병원 간호사들에겐 이 수첩이 비장의 '개인 화기'가 된다. 환자가 입원을 하거나, 뭔가 좋은 점, 나쁜 점을 말할 때면 간호사들은 어김없이 이 수첩을 꺼내 들고 받아 적는다. 이런 식으로 하여 수첩엔 환자에 대한 모든 것이 기록된다. 예를 들어, 'A환자는 높은 베개를 싫어함', 'B환자는 목소리가 작은 편이라 귀를 기울여 들어야 함', 'C환자는 음식을 짜지 않게 해달라는 요구가 있음' 등으로 기록된다. 이 외에도 '인공관절수술 때문에 입원한 D환자는 혈당이 높아서 당뇨를 체크할 필요가 있음'처럼 환자가 갖고 있는 잠재 질환에 대한 내용도 기록된다. 또한 간호사들은 수첩에 적은 새로운 내용을 곧바로 컴퓨터에 입력한다. 이렇게 함으로써 간호사 개개인의 서비스를 조직 차원에서 체계적으로 관리할 수 있도록 한다. 선 원장은 "간호사들이 수첩에 적은 '환자의 모든 것'은 의료 기록과 함께 우리 병원의 가장 소중한 '보물'"이라고 말을 하고 있다. 환자가 이 병원을 다시 찾을 때면 이 자료를 총동원, 마치 오래 전부터 알고 있는 고객처럼 환자에게 최상의 '맞춤' 서비스를 제공한다는 것이다.

자료 : 조선일보 2013. 6. 8

려하여 일정한 기간을 정하고, 이 기간 내에 한 번 이상 커뮤니케이션한 고객들을 대상으로 추출하는 것이 일반적이다.

다음으로 산출된 표본을 평가하고자 하는 척도로 정렬한 후, 구간을 나누고 등급을 부여한다. 같은 구간 내의 고객들은 동등한 등급을 받게 된다. 예를 들어, Recency에 따라 고객을 5등급으로 나누고자 할 경우, 추출된 표본고객들을 최근 기업과 접촉한 순서대로 정렬한다. 정렬된 자료에서 가장 최근에 접촉한 상위 20%의 고객들에게는 5등급을, 그 다음 20%는 4등급을 주는 식으로 등급을 부여한다. F도 표본고객들의 거래빈도를 추출하여 이에 따라 정렬한 후 R과 같은 방법으로 등급을 부여한다.

M은 표본추출기간을 몇 개의 단위기간으로 나누고, 일정한 단위기간 내에 기업의 상품구매를 위하여 소비한 평균금액을 산출하여 그 평균값으로 표본고객을 정렬한 다음 R과 같은 방법으로 등급을 부여한다. 예를 들어, 2000년 1월 1일부터 2001년 12월 31일까지의 기간에서 표본을 추출하고, 단위기간을 월로 책정하였을 경우, 월 단위의 평균거래금액을 산출하고 이를 기준으로 표본고객을 정렬하고 등급을 부여한다.

일반적으로 RFM분석은 가장 구현하기 쉬운 고객분석방법이다. 그러나 R, F, M 각각에 대한 가중치가 없어 종합적으로 고객을 분석하기가 어렵다는 단점이 있다. 이러한 단점을 보완하기 위하여 이들의 가중치를 고려하는 통합된 RFM지수모형(RFM index model)을 개발할 필요가 있다. 즉, 고객분석의 목적이 되는 기준변수를 가장 잘 설명하는 지수에 많은 가중치를 부과하는 방법으로 가중치를 구한다. 예를 들어, [그림 14-17]에서와 같이 회귀식을 통하여 종합적인 인덱스를 개발할 수도 있다. 회귀식에서 β_1, β_2, β_3는 각각 R, F, M에 대한 가중치를 나타난다.

이러한 분석에 있어서의 중요한 점은 가능한 한 객관적인 Y값을 구하여 종속변수로 사용하여야 한다는 점이다. 일반적으로 종속변수 Y는 기업이 계획하고 있는 전략과 전술의 목적에 맞도록 설정하여 사용하여야 한다. 예를 들어, 기업의 커뮤니케이션 노력에 대한 고객의 응답 여부를 종속변수로 하여 R, F, M의 가중치를 산출할 수 있다. 이러한 분석을 통해 R, F, M의 3가지 요인 중 어느 것이 고객의 반응 여부에 더 중요한 영향을 미치고 있는가를 파악할 수 있다.

2) 고객평생가치에 의한 고객분석

CRM은 고객의 평생가치(Life Time Value : LTV)를 극대화한다는 점에서 데이터베이스 마케팅의 보다 발전된 개념이다. 데이터베이스마케팅은 고객 데이터베이스를 분석하고 고객의 특성을 반영하여 다이렉트마케팅(direct marketing)을 효과적으로 활용하는 것이라면, CRM은 고객과의 관계관리를 통하여 고객의 평생가치(LTV)를 최대화하는 것이다. 따라서 CRM의 초점은 자연스럽게 고객의 거래내역과 신상정보분석을 통한 고객의 평생가치를 추정하는 것으로 모아지고 있다.

최근에는 고객평생가치를 금전적인 화폐액으로 환산하는 것이 가능하다고 판단하여 이것을 고객자본(customer equity)의 개념으로 정의하는 학자 및 마케팅관리자들도 있다. 어떠한 어휘를 사용하든 고객자본이나 고객평생가치는 특정 고객이 기업에게 어느 정도의 가치를 지닌 고객인가를 추정하여 이를 금전적인 가치로 환산한 결과로 나타낸다. 이와 같이 고객의 평생가치를 추정하는 궁극적인 이유는 기업이 고객평생가치(LTV)에 맞추어 기업의 제한된 자원을 효과적으로 활용하고자 하는 데에 있다.

판매전문가는 고객이 점포에 들어서는 순간 그 고객의 화폐적 가치를 직감한다고 한다. 고객의 평생가치는 판매전문가의 직감에 해당하는 역할을 수행하는 중요한 부분이다. 따라서 CRM시스템은 데이터베이스와 정보기술을 이용하여 개별고객의 가치, 즉 판매전문가의 직감을 조직 내 모든 구성원에게 제공하는 역할을 한다.

가) 고객평생가치의 정의

고객평생가치는 고객이 기업의 고객으로 존재하는 전체 기간 동안 기업에게 제공할 것으로 추정되는 재무적 그리고 비재무적인 공헌도의 총합이다. 즉, 기업이 주어진 기간 동안 고객으로부터 실현시킬 수 있는 이익의 순현재가치(net present value)로 정의하고, 이를 고객자본으로 평가하기도 한다.

고객의 평생가치산출모형은 기업에 따라 서로 다를 수 있다. 그러나 고객으로부터 얻는 수익, 비용, 잔존가능성, 시장이자율, 홍보역할, 산정기간 등을 고려하여 산출하는 것이 일반적이다. 구체적으로 고객평생가치 산정에 사용되는 변수로는 할인율, 고객평생기간, 특정상품의 범주에 소비자가 평생 사용할 수 있는 한도금액 중 해당기업의 몫(share of wallet), 고객유지비용, 마케팅 지출, 매출액의 증가, 비용의 감소, 구전효과, 새로운 진입자, 경쟁적 반응, 교차판매(cross-selling), 상향판매(up-selling) 등이 있다.

또한 고객평생가치를 늘리는 방법으로서 고객의 라이프타임(lifetime)이나 매출액을 늘리거나 원가를 줄이는 방법이 있다. 일반적으로 고객이탈확률을 줄여 고객유지기간을 연장하는 방법이 가장 효과적으로 고객평생가치를 늘리는 방안으로 인식되고 있다.

사례 14-6 고객의 평생가치(Customer Lifetime Value)

- 고객평생가치(Customer Lifetime Value : CLV)
- 한 기업의 고객으로 존재하는 전체 기간 동안에 기업에게 제공할 것으로 추정되는 미래 현금흐름의 현재가치

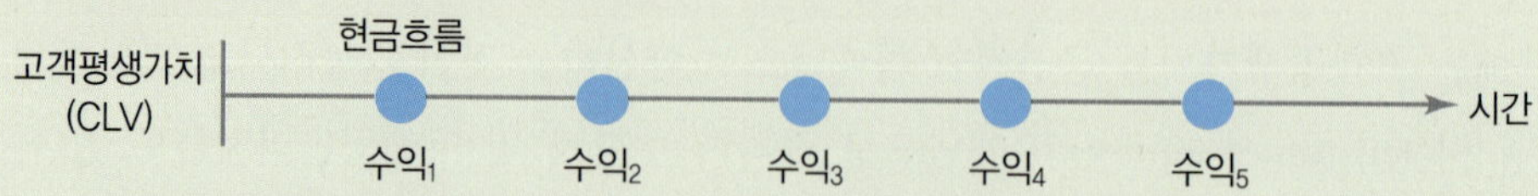

$$\text{고객평생가치(₩)} = \text{수익(₩)} \times \frac{\text{고객유지율(\%)}}{1 + \text{할인율(\%)} - \text{고객유지율(\%)}}$$

- 고객이익(customer profit)은 과거지향적인 측정치인 반면에, 고객평생가치(Customer Lifetime Value)는 미래지향적인 측정치임
- 고객평생가치는 수익과 할인율 그리고 고객유지비율에 따라 달라짐

(예) 인터넷망 서비스를 제공하는 K사는 서비스 이용료로 월 ₩20,000의 요금을 부과한다. 서비스제공에 따른 고객 1인당 변동비는 월 ₩1,500이며, 마케팅비용으로 연 ₩600을 지출한다. 계약해지율이 월 0.5%이고, 할인율이 월 1%인 경우 K사의 고객 1인당 평생가치는 얼마인가?

- 수익 = ₩20,000 − ₩1,500 − ₩600/12개월 = ₩18,450
- 고객유지율 = 1 − 0.005 = 0.995
- 할인율 = 0.01

$$\text{고객평생가치(₩)} = ₩18,450 \times \frac{0.995}{1 + 0.01 - 0.995} = ₩1,223,851$$

사례 14-7 잠재고객의 평생가치(Prospect Lifetime Value)

- 잠재고객의 평생가치(Prospect Lifetime Value : PLV)
- 잠재고객의 평생가치는 이 잠재고객이 고객으로 되었을 때 기대되는 총가치로부터 잠재고객을 고객으로 전환시키는 데에 드는 비용을 뺀 값이 됨
- 잠재고객의 평생가치가 양(+)의 값을 갖는 경우에는 고객획득을 위한 투자가 의미 있음

잠재고객의 평생가치 = 잠재고객으로부터 얻을 수 있는 가치 − 잠재고객 획득비용

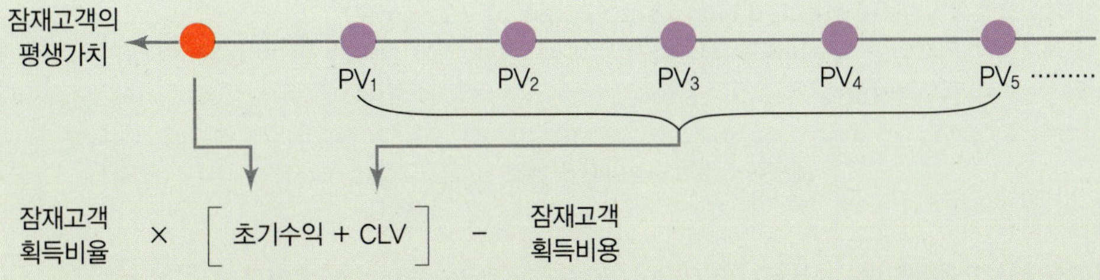

(예) 인터넷망 서비스를 제공하는 K사는 ₩60,000,000의 비용을 들여 75,000명을 대상으로 다이렉트마케팅 캠페인을 계획하였다. K사는 캠페인 대상 중에 1.2%가 특별 할인혜택을 이용하여 인터넷망 서비스를 구매할 것으로 예상하고 있다. 또한 최초 가입 시 약 ₩10,000의 초기수익이 발생하고 이렇게 가입한 고객의 평생가치가 ₩180,000이라고 한다면, 과연 이러한 다이렉트마케팅 캠페인을 진행하는 것이 매력적인가?

잠재고객의 평생가치 = 잠재고객 획득비율(%) x [초기수익(₩) + CLV(₩)] − 잠재고객 획득비용

잠재고객의 평생가치 = 0.012(%) x [₩10,000 + ₩180,000]
− (₩60,000,000 / 75,000명) = 2,280 − 800 = 1,480

제안된 다이렉트마케팅 캠페인은 경제적으로 매력적임

손익분기점이 되는 고객획득비율

- 계획하고 있는 마케팅 캠페인이 경제적으로 효과가 있기 위한 최소한의 고객획득은 얼마정도이어야 하나? 즉, 마케팅 캠페인의 손익분기점이 되는 고객획득비율은 몇 %인가?

잠재고객의 평생가치(PLV) = 고객획득비율(%) × [초기수익(₩) + CLV(₩)] − 고객획득비용

손익분기 고객획득비율은 PLV=0을 만족시키는 고객획득비율

손익분기 고객획득비율(%) = 고객획득비용 / [초기수익(₩) + CLV(₩)]

손익분기 고객획득비율(%) = (₩60,000,000 / 75,000명) / [₩10,000 + ₩180,000]
= 800 / 190,000 = 0.00421(0.42%)

예상되는 고객획득비용(expected acquisition cost of customer)

- 고객 1인당 기대되는 획득비용을 계산하기 위해서는 캠페인에 들어간 투자비용을 기대되는 신규고객의 수로 나누어 계산함

> 예상되는 고객획득비용 = 캠페인비용 / 신규고객수

예상되는 고객획득비용 = ₩60,000,000 / (0.012 x 75,000명) = ₩66,667

신규고객의 예상되는 기대가치(expected value of a new customer)

- 신규고객의 기대가치는 고객평생가치에서 기대고객 획득비용을 차감한 금액

> 신규고객의 예상되는 기대가치 = CLV - 예상되는 고객획득비용

신규고객의 예상되는 기대가치 = ₩180,000 - ₩66,667 = ₩113,333

사례 14-8 고객획득 및 유지비용

유지비율(retention rate)

- 이탈위험에 있는 고객들 중 이탈하지 않고 유지된 고객비율

  예) Newsweek 구독자 중 구독기간이 만료되는 독자가 40,000명인 경우, 이 중 26,000명이 재구독을 할 것으로 확신한다면 ⇒ 유지비율은 65%(= 26,000/40,000)

  (※ 올해 신규로 가입한 구독자는 유지비율에 포함되지 않음)

  - 고객유지비율의 계산은 이탈위험이 있는 고객들만을 대상으로 해야 함
  - 일반적인 달력상의 기간(calendar time)보다는 고객의 기간(customer time)을 대상으로 유지율을 측정하는 것이 바람직함

    예) 보험가입자의 13개월차 계약유지율

평균고객획득비용(average acquisition cost)

- 고객 1명을 획득하기 위하여 지출한 비용

> 평균고객획득비용 = 캠페인비용 / 신규고객의 수

평균고객유지비용(average retention cost)

- 고객 1명을 유지하기 위하여 지출한 비용

> 평균고객유지비용 = 고객유지비용 / 유지된 고객의 수

예) 지난 한 해, 인터넷망 서비스를 제공하는 K사는 140,000,000원의 마케팅비용을 지출하여, 신규 고객 64,800명을 획득하였다. 또한 연초 154,890명의 전체 고객들 중에 연말에 남은 고객은 87,957명이고, 이들을 유지하기 위하여 지난 한 해 동안 약 50,000,000원을 지출하였다. 평균 고객획득비용과 평균고객유지비용은 각각 얼마인가?

평균고객획득비용 = ₩140,000,000 / 64,800명 = ₩2,160
평균고객유지비용 = ₩50,000,000 / 87,957명 = ₩568

- K사의 경우 고객획득비용은 고객유지비용의 대략 4배 정도됨을 알 수 있다.
- 일반적으로 신규고객을 유치하기보다는 기존고객을 유지하는 것이 보다 효과적임을 알 수 있다.

나) 고객의 평생가치에 의한 고객분류

일단 고객평생가치를 산정한 다음 그에 따른 고객의 분포도를 산출하면 [그림 14-18]과 같다. 이러한 분포정보를 이용하여 고객을 분류하고 등급을 정한다. 그러나 고객의 평생가치에 따라 고객을 단순히 VIP고객, 우수고객, 보통고객, 불량고객으로 분류하여 이를 바탕으로 마케팅전략을 실행한다면 이는 큰 도움이 되지 않을 수도 있다. 따라서 고객의 등급과 상품 및 기업의 다른 여러 요인들을 복합적으로 고려하여 적합한 마케팅전략을 신중하게 수립하고 수행하여야 한다.

그림 14-18 | 고객평생가치분포와 고객등급

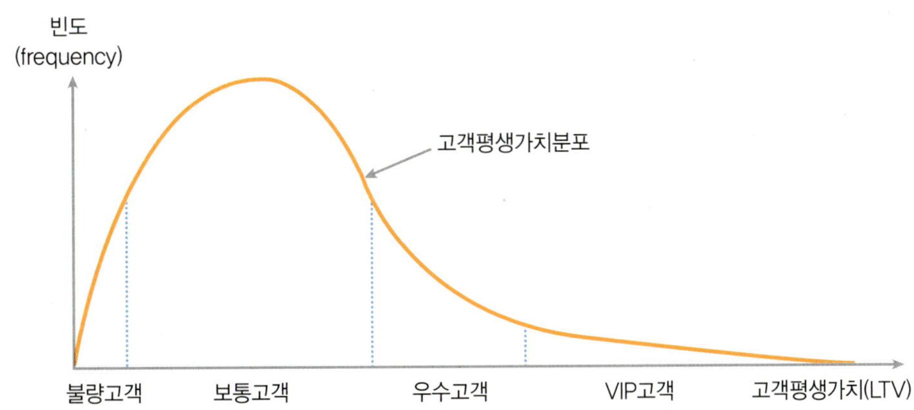

고객평생가치분포에 따른 고객등급

* 고객평생가치 = f(수익, 비용, 잔존가능성, 시장이자율, 홍보역할, 산정고려기간 등)

사례 14-9 진료과목의 특성을 고려한 CRM

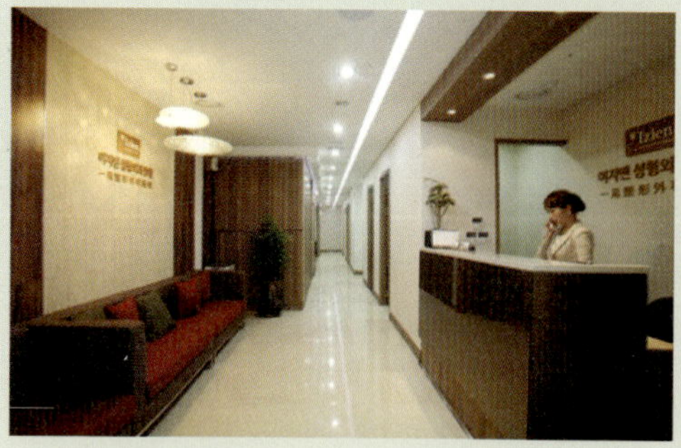

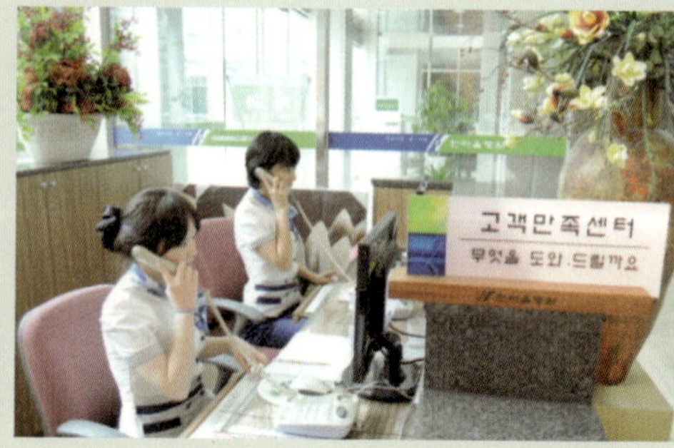

고객관리에 있어서 개인병원은 대학병원이나 종합병원처럼 규모가 큰 병원들보다 환자의 특성이나 주요 고객층을 분석하기 수월하기 때문에 좀 더 세분화된 전문적인 서비스제공이 가능하다. 또한 의원의 진료과목 특성에 따라 CRM 방법이 다르다. 성형외과나 피부과 등 젊은 층이 주 고객인 병원은 CRM의 주요 기능 중의 하나인 문자메시지나 이메일이 효과가 있으나, 노인환자가 많은 노인전문병원은 문자메시지보다 전화를 이용해 고객관리를 하는 것이 보다 효과적이다.

또한 산부인과는 출산 전의 관리로부터 시작해서 출산에 이르기까지, 그리고 더 나아가 소아기 그리고 성년과 노년기에 이르기까지 한 번 고객과 맺은 관계를 평생토록 가져갈 가능성이 높은 진료과목이다. 또한 어머니와 딸 그리고 딸의 딸로 이어지는 연속성을 지니고 있어 한 명의 고객이 여러 명으로 늘어날 수도 있다. 따라서 산부인과는 효과적으로 고객관리를 하면 경우에 따라서는 평생고객을 넘는 효과를 얻을 수도 있다.

미래와희망 산부인과는 2001년부터 임신기간에 나타나는 여러 가지 증상이나 산모가 해야 할 검사 등을 수시로 문자메시지를 통해 알려줌으로써 임신으로 인해서 불안한 산모의 마음을 안정시켜주기 위한 각종 서비스를 제공하고 있다. 예를 들어, 산모가 임신 몇 주째인지에 따라 조심해야 할 것 등에 관한 내용을 문자메시지로 알려주고, 출산 후에도 산모관리와 신생아들에게 필요한 예방접종 종류를 시기별로 알려주는 등 철저한 사후관리를 실행하고 있다.

3.3 상품분석

(1) 구매연관성분석

1) 교차판매(cross selling)

교차판매(cross selling)란 고객이 동시에 구매할 가능성이 높은 상품들을 찾아내어 함께 판매되도록 하는 것을 뜻한다. 즉, 컴퓨터와 프린터 같이 구매연관성이 높은 상품들은 찾아내어 매장에서 같은 장소에 진열하거나, 카탈로그를 구성할 때나 종합적 상품 패키지를 구성할 때, 그리고 쿠폰을 발행할 경우 함께 판매할 수 있도록 함으로써 매출을 증대시키고자 하는 판촉전략이다.

연관성이 높은 상품을 찾는 경우, 책상과 의자, 컴퓨터와 프린터 등은 우리가 상식적인 수준에서 쉽게 생각해 낼 수 있다. 그러나 상식 수준을 넘어서는 경우에는 자료를 분석하여야만 연관성을 알 수 있다. 그 대표적인 예가 맥주와 아기 기저귀이다. 미국의 한 슈퍼마켓의 자료를 분석해 보니, 맥주와 아기 기저귀가 하나의 장바구니 안에 같이 구매되는 경우가 매우 높음을 알았다. 아마도 갓난 아기가 있는 가정에서 남편이 장을 보러 나와, 주말에 무료한 시간을 TV 등을 보며 지내기 위해 맥주를 많이 찾게 된 것으로 추정할 수 있다.

이러한 정보를 파악한 슈퍼마켓 주인은 맥주와 아기 기저귀를 가까이 진열하여 장보러 나온 갓난 아기 아빠들이 잊지 않고 함께 구입할 수 있도록 함으로써 판매를 증대시킬 수 있고, 경우에 따라서는 맥주와 기저귀를 하나의 패키지로 묶어 다소 낮은 가격으로 팔 수도 있다. 이와 같이 상품 간의 연관성은 마케팅활동에 매우 중요한 정보가 된다.

그림 14-19 | 교차판매와 순차적 판매

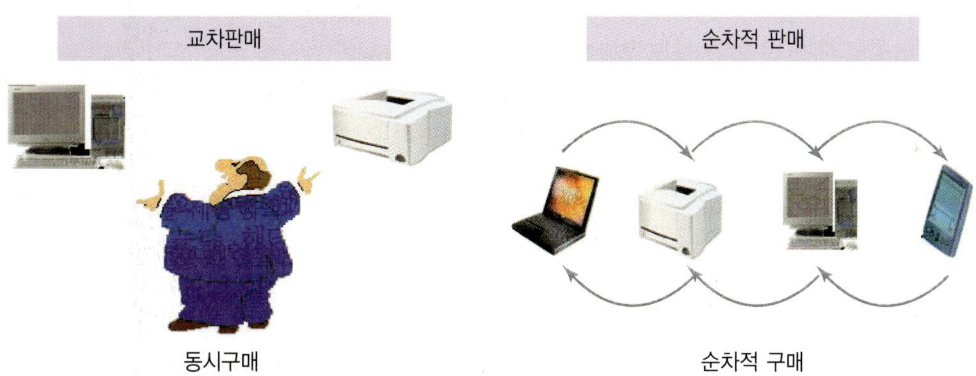

- 동시구매 가능성이 높은 상품군을 찾아 같이 판매함
- 점포에서 상품의 배치문제, 패키지상품의 구성, 쿠폰 발행, 카탈로그의 구성, 신상품의 카테고리 선정 등에 활용
  예) 맥주와 아기 기저귀, 책상과 의자, 컴퓨터와 프린터 등

- 순차적인 구매 가능성이 높은 상품군을 찾아 그 순서에 입각하여 상품을 판매함
  예) 컴퓨터 → 프린터 → 프린터용지
  암보험 → 종신보험
  자동차보험 → 운전자보험 등

2) 순차적 판매(sequential selling)

수평적인 연관성분석도 중요하지만 순차적인 구매패턴을 발견하는 것도 유용하다. 예를 들어 컴퓨터를 구매한 고객이 프린터를, 그리고 다음으로 프린터용지를 구매한다. 따라서

컴퓨터를 구입한 고객 중에 프린터가 없는 고객들을 대상으로 프린터를 판촉하여야 한다. 만약에 컴퓨터도 없는 고객에게 프린터를 구매하라고 판촉한다면 오히려 불쾌감을 유발시킬 수도 있다.

보험의 경우, 처음에는 판매하기 쉬운 암보험이나 자동차보험과 같은 상품을 먼저 판매하여 고객과의 관계를 맺는 것이 중요하다. 일단 관계가 형성된 다음 보다 부담되는 상품을 권유하는 것이 처음부터 부담되는 상품을 권유하는 것보다 효과적이다. 이러한 마케팅계획을 수립하기 위해서는 고객별 상품 구매자료를 바탕으로 상품의 순차적 구매패턴에 대하여 분석하는 것이 필요하다.

(2) 상품연관성행렬을 이용한 분석

기업은 판매하는 상품들에 대한 고객의 구매 여부와 구매순서에 관한 자료를 바탕으로 상품 간의 연관성 및 순차적인 구매패턴을 알아볼 수 있다. [그림 14-20]과 같은 교차구매율(cross buy rate) 행렬은 기업이 고객들을 대상으로 상품 A와 상품 B의 구매 여부를 조사하여 작성한 행렬이다.

예를 들어, 상품 B를 소개하고자 할 경우 상품 A를 구매한 고객과 구매하지 않은 고객 중에 어느 고객을 대상으로 판촉하는 것이 좋은지를 살펴보자. [그림 14-20]에서 전체 고객

그림 14-20 상품의 교차구매율

cross-buy rates

	상품 B 비구매	상품 B 구매	계
상품 A 비구매	268,433	8,328	276,761
Row	96.99%	3.01%	100.00%
상품 A 구매	27,023	12,444	39,467
Row	68.47%	31.53%	100.00%
계	295,456	20,772	316,228
Row	93.43%	6.57%	100.00%

$$\frac{31.53(\text{상품 A 구매한 고객 중 상품 B 구매})}{3.01(\text{상품 A 미구매 고객 중 상품 B 구매})} = 10.5$$

→ 상품 A를 구매하는 고객은 상품 A를 아직 구매하지 않은 고객에 비해 상품 B를 구매할 가능성이 10.5배

316,228명 중에, 상품 A를 구매하지 않은 고객은 276,761명이고, 상품 A를 구매한 고객은 39,467명이다. 반면에 열을 중심으로 보면, 상품 B를 아직 구매하지 않은 (미구매)고객은 295,456명이고, 구매한 고객은 20,772명이다. 상품 A를 아직 구매하지 않은 고객들을 상품 B의 구매 여부에 따라 분리하여 보면 상품 A를 구매하지 않은 사람들의 대부분, 즉 96.99%에 이르는 사람들은 상품 B를 구매하지 않았고, 오직 3.01%에 해당하는 8,328명만이 상품 B를 구매하였다. 반면에 상품 A를 이미 구매한 고객 중 상품 B를 구매한 고객은 상품 A를 구매한 고객 전체의 31.53%에 이르는 12,444명이다.

따라서 상품 A를 이미 구매한 고객이 상품 B를 구매할 가능성이 상품 A를 구매하지 않은 고객이 상품 B를 구매할 가능성보다 월등히 높다는 것을 알 수 있다. 어느 정도 그 확률이 높은가를 나타내는 상품연관성지수(product affinity index)는 상품 A를 구매한 고객 중 상품 B도 구매한 고객비율(31.53%)을 상품 A를 구매하지 않은 고객 중 상품 B를 구매한 고객의 비율(3.01%)로 나누어 봄으로써 알 수 있다. 즉, 31.53%를 3.01%로 나누어 보면 약 10.5배 이상 높다는 것을 알 수 있다. 따라서 상품 A를 구매하지 않은 고객보다는 상품 A를 이미 구입한 고객 중 상품 B를 아직 구입하지 않은 고객들을 대상으로 상품 B에 대한 마케팅 활동을 전개하는 것이 효과적임을 알 수 있다.

위에서 설명한 방식에 따라 기업에서 판매하고 있는 여러 상품들 간의 연관성지수를 추정하여 [그림 14-21]과 같은 상품연관성행렬(product affinity matrix)을 작성할 수 있다. 이러한 행렬 정보를 이용하면, 보다 효과적인 상품 마케팅전략을 수립할 수 있다. 즉, 상품연관성행렬 정보를 이용하면 특정 고객에게 다음으로 추천할 상품의 선정과 특정 상품판매에 적합한 대상고객의 선정에 유용한 정보를 얻을 수 있다.

1) 특정 고객에게 추천할 상품 선정

특정 상품을 구매한 고객에게 다음에 어떤 상품을 권하는 것이 좋은가? 예를 들어, 상품연관성행렬로부터 [그림 14-21]과 같이 4개의 상품 간의 구매연관성지수행렬을 도출하였다고 가정해 보자. 이 경우 상품 B를 구매한 고객에게 다음에 어떤 상품을 권유하는 것이 효과적일까? 표에서 상품 B의 구매 행을 보면, 상품 B를 구매한 고객은 상품 A(10.5)나 상품 C(9.0)를 같이 구매하는 성향이 매우 높으나, 상품 D(1.1)를 구매하는 성향은 상대적으로 낮다. 따라서 상품 B의 구매자에게는 상품 D보다는 A 혹은 상품 C를 권유하는 것이 바람직하다.

그러나 상품연관성행렬은 전체 고객을 대상으로 한 통계수치이지 개별고객의 구매정보를

그림 14-21 | 상품의 교차구매율에 의한 상품연관성행렬

Product Affinity Matrix

	상품 A 비구매	상품 B 비구매	상품 C 비구매	상품 D 비구매
상품 A 구매		6.5	4.4	8.5
상품 B 구매	10.5		9.0	1.1
상품 C 구매	2.4	9.0		5.2
상품 D 구매	4.5	1.1	3.0	

기존에 상품 B를 구매한 고객에게 상품 D의 구매를 권유하는 것보다 상품 A 혹은 상품 C의 구매를 권유하는 것이 더욱 효과적임

나타내는 것은 아니다. 따라서 기업이 개별고객에게 권유할 경우에는 각각의 고객이 이들 상품을 이미 구매하였는지 여부를 정확하게 파악한 다음에 권유하는 것이 바람직하다.

2) 특정 상품의 대상고객 선정

특정상품, 예를 들어 상품 D를 어떤 고객에게 권유하는 것이 좋은가를 파악하고자 하는 경우에는 상품연관성행렬에서 행이 아닌 열 정보를 보아야 한다. 상품 D의 열을 보면, 상품 A를 구매한 고객이 상품 D를 구매할 가능성이 제일 높게(8.5) 나타나고 있다. 따라서 상품 D는 상품 A를 구매한 고객을 대상으로 판촉하는 것이 가장 효과적이다.

지금까지 설명한 특정 고객에게 추천할 상품의 선정과 특정 상품의 대상고객을 선정하는 방법을 요약하면 [그림 14-22]와 같다. 특정한 상품을 구입한 고객에게 추가적으로 추천할 상품의 선정에 관한 정보는 그림에서 가로, 즉 행에 관한 자료에서 찾을 수 있다. 예를 들어, 상품 A를 구매한 고객들에게 어떤 상품을 추가적으로 추천하여 판매하는 것이 좋은가? 이 경우 상품연관성행렬 정보에 의하면 상품 D가 가장 적합하다는 것을 알 수 있다. 따라서 상품연관성행렬의 행은 추천할 상품 선정에 유용한 정보를 제공한다.

반면에 특정 상품의 대상고객 선정에 관한 정보는 상품연관성행렬의 세로, 즉 열을 기준으로 하여 얻을 수 있다. 상품 A는 상품 B를 구매한 고객들에게 판매하는 판매하는 것이 가장 효과적임을 알 수 있다. 따라서 상품연관성행렬의 열은 특정 상품의 대상고객 선정에 유용한 정보를 제공한다.

그림 14-22 | 상품연관성행렬의 해석

	상품 A 비구매	상품 B 비구매	상품 C 비구매	상품 D 비구매
상품 A 구매		6.5	4.4	8.5

가로 기준

- 상품 A를 구매한 사람들에게 어떤 상품을 추가적으로 추천하여 판매할 것인가?
- 상품 D는 상품 A를 구매한 사람에게 추천, 판매하는 것이 가장 효과적임
- 상품 추천, cross-selling, up-selling에 활용

	상품 A 비구매
상품 A 구매	
상품 B 구매	10.5
상품 C 구매	2.4
상품 D 구매	4.5

세로 기준

- 상품 A를 누구에게 판매할 것인가?
- 상품 A는 상품 B를 구매한 사람에게 판매하는 것이 가장 효과적임
- 표적고객선정에 활용함

제4절 성공적인 CRM을 위한 패러다임의 전환

4.1 CRM의 성공과 실패요인

경영사례를 연구할 때, 대부분의 사람들은 성공사례에 관심을 가진다. 그러나 경영자는 성공사례보다 실패사례로부터 더 많은 것을 배울 수 있다. 실패요인을 분석하고 성공요인을 도출할 때, 미래의 불확실성을 보다 명확하게 제거할 수 있다. CRM도 실패요인을 분석하고 이를 극복할 수 있는 방안을 연구하여야 성공적으로 CRM을 구축하고 운영할 수 있다. 본 절에서는 CRM이 개발 혹은 운영상에서 실패하게 되는 7가지 대표적 요인과 그 대처방안에 대하여 설명하고자 한다.

(1) 마케팅전략의 부재

CRM이 실패하는 가장 큰 이유는 마케팅전략의 부재이다. 마케팅전략이 없는 CRM은 성공할 수 없다. 많은 CRM 프로젝트가 구체적인 마케팅목표와 그에 필요한 예산실행이나 활용

계획 없이 수행됨으로써 실패하는 경우가 많다.

CRM은 거래기록과 고객신상에 관한 데이터웨어하우스를 만들고, 의미 있는 정보와 규칙을 발견하기 위하여 데이터마이닝을 하는 등의 많은 정보기술(information technology)을 필요로 한다. 이러한 필요 때문에 기존의 CRM 프로젝트는 정보기술 중심으로 수행되어, CRM의 시스템적인 작동에만 관심을 가지고 진행되었다. 실제로 많은 경우, 이와 같이 기술적인 측면에만 치우친 나머지 고객관계구축을 위한 구체적인 마케팅 커뮤니케이션전략이 없는 상태에서 CRM시스템이 구축되고 있다.

그러나 사용자인 마케팅담당자가 직접적으로 참여하지 못한 상태에서 개발된 시스템은 그 한계가 있으며 적지 않은 문제를 내포하게 된다. 잘못하면 CRM 프로젝트 결과, 기업이 필요로 하는 마케팅은 없어지고 시스템만 남는 경우가 발생할 수도 있다.

성공적으로 CRM을 구축하고 활용하기 위해서는 일반적으로 크리에이터(creator)와 빌더(builder)가 필요하다고 한다. 여기서 크리에이터의 역할은 마케팅담당자가 하고 빌더의 역할을 정보기술자가 하여야 한다. 처음부터 정보기술자와 마케팅담당자가 같이 CRM 프로젝트를 시작하여야 하며, 특히 사용자인 마케팅담당자가 배제되지 않도록 하여야 한다.

마케팅담당자는 고객과 상품 및 시장에 관한 정보를 바탕으로 CRM에 필요한 자료부터

그림 14-23 | CRM의 실패요인

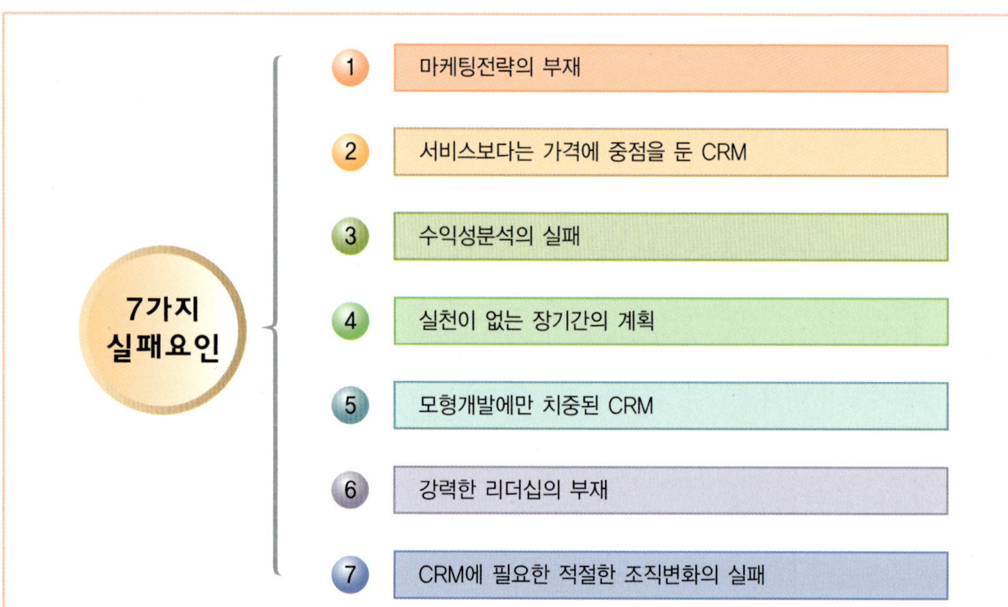

시작하여 그 활용에 대한 계획을 효과적으로 세울 수 있는 전문가이다. 이들은 다양한 자료 분석 결과를 활용하여 어떻게 하면 보다 효과적으로 고객과 커뮤니케이션할 수 있는가에 대하여 잘 알고 있다. 따라서 마케팅담당자는 고객과의 관계구축을 위한 커뮤니케이션 및 캠페인전략 수립에서 매우 중요한 역할을 한다. 더 나아가 마케팅담당자는 CRM전략의 수정 및 새로운 활용방안에 대하여 좋은 아이디어를 모색하여 제시할 수 있다.

따라서 기업은 CRM의 활용에 대하여 충분한 아이디어를 가지고, 이를 이용하여 이윤을 창출하고, 전략을 구체화할 수 있는 마케팅담당자와 함께 CRM 프로젝트를 시작하여야 한다. 더 나아가 정보기술자보다 오히려 마케팅담당자가 CRM 구축의 핵심이 되어야 한다.

그림 14-24 마케팅전략의 부재

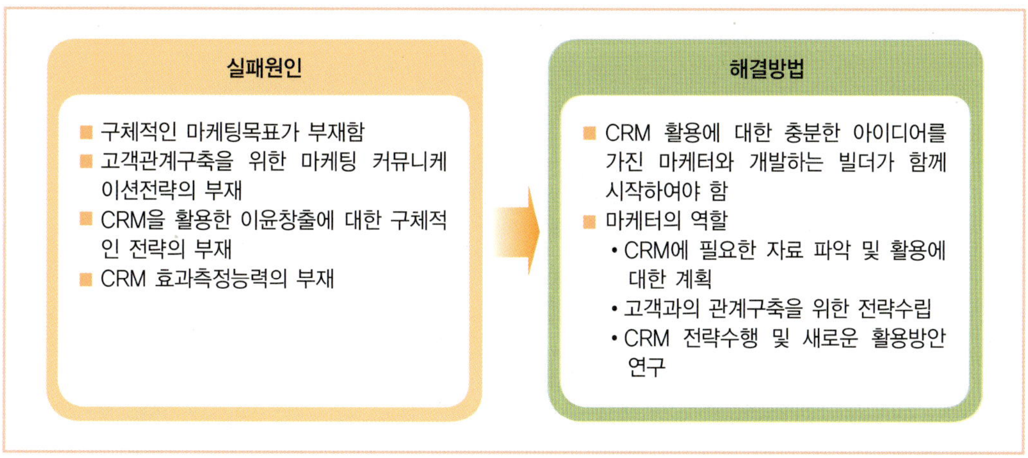

(2) 서비스보다는 가격에 중점을 둔 CRM

CRM이 실패하게 되는 또 하나의 이유는 기업이 빠르고 가시적인 성과에만 집착한 나머지 서비스보다는 가격위주의 판촉활동에 주력하기 때문이다. 물론 가격도 CRM 캠페인에서 활용할 수 있는 중요한 수단이다. 가격을 완전히 배제하자는 것이 아니라, 주로 가격에만 의존한 다이렉트 마케팅이나 CRM활동을 경계하여야 한다는 것이다.

왜냐하면 가격할인전략은 고객으로 하여금 상품의 질과 서비스 그리고 기업에 대한 충성도를 망각하게 하고, 오로지 가격만을 가장 중요한 평가의 척도로 생각하게끔 유도할 수 있기 때문이다. 따라서 가격할인(discount)은 충성스러운 고객을 기업이 제공하는 상품의 질이나 서비스보다는 가격에 민감한 고객으로 전환시킴으로써 장기적으로 기업경영과 경쟁관계

그림 14-25 | 서비스보다는 가격에 중점을 둔 CRM

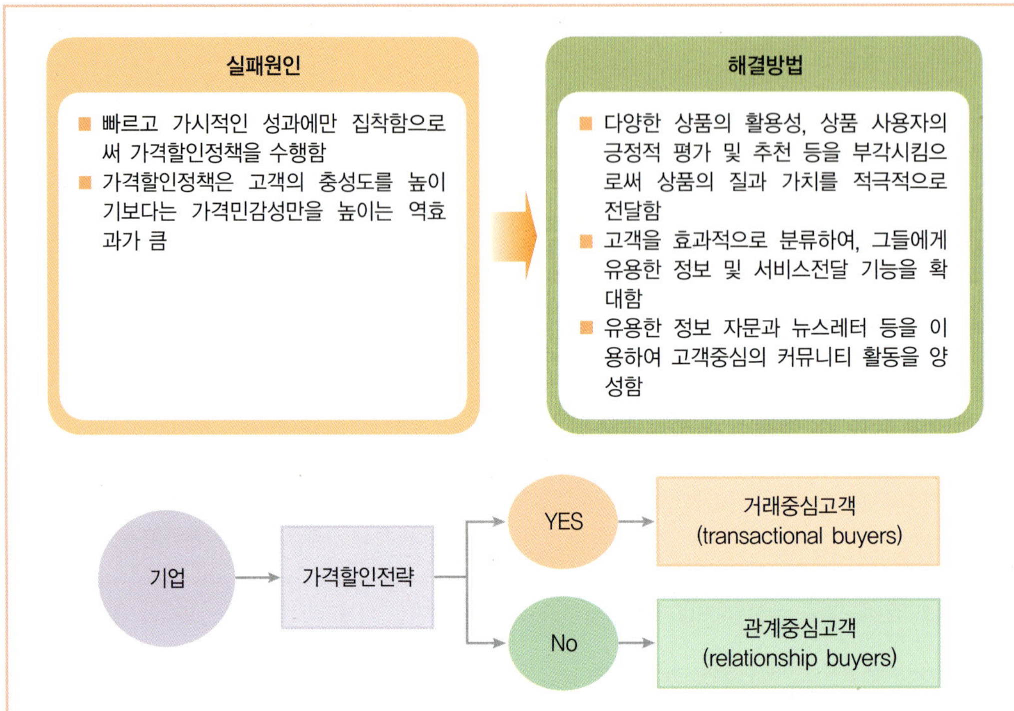

에 치명적인 영향을 미칠 수 있기 때문에 가능한 한 피하여야 한다.

더욱이 가격할인은 현재 출시된 상품이 그 가치에 비하여 가격이 고평가된 것으로 인식하게 함으로써 자사 상품의 질을 낮게 평가하도록 하는 경향이 있다. 또한 경쟁사의 할인정책을 부추겨 가격경쟁을 촉발시킬 수 있기 때문에 주의하여야 한다.

이러한 가격할인정책을 피하기 위한 대안으로 다음과 같은 방법이 있다.

첫째, 상품의 질과 가치를 고객에게 적극적으로 전달할 수 있는 방안을 모색하여야 한다. 예를 들어, 상품의 사용자가 긍정적으로 평가한 자료 및 정보를 잠재구매자에게 적극적으로 전달하는 것도 좋은 방법이다.

둘째, 고객정보를 철저히 분석하여 상품 이외에 그들이 필요로 하거나 관심이 높은 분야의 정보나 서비스를 제공하는 것이 필요하다. 맥킨지가 일본은행의 이탈고객을 조사해본 결과 은행에서 제공하는 정보서비스를 금리보다 더 중요하게 생각하는 고객이 많이 있다는 것을 발견하였다. 이와 같이 정보사회의 소비자는 정보서비스에 중요한 비중을 두고 있기 때문에 고객과의 관계에 있어서 상품가격의 할인보다는 추가적인 정보나 서비스를 제공하는 것이 효과적이다.

마지막으로 고객중심의 사용자 커뮤니티를 조성하는 것도 좋은 방법이 된다. 기업이 직접 고객에게 유용한 정보를 제공하는 것도 효과적이다. 그러나 고객은 단순히 일방적으로 정보를 제공받기보다는 공통의 관심사에 대하여 정보와 의견을 서로 주고받는 것을 선호한다. 따라서 동호회 같은 것을 조성하고 뉴스레터나 자문 등을 통하여 이들과 간접적으로 커뮤니케이션함으로써 고객의 관심과 관계를 지속적으로 유지 · 관리할 수 있다. 또한 기업은 커뮤니티를 통하여 보다 가치 있는 고객정보를 제공받아 상품과 서비스의 질을 지속적으로 향상시킬 수 있다. 따라서 기업은 가격보다는 기업이 제공하는 상품과 서비스의 질과 가치를 집중적으로 부각시킬 수 있는 CRM전략으로 승부하는 것이 바람직하다.

(3) 수익성분석의 실패

대부분의 기업은 모든 예산이 갖추어진 상태에서 CRM을 도입한다. 그러나 초기에 생각하지 못했던 추가비용이 발생함에 따라 CRM 프로젝트 전체가 위험에 처하는 경우도 있다. 특히 이윤창출을 위한 구체적인 CRM 활용방안이나 전략없이 시작한 CRM 프로젝트일수록 추가적인 비용이 발생하게 되면 그 프로젝트는 중단되기 쉽다.

따라서 CRM을 도입하기 전에 CRM의 수익성에 대한 철저한 모의검증이 필요하다. 자료수집 및 처리 등에 관한 전반적인 소요비용과 필요한 시간, 그리고 CRM을 활용하여 창출할 수 있는 수익의 규모와 시점 등 처음부터 인풋(input)과 아웃풋(output)에 대한 정확한 수익분석이 필요하다.

그림 14-26 | 수익성분석의 실패

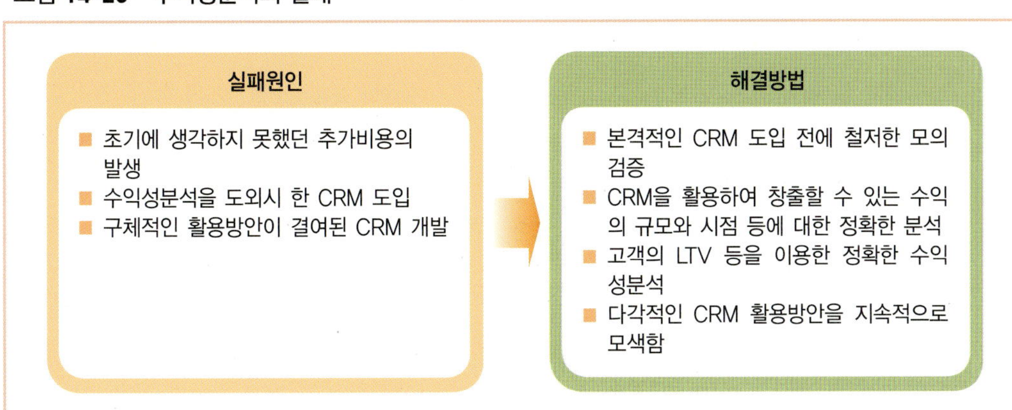

또한 구축된 CRM을 오직 정해진 목적에만 사용하고 다른 목적에 활용하지 말아야 한다는 규칙은 없다. 고객충성도 향상, 관계구축, 교차판매 등 단기적이고 전형적인 분야에 대한 활용뿐 아니라 신상품개발과 장기적 기업이미지 제고 등을 위한 다각적인 CRM 활용방안을 지속적으로 모색하여야 한다.

(4) 실천이 없는 장기간의 계획

많은 CRM 프로젝트가 탁상공론만 되풀이하고 제때에 수행되지 못하여 시기를 놓쳐 실패하는 경우가 많다. CRM도 다른 대부분의 기업 프로젝트와 마찬가지로 신속한 계획과 실천이 필요하다. 신속한 계획과 실천은 오히려 다른 프로젝트에서보다 더 중요하다. 그 이유는 첫째로, 급격한 기술변화로 인하여 기존의 자료와 기술은 시간이 흐름에 따라 점차 낙후되기 때문이다. 즉, 자료는 시간이 흐름에 따라 썩는 고인 물과 같아서 손에 움켜쥐고만 있으면 상하기 쉽다.

둘째, 책상 위에서의 논의와 계획만 되풀이하기보다는 실제적으로 실행하는 과정에서 초기에 생각하지 못했던 많은 것을 배울 수도 있다. 머릿속의 상상에 의한 것과 실제 일어나는 것과의 사이에는 상당한 차이가 있을 수 있다. 실제 수행하지 않고는 발견할 수 없는 많은 것들이 있다. 따라서 실행하지 않고 모든 것을 앉아서 결정하기보다는 조심스럽게라도 조금씩 실천하여 가는 것이 중요한 성공의 계기가 될 수 있다.

셋째로, 계획이 장기화됨에 따라 처음 CRM 구축에 참여했던 책임자나 의사결정자들이 다른

그림 14-27 | 실천이 없는 장기간의 계획

실패원인		해결방법
■실천이 결여된 장기간의 계획	→	■신속한 계획과 실천

※ 신속한 계획과 실천이 필요한 이유?

① 급격한 기술변화로 인하여 기존의 자료와 기술은 시간이 지남에 따라 점차 낙후함
예) 미국 국민의 20%가 1년에 이동함 → 갱신이 없는 정보는 정보의 가치를 상실함
② 실제적인 실행과정에서 초기에 생각하지 못했던 것을 배울 수 있음
③ CRM 구축의 책임자와 의사결정자들이 다른 지위로 이동할 가능성이 있음
④ 계획하고 있는 동안 고객은 CRM을 이미 실행 중인 준비된 경쟁기업으로 이동함

지위로 이동할 가능성도 있다. 이러한 일은 기업에서 빈번하게 일어나는 현상이다.

넷째로, CRM을 도입하려고 계획하고 있는 동안 경쟁기업이 CRM을 먼저 구축하고 실행함으로써 자사의 경쟁력을 약화시킬 수 있다. 준비하고 생각만 하는 동안 고객은 이미 CRM을 구축한 경쟁기업으로 이동할 수 있다. 따라서 일단 CRM시스템을 구축하여 활용하기로 결정하였다면 이를 신속히 계획하고 실천하여야 한다.

(5) 모형개발에만 치중된 CRM

CRM을 실행하면서 모델링 측면만을 강조하는 것은 대단히 위험한 일이다. 그러나 극단적인 경우에는 모델개발(model building)을 관계마케팅(relationship marketing)과 동일한 것으로 생각하거나 모델링을 CRM으로 착각하는 기업들도 있다. 즉, 인구통계적 자료와 구매행태들을 추론하여 교차판매(cross-selling)와 추가판매(up-selling)에 활용하는 것이 마치

그림 14-28 | 모형개발에만 치중된 CRM

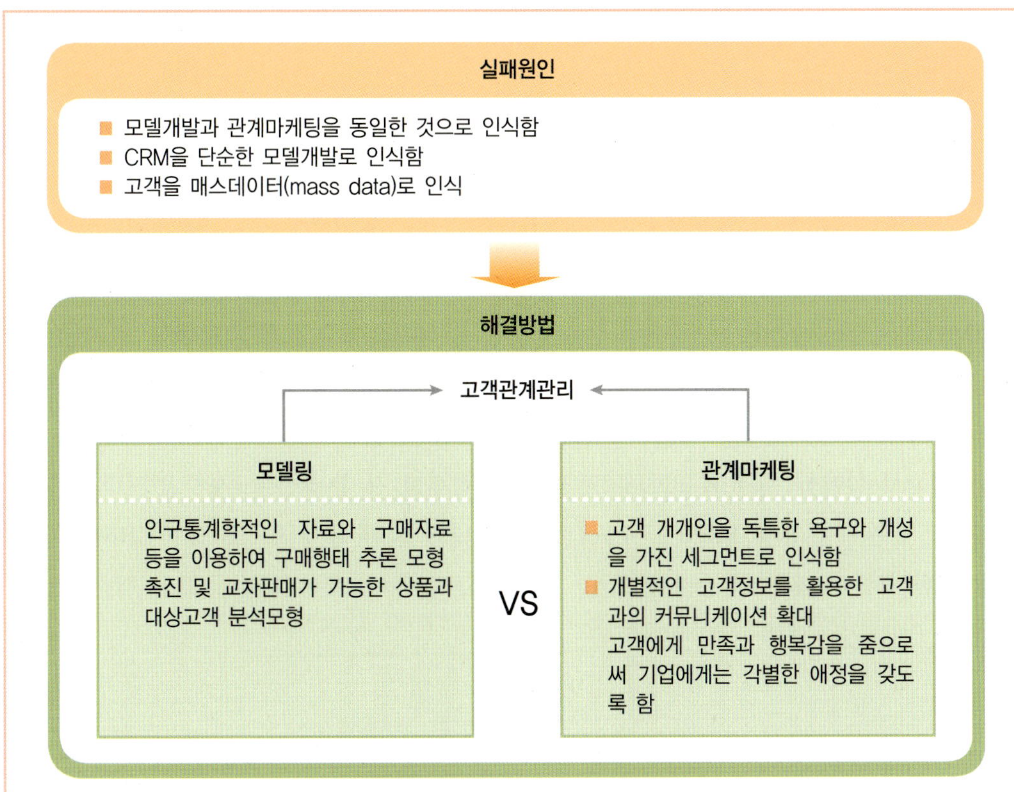

CRM의 전부인 것처럼 인식하는 경우가 있으나, CRM은 단순한 모델링과 그 결과를 이용한 마케팅활동만이 아닌 고객과의 관계와 만족을 의미한다.

물론 CRM에서 모델링은 중요하고도 필수적인 과정이다. 그러나 모델링은 근본적으로 매스데이터(mass data)에 의존하기 때문에, 고객의 개별적인 특성을 고려한 커뮤니케이션을 목적으로 하는 CRM의 전부인 것처럼 생각해서는 안 된다. 성공적인 CRM을 위해서 모델링 못지 않게 더 중요한 것은 고객과의 효과적인 커뮤니케이션이다. 고객과의 효과적인 커뮤니케이션을 위해서는 개개인 고객의 독특한 욕구와 개성을 인식하고, 이들에게 개별적으로 접근할 수 있는 전략과 기술을 포함하는 관계마케팅이 필요하다.

따라서 가장 바람직한 CRM은 [그림 14-28]에서와 같이 모델링과 관계마케팅이 적절하게 결합된 형태이다. 모델링은 고객과 상품의 특성을 분석하고 평가하여 고객과의 효과적인 커뮤니케이션 방법을 제시하는 역할을 하고, 관계마케팅은 다양한 채널을 통하여 고객과 직접적으로 커뮤니케이션을 실행함으로써 고객만족을 극대화한다. 결론적으로 CRM은 50% 모델링과 50% 관계마케팅으로 구성되어야 한다.

(6) 강력한 리더십의 부재

CRM을 효과적으로 수행하기 위해서는 강력한 리더십(leadership)이 필요하다. 고객에게 최적의 상품과 서비스를 제공하는 것을 목표로 하는 CRM은 마케팅과 정보기술, 그리고 기업 내 · 외부의 다양한 부서와 기관들이 참여하는 대규모 프로젝트의 성격을 띠고 있다. 일반적으로 마케팅, 시장조사, 영업, 고객관련부서 및 MIS(Management Information Systems) 등과 같은 기업 내부조직과 텔레마케팅사, 서비스대행사, 광고대행사, 자료공급자 등의 기업 외부조직이 참여한다. 이러한 대규모의 프로젝트를 진행하는 과정에서 발생하는 의사결정은 매우 중요하고도 복잡하다.

일반적으로 실패하는 CRM 프로젝트는 대부분 강력한 지지자와 지도자가 없거나, 지도자가 있어도 일관된 신념과 지도력이 부족한 경우가 많다. 리더십 부족으로 인한 CRM의 실패를 막기 위해서는 일관성, 추진력, 창의성, 그리고 조직을 융합하는 유연성을 고루 갖춘 강력한 지도자가 CRM 구축과 운용을 주관하여야 한다.

그림 14-29 | 강력한 리더십의 부재

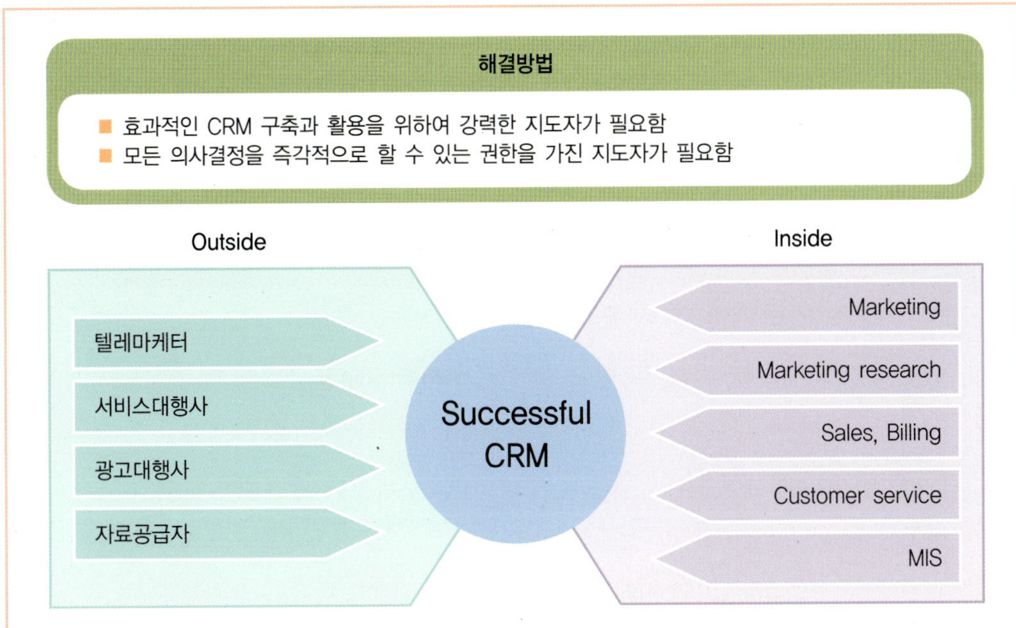

(7) CRM에 필요한 적절한 조직변화의 실패

CRM의 실패요인 중 하나는 CRM을 운용하는 조직구조에 있다. 현재의 상품중심적 조직에 아무리 좋은 CRM을 도입하여도 성공하기는 어렵다. 왜냐하면 상품을 중심으로 구성된 조직에 고객중심적 개념인 CRM이 도입되어도 효과적으로 활용되기 어렵기 때문이다. 상품을 중심으로 한 조직은 개별고객보다는 상표와 상품의 관리 및 판매에 관한 매스데이터(mass data)와 통계수치에만 관심을 두고 있다. 따라서 개별고객정보에 입각한 CRM 활동은 이러한 상품판매 중심의 조직에는 적합하지 못하다.

CRM이 성공하기 위해서는 조직 자체가 상품을 위주로 한 영업중심의 조직에서 고객을 생각하는 고객중심의 조직으로 변환되어야 한다. 고객중심의 조직은 상품을 팔기보다는 관계를 구축하고 상표별 관리보다는 지역별 고객을 관리한다. 또한 고객의 비즈니스 문제를 자신의 문제처럼 생각하고 전화나 이메일을 통해서 고객과 수시로 접촉함으로써 관계를 형성하고 유지한다. 이를 위해서는 유연한 조직구조와 의사결정과정의 분산과 권한이양을 통하여 고객을 근거리에서 접촉할 수 있는 지역마케팅담당자의 권한을 확대하여야 한다.

또한 기존의 상품중심적 조직구조에서는 CRM의 효과적인 활용에 대한 보상시스템이 없

그림 14-30 CRM에 필요한 적절한 조직변화의 실패

실패원인

- 기업이 CRM의 활용에 적합한 조직구조와 적절한 보상시스템을 갖추고 있지 않음

해결방법

- 고객을 생각하는 고객중심의 조직구조로 전환

현재의 판매인력		Relationship Marketing Team
• 상품을 관리함 • 상표별 중앙집권적 관리 • 통계적 자료에만 관심을 둠	→	• 상품을 팔기보다는 관계를 구축함 • 지역별 고객중심적 관리 • 고객의 비즈니스 문제를 해결함 • 전화나 이메일을 통해서 고객과 수시 접촉

- 구성원을 위한 효과적인 보상시스템 재구축
- 의사결정권한의 분산 : 지역마케팅담당자의 의사결정권한 확대

다는 것도 커다란 실패요인이 되고 있다. CRM 성공의 상당한 부분은 고객접점에 있는 담당자의 역할에 달려 있다. 접점에서 고객에게 적극적으로 성심껏 대하여 고객의 반응을 일일이 기록하여야 한다. 이러한 일들은 참으로 번거로운 일이기도 하다. 따라서 특별한 보상계획 없이 이러한 일들을 추가적으로 수행하라고 강요하기는 어렵다. 기업과 종업원 그리고 고객이 모두 합당한 보상을 받을 수 있을 경우에만 비로소 CRM이 성공할 수 있다. 따라서 조직구성원들을 위한 적합한 보상시스템이 중요한 CRM 성공요인 중의 하나가 된다.

사례 14-10 CRM 사례 – 예치과

예치과는 국내 최초의 공동개원치과 병원으로서 '환자중심의 진료'라는 예철학을 바탕으로 국내뿐만 아니라 중국, 베트남, 일본 등 해외를 포함하여 70개가 넘는 치과 병·의원 네트워크를 구축하는데 성공하였다.

예치과는 다음과 같은 전략으로 고객만족 서비스를 제공하여 기존고객의 이탈을 방지하고, 신규고객을 유치할 수 있었다.

첫째로, 고객접점을 확대하고 고객과 대면접촉이 일어나는 곳에 집중 투자하였다. 접점을 크게 진찰대기, 진료상황, 시설환경, 병원이미지의 4부분으로 나누고 총 100여 개의 세부적이고 구체적인 고객접점

을 정리했다. 이렇게 정리된 고객접점들로 인하여 예치과는 이전보다 더 구체적으로 고객이 접하게 되는 문제나 필요한 사항들을 인식하게 됨으로써 효과적인 고객관계관리를 위한 개선점과 새로운 방법들을 찾을 수 있었다. 또한 고객접점관리는 예치과의 병원시스템이 환자중심 시스템으로 전환하는 데에 결정적인 역할을 하였다.

Ye dental clinic

예 철학 Ye Philosophy

우리는 환자를 가장 중요시 여긴다.
우리는 환자중심적인 의료서비스를
제공하기 위해 모인 하나의 팀이다.
우리는 나눔의 정신을 토대로
매사에 최선을 다한다.

고객접점의 도입

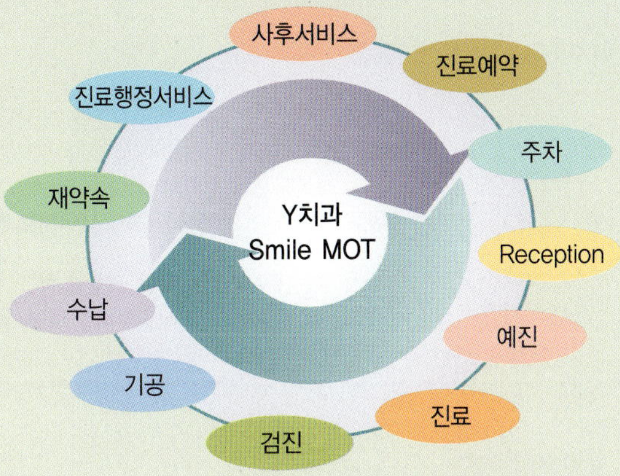

둘째로, 병원같지 않은 병원을 만들기에 노력하였다. 마치 특급호텔을 연상케 하는 분위기를 연출하였고, 병원냄새를 풍기지 않으려고 노력했다. 병원도 좋은 추억의 장소가 될 수 있다는 신념으로 환자를 배려하여 편안함을 주고자 하였다

셋째로, 진료절차를 개선하였다. 일반적으로 환자의 입장은 빨리 의사를 만나서 빨리 치료를 받고 돌아가는 것이다. 미리 코디네이터나 치위생사가 환자로부터 들은 증상을 의사에게 설명함으로써 반복해서 설명하지 않도록 개선하였다.

넷째로, 휴일 및 야간진료서비스를 실시하였다. 대부분의 치과는 응급진료를 하지 않는 데 반하여 예치과는 휴일에도 오후 2시부터 6시까지 진료를 하고, 주 2회 화요일, 목요일은 저녁 10시까지 야간진료를 함으로써 고객의 요구에 부응하고 있다.

마지막으로, 항상 환자의 시간을 소중하게 생각하여 5분 단위로 끊어서 예약을 받음으로써 고객이 기다리지 않거나 그 시간이 최소가 되도록 배려하고 있다. 또한 몸이 불편한 환자에게 택시를 잡아주고, 심하면 집까지 모셔다 드리기도 한다. 갑자기 비가 올 경우 우산을 빌려주고 주부환자가 어린이를 데려오는 경우 어린이를 돌봐주기도 한다.

그러나 예치과는 위와 같은 의료서비스를 제공하는 데에 만족하지 않고, 의료서비스제공자와 고객 간의 지속적인 유대관계를 구축하고 강화하여 '평생고객'을 실현시키기 위해 다음과 같은 구체적인 CRM활동을 전개해 나갔다.

먼저 표준화된 22개 항목의 매뉴얼로 구성되어 지속적인 점검을 통해 고객만족도 향상에 힘쓰는 내부 경영시스템인 경영점검표제도를 실시하였다. 다음으로 환자를 분류하여 진료예약 시, Segmentation Block을 임의로 지정하여 환자분류별 Scheduling하는 'Scheduling Protocol' 전략을 실행하였다. 그 밖에 전체적인 정밀진단을 통해 환자의 현재 구강상태를 확인시켜 차후에 시간이 날 때 치료할 수 있도록 가능성을 부여하는 'Full Mouth Approach'를 수행하고 있으며, 'Missionary(전도고객) 육성 및 관리'를 통해 비용을 절감하고 홍보효과를 극대화하여 많은 우량고객들을 확보하고 있다.

또한 고객에 대한 심층적인 정보를 토대로 지속적인 관리를 통한 장기 계획수립이 가능하게 되었고, Referral Tree Marketing(환자가 환자를 계속 소개하는 것)의 관리가 용이하게 되었다. 이러한 예치과

CRM의 특징 중의 하나는 의사와 스태프가 그 팀에서 관리하고 있는 고객에 대해 여러 가지 방법으로 CRM활동을 전개해 나가는 것이다.

결론적으로, 예치과는 '한번 고객은 평생고객' 이란 경영이념을 통해 고객의 가치를 극대화하고 있다. 고객을 감동시키기 위해서는 의료서비스의 핵심적인 기능을 향상함은 물론이고 고객이 생각하지 못했던 부분까지 찾아서 서비스하는 세심한 배려가 필요하며, 고객은 의외로 아주 조그마한 것에서 큰 감동을 받는다는 것을 착안해서 예치과는 다음과 같은 '대고객 행동강령' 을 정하고 이를 성실히 수행하고 있다.

예치과의 대고객 행동강령

의전서비스	• 1층에서 맞이한 신규고객은 해당층까지 서비스 코디네이터가 동승하여 안내한다. • 환자분의 이름을 먼 거리에서 호명하지 않고 가까이 가서 직접 모시고 안내한다. • 진료 후에도 출입문까지 담당의사와 스탭이 문 앞까지 배웅하여 인사드린다. • 치료 후 편안한 귀가를 위해 모범택시를 불러 드린다.
대기시간 서비스	• 혼자 계신 환자분께 수시로 관심을 갖고 차를 권하고 말동무를 해 드린다. • 대기시간 제로를 위해 노력하고 있다는 것을 환자에게 알려주고 불가피한 경우 대기 소요시간과 사유를 말씀드린다. • Payback : 귀중한 시간을 지키지 못한 경우 택시이용 환자분께 교통비를 부담한다.
Home Phone & 사전예약 서비스	• 치료하고 가신 고객에게 안부전화하고 치료 후 항상 다음 약속을 바로 할 수 있게 한다. • Cancel과 broken의 경우 항상 고객에게 재차 전화를 드려 다음 약속에 대비하고 병원에서 배려하고 있다는 점을 알린다.
치료 및 심리적 안정서비스	• 환자분께 미리 오늘 치료에 대해 설명한다. • 아이를 동반했을 때는 놀이방에서 놀 수 있게 한다. • 환자분의 두려움 해소를 위해 손을 잡아드리고 가벼운 대화나누기, 담요 덮어 드리기, 전동 마취기 사용하기, 아로마 눈가리개 사용, 스켈링 시 불편하시면 손을 들어 주시라고 말씀드린다.
고객만족 서비스	• 비가 올 경우 1회용 우산을 항상 준비해 두었다가 드린다. • 소개하신 환자분께는 감사의 전화 및 선물을 드린다. • 응접실에 치과냄새가 나지 않도록 아로마향을 피운다. • 생일, 기념일 등에 선물을 보낸다.
Recall 서비스	• 치료가 끝나신 분께는 정기적으로 관리를 하여 다시 치아에 문제가 생겼을 경우 즉시 치료해 준다. • 정기적으로 Recall카드를 발송하여 진료 후에도 계속 관심을 가진다.

4.2 새로운 CRM 패러다임

최초에 CRM에 관한 개념이 마케팅적인 관점에서 부각되었음에도 불구하고 마케팅분야에서의 참여와 노력이 부족하다. 이러한 상태에서 개발된 CRM시스템이 마케팅에 효과적으로 활용되기를 기대하는 것은 무리가 있다. 많은 CRM시스템이 기대하는 만큼의 효과를 보지 못하고 실패하게 되는 사례가 늘고 있다.

CRM의 성공과 실패는 마케팅에 달려 있다. 정보기술이 발달하면 할수록 CRM의 성공은 정보기술보다는 고객을 이해하는 마케팅에 달려 있다고 할 수 있다. 또한 기업이 정보화사회에서 변화하는 고객과 경쟁환경에 보다 지혜롭게 대처하기 위해서는 새로운 CRM 패러다임(paradigm)의 변화에 대하여 충분히 이해하고 준비하여야 한다. 그럼 성공적인 CRM을 위하여 필요한 새로운 CRM 패러다임에 대하여 알아보도록 한다.

(1) 새로운 CRM 패러다임의 필요성

지금까지의 CRM 구현과 활용 상태는 [그림 14-31]의 왼쪽에서와 같이 그 구성요소인 고객, 마케팅, 정보기술 간에 원활한 협력이 이루어지지 않고 있다. 고객은 변화하는 정보통신 환경에 따라 꾸준히 진보하여 기업에 다양한 요구사항을 제시하고 있는 데 반해, CRM을 선도하던 정보기술은 솔루션(solution) 구축에 치중한 나머지 변화하는 고객에 민감하게 대처

그림 14-31 | 미래를 지향하는 새로운 CRM 패러다임

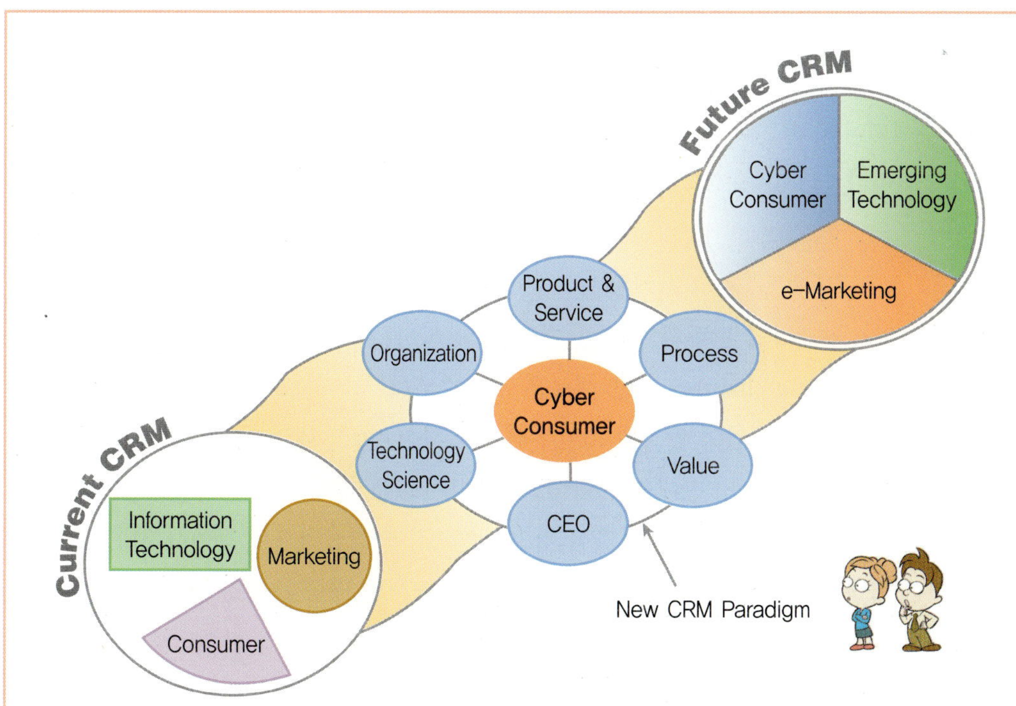

하지 못하고 있으며, 마케팅 또한 정보기술에 끌려다니다 지쳐서 제구실을 못하고 있는 현상이 발생하고 있다. 이러한 상태가 지속되면 CRM에서 핵심적인 역할을 하는 세 가지 구성요소가 제각각이 되고, 그 결과 CRM은 빛도 보지 못하고 사라질 위험에까지 이르게 될 수도 있다.

이러한 상황에서 CRM을 구성하고 있는 전반적인 내용에 대하여 명확하게 이해하고, 미래를 지향하는 새로운 CRM을 다시 구상할 필요성이 대두되고 있다. 미래의 CRM은 우선 변화하는 사이버고객(cyberconsumer)을 새로이 인식하고 이를 중심으로 고객가치를 새로이 평가하는 것으로부터 시작한다. 즉, 사이버고객을 중심으로 고객가치의 재정립, 새로운 상품과 서비스의 개념 이해, 고객중심의 프로세스 재정립, 유연성 있는 조직, 새로운 기술과 과학의 효과적인 수용, 강력한 리더십을 가진 CEO 등으로 구성된 새로운 CRM 패러다임을 구상하고 이를 적극적으로 실천하여야 한다.

새로운 CRM 패러다임이 적극적으로 추진될 경우, [그림 14-31]의 오른쪽과 같이 사이버고객, 신기술(emerging technology) 그리고 이마케팅(e-marketing)이 서로 효과적으로 융합되어 미래의 CRM을 성공적으로 이끌 수 있다.

(2) 새로운 CRM 패러다임의 구성요소

새로운 CRM의 패러다임은 가치, 상품과 서비스, 조직, 최고경영자, 프로세스, 과학의 6가지로 구성되어 있다. 각각의 구성요소가 미래의 CRM을 위하여 새로운 CRM 패러다임 전환에서 어떠한 역할을 하고 있는지 구체적으로 살펴보도록 하자.

1) 고객가치의 재정립 – 역가치사슬

새로운 CRM 패러다임 변화의 중요한 개념 중의 하나는 고객가치의 재정립으로서, 이는 기존의 가치사슬(value chain)에 대한 새로운 평가로부터 시작한다. [그림 14-32]에서와 같이 기존의 가치사슬은 기업의 원자재 조달부터 시작하여, 조직 내의 업무 프로세스, 상품설계와 제조, 마케팅 및 유통, 판매를 통하여 고객에 이르는 가치창출 프로세스이다. 고객은 가치사슬의 끝에 위치하여 기업의 다양한 가치창출과정에 직접적으로 참여하거나 영향력을 행사하기는 어려웠고, 단지 그 결과에 대한 선택을 통해서만 영향을 미칠 수 있었다.

미래의 경영환경에서는 이러한 가치사슬이 고객으로부터 시작하여 역순으로 다시 정립되어야 한다. 기업은 고객의 욕구와 가치를 먼저 탐색하고 파악하는 것부터 시작하여 가치사

그림 14-32 | 고객가치의 재정립 – 역가치사슬

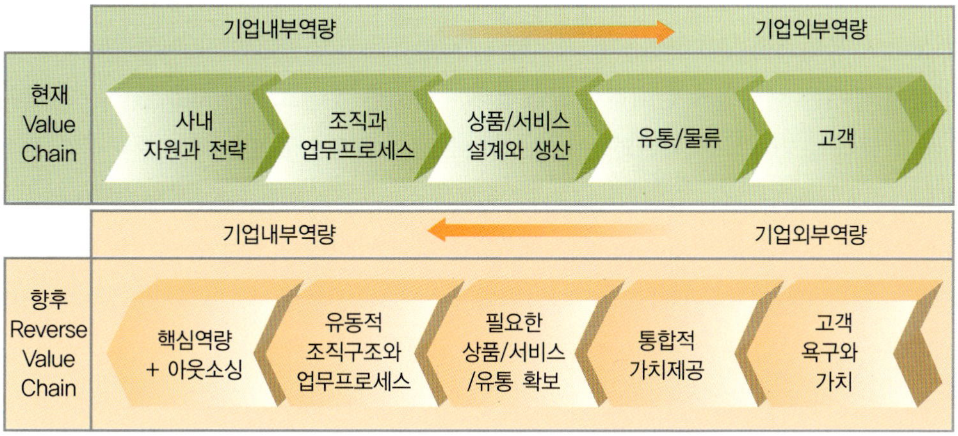

- 고객의 상품중심의 경쟁에서 고객중심의 경쟁으로 전환됨에 따라 기존의 가치사슬에 대한 재구성 및 역구성이 필요함
- 과거의 욕구와 가치를 가치사슬의 출발점으로 인식하여 기업의 활동이 이로부터 형성되어야 함

슬을 형성해 나가야 한다. 즉, 고객의 욕구와 가치를 가치사슬의 출발점으로 인식하여 기업의 모든 활동이 이로부터 형성되어야 한다.

고객이 원하는 통합적인 가치를 효과적으로 제공하기 위하여 기업이 필요하다고 판단되는 상품과 서비스 및 유통을 확보하고, 이를 효과적으로 지원하기 위한 목적으로 기업의 조직과 업무 프로세스를 다시 재구성하여야 한다. 마지막으로 고객의 욕구와 가치로부터 형성된 가치사슬을 기업의 핵심역량 강화에 활용하도록 하여야 한다. 그러나 기업의 핵심역량 강화에 불필요하다고 생각되는 부분은 과감하게 아웃소싱하도록 하여야 한다.

요약하면 과거의 상품중심 경쟁에서 진정한 고객중심의 경쟁으로 전환됨에 따라 기존의 가치사슬에 대한 재구성 및 역구성이 필요하게 되었다. 이렇게 함으로써 기업은 고객의 욕구와 가치를 기준으로 기업의 핵심역량을 강화하고 새로운 CRM 패러다임으로 전환하기 위한 발판을 구축해야 한다.

2) 상품과 서비스

새로운 패러다임을 위한 상품과 서비스의 변화를 살펴보자. 결론부터 말하면 고객의 욕구를 가능하면 한 번에 해결할 수 있도록 상품과 서비스를 재구성해야 한다.

기존의 시장환경에서 고객은 자신이 필요한 상품이나 서비스를 개별적으로 하나씩 스스로 찾아가는 형태의 구매활동을 하였다. 예를 들어, 노트북컴퓨터가 필요하면 컴퓨터 판매점에서, 휴대폰이 필요하면 휴대폰 대리점에서, 그리고 항공여행이 필요하면 여행사에서 필요한 상품과 서비스를 구매하였으며, 이러한 구매활동은 당연한 것이라고 생각하였다. 그러나 시간에 쫓기는 현대인에게 이러한 구매행태는 커다란 부담요인이 되고 있다. 즉, 각각의 점포에 방문하여 거래하는 시간과 노력을 부담스러운 비용으로 인식하는 소비자가 늘어나고 있다.

대부분의 기업은 고객이 필요한 것을 제공하는 것이 아니라 기업이 만드는 것을 고객에게 판매하는 데 치중하고 있다. 또한 기술의 발달로 다양하게 쏟아져 나오는 상품들은 소비자 선택의 어려움과 부담을 가중시키고 있다.

이러한 환경에서 미래를 지향하는 기업은 고객이 느끼는 부담을 줄이고 비용을 절감시켜주

그림 14-33 고객중심의 패키지상품

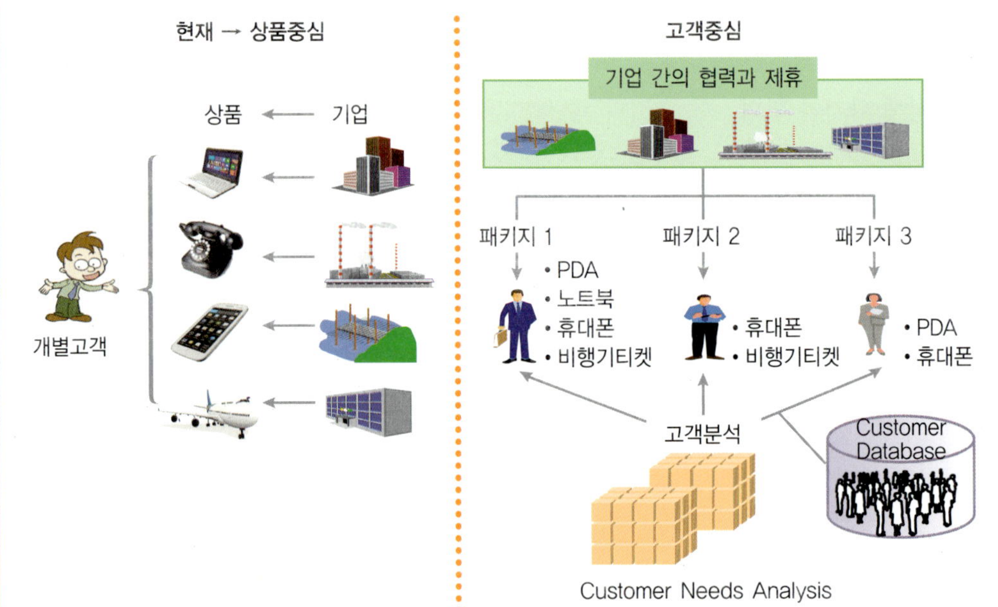

- 개별고객이 필요한 각각의 상품을 찾아 구매함
- 점포에 방문하여 거래하는 시간과 노력이 이듦
- 쏟아져 나오는 다양한 상품으로 인하여 상품 선택은 어렵고 부담이 됨

- 고객이 느끼는 부담을 줄이고 비용을 절감시킬 수 있는 상품개발이 필요함
- 고객의 욕구를 충족시키는 패키지상품이 필요함
- 고객을 만족시키기 위한 산업 간 또는 기업들 간의 전략적 제휴가 필요함
- 고객의 개별적인 생활을 분석하여 그들의 종합적인 욕구를 한 번에 충족시키기 위하여 기업이 제휴하고 연합해야 함

는 상품과 서비스를 개발하여 제공하여야 한다. 즉, 기업은 고객 개개인의 개별적인 생활을 분석하고 그들의 종합적인 욕구를 정확하게 파악하여, 이들을 한꺼번에 충족시킬 수 있는 원스톱쇼핑(one stop shopping) 패키지상품을 고안하여 제공하여야 한다.

예를 들어, 중동건설이 한창이던 1970년대에 중동으로 많은 근로자가 파견되었다. 외국으로 일하러 나가는 근로자는 많은 준비물을 필요로 하였으나 이러한 것을 일일이 챙기는 것은 어렵고도 번거로운 일이었다. 그 당시에 이러한 근로자의 입장을 잘 파악하여 이들의 욕구에 효과적으로 대처하는 상품이 있었다. 이 상품은 음식을 제외하고 중동에서 몇 개월을 지내는 동안에 필요한 모든 생필품을 담은 가방이었다. 즉, 면도기서부터 속옷에 이르기까지 모든 것이 가방 하나에 패키지로 준비되어 있었다. 파견근로자는 가방 하나면 몇 달은 충분히 버틸 수 있었기 때문에, 특별한 준비를 하지 않아도 큰 걱정을 할 필요가 없었다. 즉, 고객이 필요로 하는 것을 한꺼번에 미리 준비하여 고객의 수고와 노력을 덜어주자는 것이 가방을 판매하던 기업의 마케팅전략이었다.

요즈음 다시 이러한 원스톱쇼핑 패키지상품이 필요한 시대가 도래하고 있다. 효과적인 패키지상품을 개발하기 위해서 기업은 서로 협력하고 제휴하거나 연합해야 한다. 즉, 다양한 고객의 니즈를 동시에 충족시키는 패키지의 구성이 필요하며, 이를 위해서 산업 간 또는 기업 간의 상호협력이 절대적으로 필요하다. 그러나 기업의 환경과 이해관계는 매우 복잡하기 때문에 고객의 많은 욕구를 한 번에 충족시키기 위한 기업 간의 제휴와 연합이 가능하게 되기까지는 많은 어려움이 예상된다.

3) 고객중심의 프로세스

오늘날 대부분 기업의 고객서비스는 수동적인 형태를 취하고 있다. 고객은 기업이 제공하는 서비스 중에서 필요하다고 생각하는 서비스를 스스로 찾아가 해결하고 있다. 즉, 능동적인 고객과 수동적인 기업을 전제로 하는 고객서비스 프로세스가 일반적이다. 예를 들어, 상품정보가 필요한 고객은 상품정보를 제공하는 부서에서 상품정보를 얻고, 주문은 다른 부서에서, 배달, 결제, 품질평가 및 사후서비스 등은 서로 다른 부서에서 처리한다. 물론 경우에 따라서는 한 곳에서 여러 과정의 프로세스를 같이 취급하기도 하나, 이러한 경우에도 고객중심적인 프로세스라기보다는 기업중심적인 생각에서 비롯된 프로세스가 대부분이다.

학습된 고객과 정보기술의 발달 그리고 점차 심화되는 경쟁 속에서, 기업은 현재의 수동적 프로세스에서 고객에게 원스톱솔루션(one stop solution)을 제공하는 형태의 능동적인 프로세스로 전환해야 한다. 즉, 고객으로 하여금 기업의 프로세스 속에서 원하는 것은 찾아가

그림 14-34 | 고객중심의 프로세스

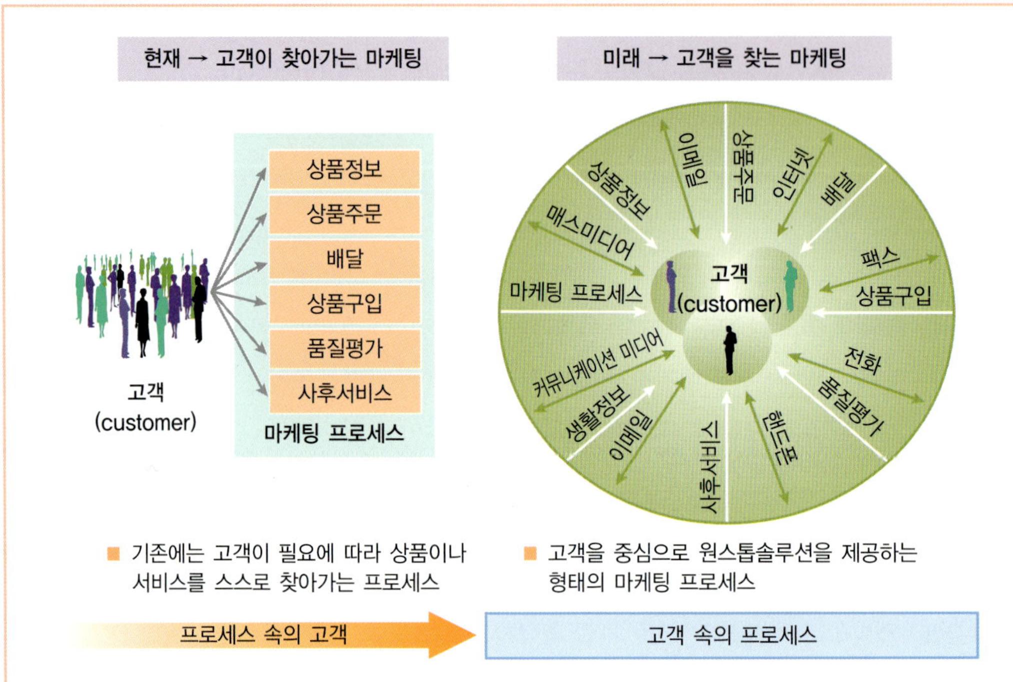

도록 하는 것이 아니라, 수동적인 개별고객에게 능동적으로 찾아가 기업의 모든 프로세스를 제공할 수 있도록 하여야 한다. 다시 말해서, 고객이 필요로 하는 프로세스를 스스로 찾아가도록 하는 것이 아니라 기업이 고객을 찾아가 수시로 대화하여 고객이 필요로 하는 모든 프로세스를 처리해주는 식으로 변환되어야 한다.

4) 조직

CRM은 궁극적으로 사람이 수행하는 것이기 때문에 사람들로 형성된 기업의 조직은 매우 중요하다. 우선 고객과의 원활한 커뮤니케이션을 위하여 무엇보다도 유연한 조직이 필요하다. 다음으로 기존의 상품중심의 영업조직에서 고객중심의 마케팅조직으로 변환되어야 한다. 또한 지역과 고객별 특성을 중시하는 고객중심적 사고로의 전환과 그에 맞는 조직구조의 변형이 필요하다.

기존의 조직을 보면 피라미드식으로 되어 있어 하부관리자와 중간관리자 그리고 CEO 간의 커뮤니케이션이 제한적으로만 이루어져 왔다. 이러한 피라미드 형태의 조직을 커뮤니케이션이 원활하게 이루어질 수 있는 원형 형태의 조직으로 재구성하는 것이 필요하다. 원형의 조

그림 14-35 | 유연한 조직

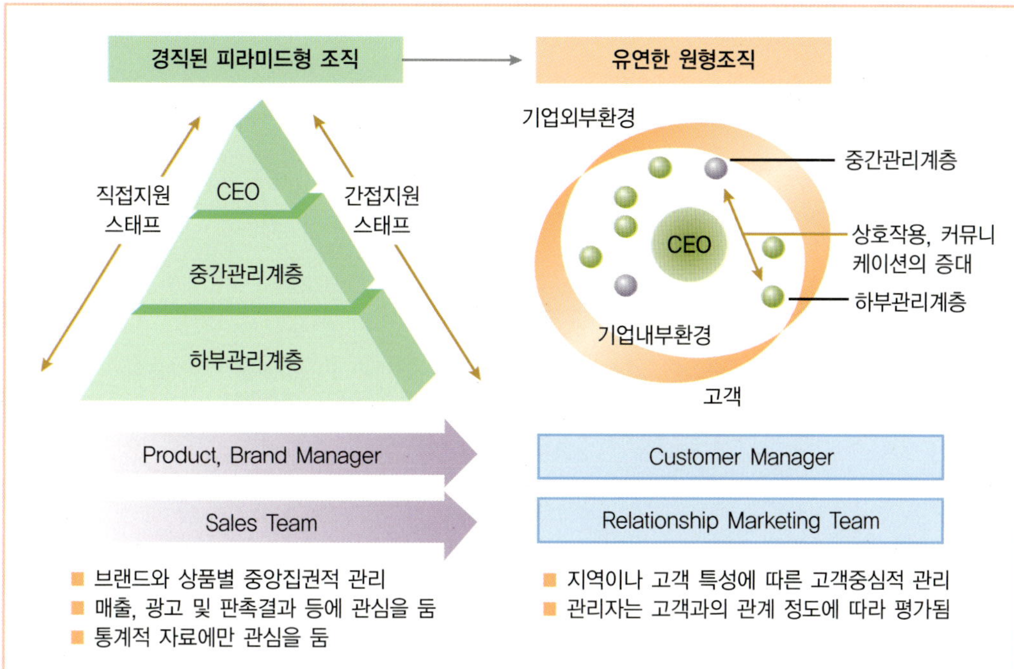

직은 피라미드형 조직에 비하여 고객과의 접촉 면적도 넓고 조직 내에서도 직책에 따른 의사소통의 제한이 최소한으로 조정되어 CEO와의 접촉도 원활하다. 마치 물방울처럼 외부와의 접촉은 최대한으로 확대되는 반면에, 조직 내부의 응집력은 더욱 강화된 형태의 조직구조이다.

과거의 조직은 상표관리자 중심으로 이루어진 경우가 많다. 사실 상표관리자는 자신의 상표나 상품에만 관심을 두고 있기 때문에, 이들의 관심은 판촉에 따른 상품판매에 관한 통계적인 정보에 국한될 수밖에 없다. 이러한 상태에서 개별고객과의 커뮤니케이션을 전제로 하는 CRM이 수용되기를 기대한다는 것은 어렵다. 따라서 효과적인 CRM을 위해서는 상표나 상품관리자를 고객관리자로 전환시킴과 동시에 의사결정권한을 분산시켜 지역마케팅 팀의 역할을 확장시켜 주어야 한다.

5) 최고경영자

조직이 고객에 다가가고 분산될수록 보다 강력한 경영자의 리더십이 필요하다. 기업의 전 분야에 걸쳐 있는 CRM을 효과적으로 수행하기 위해서는 기업 내·외부의 여러 기관과 부서

그림 14-36 | 최고경영자(CEO)

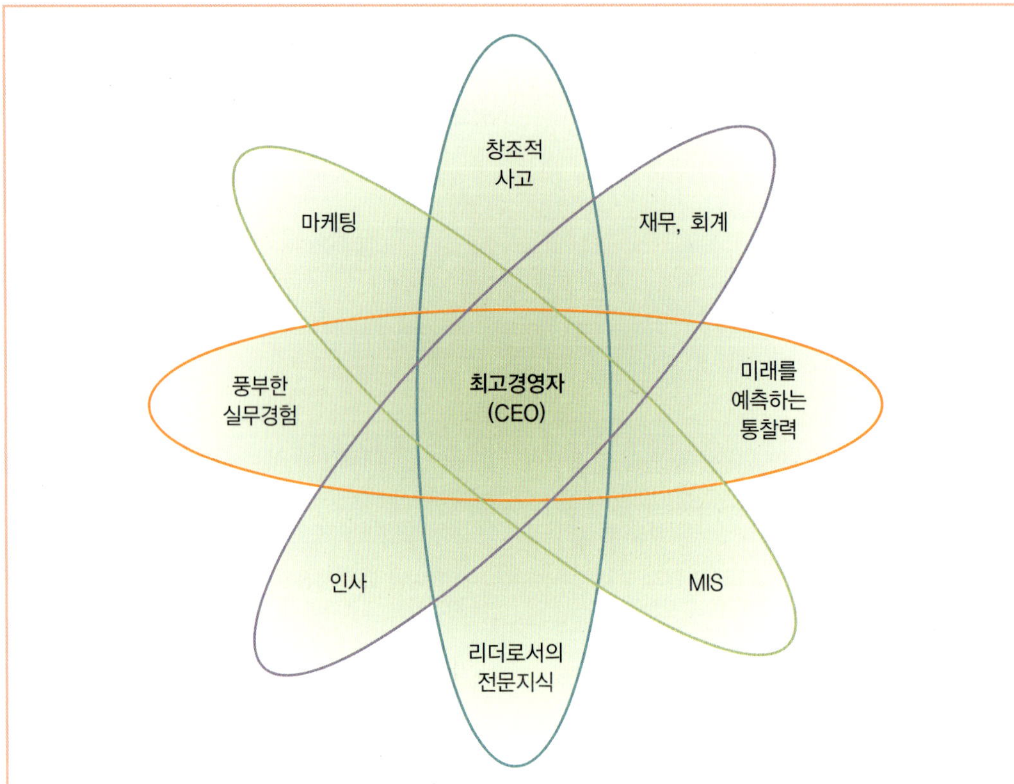

를 통솔하는 것이 필요하다. 따라서 모든 의사결정에 대한 책임과 권한뿐 아니라 풍부한 지식과 경험으로 올바른 판단을 내릴 수 있는 최고경영자가 필수적이다.

이러한 최고경영자는 인사, 재무, 회계, 마케팅, MIS와 같은 경영 전반에 관하여 심도있는 지식을 소유해야 한다. 또한 풍부한 실무경험, 리더로서의 전문지식, 창조적 사고, 미래를 예측하는 통찰력을 갖추었을 때 새로운 패러다임의 변화를 느끼고 이를 적절하게 수용할 수 있는 지도자의 조건을 갖추었다고 할 수 있다. 특히 최고경영자는 조직이 점차 유연해질수록 하나의 구심점이 되어 조직을 리드해야 한다. 미래의 성공적인 CRM을 위해서 유연한 마인드로의 전환이 필요한 만큼 팽창되어 가는 조직을 유지하고 효과적으로 이끌기 위한 강력한 지도력 또한 필수적이다.

6) 기술과 과학

마지막으로 새로운 CRM 패러다임은 기술(technology)과 과학(science)의 발전과 변환을

그림 14-37 | CRM 소프트웨어 패키지 요건

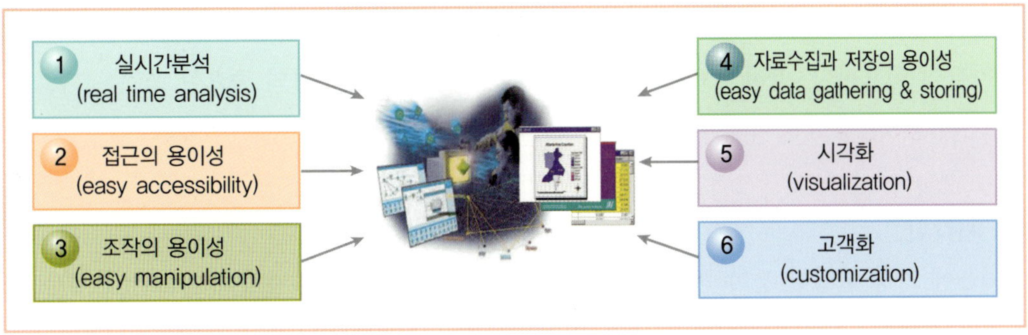

필요로 한다. 정보기술과 과학은 많은 부문에서 기업이 도입하는 CRM 솔루션인 CRM 소프트웨어 패키지에 해당한다. 따라서 새로운 CRM 패러다임이 필요로 하는 소프트웨어 패키지의 요건을 살펴보면 다음과 같다.

가) 실시간분석

자료의 실시간분석이 가능해야 한다. 즉, 자료가 업데이트되는 순간 그리고 분석결과가 필요한 순간 즉각적인 분석이 이루어질 수 있어야 한다.

나) 접근의 용이성

언제 어디서나 손쉽게 접근할 수 있어야 한다. 일반적인 온라인도 유선에 의하여 제한을 받기 때문에 제한을 받지 않는 모바일 무선통신의 기능을 겸비해야 한다. 즉, 유선뿐만 아니라 무선으로도 언제 어디서나 고객 데이터베이스와 고객정보에 접근할 수 있어야 한다.

다) 조작의 용이성

쉽게 조작이 가능해야 한다. 많은 CRM 관련 솔루션이 개발되어 있고 그 필요성에 대해서도 잘 알고 있으나, 대부분의 CRM 솔루션이 일반인들에게 생소하게 느껴지는 이유 중의 하나는 사용상의 어려움 때문이다. 사용하기 어려우면 당연히 멀어지게 되어 있다. 따라서 CRM 솔루션은 일반인들이 가벼운 마음으로 손쉽게 조작할 수 있도록 만들어야 한다. 음성인식기술과 인공지능기술이 더욱 발달하여 사용자의 생각을 직접 수행할 수 있도록 변하고 있는 것도 이 분야에 있어서 매우 긍정적인 현상으로 볼 수 있다.

라) 자료수집과 저장의 용이성

CRM의 성패는 데이터에도 많이 의존하고 있기 때문에, 데이터를 보다 손쉽게 얻을 수 있는 기술이 필요하다. 따라서 CRM 솔루션이 갖추어야 할 또 하나의 중요한 조건은 자료의 수집 · 저장 · 활용이 용이해야 한다는 것이다.

마) 시각화

최근에 가장 발달한 분야 중의 하나가 디지털화이다. 이러한 디지털화의 기반 위에서 정보의 시각화는 CRM 솔루션의 중요한 요소가 되었다. 앞으로의 CRM 솔루션은 정보를 시각적으로 쉽게 표현할 수 있는 기술을 충분히 내포하고 있어야 한다.

바) 고객화

고객이 필요로 하는 사항을 좀 더 과학적으로 분석하여 고객에게 적합한 상품과 서비스를 제안할 수 있는 솔루션이어야 한다.

이상 6가지 요건 외에도 기업이 고려하는 가격과 확장 가능성 및 호환성 측면에서도 문제가 없어야 한다.

그림 14-38 | CRM의 성공제언

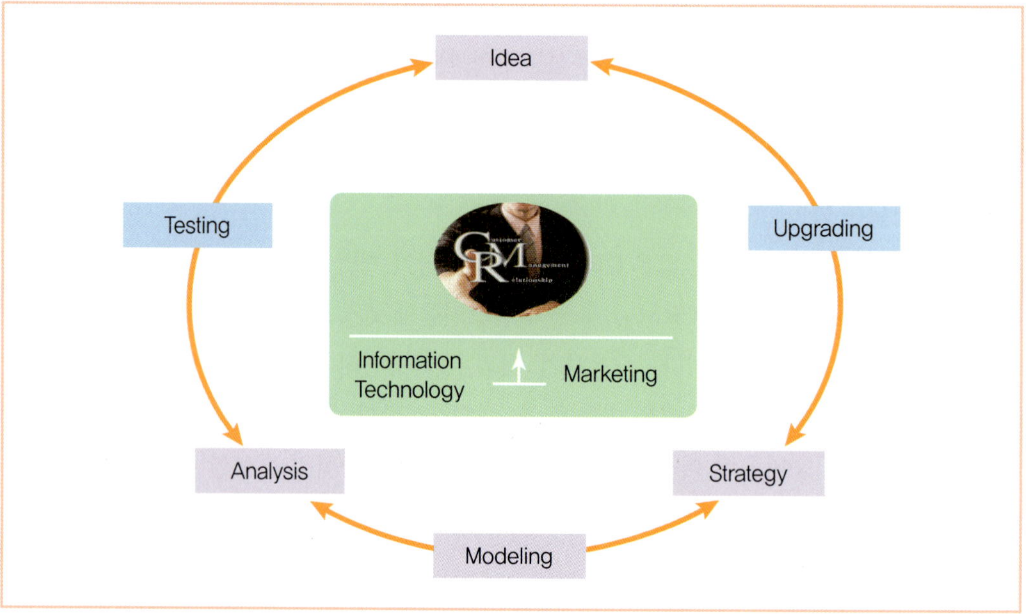

찾아보기

ㄷ

ㄹ

ㅁ

ㅂ

ㅅ

ㅋ

ㅌ

ㅍ

ㅎ

■ 저자 – 이 훈 영

이훈영 교수는 현재 경희대학교 경영대학의 경영학부 교수로 재직하고 있다. 이 교수는 한국외국어대학교 영어과를 졸업하고 미국 일리노이대학교(University of Illinois, Urbana)에서 경영학 석사 학위를 받았고, 미국 펜실베니아대학교(University of Pennsylvania) 와튼경영대학(Wharton School)에서 경영학 박사학위를 취득하였다.

귀국 후 삼성금융연구소 수석연구원으로 근무했으며, ㈜한국기업평가 및 ㈜한국채권평가의 사외이사를 역임하였고, Wharton School SEI Center의 Senior Fellow로 활동하였다.

또한 한국마케팅학회 상임이사, CRM협의회 부회장, 한국유통학회 이사, 한국데이터베이스학회 이사, 한국CRM학회 상임이사와 서비스마케팅학회 부회장을 역임하였다. 학내에서는 경희사이버대학교에 외식농산업산경영학과를 개설하여 초대 학과장을 역임하였고, 현재 경희대학교 경영연구원 마케팅공학연구센터의 센터장직과 의료경영학연구 편집위원장을 맡고 있다. 주요 연구분야는 인터넷과 정보기술을 이용한 e-마케팅, 마케팅 모델과 마케팅 조사, 그리고 기업 및 개인신용평가, 금융서비스마케팅, 의료서비스마케팅 및 CRM 등으로 국내외 저명 학술지에 130여 편의 우수한 논문을 발표하였다. 저서로는 무역경영사의 「이훈영교수의 e-마케팅플러스」와 도서출판 청람의 「이훈영교수의 통계학」, 「이훈영교수의 연구조사방법론」, 「이훈영교수의 마케팅조사론」, 「이훈영교수의 SPSS를 이용한 데이터분석」, 「이훈영교수의 마케팅」, 「외식산업마케팅」 등이 있다.

이훈영교수의 **의료서비스마케팅**(제2판)

2008년 8월 10일 1판 1쇄 발행
2019년 2월 20일 2판 2쇄 발행

저　　자 | 이훈영
발 행 인 | 이수영
발 행 처 | 도서출판 **청람**
서울시 마포구 독막로 288(대흥동, 세양상가 109호)
전　　화 | 02)3272-2601~2
팩　　스 | 02)3272-2603
이 메 일 | crbooks@daum.net
홈페이지 | www.crbooks.co.kr
등　　록 | 2000년 8월 26일 제6-0509호

ISBN 978-89-5972-501-4 93320　　[정가 39,000원]